一九八二国家中医古籍整理出版规划

中医古籍整理丛书重刊

备急千金要方校释

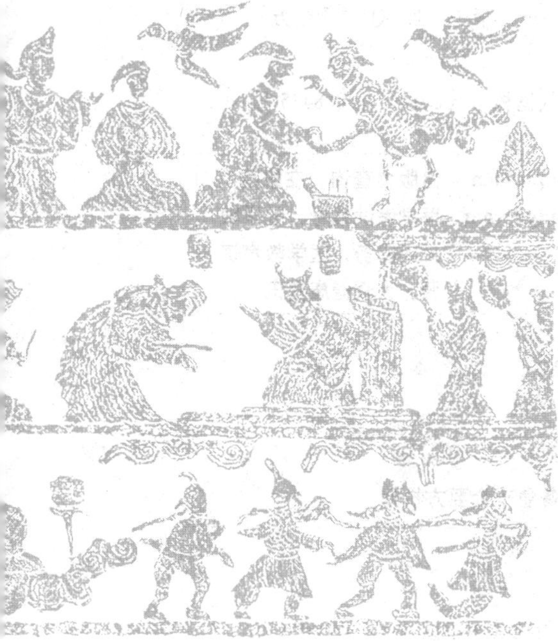

唐·孙思邈 著

李景荣 苏礼 任娟莉

焦振廉 李培振 校释

马继兴 学术顾问

人民卫生出版社

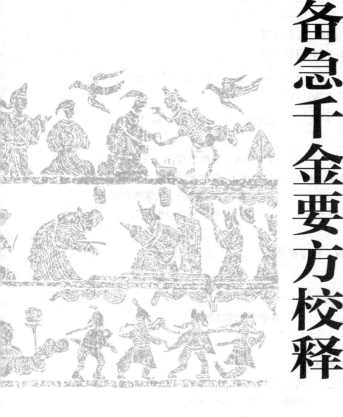

图书在版编目（CIP）数据

备急千金要方校释/（唐）孙思邈著；李景荣等校释.
—北京：人民卫生出版社，2014
（中医古籍整理丛书重刊）
ISBN 978-7-117-18731-2

Ⅰ.①备… Ⅱ.①孙… ②李… Ⅲ.①《千金方》-注释 Ⅳ.①R289.342

中国版本图书馆 CIP 数据核字（2014）第 068435 号

备急千金要方校释

著　　者：唐·孙思邈
校　　释：李景荣等
出版发行：人民卫生出版社（中继线 010-59780011）
地　　址：北京市朝阳区潘家园南里 19 号
邮　　编：100021
E - mail：pmph @ pmph.com
购书热线：010-59787592　010-59787584　010-65264830
印　　刷：三河市宏达印刷有限公司
经　　销：新华书店
开　　本：850×1168　1/32　　**印张**：36
字　　数：968 千字
版　　次：2014 年 12 月第 1 版　　2024 年 3 月第 1 版第 13 次印刷
标准书号：ISBN 978-7-117-18731-2/R·18732
定　　价：99.00 元

内容提要

《备急千金要方》(简称《千金要方》)为唐代著名医家孙思邈所著,是我国第一部百科全书式的医学典籍。作者以人命重于“千金”,故以“千金”为名。

该书共 30 卷。分医学总论、妇人方、少小婴孺、七窍、诸风、脚气、伤寒、脏腑、痈疽、解毒、备急诸方、食治、平脉、针灸等法,总计 232 门,合方论 5300 余首。书中所载医论、医方较系统地总结和反映了自《内经》以后、唐代初期以前的医学成就,是一部科学价值较高的著作,流传 1300 余年来,经久不衰,书中所用方药、养生、食疗等方法至今仍被临床应用,具有重要的学术意义和实用价值,深受国内外学者重视和推崇。

此次,由陕西省中医药研究院李景荣等同志经过系统研究,对本书进行了全面校勘和注释,力求既可最大限度地反映《千金要方》原貌,又能萃集古今有关《千金要方》的研究成果,为教学、医疗、科研等多方面需要提供一部版本可靠、资料翔实、可资研究、切于实用的新通行本。

此书与《孙真人千金方》、《千金翼方校释》并为“千金方整理研究”的系列书籍,可供中医药研究人员、临床医生使用。

重刊说明

《中医古籍整理丛书》是我社 1982 年为落实中共中央和国务院关于加强古籍整理的指示精神，在卫生部、国家中医药管理局领导下，组织全国知名中医专家和学者，历经近 10 年时间编撰完成。这是一次新中国成立 60 年以来规模最大、水平最高、质量最好的中医古籍整理，是中医理论研究和中医文献研究成果的全面总结。本丛书出版后，《神农本草经辑注》获得国家科技进步三等奖、国家中医药管理局科技进步一等奖，《黄帝内经素问校注》、《黄帝内经素问语译》、《伤寒论校注》、《伤寒论语译》等分别获得国家中医药管理局科技进步一等奖、二等奖和三等奖。

本次所选整理书目，涵盖面广，多为历代医家所推崇，向被尊为必读经典著作。特别是在《中医古籍整理出版规划》中《黄帝内经素问校注》、《伤寒论校注》等重点中医古籍整理出版，集中反映了当代中医文献理论研究成果，具有较高的学术价值，在中医学术发展的历史长河中，将占有重要的历史地位。

30 年过去了，这些著作一直受到广大读者的欢迎，在中医界产生了很大的影响。他们的著作多成于他们的垂暮之年，是他们毕生孜孜以求、呕心沥血研究所得，不仅反映了他们较高的中医文献水平，也体现了他们毕生所学和临床经验之精华。诸位先贤治学严谨，厚积薄发，引用文献，丰富翔实，训诂解难，校勘严谨，探微索奥，注释精当，所述按语，彰显大家功底，是不可多得的传世之作。

中医古籍浩如烟海，内容广博，年代久远，版本在漫长的历史流传中，散佚、缺残、衍误等为古籍的研究整理带来很大困难。《中医古籍整理丛书》作为国家项目，得到了卫生部和国家中医药管理局的大力支持，不仅为组织工作的实施和科研经费的保障提供了有力支持，而且为珍本、善本版本的调阅、复制、使用等创造了便利条件。因此，本丛书的版本价值和文献价值随着时间的推移日益凸显。

由于原版书出版时间已久，图书市场上今已很难见到，部分著作甚至已成为中医读者的收藏珍品。为便于读者研习，我社决定精选部分具有较大影响力的名家名著，编为《中医古籍整理丛书重刊》出版，以飨读者。

2013 年 2 月

出版者的话

在浩如烟海的古医籍中，保存了中国医药学精湛的医学理论和丰富的临证经验。为继承发扬祖国医药学遗产，过去，我社影印、排印出版了一批古医籍，以应急需。根据中共中央和国务院关于加强古籍整理的指示精神，以及卫生部1982年制定的《中医古籍整理出版规划》的要求，今后，我社将经过中医专家、学者和研究人员在最佳版本基础上整理的古医籍，做到有计划、有系统地陆续出版，以满足广大读者和中医药人员的需要。

这次中医古籍整理出版，力求保持原书原貌，并注意吸收中医文史研究的新发现、新考证；有些医籍经过整理后，在一定程度上可反映出当代学术研究的水平。然而，历代中医古籍所涉及的内容是极其广博的，所跨越的年代也是极其久远的。由于历史条件所限，有些医籍夹杂一些不当之说，或迷信色彩，或现代科学尚不能解释的内容等，希望读者以辩证唯物主义的观点加以分析，正确对待，认真研究，从中吸取精华，以推动中医学术的进一步发展。

人民卫生出版社

1997年6月

校释说明

《备急千金要方》为唐代著名医学家孙思邈所撰。全书30卷，分232门，方论5200余首，是一部收载宏富、内容博大的百科全书式的大型医学典籍。该书具有相当高的学术水平和实用价值，流传1300余年，至今仍为国内外学者推崇和喜爱。公元1990年，国家中医药管理局将此书的整理研究工作列为国家中医药科研计划下达，由我们承担此项整理研究任务。通过全面的调查研究，我们认为，本书整理研究之目的，唯使经过系统研究后之《备急千金要方校释》，既可最大限度地反映《备急千金要方》原貌，又能萃集古今有关《千金要方》的研究成果，为教学、医疗、科研等多方面需要提供一部版本可靠，资料翔实，可资研究，切于实用的新通行本。力求做到选本正确，文字规范，校勘准确，注释简明。兹将校释有关情况说明如下。

一、本书校勘方式采用"以善为主"法。

二、本书有两种版本：一是依据新校古籍通则，采用通行的繁体正字竖排；二是为满足不同层次的读者需要，采用简体横排。

三、本书原文依其文义、医理及意群划分段落。

四、依据古籍出版要求，采用现代标点符号标点。

五、凡底本中能确认的讹字而有校本可据者，据校本改正，并出具校注。凡底本中能确认的讹字但无校本可据者，据文义改正，亦出具校注。校语为：某原作某，据某本改（或据文义改）。

六、凡底本中能确认的文字脱漏而有校本可据者，据校本补，并出具校注。凡底本中能确认的文字脱漏但无校本可据者，据文义补，亦出具校注。校语为：某下（或上）原脱某字，据某本补（或据文义补）。

七、凡底本中能确认的衍文而有校本可据者，据校本删，并出具校注。凡底本中能确认的衍文但无校本可据者，据文义删，亦出具校注。校语为：某下（或上）原衍某字，据某本删（或据文义删）。

八、凡底本中文字倒置，义不可通，而有校本可据者，据校本乙正，并出具校注。凡底本中文字倒置，义不可通，但无校本可据者，据文义乙正，亦出具校注。校语为：某某二字原倒，据某本乙正（或据文义乙正）。

九、凡底本中药物属一般习用者，概不出注；其罕见少用者，出注说明其出源、科属、药用部分、性味、功效、主治等。

十、凡底本中使用的药物异名，悉仍其旧貌，其冷僻不易识辨者出注说明。如：天麻草　即益母草。

十一、凡底本中穴位属一般习用者，概不出注；其罕见少用者，出注说明其出源、所属经脉、部位及主治等。

十二、凡底本中使用的穴位异名，悉仍其旧貌，其冷僻不易识辨者出注说明。如：冲阳　即迎香。

十三、凡底本与校本文字不同，义均可通，而以校本义胜，或有重要参考价值者，酌情出具异文，以备参考。术语为：某　某本作某。

十四、凡底本中文字有疑义，校本不足为据，难以遽定是非者，出校存疑，以俟考稽。

十五、按下列原则对底本中的异体字、古体字、通借字等进行规范和整理。

1. 凡底本采用异体字（含俗字）者，悉改用正体字。

2. 凡底本采用不同字形而与正体字音义差距较大者，改为正体字，出具校注说明。

3. 凡底本采用古字，或古字与今字混合使用者，悉改为相应今字。并出具校注。

4. 凡底本采用古字而现已不通行,且罕见难辨者,按异体字原则处理。

5. 凡底本使用通借字,悉改为该字所通借之正字,并出具校注说明。

6. 凡底本使用避讳字而常见易识,于义可通者,悉仍其旧貌,并出具校注。如“治”避唐高宗讳作“理”。

7. 凡底本使用避讳字而缺笔改形,不易识辨者,悉改为正字,并出具校注。如“恒”避宋真宗讳作“恒”。

8. 凡底本因刊刻所致笔画误漏,字书查无可据,予以径改,不出校记。

十六、凡底本中文词生僻疑难者,酌情予以训释。

1. 单音词或固定双音词直接训释。如:朔日　夏历每月初一日。……(书证)。

2. 词组或短语在训释语前用“谓”。如:节弛　谓骨节弛缓。……(书证)。

3. 形容词在训释语后用“貌”。如:蕴蕴然　郁结貌。……(书证)。

4. 文中义训释,先释相应词书义,后用“此谓”释文中义。如:邀射　谋求。……(书证)。此谓尽力调治。

5. 训释书证以训诂专书、古籍传注、文献书证为次序,以妥贴简明为原则。

十七、凡底本中有关医史人物及重要地名较生疏者,酌情出注。

十八、凡上述同一情况在全书重复出现者,仅于首见处或其他适当之处出具校注,余略不赘。

十九、凡引用古籍之书名一般仍其原貌,或酌用简称。

二十、凡底本中的小字注文,依正文处理原则处理,唯不出校注。

二十一、以卷目篇题对全书总目录进行校订之处,不另出校;而正文中据目录校订的,则逐一出校说明。

二十二、底本与校本。以日本嘉永二年江户医学馆影宋刻本为底本（工作底本为1974年日本每日新闻开发公司影印本），并按照古籍整理有关要求，严格选择了主校本、旁校本、参校本、他校本（详见校释后记）。

二十三、主要参考书目

日·丹波康赖《医心方》 人民卫生出版社1955年据日本安政元年医学馆本影印本

唐·王焘《外台秘要》 人民卫生出版社1955年据经余居本影印本

汉·《黄帝内经素问》（简称《素问》） 人民卫生出版社1956年据明顾从德翻刻宋本影印本

汉·《灵枢经》 人民卫生出版社1956年据明赵府居敬堂本影印本

汉·《难经》 人民卫生出版社1956年据《佚存丛书》影印《难经集注》本

晋·皇甫谧《针灸甲乙经》（简称《甲乙经》） 人民卫生出版社1956年据明刻《医统正脉》本影印本

隋·杨上善《黄帝内经太素》（简称《太素》） 人民卫生出版社1955年据兰陵堂仿宋嘉祐本影印本

晋·王叔和《脉经》 人民卫生出版社1956年据元广勤书堂本影印本

后汉·张仲景《伤寒论》 人民卫生出版社1956年据明赵开美刻《仲景全书》影印《注解伤寒论》本

后汉·张仲景《金匮玉函经》 人民卫生出版社1955年据清康熙丙申（1716年）上海陈氏刻本影印本

后汉·张仲景《金匮要略方论》（简称《金匮要略》） 人民卫生出版社1956年据赵开美刻《仲景全书》本影印本

后汉·华佗《中藏经》 商务印书馆1956年据清孙星衍《平津馆丛书》本排印本

晋·葛洪《肘后备急方》 人民卫生出版社1956年据明万历

刊本影印本

齐·龚庆宣《刘涓子鬼遗方》 人民卫生出版社 1956 年据仿宋刻本影印本

隋·巢元方《诸病源候论》 人民卫生出版社 1955 年据清《周氏医学丛书》本影印本

梁·陶弘景《本草经集注》 上海群联出版社 1955 年据《吉石庵丛书》本影印本

唐·苏敬《新修本草》 上海卫生出版社 1957 年据德清傅氏《籑喜庐丛书》本影印本

宋·唐慎微《证类本草》 人民卫生出版社 1957 年据金张存惠晦明轩本影印本

校释者

1997 年 6 月

盖闻医经经方，性命所系，固已为至巨至急。择于医经经方之书，拔其精且善者，椠版[①]以被之宇内[②]，贻诸后世[③]，其为深仁广泽[④]，更何如哉。我列祖[⑤]好生之德，根之天性，既图治于圣经[⑥]，而尤深拳拳[⑦]乎疾医[⑧]一职。是以庆元[⑨]鞬櫜[⑩]以还，乃遍搜罗

① 椠（qiàn　欠）版　刻版。按"椠"，书版。《说文解字·木部》："椠，牍朴也。"此谓雕刻书版。

② 被之宇内　传播到天下。按"被"，覆盖。《楚辞·招魂》："皋兰被径兮斯路渐。"王逸注："被，覆也。"此谓传播。

③ 贻（yí　疑）诸后世　把它遗留给后代。按"贻"，遗留。《书经·五子之歌》："有典有则，贻厥子孙。"孔传："贻，遗也。"

④ 深仁广泽　深厚宽广的恩泽。按"泽"，恩泽。《篇海类编·地理类·水部》："泽，恩泽也。"

⑤ 列祖　"列"原作"烈"，今改。按"烈"，通"列"。《说文通训定声·泰部》："烈，假借为列。"

⑥ 圣经　儒家所称的经典著作。韩愈《昌黎集》十八·答殷侍御书："况近世《公羊》学几绝，何氏补注，不见他书，圣经贤传，屏而不省，要妙之义，无自而得。"

⑦ 拳拳　诚恳，恳切。司马迁《报任安书》："拳拳之忠，终不能自列。"

⑧ 疾医　此谓掌治疗疾病之事的医生。《周礼·天官·冢宰》："疾医掌养万民之疾病。"

⑨ 庆元　南宋宁宗赵扩年号。公元1195—1200年。

⑩ 鞬（jiàn　建）櫜（gāo　高）　盛弓矢的器具。《左传·僖公二十三年》："左执鞭弭，右属櫜鞬"杜预注："櫜以受箭，鞬以受弓。"此谓收藏。

医籍,充诸书府。尔来世德作求,迨享保①中,屡刊布方书以贻后世,天下沐其深仁广泽,盖不唯如膏雨②也。宽政初载③,乃一新医学,比年④以来,百度毕张⑤,凡其所以教养劝勉之具,靡不至焉。但刊印医书,费皆出医官私赀,无有官刻⑥也。臣等滥竽⑦医僚,大惧经方⑧至急,而不能择其书之精且善者,广布诸天下后世,无以称我大府⑨列代好生至意也。尝窃考之,晋唐以降,医籍浩繁,其存而传于今者,亦复何限。求其可以扶翊长沙⑩,绳尺百世⑪者,盖莫若孙思邈《千金方》者焉。是书皇国⑫向传⑬唐代真

---

① 享保　日本中御门天皇的年号,公元 1716—1735 年。

② 膏雨　雨露滋润。按"膏",滋润。《广雅·释言》:"膏,泽也。"《集韵·号韵》:"膏,润也。"

③ 宽政初载　宽政初年。按"宽政",日本光格天皇第二个年号,其元年(公元 1789 年,相当于我国清代乾隆五十四年。)

④ 比年　每岁。《礼记·王制》:"诸侯之于天子也,比年一小聘,五年一朝。"郑玄注:"比年,每岁也。"

⑤ 百度毕张　诸事都兴旺发展。按"百度",犹言百事。《北史·苏绰传》:"周文提剑而起,百度草创。""张",扩张,发展。《广雅·释诂一》:"张,大也。"

⑥ 官刻　由官府主持并出资刊刻的书籍。

⑦ 滥竽　即"滥竽充数"。比喻没有真才实学,聊以充数。典出《韩非子·内储说上》。

⑧ 经方　谓唐以前医学大家的经论方。如张仲景、王叔和、阮河南、范东阳、张苗、靳邵等所传之方。

⑨ 大府　官府。

⑩ 扶翊(yì　易)长沙　丰富完善张仲景的学说。按"翊",辅佐。《汉书·百官公卿表上》颜师古注引张晏曰:"翊,佐也。""长沙",指东汉名医张仲景的学说。因传张氏曾任长沙太守,故名。

⑪ 绳尺百世　后世的规矩准绳。按"绳",木工用的墨线;"尺",量长度的器具。绳尺,引申为标准,法则。

⑫ 皇国　谓日本国。

⑬ 向传　从前流传。按"向",从前,原来。《吕氏春秋·察今》:"病变而药不变,向之寿民,今为殇子矣。"

本①,惜仅存第一卷,其余寂无闻焉。若今世所传,系明人传刻道藏本,率意劖改②,疑误宏多,强分卷帙③,极失本真④。世亦往往传元版,文字颇正,稍如可观,而仍不免时有疑误,则均未为精善也。独米泽大守⑤上杉氏⑥所藏宋椠一部,较诸元版,笔画端楷,更为清朗,捡其缺讳⑦,其为北宋刊本不疑。间有乾淳间⑧补刻,亦唯寥寥数纸,则仍是为林亿等校正之旧,厘然可覆按也。盖是本元明以后,久既属绝响⑨,是以康熙中⑩张璐⑪撰《千金方衍义》⑫,称照宋刻本,校其文字,却同明代坊刻⑬。乾隆⑭《四库全书目》⑮亦特

---

① 唐代真本　即日本保存的《备急千金要方》古本残卷。公元1832年发现后由丹波元坚撰序刊行,书名题《真本千金方》,仅存卷一一卷,其内容未经宋臣校改过。

② 率意劖(chǎn　产)改　任意删改。按"劖",凿,铲。《说文解字·刀部》:"劖,断也。"此谓删节。

③ 强分卷帙　谓明正统《道藏》把《千金要方》原书的三十卷勉强分为九十三卷。

④ 本真　本来的真实面目。

⑤ 大守　日本古代官职名。

⑥ 上杉氏　日人。现行江户本《备急千金要方》之祖本即为其所藏。

⑦ 缺讳　缺笔避讳。封建时代对君主和尊长的名字,避免直接说出或写出,谓之避讳。

⑧ 乾淳间　即南宋孝宗赵慎乾道、淳熙年间。约相当于公元1165—1189年。

⑨ 绝响　失传。《晋书·嵇康传论》:"嵇琴绝响。"后泛称学问、技艺失传为绝响。

⑩ 康熙中　清代康熙年间。按"康熙",清圣祖玄烨的年号,公元1662—1722年。

⑪ 张璐　清代医家(公元1617—1700年),字路玉,号石顽。长州(今江苏吴县)人。著有《张氏医通》、《千金方衍义》等。

⑫《千金方衍义》　清代张璐撰,三十卷,系张氏对《备急千金要方》进行校勘、注释和发挥的著作。

⑬ 坊刻　民间书坊刊刻的版本。

⑭ 乾隆　清高宗弘历的年号,公元1736—1795年。

⑮《四库全书目》　即《四库全书总目提要》。按《四库全书》,清乾隆间永瑢、纪昀主编。共收书3503种,79337卷,是现存我国最大的丛书。

载道藏本，则知其既佚也。是本每卷有金泽文库[①]印记，实系北条[②]显时旧藏原本，距今五百余年，而此一部岿然[③]独存，真为天壤间绝无仅有之秘笈[④]矣。臣等窃以为孙氏书之传于今者，未有若是本精且善者，而及今不传，恐日后遂归晦昧湮灭[⑤]，不可复问，宁不大旷厥职[⑥]，上负大府列代好生至意乎。将同人共商，各捐私赀，以付梓也。曾闻之朝，而不图朝旨[⑦]为发帑金[⑧]，俾刊之医学。臣等逢此盛举，尤属旷典[⑨]。亟倩好手影写[⑩]，选子弟才俊者雠对点勘[⑪]，靡日或辍[⑫]，于是仅半岁剞劂[⑬]告竣。其第四卷止存二叶，

---

① 金泽文库　日本北条时藏书处。

② 北条　即北条氏。日本镰仓幕府时代掌握实权的豪族。公元 1192 年北条时政开创镰仓幕府，公元 1333 年北条氏与镰仓幕府一同终结。

③ 岿然　高大独立貌。《广韵·旨韵》："岿，岿然，高峻貌。"

④ 秘笈　即"秘籍"。罕见之书。《唐诗纪事·段成式》："博学强记，多奇篇秘笈。"

⑤ 晦昧湮灭　隐没失传。按"湮灭"，埋没。司马相如《封禅文》："湮灭而不称者，不可胜数。"

⑥ 大旷厥职　极大地疏薄了那个职责。按"旷"，疏薄。《礼记·檀弓下》孔颖达疏："旷，犹疏薄也。""厥职"，此指本序文作者们所担任的医学职务。

⑦ 朝旨　政府命令。

⑧ 帑（tǎng　倘）金　国库中所藏的金钱。按"帑"，古时收藏钱财的府库。《说文解字·金部》："帑，金币所藏也。"段玉裁注："此与府、库、廥等一律。"

⑨ 旷典　罕见难逢的典礼。《宋史·乐志五》："百年旷典，至是举行。"

⑩ 亟倩好手影写　赶快请好书法的人影写。按"倩"，请。《字汇·人部》："倩，使人。""影写"，覆在原书上抄书。即用质薄而坚韧之纸，蒙在所据底本之上描写。

⑪ 雠对点勘　校雠，核对，断句，考察。即"点校"。

⑫ 靡日或辍（chuò　绰）　没有一天歇止。按"靡"，无，没有。《尔雅·释言》："靡，无也。""辍"，停止。《玉篇·车部》："辍，止也。"《增韵·屑韵》："辍，歇也。"

⑬ 剞（jī　击）劂（jué　决）　谓雕版印书。按"剞劂"，古代刻镂工具。《广韵·释器》："剞劂，刀也。"王念孙疏证："剞之言阿曲，劂之言屈折也。《说文》：剞劂，曲刀也。"

今从元版补完。其指义①参缕②,疑尚有别风淮雨③,宜从他本校治者,详加甄录④,别为考异⑤,以附其后,庶乎得失兼明,来者有所考信⑥焉。盖病情万变,唯赖文字以见⑦之,则一字或失,贻误不细,此录之所以不得已也。顾念臣等向校刊元版《千金翼方》,置之医学,尝叹为希觏⑧。此刻之成也,孙氏之书双璧相合,再显我日域,不其伟欤。抑知物之显晦,虽有数⑨存焉,固未必不应昌期⑩,以焕发幽光⑪,非偶然也。臣等不堪跃喜,敢忘驽钝⑫,勉竭涓埃⑬。窃幸医学之日以益盛,人材之日以益长,人人循真人之津

① 指义 即“旨义”。按“指”,意旨。《汉书·东方朔传》:“承相御史知指。”颜师古注:“指,谓天子之意也。”

② 参缕 即“参差”。纷乱不齐貌。《说文解字·糸部》:“缕,参缕也。”段玉裁注:“此曰参差。”《说文通训定声》:“当言丝之不齐。”

③ 别风淮雨 谓书籍文字以讹传讹。今本《尚书大传·周传》:“别风淮雨”,《后汉书·南蛮传》作“列风雷雨”,刘勰《文心雕龙·练字》认为当作“列风淫雨”。列与别,淫与淮,形近而误。后人因之称文字错讹为“别风淮雨”。

④ 甄录 鉴别,记录。按“甄”,考察,识别。《广韵·先韵》“甄,察也。”《龙龛手鉴·瓦部》:“甄,识也。”

⑤ 考异 指江户本《备急千金要方》后所附多纪元坚等影印原书时所作的校勘记。

⑥ 考信 考查的确。按“信”,确实,的确。《字汇·人部》:“信,不差爽也。”

⑦ 见 了解,知道。《左传·襄公二十五年》:“他日吾见蔑之面而已,今吾见其心矣。”

⑧ 希觏(gòu 构) 罕见。按“觏”,遇见。《说文解字·见部》:“觏,遇见也。”

⑨ 数 规律,法则。刘禹锡《天论》:“夫物之合并,必有数存乎其间焉。”

⑩ 昌期 昌盛兴隆的时期。按“昌”,兴盛。《广雅·释诂二》:“昌,盛也。”

⑪ 幽光 深藏未露的光芒。按“幽”,隐蔽,深远。《说文解字·𢆶部》:“幽,隐也。”

⑫ 敢忘驽钝 不敢忘记(自己)才能低下。按“敢”,不敢,岂敢。《左传·庄公二十二年》:“敢辱高位,以速官谤。”杜预注:“敢,不敢也。”

⑬ 勉竭涓埃 勉强竭尽微力。按“涓埃”,滴水与轻尘。比喻贡献微小。杜甫《杜工部诗史补遗》三·野望:“唯将迟暮供多病,未有涓埃答圣朝。”

梁①,究长沙之奥突②,则凡在医官,莫不钦赖,而在海内为医者,得由以各明其术,尊其道焉,则大府列代之深仁广泽天下莫不霑濡③,当代绍述④之功衣被于宇内者,尤将永世而无穷矣。

嘉永二年⑤二月十五日,侍医尚药医学教谕法印臣多纪元坚⑥,西城侍医医学教谕兼督务法眼臣多纪元昕⑦,内直医官医学教谕法眼臣小岛尚质⑧等谨序。

---

① 津梁　桥梁。《国语·晋语》:"津梁之上,无有难急也。"此谓能起到桥梁作用的《千金要方》。

② 奥突(yào　药)　深邃隐僻。按"突",幽深隐僻。《正字通·穴部》:"突,深也。"又隐暗处。《释名》:"突,幽也。"

③ 霑(zhān　粘)濡　滋润。慧琳《一切经音义》卷十七:"霑,《考声》云:小湿也。《广雅》云:霑,渣也。顾野王云:霑犹濡也。《说文》:从雨,沾声。经作沾,俗字也。"

④ 绍述　继承,推行。此谓继承发扬孙思邈的学说。按"绍",继承。《尔雅·释诂上》:"绍,继也。"

⑤ 嘉永二年　公元1849年。按"嘉永",日本孝明天皇的第一个年号,共六年。其元年(公元1848年)相当于中国清道光二十八年。

⑥ 多纪元坚　日本汉方医学家(公元1795—1857年),江户医学创始人多纪元简之子。本姓丹波,多纪为赐姓。著有《杂病广要》、《伤寒论述义》等。

⑦ 多纪元昕　日本汉方医学家,多纪元坚之兄、多纪元胤之子,参加过多种善本医籍的校刊工作。

⑧ 小岛尚质　19世纪中期日本著名汉方医学家,主持并参加过《千金要方》等多种善本医籍的校刊工作。

昔神农[1]遍尝百药，以辨五苦六辛之味。逮伊尹[2]而汤液之剂备；黄帝[3]欲创九针，以治三阴三阳之疾，得岐伯[4]而砭艾之法[5]精。虽大圣人[6]有意于拯民之瘼[7]，必待贤明博通之臣，或为之先，或为之后，然后圣人之所为得行于永久也。医家之务，经是二圣[8]二贤[9]而能事毕矣。后之留意于方术者，苟知药而不知灸，未足以尽治疗之体；知灸而不知针，未足以

① 神农　一称“炎帝”。传说中的上古帝王，农业与医药的创始人。《史记·三皇本纪》：“神农氏以赭鞭鞭草，始尝百草，始有医药。”

② 伊尹　一名挚，号阿衡，商代莘（今山东莘县）人。曾为商汤之相，相传善烹调之术，深明本草药性，故后世有伊尹著《汤液本草》之说。

③ 黄帝　传说中的上古帝王，华夏族祖先。相传医药、蚕桑、舟车、宫室、文字之制，皆始于黄帝时。

④ 岐伯　原作“歧伯”，据道藏本、四库本改。按“岐伯”，上古时名医，黄帝之臣。相传黄帝“使岐伯尝味草木，典医疗疾”，又与岐伯、桐君、伯高、少俞等人讨论医药，创制九针，创立医药之学。

⑤ 砭艾之法　针灸疗法。按“砭”，石针。《说文解字·石部》：“砭，以石刺病也。”古代以砭为针，以艾为灸，故称。

⑥ 圣人　人格品德最高的人。此为帝王的尊称。《礼记·大传》：“圣人南面而治天下。”

⑦ 拯民之瘼　救助民众的疾苦。按“瘼”，疾苦。《诗经·小雅·四月》：“乱离瘼矣，爰其适归。”

⑧ 二圣　谓神农、黄帝。

⑨ 二贤　谓伊尹、岐伯。

极[①]表里之变[②]。如能兼是圣贤之蕴[③]者，其名医之良乎。有唐真人[④]孙思邈者，乃其人也。以上智之材，抱康时[⑤]之志，当太宗治平之际[⑥]，思所以佐乃后庇民[⑦]之事，以谓上医[⑧]之道，真圣人之政，而王官之一守也。而乃祖述[⑨]农黄之旨[⑩]，发明岐挚[⑪]之学，经掇[⑫]扁鹊之难[⑬]，方采仓公之禁[⑭]，仲景黄

---

① 极　穷尽。《玉篇·木部》："极，尽也。"《广韵·职韵》："极，穷也。"

② 表里之变　（疾病所在）部位的变化。

③ 蕴　原作"缊"，今改。按"缊"，通"蕴"。《说文通训定声·屯部》："缊，假借为蕴。"

④ 真人　修真得道的人。《素问·上古天真论》："余闻上古有真人者，提挈天地，把握阴阳，呼吸精气，独立守神，肌肉若一，故能寿蔽天地，无有终时，此其道生。"此指孙思邈。相传宋徽宗曾封孙氏为真人，故称。

⑤ 康时　匡时，治世。王勃《王子安集》十六："……天地离乖，元首伫康时之具。"

⑥ 太宗治平之际　唐太宗李世民治理国家太平安定之时。按"治平"，本指治国平天下。《礼记·大学》："家齐而后国治，国治而后天下平。"此谓国家太平安定。

⑦ 庇民　保佑民众。按"庇"，保护，保佑。《国语·楚语》："夫从政者，以庇民也。"

⑧ 上医　最高明的医生。《国语·晋语》："上医医国，其次医人。"

⑨ 祖述　"述"原作"迷"，今改。"祖述"，谓师法前人，加以陈说。《礼记·中庸》："仲尼祖述尧舜，宪章文武。"

⑩ 农黄之旨　神农、黄帝的旨意。按"旨"，主张，意见。《周易·系辞下》："其称名也小，其取类也大，其旨远，其辞文，其言曲而中。"

⑪ 岐挚　谓岐伯和伊尹。伊尹又名"挚"。

⑫ 掇（duó　夺）　选取。《汉书·董仲舒传》："掇其切当世，施朝廷者著于篇。"颜师古注："掇，采拾也。"

⑬ 扁鹊之难　扁鹊所著的《难经》。按"扁鹊"，春秋时对名医秦越人的称谓。《史记·扁鹊仓公列传》："扁鹊者，勃海郡郑人也。姓秦氏，名越人。"

⑭ 仓公之禁　淳于意的秘方。淳于意曾为齐之太仓长，因称仓公。按"禁"，秘密。此谓秘方。《史记·扁鹊仓公列传》："我有禁方，年老，欲传于公，公毋泄。"

素[1]，元化绿帙[2]，葛仙翁之必效[3]，胡居士[4]之经验，张苗之药对[5]，叔和[6]之脉法，皇甫谧之三部[7]，陶隐居[8]之百一[9]，自余郭玉[10]范汪[11]，

---

① 黄素　谓《黄帝内经素问》，相传为黄帝所撰。

② 元化绿帙　华佗的医书。按“元化”，东汉名医华佗的字。“帙”，护书的封套。绿帙，此指医书。

③ 葛仙翁之必效　葛玄的特效方。按“葛仙翁”即葛玄，东汉末年道士，兼通医药之学，为晋代名医葛洪的叔祖，著有《济急方》三卷、《杂方》十卷、《杏仁煎方》一卷，均佚。

④ 胡居士　即胡洽，南北朝时期北齐医家，一名胡道洽，庆陵（今江苏江都县）人，爱好音乐，以医书知名，著有《百病方》二卷，已佚。

⑤ 张苗之药对　按此说有误。《药对》乃北齐医家徐之才所撰。参见本书卷一·大医习业“药对”条注释。

⑥ 叔和　即王叔和，西晋时期医家（公元3世纪），名熙，山西高平（一说山东济宁）人。曾任太医令，精研脉学，编成《脉经》十卷、《论病》六卷（已佚），又将张仲景《伤寒杂病论》加以整理，对于保存古代医学文献，促进医学发展有一定贡献。

⑦ 三部　指皇甫谧所编著的《黄帝三部针灸甲乙经》。因该书内容主要取材于《素问》、《针经》、《明堂孔穴针灸治要》三部古医书，故名。

⑧ 陶隐居　南北朝时期宋梁间著名医药学家、道家（公元456—536年）。名弘景，字通明，号华阳隐居，丹阳秣陵（今江苏镇江附近）人。在药物学方面，曾将《神农本草经》与《名医别录》的药物共七百三十种予以分类合编，加以注释，撰成《本草经集注》，总结了南北朝以前的药物学成就，是《神农本草经》之后我国古代本草学的重要文献。在方剂学方面，除撰有《效验方》、《药总诀》等书外，还增补了葛洪的《肘后备急方》，称《补阙肘后百一方》。在导引方面，撰有《养生延命录》、《养生经》等。在炼丹化学方面，撰有《古今刀剑录》等。

⑨ 百一　即《肘后百一方》，三卷，系陶弘景在葛洪《肘后备急方》基础上增补改编而成。

⑩ 郭玉　东汉医家，广汉（今四川广汉）人。精于诊脉，汉和帝时曾任太医丞。

⑪ 范汪　晋代医家，名汪，字玄平，颖阳（今河南许昌）人。撰有《范东阳方》（又称《范汪方》或《范东阳杂药方》）一百七十卷，已佚。其部分内容散见于《外台秘要》、《医心方》等医书中。

僧垣①阮炳②，上极文字之初，下讫有隋之世，或经或方，无不采摭。集诸家之所秘要，去众说之所未至，成书一部，总三十卷，目录一通③。脏腑之论，针艾之法，脉证之辨，食治之宜，始妇人而次婴孺，先脚气而后中风，伤寒痈疽，消渴水肿，七窍之疴，五石之毒，备急之方，养性之术，总篇二百三十二门，合方论五千三百首，莫不十全可验，四种兼包。厚德过于千金，遗法传于百代，使二圣二贤之美不坠于地，而世之人得以阶④近而至远，上识于三皇⑤之奥者，孙真人善述⑥之功也。然以俗尚险怪，我道纯正，不述剖腹易心之异；世务径省，我书浩博，不可道听途说⑦而知。是以学寡其人，浸以纷靡⑧；贤不继世⑨，简编断缺⑩。不知者以异端⑪见

---

① 僧垣　“垣”原作“坦”，据道藏本、四库本改。按“僧垣”，即姚僧垣，北周医家（公元499—583年），字法卫，吴兴武康（今浙江德清）人。医术高超，撰有《集验方》，原书已佚，但其部分内容仍可见于《外台秘要》等书。

② 阮炳　南北朝时期北魏医家，字叔文，陈留尉氏（今河南开封）人。因其曾任河南尹，故称“阮河南”。精于医术，撰有《阮河南》十六卷，已佚。

③ 一通　一卷。按“通”，量词，卷、篇。杜甫《可叹》：“群书万卷常暗诵，《孝经》一通看在手。”

④ 阶　凭借。《北史·周室诸王传论》：“由斯言之，建候置守，乃古今之异术；兵权爵位，盖安危之所阶乎。”

⑤ 三皇　传说中上古时期的三位部落酋长。其名传说不一，此指伏羲、神农、黄帝。详皇甫谧《帝王世纪》。

⑥ 述　阐述前人的成说。《论语·述而》：“述而不作，信而好古。”皇侃疏：“述者，传于旧章也。”

⑦ 道听途说　“途”原作“塗”，今改。按“塗”，同“途”。《广韵·模韵》：“塗，路也。”《集韵·模韵》：“途，通作塗。”

⑧ 浸以纷靡　渐近繁乱。

⑨ 贤不继世　高明的医家不能接连出现。按“贤”，贤人。此指高明的医家。

⑩ 简编断缺　书简散脱，残缺不全。按“简编”，书简。《说文解字·竹部》：“简，牒也。”《诗经·小雅·出车》：“岂不怀归，畏此简书。”孔颖达疏：“古者无纸，有事书之于简，谓之简书。”

⑪ 异端　别为一端。儒家称儒家以外的学说、学派为异端。《论语·为政》：“攻乎异端，斯害也已。”此谓不合正统的学说。

黜①,好之者以阙疑②辍功③。恭惟④我朝以好生为德,以广爱为仁,乃诏儒臣,正是坠学⑤。臣等术谢多通⑥,职专典校⑦,于是请内府⑧之秘书⑨,探道藏⑩之别录,公私众本,搜访几遍,得以正其讹谬,补其遗佚,文之重复者削⑪之,事之不伦⑫者辑⑬之,编次类聚,期月功至。纲领虽有所立,文义犹或疑阻⑭,是用端本以正

---

① 见黜　被摈弃。按“黜”,摈弃。《篇海类编·声色类·黑部》:“黜,去也。”

② 阙疑　对疑难未解者不妄加评论。《论语·为政》:“多闻阙疑,慎言其余,则寡尤。”

③ 辍(chuò　绰)功　止功。按“辍”,止,停止。《玉篇·车部》:“辍,止也。”

④ 恭惟　旧时对上的谦词。犹言“敬思”、“窃意”。王褒《圣主得贤臣颂》:“恭惟《春秋》法王始之要,在乎审己正统而已。”

⑤ 坠学　将要衰亡的学问。按“坠”,丧失,衰落。《广雅·释诂二》:“坠,失也。”

⑥ 术谢多通　在学术上愧称博识多闻。按“谢”,谦词。惭愧。张相《诗词曲语辞汇释》:“谢,犹惭也。”

⑦ 典校　主持校勘(医书)。按“典”,主持,掌管。《广雅·释诂三》:“典,主也。”

⑧ 内府　皇室的仓库。《史记·淮阴侯列传》:“夫锐气挫于险塞,而粮食竭于内府。”

⑨ 秘书　宫禁中的藏书。《汉书·刘向传》:“诏向领校中五经秘书。”

⑩ 道藏　道教经典的汇刻。宋初即有《大宋天宫宝藏》、《崇宁重校道藏》之刻。明有正统《道藏》五千三百零五卷,万历间又有《续道藏》一百八十一卷,其中收载有相当数量的医书。

⑪ 削　删除。《庄子·胠箧》:“削曾史之行,钳杨墨之口,攘弃仁义,而天下之德始玄同矣。”郭象注:“削,除也。”

⑫ 不伦　没有条理。按“伦”,条理,顺序。《广雅·释诂一》:“伦,顺也。”

⑬ 辑　原作“缉”,今改,按“缉”,通“辑”。协调,整理。《文选·王俭·褚渊碑文》:“元戎启行,衣冠未缉。”李善注:“《尔雅》曰:辑,和也。缉与辑同。”

⑭ 疑阻　疑问,阻隔。

末[1]，如《素问》《九墟》[2]，《灵枢》《甲乙》，《太素》《巢源》[3]，诸家本草，前古脉书，《金匮玉函》[4]，《肘后备急》[5]，谢士秦《删繁方》[6]，刘涓子《鬼遗论》[7]之类，事关所出[8]，无不研核。尚有所阙，而又溯流以讨源[9]，如《五鉴经》[10]，《千金翼》，《崔氏纂要》[11]，《延年秘录》，《正元广利》[12]，《外台秘要》，《兵部手集》[13]，《梦得传

---

① 端本以正末　详审本源以校正枝节。按"端"，详审。《古今韵会举要·寒韵》引《增韵》："端，审也。"

②《九墟》　《灵枢经》是组成《黄帝内经》的另一部著作。最早只有九卷，因没有正式书名，也称为《九卷》。汉魏以后，由于反复抄录，出现了多种不同的传本，《九墟》是其一，已佚。

③《巢源》　即隋代巢元方所撰《诸病源候论》，为我国第一部中医病理学专著。

④《金匮玉函》　即《金匮玉函经》八卷，为《伤寒论》别本之一，曾经北宋校正医书局校定刊行，其内容与宋本《伤寒论》大体相同，唯体例编次略有差异。

⑤《肘后备急》　即《肘后备急方》，简称《肘后方》。东晋葛洪撰，约成书于公元3世纪，八卷，系摘编作者所撰《玉函方》中简要、实用、救急之方而成。

⑥ 谢士秦《删繁方》　六朝时期谢士秦（一作谢士泰）撰，十三卷（一作十二卷、十卷），原书已佚，其部分佚文可见于今本《外台秘要》。从其佚文分析，该书是一部有论有方、理法并重的方书。

⑦ 刘涓子《鬼遗论》　即晋代医家刘涓子所撰《刘涓子鬼遗方》，为现存较早的外科专著。经南齐龚庆宣整理而传之于世。原本十卷，首见于《隋书·经籍志》，又为新、旧《唐书》所著录。今存宋刊残本五卷。

⑧ 所出　出处。

⑨ 溯（sù　粟）流以讨源　即"溯流探源"。按"溯"，逆水而上。

⑩《五鉴经》　书名，五卷。《通志·艺文略》有著录。

⑪《崔氏纂要》　即唐代崔知悌所撰《崔氏纂要方》。按《旧唐书·经籍志》载："《崔氏纂要方》十卷，崔知悌撰。"原书已佚，《外台秘要》中可见其部分佚文。

⑫《正元广利》　即《贞元集要广利方》，五卷。系唐德宗李适于贞元十三年（公元797年）颁行国内的一部方书，已佚。《旧唐书·德宗本纪》："贞元十三年春正乙丑，上制《贞元广利药方》五百八十六首，颁降天下。"

⑬《兵部手集》　书名，唐代薛弘撰，三卷。按《新唐书）注："兵部尚书李绛所传方"。

信》[①]之类，凡所派别[②]，无不考理[③]。互相质正[④]，反覆稽参[⑤]，然后遗文疑义，焕然悉明。书虽是旧，用之惟新，可以济函灵[⑥]，俾乃圣好生之治，可以传不朽。副[⑦]上主广爱之心，非徒为太平之文致[⑧]，实可佐皇极之赐福[⑨]。校雠既成，缮写伊始，恭以上进，庶备亲览。

太子右赞善大夫[⑩]臣高保衡、尚书都官员外郎[⑪]臣孙奇、尚书司封郎中充秘阁校理[⑫]臣林亿等谨上。

---

①《梦得传信》　即唐代刘禹锡所撰《传信方》。所收方药大多符合简、便、廉、验的原则，唐宋医书中颇多引用。

② 派别　流派。此谓学派。

③ 考理　考证辨义。

④ 质正　评断匡正。按“质”，评断，评量。《礼记·王制》：“司会以岁之成质于天子。”郑玄注：“质，平也。”

⑤ 稽参　考核参正。按“稽”，考核，调查。《广雅·释言》：“稽，考也。”

⑥ 函灵　道藏本、四库本并作“含灵”。按“函灵”，即“含灵”，古以人为万物之灵，故称百姓为“含灵”。《晋书·桓玄传论》：“夫帝王者，功高宇内，道济含灵。”

⑦ 副　辅助，赞助。《素问·疏五过论》：“循经守教，按循医事，为万民副。”杨上善注：“副，助也。”

⑧ 文致　文采的极致。此指礼乐的繁缛。《汉书·董仲舒传》：“今汉继大乱之后，若宜少损周之文致，用夏之忠者。”注：“致，至极也。”

⑨ 赐福　“赐”原作“锡”，今改。按“锡”，通“赐”。《素问·至真要大论》：“余锡以方士。”张景岳注：“锡，赐也。”

⑩ 太子右赞善大夫　宋代官职名，为东宫（太子宫）属官。

⑪ 尚书都官员外郎　宋代官职名，为尚书省属官。

⑫ 秘阁校理　宋代官职名。按“秘阁”，古代禁中藏书之所。释文莹《玉壶清话》：“兴国中，太宗建秘阁，选三馆书以寘焉。”

夫清浊剖判，上下攸分[1]，三才肇基[2]，五行俶落[3]，万物淳朴，无得而称。燧人氏出，观斗极[4]以定方名，始有火化[5]；伏羲氏作，因之而画八卦[6]，立庖厨[7]。滋味既兴，疴瘵[8]萌起。大圣神农氏愍[9]黎

---

① 清浊剖判，上下攸分　谓开天辟地，清浊区分。古人想象宇宙形成前，天地浑沌相连，清浊不分。开天辟地后，始清浊区分。按“剖判”，开辟。《韩非子·解老》：“自天地之剖判以至于今。”“上下”，指天地。

② 三才肇基　谓天、地、人开始建立基础。按“三才”，古指天、地、人。《周易·系辞下》：“有天道焉，有人道焉，有地道焉，兼三材而两之。”“肇基”，开始建立基础。《尚书·武成》：“至于大王，肇基王迹。”

③ 俶（chù　触）落　开始。按“俶”，始。《尔雅·释诂下》：“俶，始也。”“落”，始。《尔雅·释诂上》：“落，始也。”

④ 斗极　北斗星与北极星。《尔雅·释地》：“北戴斗极为空桐。”邢昺疏：“斗，北斗也。极者，中宫天极星。其一明者，泰一之常居也。以其居天之中，故谓之极；极，中也。北斗拱极，故云斗极。”

⑤ 火化　用火使食物变熟。《礼记·礼运》：“昔者先王……未有火化，食草木之实，鸟兽之肉，饮其血，茹其毛。”

⑥ 八卦　《周易》中的八种基本图形，用“⚊”和“⚋”符号组成；以“⚊”为阳，以“⚋”为阴。名称是：乾（☰）坤（☷）震（☳）巽（☴）坎（☵）离（☲）艮（☶）兑（☱）。《易传》作者认为八卦主要象征天、地、雷、风、水、火、山、泽八种自然现象，并认为“乾”、“坤”两卦在“八卦”中占特别重要的地位，是自然界和人类社会一切现象的最初根源。

⑦ 庖厨　厨房。《孟子·梁惠王上》：“见其生不忍见其死，闻其声不忍食其肉，是以君子远庖厨也。”

⑧ 疴（kē　科）瘵（zhài　债）　疾病。《广雅·释诂一》：“痾，病也。”王念孙疏证：“痾，与疴同。”《尔雅·释诂上》：“瘵，病也。”

⑨ 愍（mǐn　悯）　怜恤。《广韵·轸韵》：“愍，怜也。”《字汇·心部》：“愍，恤也。”

元①之多疾，遂尝百药以救疗之，犹未尽善。黄帝受命，创制九针②，与方士岐伯雷公之伦，备论经脉，旁通问难，详究义理，以为经论，故后世可得依而畅焉。春秋之际良医和缓，六国之时则有扁鹊，汉有仓公仲景，魏有华佗，并皆探赜索隐③，穷幽洞微④，用药不过二三，灸炷不逾七八，而疾无不愈者。晋宋以来，虽复名医间出，然治十不能愈五六，良由今人嗜欲泰⑤甚，立心不常，淫放纵逸，有阙⑥摄养所致耳。余缅寻圣人设教，欲使家家自学，人人自晓。君亲有疾不能疗之者，非忠孝也。末俗小人，多行诡诈，倚傍圣教而为欺绐⑦，遂令朝野士庶咸耻医术之名，多教子弟诵短文，构小策⑧，以求出身之道，医治之术，阙而弗论。吁，可怪也，嗟乎！深乖⑨圣贤之本意。吾幼遭风冷，屡造⑩医门，汤药之资，罄尽家产。

---

① 黎元　黎民。《汉书·谷永传》："使天下黎元咸安家乐业。"

② 九针　古代针具分类名。出《黄帝内经》，即镵针、圆针、鍉针、锋针、铍针、圆利针、毫针、长针和大针。

③ 探赜（zé　责）索隐　探索幽深微妙、稳秘难见的道理。按"赜"，幽深玄妙。《周易·系辞上》："圣人有以见天下之赜，而拟诸其形容，象其物宜。"孔颖达疏："赜，谓幽深难见。""隐"，精深微妙。《周易·系辞上》："探赜索隐，钩深致远，以定天下之吉凶。"

④ 穷幽洞微　谓穷究和洞悉事物幽深微细的道理。

⑤ 泰　副词。表示程度，相当于"极"、"太"。《字汇·水部》："泰，极也。"

⑥ 阙（quē　缺）　短少。《玉篇·门部》："阙，少也。"《吕氏春秋·任数》高诱注："阙，短。"

⑦ 欺绐（dài　代）　欺哄。《抱朴子·微旨》："欺绐诳诈，好说人私。"

⑧ 诵短文，构小策　诵读、撰写应试文章，意指走读书做官的道路。"策"，古代议论文的一种文体。《文心雕龙·议对》："又对策者，应诏而陈政也；射策者，探事而献说也……二名虽殊，即议之别体也。"

⑨ 乖　违背。《新书·道术》："刚柔得道谓之和，反和为乖。"

⑩ 造　往，到。《广雅·释言》："造，诣也。"《周礼·地官·司门》："凡四方之宾客造焉。"

所以青衿之岁①，高尚兹典②；白首之年，未常释卷。至于切脉诊候，采药合和，服饵节度，将息避慎，一事长于己者，不远千里，伏膺取决③。至于弱冠④，颇觉有悟。是以亲邻中外有疾厄者，多所济益，在身之患，断绝医门，故知方药本草，不可不学。吾见诸方部秩⑤浩博，忽遇仓卒，求检至难，比得方讫，疾已不救矣。呜呼！痛夭枉之幽厄，惜堕学之昏愚。乃博采群经，删裁繁重，务在简易，以为《备急千金要方》一部，凡三十卷。虽不能究尽病源，但使留意于斯者，亦思过半⑥矣。以为人命至重，有贵千金，一方济之，德逾于此⑦，故以为名也。未可传于士族，庶以贻厥私门⑧。张仲景曰：当今居世之士，曾不留神医药，精究方术，上以疗君亲之疾，下以救贫贱之厄，中以保身长全⑨，以养其生；而但竞逐荣势，企踵⑩权豪，

---

① 青衿之岁　少年之时。按“青衿”，青领，学子之服。《诗经·子衿》：“青青子衿。”毛传：“青衿，青领也。学子之所服。”

② 高尚兹典　谓崇尚医学典籍。

③ 伏膺取决　谓虚心请教，采撷众长。“伏膺”，即“服膺”。谨记在心，衷心信服。《中庸》：“得一善，则拳拳服膺，而弗失之矣。”“取决”，谓据以决定。

④ 弱冠　指男子二十岁左右的年龄。古代男子二十成人，初加冠，体尚未壮，故称弱。《礼记·曲礼上》：“二十曰弱冠。”

⑤ 部秩　指书籍的卷册、卷次。《篇海类编·衣服类·巾部》：“帙，书卷编次。”又，“秩”用同“帙”，书衣。引申为书的计量单位，一函为一帙。敬播《大唐西域记·序》：“名为《大唐西域记》，一秩，十二卷。”

⑥ 思过半　指收益多。《周易·系辞下》孔颖达疏：“能思虑有益，以过半矣。”

⑦ 德逾于此　谓治病救人的恩德超过了千金。逾，超过。《说文解字·足部》：“逾，越也。”

⑧ 庶以贻厥私门　希望把它传给自家子孙。按“庶”，希冀。《玉篇·广部》：“庶，幸也，冀也。”“贻”，遗留。《尚书·五子之歌》：“有典有则，贻厥子孙。”孔颖达传：“贻，遗也。”

⑨ 保身长全　保养身体，持久健康。

⑩ 企踵　踮起脚跟。意谓仰慕。《汉书·萧望之传》：“是以天下之士延颈企踵，争愿自效，以辅高明。”

孜孜汲汲①,唯名利是务;崇饰其末,而忽弃其本,欲华其表而悴其内。皮之不存,毛将安附?进不能爱人知物,退不能爱躬知己,卒然遇邪风之气,婴②非常之疾,患及祸至,而后震栗,身居厄地,蒙蒙昧昧,戆若游魂③。降志屈节,钦望巫祝,告穷归天,束手受败。赍④百年之寿命,将至贵之重器⑤,委付庸医,恣其所措。咄嗟喑呜!厥身已毙,神明消灭,变为异物,幽潜重泉⑥,徒为涕泣。痛夫!举世昏迷,莫能觉悟,自弃⑦若是,夫何荣势之云哉?此之谓也。

---

① 孜孜汲汲　千方百计迫不及待貌。“孜孜”,努力不怠。《尚书·君陈》:“惟日孜孜,无敢逸豫。”“汲汲”,急切貌。《礼记·问丧》:“其往送也,望望然,汲汲然,如有追而弗及也。”

② 婴　遭受。《后汉书·南匈奴传》:“垰埆之人,屡婴涂炭。”

③ 戆(zhuàng　状)若游魂　指苟延残喘毫无定见的人。按“戆”,愚蠢。《说文解字·心部》:“戆,愚也。”“游魂”,比喻苟延残喘,或残留的生命。《北史·源贺传》:“今勍寇游魂于北,狡贼负险于南。”

④ 赍(jī　肌)　持。按“赍”,持。《广雅·释诂三》:“赍,持也。”

⑤ 重器　贵重之器物。指身体。

⑥ 重泉　犹黄泉。陈苌《梦中》诗:“子母重泉相见否,梦中还望寄声来。”

⑦ 自弃　“弃”原作“育”,据孙本改。

臣尝读唐令，见其制，为医者，皆习张仲景《伤寒》、陈延之[1]《小品》。张仲景书今尚存于世，得以迹其为法，莫不有起死之功焉。以类推之，则《小品》亦仲景之比也，常痛其遗逸无余。及观陶隐居《百一方》、王焘《外台秘要》，多显方之所由来，乃得反复二书。究寻于《千金方》中，则仲景之法十居其二三，《小品》十居其五六。粹乎哉，孙真人之为书也！既备有《汉志》四种之事[2]，又兼载唐令二家之学。其术精而博，其道深而通。以今知古，由后视今，信其百世可行之法也。臣今所咏叹不能已已[3]者，乃其书法也。至于其为人行事，则卢照邻[4]尝云：道洽古今[5]，

---

① 陈延之　晋代医家。著有《小品方》十二卷，原书已佚，其内容散见于《外台秘要》、《医心方》等医书中。今有辑佚本刊世。

②《汉志》四种之事　指《汉书·艺文志》方技略中所列医经、经方、神仙和房中四类书籍。

③ 不能已已　犹言不能自制。按“已”，止。《广韵·止韵》：“已，止也。”叠用以加重语气。《世说新语·伤逝》：“庾文康亡，何扬州临葬云：埋玉树著土中，使人情何能已已。”

④ 卢照邻　唐代诗人（约公元635—约689年）。字升之，号幽忧子，幽州范阳（今河北涿县）人。曾任新都尉，后为风痹证所困，投颍水而死。为初唐四杰之一。原有集，已散佚，后人辑有《幽忧子集》。

⑤ 道洽古今　谓学问渊博，能贯通古今。按“洽”，广博。《史记·儒林列传》：“其令礼官劝学，讲议洽闻兴礼，以为天下先。”

学殚术数①。高谈正一②,则古之蒙庄子;深入不二③,则今之维摩诘④。则其为人贤否,不待今之称述而可知已。世俗妄人,方区区⑤称海上龙宫之事⑥,以附致⑦为奇,何所发明于孙真人哉!

治平三年正月二十五日进呈讫,至四月二十六日奉圣旨镂板施行。

朝奉郎守太子右赞善大夫同校正医书骑都尉赐绯鱼袋　臣高保衡

朝奉郎守尚书都官员外郎同校正医书骑都尉　臣孙奇

朝奉郎守尚书司封郎中充秘阁校理判登闻检院上护军赐绯鱼袋　臣林亿

龙图阁直学士朝散大夫守尚书工部侍郎兼侍讲知审刑院事兼

---

① 学殚术数　谓精通天文、五行、历法、医药、占卜等学问。按“殚”,尽。《说文解字·歺部》:“殚,殛尽也。”段玉裁注:“穷极而尽之也。”《汉书·艺文志》术数略下列天文、五行、历数、蓍龟、杂占、形法六种。

② 正一　道教术语。①道教认为“一”为世界万物之本,永恒不变。《南齐书·顾欢传·夷夏论》:“佛号正真,道称正一,一归无死,真会无生,在名则反,在实则合。”②道教的一派——正一派。亦称正一道、天师道。与全真道同为道教两大教派。奉持《正一经》,崇拜神仙,画符念咒,驱鬼降妖,祈福禳灾,不重修持。

③ 不二　佛教术语,亦称“无二”、“离两边”。指对一切现象应无分别,或超越各种区别。《大乘义章》卷一:“言不二者,无异之谓也,即是经中一实义也。一实之理,妙寂理相,如如平等,亡于彼此,故云不二。”佛教认为离开语言文字的“真如”、“实相”之理,平等不二,非一非异。菩萨悟入此不二之理,谓之入不二法门。

④ 维摩诘　梵文 Vimalakirti 的音译,略称维摩,意译净名或无垢称。《维摩诘经》中说他是毗耶离城的一位大乘居士,与释迦牟尼同时代,极善于应机化导。尝以称病为由,向释迦遣来问病的舍利弗、文殊师利等阐扬大乘佛教的深奥义理。为佛典中现身说法、辩才无碍的代表人物。

⑤ 区区　洋洋自得貌。《吕氏春秋·务大》:“区区焉相乐也。”

⑥ 海上龙宫之事　指孙思邈获龙宫仙方,散之《千金方》中的传说。典出《酉阳杂俎》。

⑦ 附致　犹附会。

判少府监提举醴泉观兼提举校正医书上柱国彭城郡开国公食邑二千一百户食实封二百户赐紫金鱼袋　臣钱象先

推忠协谋同德佐理功臣光禄大夫行尚书吏部侍郎参知政事上柱国天水郡开国公食邑三千五百户食实封八百户　臣赵概

推忠协谋同德佐理功臣光禄大夫行尚书吏部侍郎参知政事上柱国乐安郡开国公食邑三千八百户食实封八百户　臣欧阳修

推忠协谋同德守正佐理功臣开府仪同三司行中书侍郎兼户部尚书同中书门下平章事集贤殿大学士上柱国庐陵郡开国公食邑八千一百户食实封二千六百户　臣曾公亮

推忠协谋同德守正佐理功臣开府仪同三司行尚书右仆射兼门下侍郎同中书门下平章事昭文馆大学士监修国史兼译经润文使上柱国魏国公食邑一万一千七百户食实封四千二百户　臣韩琦

（李景荣　苏　礼）

新校备急千金要方例

《千金方》旧有例数十条，散在诸篇。凡用一法，皆宜遍知之，虽素熟其书者，临事尚虑有所遗失，况仓卒遘疾[①]，按证为治，不能无未达之惑。及新加撰次，不可无法。今撮集旧凡并新校之意，为例一篇，次于今序之末，庶后之施用者无疑滞焉。

凡和剂之法，有斤两升合尺寸之数，合汤药者，不可不知。按吴有复秤单秤，隋有大升小升，此制虽复纷纭，正惟求之太深，不知其要耳。陶隐居撰本草序录，一用累黍之法，神农旧秤为定，孙思邈从而用之。孙氏生于隋末，终于唐永淳[②]中，盖见隋志唐令之法矣。则今之此书，当用三两为一两，三升为一升之制。世之妄者，乃为古今之人大小有异，所以古人服药剂多。无稽之言，莫此为甚。今之用药，定以三两为今一两，三升为今一升。方中虽皆复有用尺寸处，旧例已有准折斤两法，今则不复重述也。

凡古方治疾，全用汤法，百十之中未有一用散者。今世医工，汤散未辨，宜其多说异端，承疑传谬。按汤法㕮咀为各切如麻豆，散法治筛为治择捣筛。卒病贼邪，须汤以荡涤；长病痼疾，须散以渐渍。此古人用汤液煮散之意也。后世医工，惟务力省，一切为散，遂忘汤法，传用既久，不知其非，一旦用汤，妄生疑讶。殊不

---

① 遘（gòu　够）疾　谓遭遇疾病。按“遘”，遭遇。《尔雅·释诂下》：“遘，遇也。”郭璞注：“谓相遭遇。”

② 永淳　唐高宗李治年号，公元682—683年。

知前世用汤药剂虽大，而日饮不过三数服，而且方用专一。今人治病，剂科①虽薄，而数药竞进，每药数服。以古较今，岂不今反多乎。又昔人长将药者，多作煮散法，盖取其积日之功。故每用一方寸匕为一服，多不过三方寸匕，然而须以帛裹，煮时微微振动。是古人之意，岂须欲多服药哉。又服丸之法，大率如梧子者二十丸，多不过三十、四十丸。及服散者，少则刀圭钱五匕，多则方寸而已。岂服汤特多，煮散丸散则少乎！是知世人既不知斤两升合之制，又不知汤液煮散之法。今从旧例，率定以药二十古两、水一小斗煮取今一升五合，去滓垽②，分三服。自余利汤欲少水而多取数，补汤欲多水而少取数，各依方下别法。

凡古经方用药，所有熬炼节度③皆脚注之。今方则不然，撮合诸家之法而为合和一篇，更不于方下各注。各注则徒烦而不备，集出则详审而不烦。凡合和者，于第一卷检之。常用乌头，止言炮裂，此物大毒，难循旧制，当依治历节防己汤云：凡用乌头，皆去皮熬令黑乃堪用，不然至毒，人特宜慎之。又桂本畏火，所不可近，若妇人妊娠，又虑动胎，当依恶阻篇茯苓丸方云：妊娠忌桂，故熬而用之。又方中用大黄者，当依治痈疽地黄丸方云：薄切，五升米下蒸熟，曝干用之。

凡诸方用药，多出《神农本经》。但古今不同，详略或异，施于达者，不假缕陈；与众共之，事须诠诏④。古文从简，则茱萸浑于山、吴，门冬隐于天、麦，椒不判于秦、蜀，荆罔分于牡、蔓。今则检从本草，各以一二而详之。又近世用药，相承其谬，若不辨正，为损滋

---

① 剂科　“科”恐当作“料”字。

② 滓垽（yìn　印）　沉淀物；渣滓。按“垽”，沉淀物；渣滓。《尔雅·释器》：“淀谓之垽。”郭璞注：“滓淀也。今江东呼垽。”

③ 节度　准则；法度。《汉书·哀帝纪》：“制节谨度以防奢淫，为政所先，百王不易之道也。”

④ 诠诏　谓向人们说明解释。按“诠”，详细解释；阐明事理。《晋书·武陔传》：“文帝甚亲重之，数与诠论时人。”何超音义：“诠，具也，谓具说事限也。“诏”，告诉。《说文解字·言部》：“诏，告也。”

多。求真朱者，罕知朱砂之为末，多以水银朱充用；择通草者，鲜知木通之别号，皆以通脱木为名。以杜蘅而当细辛，用黄芪而得苜蓿；白蒺藜，蒺藜之伪，以刺者为良；青木香，木香之佳，以土者为恶；桂心盖取其枝中之肉，狗脊何尚乎金色之毛；山栀子栀子本为一物，诃黎勒诃子元无二条；槟榔大腹，古昔用之无别；枳实枳壳，后世曲生异端；蚱蝉以声而命名，用哑者则显知其缪①；胡麻以国而为号，以乌者正得其真；天南星虎掌名异而实同，茵陈蒿茵陈，名同而实异。斯实药家之消息，为医者可不留心。又如白术一物，古书惟只言术，近代医家咸以术为苍术，今则加以“白”字，庶乎临用无惑矣。

凡诸方中用药，间复有不出本草旧经者，咸名医垂记，或累世传良，或博闻有验，或自用得力，故孙氏不得而弃之，传之方来，岂小补哉。

凡古名贤治病，多用生命以济灾急。虽曰贱畜贵人，至于爱命，人畜一也。损彼益己，物情同患，况于人乎！夫杀生求生，去生更远。今之此方所以不用生命物为药也。其虻虫水蛭辈，市有先死者，可市而用之，不在此例。又云用鸡子者，皆取先破者用之，完者无力。

凡古今病名，率多不同。缓急寻检，常致疑阻，若不判别，何以示众。且如世人呼阴毒伤寒最为剧病，尝深迹其由，然口称阴毒之名，意指少阴之证，病实阴易之候。命一疾而涉三病，以此为治岂不远，而殊不知阴毒少阴阴易自是三候，为治全别。古有方证，其说甚明，今而混淆，害人最急。又如肠风脏毒咳逆慢惊，遍稽方论，无此名称。深穷其状，肠风乃肠痔下血，脏毒乃痢之蛊毒，咳逆者哕逆之名，慢惊者阴痫之病。若不知古知今，何以为人司命。加以古之经方言多雅奥，以痢为滞下，以躄为脚气，以淋为癃，以实为秘，以天行为伤寒，以白虎为历节，以膈气为膏肓，以喘嗽为咳逆，

① 谬　“谬”原作“缪”，今改。按“缪”，通“谬”。《说文通训定声·孚部》：“缪，假借为谬。”

以强直为痓，以不语为瘖，以缓纵为痱，以怔忪①为悸，以痰为饮，以黄为瘅。诸如此类，可不讨论，而况病有数候相类，二病同名者哉。宜其视伤寒中风热病温疫通曰伤寒，肤胀鼓胀肠覃石瘕率为水气；疗中风专用乎痰药，指带下或以为劳疾；伏梁不辨乎风根，中风不分乎时疾。此今天下医者之公患也，是以别白②而言之。

凡方后旧有禁忌法，或有或无，或详或略，全无类例，今则集诸药反恶畏忌及诸杂忌为一篇，凡服饵者，于第一卷检之。

凡下丸散不云酒水饮者，本方如此，而别说用酒水饮，则是可通用三物服也。

凡诸方论，咸出前古诸家及唐代名医，加减为用而各有效。今则遍寻诸家，有增损不同者，各显注于方下，庶后人用之，左右逢其原也。

凡诸卷有一篇治数病者，今则各以类次，仍于卷首目下注云某病附焉。

凡诸方与篇题各不相符者，卒急之际，难于寻检，今则改其诠次，庶几历然易晓。

凡诸方有一方数篇重出，主治不殊者则去之，各有治疗者则云方见某卷某篇。

凡诸篇类例之体，则论居首，脉次之，大方在前，单方次之，针灸法处末焉。缓急检之，繁而不杂也。

妇人卷中有虚损一篇，补益一篇，事涉相类，详而察之，亦自有条，诸丸大方皆在补益，诸汤与煎尽属虚损。又头面篇中备载风眩之治，小肠腑卷重出风眩一门，求之类例，不当复出。盖前篇杂疏诸家之法，广记而备言之；后篇特记徐嗣伯③十方，欲后人知所适

---

① 怔忪　谓心跳剧烈而惊惧不安的一种症状。按“怔”，惊惧；惶恐。《玉篇·心部》：“怔，怔忪，惧貌。”“忪”，心跳；惊惧。《玉篇·心部》：“忪，心动不定，惊也。”

② 别白　辨别明白。《汉书·董仲舒传》：“辞不别白，指不分明。”

③ 徐嗣伯　南北朝时期南齐医家。字叔绍，丹阳（今江苏镇江）人。精博于经方、诊诀、占候诸学。著有《落年方》三卷、《药方》五卷、《杂病论》一卷，均佚。今世存《风眩方》一卷，题“南齐徐嗣伯撰”，其真伪有待考订。

从耳。

凡妇人之病，比之男子十倍难治，所以别立方也。若是四时节气为病，虚实冷热为患者，故与丈夫同也。其杂病与丈夫同者，散在诸卷。

凡小儿之病，与大人不殊，惟用药有多少为异。其惊痫客忤解颅不行等八九篇合为一卷，自余下利等方并散在诸篇中，可披而得也。

凡针灸孔穴，已具明堂篇中。其逐篇诸穴多有不与明堂同者，及明堂中所无者，亦广记当时所传得效者耳，故不必尽同旧经也。

凡诸卷中用字，文多假借，如乾字作干，屎字作矢，锐字作兑，其类非一，今则各仍旧文，更不普加改定，亦从古之意也。

凡诸方论，今各检见所从来及所流派，比欲各加题别，窃为非医家之急，今但按文校定，其诸书之名则隐而不出，以成一家之美焉。

（李景荣）

备急千金要方校释目录

备急千金要方校释卷第一序例

朝奉郎守太常少卿充秘阁校理判登闻检院上
护军赐绯鱼袋臣林亿等校正

大医习业第一

凡欲为大医,必须谙①《素问》《甲乙》②,《黄帝针经》,《明堂

---

① 谙(ān 安) 熟悉,熟记。《说文解字·言部》:"谙,悉也。"《广韵·覃韵》:"谙,记也,忆也。"

②《甲乙》 即《黄帝三部针灸甲乙经》。晋代皇甫谧撰于公元259年前后。原为十卷,后改为十二卷,一百二十八篇。本书是将《素问》、《针经》(《灵枢经》古名)和《明堂孔穴针灸治要》三书分类合编而成,主要论述脏腑经络、脉诊理论、腧穴部位、针灸法则及禁忌、病因病理及各类疾病的证候、针灸取穴等,是我国现存最早,内容较完整的一部针灸著作,也是研究《黄帝内经》古传本的重要文献。本书对古代针灸疗法进行了系统的归纳和整理,在针灸学的发展上起了重要的推动作用。

流注》[1]，十二经脉，三部九候，五脏六腑，表里孔穴，《本草》[2]《药对》[3]，张仲景、王叔和、阮河南[4]、范东阳[5]、张苗[6]、靳邵[7]等诸部经方，又须妙解阴阳禄命，诸家相法，及灼龟五兆，《周易》六壬[8]，并须精熟，如此乃得为大医。若不尔者，如无目夜游，动致颠殒[9]。次须熟读此方，寻思妙理，留意钻研，始可与言于医道者矣。又须涉猎群书，何者？若不读五经[10]，不知有仁义之道；不读

① 《明堂流注》 即《黄帝明堂经》，又称《明堂孔穴针灸治要》，简称《明堂经》。原书已佚，后辑录于《针灸甲乙经》及《黄帝内经明堂类成》，是继《黄帝内经》之后一部针灸学专著。作者不详，著作年代约在战国后期或秦代前后。

② 《本草》 即《神农本草经》，为我国最早的药物学专著，约成书于秦汉时期（一说战国时期）。原书早已失传，其文字经辗转引录，仍保存于《证类本草》等书中。该书除总括了药物总论的序例外，收载药物三百六十五种，分上、中、下三品（类）。在药物理论方面，提出了药有君臣佐使，阴阳配合，七情合和，四气五味。并介绍了药物的别名、性味，生长环境及功用主治等。

③ 《药对》 北齐医家徐之才撰，二卷。一般认为是在《雷公药对》的基础上加以修订而成。《嘉祐本草》称此书“以众药名品，君臣佐使，性毒相反及所主疾病，分类而记之……其言治病用药最详。”

④ 阮河南 即晋代医家阮炳。参见本书新校备急千金要方序“阮炳”条注释。

⑤ 范东阳 即晋代医家范汪。参见本书新校备急千金要方序“范汪”条注释。

⑥ 张苗 晋代医家。精于脉诊，善于治疗疑难杂病。

⑦ 靳邵 晋代医家。对经方、本草造诣颇深，化裁施治，疗效显著。并曾沉迷于研究服食。

⑧ 六壬 古代用阴阳五行占卜吉凶的方法之一。六十甲子中壬有六个（壬申、壬午、壬辰、壬寅、壬子、壬戌），叫六壬。其占法分六十四课，用刻有干支的天盘、地盘相叠，转动天盘后得出所值的干支及时辰的部位，以此判别吉凶。

⑨ 颠殒（yǔn 允） 此谓因治疗失误而导致病人死亡。按“颠”，坠落。“殒”，死亡。

⑩ 五经 儒家的五部经典，即《诗》、《书》、《礼》、《易》、《春秋》。汉武帝建元五年置五经博士，始有五经之称。

三史①，不知有古今之事；不读诸子②，睹事则不能默而识之；不读《内经》，则不知有慈悲喜舍之德；不读《庄》《老》③，不能任真体运，则吉凶拘忌，触涂而生。至于五行休旺④，七耀⑤天文，并须探赜，若能具而学之，则于医道无所滞碍，尽善尽美矣。

大医精诚第二

张湛⑥曰：夫经方之难精，由来尚矣。今病有内同而外异，亦有内异而外同，故五脏六腑之盈虚，血脉荣卫之通塞，固非耳目之所察，必先诊候⑦以审之。而寸口关尺，有浮沉弦紧之乱；腧穴流注，有高下浅深之差；肌肤筋骨，有厚薄刚柔之异。唯用心精微者，始可与言于兹矣。今以至精至微之事，求之于至粗至浅之

---

① 三史　魏晋南北朝时称《史记》、《汉书》、《东观汉记》为三史。唐开元以后，以范晔《后汉书》代《东观汉记》，与《史记》、《汉书》合称三史。

② 诸子　谓先秦至汉初的各派学者或其著作。

③ 《庄》《老》　《庄子》、《老子》的简称。庄子，战国时哲学家。他继承和发展老子“道法自然”的观点，认为“道”是无限的，“自本自根”、“无所不在”的，强调事物的自生自化，否认有神的主宰。他的思想包含着朴素辩证法因素。著有《庄子》。老子，相传春秋时思想家，道家的创始人。著有《老子》。该著用“道”来说明宇宙万物的演变，提出了“道生一，一生二，二生三，三生万物”的观点，认为“道”是“夫莫之命（命令）而常自然”的，所以说：“人法地，地法天，天法道，道法自然。”《老子》书中包括着某些朴素辩证法因素。老子学说对中国哲学的发展有很大影响，后来唯物、唯心两派都从不同的角度吸收了他的思想。

④ 五行休旺　“旺”原作“王”，今改。按“王”，通“旺”。《说文通训定声，壮部》：“王，假借为旺。”“五行休旺”，指五行（木、火、土、金、水）生克制化规律。

⑤ 七耀　即七曜，指日、月和水、火、木、金、土五星。《素问·天元纪大论》：“九星悬朗，七曜周旋。”

⑥ 张湛　东晋学者，字处度，著有《养生要集》和《列子注》。

⑦ 诊候　真本作“诊脉”。

思,其不殆哉!若盈而益之,虚而损之,通而彻之,塞而壅之,寒而冷之,热而温之,是重加其疾,而望其生,吾见其死矣。故医方卜筮,艺能之难精者也,既非神授,何以得其幽微?世有愚者,读方三年,便谓天下无病可治;及治病三年,乃知天下无方可用。故学者必须博极医源,精勤不倦,不得道听途说,而言医道已了,深自误哉!

凡大医①治病,必当安神定志,无欲无求,先发大慈恻隐之心,誓愿普救含灵②之苦。若有疾厄来求救者,不得问其贵贱贫富,长幼妍蚩,怨亲善友,华夷愚智,普同一等,皆如至亲之想,亦不得瞻前顾后,自虑吉凶,护惜身命。见彼苦恼,若已有之。深心凄怆,勿避险巇、昼夜、寒暑、饥渴、疲劳,一心赴救,无作功夫形迹③之心。如此可为苍生大医,反此则是含灵巨贼。自古名贤治病,多用生命以济危急,虽曰贱畜贵人,至于爱命,人畜一也。损彼益已,物情同患,况于人乎④!夫杀生求生,去生更远。吾今此方所以不用生命为药者,良由此也。其虻虫水蛭之属,市有先死者,则市而用之,不在此例。只如鸡卵一物,以其混沌⑤未分,必有大段要急之处,不得已隐忍而用之。能不用者,斯为大哲,亦所不及也。其有患疮痍下痢,臭秽不可瞻视,人所恶见者,但发惭愧凄怜忧恤之意,不得起

---

① 大医　“大”原作“太”,据孙本及本篇前后文改。按“太”,大。《广雅·释诂一》:“太,大也。”又,“大”与“太”通。《说文释例》:“古只作大,不作太。《易》之大极,《春秋》之大子、大上,《尚书》之大誓,大王王季,《史》、《汉》之大上皇、大后,后人皆读为太。或径改本书,作太及泰。”“大医”,谓品德高尚,医术精湛的医生。

② 含灵　古时谓人为万物之灵,故称人为“含灵”。

③ 功夫形迹　“功夫”同“工夫”,时间。《三国志·魏志·曹芳传》:“昨出已见治道,得雨当复更治,徒弃功夫。”此谓耽搁时间。“形迹”,行动迹象。《梁书·江革传》:“以革才堪经国,令参掌机务,诏诰文檄,皆委以具。革防杜形迹,外人不知。”此谓婉言推辞。

④ 况于人乎　孙本“于人”作“圣人”。

⑤ 混沌　古人想像中的天地未分的状态,亦作“浑沌”。此谓鸡雏未成形前的状态。

一念蒂芥之心，是吾之志也。

夫大医之体，欲得澄神内视①，望之俨然，宽裕汪汪，不皎不昧。省病诊疾，至意深心，详察形候，纤毫勿失，处判针药，无得参差。虽曰病宜速救，要须临事不惑，唯当审谛覃思②，不得于性命之上，率尔自逞俊快，邀射名誉，甚不仁矣！又到病家，纵绮罗满目，勿左右顾眄，丝竹凑耳，无得似有所娱，珍羞迭荐，食如无味，醽醁③兼陈，看有若无。所以尔者，夫一人向隅，满堂不乐，而况病人苦楚，不离斯须，而医者安然欢娱，傲然自得，兹乃人神之所共耻，至人之所不为，斯盖医之本意也。

夫为医之法，不得多语调笑，谈谑喧哗，道说是非，议论人物，炫耀④声名，訾毁诸医，自矜己德，偶然治瘥一病，则昂头戴面，而有自许之貌⑤，谓天下无双。此医人之膏肓也。

老君⑥曰：人行阳德，人自报之；人行阴德，鬼神报之。人行阳恶，人自报之；人行阴恶，鬼神害之⑦。寻此二途，阴阳报施，岂诬也哉。所以医人不得恃己所长，专心经略财物，但作救苦之心，于冥运道中，自感多福者耳。又不得以彼富贵，处以珍贵之药，令彼难求，自炫功能，谅非忠恕之道。志存救济，故亦曲碎论之，学者不可耻言之鄙俚也。

---

① 内视　犹言内省，内心反省。《史记·商君传》："赵良曰：反听之谓聪，内视之谓明，自胜之谓强。"

② 审谛覃（tán　谈）思　谓周密审察和深入思考。按"审"，周密，全面。《广韵·寝韵》："审，详审也。""谛"，审察。《说文解字·言部》："谛，审也。""覃"，深入。孔安国《古文尚书·序》："研精覃思。"

③ 醽醁　美酒名。

④ 炫耀　自我矜诩。

⑤ 貌　原作"皃"，今改。按"皃"，"貌"的古字。《说文解字·皃部》："貌，籀文皃。"《汉书·王莽传下》颜师古注："皃，古貌字也。"

⑥ 老君　孙本作"老子"。

⑦ 鬼神害之　真本"害"作"报"。

治病略例第三

夫天布五行，以植万类[①]，人禀五常[②]，以为五脏；经络府腧[③]，阴阳会通；玄冥幽微，变化难极。《易》曰：非天下之至赜，其孰能与于此。观今之医，不念思求经旨，以演其所知；各承家技[④]，始终循旧[⑤]。省病[⑥]问疾，务在口给[⑦]，相对斯须，便处汤药。按寸不及尺[⑧]，握手不及足；人迎[⑨]趺阳[⑩]，三部不参；动数发息，不满五十。短期未知决诊，九候曾无仿佛；明堂阙庭，尽不见察，所谓窥管而已。夫欲视死别生，固亦难矣。此皆医之深戒，病者不可不谨以察之[⑪]而自防虑也。古来医人皆相嫉害，扁鹊为秦太医令李醯所

---

① 以植万类　真本"植"作"殖"，《伤寒论·序》"植"作"运"。

② 五常　即五行。《礼记·乐记》："道五常之行。"郑玄注："五常，五行也。"孔颖达疏："道达人情以五常之行，谓依金木水火土之性也。"

③ 府腧　"府"原作"腑"，据真本、《伤寒论·序》改。按"府"，气府。"府腧"，即腧穴。

④ 各承家技　"技"原作"伎"，据《伤寒论·序》改。按"伎"，通"技"。《说文通训定声·解部》："伎，假借为技。"

⑤ 循旧　孙本、真本"循"并作"顺"。按"循"，依循，遵从。《淮南子·泛论》："大人作而弟子循。"高诱注："循，遵也。""循旧"，谓遵从旧法。

⑥ 省(xǐng　醒)病　察病。按"省"，察，诊察。《尔雅·释诂下》："省，察也。"邢昺疏："省谓视察。"

⑦ 口给(jǐ　己)　犹口辩。谓口才敏捷，善于答辩。《论语·公冶长》："御人以口给，屡憎于人。"

⑧ 尺　谓尺肤，即人手臂寸口后至尺泽的部分。《灵枢经·邪气脏腑病形》："夫色脉与尺之相应也，如桴鼓影响之相应也……脉急者，尺之皮肤亦急。"杨上善注："尺之皮肤者，从尺泽至关，此为尺分也。"

⑨ 人迎　诊脉部位之一，在颈部喉结两旁，动脉搏动应手处，属足阳明经。《灵枢经·寒热病》："颈侧之动脉，人迎。人迎，足阳明也，在婴筋之前。"

⑩ 趺阳　真本作"跌阳"。

⑪ 病者不可不谨以察之　上"不"字原脱，据真本、孙本补。

害，即其事也。一医处方，不得使别医和合，脱或私加毒药，令人增疾，渐以致困。如此者非一，特须慎之。宁可不服其药，以任天真①，不得使愚医相嫉，贼人性命，甚可哀伤。

夫百病之本，有中风伤寒，寒热温疟，中恶霍乱，大腹水肿，肠澼下痢，大小便不通，奔豚上气，咳逆呕吐，黄疸消渴，留饮癖食，坚积癥瘕，惊邪癫痫，鬼疰，喉痹齿痛，耳聋目盲，金疮踒折，痈肿恶疮，痔瘘瘤瘿，男子五劳七伤，虚乏羸瘦，女子带下崩中，血闭阴蚀，虫蛇蛊毒所伤。此皆大略宗兆，其间变动枝叶，各依端绪以取之。又有冷热劳损，伤饱房劳，惊悸恐惧，忧恚怵惕，又有产乳落胎，堕下瘀血，又有贪饵五石，以求房中之乐。此皆病之根源，为患生诸枝叶也，不可不知其本末。但向医说男女长幼之病，有半与病源相附会②者，便可服药也。男子者众阳所归，常居于燥，阳气游动，强力施泄，便成劳损损伤之病，亦以众矣，若比之女人，则十倍易治。凡女子十四以上则有月事，月事来日，得风冷湿热四时之病相协者，皆自说之，不尔，与治误相触动，更增困也，处方者亦应问之。凡用药皆随土地所宜，江南岭表，其地暑湿，其人肌肤薄脆，腠理③开疏，用药轻省；关中河北，土地刚燥，其人皮肤坚硬，腠理闭塞，用药重复。世有少盛之人，不避风湿，触犯禁忌，暴竭精液，虽得微疾，皆不可轻以利药下之，一利大重，竭其精液，因滞著床，动经年月也。凡长宿病宜服利汤，不须尽剂，候利之足则止，病源未除者，于后更合耳，稍有气力，堪尽剂则不论也。病源须服利汤取除者，服利汤后，宜将丸散时时助之。

---

① 天真　人之与生俱来的自然天性。《素问·上古天真论》高士宗注："天真者，天性自然之真，毫无人欲之杂也。"姚止庵注："人生于地，气禀于天，惟人受之，是谓天真。"

② 附会　依附。《晋书·卞壸传》："杨骏执政，人多附会，而（卞）粹正直不阿。"此谓联系相关。

③ 腠理　"理"原作"里"，据孙本、真本、道藏本、四库本改。按"里"，通"理"。《说文通训定声·颐部》："里，假借为理。"

凡病服利汤得瘥者,此后慎不中①服补汤也,若得补汤,病势还复成也,更重泻之,则其人重受弊也。若初瘥气力未甚平复者,但消息之。须服药者,当以平药和之。夫常患之人,不妨行走,气力未衰,欲将补益,冷热随宜丸散者,可先服利汤,泻除胸腹中拥积②痰实,然后可服补药也。夫极虚劳应服补汤者,不过三剂即止。若治风病应服治风汤者,皆非三五剂可知也。自有滞风洞虚,即服十数剂,乃至百余日可瘥也。故曰:实则泻之,虚则补之。

夫二仪之内,阴阳之中,唯人最贵。人者禀受天地中和之气,法律礼乐,莫不由人。人始生,先成其精,精成而脑髓生,头圆法天,足方象地,眼目应日月,五脏法五星,六腑法六律,以心为中极。大肠长一丈二尺,以应十二时;小肠长二丈四尺,以应二十四气;身有三百六十五络,以应一岁;人有九窍,以应九州。天有寒暑,人有虚实;天有刑德,人有爱憎;天有阴阳,人有男女;月有大小,人有长短。所以服食五谷,不能将节,冷热咸苦,更相抵触③,共为攻击,变成疾病。凡医诊候,固是不易。又,问而知之,别病深浅,名曰巧医。仲景曰:凡欲和汤合药,针灸之法,宜应精思,必通十二经脉,知三百六十孔穴,荣卫气行,知病所在,宜治之法,不可不通。古者上医相色,色脉与形不得相失,黑乘赤者死,赤乘青者生。中医听声,声合五音,火闻水声,烦闷干惊④,木闻金声,恐畏相刑。脾者土也,生育万物,回助四旁,善者不见,死则归之。太过则四肢不举,不及则九窍不

① 不中 不宜。按“中”,宜于,适于。《广韵·东韵》:“中,宜也。”《史记·外戚世家·卫皇后》:“武帝择宫人不中用者,斥出归之。”

② 拥积 真本作“瘀积”,四库本作“壅积”。

③ 更相抵(chéng 成)触 更相触犯。按“抵”,触犯,碰撞。《玉篇·手部》:“抵,触也。”又,真本作“更相当触”。

④ 干惊 为病邪触犯而致惊悸。按“干”,触犯。《国语·晋语四》:“若干二命,以求杀余。”韦昭注:“干,犯也。”

通，六识[①]闭塞，犹如醉人，四季运转，终而复始。下医诊脉，知病原由[②]，流转移动，四时逆顺，相害相生，审知脏腑之微，此乃为妙也。

诊候第四

夫欲理病[③]，先察其源，候其病机。五脏未虚，六腑未竭，血脉未乱，精神未散，服药必活；若病已成，可得半愈；病势已过，命将难全。

夫诊候之法，常以平旦，阴气未动，阳气未散，饮食未进，经脉未盛，络脉调均，气血未乱，精取其脉，知其逆顺，非其时不用也，深察三部九候而明告之。古之善为医者，上医医国，中医医人，下医医病。又曰：上医听声，中医察色，下医诊脉。又曰：上医医未病之病，中医医欲病之病，下医医已病之病。若不加心用意，于事混淆，即病者难以救矣。何谓三部，寸关尺也。上部为天，肺也；中部为人，脾也；下部为地，肾也。何谓九候，部各有三，合为九候。上部天，两额动脉，主头角之气也；上部地，两颊动脉，主口齿之气也；上部人，耳前动脉，主耳目之气也。中部天，手太阴，肺之气也；中部地[④]，手阳明，胸中之气也；中部人，手少阴，心之气也。下部天，足厥阴，肝之气也；下部地，足少阴，肾之气也；下部人，足太阴，脾之气也。合为九候。夫形盛脉细，少气不足以息者死；形瘦脉大，胸

---

① 六识　佛教名词，即眼识、耳识、鼻识、舌识、身识、意识，指由色、声、香、味、触、法六境而生的见、闻、嗅、味、觉、知六种认识作用。又，真本作“六府”，孙本作“六腑”。

② 原由　“原”原作“元”，今改。按“元”，与“原”同。顾炎武《日知录》卷三十二：“元者，本也。本官曰元官，本籍曰元籍，本来曰元来。唐宋人多此语，后人以原字代之。”元由即原由。又，孙本、真本、元本、明本、道藏本、四库本并作“源由”。

③ 理病　真本“理”作“治”。按，改“治”为“理”，为避唐高宗李治名讳而改。

④ 中部地　“中”原作“下”，据孙本、真本、元本、明本、道藏本、四库本改。

中多气者死。形气相得者生，参伍不调者病，三部九候皆相失者死。愚医不通三部九候及四时之经①，或用汤药倒错，针灸失度，顺方治病，更增他疾，遂致灭亡。哀哉烝民②，枉死者半，可为世无良医③，为其解释。经说：地水火风，和合成人。凡人火气不调，举身蒸热；风气不调，全身强直，诸毛孔闭塞；水气不调，身体浮肿，气满喘粗；土气不调，四肢不举，言无音声。火去则身冷，风止则气绝，水竭则无血，土散则身裂。然愚医不思脉道，反治其病，使脏中五行共相克切，如火炽燃④，重加其油，不可不慎。凡四气合德，四神安和；一气不调，百一病生；四神动作，四百四病同时俱发。又云：一百一病，不治自愈；一百一病，须治而愈；一百一病，虽治难愈；一百一病，真死不治。

张仲景曰：欲疗诸病，当先以汤荡涤五脏六腑，开通诸脉，治道阴阳，破散邪气，润泽枯朽，悦人皮肤，益人气血，水能净万物，故用汤也。若四肢病久，风冷发动，次当用散，散能逐邪，风气湿痹，表里移走，居无常处者，散当平之。次当用丸，丸药者能逐风冷，破积聚，消诸坚癖，进饮食，调和荣卫。能参合而行之者，可谓上工。故曰：医者，意也。又曰：不须汗而强汗之者，出其津液，枯竭而死；须汗而不与汗之者，使诸毛孔闭塞，令人闷绝而死。又不须下而强下之者，令人开肠洞泄，不禁而死；须下而不与下之者，使人心内懊侬，胀满烦乱，浮肿而死。又不须灸而强与灸者，令人火邪入腹，干错五脏，重加其烦而死；须灸而不与灸之者，令人冷结重凝，久而

---

① 四时之经　四时的规律。按“经”，规律，法则。《玉篇·糸部》：“经，义也。”《三国志·魏志·陈思王植传》：“举挂时纲，动乱国经。”

② 烝民　原作“蒸”，据道藏本、四库本改。按“蒸”，通“烝”。《诗经·大雅·烝民》：“天生烝民，有物有则。”《孟子·告子上》引“烝”作“蒸”。“烝民”，即众民。

③ 可为世无良医　孙本、真本并无“可为”二字，明本、道藏本、四库本“可为”并作“可谓”。

④ 炽燃　“燃”原作“然”，据孙本、真本、道藏本、四库本改。按“然”，与“燃”同。《说文解字·火部》：“然，烧也。”徐铉注：“然，今俗别作燃。”

弥固，气上冲心，无地消散，病笃而死。

黄帝问曰：淫邪判衍①奈何。岐伯②对曰：正邪③从外袭内而未有定舍，及淫于脏，不得定处，与荣卫俱行而与魂魄飞扬，使人卧不得安而喜梦也。凡气淫于腑，则有余于外，不足于内；气淫于脏，则有余于内，不足于外。问曰：有余不足有形乎。对曰：阴盛则梦涉大水而恐惧，阳盛则梦蹈大火而燔灼，阴阳俱盛则梦相杀毁伤。上盛则梦飞扬，下盛则梦堕坠。甚饱则梦与《巢源》云梦行，甚饥则梦取《巢源》云梦卧。肝气盛则梦怒，肺气盛则梦恐惧哭泣，心气盛则梦喜笑及恐畏，脾气盛则梦歌乐体重，手足不举，肾气盛则梦腰脊两解而不属。凡此十二盛者，至而泻之，立已。厥气客于心，则梦见丘山烟火；客于肺，则梦飞扬，见金铁之器④奇物；客于肝，则梦见山林树木；客于脾，则梦见丘陵大泽，坏屋风雨；客于肾，则梦见临渊，没居水中；客于膀胱，则梦见游行；客于胃，则梦见饮食；客于大肠，则梦见田野；客于小肠，则梦见聚邑街衢；客于胆，则梦见斗讼自刳；客于阴器，则梦交接斗内；客于项，则梦见斩首；客于胯⑤，则梦见行走而不能前进，及池渠穽窌中居；客于股，则梦见礼节拜跪；客于胞脏，则梦见溲溺便利。凡此十五不足者，至而补之，立已。善诊候者亦可深思此意，乃尽善尽美矣。

《史记》曰：病有六不治：骄恣不论于理，一不治也；轻身重财，二不治也；衣食不能适，三不治也；阴阳并，脏气不定，四不治也；形羸不能服药，五不治也；信巫不信医，六不治也。生候尚存，形色未

① 判衍　谓流散充溢。

② 岐伯　原作“歧伯”，据真本、道藏本、四库本改。

③ 正邪　各种有碍身心健康的因素。《灵枢经·淫邪发梦》：“正邪从外袭内，而未有定舍。”张景岳注：“正邪者，非正风之谓，凡阴阳劳逸之感于外，声色嗜欲之动乎内，但有干身心者，皆谓之正邪，亦无非从外袭内者也。”

④ 金铁之器　《灵枢经·淫邪发梦》“之”下无“器”字，从下读。

⑤ 胯　原作“跨”，今改。按“跨”，同“胯”。《集韵·莫韵》：“胯，《说文》：股也。一曰奎也。或从足。”

改，病未入腠理①，针药及时，能将节调理，委以良医，病无不愈。

处方第五

夫疗寒以热药，疗热以寒药，饮食不消以吐下药，鬼疰蛊毒以蛊毒药，痈肿疮瘤以疮瘤药，风湿以风湿药，风劳气冷各随其所宜。雷公云：药有三品，病有三阶。药有甘苦，轻重不同；病有新久，寒温亦异。重热腻滑咸醋药石饮食等，于风病为治，余病非对；轻冷粗涩甘苦药草饮食等，于热病为治，余病非对；轻热辛苦淡药饮食等，于冷病为治，余病非对。其大纲略显其源流，自余睹状可知，临事制宜，当识斯要。

《药对》曰：夫众病积聚，皆起于虚，虚生百病。积者，五脏之所积；聚者，六腑之所聚。如斯等疾，多从旧方，不假增损。虚而劳者，其弊万端，宜应随病增减。古之善为医者，皆自采药，审其体性所主，取其时节早晚，早则药势未成，晚则盛势已歇。今之为医，不自采药，且不委节气早晚，只共采取，用以为药，又不知冷热消息，分两多少，徒有疗病之心，永无必愈之效，此实浮惑。聊复审其冷热，记其增损之主耳。虚劳而苦头痛复热，加枸杞萎蕤；虚而欲吐，加人参；虚而不安，亦加人参；虚而多梦纷纭，加龙骨；虚而多热，加地黄牡蛎地肤子甘草；虚而冷，加当归芎䓖干姜；虚而损，加钟乳棘刺肉苁蓉巴戟天；虚而大热，加黄芩天门冬；虚而多忘，加茯神远志；虚而惊悸不安，加龙齿紫石英沙参小草，冷则用紫石英小草，若客热即用沙参龙齿，不冷不热无用之；虚而口干，加麦门冬知母；虚而吸吸，加胡麻覆盆子柏子仁；虚而多气兼微咳，加五味子大枣；虚而身强，腰中不利，加磁石杜仲；虚而多冷，加桂心吴茱萸附子乌头；虚而小便赤，加黄芩；虚而客热，加地骨皮白水黄芪；虚而冷，用陇西黄芪；虚而痰，复有气，加生姜半夏枳实；虚而小肠利，加桑螵蛸龙骨鸡肶胵；虚而小肠不利，加茯苓泽泻；虚而溺白，加厚朴。诸

---

① 腠理　“理”原作“里”，据孙本、真本改。

药无有一一历而用之，但据体性冷热，的相主对，聊叙增损之一隅，入处方者宜准此。

用药第六

上药一百二十种，为君，主养命以应天，无毒，多服久服不伤人，欲轻身益气，不老延年者，本上经；中药一百二十种，为臣，主养性以应人，有毒无毒，斟酌其宜，欲遏病补虚羸者，本中经；下药一百二十五种，为佐使，主治病以应地，多毒，不可久服，欲除寒热邪气，破积聚愈疾者，本下经。三品合三百六十五种，法三百六十五度，每一度应一日，以成一岁，倍其数，合七百三十名也。

凡药有君臣佐使，以相宣摄①，合和者宜用一君二臣三佐五使，又可一君三臣九佐使也。又有阴阳配合，子母兄弟，根茎花实②，草石骨肉。有单行者，有相须者，有相使者，有相畏者，有相恶者，有相反者，有相杀者，凡此七情，合和之时，用意视之③。当用相须相使者良，勿用相恶相反者。若有毒宜制，可用相畏相杀者，不尔，勿合用也。又有酸咸甘苦辛五味，又有寒热温凉四气及有毒无毒，阴干曝干，采造时月，生熟土地所出，真伪陈新，并各有法。其相使相畏七情列之如左，处方之日宜善究之。

玉石上部

玉泉畏款冬花

玉屑恶鹿角

丹砂恶磁石，畏咸水

曾青畏菟丝子

石胆水英为使，畏牡桂菌桂芫花辛夷白薇

---

① 宣摄　谓宣散与收摄。按“宣”，宣散。《广韵·仙韵》：“宣，散也。”“摄”，收摄。《字汇·手部》：“摄，收也。”

② 根茎花实　孙本“茎”作“叶”。

③ 合和之时，用意视之　真本、《证类本草》卷一·序例上并作“合和视之”四字。

云母泽泻为使，畏鮀甲及流水，恶徐长卿

钟乳蛇床子菟丝子为使，恶牡丹玄石牡蒙，畏紫石英蘘草

朴消畏麦句姜

消石火为使，恶苦参苦菜，畏女菀

芒消石韦为使，恶麦句姜

矾石甘草为使，恶牡蛎

滑石石韦为使，恶曾青

紫石英长石为使，畏扁青附子，不欲鮀甲黄连麦句姜

白石英恶马目毒公

赤石脂恶大黄，畏芫花

黄石脂曾青为使，恶细辛，畏蜚蠊扁青附子

白石脂燕粪为使，恶松脂，畏黄芩

太一余粮杜仲为使，畏铁落昌蒲贝母

玉石中部

水银畏磁石

殷孽恶防己，畏术

孔公孽木兰为使，恶细辛

阳起石桑螵蛸为使，恶泽泻菌桂雷丸蛇蜕皮，畏菟丝子

凝水石畏地榆，解巴豆毒

石膏鸡子为使，恶莽草毒公

磁石柴胡为使，畏黄石脂，恶牡丹莽草

玄石恶松脂柏子仁菌桂

理石滑石为使，畏麻黄

玉石下部

青琅玕得水银良，畏鸡骨，杀锡毒

礜石得火良，棘针为使，恶虎掌毒公鹜屎细辛，畏水

特生礜石得火良，畏水

方解石恶巴豆

代赭畏天雄

大盐漏芦为使

草药上部

六芝署预为使，得发良，恶恒山，畏扁青茵陈

天门冬垣衣地黄为使，畏曾青

麦门冬地黄车前为使，恶款冬苦瓠，畏苦参青蘘

术防风地榆为使

女萎萎蕤畏卤咸

干地黄得麦门冬清酒良，恶贝母，畏芜荑

菖蒲秦艽秦皮为使，恶地胆麻黄

远志得茯苓冬葵子龙骨良，杀天雄附子毒，畏真珠蜚蠊①藜芦齐蛤

泽泻畏海蛤文蛤

署预紫芝为使，恶甘遂

菊花术枸杞根桑根白皮为使

甘草术干漆苦参为使，恶远志，反甘遂大戟芫花海藻

人参茯苓为使，恶溲疏，反藜芦

石斛陆英为使，恶凝水石巴豆，畏白僵蚕雷丸

牛膝恶萤火②龟甲陆英，畏车前

细辛曾青枣根为使，恶狼毒山茱萸黄芪，畏滑石消石，反藜芦

独活蠡实为使

柴胡半夏为使，恶皂荚，畏女菀藜芦

菴䕡子荆子薏苡仁为使，恶细辛干姜

菥蓂子得荆子细辛良，恶干姜苦参

龙胆贯众为使，恶防葵地黄

菟丝子得酒良，署预松脂为使，恶雚菌

巴戟天覆盆子为使，恶朝生雷丸丹参

蒺藜子乌头为使

防风恶干姜藜芦白敛芫花，杀附子毒

络石杜仲牡丹为使，恶铁落，畏菖蒲贝母

---

① 蜚蠊　原作“蜚廉”，据孙本、道藏本、四库本改。又，真本作“飞廉”。

② 萤火　原作“荧火”，据真本改。

黄连黄芩龙骨理石为使，恶菊花芫花玄参白鲜皮，畏款冬，胜乌头，解巴豆毒

沙参恶防己，反藜芦

丹参畏咸水，反藜芦

天名精垣衣为使

决明子蓍实为使，恶大麻子

芎䓖白芷为使

续断地黄为使，恶雷丸

黄芪恶龟甲

杜若得辛夷细辛良，恶柴胡前胡

蛇床子恶牡丹巴豆贝母

茜根畏鼠姑

飞廉得乌头良，恶麻黄

薇衔得秦皮良

五味子苁蓉为使，恶萎蕤，胜乌头

草药中部

当归恶䕡茹，畏菖蒲海藻牡蒙

秦艽菖蒲为使

黄芩山茱萸龙骨为使，恶葱实，畏丹砂牡丹藜芦

芍药雷丸为使，恶石斛芒消，畏消石鳖甲小蓟，反藜芦

干姜秦椒为使，恶黄连黄芩天鼠粪，杀半夏莨菪毒

藁本恶䕡茹

麻黄厚朴为使，恶辛夷石韦

葛根杀野葛巴豆百药毒

前胡半夏为使，恶皂角，畏藜芦

贝母厚朴白薇为使，恶桃花，畏秦艽礜石莽草，反乌头

栝楼枸杞为使，恶干姜，畏牛膝干漆，反乌头

玄参恶黄芪干姜大枣山茱萸，反藜芦

苦参玄参为使，恶贝母漏芦菟丝子，反藜芦

石龙芮大戟为使，畏蛇蜕皮吴茱萸

石韦滑石杏仁为使，得昌蒲良

狗脊萆薢为使，恶败酱

萆薢薏苡为使，畏葵根大黄柴胡牡蛎前胡

瞿麦蘘草牡丹为使，恶桑螵蛸

白芷当归为使，恶旋复花

紫菀款冬为使，恶天雄瞿麦雷丸远志，畏茵陈

白鲜皮恶桑螵蛸桔梗茯苓萆薢

白薇恶黄芪大黄大戟干姜干漆大枣山茱萸

紫参畏辛夷

仙灵脾署预为使

款冬花杏仁为使，得紫菀良，恶皂荚消石玄参，畏贝母辛夷麻黄黄芩黄连黄芪青葙

牡丹畏菟丝子

防己殷孽为使，恶细辛，畏萆薢，杀雄黄毒

女菀畏卤咸

泽兰防己为使

地榆得发良，恶麦门冬

海藻反甘草

草药下部

大黄黄芩为使

桔梗节皮为使，畏白及龙胆龙眼

甘遂瓜蒂为使，恶远志，反甘草

葶苈榆皮为使，得酒良，恶僵蚕石龙芮

芫花决明为使，反甘草

泽漆小豆为使，恶署预

大戟反甘草

钩吻半夏为使，恶黄芩

藜芦黄连为使，反细辛芍药五参，恶大黄

乌头乌喙莽草为使，反半夏栝楼贝母白敛白及，恶藜芦

天雄远志为使，恶腐婢

附子地胆为使，恶蜈蚣，畏防风甘草黄芪人参乌韭大豆

贯众雚菌为使

半夏射干为使,恶皂荚,畏雄黄生姜干姜秦皮龟甲,反乌头

虎掌蜀漆为使,畏莽草

蜀漆栝楼为使,恶贯众

恒山畏玉札

狼牙芜荑为使,恶秦艽地榆

白敛代赭为使,反乌头

白及紫石英为使,恶理石李核仁杏仁

雚菌得酒良,畏鸡子

蕳茹甘草为使,恶麦门冬

荩草畏鼠妇

夏枯草土瓜为使

狼毒大豆为使,恶麦句姜

鬼臼畏垣衣

木药上部

茯苓茯神马蔺为使,恶白敛,畏牡蒙地榆雄黄秦艽龟甲

柏子仁牡蛎桂心瓜子为使,畏菊花羊蹄诸石面曲

杜仲恶蛇蜕玄参

干漆半夏为使,畏鸡子

蔓荆子恶乌头石膏

牡荆实防风为使,恶石膏

五加皮远志为使,畏蛇蜕玄参

黄檗恶干漆

辛夷芎䓖为使,恶五石脂,畏昌蒲蒲黄黄连石膏黄环

酸枣仁恶防己

槐子天雄景天为使

木药中部

厚朴干姜为使,恶泽泻寒水石消石

山茱萸蓼实为使,恶桔梗防风防己

吴茱萸蓼实为使,恶丹参消石白垩,畏紫石英

秦皮大戟为使，恶吴茱萸

占斯解狼毒毒

栀子解踯躅毒

秦椒恶栝楼防葵，畏雌黄

桑根白皮续断桂心麻子为使

木药下部

黄环鸢尾为使，恶茯苓防己

石南五加皮为使

巴豆芫花为使，恶蘘草，畏大黄黄连藜芦，杀斑猫毒

蜀椒杏仁为使，畏款冬

栾华①决明为使

雷丸荔实厚朴为使，恶葛根

溲疏漏芦为使

皂荚柏子为使，恶麦门冬，畏空青人参苦参

兽上部

龙骨得人参牛黄良，畏石膏

龙角畏干漆蜀椒理石

牛黄人参为使，恶龙骨地黄龙胆蜚蠊，畏牛膝

白胶得火良，畏大黄

阿胶得火良，畏大黄

兽中部

犀角松脂为使，恶雚菌雷丸

羖羊角菟丝子为使

鹿茸麻勃为使

鹿角杜仲为使

兽下部

麋脂畏大黄，恶甘草

---

① 栾华　为无患子科植物栾树的花。性味苦寒，主目痛泪出伤眦，消目肿。

虫鱼上部

蜜蜡恶芫花齐蛤

蜂子畏黄芩芍药牡蛎

牡蛎贝母为使,得甘草牛膝远志蛇床良,恶麻黄吴茱萸辛夷

桑螵蛸畏旋复花

海蛤蜀漆为使,畏狗胆甘遂芫花

龟甲恶沙参蜚蠊

虫鱼中部

伏翼苋实云实为使

猬皮得酒良,畏桔梗麦门冬

蜥蜴恶硫黄斑猫芜荑

露蜂房恶干姜丹参黄芩芍药牡蛎

䗪虫畏皂荚昌蒲

蛴螬蜚虫为使,恶附子

鳖甲恶矾石

鮀鱼甲蜀漆为使,畏狗胆甘遂芫花

乌贼鱼骨恶白敛白及

蟹杀莨菪毒漆毒

天鼠粪恶白敛白薇

虫鱼下部

蛇蜕畏磁石及酒

蜣螂畏羊角石膏

斑猫①马刀为使,畏巴豆丹参空青,恶肤青

地胆恶甘草

马刀得水良

果上部

大枣杀乌头毒

果下部

杏仁得火良,恶黄芪黄芩葛根,解锡胡粉毒,畏莽草

---

① 斑猫　即斑蝥。

菜上部

冬葵子黄芩为使

菜中部

葱实解藜芦毒

米上部

麻蕡麻子畏牡蛎白薇,恶茯苓

米中部

大豆及黄卷恶五参龙胆,得前胡乌喙杏仁牡蛎良,杀乌头毒

大麦食蜜为使

酱杀药毒火毒

右一百九十七种有相制使,其余皆无,故不备录。

或曰:古人用药至少,分两亦轻,瘥病极多。观君处方,非不烦重,分两亦多,而瘥病不及古人者何也。答曰:古者日月长远,药在土中,自养经久,气味真实,百姓少欲,禀气中和,感病轻微,易为医疗;今时日月短促,药力轻虚,人多巧诈,感病厚重,难以为医。病轻用药须少,疴重用药即多,此则医之一隅,何足怪也。又古之医有自将采取,阴干曝干,皆悉如法,用药必依土地,所以治十得九;今之医者但知诊脉处方,不委①采药时节,至于出处土地,新陈虚实,一皆不悉②,所以治十不得五六者,实③由于此。夫处方者常须加意,重复用药,药乃有力,若学古人,徒自误耳,将④来学者须详熟之。凡紫石英白石英朱砂雄黄硫黄等,皆须光明映澈,色理鲜静⑤者为佳,不然,令人身体干燥,发热口干而

---

① 委　确知。《资治通鉴·隋炀帝大业十二年》:"臣非所司,不委多少,但患渐近。"胡三省注:"委,悉也。"

② 一皆不悉　"一"字原脱,据孙本、真本、元本、明本、道藏本、四库本补。

③ 实　原作"寔",今改。按"寔,通"实"。《说文通训定声·解部》:"寔,假借为实。"

④ 将(qiāng　枪)　愿,希望。《诗经·卫风·氓》:"将子无怒,秋以为期。"

⑤ 鲜静　真本、道藏本、四库本"静"并作"净"。按"静",洁净。《增韵·静韵》:"静,澄也。""鲜静",谓鲜明洁净。

死。凡草石药皆须土地坚实,气味浓烈,不尔,治病不愈。凡狼毒枳实橘皮半夏麻黄吴茱萸皆欲得陈久者良,其余唯须精新也。

合和第七

问曰:凡和合汤药,治诸草石虫兽,用水升数,消杀之法则云何?答曰:凡草有根茎枝叶皮骨花实,诸虫有毛翅皮甲头足尾骨之属,有须烧炼炮炙,生熟有定,一如后法。顺方者福,逆之者殃。或须皮去肉,或去皮须肉,或须根茎,或须花实,依方炼治,极令净洁,然后升合秤两,勿令参差。药有相生相杀,气力有强有弱,君臣相理,佐使相持。若不广通诸经,则不知有好有恶。或医自以意加减,不依方分,使诸草石强弱相欺,入人腹中不能治病,更加斗争,草石相反,使人迷乱,力甚刀剑。若调和得所,虽未能治病,犹得安利五脏,于病无所增剧。例曰:诸经方用药,所有熬炼节度,皆脚注之。今方则不然,于此篇具条之,更不烦方下别注也。

凡药,治择熬炮讫,然后秤之以充用,不得生秤。

凡用石药及玉,皆碎如米粒,绵裹纳汤酒中。

凡钟乳等诸石,以玉槌水研,三日三夜漂炼,务令极细。

凡银屑,以水银和成泥。

凡礜石,赤泥团之,入火半日乃熟可用,仍不得过之。不炼生入药,使人破心肝。

凡朴消矾石,烧令汁尽,巧入丸散。芒消朴消皆绞汤讫,纳汁中,更上火两三沸,烊尽乃服。

凡汤中用丹砂雄黄者,熟末如粉,临服纳汤中,搅令调和服之。

凡汤中用完物,皆擘破,干枣栀子之类是也。用细核物,亦打碎,山茱萸五味子蕤核决明子之类是也。细花子物,正尔完用之,旋复花菊花地肤子葵子之类是也。米麦豆辈,亦完用之。

凡橘皮吴茱萸椒等，入汤不㕮咀①。

凡诸果实仁皆去尖及双仁者，汤柔，挞去皮②，仍切之。用栀子者去皮，用蒲黄者汤成下。

凡麦门冬生姜入汤皆切，三捣三绞取汁，汤成去滓下之，煮五六沸，依如升数，不可共药煮之。一法薄切用。

凡麦门冬，皆微润抽去心。

凡麻黄，去节，先别煮两三沸，掠去沫，更益水如本数，乃纳余药，不尔令人烦，寸斩之，小草瞿麦五分斩之，细辛白前三分斩之，膏中细剉也。

凡牛膝石斛等入汤酒，拍碎用之，石斛入丸散者，先以砧槌③极打令碎，乃入臼，不尔捣不熟，入酒亦然。

凡桂厚朴杜仲秦皮木兰之辈，皆削去上虚软甲错，取里有味者秤之。茯苓猪苓，削除黑皮。牡丹巴戟天远志野葛等，皆槌破去心。紫菀洗去土，曝干乃秤之。薤白葱白，除青令尽。莽草石南茵芋泽兰，剔取叶及嫩茎，去大枝。鬼臼黄连皆除根毛，石韦辛夷拭去毛，辛夷又去心，蜀椒去闭口者及目。用大枣乌梅，皆去核。用鬼箭，削取羽皮。

凡茯苓芍药，补药须白者，泻药惟赤者。

凡菟丝子，暖汤淘汰去沙土，干漉，暖酒渍经一宿，漉出，曝微白，捣之。不尽者，更以酒渍经三五日，乃出更晒微干，捣之，须臾悉尽，极易碎。

凡用甘草厚朴枳实石南茵芋藜芦皂荚之类，皆炙之，而枳实去穰，藜芦去头，皂荚去皮子。

凡用椒实，微熬令汗出，则有势力。

---

① 㕮(fǔ　府)咀(jǔ　举)　碎成小块。《灵枢经·寿夭刚柔》张景岳注："㕮咀，古人以口嚼药，碎如豆粒而用之。"

② 汤柔，挞(dà　达)去皮　用汤浸泡使之柔软，拍打去皮。按"柔"，使软，使弱。孟郊《古离别》："春芳役双眼，春色柔四肢。""挞"，拂击，拍打。李贺《上之回》："上之回，大旗喜。悬红云，挞凤尾。"

③ 砧(zhēn　针)槌　石槌。

凡汤丸散用天雄附子乌头乌喙侧子，皆煻灰炮令微坼①，削去黑皮，乃秤之，唯姜附汤及膏酒中生用，亦削去皮乃秤之，直理破作七八片。

凡半夏，热汤洗去上滑，一云十洗四破，乃秤之，以入汤，若膏酒丸散，皆煻灰炮之。

凡巴豆，去皮心膜，熬令紫色。桃仁杏仁葶苈胡麻诸有脂膏药，皆熬黄黑，别捣令如膏，指擵视泯泯②尔，乃以向成散稍稍下臼中，合研捣令消散，乃复都以轻绢筛③之须尽，又纳臼中，依法捣数百杵也。汤膏中虽有生用者，并捣破。

凡用麦蘖曲末大豆黄卷泽兰芜荑，皆微炒。干漆炒令烟断。用乌梅入丸散者熬之，用熟艾者先炒细擘，合诸药捣令细散，不可筛者，纳散中和之。

凡用诸毛羽齿牙蹄甲，龟鳖鲮鲤等甲皮肉骨角筋鹿茸等，皆炙之。蛇蜕皮微炙。

凡用斑猫等诸虫，皆去足翅，微熬。用桑螵蛸，中破炙之，牡蛎熬令黄色，僵蚕蜂房微炒之。

凡汤中用麝香犀角鹿角羚羊角牛黄，须末如粉，临服纳汤中，搅令调和服之。

凡丸散用胶，先炙使通体沸起燥，乃可捣，有不沸处更炙之断，下汤直尔用之，勿炙。诸汤中用阿胶，皆绞汤毕，纳汁中更上火两三沸，令烊。

凡用蜜，先火煎，掠去沫，令色微黄，则丸经久不坏，掠之多少，随蜜精粗，遂至大稠，于丸弥佳。

凡丸中用蜡，烊投少蜜中，搅调以和药。

---

① 坼（chè 彻） 裂开，绽开。

② 泯（mǐn 皿）泯 紊乱貌。《尚书·吕刑》："民与胥渐，泯泯棼棼。"孔安国传："泯泯为乱。"

③ 筛 原作"簁"，据道藏本、四库本及本节下文"令细散不可筛者"改。按"簁"，将物置于筛内摇动，使粗细分离。《齐民要术·大小麦》："细磨，下绢簁，作饼，亦滑美。"

凡汤中用饴糖，皆汤成下，诸汤用酒者，皆临熟下之。

凡药有宜丸者，宜散者，宜汤者，宜酒渍者，宜膏煎者；亦有一物兼宜者，亦有不入汤酒者，并随药性，不得违之。其不宜汤酒者，列之如左：

朱砂熟入汤　雌黄　云母　阳起石入酒　矾石入酒　硫黄入酒　钟乳入酒　孔公孽入酒　礜石入酒　银屑　白垩　铜镜鼻　胡粉　铅丹①　卤咸入酒　石灰入酒　藜灰

上石类一十七种

野葛　狼毒　毒公　鬼臼　莽草　蒴藋入酒　巴豆　踯躅入酒　皂荚入酒　雚菌　藜芦　蔄茹②　贯众入酒　芫荑　雷丸　狼牙　鸢尾　蒺藜入酒　女菀　莫耳　紫葳入酒　薇衔入酒　白及　牡蒙　飞廉　蛇衔　占斯　辛夷　石南入酒　楝实　虎杖入酒单渍　虎掌　蓄根　羊桃入酒　麻勃　苦瓠　瓜蒂　陟厘　狼跋子入酒　云实　槐子入酒　地肤子　蛇床子入酒　青葙子　茺蔚子　王不留行　菥蓂子　菟丝子入酒

上草木之类四十八种

蜂子　蜜蜡　白马茎　狗阴　雀卵　鸡子　雄鹊　伏翼　鼠妇　樗鸡　萤火　蠮螉　僵蚕　蜈蚣　蜥蜴　斑猫　芫青　亭长　蛇胆　虻虫　蜚蠊　蝼蛄　马刀　赭魁　蛤蟆　猬皮　生鼠　生龟入酒　蜗牛　诸鸟兽入酒　虫鱼膏骨髓胆血屎溺

上虫兽之类二十九种

古秤唯有铢两，而无分名，今则以十黍为一铢，六铢为一分，四分为一两，十六两为一斤，此则神农之称也。吴人以二两为一两，隋人以三两为一两，今依四分为一两称为定。方家凡云等分者，皆是丸散，随病轻重所须，多少无定铢两，三种五种皆悉分两同等耳。凡

---

① 铅丹　又名黄丹、广丹、东丹、丹粉。为纯铅加工制成的四氧化铅粉末。按"铅"，原作"鈆"，今改。《干禄字书·平声》："鈆、铅并同"

② 蔄茹　药名，毒草类。性味辛寒，有小毒。《神农本草经》谓其："蚀恶肉败疮死肌，杀疥虫，排脓恶血，除大风热气，善忘不寐。"《名医别录》谓其："去热痹，破癥瘕，除恶肉。"

丸散云若干分两者，是品诸药宜多宜少之分两，非必止于若干之分两也。假令日服三方寸匕，须瘥止，是三五两药耳。凡散药有云刀圭者，十分方寸匕之一，准如梧桐子大也。方寸匕者，作匕正方一寸抄散，取不落为度。钱匕者，以大钱上全抄之。若云半钱匕者，则是一钱抄取一边尔，并用五铢钱也。钱五匕者，今五铢钱边五字者以抄之，亦令不落为度。一撮者，四刀圭也。十撮为一勺，两勺为一合。以药升分之者，谓药有虚实，轻重不得用斤两，则以升平之。药升方作上径一寸，下径六分，深八分，纳散药，勿按抑之，正尔微动令平调耳。今人分药，不复用此。凡丸药有云如细麻大者，即胡麻也，不必扁扁，但令较略大小相称尔。如黍粟者亦然，以十六黍为一大豆也。如麻子者，即今大麻子，准三细麻也。如胡豆者，今青斑豆也，以二大麻子准之。如小豆者，今赤小豆也。粒有大小，以三大麻子准之。如大豆者，以二小豆准之。如梧桐子者，以二大豆准之。一方寸匕散，以蜜和得如梧桐子十丸为定。如弹丸及鸡子黄者，以十梧桐子准之。

凡方云巴豆若干枚者，粒有大小，当先去心皮乃秤之，以一分准十六枚。附子乌头若干枚者，去皮毕，以半两准一枚。枳实若干枚者，去穰毕，以一分准二枚。橘皮一分准三枚。枣有大小，以三枚准一两。云干姜一累者，以半两为正《本草》云：一两为正。凡方云半夏一升者，洗毕，秤五两为正。椒一升，三两为正。吴茱萸一升，五两为正。菟丝子一升，九两为正。庵蔄子一升，四两为正。蛇床子一升，三两半为正。地肤子一升，四两为正，此其不同也。云某子一升者，其子各有虚实，轻重不可通以秤准，皆取平升为正。

凡方云桂一尺者，削去皮毕，重半两为正。甘草一尺者，重二两为正。云某草一束者，重三两为正。一把者，重二两为正。

凡云蜜一斤者，有七合。猪膏一斤者，一升二合。

凡汤酒膏药，旧方皆云㕮咀者，谓秤毕捣之如大豆，又使吹去细末，此于事殊不允当。药有易碎难碎，多末少末，秤两则不复均平，今皆细切之，较略令如㕮咀者，乃得无末而片粒调和也。凡云末之者，谓捣筛如法也。

凡丸散先细切曝燥，乃捣之。有各捣者，有合捣者，并随方所言。其润湿药如天门冬干地黄辈，皆先切曝干。独捣令偏碎①，更出细擘，曝干。若值阴雨，可微火烘之，既燥，小停冷乃曝之。凡湿药，燥皆大耗，当先增分两，须得屑乃秤之为正，其汤酒中不须如此。

凡筛丸药，用重密绢令细，于蜜丸即易熟。若筛散，草药用轻疏绢，于酒中服即不泥。其石药亦用细绢筛，令如丸药者。

凡筛丸散药毕，皆更合于臼中，以杵捣之数百过，视其色理和同为佳。

凡煮汤当取井华水②，极令静洁③，升斗分量，勿使多少；煮之调和，候火用心，一如炼法。

凡煮汤用微火，令小沸，其水数依方多少。大略二十两药用水一斗煮取四升，以此为率。皆绞去滓，而后酌量也。然则利汤欲生，少水而多取汁者，为病须快利，所以少水而多取汁；补汤欲熟，多水而少取汁者，为病须补益，是以多水而少取汁。好详视之，不得令水多少。汤熟，用新布两人以尺木绞之，澄去垽浊④。分再服三服者，第二第三服以纸覆令密，勿令泄气。欲服，以铜器于热汤上暖之，勿令器中有水气。

凡渍药酒，皆须切细，生绢袋盛之，乃入酒密封，随寒暑日数，视其浓烈便可漉出，不必待至酒尽也。滓可曝燥微捣，更渍饮之，亦可散服。

凡建中肾沥诸补汤滓，合两剂加水煮竭，饮之亦敌一剂新药，贫人当依此用，皆应先曝令燥也。

凡合膏，先以苦酒渍，令淹浃，不用多汁，密覆勿泄。云晬时者，周时也，从今旦至明旦。亦有止一宿。煮膏当三上三下，以泄

---

① 偏碎　特别碎。按“偏”，副词，表示程度。清·刘淇《助字辨略》卷二：“偏，畸重之辞也。”

② 井华水　一名井花水，即清晨最先汲取的井泉水。性甘寒无毒，能镇心安神，清热助阴。

③ 静洁　元本“静”作“净”。按“静”，清洁。《增韵·静韵》：“静，澄也。”

④ 垽（yìn　印）浊　沉淀物，即渣滓。按“垽”，渣淀。《尔雅·释器》：“淀谓之垽。”郭璞注：“滓淀也。今江东呼垽。”

其热势，令药味得出，上之使匝匝沸，乃下之，取沸静良久乃止，宁欲小生。其中有薤白者，以两头微焦黄为候；有白芷附子者，亦令小黄色为度。猪肪皆勿令经水，腊月者弥佳。绞膏亦以新布绞之。若是可服之膏，膏滓亦堪酒煮饮之。可摩之膏，膏滓则宜以敷病上，此盖欲兼尽其药力故也。

凡膏中有雄黄朱砂辈，皆别捣细研如面，须绞膏毕乃投中，以物疾搅，至于凝强，勿使沉聚在下不调也。有水银者，于凝膏中研令消散，胡粉亦尔。

凡捣药法，烧香洒扫净洁，不得杂语喧呼，当使童子捣之，务令细熟。杵数可至千万杵，过多为佳。

凡合肾气署预及诸大补五石大麝香丸金牙散大酒煎膏等，合时煎时，并勿令妇人小儿产母丧孝痼疾六根①不具足人及鸡犬六畜等见之。大忌，切宜慎之。其续命汤麻黄等诸小汤，不在禁忌之限。比来田野下里家，因市得药，随便市上雇人捣合，非止诸不如法，至于石斛菟丝子等难捣之药，费人功力，赁作捣者②隐主悉盗弃之。又为尘埃秽气入药中，罗筛粗恶，随风飘扬，众口尝之，众鼻嗅之，药之精气，一切都尽，与朽木不殊。又复服饵不能尽如法，服尽之後，反加虚损，遂谤医者处方不效。夫如此者，非医之咎，自缘发意甚误，宜熟思之也。

服饵第八

若用毒药治病，先起如黍粟。病去即止，不去倍之，不去十之，取去为度。病在胸膈以上者，先食而后服药；病在心腹以下者，先服药而后食；病在四肢血脉者，宜空腹而在旦；病在骨髓者，宜饱满

---

① 六根　根是“能生”的意思，佛教认为眼、耳、鼻、舌、身、意具有能取相应之六境（色、声、香、味、能、法），产生相应之六识（眼识、耳识、鼻识、舌识、身识、意识）的六种功能，故名。

② 赁作捣者　雇用来捣药的人。按“赁”，佣，雇用。《说文解字·贝部》：“赁，庸也。”《玉篇·贝部》：“赁，借佣也。”

而在夜。

凡服丸散，不云酒水饮者，本方如此，是可通用也。

凡服利汤，欲得侵早①。凡服汤，欲得稍热服之，即易消下不吐。若冷则吐呕不下，若太热即破人咽喉，务在用意。汤必须澄清，若浊，令人心闷不解。中间相去如步行十里久再服，若太促数，前汤未消，后汤来冲，必当吐逆。仍问病者腹中药消散，乃可进服。

凡服汤法，大约皆分为三服，取三升，然后乘病人谷气强进。一服最须多，次一服渐少，后一服最须少，如此即甚安稳。所以病人于后气力渐微，故汤须渐少。凡服补汤，欲得服三升半，昼三夜一，中间间食，则汤气溉灌百脉，易得药力。凡服汤，不得太缓太急也。又须左右仰覆卧各一食顷，即汤势遍行腹中。又于室中行，皆可一百步许，一日勿出外即大益。凡服汤，三日常忌酒，缘汤忌酒故也。凡服治风汤，第一服厚覆取汗，若得汗，即须薄覆，勿令大汗。中间亦须间食，不尔令人无力，更益虚羸。

凡丸药皆如梧桐子，补者十丸为始，从一服渐加，不过四十丸，过亦损人。云一日三度服，欲得引日，多时不阙，药气渐渍，熏蒸五脏，积久为佳。不必顿服，早尽为善，徒弃名药，获益甚少。凡人四十以下，有病可服泻药，不甚须服补药，必若有所损，不在此限。四十以上则不可服泻药，须服补药。五十以上，四时勿阙补药。如此乃可延年，得养生之术耳。其方备在第二十七卷中。《素问》曰：实即泻之，虚即补之，不虚不实，以经调之，此其大略也。凡有脏腑积聚，无问少长，须泻则泻；凡有虚损，无问少长，须补即补，以意量度而用之。

凡服痔漏疳䘌等药，皆慎猪鸡鱼油等至瘥②。

凡服泻药，不过以利为度，慎勿过多，令人下利无度，大损人也。

---

① 侵早　凌晨，拂晓。杜甫《杜工部草堂诗笺・赠崔十三评事公辅》：“天子朝侵早，云台仗数移。”

② 至瘥　孙本、元本、道藏本、四库本“瘥”并作“老”。

凡诸恶疮，瘥后皆百日慎口①，不尔即疮发也。

凡服酒药，欲得使酒气相接，无得断绝，绝则不得药力。多少皆以知为度，不可令至醉及吐，则大损人也。

凡服药，皆断生冷醋滑，猪犬鸡鱼油面蒜及果实等。其大补丸散，切忌陈臭宿滞之物，有空青忌食生血物，天门冬忌鲤鱼，白术忌桃李及雀肉葫荽②大蒜青鱼鲊等物，地黄忌芜荑，甘草忌菘菜海藻，细辛忌生菜，菟丝子忌兔肉③，牛膝忌牛肉，黄连桔梗忌猪肉，牡丹忌葫荽，藜芦忌狸肉，半夏菖蒲忌饴糖及羊肉，恒山桂心忌生葱生菜，商陆忌犬肉，茯苓忌醋物，柏子仁忌湿面，巴豆忌芦笋羹及猪肉，鳖甲忌苋菜。

凡服药，忌见死尸及产妇秽污触之，兼及忿怒忧劳。

凡饵汤药，其粥食肉菜皆须大熟，熟即易消，与药相宜，若生则难消，复损药力。仍须少食菜及硬物，于药为佳。亦少进盐醋乃善，亦不得苦心用力及房室喜怒。是以治病用药力，唯在食治将息得力太半，于药有益。所以病者务在将息节慎，节慎之至，可以长生，岂惟愈病而已。

凡服泻汤及诸丸散酒等，至食时须食者，皆先与一口冷醋饭，须臾乃进食为佳。

凡人忽遇风发，身心顿恶，或不能言，有如此者，当服大小续命汤及西州续命排风越婢等汤，于无风处密室之中，日夜四五服，勿计剂数多少，亦勿虑虚，常使头面手足腹背汗出不绝为佳。服汤之时，汤消即食粥，粥消即服汤，亦少与羊肉臛④将补。若风大重者，相续五日五夜服汤不绝，即经二日停汤，以羹臛自补，将息四体。若小瘥，即当停药，渐渐将息；如其不瘥，当更服汤攻

① 慎口　元本、道藏本、四库本并作“慎口味”三字。

② 葫荽　即“芫荽”。《食疗本草》作“胡荽”。

③ 兔肉　原作“菟肉”，据道藏本、四库本改。按“菟”，通“兔”。《楚辞·天问》：“厥利维何，而顾菟在腹？”洪兴祖补注：“菟，与兔同。”

④ 羊肉臛（hùo　霍）　羊肉作成的肉羹。按“臛”，肉羹。《广韵·沃韵》：“臛，羹臛。”《楚辞·招魂》王逸注：“有菜曰羹，无菜曰臛。”

之，以瘥为度。

凡患风服汤，非得大汗，其风不去。所以诸风方中，皆有麻黄。至如西州续命即用八两，越婢六两，大小续命或用一两三两四两，故知非汗不瘥。所以治风非密室不得辄服汤药，徒自误耳，惟更加增，未见损减矣。

凡人五十以上大虚者，服三石更生，慎勿用五石也。四时常以平旦服一二升，暖饮，终身勿绝，及一时勿食蒜油猪鸡鱼鹅鸭牛马等肉，即无病矣。

药藏第九

存不忘亡，安不忘危，大圣之至教；救民之瘼①，恤民之隐，贤人之用心。所以神农鸠集②百药，黄帝纂录《针经》，皆备预之常道也。且人疴瘵多起仓卒，不与人期，一朝婴已，岂遑知救③。想诸好事者，可贮药藏用，以备不虞。所谓起心虽微，所救惟广。见诸世禄之家，有善养马者，尚贮马药数十斤，不见养身者有蓄人药一锱铢，以此类之，极可愧矣。贵畜而贱身，诚可羞矣。伤人乎，不问马，此言安用哉！至如人或有公私使命，行迈边隅，地既不毛，药物焉出，忽逢瘴疠，素不资贮，无以救疗，遂拱手待毙，以致夭殁者，斯为自致，岂是枉横。何者？既不能深心以自卫，一朝至此，何叹惜之晚哉！故置药藏法，以防危殆云尔。

石药、灰土药、水药、根药、茎药、叶药、花药、皮药、子药、五谷、五果、五菜、诸兽齿牙骨角蹄甲皮毛尿屎等药，酥髓乳酪、醍醐、石蜜、沙糖、饴糖，酒醋胶曲蘖豉等药。

---

① 救民之瘼　“救”原作“求”，据真本改。按“瘼”，病。《尔雅·释诂下》：“瘼，病也。”“救民之瘼”，谓即解救民众的疾苦。

② 鸠（jiū　纠）集　汇集。按“鸠”，聚集。《尔雅·释诂下》：“鸠，聚也。”

③ 岂遑知救　“遑”原作“逞”，据真本、元本改。

上件药依时收采以贮藏之，虫豸①之药不收采也。

秤斗升合，铁臼木臼，绢罗纱罗马尾罗，刀砧玉槌瓷钵，大小铜铫铛釜，铜铁匙等。

上合药所须，极当预贮。

凡药皆不欲数数晒曝，多见风日，气力即薄歇②，宜熟知之。诸药未即用者，候天大晴时，于烈日中曝之，令大干；以新瓦器贮之，泥头密封，须用开取，即急封之，勿令中风湿之气，虽经年亦如新也。其丸散以瓷器贮，密蜡封之③，勿令泄气，则三十年不坏。诸杏仁及子等药，瓦器贮之，则鼠不能得之也。凡贮药法，皆须去地三四尺，则土湿之气不中也。

（李景荣　苏　礼　焦振廉）

① 虫豸（zhì　治）　泛指虫类小动物。《汉书·五行志》中之上注："有足谓之虫，无足谓之豸。"

② 薄歇　减损耗尽。按"薄"，减轻，减损。《孟子·梁惠王上》："省刑罚，薄税敛。""歇"，竭，尽。《尔雅·释诂下》："歇，竭也。"又真本"薄歇"后有"无用"二字。

③ 密蜡封之　元本、道藏本、四库本"密"并作"蜜"。

备急千金要方校释卷第二妇人方上

朝奉郎守太常少卿充秘阁校理判登闻检院上护军赐绯鱼袋臣林亿等校正

求子第一转女为男附①　论六首　方十五首　灸法六首　转女为男法三首

论曰：夫妇人之别有方者，以其②胎妊生产、崩伤之异故也。是以妇人之病，比之男子十倍难疗。经言：妇人者，众阴所集，常与湿居，十四以上，阴气浮溢，百想经心③，内伤五脏，外损姿颜，月水去留，前后交互，瘀血停凝，中道断绝，其中伤堕，不可具论矣④。

---

① 转女……附　原无，据本书目录补。

② 其　此下孙本、《外台秘要》卷三十三·求子法及方并有“血气不调”四字。

③ 经心　犹烦心。《抱朴子·崇敬》：“忧惧之劳，未常经心。”

④ 不可具论矣　“矣”原作“生”，孙本、道脏本、四库本并同，据《外台秘要》卷三十三·求子法及方改。

然五脏虚实交错①，恶血内漏，气脉损竭，或饮食无度，损伤非一，或疮痍未愈便合阴阳，或便利于悬厕之上，风从下入，便成十二痼疾，所以妇人别立方也。若是四时节气为病，虚实冷热为患者，故与丈夫同也。惟怀胎妊而挟病者，避其毒药耳。其杂病与丈夫同，则散在诸卷中，可得而知也。然而，女人嗜欲多于丈夫，感病倍于男子，加以慈恋爱憎嫉妒忧恚，染著坚牢，情不自抑，所以为病根深，疗之难瘥。故养生之家，特须教子女学习此三卷妇人方，令其精晓，即于仓卒之秋，何忧畏也。夫四德者，女子立身②之枢机。产育者，妇人性命之长务。若不通明于此，则何以免于夭枉者哉。故傅母③之徒，亦不可不学。常宜缮写一本，怀挟随身，以防不虞④也。

论曰：人之情性，皆愿贤己而疾不及人，至于学问，则随情逐物，堕于事业，讵肯专一推求至理，莫不虚弃光阴，没齿无益。夫婚姻养育者，人伦之本，王化之基，圣人设教，备论厥旨。后生莫能精晓，临事之日，昏尔若愚，是则徒愿贤己而疾不及人之谬也。斯实不达贤己之趣，而妄徇虚声以终无用。今具述求子之法，以贻后嗣，同志之士，或可览焉。

论曰：夫欲求子者，当先知夫妻本命⑤五行相生，及与德合，并本命不在子休废死墓中者，则求子必得；若其本命五行相克，及与刑杀冲破，并在子休废死墓中者，则求子了不可得，慎无措意。纵

---

① 然五脏虚实交错　“然”原作“熟”，“五”原作“二”，孙本、道藏本、四库本并同，据《外台秘要》卷三十三·求子法及方改。

② 立身　谓树立己身。《孝经·开宗明义》：“立身行道，扬名于后世，以显父母，孝之终也。”

③ 傅母　古代保育、辅导贵族子女的老年男女。按“傅”，傅父。“母”，保姆。《公羊传·襄公三十年》：“不见傅母不下堂。”注：“礼，后夫人必有傅母……选老大夫为傅，选老大夫妻为母。”

④ 不虞　没有意料到的事。《诗经·抑》：“用戒不虞。”郑玄笺：“用备不亿度而至之事。”

⑤ 本命　出生年之干支。具体有“本命日”，即出生日；“本命年”，即出生年份。如生于子年属鼠，生于丑年属牛，以此类推。

或得者，于后终亦累人。若其相生并遇福德者，仍须依法如方，避诸禁忌，则所诞儿子尽善尽美，难以具陈矣。禁忌法，受胎时日，推旺相贵宿日法，在二十七卷中。

论曰：凡人无子，当为夫妻俱有五劳七伤，虚羸百病所致，故有绝嗣之殃。夫治之法，男服七子散，女服紫石门冬丸，及坐药，荡胞汤，无不有子也。

七子散 治丈夫风虚目暗，精气衰少无子，补不足方。

五味子 牡荆子 菟丝子 车前子 菥蓂子① 石斛 署预② 干地黄 杜仲 鹿茸 远志各八铢 附子 蛇床子 芎䓖各六铢 山茱萸 天雄 人参 茯苓 黄芪 牛膝各三铢 桂心十铢 巴戟天十二铢 苁蓉十铢 钟乳粉八铢

上二十四味治下筛，酒服方寸匕，日二，不知，增至二匕，以知为度。禁如药法。不能酒者，蜜和丸服亦得。一方加覆盆子八铢。求子法，一依后房中篇。

朴消荡胞汤 治妇人立身以来全不产，及断绪③久不产三十年者方。

朴消 牡丹 当归 大黄 桃仁生用，各三铢 细辛 厚朴 桔梗 赤芍药 人参 茯苓 桂心 甘草 牛膝 橘皮各一铢 虻虫十枚 水蛭十枚 附子六铢

上十八味㕮咀，以清酒五升、水五升合煮取三升，分四服，日三夜一，每服相去三时，更服如常。覆被取少汗，汗不出，冬日著火笼之，必下积血，及冷赤脓如赤小豆汁。本为妇人子宫内有此恶物令然。或天阴脐下痛，或月水不调，为有冷血不受胎。若斟酌下尽，气力弱，大困，不堪更服，亦可二三服即止。如大闷不堪，可食醋饭冷浆，一口即止。然恐去恶物不尽，不大得药力。若能忍，服尽大

① 菥蓂子 药名，为十字花科植物菥蓂的种子。性味辛微温。主治目赤肿痛流泪等。

② 署预 药名，即山药。《神农本草经》名署预，唐人为避唐代宗李豫名讳，改名署药。宋人为避宋英宗赵曙名讳，又改名为山药。

③ 断绪 断绝子绪。此谓妇女多年不孕。

好。一日后仍著导药。《千金翼》不用桔梗甘草。

治全不产及断绪，服前朴消汤后，著**坐导药**[1]**方**

皂荚　山茱萸《千金翼》作苦瓠　当归各一两　细辛　五味子　干姜各二两　大黄　矾石　戎盐　蜀椒各半两

上十味末之，以绢袋盛，大如指长三寸，盛药令满，纳妇人阴中，坐卧任意，勿行走急。小便时去之，更安新者。一日一度，必下青黄冷汁。汁尽止，即可幸御[2]，自有子。若未见病出，亦可至十日安之。一本别有葶苈砒霜各半两。此药为服朴消汤，恐去冷恶物出不尽，以导药下之。值天阴冷不疼，不须著导药。亦有著盐为导药者，然不如此药。其服朴消汤后，即安导药，经一日外，服紫石门冬丸。

紫石门冬丸　治全不产及断绪方。

紫石英　天门冬各三两　当归　芎䓖　紫葳　卷柏　桂心　乌头　干地黄　牡蒙《千金翼》作牡荆，《外台》作牡蒙　禹余粮　石斛　辛夷各二两　人参　桑寄生　续断　细辛　厚朴　干姜　食茱萸　牡丹　牛膝各二十铢　柏子仁一两　署预　乌贼骨　甘草各一两半

上二十六味末之，蜜和丸，酒服如梧桐子大十丸，日三，渐增至三十丸，以腹中热为度。不禁房室，夫行不在不可服，禁如药法。比来服者，不至尽剂即有娠。

白薇丸　主令妇人有子方。

白薇　细辛　防风　人参　秦椒　白敛一云白芷　桂心　牛膝　秦艽　芜荑　沙参　芍药　五味子　白僵蚕　牡丹　蛴螬各一两　干漆　柏子仁　干姜　卷柏　附子　芎䓖各二十铢　紫石英　桃仁各一两半　钟乳　干地黄　白石英各二两　鼠妇半两　水蛭　虻虫各十五枚　吴茱萸十八铢　麻布叩幞头一尺，烧

上三十二味末之，蜜和丸，酒服如梧子大十五丸，日再，稍加至

---

① 坐导药　《千金翼方》卷五·妇人求子有葶苈子，为十一味。

② 幸御　谓房事。《礼记·内则》："故妾虽老，年未满五十，必与五日之御。"按"御"，进，接。蔡邕《独断》卷上："御者，进也……妃妾接于寝，皆曰御。"

三十丸，当有所去，小觉有异即停服。

论曰：古者求子，多用庆云散、承泽丸，今代人绝不用此，虽未试验，其法可重，故述之。

庆云散　主丈夫阳气不足，不能施化①，施化无成方。

覆盆子　五味子各一升　天雄一两　石斛　白术各三两　桑寄生四两　天门冬九两　兔丝子一升　紫石英二两

上九味治下筛，酒服方寸匕，先食，日三服。素不耐冷者，去寄生，加细辛四两；阳气不少而无子者，去石斛，加槟榔十五枚。

承泽丸　主妇人下焦三十六疾，不孕绝产方。

梅核仁　辛夷各一升　葛上亭长七枚　泽兰子五合　溲疏②二两　藁本一两

上六味末之，蜜和丸，先食，服如大豆二丸③，日三，不知稍增。若腹中无坚癖积聚者，去亭长，加通草一两；恶甘者，和药先以苦酒搜散，乃纳少蜜和为丸。

大黄丸　主带下百病无子，服药十日下血，二十日下长虫④及清黄汁⑤，三十日病除，五十日肥白方。

大黄破如米豆，熬令黑　柴胡　朴消各一升　芎藭五两　干姜一升　蜀椒二两　茯苓如鸡子大一枚

上七味末之，蜜和，丸如梧桐子大。先食服七丸，米饮下，加至十丸，以知为度，五日微下。

治女人积年不孕，**吉祥丸**方

天麻一两　五味子二两　覆盆子一升　桃花二两　柳絮一两　白术二两　芎藭二两　牡丹一两　桃仁一百枚　菟丝子一升　茯

---

① 施化　谓阳施阴化。详见本卷后“阳施阴化”注释。

② 溲疏　药名，为虎耳草科植物溲疏的果实。性味苦平，能去身皮肤中热，除邪气，止遗溺，通利水道，除胃中热，下气。

③ 服如大豆二丸　此上《千金翼方》卷五·妇人求子有“酒”字。

④ 长虫　即蛔虫。

⑤ 清黄汁　元本、道藏本、四库本“清”并作“青”。

苓一两　楮实子一升　干地黄一两　桂心一两

上十四味末之，蜜和，丸如豆大。每服空心饮若酒下五丸，日中一服，晚一服。

消石大黄丸　治十二瘕癖①，及妇人带下，绝产无子，并服寒食药而腹中有癖者，当先服大丸下之，乃服寒食药耳。大丸不下水谷，但下病耳，不令人虚极。方在第十一卷中。治月水不利闭塞，绝产十八年，服此药二十八日有子，金城太守**白薇丸**方

白薇三十铢　人参　杜衡《古今录验》用牡蛎　牡蒙各十八铢　牛膝半两　细辛三十铢　厚朴　半夏各十八铢　沙参　干姜各半两　白僵蚕十八铢　秦艽半两　蜀椒一两半　当归十八铢　附子一两半　防风一两半　紫菀十八铢

上十七味末之，蜜和，先食服如梧子大三丸，不知，稍增至四五丸。此药不长将服，觉有娠则止，用之大验。崔氏有桔梗丹参十八铢。

白薇丸　主久无子或断绪，上热下冷，百病皆治之方。

白薇十八铢　紫石英三十铢　泽兰　太一余粮各二两　当归一两　赤石脂一两　白芷一两半　芎䓖一两　藁本　石膏　菴蔄子　卷柏各二十铢　蛇床子一两　桂心二两半　细辛三两　覆盆子　桃仁各二两半　干地黄　干姜　蜀椒　车前子各十八铢　蒲黄二两半　人参一两半　白龙骨　远志　麦门冬　茯苓各二两　橘皮半两

上二十八味末之，蜜和，酒服十五丸如梧子大，日再，渐增，以知为度，亦可至五十丸。慎猪鸡生冷醋滑鱼蒜驴马牛肉等。觉有娠即停。三月正择食时，可食牛肝及心，至四月五月不须，不可故杀，令子短寿，遇得者大良。

治妇人绝产，生来未产，荡涤腑脏，使玉门受子精，**秦椒丸**方

秦椒　天雄各十八铢　玄参　人参　白蔹　鼠妇　白芷　黄

---

① 瘕癖　病名。按"瘕"，腹中结块，聚散无常，痛无定处。"癖"，痞块生于两胁，时病时止，寻常无觉，痛时方可触及。又，孙本作"癥瘕"。详参《诸病源候论》卷十九·癥瘕病候及卷二十·癖病诸候。

芪　桔梗　露蜂房　白僵蚕　桃仁　蛴螬　白薇　细辛　芜荑各一两　牡蒙　沙参　防风　甘草　牡丹皮　牛膝　卷柏　五味子　芍药　桂心　大黄　石斛　白术各二十铢　柏子仁　茯苓　当归　干姜各一两半　泽兰　干地黄　芎䓖各一两十八铢

干漆　白石英　紫石英　附子各二两　钟乳二两半　水蛭七十枚　虻虫百枚　麻布叩幞头①七寸，烧

上四十四味末之，蜜丸。酒服十丸如梧子，日再，稍加至二十丸。若有所去如豆汁鼻涕，此是病出，觉有异即停。

妇人绝子　灸然谷五十壮②，在内踝前直下一寸。

妇人绝嗣不生，胞门闭塞　灸关元三十壮，报之。

妇人妊子不成，若堕落，腹痛，漏见赤　灸胞门五十壮，在关元左边二寸是也，右边二寸名子户。

妇人绝嗣不生　灸气门穴，在关元旁三寸，各百壮。

妇人子脏闭塞，不受精，疼　灸胞门五十壮。

妇人绝嗣不生，漏赤白　灸泉门十壮，三报之，穴在横骨当阴上际。

论曰：阴阳调和，二气相感，阳施阴化③，是以有娠。而三阴所会则多生女，但妊娠二月名曰始膏，精气成于胞里。至于三月名曰始胎，血脉不流，象形而变，未有定仪，见物而化，是时男女未分，故未满三月者，可服药，方术转之，令生男也。

治妇人始觉有娠，养胎并转女为男，**丹参丸**方

丹参　续断　芍药　白胶　白术　柏子仁各二两　人参　芎䓖　干姜各三十铢　当归　橘皮　吴茱萸各一两十八铢　白芷　冠缨烧灰，各一两　芜荑十八铢　干地黄一两半　甘草二两　犬卵一具，干　东门上雄鸡头一枚

---

① 麻布叩幞头　“幞”原作“襆”，据孙本及本卷前白薇丸改。

② 壮　用艾炷灸灼的计数单位。每灸一个艾炷，称为一壮。

③ 阳施阴化　阳气蒸腾温煦，阴气凝聚化育。此谓男女两精结合，形成胚胎的过程。

上十九味末之，蜜和丸。酒服十丸，日再，稍加至二十丸，如梧子大。

又方　取原蚕屎①一枚，井花水服之，日三。

又方　取弓弩弦一枚，绛囊盛，带妇人左臂。一法以系腰下，满百日去之。

又方　取雄黄一两，绛囊盛，带之。要女者带雌黄。

又方　以斧一柄，于产妇卧床下置之，仍系刃向下，勿令人知。如不信者，待鸡抱卵时，依此置于窠下，一窠儿子尽为雄也。

妊娠恶阻第二辨男女　辨将产附②　论二首　方四首　法二首

论曰：何以知妇人妊娠，脉平而虚者，乳子③法也。经云：阴搏阳别，谓之有子④。此是血气和调，阳施阴化也。诊其手少阴脉动甚者，妊子也。少阴心脉也，心主血脉。又肾名胞门⑤子户⑥，尺中肾脉也。尺中之脉，按之不绝，法妊娠也。三部脉沉浮正等，按之无绝者，有娠也。妊娠初时寸微小，呼吸五至，三月而尺数也。妊娠四月，欲知男女者，左疾为男，右疾为女；左右俱疾，为产二子。又法，左手沉实为男，右手浮大为女；左右手俱沉实，

---

① 蚕屎　“屎”原作“矢”，今改。按“矢”，通“屎”。《庄子·人间世》：“夫爱马者，以筐盛矢。”蚕屎为蚕蛾科昆虫家蚕蛾幼虫的粪便。性味甘辛温，能祛风除湿，和胃化浊，主治风湿痹痛，肢体不遂，湿疹瘙痒，吐泻转筋等。

② 辨……附　原无，据本书目录补。

③ 乳子　分娩。《说文解字·乙部》：“人与鸟生子曰乳。”《素问·通评虚实论》：“帝曰：乳子而病热，脉悬小者何？”此谓妇人怀孕。

④ 阴搏阳别，谓之有子　谓尺脉搏动于指下，大于寸脉，阴阳两部位之脉有显著差别，为妇人受孕之脉象，故谓之有子。《素问·阴阳别论》王冰注：“阴，谓尺中也；搏，谓搏触于手也。尺脉搏击，与寸口殊别，阳气挺然，则为有妊之兆。”

⑤ 胞门　即子宫颈口。

⑥ 子户　即妇女前阴部。

猥生①二男;俱浮大,猥生二女。尺脉若左偏大为男,右偏大为女;左右俱大,产二子。大者如实状。又法,左手尺中浮大者男,右手尺中沉细者女;若来而断绝者,月水不利。又法,左右尺俱浮为产二男,不然女作男生;俱沉为产二女,不尔男作女生。又法,得太阴脉为男,得太阳脉为女;太阴脉沉,太阳脉浮。又,遣妊娠人面南行,还复呼之,左回首者是男,右回首者是女。又,看上圊②时,夫从后急呼之,左后首是男,右回首是女。又,妇人妊娠,其夫左乳房有核是男,右乳房有核是女。妊娠欲知将产者,怀妊离经其脉浮,设腹痛引腰脊为今出也。但离经者,不病也。又法,欲生,其脉离经,夜半觉痛,日中则生也。

论曰:凡妇人虚羸,血气不足,肾气又弱,或当风饮冷太过,心下有痰水③者,欲有胎而喜病阻。所谓欲有胎者,其人月水尚来,颜色肌肤如常,但苦沉重愦闷,不欲食饮,又不知其患所在,脉理顺时平和,则是欲有娠也。如此经二月日后,便觉不通,则结胎也。阻病者,患心中愦愦④,头重眼眩,四肢沉重,懈堕不欲执作⑤,恶闻食气,欲啖咸酸果实,多卧少起,世谓恶食,其至三四月日以上,皆大剧吐逆,不能自胜举⑥也。此由经血既闭,水渍于脏,脏气不宣通,故心烦愦闷,气逆而呕吐也。血脉不通,经络否涩⑦,则四肢沉重,挟风则头目眩也。觉如此候者,便宜服半夏茯苓汤,数剂后将

---

① 猥生　犹多生。按“猥”,多。《汉书·沟洫志》颜师古注:“猥,多也。”

② 圊(qīng　清)　厕所,粪槽。《广雅·释宫》:“圊,厕也。”

③ 痰水　“痰”原作“淡”,今改。按“淡”,通“痰”。王羲之《杂帖》五:“匈(胸)中淡闷,干呕转剧。”“痰水”,体内水液输布运化失常,停积于某些部位的一类病证,亦称痰饮。

④ 愦愦　烦乱不安貌。《素问·至真要大论》:“厥阴之胜,耳鸣头眩,愦愦欲吐。”

⑤ 执作　操作,从事(某种工作)。按“执”,操作。《广韵·辑韵》:“操也。”《礼记·月令》孔颖达疏:“执者,操持营为。”

⑥ 胜举　胜任。《说文解字·力部》:“胜,任也。”段玉裁注:“凡能举之,能克之,皆曰胜。”

⑦ 否涩　阻塞不畅。按“否”,阻塞。《广韵·旨韵》:“否,塞也。”

茯苓丸，淡水消除，便欲食也。既得食力，体强气盛，力足养胎，母便健矣。古今治阻病方有十数首，不问虚实冷热长少，殆死者活于此方。

半夏茯苓汤 治妊娠阻病，心中愦闷，空烦吐逆，恶闻食气，头眩重，四肢百节疼烦沉重，多卧少起，恶寒汗出，疲极黄瘦方。

半夏三十铢 茯苓 干地黄各十八铢 橘皮 细辛 人参 芍药 旋复花 芎䓖 桔梗 甘草各十二铢 生姜三十铢

上十二味㕮咀，以水一斗煮取三升，分三服。若病阻积月日不得治，及服药冷热失候，病变客热烦渴，口生疮者，去橘皮细辛，加前胡知母各十二铢；若变冷下痢者，去干地黄，入桂心十二铢；若食少，胃中虚生热，大便闷塞①，小便赤少者，宜加大黄十八铢，去地黄，加黄芩六铢。余②依方服一剂得下后，消息看气力冷热增损，方调定，更服一剂汤，便急服茯苓丸，令能食，便强健也。忌生冷醋滑油腻菘菜海藻。

茯苓丸 治妊娠阻病，患心中烦闷，头眩重，憎闻饮食气，便呕逆吐闷颠倒，四肢垂弱，不自胜持，服之即效。要先服半夏茯苓汤两剂，后可将服此方。

茯苓 人参 桂心熬 干姜 半夏 橘皮各一两 白术 葛根 甘草 枳实各二两

上十味末之，蜜和，为丸如梧子。饮服二十丸，渐加至三十丸，日三。《肘后》不用干姜半夏橘皮白术葛根，只五味。又云：妊娠忌桂，故熬。

治妊娠恶阻呕吐，不下食方

青竹茹 橘皮各十八铢 茯苓 生姜各一两 半夏三十铢

上五味㕮咀，以水六升煮取二升半，分三服，不瘥频作。

治妊娠呕吐，不下食，**橘皮汤**方

---

① 大便闷塞 大便不通。《素问·五常政大论》：“其病癃闷。”王冰注：“闷，大便干涩不利也。”

② 余 孙本无此字。

橘皮　竹茹　人参　白术各十八铢　生姜一两　厚朴十二铢

上六味㕮咀，以水七升煮取二升半，分三服，不瘥重作。

养胎第三禁忌　滑胎附①　论二首　方二十三首　禁忌一首　逐月养胎二十首

论曰：旧说凡受胎三月，逐物变化，禀质未定，故妊娠三月，欲得观犀象猛兽珠玉宝物，欲得见贤人君子盛德大师，观礼乐钟鼓俎豆②军旅③陈设，焚烧名香，口诵诗书古今箴诫④，居处简静，割不正不食，席不正不坐，弹琴瑟，调心神，和情性，节嗜欲，庶事清净，生子皆良，长寿忠孝，仁义聪惠，无疾，斯盖文王胎教⑤者也。

论曰：儿在胎，日月未满，阴阳未备，腑脏骨节皆未成足，故自初讫于将产，饮食居处，皆有禁忌。妊娠食羊肝，令子多厄。妊娠食山羊肉，令子多病。妊娠食驴马肉，延月。妊娠食骡肉，产难。妊娠食兔肉犬肉，令子无音声并缺唇。妊娠食鸡子及干鲤鱼，令子多疮。妊娠食鸡肉糯米，令子多寸白虫。妊娠食椹并鸭子，令子倒出心寒。妊娠食雀肉并豆酱，令子满面多

---

① 禁……附　原无，据本书目录补。

② 俎(zǔ　组)豆　古代宴客、朝聘、祭祀用的礼器。《论语·卫灵公》："俎豆之事，则尝闻之矣。"注："俎豆，礼器。"按"俎"，置肉的几；"豆"，盛干肉一类食物的器皿。

③ 军旅　军队。《国语·齐语》："春以蒐振旅，秋以狝治兵，是故卒伍整于里，军旅整于郊。"

④ 箴(zhēn　珍)诫　即箴言。规劝人遵守的准则。按"箴"，规谏。《左传·宣公十二年》："箴之曰：民生在勤，勤则不匮，不可谓骄。""诫"，告戒。《周易·系辞下》："小惩而大诫，此小人之福也。"

⑤ 文王胎教　胎教首见于《大戴礼记》和汉代刘向的《列女传》。古人认为胎儿在母体中能够受孕妇的言行感化，所以孕妇必须谨守礼仪，给胎儿以良好的影响，叫胎教。文王，即周文王。姓姬，名昌，周朝开国君主。所谓"文王胎教"之说，实系托名。

䵟黯黑子。妊娠食雀肉饮酒，令子心淫情乱，不畏羞耻。妊娠食鳖，令子项短。妊娠食冰浆，绝胎。妊娠勿向非常地大小便，必半产杀人。

徐之才①逐月养胎方

妊娠一月名始胚，饮食精熟，酸美受御，宜食大麦②，无食腥辛，是谓才正。妊娠一月，足厥阴脉养，不可针灸其经。足厥阴内属于肝，肝主筋及血。一月之时，血行否涩，不为力事，寝必安静，无令恐畏。

妊娠一月，阴阳新合为胎，寒多为痛，热多卒惊，举重腰痛腹满胞急，卒有所下，当预安之，宜服**乌雌鸡汤**方

乌雌鸡一只，治如食法　茯苓二两　吴茱萸一升　芍药　白术各三两　麦门冬五合　人参三两　阿胶二两　甘草一两　生姜一两

上十味㕮咀，以水一斗二升煮鸡，取汁六升，去鸡下药煎取三升，纳酒三升，并胶烊③尽取三升，放温，每服一升，日三。

若曾伤一月胎者，当预服**补胎汤**方

细辛一两　干地黄　白术各三两　生姜四两　大麦　吴茱萸各五合　乌梅一升　防风二两

上八味㕮咀，以水七升煮取二升半，分三服，先食服。寒多者，

---

① 徐之才　南北朝时期北齐医家（约公元493—572年）。字士茂，丹阳（今江苏镇江）人，精研医术，尤擅药剂、妇婴之学，撰有《药对》、《家传秘方》、《徐王八世家传效验方》、《小儿方》等，均佚。

② 酸美受御，宜食大麦　《太平圣惠方》卷七十六·妊娠逐月十二经脉养胎将息慎护法"酸"作"甘"；《医心方》卷二十二引《产经》"酸美"连上句读，"受御"作"无御丈夫"，无"宜食大麦"四字。"受御"，受用。"御"，用。《楚辞·九章·涉江》："腥臊并御，芳不得薄兮。"王逸注："御，用也。"

③ 烊（yáng　洋）　溶化。凡阿胶、鹿角胶、龟板胶、饴糖、蜂蜜、芒硝等，须预先加水炖化，在药汤煎成去滓后加入，再把药罐搁火上稍煎，使其完全溶化于药汤内，叫做烊化。

倍细辛茱萸；若热多渴者，去细辛茱萸，加栝楼根二两；若有所思，去大麦，加柏子仁三合。一方有人参一两。

妊娠二月名始膏，无食辛臊，居必静处，男子勿劳，百节皆痛，是为胎始结。妊娠二月，足少阳脉养，不可针灸其经。足少阳内属于胆，主精。二月之时，儿精成于胞里，当慎护惊动也。

妊娠二月，始阴阳踞经，有寒多坏不成，有热即萎悴[①]，中风寒有所动摇，心满，脐下悬急，腰背强痛，卒有所下，乍寒乍热，**艾叶汤**主之方

艾叶　丹参　当归　麻黄各二两　人参　阿胶各三两　甘草一两　生姜六两　大枣十二枚

上九味㕮咀，以酒三升、水一斗煮减半，去滓纳胶，煎取三升，分三服。一方用乌雌鸡一只宿肥者，治如食法，割头取血，纳三升酒中相和。鸡以水一斗二升先煮取汁，去鸡纳药煎取三升，纳血酒并胶煎取三升，分温三服。

若曾伤二月胎者，当预服**黄连汤**方

黄连　人参各一两　吴茱萸五合　生姜三两　生地黄五两，一方用阿胶

上五味㕮咀，以醋浆七升煮取三升，分四服，日三夜一，十日一作。若颇觉不安，加乌梅一升。加乌梅者，不用浆，直用水耳。一方用当归半两。

妊娠三月名始胎。当此之时，未有定仪[②]，见物而化。欲生男者，操弓矢；欲生女者，弄珠玑；欲子美好，数视璧玉；欲子贤良，端坐清虚；是谓外象而内感者也。妊娠三月，手心主脉养，不可针灸

---

① 萎悴（cuì　萃）　枯萎，憔悴。《魏书·高祖孝文帝纪上》："时雨不霑，春苗萎悴。"孙本、《外台秘要》卷三十三·妊娠随月数服药及将息法、《妇人大全良方》卷十二·妊娠随月数服药及将息法"悴"并作"卒"，连下句读。

② 未有定仪　指胎儿容貌尚未定型。"仪"，容貌。《集韵·支韵》："仪，容也。"

其经。手心主内属于心,无悲哀思虑惊动。

妊娠三月为定形,有寒大便青,有热小便难,不赤即黄,卒惊恐忧愁嗔怒①喜顿仆②,动于经脉,腹满,绕脐苦痛,或腰背痛,卒有所下,**雄鸡汤**方

雄鸡一只,治如食法　甘草　人参　茯苓　阿胶各二两　黄芩　白术各一两　麦门冬五合　芍药四两　大枣十二枚,擘　生姜一两

上十一味㕮咀,以水一斗五升煮鸡减半,出鸡纳药煮取半,纳清酒三升并胶,煎取三升,分三服,一日尽之,当温卧。一方用当归芎各二两,不用黄芩生姜。

若曾伤三月胎者,当预服**茯神汤**方

茯神　丹参　龙骨各一两　阿胶　当归　甘草　人参各二两　赤小豆二十一粒　大枣二十一枚

上九味㕮咀,以醋浆一斗煮取三升,分四服,先食服,七日后服一剂。腰痛者,加桑寄生二两。深师有薤白二两,麻子一升。

妊娠四月,始受水精以成血脉。食宜稻粳,羹宜鱼雁,是谓盛血气以通耳目,而行经络。妊娠四月,手少阳脉养,不可针灸其经。手少阳内输三焦,四月之时,儿六腑顺成,当静形体,和心志,节饮食。

妊娠四月③,有寒心下愠愠欲呕,胸膈满,不欲食;有热小便难,数数如淋状,脐下苦急;卒风寒,颈项强痛,寒热;或惊动,身躯腰背腹痛,往来有时,胎上迫胸,心烦不得安,卒有所下,**菊花汤**方

菊花如鸡子大一枚　麦门冬一升　麻黄　阿胶各三两　人参一两半

---

① 嗔(chēn　臣)怒　生气。按"嗔",发怒。《说文解字·口部》:"盛气也。"《广韵·真韵》:"怒也。"

② 顿仆　因困顿跌倒在地。《三国志·吴书·诸葛恪传》:"士卒伤病,流曳道路,或顿仆坑壑。"

③ 妊娠四月　此下孙本、《外台秘要》卷三十三·妊娠随月数服药及将息法、《妇人大全良方》卷十二·妊娠随月数服药及将息法并有"为离经"三字。

甘草　当归各二两　生姜五两　半夏四两　大枣十二枚

上十味㕮咀，以水八升煮减半，纳清酒三升并阿胶，煎取三升，分三服，温卧，当汗以粉粉之，护风寒四五日。一方用乌雌鸡一只煮水煎药。

若曾伤四月胎者，当预服**调中汤**方

白芍药四两　续断　芎䓖　甘草各一两　白术　柴胡各三两　当归一两半　乌梅一升　生姜四两　厚朴　枳实　生李根白皮各三两

上十二味㕮咀，以水一斗煮取三升，分四服，日三夜一，八日后复服一剂。

妊娠五月，始受火精以成其气，卧必晏①起，沐浴浣衣，深其居处，厚其衣裳，朝吸天光以避寒殃，其食稻麦，其羹牛羊，和以茱萸，调以五味，是谓养气以定五脏。妊娠五月，足太阴脉养，不可针灸其经。足太阴内输于脾。五月之时，儿四肢皆成，无大饥，无甚饱，无食干燥，无自炙热，无劳倦。

妊娠五月②，有热苦头眩，心乱呕吐，有寒苦腹满痛，小便数，卒有恐怖，四肢疼痛，寒热，胎动无常处，腹痛，闷顿欲仆，卒有所下，**阿胶汤**主之方

阿胶四两　旋复花二合　麦门冬一升　人参一两　吴茱萸七合　生姜六两　当归　芍药　甘草　黄芩各二两

上十味㕮咀，以水九升煮药减半，纳清酒三升并胶，微火煎取三升半，分四服，日三夜一，先食服便愈，不瘥再服。一方用乌雌鸡一只，割取咽血纳酒中，以水煮鸡，以煎药减半，纳酒并胶，煎取三升半，分四服。

曾伤五月胎者，当预服**安中汤**方

---

① 晏　晚，迟。《小尔雅·广言》："晏，晚也。"

② 妊娠五月　此下孙本、《外台秘要》卷三十三·妊娠随月服药及将息法、《妇人大全良方》卷十二·妊娠随月数服药及将息法并有"毛发初生"四字。

黄芩一两　当归　芎䓖　人参　干地黄各二两　甘草　芍药各三两　生姜六两　麦门冬一升　五味子五合　大枣三十五枚　大麻仁①五合

上十二味㕮咀，以水七升、清酒五升煮取三升半，分四服，日三夜一，七日复服一剂。

妊娠六月，始受金精以成其筋，身欲微劳，无得静处，出游于野，数观走犬，及视走马，食宜鸷鸟②猛兽之肉，是谓变腠理韧筋③，以养其力，以坚背膂。妊娠六月，足阳明脉养，不可针灸其经。足阳明内属于胃，主其口目。六月之时，儿口目皆成，调五味，食甘美，无大饱。

妊娠六月，卒有所动不安，寒热往来，腹内胀满，身体肿，惊怖，忽有所下，腹痛如欲产，手足烦疼，宜服**麦门冬汤**方

麦门冬一升　人参　甘草　黄芩各二两　干地黄三两　阿胶四两　生姜六两　大枣十五枚

上八味㕮咀，以水七升煮减半，纳清酒二升并胶，煎取三升，分三服，中间进糜粥④。一方用乌雌鸡一只煮水以煎药。

若曾伤六月胎者，当预服**柴胡汤**方

柴胡四两　白术　芍药一方作紫葳　甘草各二两　苁蓉一两　芎䓖二两　麦门冬二两　干地黄五两　大枣三十枚　生姜六两

上十味㕮咀，以水一斗煮取三升，分四服，日三夜一，中间进糜

① 大麻仁　孙本无此药，为十一味。

② 鸷（zhì　质）鸟　凶猛的鸟，如鹰、鹫之类。《楚辞·离骚》："鸷鸟之不群兮。"注："鸷，执也。谓能执伏众鸟，如鹫鹰之类。"

③ 变腠理韧筋　"韧"原作"纫"，今改。按"纫"，通"韧"。古乐府《孔雀东南飞》："蒲苇纫如丝，磐石无转移。"又，《诸病源候论》卷四十一·妊娠候作"变腠膂筋"四字，《太平圣惠方》作"变腠坚筋"四字。"变腠理韧筋"，谓生养腠理，坚韧筋骨。

④ 糜粥　即稠粥。按"糜"，稠粥。《说文解字·米部》："糜，糁也。"段玉裁注："以米和羹谓之糁，专用米粒为之谓之糁糜。"《礼记·月令》："授几杖，行糜粥饮食。"

粥，勿食生冷及坚硬之物，七日更服一剂。

妊娠七月，始受木精以成其骨，劳身摇肢①，无使定止，动作屈伸，以运血气，居处必燥，饮食避寒，常食稻粳，以密腠理，是谓养骨而坚齿。妊娠七月，手太阴脉养，不可针灸其经。手太阴内属于肺，主皮毛。七月之时，儿皮毛已成，无大言，无号哭，无薄衣，无洗浴，无寒饮。

妊娠七月，忽惊恐摇动，腹痛，卒有所下，手足厥冷，脉若伤寒，烦热，腹满，短气，常苦颈项及腰背强，**葱白汤**主之方

葱白长三四寸，十四茎　半夏一升　生姜八两　甘草　当归　黄芪各三两　麦门冬一升　阿胶四两　人参一两半　黄芩一两　旋复花一合

上十一味㕮咀，以水八升煮减半，纳清酒三升及胶，煎取四升，服一升，日三夜一，温卧，当汗出。若不出者，加麻黄二两，煮服如前法，若秋后勿强责汗。一方以黄雌鸡一只，割咽取血纳酒中，煮鸡取汁以煎药。

若曾伤七月胎者，当预服**杏仁汤**方

杏仁　甘草各二两　麦门冬　吴茱萸各一升　钟乳　干姜各二两　五味子五合　紫菀一两　粳米五合

上九味㕮咀，以水八升煮取三升半，分四服，日三夜一，中间进食，七日服一剂。一方用白鸡一只，煮汁煎药。

妊娠八月，始受土精以成肤革②，和心静息，无使气极，是谓密腠理而光泽颜色。妊娠八月，手阳明脉养，不可针灸其经。手阳明内属于大肠，主九窍③。八月之时，儿九窍皆成，无食燥物，无辄失食，无忍大起。

妊娠八月，中风寒，有所犯触，身体尽痛，乍寒乍热，胎动不安，

---

① 劳身摇肢　谓活动身躯四肢。

② 肤革　即皮肤。《礼记·礼运》："四体既正，肤革充盈，人之肥也。"孔颖达疏："肤是革外之薄皮，革是肤内之厚皮。"

③ 九窍　耳、目、口、鼻七窍，合前阴、后阴，统称九窍。

常苦头眩痛，绕脐下寒，时时小便白如米汁，或青或黄，或使寒栗，腰背苦冷而痛，目𥇖𥇖①，**芍药汤**主之方

芍药　生姜各四两　厚朴二两　甘草　当归　白术　人参各三两　薤白切，一升

上八味㕮咀，以水五升、清酒四升合煮取三升，分三服，日再夜一。一方用乌雌鸡煮汁以煎药。

若曾伤八月胎者，当预服**葵子汤**方

葵子二升　生姜六两　甘草二两　芍药四两　白术　柴胡各三两　大枣二十枚　厚朴二两

上八味㕮咀，以水九升煮取三升，分三服，日三，十日一剂。一方用乌雌鸡一只，煮水以煎药。

妊娠九月，始受石精以成皮毛，六腑②百节③莫不毕备，饮醴④食甘，缓带⑤自持而待之，是谓养毛发，致⑥才力。妊娠九月，足少阴脉养，不可针灸其经。足少阴内属于肾，肾主续缕⑦。九月之时，儿脉续缕皆成，无处湿冷，无著炙衣。

妊娠九月，若卒得下痢，腹满悬急，胎上冲心，腰背痛不可转侧，短气，**半夏汤**方

半夏　麦门冬各五两　吴茱萸　当归　阿胶各三两　干姜一两

---

① 𥇖(huāng　荒)𥇖　目不明貌。《玉篇·目部》“𥇖，目不明。”

② 六腑　此上《太平圣惠方》卷七十六·妊娠逐月十二经脉养胎将息慎护法有“五脏”二字。

③ 百节　全身骨骼关节的总称。

④ 醴(lǐ　理)　甜酒。《素问·汤液醪醴论》：“为五谷汤液及醪醴奈何？”王冰注：“醪醴谓酒之属也。”

⑤ 缓带　放宽衣带，从容自在貌。《谷梁传·文公十八年》：“一人有子，三人缓带。”杨士勋疏：“缓带者，优游之称也。”

⑥ 致　孙本、《诸病源候论》卷四十一·妊娠候、《外台秘要》卷三十三·妊娠随月数服药及将息法、《妇人大全良方》卷十二·妊娠随月数服药及将息法并作“多”。按“致”，引致。《汉书·公孙弘传》：“致利除害。”颜师古注：“致，谓引而至也。”

⑦ 续缕　嗣续后代。此谓生殖器官。

大枣十二枚

上七味㕮咀，以水九升煮取三升，去滓，纳白蜜八合，微火上温，分四服，痢即止。一方用乌雌鸡一只，煮汁以煎药。

若曾伤九月胎者，当预服**猪肾汤**方

猪肾一具　白术四两　茯苓　桑寄生　干姜　干地黄　芎䓖各三两　麦门冬一升　附子中者一枚　大豆三合

上十味㕮咀，以水一斗煮肾令熟，去肾，纳诸药，煎取三升半，分四服，日三夜一，十日更一剂。

妊娠十月，五脏俱备，六腑齐通，纳天地气于丹田①，故使关节人神皆备，但俟时而生。

妊娠一月始胚，二月始膏，三月始胞，四月形体成，五月能动，六月筋骨立，七月毛发生，八月脏腑具，九月谷气入胃，十月诸神备，日满即产矣。宜服滑胎药，入月即服。

养胎临月服，令滑易产，**丹参膏**方

丹参半斤　芎䓖　当归各三两　蜀椒五合，有热者以大麻仁五合代

上四味㕮咀，以清酒溲湿②，停一宿，以成煎猪膏四升微火煎，膏色赤如血膏成，新布绞去滓。每日取如枣许，纳酒中服之，不可逆服③，至临月乃可服。旧用常验。

甘草散　令易生，母无疾病，未生一月日预服，过三十日行步动作如故，儿生堕地皆不自觉方。

甘草二两　大豆黄卷　黄芩一方作茯苓　干姜　桂心　麻子仁　大麦糵一方用粳米　吴茱萸各三两

---

① 丹田　道家称人身脐下三寸为丹田。《云笈七签》十二、《黄庭外景经》上："丹田之中精气微。"《抱朴子·地真》分丹田为三：在脐下者为下丹田，在心下者为中丹田，在两眉间者为上丹田。

② 溲(sōu　搜)湿　浸湿。按"溲"，浸渍。《说文解字·水部》："浚(溲)，浸渼也。"《仪礼·士虞礼》："明齐溲酒。"郑玄注："言以新水溲酿此酒也。"孔颖达疏："谓以新水渍曲，乃溲酿此酒也。"

③ 逆服　预先服用。按"逆"，预先，事先。诸葛亮《后出师表》："至于成败利钝，非臣之明所能逆睹也。"

上八味治下筛，酒服方寸匕，日三，暖水服亦得。

千金丸 主养胎，及产难颠倒，胞不出，服一丸。伤毁不下，产余病汗不出，烦懑不止，气逆满，以酒服一丸，良。一名保生丸方。

甘草 贝母 秦椒 干姜 桂心 黄芩 石斛 石膏 粳米一作糯米 大豆黄卷各六铢 当归十三铢 麻子三合

上十二味末之，蜜和，丸如弹子大。每服一丸，日三，用枣汤下。一方用蒲黄一两。

治妊娠养胎令易产，蒸**大黄丸**方

大黄三十铢，蒸 枳实 芎䓖 白术 杏仁各十八铢 芍药 干姜 厚朴各十二铢 吴茱萸一两

上九味末之，蜜丸如梧桐子大。空腹酒下二丸，日三，不知稍加之。

滑胎令易产方

车前子一升 阿胶八两 滑石二两

上三味治下筛，饮服方寸匕，日再。至生月乃服，药利九窍，不可先服。

妊娠诸病第四

此篇有十章 胎动及数堕胎 漏胞 子烦 心腹腰痛及胀满 伤寒 疟病 下血 小便病 下痢 水肿① 方八十九首 灸法三首

胎动及数堕胎第一

方六首 灸法一首

治妊娠二三月，上至八九月，胎动不安，腰痛，已有所见方

艾叶 阿胶 芎䓖《肘后》不用芎 当归各三两 甘草一两

上五味㕮咀，以水八升煮取三升，去滓，纳胶令消，分三服，日三。

治妊娠胎动去血，腰腹痛方

芎䓖 当归 青竹茹各三两 阿胶二两

① 胎动……水肿 原无，据本书目录补。

上四味㕮咀，以水一斗半煮银二斤，取六升，去银，纳药煎取二升半，纳胶令烊，分三服，不瘥重作。一方用甘草二两。

治妊娠胎动不安，腹痛，**葱白汤**方

葱白切，一升　阿胶二两　当归　续断　芎䓖各三两

上五味㕮咀，以水一斗先煮银六七两，取七升，去银，纳药煎取二升半，下胶令烊，分三服，不瘥重作。

治妊娠胎动，昼夜叫呼，口噤唇搴，及下重痢不息方　艾叶㕮咀，以好酒五升煮取四升，去滓，更煎取一升服。口闭者，格口灌之①，药下即瘥。亦治妊娠腰痛及妊娠热病，并妊娠卒下血。

治妊娠六七月，胎不安，常服**旋复花汤**方

旋复花一两　厚朴　白术　黄芩　茯苓　枳实各三两　半夏　芍药　生姜各二两

上九味㕮咀，以水一斗煮取二升半，分五服，日三夜二，先食服。

治妊娠数堕胎方　赤小豆末，酒服方寸匕②，日二。亦治妊娠数月月水尚来者。

又　妊娠三月，灸膝下一寸七壮。

漏胞第二方四首

治妊娠下血如故，名曰漏胞，胞干便死方　生地黄半斤㕮咀，以清酒二升煮三沸，绞去滓，服之无时，能多服佳。姚大夫加黄雌鸡一头，治如食法。崔氏取鸡血和药中服。

治妊娠血下不止，名曰漏胞，血尽子死方　干地黄捣末，以三指撮③酒服，不过三服。

又方　生地黄汁一升以清酒四合煮三四沸，顿服之，不止

① 格口灌之　谓把嘴掰开，将药灌入。

② 方寸匕　"匕"字原脱，据元本、《外台秘要》卷三十三·数堕胎方补。

③ 三指撮　谓用三个指头撮取药物所得的分量。

频服。

又方　干地黄四两　干姜二两

上二味治下筛，以酒服方寸匕，日再三服。

子烦第三方二首

治妊娠常苦烦闷，此是子烦，**竹沥汤方**

竹沥一升　防风　黄芩　麦门冬各三两　茯苓四两

上五味㕮咀，以水四升合竹沥煮取二升，分三服，不瘥再作。

又方　时时服竹沥，随多少，取瘥止。

心腹腰痛及胀满第四方二十首

治妊娠心痛方　青竹皮一升以酒二升煮三两沸，顿服之。

又方　破生鸡子一枚，和酒服之。

又方　青竹茹一升　羊脂八两　白蜜三两

上三味合煎食顷，服如枣核大三枚，日三。

又方　蜜一升和井底泥，泥心下。

又方　烧枣二七枚末，尿服之，立愈。

治妊娠腹中痛方　生地黄三斤捣绞取汁，用清酒一升合煎减半，顿服。

又方　烧车釭脂，纳酒中服。亦治妊娠咳嗽，并难产三日不出。

又方　顿服一升蜜，良。

治妊娠腹中满痛入心①，不得饮食方

白术六两　芍药四两　黄芩三两

上三味㕮咀，以水六升煮取三升，分三服，半日令药尽，微下水，令易生，月饮一剂为善。

---

① 入心　孙本作"又心中厌厌"五字，元本、道藏本、四库本并作"又心"，《医方类聚》卷二百二十七·妊娠诸病作"又恶心"三字。

治妊娠忽苦心腹痛方　烧盐令赤热，三指撮酒服之，立瘥①。

治妊娠伤胎结血，心腹痛方　服小儿尿②二升，顿服之，立瘥，大良。

治妊娠中恶，心腹痛方　新生鸡子二枚破著杯中，以糯米粉和如粥，顿服。亦治妊娠卒胎动不安，或但腰痛，或胎转抢心，或下血不止。

又方　水三升洗夫靴，剔汁温服。

治妊娠中蛊，心腹痛方　烧败鼓皮，酒服方寸匕，须臾自呼蛊主姓名。

治妊娠腰痛方　大豆二升以酒三升煮取二升，顿服之。亦治常人卒腰痛。

又方　麻子三升以水五升煮取汁三升，分五服。亦治心痛。

又方　榆白皮③三两　豉二两

上二味熟捣，蜜丸如梧桐子大，服二七丸。亦治心痛。

又方　烧牛屎焦末，水服方寸匕，日三服。

又方　地黄汁八合、酒五合合煎，分温服④。

治妊娠胀满方　服秤锤酒良，烧之，淬⑤酒中服。亦治妊娠卒下血。

伤寒第五方十六首

治妊娠伤寒，头痛，壮热，肢节烦疼方

石膏八两　前胡　栀子仁　知母各四两　大青　黄芩各三两　葱白切，一升

---

① 瘥　原作"产"，据孙本改。

② 服小儿尿　元本、道藏本、四库本"服"并作"取"。

③ 榆白皮　《外台秘要》卷三十三·妊娠心痛方作"橘皮"。

④ 分温服　孙本"温"作"三"。

⑤ 淬　将药物煅烧红后，迅速投入冷水或液体辅料（如酒、醋）中，使其酥脆的方法。淬后不仅易于粉碎，且辅料被其吸收，可发挥预期疗效。如醋淬自然铜、鳖甲，黄连煮汁淬炉甘石等。

上七味㕮咀，以水七升煮取二升半，去滓，分五服，相去如人行七八里①再服，不利。

治妊娠头痛，壮热，心烦呕吐，不下食方

生芦根一升　知母四两　青竹茹三两　粳米五合

上四味㕮咀，以水五升煮取二升半，稍稍饮之，尽更作，瘥止。

治妊娠伤寒，服汤后头痛，壮热不歇，宜用此**拭汤**方

麻黄半斤　竹叶切，一升　石膏末三升

上三味以水五升煮取一升，去滓，冷用以拭身体，又以故布**搶**头额胸心，燥则易之。患疟者，加恒山五两。

治妊娠伤寒方

葱白十茎　生姜二两，切

上二味以水三升煮取一升半，顿服取汗。

治妊娠中风，寒热，腹中绞痛，不可针灸方　鲫鱼一头烧作灰，捣末，酒服方寸匕，取汗。

治妊娠遭时疾，令子不落方　取灶中黄土，水和涂脐，干复涂之。一方酒和涂方五寸。又泔清②和涂之，并佳。

又方　犬尿泥涂腹，勿令干。

治妊娠热病方　车辖脂酒服，大良。

又方　葱白五两　豆豉③二升

上二味以水六升煮取二升，分二服，取汗。

又方　葱白一把以水三升煮令熟，服之取汗，食葱令尽。亦主安胎。若胎已死者，须臾即出。

又方　水服伏龙肝一鸡子大。

又方　井底泥泥心下三寸，立愈。

又方　青羊屎涂腹上。

---

① 相去如人行七八里　此上原衍“别”字，据元本、道藏本、四库本删。

② 泔清　淘米水。《说文解字·水部》：“泔，周谓潘曰泔。”《说文通训定声·谦部》：“淅米汁也，亦曰瀾，今苏俗尚呼泔脚水。”

③ 豆豉　“豆”原作“头”，据元本、道藏本、四库本改。

治大热烦闷者方　葛根汁二升分三服，如人行五里，进一服。

又方　槐实烧灰，服方寸匕，酒和服。

又方　烧大枣七枚，末，酒和服。

疟病第六方二首

治妊娠患疟汤方

恒山①二两　甘草一两　黄芩三两　乌梅十四枚　石膏八两

上五味㕮咀，以酒水各一升半合渍药一宿，煮三四沸，去滓，初服六合，次服四合，后服二合，凡三服。

又方　恒山　竹叶各三两　石膏八两　粳米一百粒，崔氏、《外台》作糯米，《集验》、《救急》作秫米。

上四味㕮咀，以水六升煮取二升半，去滓，分三服，第一服取未发前一食顷服之，第二服取临欲发服之，余一服用以涂头额及胸前五心，药滓置头边。当一日勿近水及进饮食，过发后乃进粥食。

下血第七方十一首

治妊娠忽暴下血数升，胎燥不动方

榆白皮三两　当归　生姜各二两　干地黄四两　葵子一升，《肘后》不用。

上五味㕮咀，以水五升煮取二升半，分三服，不瘥更作服之，甚良。

治妊娠卒惊奔走，或从高堕下，暴出血数升，**马通汤**方

马通汁一升　干地黄四两　当归三两　阿胶四两　艾叶三两

上五味㕮咀，以水五升煮取二升半，去滓，纳马通汁及胶令烊，分三服，不瘥重作。

---

① 恒山　“恒”原作“㤙”，今改。按“㤙”，为“恒”的缺笔避讳字，宋人为避宋真宗赵恒名讳而改。“恒山”，即常山。

治妊娠二三月，上至七八月，其人顿仆失踞，胎动不下①，伤损，腰腹痛欲死，若有所见，及胎奔上抢心②，短气，**胶艾汤**方

阿胶二两　艾叶三两　芎䓖　芍药　甘草　当归各二两　干地黄四两

上七味㕮咀，以水五升、好酒三升合煮取三升，去滓纳胶，更上火令消尽，分三服，日三，不瘥更作。

治妊娠卒下血方　葵子一升以水五升煮取二升，分三服，瘥止。

又方　生地黄切一升以酒五升煮取三升，分三服。亦治落身后血。

又方　葵根茎烧作灰，以酒服方寸匕，日三。

治妊娠僵仆失踞③，胎动转上抢心，甚者血从口出，逆不得息，或注下血一斗五升，胎不出，子死则寒熨人腹中，急如产状，虚乏少气，困顿欲死，烦闷反覆，服药母即得安，下血亦止，其当产者立生，**蟹爪汤**方

蟹爪一升　甘草　桂心各二尺　阿胶二两

上四味㕮咀，以东流水一斗煮取三升，去滓，纳胶烊尽，能为一服佳，不能者食顷再服之。若口急不能饮者，格口灌之，药下便活也，与母俱生；若胎已死，独母活也。若不僵仆，平安妊娠无有所见，下血，服此汤即止。或云桂不安胎，亦未必尔。

治妊娠胎堕下血不止方　丹参十二两㕮咀，以清酒五升煮取三升，温服一升，日三。

又方　地黄汁和代赭末，服方寸匕。

---

① 胎动不下　孙本“下”作“安”，义较胜。

② 抢(qiāng　枪)心　冲撞心下。按“抢”，顶触，冲撞。《广韵·阳韵》：“抢，突也。”《汉书·扬雄传上》：“徒角抢题注。”颜师古注：“抢，犹刺也……言众兽迫急，以角抢地，以额注地。”

③ 僵仆失踞　“踞”原作“据”，据孙本及本卷上文胶艾汤本文改。

又方　桑蝎虫①屎烧灰，酒服方寸匕。

治半产下血不尽，苦来去烦懑②欲死，**香豉汤**方　香豉一升半以水三升煮三沸，漉去滓，纳成末鹿角一方寸匕③，顿服之，须臾血自下。鹿角烧亦得。

小便病第八方十五首　灸法一首

治妊娠小便不利方

葵子一升　榆白皮一把，切

上二味以水五升煮五沸，服一升，日三。

又方　葵子　茯苓各一两

上二味末之，以水服方寸匕，日三，小便利则止。仲景云：妊娠有水气，身重，小便不利，洒淅恶寒，起即头眩。

治妊娠患子淋方　葵子一升以水三升煮取二升，分再服。

又方　葵根一把以水三升煮取二升，分再服。

治妊娠小便不通利方　芜菁子十合为末，水和服方寸匕，日三服。

治妊娠尿血方　黍穰烧灰，酒服方寸匕，日三服。

治妇人无故尿血方　龙骨五两治下筛，酒服方寸匕，空腹服，日三，久者二十服愈。

又方　爪甲　乱发

上二味并烧末等分，酒服方寸匕，日三，饮服亦得。

又方　鹿角屑　大豆黄卷　桂心各一两

上三味治下筛，酒服方寸匕，日三服。

---

① 桑蝎虫　药名，为天牛科昆虫星天牛、桑天牛或其他近缘昆虫的幼虫。性味甘平，有毒，主治血滞经闭，崩漏带下，劳伤瘀血，腰脊疼痛等。桑蝎虫屎亦供药用，《本草纲目·虫部·桑蠹虫》："主治肠风下血，妇人崩中，产痢，小儿惊风，胎癣，咽喉骨梗。"

② 烦懑　"懑"原作"满"，今改。按"满"，通"懑"。《说文通训定声·乾部》："满，又假借为懑。"

③ 方寸匕　"寸"字原脱，据孙本、元本、道藏本、四库本补。

又方　取夫爪甲①烧作灰,酒服之。

又方　取故舡上竹茹曝干,捣末,酒服方寸匕,日三。亦主遗尿。

治妇人遗尿不知出时方

白薇　芍药各一两

上二味治下筛,酒服方寸匕,日三。

又方　胡燕窠中草烧末,酒服半钱匕。亦治丈夫。

又方　矾石　牡蛎各二两

上二味治下筛,酒服方寸匕。亦治丈夫。

又方　烧遗尿人荐草灰,服之瘥。

又　灸横骨当阴门七壮。

下痢第九方八首　灸法一首

治妊娠下痢方

酸石榴皮　黄芩　人参各三两　榉皮四两　粳米三合

上五味㕮咀,以水七升煮取二升半,分三服。

治妊娠患脓血赤滞,鱼脑白滞,脐腹绞痛不可忍者方

薤白切,一升　酸石榴皮二两　阿胶二两　黄檗三两,《产宝》作黄连　地榆四两

上五味㕮咀,以水七升煮取二升半,分三服,不瘥更作。

治妊娠下痢方　白杨皮一斤㕮咀,以水一大升煮取二小升,分三服。

又方　烧中衣带三寸,末,服之。

又方　羊脂如棋子大十枚,温酒一升,投中顿服之,日三。

治妊娠注下不止方

阿胶　艾叶　酸石榴皮各二两

上三味㕮咀,以水七升煮取二升,去滓,纳胶令烊,分三服。

治妊娠及产已寒热下痢方

黄连一升　栀子二十枚　黄檗一斤

上三味㕮咀,以水五升渍一宿,煮三沸,服一升,一日一夜令

① 取夫爪甲　"夫"原作"去",据元本、道藏本、四库本改。

尽。呕者，加橘皮一两、生姜二两。亦治丈夫常痢。

治妇人痢，欲痢辄先心痛腹胀满，日夜五六十行方

曲　石榴皮　黄檗一作麦糵　乌梅　黄连　艾各一两　防己二两　阿胶　干姜各三两　附子五两

上十味末之，蜜和丸。饮服如梧子大二十丸，日三，渐加至三十、四十丸。

妇人水泄痢　灸气海百壮，三报。

水肿第十方五首

治妊娠体肿有水气，心腹急满汤方

茯苓　白术各四两，崔氏无术　黄芩三两　旋复花二两　杏仁三两

上五味㕮咀，以水六升煮取二升半，分三服。

治妊娠腹大，胎间有水气，**鲤鱼汤方**

鲤鱼一头，重二斤　白术五两　生姜三两　芍药　当归各三两　茯苓四两

上六味㕮咀，以水一斗二升先煮鱼熟，澄清取八升，纳药煎取三升，分五服。

治妊娠毒肿方　芜菁根净洗去皮，捣，醋和如薄泥，勿令有汁，猛火煮之二沸，适性薄肿，以帛急裹之，日再易，寒时温覆。非根时用子。若肿在咽中，取汁含咽之。

又方　烧豭牛屎，醋和敷之，干则易。亦可服方寸匕，日三。

治妊娠手脚皆肿挛急方

赤小豆五升　商陆根一斤，切

上二味以水三斗煮取一斗，稍稍饮之，尽更作。一方加泽漆一斤。

产难第五晕闷附①　论一首八条　方二十一首　针法一首

论曰：产妇虽是秽恶②，然将痛之时，及未产已产，并不得令死

① 晕闷附　原无，据本书目录补。

② 产妇虽是秽恶　孙本作“妇人产难是秽恶”七字。

丧污秽家人来视之，则生难。若已产者，则伤儿也。妇人产乳，忌反支月①。若值此月，当在牛皮上，若灰上，勿令水血恶物著地，则杀人，及浣濯衣水皆以器盛，过此忌月乃止。凡生产不依产图，脱有犯触，于后母子皆死。若不至死，即母子俱病，庶事皆不称心。若能依图无所犯触，母即无病，子亦易养。凡欲产时，特忌多人瞻视，惟得三二人在旁待总，产讫乃可告语诸人也。若人众看之，无不难产耳。凡产妇第一不得匆匆忙迫②。旁人极须稳审，皆不得预缓预急及忧悒，忧悒则难产。若腹痛，眼中火生，此儿回转，未即生也。儿出讫，一切人及母皆忌问是男是女。儿始落地，与新汲井水五咽，忌与暖汤物，勿令母看视秽污。凡产妇慎食热药热面，食常识此，饮食当如人肌温温也③。凡欲临产时，必先脱寻常所著衣以笼灶头及灶口，令至密，即易产也。凡产难及子死腹中，并逆生与胞胎不出诸篇方可通检用之。

治产难，或半生，或胎不下，或子死腹中，或著脊，及坐草④数日不产，血气上抢心，母面无颜色，气欲绝者方

成煎猪膏一升　白蜜一升　醇酒二升

上三味合煎取二升，分再服，不能再服，可随所能服之。治产后恶血不除，上抢心痛，烦急者，以地黄汁代醇酒。

治难产方

槐枝⑤切，二升　瞿麦　通草各五两　牛膝四两　榆白皮切　大麻仁各一升

上六味㕮咀，以水一斗二升煮取三升半，分五服。

---

① 反支月　不吉利的月份。按“反支”，古术数星命之说，以阴阳五行配合岁月日时，决定日之吉凶。以月朔为正，如戌亥朔一日为支，申酉朔二日为反支，余类推。反支日为凶日。《颜氏家训·杂艺》：“至如反支不行，竟以遇害。”

② 忙迫　“迫”原作“怕”，据孙本改。

③ 饮食当如人肌温温也　谓饮食的热度以相应于人体肌肤的温度为宜。

④ 坐草　谓孕妇临产。

⑤ 槐枝　孙本作“槐白皮”。

治产难累日，气力乏尽，不能得生，此是宿有病方

赤小豆二升　阿胶二两

上二味，以水九升煮豆令熟，去滓，纳胶令烊，一服五合，不觉更服，不过三服即出。

又方　槐子十四枚　蒲黄一合

上二味合纳酒中，温服，须臾不生，再服之。水服亦得。

又方　生地黄汁半升，生姜汁半升

上二味合煎熟，顿服之。

治产难及日月未足而欲产者方　知母一两为末，蜜丸如兔屎，服一丸，痛不止，更服一丸。

治产难方　吞皂荚子二枚。

治产难三日不出方　取鼠头烧作屑，井花水服方寸匕，日三。

又方　车轴脂吞大豆许二丸。

又方　烧大刀镮，以酒一杯沃之，顿服即出。救死不分娩①者。

又方　烧药杵令赤，纳酒中饮之。

治难产方　取厕前已用草二七枚，烧作屑，水调服之。

又方　令夫唾妇口中二七过，立出。

难产　针两肩井入一寸，泻之，须臾即分娩。

羚羊角散　治产后心闷，是血气上冲心方。羚羊角一枚烧作灰，下筛，以东流水服方寸匕。若未瘥，须臾再服，取闷瘥乃止。

又方　羖羊角烧作灰，以温酒服方寸匕，不瘥，须臾再服。《备急方》以治产难。

治产乳晕绝②方　半夏一两捣筛，丸如大豆，纳鼻孔中即愈。

---

① 分娩　"娩"原作"免"，今改。按"免"，"娩"的古字。《正字通·儿部》："生子曰免，《说文》作娩"。

② 产乳晕绝　"晕"原作"运"，今改。按"运"通"晕"。《灵枢经·经脉》："五阴气俱绝，则目系转，转则目运。""产乳晕绝"，即产后血晕，其主要症状有产后突然头晕，昏厥，不省人事等。多因产后气血暴虚，或恶露不下，瘀血内停，上攻心胸而致。

此是扁鹊法。

又方　神曲末，水服方寸匕。亦治产难。

又方　赤小豆捣为散，东流水服方寸匕，不瘥更服。

又方　含酽醋潠面①即愈，凡闷即潠之，愈。

又方　取酽醋和产血如枣许大，服之。

治心闷方　产后心闷，眼不得开，即当顶上取发如两指大，强以人牵之，眼即开。

子死腹中第六得病须去胎附②　论一首　方十七首

论曰：凡妇人产难死生之候：母面赤舌青者，儿死母活；母唇口青，口两边沫出者，母子俱死；母面青舌赤，口中沫出者，母死子活。

治动胎及产难子死腹中，并妊两儿，一死一生，令死者出，生胎安③，神验方

蟹爪一升　甘草二尺　阿胶三两

上三味，以东流水一斗先煮二物，得三升，去滓，纳胶令烊，顿服之，不能，分再服。若人困，拗口纳药，药入即活。煎药作东向灶，用苇薪煮之。

治子死腹中不出方　以牛屎涂母腹上，立出。

治子死腹中方　取灶下黄土三指撮，以酒服之，立出，土当著儿头上出。亦治逆生及横生不出，手足先见者。

治胎死腹中，**真朱汤**方

熟真朱一两　榆白皮切，一升

上二味以苦酒三升煮取一升，顿服，死胎立出。

又方　服水银三两，立出。

---

① 含酽醋潠（sǔn　笋）面　谓口含酽醋喷面部。按“潠”，含水喷。《说文新附·水部》：“潠，含水喷也。”

② 得病须去胎附　原无，据本书目录补。

③ 生胎安　孙本、元本、道藏本、四库本“胎”并作“者”。

又方　三家鸡卵各一枚，三家盐各一撮，三家水各一升，合煮，令产妇东向饮之，立出。

又方　取夫尿二升煮令沸，饮之。

又方　吞槐子二七枚。亦治逆生。

又方　醋二升拗口开灌之，即出。

治产难子死腹中方　瞿麦一斤以水八升煮取一升，服一升，不出再服。

治胎死腹中，干燥著背方

葵子一两　阿胶五两

上二味以水五升煮取二升，顿服之，未出再煮服。

治妊娠未足月，而胎卒死不出，其母欲死方　以苦酒浓煮大豆，一服一升，死胎立出，不能顿服，分再服。一方用醇酒煮大豆，亦治积聚成瘕。

治妊娠胎死腹中，若子生胞衣不出，腹中引腰背痛方

甘草一尺　蒲黄二合　筒桂四寸　香豉二升　鸡子一枚

上五味以水六升煮取一升，顿服之，胎胞秽恶尽去，大良。

治妊娠得病须去胎方　以鸡子一枚、盐三指撮和服，立下。此与阮河南疗难产同。

又方　麦蘖一升末，和蜜一升，服之立下。

又方　七月七日神曲三升、醋一升煮两沸，宿不食，旦顿服即下。

又方　大麦曲五升、酒一斗煮三沸，去滓，分五服令尽，当宿勿食，其子如糜，令母肥盛无疾苦，千金不传。

逆生第七论一首　方十四首

论曰：凡产难，或儿横生侧生，或手足先出，可以针锥刺儿手足，入一二分许，儿得痛，惊转即缩，自当回顺也。

治逆生方　以盐涂儿足底，又可急搔之，并以盐摩产妇腹上，即愈。

又方　以盐和粉涂儿足下,即顺。《子母秘录》云:盐和胡粉。

又方　梁上尘取如弹丸许二枚,治末,三指撮温酒服之。

治逆生及横生不出,手足先见者　烧蛇脱皮①,末,服一刀圭,亦云三指撮,面向东,酒服即顺。

又方　以蝉壳二枚治为末,三指撮温酒服。崔氏、《外台》、《子母秘录》作弹丸二枚为末,酒服。

又方　取夫阴毛二七茎烧,以猪膏和丸如大豆吞之,儿手即持丸出,神验。

又方　蛇蜕皮烧灰,猪膏和丸,东向服。

又方　以手中指取釜底墨,交画儿足下,即顺生。

又方　取父名书儿足下,即顺生。

治横生及足先出者方　取梁上尘灶突墨,酒服之。

又方　取车釭中脂,书儿脚下及掌中。

治纵横生不可出者方　菟丝子末,酒若米汁服方寸匕,即生。车前子亦好,服如上法②。

又方　水若酒服灶突黑尘。

治产时子但趋谷道③者方　熬盐熨之,自止④。

胞胎⑤不出第八方二十二首

治产儿胞衣不出,令胞烂,**牛膝汤**方

牛膝　瞿麦各一两　滑石二两,一方用桂心一两　当归一两半

---

① 蛇脱皮　即蛇蜕,为游蛇科动物黑眉锦蛇、锦蛇、乌梢蛇、赤链蛇等多种蛇脱下的皮膜。性味甘咸平,有毒,主治小儿惊痫,喉风口疮,木舌重舌,目翳内障,疔疮,痈肿,瘰疬,痔漏,疥癣等。

② 服如上法　"上法"二字原倒,据孙本、元本、道藏本、四库本乙正。

③ 趋谷道　谓胎儿分娩不顺,胎位异常,胎头趋向直肠、肛门。按"谷道",指直肠到肛门的一部分。

④ 自止　《医方类聚》卷二百二十八·逆生作"自正"。

⑤ 胞胎　孙本作"胞衣"。

通草一两半　葵子半升

上六味㕮咀以水九升煮取三升，分三服。

治产难胞衣不出，横倒者，及儿死腹中，母气欲绝方

半夏　白蔹各二两

上二味治下筛，服方寸匕，小难一服，横生二服，倒生三服，儿死四服。亦可加代赭瞿麦各二两为佳。

治胎死腹中，若母病欲下之方　取榆白皮细切，煮汁三升，服之即下，难生者亦佳。

又方　牛膝三两　葵子一升

上二味以水七升煮取三升，分三服。

又方　生地黄汁一升、苦酒三合令暖服之，不能顿服，分再服亦得。

又方　泽兰叶三两　滑石五合　生麻油二合

上三味，以水一升半煮泽兰，取七合，去滓，纳麻油滑石，顿服之。

治胞衣不出方　取小麦合小豆煮令浓，饮其汁，立出。亦治横逆生者。

治逆生胎不出方　取灶屋上墨，以酒煮一两沸，取汁服。

治胞衣不出方　取瓜瓣二七枚服之，立出，良。

又方　苦酒服真朱一两。

又方　服蒲黄如枣许，以井花水。

又方　生男吞小豆七枚，生女者十四枚，即出。

又方　取水煮弓弩弦，饮其汁五合，即出。亦可烧灰，酒和服。

又方　鸡子一枚、苦酒一合和饮之，即出。

又方　墨三寸末之，酒服。

又方　取宅中所埋柱橛①出，取坎底当柱下土大如鸡子，酒和服之，良。

---

① 橛（jué　决）　断木。《集韵·迄韵》："橛，断木也。"

治产后胞不时出方　井底土如鸡子中黄，以井花水①和服之，立出。

又方　取井中黄土，丸如梧桐子，吞之立出。又治儿不出。

治子死腹中，若衣不出，欲上抢心方　急取蚁垤土②三升，熬之令热，囊盛熨心下，令胎不得上抢心，甚良。

又方　末灶突中墨三指撮，以水若酒服之，立出，当著儿头生。

又方　取炊蔽当户前烧，服之。

又方　取夫内衣盖井上，立出。

下乳第九方二十一首

治妇人乳无汁，**钟乳汤**方

石钟乳　白石脂各六铢　通草十二铢　桔梗半两，切　消石六铢，一方用滑石

上五味㕮咀，以水五升煮三沸，三上三下，去滓，纳消石令烊，分服。

治妇人乳无汁，**漏芦汤**方

漏芦　通草各二两　石钟乳一两　黍米一升

上四味㕮咀，米泔③宿渍，揩挞④取汁三升，煮药三沸，去滓，作饮饮之⑤，日三。

治妇人乳无汁，单行石膏汤方　石膏四两研，以水二升煮三沸，稍稍服，一日令尽。

---

① 井花水　一名井华水。参见本书卷一·合和第七“井华水”条注释。

② 蚁垤(dié　迭)土　“垤”原作“蛭”，据元本改。按“垤”，蚂蚁做窝时堆在穴口的小土堆，也叫蚁冢。又，孙本“蛭”作“室”。

③ 米泔　“泔”字原脱，据孙本补。

④ 揩挞　打碎磨细。按“揩”，摩擦。《广雅·释诂三》：“揩，磨也。”“挞”，打。《列子·黄帝》：“斫挞无伤痛。”张湛注：“挞，打也。”又，《外台秘要》卷三十四·下乳汁方作“研”一字。

⑤ 作饮饮之　下“饮”字原脱，据孙本、元本、明本补。

又方　通草　石钟乳

上二味各等分，末，粥饮服方寸匕，日三。后可兼养两儿。通草黄心者是，勿取羊桃根色黄，无益。一方二味，酒五升渍一宿，明旦煮沸，去滓，服一升，日三，夏冷服，冬温服。

治妇人乳无汁，**麦门冬散**方

麦门冬　石钟乳　通草　理石

上四味各等分，治下筛，先食酒服方寸匕，日三。

治妇人乳无汁，**漏芦散**方

漏芦半两　石钟乳　栝楼根各一两　蛴螬三合

上四味治下筛，先食糖水服方寸匕，日三。

又方　麦门冬　通草　石钟乳　理石　土瓜根　大枣　蛴螬

上七味等分，治下筛，食毕用酒服方寸匕，日三。

治乳无汁方

石钟乳四两　甘草二两，一方不用　漏芦三两　通草五两　栝楼根五两

上五味㕮咀，以水一斗煮取三升，分三服。一云用栝楼实一枚。

又方　母猪蹄一具粗切，以水二斗煮熟，得五六升汁饮之，不出更作。

又方　猪蹄二枚，熟炙，槌碎　通草八两，细切

上二味以清酒一斗浸之，稍稍饮尽，不出更作。《外台》猪蹄不炙，以水一斗煮取四升，入酒四升，更煮饮之。

又方　栝楼根切一升，酒四升煮三沸，去滓，分三服。

又方　取栝楼子尚青色大者一枚，熟捣，以白酒一斗煮取四升，去滓，温服一升，日三。黄色小者，用二枚亦好①。

又方　石钟乳　通草各一两　漏芦半两　桂心　甘草　栝楼根各六铢

---

① 黄色小者，用二枚亦好　明本、《千金翼方》卷七·下乳方并作“无大者用小者两枚，无青色者黄色亦好”一十六字。

上六味治下筛，酒服方寸匕，日三，最验。

又方　石钟乳　漏芦各二两

上二味治下筛，饮服方寸匕，即下。

又方　烧鲤鱼头末，酒服三指撮。

又方　烧死鼠作屑，酒服方寸匕，日三，立下，勿令知。

下乳汁**鲫鱼汤**方

鲫鱼长七寸　猪肪半斤　漏芦八两　石钟乳八两

上四味切，猪肪鱼不须洗治，清酒一斗二升合煮，鱼熟药成，绞去滓，适寒温，分五服，即乳下。饮其间相去须臾一饮，令药力相及。

治妇人乳无汁，单行鬼箭汤方　鬼箭五两以水六升煮取四升，一服八合，日三。亦可烧作灰，水服方寸匕，日三。

治妇人乳无汁方

栝楼根三两　石钟乳四两　漏芦三两　白头翁一两　滑石二两　通草二两

上六味治下筛，以酒服方寸匕，日三。

治妇人乳无汁**甘草散**方

甘草一两　通草三十铢　石钟乳三十铢　云母二两半　屋上散草①二把，烧成灰

上五味治下筛，食后温漏芦汤服方寸匕，日三，乳下止。

又方　上瓜根治下筛，服半钱匕，日三，乳如流水。

（李景荣）

① 屋上散草　《千金翼方》卷七·下乳方作"屋上败草"。

备急千金要方校释卷第三妇人方中

朝奉郎守太常少卿充秘阁校理判登闻检院上
护军赐绯鱼袋臣林亿等校正

虚损第一盗汗附① 论一首三条 方二十一首

论曰：凡妇人非止临产须忧，至于产后，大须将慎，危笃之至，其在于斯。勿以产时无他②，乃纵心恣意，无所不犯。犯时微若秋毫，感病广于嵩岱③，何则？产后之病，难治于余病也。妇人产讫，五脏虚羸，惟得将补，不可转泻④。若其有病，不须快药⑤。若行快药，转更增虚，就中更虚，向生路远。所以妇人产后百日以来，极须

① 盗汗附　原无，据本书目录补。
② 他　原作"佗"，今改。按"佗"，通"他"。《正字通·人部》："佗，与他、它通。"
③ 感病广于嵩岱　谓罹患多种难治的病。按"嵩"，中岳嵩山；"岱"，东岳泰山。此喻产后不知慎养带来的恶果。
④ 转泻　孙本"转"作"轻"。
⑤ 快药　"快"原作"駃"，今改。按"駃"，同"快"。《说文解字·马部》徐铉注："(駃)今俗与快同用。""快药"，谓药性较峻猛的泻下药。

殷勤①忧畏，勿纵心犯触，及即便行房②。若有所犯，必身反强直，犹如角弓反张，名曰蓐风，则是其犯候也。若似角弓，命同转烛，凡百女人，宜好思之。苟或在微不慎，戏笑作病，一朝困卧，控告无所。纵多出财宝，遍处求医，医者未必解此。纵得医来，大命已去，何处追寻。学者于此一方，大须精熟，不得同于常方耳。特忌上厕便利，宜室中盆上佳。凡产后满百日，乃可合会③。不尔，至死虚羸，百病滋长，慎④之。凡妇人皆患风气，脐下虚冷，莫不由此早行房故也。凡产后七日内，恶血未尽，不可服汤，候脐下块散，乃进羊肉汤。有痛甚切者，不在此例。后三两日消息，可服泽兰丸。比至满月，丸尽为佳。不尔，虚损不可平复也。全极消瘦不可救者，服五石泽兰丸。凡在蓐，必须服泽兰丸补之。服法必七日外，不得早服也。凡妇人因暑月产乳⑤取凉太多得风冷，腹中积聚，百病竞起，迄至于老，百方治不能瘥，桃仁煎主之，出蓐后服之。妇人纵令无病，每至秋冬须服一两剂，以至年内常将服之佳。

亦产讫可服**四顺理中丸**方

甘草二两　人参　白术　干姜各一两

上四味末之，蜜和丸如梧子，服十丸，稍增至二十丸。新生脏虚，此所以养脏气也。

桃仁煎　治妇人产后百疾，诸气补益悦泽方。桃仁一千二百枚捣令细熟，以上好酒一斗五升研滤三四遍，如作麦粥法，以极细为佳，纳长项瓷瓶中，密塞以面封之，纳汤中煮一

---

① 殷勤　情意恳切。司马迁《报任少卿书》："未尝衔杯酒，接殷勤之余欢。"此谓关怀备至。

② 勿纵心犯触，及即便行房　孙本作"勿浪犯触房事弥深"八字。

③ 合会　孙本作"行房"，词异义同。

④ 慎　原作"慎"，据孙本、《外台秘要》卷三十四·产后风虚瘦损方改。按"慎"，为"慎"之缺笔避讳字，宋人为避宋孝宗赵慎名讳而改。

⑤ 产乳　生孩子。《说文解字·生部》："产，生也。"《说文解字·乙部》："人及鸟生子曰乳。"

伏时[①]不停火，亦勿令火猛，使瓶口常出在汤上，无令没之，熟讫出，温酒服一合，日再服，丈夫亦可服之。

治妇人虚羸短气，胸逆满闷，风气，**石斛地黄煎**方[②]

石斛四两　生地黄汁八升　桃仁半升　桂心二两　甘草四两　大黄八两　紫菀四两　麦门冬二升　茯苓一斤　淳酒八升

上十味为末，于铜器中炭火上熬，纳鹿角胶一斤，耗得一斗，次纳饴三斤，白蜜三升和调，更于铜器中釜上煎微耗，以生竹搅，无令著，耗令相得药成，先食酒服如弹子一丸，日三，不知稍加至二丸。一方用人参三两。

治妇人产后欲令肥白[③]，饮食平调，**地黄羊脂煎**方

生地黄汁一斗　生姜汁五升　羊脂二斤　白蜜五升

上四味先煎地黄令得五升，次纳羊脂合煎减半，纳姜汁复煎令减，合蜜著铜器中，煎如饴，取鸡子大一枚投热酒中服，日三。

地黄酒　治产后百病，未产前一月当预酿之，产讫蓐中服之方。

地黄汁一升　好曲一斗　好米二升

上三味先以地黄汁渍曲令发，准家法酝之至熟，封七日，取清服之。常使酒气相接，勿令断绝。慎蒜生冷醋滑猪鸡鱼。一切妇人皆须服之。但夏三月热不可合，春秋冬并得合服。地黄并滓纳米中炊合用之，一石十石一准此一升为率。先服羊肉当归汤三剂，乃服之佳。

---

① 一伏时　古代计时量词。十二时辰（自子至亥）谓之一伏时，即今之二十四小时。苏轼《申三省起请开湖六条状》："每一伏时，可溉五十顷。"又，孙本作"一晬时"，义同。

② 治妇人虚羸……石斛地黄煎方　《千金翼方》卷七·虚乏"人"下有"产后"二字，"胸逆满闷"作"胸胁逆满"，"风气"作"风寒"，"石斛地黄煎"作"生地黄煎"，有人参，无大黄。

③ 治妇人产后欲令肥白　《千金翼方》卷七·虚乏"后"下有"诸病羸瘦"四字。

治产后虚羸喘乏，白汗①出，腹中绞痛，**羊肉汤**方

肥羊肉三斤，去脂　当归一两，姚氏用葱白　桂心二两　芍药四两，《子母秘录》作葱白　甘草二两　生姜四两　芎䓖三两，《子母秘录》作豉一升　干地黄五两

上八味㕮咀，以水一斗半先煮肉，取七升，去肉，纳余药，煮取三升，去滓，分三服，不瘥重作。《千金翼》有葱白一斤。《子母秘录》：若胸中微热，加黄芩麦门冬各一两；头痛，加石膏一两；中风，加防风一两；大便不利，加大黄一两；小便难，加葵子一两；上气咳逆，加五味子一两。

治产后虚羸喘乏，乍寒乍热，病如疟状，名为蓐劳，**猪肾汤**方

猪肾一具，去脂，四破，无则用羊肾代　香豉绵裹　白粳米　葱白各一斗

上四味以水三斗煮取五升，去滓，任情服之，不瘥更作。《广济方》有人参当归各二两，为六味。

羊肉黄芪汤　治产后虚乏，补益方。

羊肉三斤　黄芪三两　大枣三十枚　茯苓　甘草　当归　桂心　芍药　麦门冬　干地黄各一两

上十味㕮咀，以水二斗煮羊肉，取一斗，去肉，纳诸药，煎取三升，去滓，分三服，日三。

鹿肉汤　治产后虚羸，劳损，补乏方。

鹿肉四斤　干地黄　甘草　芎䓖各三两　人参　当归各二两　黄芪　芍药　麦门冬　茯苓各二两　半夏一升　大枣二十枚　生姜二两

上十三味㕮咀，以水二斗五升煮肉，取一斗三升，去肉纳药，煎取五升，去滓，分四服，日三夜一。

治产后虚乏，五劳七伤，虚损不足，脏腑冷热不调，**獐骨汤**方

獐骨一具　远志　黄芪　芍药　干姜　防风　茯苓一作茯神　厚朴各三两　当归　橘皮　甘草　独活　芎䓖各二两　桂心　生姜各四两

---

① 白汗　指冷汗。元本、道藏本、四库本并作“自汗”。

上十五味㕮咀，以水三斗煮獐骨，取二斗，去骨纳药，煎取五升，去滓，分五服。

当归芍药汤 治产后虚损，逆害饮食方。

当归一两半 芍药 人参 桂心 生姜 甘草各一两 大枣二十枚 干地黄一两

上八味㕮咀，以水七升煮取三升，去滓，分三服，日三。

治产后虚气，**杏仁汤**方

杏仁 橘皮 白前 人参各三两 桂心四两 苏叶一升 半夏一升 生姜十两 麦门冬一两

上九味㕮咀，以水一斗二升煮取三升半，去滓，分五服。

治产后上气，及妇人奔豚气，积劳脏气不足，胸中烦躁，关元以下如怀五千钱状方

厚朴 桂心 当归 细辛 芍药 石膏各三两 甘草 黄芩 泽泻各二两 吴茱萸五两，《千金翼》作大黄 干地黄四两 桔梗三两 干姜一两

上十三味㕮咀，以水一斗二升煮取三升，去滓，分三服，服三剂佳。

治产后七伤虚损，少气不足，并主肾劳寒冷，补益气，**乳蜜汤**方

牛乳七升，无则用羊乳 白蜜一升半 当归 人参 独活各三两 大枣二十枚 甘草 桂心各二两

上八味㕮咀，诸药以乳蜜中煮取三升，去滓，分四服。

治产后虚冷七伤，时寒热，体痛乏力，补肾并治百病，**五石汤**方

紫石英 钟乳 白石英 赤石脂 石膏 茯苓 白术 桂心 芎䓖 甘草各二两 薤白六两 人参 当归各三两 生姜八两 大枣二十枚

上十五味，五石并末之，诸药各㕮咀，以水一斗二升煮取三升六合，去滓，分六服。

若中风，加葛根独活各二两；下痢，加龙骨一两。

三石汤 主病如前方。

紫石英二两 白石英二两半 钟乳二两半 生姜 当归 人参 甘草各二两 茯苓 干地黄 桂心各三两 半夏五两 大枣十五枚

上十二味，三石末之，㕮咀诸药，以水一斗二升煮取三升，去滓，分四服。若中风，加葛根四两。

内补黄芪汤 主妇人七伤，身体疼痛，小腹急满，面目黄黑，不能食饮，并诸虚乏不足，少气，心悸不安方。

黄芪 当归 芍药 干地黄 半夏各三两 茯苓 人参 桂心 远志 麦门冬 甘草 五味子 白术 泽泻各二两 干姜四两 大枣三十枚

上十六味㕮咀，以水一斗半煮取三升，去滓，一服五合，日三夜一服。

治产后虚羸[①]，盗汗，**濇濇**恶寒，**吴茱萸汤**方 吴茱萸三两以清酒三升渍一宿，煮如蚁鼻沸，减得二升许，中分之，顿服一升，日再，间日再作服。亦治产后腹中疾痛。

治产后体虚，寒热，自汗出，**猪膏煎**方。

猪膏一升 清酒五合 生姜汁一升 白蜜一升

上四味煎令调和，五上五下膏成，随意以酒服方寸匕。当炭火上熬。

鲤鱼汤 主妇人体虚，流汗不止，或时盗汗方。

鲤鱼二斤[②] 葱白切，一升 豉一升 干姜二两 桂心二两

上五味㕮咀四物，以水一斗煮鱼，取六升，去鱼，纳诸药，微火煮取二升，去滓，分再服，取微汗即愈。勿用生鱼。

治产后风虚，汗出不止，小便难，四肢微急难以屈伸者，**桂枝加附子汤**方

桂枝 芍药各三两 甘草一两半 附子二枚 生姜三两 大

---

① 虚羸（léi 雷） 虚弱。按"羸"，瘦弱。《玉篇·羊部》："羸，弱也。"

② 鲤鱼二斤 "斤"原作"升"，据孙本改。

枣十二枚

上六味㕮咀，以水七升煎取三升，分为三服。

虚烦第二方十一首

薤白汤 治产后胸中烦热逆气方。

薤白 半夏 甘草 人参 知母各二两 石膏四两 栝楼根三两 麦门冬半升

上八味㕮咀，以水一斗三升煮取四升，去滓，分五服，日三夜二。热甚，即加石膏知母各一两。

竹根汤 治产后虚烦方。甘竹根细切一斗五升，以水二斗煮取七升，去滓，纳小麦二升、大枣二十枚，复煮麦熟三四沸，纳甘草一两、麦门冬一升，汤成去滓，服五合，不瘥更服取瘥，短气亦服之。

人参当归汤 治产后烦闷不安方。

人参 当归 麦门冬 桂心 干地黄各一两 大枣二十个 粳米一升 淡竹叶三升 芍药四两

上九味㕮咀，以水一斗二升先煮竹叶及米，取八升，去滓，纳药煮取三升，去滓，分三服。若烦闷不安者，当取豉一升，以水三升煮取一升，尽服之，甚良。

甘竹茹汤 治产后内虚，烦热，短气方。

甘竹茹一升 人参 茯苓 甘草各一两 黄芩三两

上五味㕮咀，以水六升煮取二升，去滓，分三服，日三。

知母汤 治产后乍寒乍热，通身温壮，胸心烦闷方。

知母三两 芍药 黄芩各二两 桂心 甘草各一两

上五味㕮咀，以水五升煮取二升半，分三服。一方不用桂心，加生地黄。

竹叶汤① 治产后心中烦闷不解方。

① 竹叶汤 孙本无小麦，为六味。《外台秘要》卷三十四·产后渴方有人参半夏，为九味。

生淡竹叶　麦门冬各一升　甘草二两　生姜　茯苓各三两　大枣十四个　小麦五合

上七味㕮咀，以水一斗先煮竹叶小麦，取八升，纳诸药煮取三升，去滓，分三服。若心中虚悸者，加人参二两；其人食少无谷气①者，加粳米五合；气逆者，加半夏二两。

淡竹茹汤　治产后虚烦，头痛，短气欲绝，心中闷乱不解，必效方。

生淡竹茹一升　麦门冬五合　甘草一两　小麦五合　生姜三两，《产宝》用干葛　大枣十四枚，《产宝》用石膏三两

上六味㕮咀，以水一斗煮竹茹小麦，取八升，去滓，乃纳诸药，煮取一升，去滓，分二服，羸人分作三服。若有人参入一两；若无人参，纳茯苓一两半亦佳。人参茯苓皆治心烦闷及心虚惊悸，安定精神。有则为良，无自依方服一剂，不瘥更作。若气逆者，加半夏二两。

赤小豆散　治产后烦闷，不能食，虚满方。赤小豆三七枚烧作末，以冷水和，顿服之。

治产后烦闷，蒲黄散方　蒲黄以东流水和方寸匕服，极良。

蜀漆汤　治产后虚热往来，心胸烦满，骨节疼痛，及头痛壮热，晡②时辄甚，又如微疟方。

蜀漆叶一两　黄芪五两　桂心　甘草　黄芩③各一两　知母　芍药各二两　生地黄一斤

上八味㕮咀，以水一斗煮取三升，分三服。此汤治寒热，不伤人。

芍药汤　治产后虚热头痛方。

---

① 谷气　指源自水谷的营养物质，为气血生化的物质基础。《素问·阴阳应象大论》："谷气通于脾。"

② 晡（bū　逋）　时刻名。即申时，午后三时至五时。《广韵·模韵》："晡，申时。"

③ 黄芩　孙本无此药，为七味。

白芍药　干地黄　牡蛎各五两　桂心三两

上四味㕮咀，以水一斗煮取二升半，去滓，分三服，日三。此汤不伤损人，无毒。亦治腹中拘急痛。若通身发热，加黄芩二两。

中风第三心虚惊悸附①　论一首　方三十首

论曰：凡产后角弓反张及诸风病，不得用毒药，惟宜单行一两味，亦不得大发汗，特忌转泻吐利，必死无疑。大豆紫汤，产后大善，治产后百病，及中风痱痉，或背强口噤，或但烦热苦渴，或头身皆重，或身痒，剧者呕逆直视。此皆因虚风冷湿及劳伤所为。

大豆紫汤方

大豆五升　清酒一斗

上二味，以铁铛猛火熬豆，令极热焦烟出，以酒沃之，去滓，服一升，日夜数过，服之尽，更合②，小汗则愈。一以去风。二则消血结。如妊娠伤折，胎死在腹中三日，服此酒即瘥。

治产后百日③，中风痉，口噤不开，并治血气痛，劳伤，补肾，**独活紫汤**方

独活一斤　大豆五升　酒一斗三升

上三味，先以酒渍独活再宿，若急须，微火煮之，令减三升，去滓，别熬大豆极焦使烟出，以独活酒沃之，去豆，服一升，日三夜二。

小独活汤　治如前状方。

独活八两　葛根六两　甘草二两　生姜六两

上四味㕮咀，以水九升煮取三升，去滓，分四服，微汗佳。

甘草汤　治在蓐中风，背强不得转动，名曰风痉方。

---

① 心虚……附　原无，据本书目录补。

② 更合　此下孙本有“独活汤。所以尔者，产后多虚著风，以独活消风去血也，重者十剂”二十五字，可参。

③ 百日　孙本作“百病”。

甘草　干地黄　麦门冬　麻黄各二两　芎䓖　黄芩　栝楼根各三两　杏仁五十枚　葛根半斤

上九味㕮咀，以水一斗五升、酒五升合煮葛根取八升，去滓，纳诸药，煮取三升，去滓，分再服，一剂不瘥，更合良。《千金翼》、崔氏有前胡三两。

独活汤　治产后中风，口噤不能言方。

独活五两　防风　秦艽　桂心　白术　甘草　当归　附子各二两　葛根三两　生姜五两　防己一两

上十一味㕮咀，以水一斗二升煮取三升，去滓，分三服。

鸡粪酒　主产后中风及百病，并男子中一切风，神效方。

鸡粪一升，熬令黄　乌豆一升，熬令声绝，勿焦

上二味，以清酒三升半先淋鸡粪，次淋豆取汁，一服一升，温服取汗。病重者，凡四五日服之，无不愈。

治产后中风，发热面正赤，喘气头痛，**竹叶汤**方

淡竹叶一握　葛根三两　防风二两　桔梗　甘草　人参各一两　大附子一枚　生姜五两　大枣十五枚　桂心一两

上十味㕮咀，以水一斗煮取二升半，去滓，分三服，日三，温覆使汗出。若颈项强者，用大附子；若呕者，加半夏四两。

防风汤　治产后中风，背急短气方。《千金翼》作里急短气。

防风五两　当归　芍药　人参　甘草　干姜各二两　独活　葛根各五两

上八味㕮咀，以水九升煮取三升，去滓，分三服，日三。

鹿肉汤　治产后风虚头痛，壮热，言语邪僻方。

鹿肉三斤　芍药三两　半夏一升　干地黄二两　独活三两　生姜六两　桂心　芎䓖各一两　甘草　阿胶各一两　人参　茯苓各四两，《千金翼》作茯神　秦艽　黄芩　黄芪各三两

上十五味㕮咀，以水二斗煮肉，得一斗二升，去肉纳药，煎取三升，去滓，纳胶令烊，分四服，日三夜一。

治产后中风，**独活酒**方

独活一斤　桂心三两　秦艽五两

上三味㕮咀，以酒一斗半渍三日，饮五合，稍加至一升，不能多饮，随性服。

大豆汤 主产后卒中风，发病倒闷不知人，及妊娠挟风，兼治在蓐诸疾方。

大豆五升，炒令微焦 葛根 独活各八两 防己六两

上四味㕮咀，以酒一斗二升煮豆取八升，去滓纳药，煮取四升，去滓，分六服，日四夜二。

五石汤 主产后卒中风，发疾口噤，倒闷吐沫，瘛疭[1]，眩冒不知人及湿痹缓弱，身体痉，妊娠百病方。

白石英 钟乳 赤石脂 石膏各二两 紫石英三两 牡蛎 人参 黄芩 白术 甘草 栝楼根 芎䓖 桂心 防己 当归 干姜各二两 独活三两 葛根四两

上十八味，末五石，㕮咀诸药，以水一斗四升煮取三升半，分五服，日三夜二。一方有滑石寒水石各二两、枣二十枚。

四石汤 治产后卒中风，发疾口噤，瘛疭，闷满不知人，并缓急诸风毒痹，身体痉强及挟胎中风，妇人百病方。

紫石英 白石英 石膏 赤石脂各三两 独活 生姜各六两 葛根四两 桂心 芎䓖 甘草 芍药 黄芩各二两

上十二味㕮咀，以水一斗二升煮取三升半，去滓，分五服，日三夜二。

治妇人在蓐得风，盖四肢苦烦热，皆自发露所为。若头痛，与小柴胡汤方头不痛但烦热，与三物黄芩汤。

小柴胡汤方

柴胡半斤 黄芩 人参 甘草各三两 生姜二两 大枣十二枚 半夏半升

上七味㕮咀，以水一斗二升煮取六升，去滓，服一升，日三服。

---

① 瘛（chì 斥）疭（zòng 纵） 筋急引缩为“瘛”，筋缓纵伸为“疭”；手足时缩时伸，抽动不止者，称为“瘛疭”。

三物黄芩汤方

黄芩　苦参各二两　干地黄四两

上㕮咀，以水八升煮取二升，去滓，适寒温服一升，日二，多吐下虫。

治产后腹中伤绝，寒热恍惚，狂言见鬼，此病中风内绝，脏气虚所为，**甘草汤**方

甘草　芍药各五两　通草三两，《产宝》用当归　羊肉三斤

上四味㕮咀，以水一斗六升煮肉，取一斗，去肉纳药，煮取六升，去滓，分五服，日三夜二。

羊肉汤　治产后中风，久绝不产，月水不利，乍赤乍白，及男子虚劳冷盛方。

羊肉二斤　成择大蒜去皮，切，三升　香豉三升

上三味以水一斗三升煮取五升，去滓，纳酥一升，更煮取三升，分温三服。

葛根汤　治产后中风，口噤痉痹，气息迫急，眩冒困顿，并产后诸疾方。

葛根　生姜各六两　独活四两　当归三两　甘草　桂心　茯苓　石膏　人参　白术　芎䓖　防风各二两

上十二味㕮咀，以水一斗二升煮取三升，去滓，分三服，日三。

治产后中风，**防风酒**方

防风　独活各一斤　女萎　桂心各二两　茵芋一两　石斛五两

上六味㕮咀，以酒二斗渍三宿，初服一合，稍加至三四合，日三。

治产后中风，**木防己膏**方

木防己半升　茵芋五两

上二味㕮咀，以苦酒九升渍一宿，猪膏四升煎三上三下膏成，炙手摩千遍，瘥。治产后中柔风，举体疼痛，自汗出者，及余百疾方

独活八两　当归四两

上二味㕮咀，以酒八升煮取四升，去滓，分四服，日三夜一，

取微汗。葛氏单行独活。《小品》加当归。若上气者，加桂心二两，不瘥更作①。

治产后中风流肿，浴汤方

盐五升，熬令赤　鸡毛一把，烧作灰

上二味，以水一石煮盐作汤，纳鸡毛灰著汤中，适冷暖以浴，大良。又浴妇人阴冷肿痛。凡风肿面欲裂破者，以紫汤一服瘥，神效。紫汤是炒黑豆作者。

治产后中风，头面手臂通满方　大豆三升以水六升煮取一升半，去豆澄清，更煎取一升，纳白术八两、附子三两、独活三两、生姜八两，添水一斗，煎取五升，纳好酒五升，合煎取五升，去滓，分五服，日三夜二，間粥，频服三剂。

茯神汤　治产后忽苦心中冲悸，或志意不定，恍恍惚惚，言语错谬，心虚所致方。

茯神四两　人参　茯苓各三两　芍药　甘草　当归　桂心各一两　生姜八两　大枣三十枚

上九味㕮咀，以水一斗煮取三升，去滓，分三服，日三，甚良。

远志汤　治产后忽苦心中冲悸不定，志意不安，言语错误，惚惚愦愦，情不自觉方。

远志　人参　甘草　当归　桂心　麦门冬各二两　芍药一两　茯苓五两　生姜六两　大枣二十枚

上十味㕮咀，以水一斗煮取三升，去滓，分三服，日三，羸者分四服。产后得此，正是心虚所致。无当归，用芎䓖。若其人心胸中逆气，加半夏三两。

茯苓汤　治产后暴苦心悸不定，言语谬错，恍恍惚惚，心中愦愦，此皆心虚所致方。

茯苓五两　甘草　芍药　桂心各二两　生姜六两　当归二两　麦门冬一升　大枣三十枚

上八味㕮咀，以水一斗煮取三升，去滓，分三服，日三。无当

① 若上气者……不瘥更作　此十三字原为小字注文，据孙本改为大字正文。

归，可用芎䓖。若苦心志不定，加人参二两，亦可纳远志二两；若苦烦闷短气，加生竹叶一升，先以水一斗三升煮竹叶，取一斗，纳药；若有微风，加独活三两、麻黄二两、桂心二两，用水一斗五升；若颈项苦急，背膊强者，加独活葛根各三两、麻黄桂心各二两、生姜八两，用水一斗半①。

安心汤 治产后心冲悸不定，恍恍惚惚，不自知觉，言语错误，虚烦短气，志意不定，此是心虚所致方。

远志 甘草各二两 人参 茯神 当归 芍药各三两 麦门冬一升 大枣三十枚

上八味㕮咀，以水一斗煮取三升，去滓，分三服，日三。若苦虚烦短气者，加淡竹叶二升，水一斗二升煮竹叶，取一斗，纳药。若胸中少气者，益甘草为三两善。

甘草丸 治产后心虚不足，虚悸，心神不安，吸吸②乏气，或若恍恍惚惚，不自觉知者方。

甘草三两 人参二两 远志三两 麦门冬二两 昌蒲三两 泽泻一两 桂心一两 干姜二两 茯苓二两 大枣五十枚

上十味末之，蜜丸如大豆。酒服二十丸，日四五服，夜再服，不知稍加。若无泽泻，以白术代之；若胸中冷，增干姜。

人参丸 治产后大虚心悸，志意不安，不自觉，恍惚恐畏，夜不得眠，虚烦少气方。

人参 甘草 茯苓各三两 麦门冬 昌蒲 泽泻 署预 干姜各二两 桂心一两 大枣五十枚

上十味末之，以蜜枣膏和，丸如梧子。未食酒服二十丸，日三夜一，不知稍增。若有远志，纳二两为善。若风气，纳当归独活三两，亦治男子虚损心悸。

---

① 用水一斗半 此下孙本、《千金翼方》卷七·心悸并有“煮取三升半，分四服，日三夜一服”一十三字。

② 吸吸 气息短少，不能接续貌。《灵枢经·癫狂》：“少气，身漯漯也，言吸吸也。”

大远志丸 治产后心虚不足,心下虚悸①,志意不安,恍恍惚惚,腹中拘急痛,夜卧不安,胸中吸吸少气,内补伤损,益气,安定心神,亦治虚损方。

远志 甘草 茯苓 麦门冬 人参 当归 白术 泽泻 独活 昌蒲各三两 署预 阿胶各二两 干姜四两 干地黄五两 桂心三两

上十五味末之,蜜和如大豆。未食温酒服二十丸,日三,不知,稍增至五十丸。若太虚,身体冷,少津液,加钟乳三两为善。

心腹痛第四方二十六首

蜀椒汤 治产后心痛,此大寒冷所为方。

蜀椒二合 芍药一两 当归 半夏 甘草 桂心 人参 茯苓各二两 蜜一升 生姜汁五合

上十味㕮咀,以水九升煮椒令沸,然后纳诸药煮取二升半,去滓,纳姜汁及蜜煎取三升,一服五合,渐加至六合,禁勿冷食。

大岩蜜汤 治产后心痛方。

干地黄 当归 独活 甘草 芍药 桂心 细辛 小草各二两 吴茱萸一升 干姜三两

上十味㕮咀,以水九升煮取三升,纳蜜五合重煮,分三服,日三。胡洽不用独活桂心甘草。《千金翼》不用蜜。

干地黄汤 治产后两胁满痛,兼除百病方。

干地黄 芍药各三两 当归 蒲黄各二两 生姜五两 桂心六两 甘草一两 大枣二十枚

上八味㕮咀,以水一斗煮取二升半,去滓,分服,日三。

治产后苦少腹痛,**芍药汤方**

芍药六两 桂心三两 甘草二两 胶饴八两 生姜三两 大枣十二枚

---

① 虚悸 元本、道藏本、四库本并作“惊悸”。

上六味㕮咀，以水七升煮取四升，去滓，纳胶饴令烊，分三服，日三。

当归汤 治妇人寒疝，虚劳不足，若产后腹中绞痛方。

当归二两 生姜五两 芍药二两，《子母秘录》作甘草 羊肉一斤

上四味㕮咀，以水八升煮羊肉熟，取汁煎药得三升，适寒温服七合，日三。《金匮要略》、胡洽不用芍药，名小羊肉汤。

治产后腹中疾痛，**桃仁芍药汤**方

桃仁半升 芍药 芎䓖 当归 干漆 桂心 甘草各二两

上七味㕮咀，以水八升煮取三升，分三服。

羊肉汤 治产后及伤身①大虚，上气腹痛，兼微风方。

肥羊肉二斤，如无用獐鹿肉 茯苓 黄芪 干姜各三两 甘草 独活 桂心 人参各二两 麦门冬七合 生地黄五两 大枣十二枚

上十一味㕮咀，以水二斗煮肉，取一斗，去肉纳药，煮取三升半，去滓，分四服，日三夜一。《千金翼》无干姜。

羊肉当归汤 治产后腹中心下切痛，不能食，往来寒热，若中风乏气力方。

羊肉三斤 当归 黄芩《肘后》用黄芪 芎䓖 甘草 防风各二两，《肘后》用人参 芍药三两 生姜四两

上八味㕮咀，以水一斗二升先煮肉熟，减半，纳余药煎取三升②，去滓，分三服，日三。胡洽以黄芪代黄芩，白术代芍药，名大羊肉汤。《子母秘录》以桂心代防风，加大枣十七枚。

羊肉杜仲汤 治产后腰痛，咳嗽方。

羊肉四斤 杜仲 紫菀各三两 五味子 细辛 款冬花 人参 厚朴 芎䓖 附子 萆薢 甘草 黄芪各二两 当归 桂心 白术各三两 生姜八两 大枣三十枚

上十八味㕮咀，以水二斗半煮肉，取汁一斗五升，去肉纳药，煎取三升半，去滓，分五服，日三夜二。

---

① 伤身 孙本、元本、道藏本、四库本并作“伤寒”。

② 煎取三升 “煎”字原脱，据《千金翼方》卷六·腹痛补。

羊肉生地黄汤 治产后三日腹痛，补中益脏，强气力，消血方。

羊肉三斤 生地黄切，二升 桂心 当归 甘草 芎䓖 人参各二两 芍药三两

上八味㕮咀，以水二斗煮肉，取一斗，去肉纳药，煎取三升，分四服，日三夜一。

内补当归建中汤 治产后虚羸不足，腹中疞痛①不止，吸吸少气，或苦小腹拘急，痛引腰背，不能饮食，产后一月日得服四五剂为善，令人丁壮②方。

当归四两 芍药六两 甘草二两 生姜六两 桂心三两 大枣十枚

上六味㕮咀，以水一斗煮取三升，去滓，分三服，一日令尽。若大虚，纳饴糖六两，汤成纳之于火上，饴消。若无生姜，则以干姜三两代之；若其人去血过多，崩伤内竭不止，加地黄六两、阿胶二两，合八种，汤成去滓，纳阿胶；若无当归，以芎䓖代之。

内补芎䓖汤 治妇人产后虚羸及崩伤过多，虚竭，腹中绞痛方。

芎䓖 干地黄各四两 芍药五两 桂心二两 甘草 干姜各三两 大枣四十枚

上七味㕮咀，以水一斗二升煮取三升，去滓，分三服，日三，不瘥复作，至三剂。若有寒，苦微下，加附子三两。治妇人虚羸，少气伤绝，腹中拘急痛，崩伤虚竭，面目无色，及唾吐血，甚良。

大补中当归汤 治产后虚损不足，腹中拘急，或溺血，

---

① 疞(jiǎo 绞)痛 腹中绞痛。《说文解字·疒部》："疞，腹中急也。"徐锴系传："今人多言腹中绞结痛也。"《金匮要略》卷下·妇人产后病脉证治："产后腹中疞痛，当归生姜羊肉汤主之。"

② 丁壮 强壮。按"丁"，强壮。《玉篇·丁部》："丁，强也，壮也。"又，孙本作"力壮"。

少腹苦痛，或从高堕下，犯内及金疮血多内伤，男子亦宜服之方。

当归　续断　桂心　芎䓖　干姜　麦门冬各三两　芍药四两　吴茱萸一升　干地黄六两

甘草　白芷各二两　大枣四十枚

上十二味㕮咀，以酒一斗渍药一宿，明旦以水一斗合煮取五升，去滓，分五服，日三夜二。有黄芪入二两益佳①。

桂心酒　治产后疹痛②及卒心腹痛方。桂心三两以酒三升煮取二升，去滓，分三服，日三。

生牛膝酒　治产后腹中苦痛方。生牛膝五两以酒五升煮取二升，去滓，分二服。若用干牛膝根，以酒渍之一宿，然后可煮。

治产后腹中如弦，当坚痛③无聊赖方　当归末二方寸匕，纳蜜一升煎之，适寒温顿服之。

吴茱萸汤　治妇人先有寒冷，胸满痛，或心腹刺痛，或呕吐食少，或肿，或寒，或下痢，气息绵惙④欲绝，产后益剧，皆主之方。

吴茱萸二两　防风　桔梗　干姜　甘草　细辛　当归各十二铢　干地黄十八铢

上八味㕮咀，以水四升煮取一升半，去滓，分再服。

蒲黄汤　治产后余疾，胸中少气，腹痛头疼，余血未尽，除腹中胀满欲死方。

蒲黄五两　桂心　芎䓖各一两　桃仁二十枚　芒消一两　生

---

① 益佳　"佳"原作"加"，据元本、道藏本、四库本、《千金翼方》卷六·虚损改。

② 疹痛　病痛。按"疹"，病。《集韵·屑韵》："疹，疾也。"又，孙本作"疼痛"。

③ 当坚痛　元本、道藏本、四库本"当"并作"常"。

④ 绵惙(chuò　绰)　软弱疲困。按"绵"，软弱。《集韵·薛韵》："绵，弱也。"，"惙"，疲困。《玉篇·心部》："惙，疲也。"

姜　生地黄各五两　大枣十五枚

上八味㕮咀，以水九升煮取二升半，去滓，纳芒消，分三服，日三，良验。

败酱汤　治产后疹痛引腰，腹中如锥刀所刺方。

败酱三两　桂心　芎䓖各一两半　当归一两

上四味㕮咀，以清酒二升、水四升微火煮取二升，去滓，适寒温服七合，日三服，食前服之。《千金翼》只用败酱一味。

芎䓖汤　治产后腹痛方。

芎䓖　甘草各二两　蒲黄　女萎各一两半　芍药　大黄各三十铢　当归十八铢　桂心　桃仁　黄芪《千金翼》作黄芩　前胡各一两　生地黄一升

上十二味㕮咀，以水一斗、酒三升合煮取二升，去滓，分四服，日三夜一。

独活汤　治产后腹痛，引腰背拘急痛方。

独活　当归　桂心　芍药　生姜各三两　甘草二两　大枣二十枚

上七味㕮咀，以水八升煮取三升，去滓，分三服，服相去如人行十里久进之①。

芍药黄芪汤　治产后心腹痛方。

芍药四两　黄芪　白芷　桂心　生姜　人参　芎䓖　当归　干地黄　甘草各二两　茯苓三两　大枣十枚

上十二味㕮咀，以酒水各五升合煮，取三升，去滓，先食服一升，日三。《千金翼》无人参当归芎䓖地黄茯苓，为七味。

治产后腹胀痛，不可忍者方　煮黍粘根为饮，一服即愈。

治妇人心痛方　布裹盐如弹丸，烧作灰，酒服之愈。

又方　烧秤锤投酒中服，亦佳。

又方　炒大豆投酒中服，佳。

---

① 服相去如人行十里久进之　元本、道藏本、四库本"服"下并有"后"字，"进之"并作"再进"。

恶露第五血瘕附① 方二十九首

干地黄汤 治产后恶露不尽，除诸疾，补不足方。

干地黄三两 芎䓖 桂心 黄芪 当归各二两 人参 防风 茯苓 细辛 芍药 甘草各一两

上十一味㕮咀，以水一斗煮取三升，去滓，分三服，日再夜一。

桃仁汤 治产后往来寒热，恶露不尽方。

桃仁五两 吴茱萸二升 黄芪 当归 芍药各三两 生姜 醍醐百炼酥 柴胡各八两

上八味㕮咀，以酒一斗、水二升合煮，取三升，去滓，适寒温，先食服一升，日三。

泽兰汤 治产后恶露不尽，腹痛不除，小腹急痛，痛引腰背，少气力方。

泽兰 当归 生地黄各二两 甘草一两半 生姜三两 芍药一两 大枣十枚

上七味㕮咀，以水九升煮取三升，去滓，分三服，日三。堕身欲死，服亦瘥。

甘草汤 治产乳余血不尽，逆抢心胸，手足逆冷，唇干，腹胀，短气方。

甘草 芍药 桂心 阿胶各三两 大黄四两

上五味㕮咀，以东流水一斗煮取三升，去滓，纳阿胶令烊，分三服。一服入腹中，面即有颜色。一日一夜尽此三升，即下腹中恶血一二升，立瘥。当养之如新产者。

大黄汤 治产后恶露不尽方。

大黄 当归 甘草 生姜 牡丹 芍药各三两 吴茱萸一升

上七味㕮咀，以水一斗煮取四升，去滓，分四服，一日令尽。加人参二两，名人参大黄汤。

---

① 血瘕附 原无，据本书目录补。

治产后往来寒热，恶露不尽，**柴胡汤**①方

柴胡八两　桃仁五十枚　当归　黄芪　芍药各三两　生姜八两　吴茱萸二升

上七味㕮咀，以水一斗三升煮取三升，去滓，先食服一升，日三。《千金翼》以清酒一斗煮。

蒲黄汤　治产后余疾②，有积血不去，腹大短气，不得饮食，上冲胸胁，时时烦愦逆满，手足痟疼③，胃中结热方。

蒲黄半两　大黄　芒消　甘草　黄芩各一两　大枣三十枚

上六味㕮咀，以水五升煮取一升，清朝服至日中。下若不止，进冷粥半盏即止。若不下，与少热饮自下。人羸者半之。《千金翼》名大黄汤，而不用芒消。

治产后余疾，恶露不除，积聚作病，血气结搏，心腹疼痛，**铜镜④鼻汤**方

铜镜鼻十八铢，烧末　大黄二两半　干地黄　芍药　芎䓖　干漆　芒消各二两　乱发如鸡子大，烧　大枣三十枚

上九味㕮咀，以水七升煮取二升二合，去滓，纳发灰镜鼻末，分三服。

小铜镜鼻汤　治如前状方。

铜镜鼻十铢，烧末　大黄　甘草　黄芩　芒消　干地黄各二两　桃仁五十枚

上七味㕮咀，以酒六升煮取三升，去滓，纳镜鼻末，分三服。亦治遁尸，心腹痛及三十六尸疾。

治产后儿生处空，流血不尽，小腹绞痛，**栀子汤**方　栀子三十枚以水一斗煮取六升，纳当归芍药各二两、蜜五合、生姜五两、羊脂

---

① 柴胡汤　孙本有牡丹皮，为八味。

② 产后余疾　又称乳余疾、字乳余疾，谓妇女产后杂病。

③ 痟疼　骨节酸痛。按"痟"，骨节痛。《玉篇·疒部》："痟，骨节疼。"

④ 镜　原作"鏡"，据孙本改。按"鏡"，为"镜"的缺笔避讳字，宋人为避宋祖赵敬名讳而改。

一两于栀子汁中,煎取二升。分三服,日三。

治产后三日至七日,腹中余血未尽,绞痛强满,气息不通,**生地黄汤**方

生地黄五两　生姜三两　大黄　芍药　茯苓　细辛　桂心　当归　甘草　黄芩各一两半　大枣二十枚

上十一味㕮咀,以水八升煮取二升半,去滓,分三服,日三。

治新产后有血,腹中切痛,**大黄干漆汤**方

大黄　干漆　干地黄　桂心　干姜各二两

上五味㕮咀,以水三升、清酒五升煮取三升,去滓,温服一升,血当下。若不瘥,明旦服一升,满三服病无不瘥。

治产后血不去,**麻子酒**方　麻子五升捣,以酒一斗渍一宿,明旦去滓,温服一升,先食服;不瘥,夜服一升,不吐下。忌房事一月,将养如初产法。

治产后恶物不尽,或经一月半岁一岁,**升麻汤**方　升麻三两以清酒五升煮取二升,去滓,分再服,当吐下恶物,勿怪,良。

治产后恶血不尽,腹中绞刺痛不可忍方

大黄　黄芩　桃仁各三两　桂心　甘草　当归各二两　芍药四两　生地黄六两

上八味㕮咀,以水九升煮取二升半,去滓,食前分三服。

治产后漏血不止方

露蜂房　败船茹①

上二味等分,作灰,取酪若浆服方寸匕,日三。

又方　大黄三两　芒消一两　桃仁三十枚　水蛭三十枚　虻虫三十枚　甘草　当归各二两　䗪虫四十枚

上八味㕮咀,以水三升、酒二升合煮取三升,去滓,分三服,当下血。

又方　桂心　蛴螬各二两　栝楼根　牡丹各三两　豉一升

---

① 败船茹　药名,为补木船缝隙所用过的竹茹。性味甘寒。主治崩漏,吐血衄血,尿血赤痢,金疮等。

上五味㕮咀，以水八升煮取三升，去滓，分三服。

治产后血不可止者方　干昌蒲三两以清酒五升渍，煮取三升，分再服，即止。

治产后恶血不除，四体并恶方　续骨木二十两破如算子大，以水一斗煮取三升，分三服，相去如人行十里久，间食粥。或小便数，或恶血下，即瘥。此木得三遍煮。

治产后下血不尽，烦闷，腹痛方

羚羊角烧成炭，刮取三两　芍药二两，熬令黄　枳实一两，细切，熬令黄

上三味治下筛，煮水作汤，服方寸匕，日再夜一，稍加至二匕。

又方　鹿角烧成炭，捣筛，煮豉汁服方寸匕，日三夜再，稍加至二匕。不能用豉清，煮水作汤用之。

又方　捣生藕取汁，饮二升，甚验。

又方　生地黄汁一升、酒三合和，温顿服之。

又方　赤小豆捣散，取东流水和服方寸匕，不瘥更服。

治产后血瘕痛方　古铁一斤，秤锤[①]斧头铁杵亦得，炭火烧令赤，纳酒五升中，稍热服之[②]，神妙。

治妇人血瘕，心腹积聚，乳余疾，绝生，小腹坚满，贯脐中热，腰背痛，小便不利，大便难，不下食，有伏虫，胪胀[③]，痈疽肿，久寒留热，胃脘有邪气方

半夏一两六铢　石膏　藜芦　牡蒙　苁蓉各十八铢　桂心　干姜各一两　乌喙半两　巴豆六十铢，研如膏

上九味末之，蜜丸如小豆，服二丸，日三。及治男子疝病。

治妇人血瘕痛方

干姜一两　乌贼鱼骨一两

上二味治下筛，酒服方寸匕，日三。

---

① 秤锤　"锤"原作"铁"，据孙本、元本、道藏本、四库本改。

② 稍热服之　孙本、元本、道藏本、四库本"稍热"并作"稍稍"。

③ 胪（lú　卢）胀　犹腹胀。按"胪"，肚腹前部。《广韵·鱼韵》："胪，腹前曰胪。"

又方　末桂①，温酒服方寸匕，日三。

下痢第六方十九首

胶蜡汤　治产后三日内下诸杂五色痢方。

阿胶一两　蜡如簙棋②三枚　当归一两半　黄连二两　黄檗一两　陈廪米一升

上六味㕮咀，以水八升煮米蟹目沸，去米纳药，煮取二升，去滓，纳胶蜡令烊，分四服，一日令尽。

治产后余寒下痢，便脓血赤白，日数十行，腹痛时时下血，**桂蜜汤**方

桂心二两　蜜一升　附子一两　干姜　甘草各二两　当归二两　赤石脂十两

上七味㕮咀，以水六升煮取三升，去滓，纳蜜煎一两沸，分三服，日三。

治产后下赤白，腹中绞痛汤方

芍药　干地黄各四两　甘草　阿胶　艾叶　当归各八两

上六味㕮咀，以水七升煮取二升半，去滓，纳胶令烊，分三服。

治产后赤白下久不断，身面悉肿方

大豆一升，微熬　小麦一升　吴茱萸半升　蒲黄一升

上四味，以水九升煮取三升，去滓，分三服，此方神验。亦可以水五升、酒一斗煎取四升，分四服。

治产后痢赤白，心腹刺痛方

薤白一两　当归二两　酸石榴皮三两　地榆四两　粳米五合

---

① 桂　元本、道藏本、四库本并作"桂心"二字。

② 簙棋　"簙"原作"博"，今改。按"博"，通"簙"。《说文解字注·竹部》："簙，经传多假博字。""簙棋"，古时一种棋戏。《说文解字·竹部》："簙，局戏也。"在此以其棋子多少喻药量。

上五味㕮咀，以水六升煮取二升半，去滓，分三服。《必效方》加厚朴一两、阿胶人参甘草黄连各一两半。

治产后下痢赤白，腹痛，**当归汤**方

当归三两　干姜　白术各二两　芎劳二两半　甘草　白艾熟者　附子各一两　龙骨三两

上八味㕮咀，以水六升煮取二升，去滓，分三服，一日令尽。

治产后下痢兼虚极，**白头翁汤**方

白头翁二两　阿胶　秦皮　黄连　甘草各二两　黄檗三两

上六味㕮咀，以水七升煮取二升半，去滓，纳胶令烊，分三服，日三。

治产后早起中风冷，泄痢及带下，**鳖甲汤**方

鳖甲如手大　当归　黄连　干姜各二两　黄檗长一尺，广三寸

上五味㕮咀，以水七升煮取三升，去滓，分三服，日三。《千金翼》加白头翁一两。

龙骨丸　治产后虚冷下血，及谷下昼夜无数，兼治产后恶露不断方。

龙骨四两　干姜　甘草　桂心各二两

上四味末之，蜜和，暖酒服二十丸如梧子，日三。一方用人参地黄各二两。

阿胶丸　治产后虚冷洞下，心腹绞痛兼泄泻不止方。

阿胶四两　人参　甘草　龙骨　桂心　干地黄　白术　黄连　当归　附子各二两

上十味末之，蜜丸如梧子，温酒服二十丸，日三。

泽兰汤　治产后余疾，寒下冻脓，里急，胸胁满痛，咳嗽呕血，寒热，小便赤黄，大便不利方。

泽兰二十四铢　石膏二十四铢　当归十八铢　远志三十铢　甘草　厚朴各十八铢　藁本　芎劳各十五铢　干姜　人参　桔梗　干地黄各十二铢　白术　蜀椒　白芷　柏子仁　防风　山茱萸　细辛各九铢　桑白皮　麻子仁各半升

上二十一味㕮咀，以水一斗五升，先纳桑白皮，煮取七升半，去

之,纳诸药,煮取三升五合,去滓,分三服。

治产后下痢,**干地黄汤**方

干地黄三两　白头翁　黄连各一两　蜜蜡一方寸　阿胶如手掌大一枚

上五味㕮咀,以水五升煮取二升半,去滓,纳胶蜡令烊,分三服,日三。《千金翼》用干姜一两。

治产后忽著寒热,下痢,**生地黄汤**方

生地黄五两　甘草　黄连　桂心各一两　大枣二十枚　淡竹叶二升,一作竹皮　赤石脂二两

上七味㕮咀,以水一斗煮竹叶,取七升,去滓纳药,煮取二升半,分三服,日三。

治产后下痢,**蓝青丸**方

蓝青熬　附子　鬼臼　蜀椒各一两半　厚朴　阿胶　甘草各二两　艾叶　龙骨　黄连　当归各三两　黄檗　茯苓　人参各一两

上十四味末之,蜜和,丸如梧子,空腹每服以饮下二十丸。一方用赤石脂四两。

治产后虚冷下痢,**赤石脂丸**方

赤石脂三两　当归　白术　黄连　干姜　秦皮　甘草各二两　蜀椒　附子各一两

上九味末之,蜜丸如梧子。酒服二十丸,日三。《千金翼》作散,空腹饮服方寸匕。

治产后下痢,**赤散**方

赤石脂三两　桂心一两　代赭三两

上三味治下筛,酒服方寸匕,日三,十日愈。

治产后下痢,**黑散**方

麻黄　贯众　桂心各一两　甘草三两　干漆三两　细辛二两

上六味治下筛,酒服五撮,日再,五日愈。麦粥下尤佳。

治产后下痢,**黄散**①方

黄连二两　黄芩　䗪虫　干地黄各一两

---

① 黄散方　《千金翼方》卷七·下痢有大黄二两,为五味。

上四味治下筛，酒服方寸匕，日三，十日愈。

治产后痢，**龙骨散**方

五色龙骨　黄檗根皮蜜炙令焦　代赭　赤石脂　艾各一两半　黄连二两

上六味治下筛，饮服方寸匕，日三。

淋渴第七方九首

治产后小便数兼渴，**栝楼汤**方

栝楼根　黄连各二两　人参三两　大枣十五枚　甘草二两　麦门冬二两　桑螵蛸二十枚　生姜三两

上八味㕮咀，以水七升煮取二升半，分三服。

治产后小便数，**鸡肶胵汤**方

鸡肶胵二十具①　鸡肠三具，洗　干地黄　当归　甘草各二两　麻黄四两　厚朴　人参各三两　生姜五两　大枣二十枚

上十味㕮咀，以水一斗煮肶胵及肠大枣，取七升，去滓，纳诸药，煎取三升半，分三服。

治妇人结气成淋，小便引痛上至小腹，或时溺血，或如豆汁，或如胶饴，每发欲死，食不生肌，面目萎黄，师所不能治方

贝齿四枚，烧作末　葵子一升　石膏五两，碎　滑石二两，末

上四味，以水七升煮二物，取二升，去滓，纳二末及猪脂一合，更煎三沸，分三服，日三，不瘥再合服。

治产后卒淋，气淋，血淋，石淋，**石韦汤**方

石韦二两　榆皮五两　黄芩二两　大枣三十枚　通草二两　甘草二两　葵子二升　白术《产宝》用芍药　生姜各三两

上九味㕮咀，以水八升煮取二升半，分三服。《集验》无甘草生姜。崔氏同《产宝》，不用姜枣。

治产后淋涩，**葵根汤**方

① 二十具　道藏本、四库本并作“二三具”。

葵根二两　车前子一升　乱发烧灰　大黄各一两　冬瓜练七合，一作汁　通草三两　桂心滑石各一两　生姜六两

上九味㕮咀，以水七升煮取二升半，分三服。《千金翼》不用冬瓜练。

治产后淋，**茅根汤**方

白茅根一斤　瞿麦四两　地脉①二两　桃胶　甘草各一两　鲤鱼齿一百枚　人参二两　茯苓四两　生姜三两

上九味㕮咀，以水一斗煮取二升半，分三服。

治产后淋，**滑石散**方

滑石五两　通草　车前子　葵子各四两

上四味治下筛，醋浆水服方寸匕，稍加至二匕。

治产后虚渴，少气力，**竹叶汤**方

竹叶三升　甘草　茯苓　人参各一两　小麦五合　生姜三两　大枣十四枚　半夏三两　麦门冬五两

上九味㕮咀，以水九升煮竹叶小麦，取七升，去滓纳诸药，更煎取二升半，一服五合，日三夜一。

治产后渴不止，**栝楼汤**方

栝楼根四两　人参三两　甘草二两，崔氏不用　麦门冬三两　大枣二十枚　土瓜根五两，崔氏用芦根　干地黄二两

上七味㕮咀，以水一斗二升煮取六升，分六服。

杂治第八方五十九首　灸法九首

治妇人劳气，食气，胃满吐逆，其病头重结痛，小便赤黄，大下气方

乌头　黄芩　巴豆各半两　半夏三两　大黄八两　戎盐一两半　䗪虫　桂心　苦参各十八铢　人参　消石各一两

上十一味末之，以蜜青牛胆拌和，捣三万杵，丸如梧子。宿不

① 地脉　药名，即地肤子。

食,酒服五丸,安卧须臾当下。下黄者,小腹积也;青者,疝也;白者,内风也;如水者,留饮也;青如粥汁,膈上邪气也;血如腐肉者,内伤①也;赤如血者,乳余疾也;如虫刺者,蛊也。下已必渴,渴饮粥。饥食酥糜,三日后当温食,食必肥浓,三十日平复。亦名破积乌头丸,主心腹积聚,气闷胀疝瘕,内伤瘀血,产乳余疾及诸不足。

治妇人汗血,吐血,尿血,下血,**竹茹汤**方

竹茹二升　干地黄四两　人参　芍药　桔梗　芎䓖　当归　甘草　桂心各一两

上九味㕮咀,以水一斗煮取三升,分三服。

治妇人自少患风,头眩眼疼②方

石南一方用石韦　细辛　天雄　茵芋各二两　山茱萸　干姜各三两　署预　防风　贯众　独活　蘼芜③各四两

上十一味㕮咀,以酒三斗渍五日,初饮二合,日三,稍稍加之。

治妇人经服硫黄丸,忽患头痛项冷,冷歇又心胸烦热,眉骨眼眦痒痛,有时生疮,喉中干燥,四体痛痒方

栝楼根　麦门冬　龙胆各三两　大黄二两　土瓜根八两　杏仁二升

上六味末之,蜜丸。饮服如梧子十枚,日三服,渐加之。

治妇人患癖,按时如有三五个而作水声,殊不得寝食,常心闷方　牵牛子三升治下筛,饮服方寸匕,日一服,三十服后可服好硫黄一两。

治妇人忽与鬼交通方

松脂二两　雄黄一两,末

上二味,先烊松脂,乃纳雄黄末,以虎爪搅令相得,药成,取如

---

① 内伤　"内"字原脱,据《千金翼方》卷五·妇人积聚补。

② 头眩眼疼　元本、道藏本、四库本并作"头疼眼眩"。

③ 蘼芜　药名,为伞形科植物芎䓖的苗叶。性味辛温,能祛脑中风寒,主治头风头眩,流泪,多涕唾等。

鸡子中黄，夜卧以著熏笼中烧，令病人敡鼻向其上[①]，以被自覆，惟出头，勿令过热及令气得泄也。

厚朴汤 治妇人下焦劳冷，膀胱肾气损弱，白汁与小便俱出者方。厚朴如手大，长四寸，以酒五升煮两沸，去滓，取桂一尺末之，纳汁中调和，一宿勿食，旦顿服之。

温经汤 主妇人小腹痛方。

茯苓六两　芍药三两　薏苡仁半升　土瓜根三两

上四味㕮咀，以酒三升渍一宿，旦加水七升煎取二升，分再服。

治妇人胸满心下坚，咽中帖帖，如有炙肉脔[②]，吐之不出，咽之不下，**半夏厚朴汤**方

半夏一升　厚朴三两　茯苓四两　生姜五两　苏叶二两

上五味㕮咀，以水七升煮取四升，分四服，日三夜一，不瘥频服。一方无苏叶生姜。

治妇人气方　平旦服乌牛尿，日一，止。

治妇人胸中伏气，**昆布丸**方

昆布　海藻　芍药　桂心　人参　白石英　款冬花　桑白皮各二两　茯苓　钟乳　柏子仁各二两半　紫菀　甘草各一两　干姜一两六铢　吴茱萸　五味子　细辛各一两半　杏仁百枚　橘皮　苏子各五合

上二十味末之，蜜和，酒服二十丸如梧子，日再，加至四十丸。

治妇人无故忧恚，胸中迫塞，气不下方

芍药　滑石　黄连　石膏　前胡　山茱萸各一两六铢　大黄　细辛　麦门冬各一两

---

① 敡（xiè　泄）鼻向其上　"敡"原作"取"，"鼻"原作"自昇"二字，"向"字原脱，并据孙本补正。按"敡"，使。《说文解字·攴部》："敡，使也。""敡鼻向其上"及其上下文系指一种使病人的鼻子朝向熏笼，以便吸入药物熏烟的治疗方法。

② 炙肉脔（luán　挛）　烤肉块。按"脔"，把肉切成块状。《说文解字·肉部》："脔，切肉脔也。"

半夏十八铢　桂心半两　生姜一两

上十二味末之，蜜丸如梧子，酒服二十丸，加至三十丸，日三服。

妇人断产方　蚕子故纸方一尺，烧为末，酒服之，终身不产。

又方　油煎水银一日勿息。空肚服枣大一枚，永断，不损人。

治劳损产后无子，阴中冷溢出，子门闭，积年不瘥，身体寒冷方

防风一两半　桔梗三十铢　人参一两　昌蒲　半夏　丹参　厚朴　干姜　紫菀　杜蘅①各十八铢　秦艽　白敛　牛膝　沙参各半两

上十四味末之，白蜜和，丸如小豆。食后服十五丸，日三服，不知，增至二十丸，有身止。夫不在勿服之，服药后七日方合阴阳。

治产后癖瘦，玉门②冷，**五加酒**方

五加皮二升　枸杞子二升　干地黄　丹参各二两　杜仲一斤　干姜三两　天门冬四两　蛇床子一升　乳床半斤

上九味㕮咀，以绢袋子盛，酒三斗渍三宿，一服五合，日再，稍加至十合，佳。

治子门③闭，血聚腹中生肉癥，脏寒所致方

生地黄汁三升　生牛膝汁一斤　干漆半斤

上三味，先捣漆为散，纳汁中搅，微火煎为丸。酒服如梧子三丸，日再。若觉腹中痛，食后服之。

治产劳④玉门开而不闭方

硫黄四两　吴茱萸一两半　菟丝子一两六铢　蛇床子一两

---

① 杜蘅　药名，为马兜铃科植物杜蘅的根茎及根或全草。性味辛温，能散风逐寒，消痰行水，活血，平喘，定痛。主治风寒感冒，痰饮喘咳，水肿风湿，跌打损伤，头痛龋齿，痧气腹痛等。

② 玉门　又称儿门、产门、阴户、阴门，谓妇女阴道外口。

③ 子门　即子宫颈口。《灵枢经·水胀》："石瘕生于胞中，寒气客于子门，子门闭塞，气不得通，恶血当泻不泻，衃以留止，日以益大，状如怀子，月事不以时下。"

④ 产劳　道藏本、四库本"产"下并有"后"字。《外台秘要》卷三十四·产后阴道开方引《集验方》作"产后冷"三字。

上四味为散,以水一升煎二方寸匕,洗玉门,日再。

治产后阴道开不闭方　石灰一斗熬令烧草①,以水二斗投之,适寒温,入汁中坐渍之,须臾复易,坐如常法②。已效,千金不传。

治妇人阴脱,**黄芩散方**

黄芩　猬皮　当归各半两　芍药一两　牡蛎　竹皮各二两半　狐茎一具,《千金翼》用松皮。

上七味治下筛,饮服方寸匕,日三。禁举重房劳,勿冷食。

治妇人阴脱,**硫黄散**方

硫黄　乌贼鱼骨各半两　五味子三铢

上三味治下筛,以粉其上良,日再三粉之。

治妇人阴脱,**当归散**方

当归　黄芩各二两　芍药一两六铢　猬皮半两　牡蛎二两半

上五味治下筛,酒服方寸匕,日三。禁举重,良。

治产后阴下脱方　蛇床子一升布裹,炙熨之。亦治产后阴中痛。

治妇人阴下脱,若脱肛方　羊脂煎讫,适冷暖以涂上,以铁精敷脂上,多少令调,以火炙布令暖③,以熨肛上,渐推纳之。末磁石,酒服方寸匕,日三。

治产后阴下脱方　烧人屎为末,酒服方寸匕,日三。

又方　烧弊帚头为灰,酒服方寸匕。

又方　皂荚半两　半夏　大黄　细辛各十八铢　蛇床子④三十铢

上五味治下筛,以薄绢囊盛大如指,纳阴中,日二易,即瘥。

又方　鳖头五枚烧末,以井花水服方寸匕,日三。

又方　蜀椒　吴茱萸各一升　戎盐如鸡子大

上三味皆熬令变色,治末,以绵裹如半鸡子大,纳阴中,日一

① 熬令烧草　孙本作“熬之,今能烧草”六字。

② 坐如常法　孙本作“常若此”三字。

③ 炙布令暖　“令”字原脱,据元本、道藏本、四库本补。

④ 蛇床子　孙本无此药,为四味。

易，二十日瘥。

治阴下挺出方

蜀椒　乌头　白及各半两

上三味治末，以方寸匕绵裹，纳阴中入三寸，腹中热易之，日一度，明旦乃复著，七日愈。《广济方》不用蜀椒。

治产后脏中风，阴肿痛，**当归洗汤**方

当归　独活　白芷　地榆各三两　败酱《千金翼》不用　矾石各二两

上六味㕮咀，以水一斗半煮取五升，适冷暖，稍稍洗阴，日三。

治产后阴肿痛方　熟捣桃仁敷之，良，日三度。

治男女阴疮膏方

米粉一酒杯　芍药　黄芩　牡蛎　附子　白芷各十八铢

上六味㕮咀，以不中水猪膏一斤煎之于微火上，三下三上，候白芷黄膏成，绞去滓，纳白粉，和令相得，敷疮上。并治口疮。

治阴中痛生疮方

羊脂一斤　杏仁一升　当归　白芷　芎䓖各一两

上五味末之，以羊脂和诸药，纳钵中，置甑内蒸之三升米顷，药成，取如大豆，绵裹纳阴中，日一易。

治阴中痒，如虫行状方

矾石十八铢　芎䓖一两　丹砂少许

上三味治下筛，以绵裹药，著阴中，虫自死。

治男女阴蚀①略尽方

虾蟆　兔屎

上二味等分为末，以敷疮上。

又方　当归　芍药　甘草　蛇床子各一两，一方用芎䓖　地榆三两

上五味㕮咀，以水五升煮取二升，洗之，日三夜二。

又方　蒲黄一升　水银一两

---

①阴蚀　病名，即阴疮。指妇女外阴部溃烂生疮。

上二味研之，以粉上。

又方　肥猪肉十斤以水煮取熟，去肉，盆中浸之，冷易，不过三两度。亦治阴中痒有虫。

治男女阴中疮，湿痒方

黄连　栀子　甘草　黄檗各一两　蛇床子二两

上五味治下筛，以粉疮上，无汁，以猪脂和涂之，深者用绵裹纳疮中，日二。

治阴中痒入骨困方

大黄　黄芩　黄芪各一两　芍药半两　玄参　丹参各十八铢　吴茱萸三十铢

上七味治下筛，酒服方寸匕，日三。

又方　狼牙两把以水五升煮取一升，洗之，日五六度。

治阴疮方

芜荑　芎䓖　黄芩　甘草　矾石　雄黄　附子　白芷　黄连

上九味各六铢㕮咀，以猪膏四两合煎，敷之。

治女人交接辄血出方

桂心　伏龙肝各二两

上二味为末，酒服方寸匕，立止。

治童女交接，阳道违理，及为他物所伤，血出流离不止方　取釜底墨少许，研胡麻以敷之。

又方　烧青布并发灰敷之，立愈。

又方　烧茧絮灰敷之。

治合阴阳辄痛不可忍方

黄连一两半　牛膝　甘草各一两

上三味㕮咀，以水四升煮取二升，洗之，日四度。

治女人伤于丈夫，四体沉重，嘘吸头痛方

生地黄八两　芍药五两　香豉一升　葱白一升　生姜四两　甘草二两

上六味㕮咀，以水七升煮取二升半，分三服，不瘥重作。慎房事。《集验方》无生姜甘草。治妇人阴阳过度，玉门疼痛，小便不通，白

玉汤方

白玉①一两半　白术五两　泽泻　苁蓉各二两　当归五两

上五味㕮咀，先以水一斗煎玉五十沸，去玉，纳药煎取二升，分再服，相去一炊顷。

治动胎见血，腰痛小腹疼，月水不通，阴中肿痛方

蒲黄②二两　葱白一斤，切，当归二两，切　吴茱萸　阿胶各一两

上五味以水九升煮取二升半，去滓，纳胶令烊，分三服。

治妊娠为夫所动欲死，单行竹沥汁方　取淡竹断两头节，火烧中央，器盛两头，得汁饮之，立效。

治伤丈夫，苦头痛，欲呕，心闷，**桑根白皮汤**方

桑根白皮半两　干姜二两　桂心五寸　大枣二十枚

上四味㕮咀，以酒一斗煮取三升，去滓，分三服，适衣，无令汗出。

治嫁痛③单行方　大黄十八铢以好酒一升煮三沸，顿服之，良。

治小户嫁痛连日方

甘草三两　芍药半两　生姜十八铢　桂心六铢

上四味㕮咀，以酒二升煮三沸，去滓，尽服，神效。

又方　牛膝五两以酒三升煮取半，去滓，分三服。

治小户嫁痛方　乌贼鱼骨烧为屑，酒服方寸匕，日三。

治阴宽大令窄小方

兔屎　干漆各半两　鼠头骨二枚　雌鸡肝二个，阴干百日

上四味末之，蜜丸如小豆，月初七日合时，著一丸阴头，令徐徐纳之，三日知，十日小，五十日如十五岁童女。

治阴冷令热方　纳食茱萸于牛胆中令满，阴干百日，每取二七

---

① 白玉　药名，为矿物软玉的碎粒。性味甘平，能润心肺，清胃热，主治喘息烦闷，消渴，小儿惊啼，痃癖等。

② 蒲黄　孙本作“菖蒲”。

③ 嫁痛　病证名，又称小户嫁痛。指妇女阴户小，性交时疼痛的病证。

枚绵裹之，齿嚼令碎，纳阴中，良久热如火。

月水不利，奔豚上下，并无子　灸四满三十壮，穴在丹田两边相去各一寸半，丹田在脐下二寸是也。

妇人胞落颓[1]　灸脐中三百壮。

又　灸身交五十壮，三报[2]，在脐下横纹中。

又　灸背脊当脐五十壮。

又　灸玉泉五十壮，三报。

又　灸龙门二十壮，三报，在玉泉下，女人入阴内外之际。此穴卑，今废不针灸。

妇人胞下垂注阴下脱　灸夹[3]玉泉三寸，随年壮[4]，三报。

妇人阴冷肿痛　灸归来三十壮，三报，夹玉泉五寸是其穴。

妇人欲断产　灸右踝上一寸三壮，即断。

（李景荣）

---

① 胞落颓　即阴挺。妇女子宫下垂，甚则挺出阴户之外，或阴道壁膨出，统称阴挺。又称“阴菌”、“阴脱”。因多发生在产后，故又有“产肠不收”之称。

② 三报　重复三回。按“报”，重复。《周礼·春官·大祝》：“八曰褒（拜）。”郑玄注：“褒读为报，报拜，再拜是也。”

③ 夹　原作“侠”，今改。按“侠”通“夹”。《正字通·人部》：“侠，傍也……与夹通。”

④ 随年壮　灸法术语。指艾灸壮数与患者年龄相同而言。即年几岁，灸几壮。

备急千金要方校释卷第四妇人方下

朝奉郎守太常少卿充秘阁校理判登闻检院上
护军赐绯鱼袋臣林亿等校正

补益第一论一首　方十四首

论曰:凡妇人欲求美色,肥白罕比,年至七十与少不殊者,勿服紫石英,令人色黑,当服钟乳泽兰丸也。

柏子仁丸　治妇人五劳七伤,羸冷瘦削,面无颜色,饮食减少,貌失光泽,及产后断绪无子,能久服,令人肥白补益方。

柏子仁二两　蜀椒一两半　杜仲四十二铢　厚朴　桂心各一两　泽兰二两六铢　黄芪二两　当归四十二铢　干姜二两　甘草四十二铢　芎䓖四十二铢　白术　细辛　独活　人参　石斛　白芷　芍药　五味子　桔梗各一两　藁本十八铢　苁蓉一两　芜荑十八铢　防风　乌头一方作牛膝　干地黄各三十铢　钟乳　白石英　紫石英各二两　赤石脂一两

上三十味末之,蜜和。酒服二十丸如梧子,不知,加至三十丸。《千金翼》无乌头,有龙骨防葵茯苓秦艽各半两,为三十三味。并治产后半身枯悴。

大五石泽兰丸　治妇人风虚寒中,腹内雷鸣,缓急风头痛寒热,月经不调,绕脐恻恻痛,或心腹痞坚,逆害饮食,手足常冷,多梦纷纭,身体痹痛,荣卫不和,虚弱不能动摇,及产后虚损,并宜服此方。

钟乳　禹余粮各一两半　石膏　白石英各二两　紫石英二两半　泽兰二两六铢　蜀椒　干姜各二两　当归　桂心　芎䓖　厚朴　柏子仁　干地黄　细辛　茯苓　五味子　龙骨各一两半　甘草　黄芪各二两半　石斛　远志　人参　续断　白术　防风　乌头各三十铢　山茱萸　紫菀各一两　白芷　藁本　芜荑各十八铢

上三十二味末之，蜜和，丸如梧子大。酒服二十丸，加至三十丸。《千金翼》有阳起石二两。

小五石泽兰丸　治妇人劳冷虚损，饮食减少，面无光色，腹中冷痛，经候不调，吸吸少气无力，补益温中方。

钟乳　紫石英　矾石各一两半　白石英　赤石脂各四十二铢　石膏　阳起石各二两　泽兰二两六铢　干姜二两　当归　甘草各四十二铢　苁蓉　龙骨　桂心各一两半　白术　芍药　厚朴　人参　蜀椒　山茱萸各三十铢　藁本　柏子仁各一两　芜荑十八铢

上二十三味末之，蜜和，丸如梧子大。酒服二十丸，加至三十丸，日三服。

增损泽兰丸　治产后百病，理血气，补虚劳方。

泽兰　甘草　当归　芎䓖各四十二铢　附子　干姜　白术　白芷　桂心　细辛各一两　防风　人参　牛膝各三十铢　柏子仁　干地黄　石斛各三十六铢　厚朴　藁本　芜荑各半两　麦门冬一两

上二十味末之，以蜜和，丸如梧子。空腹酒下十五丸至二十丸。

大补益当归丸①　治产后虚羸不足，胸中少气，腹中拘急疼痛，或引腰背痛，或所下过多，血不止，虚竭乏气，昼夜不得眠，及崩

---

① 大补益当归丸　公元1849年（日本嘉永二年）江户医学馆影刻宋本时，卷四仅存前四页，并据元刻本补充卷四全文。公元1974年日本每日新闻开发公司根据此本的原大影印。本次整理，此方前据后者所载前四页原文整理，此方后悉依原底本。“丸”原作“圆”，今改。按“圆”，指中药圆形颗粒制剂，与“丸”同义。今依全书习例改。又，改“丸”为“圆”，为避宋钦宗赵桓名讳。

中,面目脱色,唇干口燥,亦治男子伤绝,或从高堕下,内有所伤,脏虚吐血,及金疮伤犯皮肉方。

当归　芎䓖　续断　干姜　阿胶　甘草各四两　白术　吴茱萸　附子　白芷各三两　桂心　芍药各二两　干地黄十两

上十三味为末,蜜和,丸如梧子大。酒服二十丸,日三夜一。不知,加至五十丸。若有真蒲黄,加一升绝妙。

白芷丸　治产后所下过多,及崩中伤损,虚竭少气,面目脱色,腹中痛方。

白芷五两　干地黄四两　续断　干姜　当归　阿胶各三两　附子一两

上七味为末,蜜和,丸如梧子大。酒服二十丸,日四五服。无当归,芎䓖代;入蒲黄一两,妙;无续断,大蓟根代。

紫石英柏子仁丸　治女子遇冬天时行温风,至春夏病热头痛,热毒风虚,百脉沉重,下赤白,不思饮食,而头眩心悸,酸𤺄恍惚,不能起居方。

紫石英　柏子仁各三两　乌头　桂心　当归　山茱萸　泽泻　芎䓖　石斛　远志　寄生　苁蓉　干姜　甘草各二两　蜀椒　杜蘅一作杜仲　辛夷各一两　细辛一两半

上十八味为末,蜜和,丸如梧子。酒服二十丸,渐加至三十丸,日三服。一方用牡蛎一两。

钟乳泽兰丸①　治妇人久虚羸瘦,四肢百体烦疼,脐下结冷,不能食,面目瘀黑,忧恚②不乐,百病方。

钟乳三两　泽兰三两六铢　防风四十二铢　人参　柏子仁　麦门冬　干地黄　石膏　石斛各一两半　芎䓖　甘草　白芷　牛膝　山茱萸　薯蓣　当归　藁本各三十铢　细辛　桂心各一两　芜荑半两　艾叶十八铢

---

① 钟乳泽兰丸　孙本无石膏芜荑艾叶,为十八味。

② 忧恚　忧愁和愤恨。《三国志·魏书·袁术传》注引《献帝春秋》:"(日磾)既以失节屈辱,忧恚而死。"

上二十一味为末，蜜和，丸如梧子。酒服二十丸，加至四十丸，日二服。

大泽兰丸 治妇人虚损，及中风余病，疝瘕，阴中冷痛。或头风入脑，寒痹筋挛缓急，血闭无子，面上游风去来，目泪出，多涕唾，忽忽如醉。或胃中冷逆胸中呕不止，及泄痢淋沥。或五脏六腑寒热不调，心下痞急，邪气咳逆。或漏下赤白，阴中肿痛，胸胁支满①。或身体皮肤中涩如麻豆，苦痒，痰癖结气。或四肢拘挛，风行周身，骨节疼痛，目眩无所见，或上气，恶寒洒淅如疟。或喉痹，鼻齆②，风痫癫疾。或月水不通，魂魄不定，饮食无味，并产后内衄，无所不治，服之令人有子。

泽兰二两六铢　藁本　当归　甘草各一两十八铢　紫石英三两　芎䓖　干地黄　柏子仁　五味子各一两半　桂心　石斛　白术一两六铢　白芷　苁蓉　厚朴　防风　薯蓣　茯苓　干姜　禹余粮　细辛　卷柏各一两　蜀椒　人参　杜仲　牛膝　蛇床子　续断　艾叶　芜荑各十八铢　赤石脂　石膏各二两　一有枳实十八铢、门冬一两半。

上三十二味为末，蜜和，为丸如梧子大。酒服二十丸至四十丸。久赤白痢，去干地黄石膏麦门冬柏子仁，加大麦糵陈曲龙骨阿胶黄连各一两半。有钟乳加三两，良。

小泽兰丸 治产后虚羸劳冷，身体尪瘦方。

泽兰二两六铢　当归　甘草各一两十八铢　芎䓖　柏子仁　防风　茯苓各一两　白芷　蜀椒　藁本　细辛　白术　桂心　芜荑　人参　食茱萸　厚朴各十八铢　石膏二两

上十八味为末，蜜和，丸如梧子大。酒服二十丸，日三服，稍加至四十丸。无疾者，依此方春秋二时常服一剂，甚良。有病虚羸黄

---

① 支满　支撑胀满。《素问·脏气法时论》："心病者，胸中痛，胁支满。"

② 鼻齆（wèng　瓮）　病证名。因肺虚胃弱，风寒内搏津液而致，症见鼻道不利，发音不清，不闻香臭等。按"齆"，鼻道阻塞。《龙龛手鉴·鼻部》："齆，鼻塞病也。"详参《诸病源候论》卷二十九·鼻齆候、《诸病源候论》卷四十八·齆鼻候。

瘦者，服如前。一方无茯苓石膏，有芍药干姜。胡洽十五味，无柏子仁人参食茱萸，除细辛桂心生用外，尽熬令变色，为末，蜜丸如弹子大，纳暖酒中服之。《千金翼》无茯苓食茱萸，有干姜一两。

紫石英天门冬丸 主风冷在子宫，有子常堕落，或始为妇便患心痛，仍成心疾，月水都未曾来，服之肥充，令人有子。

紫石英 天门冬 禹余粮各三两 芜荑 乌头 苁蓉 桂心 甘草 五味子 柏子仁 石斛 人参 泽泻一作泽兰 远志 杜仲各二两 蜀椒 卷柏 寄生 石南 云母 当归一作辛荑 乌贼骨各一两

上二十二味为末，蜜和，为丸梧子大。酒服二十丸，日二服，加至四十丸。

三石泽兰丸 治风虚不足，通血脉，补寒冷方。亦名石斛泽兰丸。

钟乳 白石英各四两 紫石英 防风 藁本 茯神各一两六铢 泽兰二两六铢 黄芪 石斛 石膏各二两 甘草 当归 芎䓖各一两十八铢 白术 桂心 人参 干姜 独活 干地黄各一两半 白芷 桔梗 细辛 柏子仁 五味子 蜀椒 黄芩 苁蓉 芍药 秦艽 防葵各一两 厚朴 芜荑各十八铢

上三十二味为末，蜜和，丸如梧子大。酒服二十丸，加至三十丸，日二三服。

大平胃泽兰丸 治男子女人五劳七伤诸不足，定志意，除烦满，手足虚冷，羸瘦，及月水往来不调，体不能动等病方。

泽兰 细辛 黄芪 钟乳各三两 柏子仁 干地黄各二两半 大黄 前胡 远志 紫石英各二两 芎䓖 白术 蜀椒各一两半 白芷 丹参 栀子一本用枳实 芍药 桔梗 秦艽 沙参 桂心 厚朴 石斛 苦参 人参 麦门冬 干姜各一两 附子六两 吴茱萸 麦蘖各五合 陈曲一升 枣五十枚，作膏

上三十二味为末，蜜和，丸如梧子大。酒服二十丸，加至三十丸，令人肥健。一本无干姜，有当归三两。

泽兰散 治产后风虚方。

泽兰九分 禹余粮 防风各十分 石膏 白芷 干地黄 赤石脂 肉苁蓉 鹿茸 芎䓖各八分 藁本 蜀椒 白术 柏子仁各五分

桂心　甘草　当归　干姜各七分　芜荑　细辛　厚朴各四分　人参三分

上二十二味治下筛，酒服方寸匕，日三，以意增之。

月水不通第二方三十一首

桃仁汤　治妇人月水不通方。

桃仁　朴消　牡丹皮　射干　土瓜根　黄芩各三两　芍药　大黄　柴胡各四两　牛膝　桂心各二两　水蛭　虻虫各七十枚

上十三味㕮咀，以水九升煮取二升半，去滓，分三服。

干姜丸①　治妇人寒热羸瘦，酸削②怠惰，胸中支满，肩背脊重痛，腹里坚满积聚，或痛不可忍，引腰小腹痛，四肢烦疼，手足厥逆寒至肘膝，或烦懑，手足虚热，意欲投水中，百节尽痛，心下常苦悬痛，时寒时热，恶心，涎唾喜出，每爱咸酸甜苦之物，身体或如鸡皮，月经不通，大小便苦难，食不生肌。

干姜　芎䓖　茯苓　消石　杏仁　水蛭　虻虫　桃仁　蛴螬　䗪虫各一两　柴胡　芍药　人参　大黄　蜀椒　当归各二两

上十六味为末，蜜和，丸如梧子。空心饮下三丸，不知，加至十丸。《千金翼》以疗妇人瘕结胁肋下疾。

干漆汤　治月水不通，小腹坚痛不得近方。

干漆　萎蕤　芍药　细辛　甘草　附子各一两　当归　桂心　芒消　黄芩各二两　大黄三两　吴茱萸一升

上十二味㕮咀，以清酒一斗浸一宿，煮取三升，去滓，纳消烊尽。分为三服，相去如一炊顷。

芒消汤　治月经不通方。

---

① 干姜丸　《千金翼方》卷五·妇人求子无柴胡大黄，有前胡干地黄。

② 酸削　"削"原作"消"，据本卷·赤白带下崩中漏下·灸法正文改。"酸削"，酸痛。《周礼·天官·疾医》："春时有痟首疾。"郑玄注："痟，酸削也。"贾公彦疏："言痟者，谓头痛之外，别有酸削之痛。"

芒消　丹砂末　当归　芍药　土瓜根　水蛭各二两　大黄三两　桃仁一升

上八味㕮咀，以水九升煮取三升，去滓，纳丹砂芒消，分为三服。

治月经不通，心腹绞痛欲死，通血止痛方

当归　大黄　芍药各三两　吴茱萸　干地黄　干姜　芎䓖　虻虫　水蛭各二两　细辛　甘草　桂心各一两　栀子十四枚　桃仁一升

上十四味㕮咀，以水一斗五升煮取五升，分为五服。一本有牛膝麻子仁各三两。

桃仁汤　治月经不通方。

桃仁一升　当归　土瓜根　大黄　水蛭　虻虫　芒消各二两　牛膝　麻子仁　桂心各三两

上十味㕮咀，以水九升煮取三升半，去滓，纳消令烊，分为三服。《肘后》无当归麻子仁，用牡丹射干黄芩芍药柴胡各三两，为十三味。《千金翼》无虻虫。

前胡牡丹汤　治妇人盛实，有热在腹，月经瘀闭不通，及劳热热病后，或因月经来，得热不通方。

前胡　牡丹　玄参　桃仁　黄芩　射干　旋复花　栝楼根　甘草各二两　芍药　茯苓　大黄　枳实各三两

上十三味㕮咀，以水一斗煮取三升，分为三服。

干地黄当归丸　治月水不通，或一月再来，或隔月不至，或多或少，或淋沥不断，或来而腰腹刺痛不可忍，四体嘘吸不欲食，心腹坚痛，有青黄黑色水下，或如清水，不欲行动，举体沉重，惟思眠卧，欲食酸物，虚乏黄瘦方。

干地黄三两　当归　甘草各一两半　牛膝　芍药　干姜　泽兰　人参　牡丹各一两六铢　丹参　蜀椒　白芷　黄芩　桑耳①　桂

① 桑耳　药名，为寄生于桑树上的木耳。性味甘平，主治肠风痔血，衄血崩漏，带下，妇人心腹痛等。

心各一两　䗪虫四十枚　芎䓖一两十八铢　桃仁二两　水蛭　虻虫各七十枚　蒲黄二合

上二十一味为末,蜜和丸如梧子大,每日空心酒下十五丸,渐加至三十丸,以知为度。一本无。

牡丹丸　治妇人女子诸病后,月经闭绝不通,及从小来不通,并新产后瘀血不消,服诸汤利血后,余疢①未平,宜服之,取平复方。

牡丹三两　芍药　玄参　桃仁　当归　桂心各二两　虻虫　水蛭各五十枚　蛴螬二十枚　瞿麦　芎䓖　海藻各一两

上十二味为末,蜜和丸如梧子大。酒下十五丸,加至二十丸。血盛者,作散服方寸匕,腹中当转如沸,血自化成水去。如小便赤少,除桂心,用地肤子一两。

黄芩牡丹汤　治女人从小至大月经未尝来,颜色萎黄,气力衰少,饮食无味方。

黄芩　牡丹　桃仁　瞿麦　芎䓖各二两　芍药　枳实　射干　海藻　大黄各三两　虻虫七十枚　水蛭五十枚　蛴螬十枚

上十三味㕮咀,以水一斗煮取三升,分三服。服两剂后,灸乳下一寸黑圆际各五十壮。

治月经不通方　取葶苈一升为末,蜜丸如弹子大,绵裹,纳阴中入三寸,每丸一宿易之,有汁出止。

干漆丸　治月经不通,百疗不瘥方。

干漆　土爪根　射干　芍药各一两半　牡丹　牛膝　黄芩　桂心　吴茱萸　大黄　柴胡各一两六铢　桃仁　鳖甲各二两　䗪虫　蛴螬各四十枚　水蛭　虻虫各七十枚　大麻仁四合　乱发鸡子大二枚　菴蕳子二合

上二十味为末,以蜜和为丸。每日酒下十五丸,梧子大,渐加至三十丸,日三。仍用后浸酒服前丸药。

---

① 疢(chèn　趁)　疾病。《金匮要略》卷之上·脏腑经各先后病脉证:"千般疢难,不越三条。"

浸酒方

大麻子三升　菴䕡子二升　桃仁一升　灶屋炱煤[1]四两　土瓜根　射干各六两　牛膝八两　桂心四两

上八味㕮咀，以清酒三斗，绢袋盛药浸五宿，以一盏下前丸药，甚良。或单服之，亦好。

当归丸　治女人脐下癥结，刺痛如虫所啮，及如锥刀所刺，或赤白带下，十二疾，腰背疼痛，月水或在月前或在月后。

当归　葶苈　附子　吴茱萸　大黄各二两　黄芩　桂心　干姜　牡丹　芎䓖各一两半

细辛　秦椒　柴胡　厚朴各一两六铢　牡蒙一方无　甘草各一两　虻虫　水蛭各五十枚

上十八味为末，蜜和，丸如梧子大。空心酒下十五丸，日再。有胎勿服之。

鳖甲丸　治女人小腹中积聚，大如七八寸盘面，上下周流，痛不可忍，手足苦冷，咳噫腥臭，两胁热如火炙，玉门冷如风吹，经水不通，或在月前或在月后服之，三十日便瘥，有孕。此是河内太守魏夫人方。

鳖甲　桂心各一两半　蜂房半两　玄参　蜀椒　细辛　人参　苦参　丹参　沙参　吴茱萸各十八铢　䗪虫　水蛭　干姜　牡丹　附子　皂荚　当归　芍药　甘草　防葵各一两　蛴螬二十枚　虻虫　大黄各一两六铢

上二十四味为末，蜜和，丸如梧子大。酒下七丸，日三，稍加之，以知为度。

又方　治妇人因产后虚冷，坚结积在腹内，月经往来不时，苦腹胀满，绕脐下痛引腰背，手足烦，或冷热，心闷不欲食。

鳖甲一两半　干姜　赤石脂　丹参　禹余粮　当归　白芷一方用术　干地黄各一两六铢

---

① 炱(tái　抬)煤　烟气凝积而成的黑灰。《玉篇·火部》："炱，炱煤烟尘也。"

代赭　甘草　鹿茸　乌贼骨　僵蚕各十八铢　桂心　细辛　蜀椒　附子各一两

上十七味末，蜜和，丸如梧子大。空心酒下五丸，加至十丸。

禹余粮丸　治妇人产后积冷坚癖方。

禹余粮　乌贼骨[①]　吴茱萸　桂心　蜀椒各二两半　当归　白术　细辛　干地黄　人参　芍药　芎䓖　前胡各一两六铢　干姜三两　矾石六铢　白薇　紫菀　黄芩各十八铢　䗪虫一两

上十九味为末，蜜和，丸如梧子。空心酒若饮下二十丸，日二，不知则加之。

牡蒙丸　治妇人产后十二癥病，带下无子，皆是冷风寒气，或产后未满百日，胞络恶血未尽，便利于悬圊上及久坐，湿寒入胞里，结在小腹，牢痛为之积聚，小如鸡子，大者如拳，按之跳手隐隐然，或如虫啮，或如针刺，气时抢心，两胁支满，不能食，饮食不消化，上下通流，或守胃脘，痛连玉门背膊，呕逆，短气，汗出，少腹苦寒，胞中疮[②]，咳引阴痛，小便自出，子门不正，令人无子，腰胯疼痛，四肢沉重淫跃[③]，一身尽肿，乍来乍去，大便不利，小便淋沥，或月经不通，或下如腐肉青黄赤白黑等，如豆汁，梦想不祥方。亦名紫盖丸。

牡蒙　厚朴　消石　前胡　干姜　䗪虫　牡丹　蜀椒　黄芩　桔梗　茯苓　细辛　葶苈　人参　芎䓖　吴茱萸　桂心各十八铢　大黄二两半　附子一两六铢　当归半两

上二十味为末，蜜和，更捣万杵，丸如梧子大。空心酒服三丸，日三。不知，则加之至五六丸。下赤白青黄物如鱼子者，病根出矣。

---

① 乌贼骨　孙本作"乌头"。

② 胞中疮　"疮"原作"创"，据孙本改。按"创"，通"疮"。《正字通·刀部》："创，又疡也。通作疮"。"胞中疮"，谓胞宫中溃烂生疮。

③ 淫跃　游走跳动貌。为"淫淫跃跃"之简辞。《汉书·扬雄传上》颜师古注："淫淫，往来貌。"《战国策·秦策四》注："跃跃，跳走也。"此喻肌肉之往来跳动感。

治月经不通,结成癥瘕如石,腹大骨立①,宜此破血下癥方

大黄　消石各六两　巴豆　蜀椒各一两　代赭　柴胡熬变色　水蛭　丹参②熬令紫色

土瓜根各三两　干漆　芎䓖　干姜　虻虫　茯苓各二两

上十四味为末,巴豆别研,蜜和,丸如梧子。空心酒服二丸,未知加至五丸,日再服。《千金翼》无柴胡水蛭丹参土瓜根。

大虻虫丸　治月经不通六七年,或肿满气逆,腹胀瘕痛,宜服此,数有神验方。

虻虫四百枚　蛴螬一升　干地黄　牡丹　干漆　芍药　牛膝　土瓜根　桂心各四两

吴茱萸　桃仁　黄芩　牡蒙各三两　茯苓　海藻各五两　水蛭三百枚　芒消一两　人参一两半　葶苈五合

上十九味为末,蜜和,丸如梧子大。每日空心酒下七丸,不知加之,日三服。《千金翼》无芒消人参。

桂心酒　治月经不通结成癥瘕方。

桂心　牡丹　芍药　牛膝　干漆　土瓜根　牡蒙各四两　吴茱萸一升　大黄三两　黄芩　干姜各二两　虻虫二百枚　䗪虫　蛴螬　水蛭各七十枚　乱发灰　细辛各一两　僵蚕五十枚　大麻仁　灶突墨三升　干地黄六两　虎杖根　鳖甲各五两　菴蕳子二升

上二十四味㕮咀,以酒四斗分两瓮,浸之七日并一瓮盛,搅令调,还分作两瓮。初服二合,日二,加至三四合。

虎杖煎　治腹内积聚,虚胀雷鸣,四肢沉重,月经不通,亦治丈夫病方。取高地虎杖根,细剉二斛,以水二石五斗煮取一大斗半,去滓,澄滤令净,取好淳酒五升和煎,令如饧。每服一合,消息为度,不知则加之。

又方　治月经闭不通,结瘕,腹大如瓮,短气欲死方。

---

① 骨立　谓人极消瘦。《列子·仲尼》:"子贡茫然自失,归家淫思,七日不寝不食,以至骨立。"

② 丹参　孙本作"丹砂"。

虎杖根百斤，去头去土，曝干，切　土瓜根　牛膝各取汁二斗

上三味㕮咀，以水一斛浸虎杖根一宿，明旦煎取二斗，纳土瓜牛膝汁，搅令调匀，煎令如饧。每以酒服一合，日再夜一，宿血当下。若病去，止服。

桃仁煎　治带下，经闭不通方。

桃仁　虻虫各一升　朴消五两　大黄六两

上四味为末，别治桃仁，以醇苦酒四升纳铜铛中，炭火煎取二升，下大黄桃仁虻虫等，搅勿住手，当欲可丸，下朴消，更搅勿住手，良久出之，可丸乃止。取一丸如鸡子黄投酒中，预一宿勿食服之，至晡时下如大豆汁，或如鸡肝凝血虾蟆子，或如膏，此是病下也。

治月经不通，脐下坚结，大如杯升，发热往来，下痢羸瘦，此为气瘕一作血瘕，若生肉癥，不可为也，疗之之方

生地黄三十斤，取汁　干漆一斤，为末

上二味以漆末纳地黄汁中，微火煎令可丸。每服酒下如梧子大三丸，不知加之，常以食后服。

治月经不通甚极闭塞方

牛膝一斤　麻子三升，蒸　土瓜根三两　桃仁二升

上四味㕮咀，以好酒一斗五升浸五宿。一服五合，渐加至一升，日三，能多益佳。

治产后风冷，留血不去停结，月水闭塞方

桃仁　麻子仁各二升　菴蔺子一升

上三味㕮咀，以好酒三斗浸五宿，每服五合，日三，稍加至一升。

五京丸　治妇人腹中积聚，九痛七害，及腰中冷引小腹，害食，得冷便下方。

干姜　蜀椒①各三两　附子一两　吴茱萸一升　当归　狼毒　黄芩　牡蛎各二两

上八味为末，蜜和丸如梧子。初服三丸，日二，加至十丸。此

---

① 蜀椒　《千金翼方》卷五·妇人积聚无此药，为七味。

出京氏五君，故名五京。久患冷困当服之。

鸡鸣紫丸 治妇人癥瘕积聚方。

皂荚一分 藜芦 甘草 矾石[①] 乌喙 杏仁 干姜 桂心 巴豆各二分 前胡 人参各四分 代赭五分 阿胶六分 大黄八分

上十四味为末，蜜丸如梧子。鸡鸣时服一丸，日益一丸至五丸止，仍从一起。下白者，风也；赤者，癥瘕也；青微黄者，心腹病[②]。

辽东都尉所上丸 治脐下坚癖，无所不治方。

恒山 大黄 巴豆各一分 天雄二枚 苦参 白薇 干姜 人参 细辛 狼牙 龙胆 沙参 玄参 丹参各三分 芍药 附子 牛膝 茯苓各五分 牡蒙四分 雚芦[③]六分，一方云：二两三分

上二十味为末，蜜丸。宿勿食，服五丸，日三。大羸瘦，月水不调，当二十五日服之，下长虫，或下种种病，出二十五日服，中所苦悉愈[④]，肌肤盛，五十日万病除，断绪者有子。

牡蛎丸 治经闭不通，不欲饮食方。

牡蛎四两 大黄一斤 柴胡五两 干姜三两 芎䓖 茯苓各二两半 蜀椒十两 葶苈子 芒消 杏仁各五合 水蛭 虻虫各半两 桃仁七十枚

上十三味为末，蜜丸如梧子大。饮服七丸，日三。

当归丸 治腰腹痛，月水不通利方。

当归 芎䓖各四两 虻虫 乌头 丹参[⑤] 干漆各一两 人参 牡蛎 土瓜根 水蛭各二两 桃仁五十枚

上十一味为末，以白蜜丸如梧子大。酒下三丸，日三服。

---

① 矾石 《千金翼方》卷五·妇人积聚作“礜石”。

② 青微黄者，心腹病 《千金翼方》卷五·妇人积聚作“青者疝也，黄者心腹病也”十字。

③ 雚芦 药名，性味甘微温，主治心腹冷痛，癥瘕，蛔虫蛲虫，蛇螫毒，恶疮秃疮等。

④ 出二十五日服，中所苦悉愈 《千金翼方》卷五·妇人积聚“服”作“腹”，连下句读。

⑤ 丹参 《千金翼方》卷八·月水不利作“朱砂”。

消石汤① 治血瘕,月水留瘀血大不通,下病散坚血方。

消石 附子 虻虫各三两 大黄 细辛 干姜 黄芩各一两 芍药 土瓜根 丹参 代赭 蛴螬各二两 大枣十枚 桃仁二升 牛膝一斤 朴消四两

上十六味㕮咀,以酒五升、水九升渍药一宿,明旦煎取四升,去滓,下朴消消石烊尽,分四服,相去如炊顷。去病后食黄鸭羹,勿见风。

赤白带下崩中漏下第三论二首 方六十五首 灸法八首

论曰:诸方说三十六疾者,十二癥,九痛,七害,五伤,三痼不通是也。何谓十二癥?是所下之物,一曰状如膏,二曰如黑血,三曰如紫汁,四曰如赤肉,五曰如脓痂,六曰如豆汁,七曰如葵羹,八曰如凝血,九曰如清血血似水,十曰如米泔,十一曰如月浣乍前乍却,十二曰经度不应期也。何谓九痛?一曰阴中痛伤,二曰阴中淋沥痛,三曰小便即痛,四曰寒冷痛,五曰经来即腹中痛,六曰气满痛,七曰汁出阴中如有虫啮痛,八曰胁下分痛②,九曰腰胯痛。何谓七害?一曰穹孔③痛不利,二曰中寒热痛,三曰小腹急坚痛,四曰脏不仁,五曰子门不端引背痛,六曰月浣④乍多乍少,七曰害吐。何谓五伤?一曰两胁支满痛,二曰心痛引胁,三曰气结不通,四曰邪恶泄利⑤,五曰前后痼寒。何谓三痼?一曰羸瘦不生肌肤,二曰绝

---

① 消石汤 《千金翼方》卷八·月水不利"丹参"作"朱砂",无大枣,为十五味。

② 分痛 《诸病源候论》卷三十八·带下三十六疾候作"皮痛"。

③ 穹孔 "穹"原作"穷",今改。按"穷",通"穹"。《汉书·扬雄传上》:"香芬茀以穷隆兮。"《文选·扬雄·甘泉赋》引作"香芬茀以穹隆兮"。"穹孔",此指阴道口。又,孙本作"窍孔"。

④ 月浣 谓妇女月经。

⑤ 邪恶泄利 "恶"原作"思",据《医心方》卷二十一·治妇人带下三十六疾方改。

产乳，三曰经水闭塞。病有异同，具治之方。

白垩丸 治女人三十六疾方。又方见后。

白垩 龙骨 芍药各十八铢 黄连 当归 茯苓 黄芩 瞿麦 白敛 石韦 甘草 牡蛎 细辛 附子 禹余粮 白石脂 人参 乌贼骨 藁本甘皮 大黄以上各半两

上二十一味为末，蜜和，丸如梧子大。空腹饮服十丸，日再，不知加之，二十日知，一月百病除。若十二癥，倍牡蛎禹余粮乌贼骨白石脂龙骨；若九痛，倍黄连白敛甘草当归；若七害，倍细辛藁本甘皮，加椒茱萸各一两；若五伤，倍大黄石韦瞿麦；若三痼，倍人参，加赤石脂矾石巴戟天各半两。合药时随病增减之。

治女人腹中十二疾 一曰经水不时，二曰经来如清水，三曰经水不通，四曰不周时，五曰生不乳，六曰绝无子，七曰阴阳减少，八曰腹苦痛如刺，九曰阴中寒①，十曰子门相引痛，十一曰经来冻如葵汁状，十二曰腰急痛②。凡此十二病得之时，因与夫卧起，月经不去，或卧湿冷地，及以冷水洗浴，当时取快而后生百疾，或疮痍未瘥便合阴阳，及起早作劳，衣单席薄，寒从下入方。

半夏 赤石脂各一两六铢 蜀椒 干姜 吴茱萸 当归 桂心 丹参 白敛 防风各一两 藿芦半两

上十一味为末，蜜和，丸如梧子大。每日空心酒服十丸，日三，不知稍加，以知为度。

白石脂丸 治妇人三十六疾，胞中痛，漏下赤白方。

白石脂 乌贼骨 禹余粮 牡蛎各十八铢 赤石脂 干地黄 干姜 龙骨 桂心 石韦 白敛 细辛 芍药 黄连 附子 当归 黄芩 蜀椒 钟乳 白芷 芎劳 甘草各半两

上二十二味为末，蜜和，丸如梧子大。每日空心酒下十五丸，日再。一方有黄檗半两。

---

① 阴中寒 孙本作“腹中冷热不调”六字。

② 腰急痛 孙本“急”作“背”。

小牛角䚡散[1] 治带下五贲:一曰热病下血;二曰寒热下血;三曰经脉未断,为房事则血漏;四曰经来举重,伤任脉下血;五曰产后脏开经利。五贲之病,外实内虚方。

牛角䚡一枚,烧令赤 鹿茸 禹余粮 当归 干姜 续断各二两 阿胶三两 乌贼骨 龙骨各一两 赤小豆二升

上十味治下筛,空腹以酒服方寸匕, 日三。《千金翼》无鹿茸乌贼骨。

龙骨散[2] 治淳下[3]十二病绝产,一曰白带,二曰赤带,三曰经水不利,四曰阴胎,五曰子脏坚,六曰脏癖,七曰阴阳患痛,八曰内强,九曰腹寒,十曰脏闭,十一曰五脏酸痛,十二曰梦与鬼交,宜服之。淳下,一本作腹下。

龙骨三两 黄檗 半夏 灶中黄土 桂心 干姜各二两 石韦 滑石各一两 乌贼骨 代赭各四两 白僵蚕五枚

上十一味治下筛,酒服方寸匕,日三。白多者,加乌贼骨僵蚕各二两;赤多者,加代赭五两;小腹冷,加黄檗二两;子脏坚,加干姜桂心各二两。以上各随病增之。服药三月,有子即住药。药太过多,生两子。当审方取好药。寡妇童女不可妄服。

治女人带下诸病方

大黄蒸三斗米下 附子 茯苓 牡蒙 牡丹 桔梗 葶苈各三两 厚朴 芎䓖 人参 当归 虻虫 蜀椒 吴茱萸 柴胡 干姜 桂心各半两 细辛二两半

上十八味为末,蜜和丸如梧子大。每日空心酒服二丸,不知加之,以腹中温温为度。一本有麻子三两、泽兰半两,而无蜀椒葶苈。

治带下百病无子,服药十四日下血,二十日下长虫及清黄汁出,三十日病除,五十日肥白方

---

① 小牛角䚡散 孙本无龙骨,为九味。《千金翼方》卷八·崩中无鹿茸乌贼骨赤小豆,为七味。

② 龙骨散 孙本无灶中黄土桂心干姜乌贼骨代赭白僵蚕,为五味。

③ 淳下 孙本"淳"作"腹"。《千金翼方》卷八·崩中"淳"作"缦"。

大黄破如豆粒，熬令黑色　柴胡　朴消各一斤　芎䓖五两　干姜　蜀椒各一升　茯苓如鸡子大一枚

上七味为末，蜜丸如梧子大。先食米饮服七丸，不知加至十丸，以知为度。

治带下方

枸杞根一斤　生地黄五斤

右二味㕮咀，以酒一斗煮取五升，分为三服。水煮亦得。

治妇人及女子赤白带方

禹余粮　当归　芎䓖各一两半　赤石脂　白石脂　阿胶　龙骨　石韦一两六铢①　乌贼骨　黄檗　白敛　黄芩一用黄连　续断　桑耳　牡蛎各一两

上十五味为末，蜜丸梧子大。空心饮下十五丸，日再，加至三十丸为度。

白马蹄丸　治女人下焦寒冷成带，下赤白浣②方。

白马蹄　鳖甲　鲤鱼甲　龟甲　蜀椒各一两　磁石　甘草　杜仲　萆薢　当归　续断　芎䓖　禹余粮　桑耳　附子各二两

上十五味为末，蜜丸梧子大。以酒服十丸，加至三十丸，日三服。一本无龟甲。

白马毦散　治带下方。下白者取白马毦，下赤者取赤马毦，随色取之。

白马毦③二两　龟甲四两　鳖甲十八铢　牡蛎一两十八铢

上四味治下筛，空心酒下方寸匕，日三服，加至一匕半。

治五色带下方　服大豆紫汤，日三服。方见前三卷风篇中。

又方　烧马左蹄为末，以酒服方寸匕，日三服。

又方　烧狗头和毛皮骨为末，以酒服方寸匕。

---

① 一两六铢　此上疑脱“各”字。

② 赤白浣　即赤白带。孙本作“去浣”二字。

③ 白马毦　药名，即马鬃，为马科动物马的鬃毛或尾毛。主治女子崩中，带下，疮痈等。白马毦，即白色马鬃。

又方　煮甑带汁，服一杯，良。

又方　烧马蹄底护干为末，以酒服方寸匕，日三。

云母芎䓖散①　卫公治五崩②身瘦，咳逆，烦满少气，心下痛，面生疮，腰痛不可俯仰，阴中肿如有疮状，毛中痒时痛与子脏相通，小便不利常拘急，头眩，颈项急痛，手足热，气逆冲急，心烦不得卧，腹中急痛，食不下，吞醋噫苦，上下肠鸣，漏下赤白青黄黑汁，大臭如胶污衣状，皆是内伤所致。中寒即下白，热即下赤，多饮即下黑，多食即下黄，多药即下青，或喜或怒，心中常恐，或忧劳便发动，大恶风寒。

云母　芎䓖　代赭　东门边木烧，各一两　白僵蚕　乌贼骨　白垩　猬皮各六铢　鳖甲一作龟甲　桂心　伏龙肝　生鲤鱼头各十八铢

上十二味治下筛，酒服方寸匕，日三夜一。一方有龙骨干葛。

慎火草散　治崩中漏下赤白青黑，腐臭不可近，令人面黑无颜色，皮骨相连，月经失度，往来无常，小腹弦急，或苦绞痛上至心，两胁肿胀，食不生肌肤，令人偏枯，气息乏少，腰背痛连胁，不能久立，每嗜卧困懒。又方见后。

慎火草　白石脂　禹余粮　鳖甲③　干姜　细辛　当归　芎䓖　石斛　芍药　牡蛎各二两　黄连　蔷薇根皮　干地黄各四两　熟艾　桂心各一两

上十六味治下筛，空腹酒服方寸匕，日三，稍加至二匕。若寒多者，加附子椒；热多者，加知母黄芩各一两；白多者，加干姜白石脂；赤多者，加桂心代赭各二两。

---

① 云母芎䓖散　《千金翼方》卷八·崩中名鳖甲散，有干姜龙骨白术，无东门边木，为十四味。

② 五崩　指五种带下病。阴道排出物暴下量多，状如崩中，故名。根据阴道排出物的颜色和性状区分为白崩、赤崩、黄崩、青崩、黑崩五种。从阴道流出白色的，像米泔水，或黏胶样的物体者，称为白崩；从阴道排出的物体为深红色者，称为赤崩；从阴道排出的物体为污黄色，状如烂瓜瓤者，称为黄崩；从阴道排出的物体状如凝结的死血者，称为黑崩。

③ 鳖甲　孙本作“龟甲”。

禹余粮丸 治崩中,赤白不绝,困笃方。

禹余粮五两 白马蹄十两 龙骨三两 鹿茸二两 乌贼鱼骨一两

上五味为末,蜜丸梧子大。以酒服二十丸,日再,以知为度。

增损禹余粮丸 治女人劳损因成崩中,状如月经来去多不可禁止,积日不断,五脏空虚,失色黄瘦,崩竭暂止,少日复发,不耐动摇,小劳辄剧。治法且宜与汤,未宜与此丸也。发时服汤,减退即与此丸。若是疾久,可长与此方。

禹余粮 龙骨 人参 桂心 紫石英 乌头 寄生 杜仲 五味子 远志各二两

泽泻 当归 石斛 苁蓉 干姜各三两 蜀椒 牡蛎 甘草各一两

上十八味为末,蜜丸梧子大。空心酒下十丸,渐加至二十丸,日三服。

治女人白崩,及痔病方

槐耳 白敛 艾叶 蒲黄 白芷各二两 黄芪 人参 续断 当归 禹余粮 橘皮 茯苓 干地黄 猬皮各三两 牛角䚡四两 猪后悬蹄二十个 白马蹄四两,酒浸一宿,熬

上十七味为末,蜜丸。每日空心酒下二十丸,日二,加之。

治妇人忽暴崩中,去血不断,或如鹅鸭肝者方

小蓟根六两 当归 阿胶 续断 青竹茹 芎䓖各三两 生地黄八两 地榆 釜月下土各四两,绢裹 马通一升,赤带用赤马,白带用白马

上十味㕮咀,以水八升和马通汁,煮取三升。分三服,不止,频服三四剂。未全止,续服后丸方。

续断 甘草 地榆 鹿茸 小蓟根 丹参各三十铢 干地黄二两半 芎䓖 赤石脂 阿胶 当归各一两半 柏子仁一两,《集验》作柏叶 龟甲 秦牛角䚡各三两,剉,熬令黑

上十四味为末,蜜丸梧子大。空心以酒服十丸,日再,后稍加至三十丸。

治女人崩中,去赤白方

白马蹄五两　蒲黄　鹿茸　禹余粮　白马鬐毛　小蓟根　白芷　续断各四两　人参　干地黄　柏子仁　乌贼骨　黄芪　茯苓　当归各三两　艾叶　苁蓉　伏龙肝各二两

上十八味为末,蜜丸如梧子大。空心饮服二十丸,日再,加至四十丸。

当归汤　治崩中去血,虚羸方。

当归　芎䓖　黄芩　芍药①　甘草各二两　生竹茹二升

上六味㕮咀,以水一斗煮竹茹取六升,去滓,纳诸药,煎取三升半,分三服。忌劳动嗔怒,禁百日房事。

治崩中昼夜十数行,众医所不能瘥者方　芎䓖八两㕮咀,以酒五升煮取三升,分三服。不饮酒,水煮亦得。

治崩中下血,出血一斛,服之即断,或月经来过多,及过期不来者,服之亦佳方

吴茱萸　当归各三两　芎䓖　人参　芍药　牡丹　桂心　阿胶　生姜　甘草各二两　半夏八两　麦门冬一升

上十二味㕮咀,以水一斗煮取三升,分为三服。

治暴崩中,去血不止方

牡蛎　兔骨各二两半,炙

上二味治下筛,酒服方寸匕,日三。

治女人白崩方

芎䓖　桂心　阿胶　赤石脂　小蓟根各二两　干地黄四两　伏龙肝如鸡子大七枚

上七味㕮咀,以酒六升、水四升合煮取三升,去滓,纳胶令烊尽,分三服,日三。《千金翼》止六味,无伏龙肝。

伏龙肝汤　治崩中去赤白,或如豆汁方。

伏龙肝如弹丸七枚　生地黄四升,一方五两　生姜五两　甘草　艾叶　赤石脂　桂心各二两

---

① 芍药　孙本无此药,为五味。

上七味㕮咀，以水一斗煮取三升，分四服，日三夜一。

大牛角中仁散 治积冷崩中，去血不止，腰背痛，四肢沉重，虚极方。

牛角仁①一枚，烧　续断　干地黄　桑耳　白术　赤石脂　矾石　干姜　附子　龙骨

当归各三两　人参一两　蒲黄　防风　禹余粮各二两

上十五味治下筛，以温酒未食服方寸匕，日三，不知稍加。

治崩中去血，积时不止，起死方

肥羊肉三斤　干姜　当归各三两　生地黄二升

上四味㕮咀，以水二斗煮羊肉，取一斗三升，下地黄汁及诸药，煮取三升，分四服，即断。尤宜羸瘦人服之。

生地黄汤 治崩中漏下，日去数升方。

生地黄一斤　细辛三两

上二味㕮咀，以水一斗煮取六升。服七合，久服佳。

治崩中漏下赤白不止，气虚竭方

龟甲　牡蛎各三两

上二味治下筛，酒服方寸匕，日三。

又方　烧乱发酒和服方寸匕，日三。

又方　桑耳二两半　鹿茸十八铢

上二味以醋五升渍，炙燥，渍尽为度②，治下筛，服方寸匕，日三。

又方　烧鹿角为末，酒服方寸匕，日三。

又方　烧桃核为末，酒服方寸匕，日三。

又方　地榆　知母

上二味各指大长一尺者，㕮咀，以醋三升东向灶中治极浓，去滓服之。

---

① 牛角仁　药名，为牛科动物黄牛或水牛角中的骨质角髓。性味苦温，主治妇女崩漏，衄血便血，赤白痢，水泻等。又，孙本作“牛角䚡”。

② 炙燥，渍尽为度　“炙燥”二字恐当在“度”字下。

又方　桑木中蝎屎①烧灰，酒服方寸匕。

治崩中下血，羸瘦少气，**调中补虚止血方**

泽兰　蜀椒二两六铢②　藁本　柏子仁　山茱萸　厚朴各十八铢　干地黄　牡蛎各一两半　代赭　桂心　防风　细辛　干姜各一两　甘草　当归　芎䓖各一两十八铢　芜荑半两

上十七味治下筛，空心温酒服方寸匕，日三，神良。一方加白芷龙骨各十八铢、人参一两十八铢，为二十味。

治崩中方

白茅根三斤　小蓟根五斤

上二味㕮咀，以水五斗煎取四斗，稍稍服之。《外台》用酒煎。

丹参酒　治崩中去血，及产余疾方。

丹参　艾叶　地黄　忍冬　地榆各五斤

上五味剉，先洗臼，熟舂，以水渍三宿，出滓煮，取汁以黍米一斛炊饭酿酒，酒熟榨之。初服四合，后稍稍添之。

牡丹皮汤　治崩中血盛，并服三剂即瘥方。

牡丹皮　干地黄　斛脉各三两　禹余粮　艾叶　龙骨　柏叶　厚朴　白芷　伏龙肝　青竹茹　芎䓖　地榆各二两　阿胶一两　芍药四两

上十五味㕮咀，以水一斗五升煮取五升，分五服，相去如人行十里久再服。

治崩中单方　烧牛角末，以酒服方寸匕，日三服。亦治带下。

又方　桑耳烧令黑，为末，酒服方寸匕，日二服。亦治带下。

又方　生蓟根一斤半捣取汁，温服，亦可酒煮服之。

---

① 桑木中蝎屎　“蝎”原作“蝪”，据下述校本及本校改。孙本作“桑树中蝎虫屎”六字。《外台秘要》卷三十三·损娠方及本书卷二·治妊娠胎堕下血不止方均作“桑蝎虫屎”四字。足证“蝪”是“蝎”的形误。本书卷二“桑蝎虫”条注文可参。

② 二两六铢　此上疑脱“各”字。

又方　羊胰一具以醋煮，去血服之，即止。忌猪鱼醋滑物，犯之便死。亦治带下。

治白崩方　灸小腹横纹当脐孔直下百壮。又灸内踝上三寸左右各百壮。

论曰：治漏血不止，或新伤胎，及产后余血不消作坚，使胞门不闭，淋沥去血，经逾日月不止者，未可以诸断血汤，宜且与牡丹丸散等，待血坚消便停也。坚血消者，所去淋沥便自止，亦渐变消少也。此后有余伤毁，不复处此，乃可作诸主治耳。妇人产乳去血多，伤胎去血多，崩中去血多，金疮去血多，拔牙齿去血多未止，心中悬虚，心闷眩冒，头重，目暗，耳聋满，举头便闷欲倒，宜且煮当归芎䓖各三两，以水四升煮取二升，去滓，分二服即定。展转续次合诸汤治之。

白垩丸　治女人三十六疾，胞中病，漏下不绝方。又方见前。

邯郸白垩　禹余粮　白芷　白石脂　干姜　龙骨　桂心　瞿麦　大黄　石韦　白敛　细辛　芍药　甘草　黄连　附子　当归　茯苓　钟乳　蜀椒　黄芩各半两　牡蛎　乌贼骨各十八铢

上二十三味为末，蜜丸梧子大。空心酒服五丸，日再服，不知加至十丸。

治女人漏下，或瘥或剧，常漏不止，身体羸瘦，饮食减少，或赤或白或黄，使人无子者方

牡蛎　伏龙肝　赤石脂　白龙骨　桂心　乌贼骨　禹余粮各等分

上七味治下筛，空心酒服方寸匕，日二。白多者，加牡蛎龙骨乌贼骨；赤多者，加赤石脂禹余粮；黄多者，加伏龙肝桂心，随病加之。张文仲同，亦疗崩中。《肘后》无白龙骨，以粥饮服。

治妇人漏下不止散方

鹿茸　阿胶各三两　乌贼骨　当归各二两　蒲黄一两

上五味治下筛，空心酒服方寸匕，日三夜再服。

治女人产后漏下，及痔病下血方

矾石一两　附子一枚

上二味为末，蜜丸如梧子大。空心酒下二丸，日三，稍加至五丸，数日瘥。能百日服之，永断。

芎䓖汤 治带下漏血不止方。

芎䓖 干地黄 黄芪 芍药 吴茱萸 甘草各二两 当归 干姜各三两

上八味㕮咀，以水一斗煮取三升，分三服。若月经后，因有赤白不止者，除地黄吴茱萸，加杜仲人参各二两。

治漏下去血不止方 取水蛭治下筛，酒服一钱许，日二，恶血消即愈。

治漏下神方 取槐子烧末，酒服方寸匕，日三，立瘥。

治漏下去黑①方

干漆 麻黄 细辛 桂心各一两 甘草半两

上五味治下筛，以指撮著米饮中服之。

治漏下去赤②方

白术二两 白薇半两 黄檗二两半

上三味治下筛，空心酒服方寸匕，日三。

治漏下去黄③方

黄连 大黄 桂心各半两 黄芩 䗪虫 干地黄各六铢

上六味治下筛，空心酒服方寸匕，日三。

治漏下去青④方

大黄 黄芩 白薇各半两 桂心 牡蛎各六铢

上五味治下筛，空心酒服方寸匕，日三。

治漏下去白方

鹿茸一两 白敛十八铢 狗脊半两

上三味治下筛，空心米饮服方寸匕，日三。

---

① 去黑 孙本作“黑血”。

② 去赤 孙本作“赤血”。

③ 去黄 孙本作“黄血”。

④ 去青 孙本作“青血”。

治女子漏下积年不断，困笃方　取鹊重巢柴烧灰，作末，服方寸匕，日三服，三十日愈，甚良。重巢者，鹊去年在巢中产，今年又在上作重巢产者是也。

马通汤　治漏下血，积月不止方。

赤马通汁一升，取新马屎绞取汁，干者水浸绞取汁　生艾叶　阿胶各三两　当归　干姜各二两　好墨半丸

上六味㕮咀，以水八升、酒二升煮取三升，去滓，纳马通汁及胶，微火煎取二升。分再服，相去如人行十里久。

马蹄屑汤　治白漏①不绝方。

白马蹄　赤石脂各五两　禹余粮　乌贼骨　龙骨　牡蛎各四两　附子　干地黄　当归各三两　甘草二两　白僵蚕一两

上十一味㕮咀，以水二斗煮取九升，分六服，日三。

马蹄丸　治白漏不绝方。

白马蹄　禹余粮各四两　龙骨三两　乌贼骨　白僵蚕　赤石脂各二两

上六味为末，蜜丸梧子大。酒服十丸，不知，加至三十丸。

慎火草散　治漏下方。又方见前。

慎火草②十两，熬令黄　当归　鹿茸　阿胶各四两　龙骨半两

上五味治下筛。先食，酒服方寸匕，日三。

蒲黄散　治漏下不止方。

蒲黄半升　鹿茸　当归各二两

上三味治下筛，酒服五分匕，日三，不知，稍加至方寸匕。

灸法

女人胞漏下血不可禁止　灸关元两旁相去三寸。

---

① 白漏　病证名，因脾肾气虚而致，症见阴道流出白色分泌物，淋漓不断，质稀如水。

② 慎火草　药名，即景天，又名慎火，为景天科植物景天的全草。性味苦酸，寒，能清热，解毒，止血，主治丹毒，游风，烦热惊狂，咯血吐血，疔疮肿毒，风疹漆疮，目赤涩痛，外伤出血等。

女人阴中痛引心下，及小腹绞痛，腹中五寒　灸关仪百壮，穴在膝外边上一寸宛宛①中是。

女人漏下赤白及血　灸足太阴五十壮，穴在内踝上三寸，足太阴经内踝上三寸名三阴交。

女人漏下赤白，月经不调　灸交仪三十壮，穴在内踝上五寸。

女人漏下赤白　灸营池②四穴三十壮，穴在内踝前后两边池中脉上，一名阴阳是。

女人漏下赤白，四肢酸削　灸漏阴三十壮，穴在内踝下五分微动脚脉上。

女人漏下赤白泄注　灸阴阳③，随年壮，三报，穴在足拇趾下屈里表头白肉际是。

月经不调第四方二十三首　灸法一首

白垩丸　治妇人月经一月再来，或隔月不来，或多或少淋沥不断，或来而腰腹痛，嘘吸不能食，心腹痛，或青黄黑色，或如水，举体沉重方。

白垩　白石脂　牡蛎　禹余粮　龙骨　细辛　乌贼骨各一两半　当归　芍药　黄连　茯苓　干姜　桂心　人参　瞿麦　石韦　白芷　白敛　附子　甘草各一两　蜀椒半两

上二十一味为末，蜜丸如梧子大。空心酒下二十丸，日三。至月候来时，日四五服为佳。

桃仁汤　治产后及堕身，月水不调，或淋沥不断，断后复来，状如泻水，四体嘘吸，不能食，腹中坚痛不可行动，月水或前或后，

---

① 宛宛　凹处。《素问·阴阳离合论》王冰注："涌泉，在足心下蜷指宛宛中。"

② 营池　奇穴名。位于足内踝下缘前、后方之凹陷处。每足二穴，左右共四穴。

③ 阴阳　孙本作"阴陵"。

或经月不来，举体沉重，惟欲眠卧，多思酸物方。

桃仁五十枚　泽兰　甘草　芎䓖　人参各二两　牛膝　桂心　牡丹皮　当归各三两　芍药　生姜　半夏各四两　地黄八两　蒲黄七合

上十四味㕮咀，以水二斗煮取六升半，分六服。

杏仁汤　治月经不调，或一月再来，或两月三月一来，或月前或月后，闭塞不通方。

杏仁二两　桃仁一两　大黄三两　水蛭　虻虫各三十枚

上五味㕮咀，以水六升煮取二升，分三服。一服当有物随大小便有所下，下多者止之，少者勿止，尽三服。

大黄朴消汤　治经年月水不利，胞中有风冷所致，宜下之。

大黄　牛膝各五两　朴消　牡丹　甘草　紫菀各三两，《千金翼》作紫葳　代赭一两　桃仁　虻虫　水蛭　干姜　细辛　芒消各二两　麻仁五合

上十四味㕮咀，以水一斗五升煮取五升，去滓，纳消令烊，分五服，五更为首，相去一炊顷，自下后将息，忌见风。

茱萸虻虫汤　治久寒月经不利，或多或少方。

吴茱萸三升　虻虫　水蛭　䗪虫　牡丹各一两　生姜一斤　小麦　半夏各一升　大枣二十枚　桃仁五十枚　人参　牛膝各三两　桂心六两　甘草一两半　芍药二两

上十五味㕮咀，以酒一斗、水二斗煮取一斗，去滓，适寒温，一服一升，日三。不能饮酒人，以水代之。汤欲成，乃纳诸虫。不耐药者，饮七合。

抵党汤　治月经不利，腹中满时自减，并男子膀胱满急方。

虎掌《千金翼》作虎杖　大黄各二两　桃仁三十枚　水蛭二十枚

上四味以水三升煮取一升，尽服之，当下恶血为度。

七熬丸[①]　治月经不利，手足烦热，腹满，默默不欲寐[②]，心

① 七熬丸　《千金翼方》卷八·月水不利生姜作干姜，无芎䓖，为十一味。

② 默默不欲寐　"寐"原作"寤"，据孙本、《千金翼方》卷八·月水不利改。

烦方。

大黄一两半　前胡一作柴胡　芒消熬，各五两　葶苈　蜀椒并熬，各六铢　生姜　芎䓖各十八铢　茯苓十五铢　杏仁九铢，熬　桃仁二十枚，熬　虻虫熬　水蛭各半合，熬

上十二味为末，蜜丸梧子大。空腹饮服七丸，日三，不知加一倍。《千金翼》无芎䓖。又一方有䗪虫牡丹各二两，为十四味。

桃仁散　治月经来绕脐痛，上冲心胸，往来寒热如疟疰状。

桃仁五十枚　䗪虫二十枚　桂心五寸　茯苓一两　薏苡仁　牛膝　代赭各二两　大黄八两

上八味治下筛，宿勿食，温酒服一钱匕，日三。

治月经往来，腹肿，腰腹痛方

䗪虫四枚　蜀椒　干姜各六铢　大黄　女青①　桂心　芎䓖各半两

上七味治下筛，取一刀圭，先食酒服之，日三，十日微下，善养之。

治月经不调，或月头或月后，或如豆汁，腰痛如折，两脚疼，胞中风寒，下之之方

大黄　朴消各四两　牡丹三两　桃仁一升　人参　阳起石　茯苓　甘草　水蛭　虻虫各二两

上十味㕮咀，以水九升煮取三升，去滓，纳朴消令烊尽，分三服，相去如一饭顷。

阳起石汤　治月水不调，或前或后，或多或少，乍赤乍白方。

阳起石　甘草　续断　干姜　人参　桂心各二两　附子一两　赤石脂三两　伏龙肝五两　生地黄一升

上十味以水一斗煮取三升二合，分四服，日三夜一。

治妇人忧恚，心下支满，膈中伏热，月经不利，血气上抢心，欲

---

① 女青　药名，为蔷薇科植物蛇含的全草或带根全草。性味辛凉，能清热，解毒，主治惊痫高热，疟疾，咳嗽喉痛，湿痹，痈疽癣疮，丹毒痒疹，蛇虫咬伤等。

呕不可多食，懈怠不能动方

大黄　芍药　虻虫各二两　土瓜根　蜀椒　黄芩　白术　干姜　地骨皮一作炭皮　芎䓖各一两　桂心　干漆各一两半

右十二味为末，蜜丸如梧子。每服十丸，日三，不知加之。

牛膝丸　治产后月水往来，乍多乍少，仍复不通，时时疼痛，小腹里急，下引腰身重方。

牛膝　芍药　人参　大黄各三两　牡丹皮　甘草　当归　芎䓖各二两　桂心一两　䗪虫　蛴螬　蜚蠊各四十枚　虻虫　水蛭各七十枚

上十四味为末，蜜丸如梧子，酒服五丸，日三，不知稍增。

又方　鹿角末服之。

又方　生地黄汁三升煮取二升，服之。

又方　饮人乳汁三合。

又方　烧月经衣，井花水服之。

又方　烧白狗粪焦，作末，酒服方寸匕，日三。

又方　取白马尿服一升，良。

治月经不断方　船茹①一斤净洗，河水四升半煮取二升，分二服。

又方　服地黄酒，良。

又方　服大豆酒，亦佳。

又方　烧箕舌灰，酒服之。

又方　灸内踝下白肉际青脉上，随年壮。

（李景荣）

① 船茹　即败船茹。参见卷三·恶露“败船茹”条注释。

备急千金要方校释卷第五上少小婴孺方上

朝奉郎守太常少卿充秘阁校理判登闻检院上
护军赐绯鱼袋臣林亿等校正

序例第一择乳母附①　五条　方二首

论曰：夫生民之道，莫不以养小为大。若无于小，卒不成大，故《易》称积小以成大；《诗》有厥初生民②；《传》云声子生隐公③。此之一义，即是从微至著，自少及长，人情共见，不待经史。故今斯方先妇人小儿，而后丈夫耆老④者，则是崇本之义也。然小儿气势微弱，医士欲留心救疗，立功瘥难，今之学者，多不存意，良由婴儿在于襁褓⑤之内，乳气腥臊，医者操行英雄，讵⑥肯瞻视，静而言之，可为

① 择乳母附　原无，据本书目录补。

② 厥初生民　按《诗经·生民》："厥初生民，时维姜嫄。"言周始祖后稷之母为姜嫄。此谓生养少小亦属圣人之道。

③ 声子生隐公　按《左传·隐公元年》，鲁隐公之母为鲁惠公继室声子。此谓生养少小皆为人情之常。

④ 耆（qí　奇）老　泛指老人。《国语·吴语》韦昭注："六十曰耆，七十曰老。"

⑤ 襁褓　背负婴儿的布带和布兜。《史记·卫将军骠骑列传》张守节正义："襁，长尺二寸，阔八寸，以约小儿于背。褓，小儿被也。"

⑥ 讵（jù　具）　难道。《说文解字·言部》："讵，犹岂也。"

太息[①]者矣。《小品方》云：凡人年六岁以上为小，十六以上[②]为少，巢源、《外台》作十八以上为少。三十以上为壮，巢源、《外台》作二十以上为壮。五十以上为老。其六岁以下，经所不载，所以乳下婴儿有病难治者，皆为无所承据[③]也。中古有巫妨[④]巢源作巫方者，立《小儿颅囟经》[⑤]，以占夭寿，判疾病死生，世相传授，始有小儿方焉。逮于晋宋[⑥]，江左[⑦]推诸苏家，传习有验，流于人间。齐有徐王[⑧]者，亦有《小儿方》三卷，故今之学者，颇得传授。然徐氏位望隆重，何暇留心于少小，详其方意，不甚深细，少有可采，未为至秘，今博撰诸家及自经用有效者，以为此篇。凡百居家，皆宜达兹养小之术，则无横夭之祸也。

又曰：小儿病与大人不殊，惟用药有多少为异，其惊痫[⑨]客

---

① 太息　"太"原作"大"，今改。按"大"通"太"。《骈雅训纂·释名称》："大与太通。古人太字多不加点，如大极、大初、大素、大室、大学。后人加点，以别小大之大，遂分而为二矣。""太息"，即叹息。

② 十六以上　孙本"十六"作"二十"。

③ 承据　谓承受师传，有所依据。

④ 巫妨　人名。一作"巫方"。相传为尧臣，精于医道，能判病者生死。撰有《小儿颅囟经》，早佚。今传《颅囟经》为宋人伪托之作。

⑤《小儿颅囟经》　我国现存最早的儿科专著。全书二卷，相传为巫妨所撰。唐宋之际曾有人修订，明以后原书已佚。今存者，为清《四库全书》从《永乐大典》中辑录者。

⑥ 逮于晋宋　及至晋宋时期。按"逮"，及至。《尔雅·释言》："逮，及也。""宋"，南朝刘宋(公元420—479年)。

⑦ 江左　古地区名。指长江下游以东地区。古人叙地理以东为左，以西为右，故江东称江左，江西称江右。陆德明《经典释文·叙录》："江左中兴，立左氏传杜氏服氏博士。"

⑧ 徐王　即徐之才，封西阳王，故称。详见卷二·妊娠恶阻"徐之才"条注释。

⑨ 惊痫　病证名。因小儿心肝热盛，复被惊邪所触，神气溃乱而致，症见发时吐舌急叫，面色乍红乍白，怵惕不安，如人将捕之状。《诸病源候论》卷四十五·惊痫候可资参阅。

忤[①]解颅[②]不行[③]等八九篇，合为此卷，下痢等余方并散在诸篇，可披而得之。

凡生后六十日，瞳子成，能咳笑[④]应和人；百日任脉成，能自反覆；一作百五十日百八十日尻骨[⑤]成，能独坐；二百一十日掌骨成，能匍匐；三百日膑骨成，能独立；三百六十日膝骨成，能行。此其定法，若不能依期者，必有不平之处。

凡儿生三十二日一变，六十四日再变，变且蒸；九十六日三变，一百二十八日四变，变且蒸；一百六十日五变，一百九十二日六变，变且蒸；二百二十四日七变，二百五十六日八变，变且蒸；二百八十八日九变，三百二十日十变，变且蒸；积三百二十日小蒸毕后，六十四日大蒸，蒸后六十四日复大蒸，蒸后一百二十八日复大蒸。凡小儿自生三十二日一变，再变为一蒸，凡十变而五小蒸，又三大蒸，积五百七十六日，大小蒸都毕，乃成人。小儿所以变蒸[⑥]者，是荣其血脉，改其五脏，故一变竟，辄觉情态有异。其变蒸之候，变者上气，蒸者体热。变蒸有轻重，其轻者，体热而微惊，耳冷尻冷，上唇头白泡起如鱼目珠子，微汗出；其重者，体壮热而脉乱，或汗或不

---

① 客忤　病证名。因小儿神气未定，忽为异声、异物或生人冲逆而致，症见惊哭不休，甚或面色变异，吐泻腹痛，瘛疭状似惊痫等。详参《诸病源候论》卷四十六·中客忤候。按“忤”，违逆。《广韵·暮韵》：“忤，逆也。”

② 解颅　病证名，又名囟解、囟开不合。因父母精血不足，小儿先天肾气亏虚，脑髓失养而致，症见囟门应合而不合，骨缝开解。详参《诸病源候论》卷四十八·解颅候。

③ 不行　即行迟。因先天禀赋薄弱，肾虚骨软而致小儿行走迟缓。

④ 咳(hái　孩)笑　谓婴儿笑。《说文解字·口部》：“咳，小儿笑也。”

⑤ 尻骨　《千金翼方》卷十一·养小儿“尻”作“髋”。按“尻骨”，骶骨与尾骨的合称，又名尾骶骨。

⑥ 变蒸　谓婴幼儿在生长发育过程中，按一定时间规律出现的生理变化。变蒸之时有身热，脉乱，汗出等症。变者变其情智，发其聪明，蒸者蒸其血脉，长其百骸。一般不属病态，无需治疗，重者可酌予治疗。此说始于西晋王叔和，隋唐医家日相传演，其说益繁。《诸病源候论》卷四十五·变蒸候可与本篇互参。

汗,不欲食,食辄吐哯①,目白睛微赤,黑睛微白。又云目白者重,赤黑者微。变蒸毕,自睛明矣,此其证也。单变小微,兼蒸小剧。凡蒸平者,五日而衰,远者十日而衰。先期五日,后之五日,为十日之中,热乃除耳。儿生三十二日一变,二十九日先期而热,便治之如法,至三十六七日,蒸乃毕耳。恐不解了,故重说之。且变蒸之时,不欲惊动,勿令旁多人。儿变蒸或早或晚,不如法者多。又初变之时,或热甚者,违日数②不歇,审计变蒸之日,当其时有热微惊,慎不可治及灸刺,但和视之;若良久热不可已,少与紫丸微下,热歇便止;若于变蒸之中,加以时行温病,或非变蒸时而得时行者,其诊皆相似,惟耳及尻通热,口上无白泡耳,当先服黑散,以发其汗,汗出,温粉粉之,热当歇,便就瘥;若犹不都除,乃与紫丸下之;儿变蒸时,若有寒加之,即寒热交争,腹腰夭纠③,啼不止者,熨之则愈也。熨法出下篇,炙粉絮熨者是。变蒸与温壮④伤寒相似,若非变蒸,身热耳热尻亦热,此乃为他病,可作余治,审是变蒸,不得为余治也。

又一法,凡儿生三十二日始变,变者身热也。至六十四日再变,变且蒸,其状卧端正也。至九十六日三变,定者候丹孔出而泄。至一百二十八日四变,变且蒸,以能咳笑也。至一百六十日五变,以成机关⑤也。至一百九十二日六变,变且蒸,五机成也。至二百

---

① 吐哯(xiàn 现) 吐乳。《广韵·铣韵》:"哯,小儿呕乳也。"

② 违日数 谓超越正常日数。按"违",背离,此谓超越。《玉篇·辵部》:"违,背也。"

③ 夭纠 "纠"原作"纠",今改。按"纠",同"纠"。《字汇·糸部》:"纠,同纠。""夭纠",屈曲拘急貌。按"夭",弯曲。《说文解字·夭部》:"夭,屈也。""纠",弯曲,拘急。《玉篇·丩部》:"纠,戾也,急也。"

④ 温壮 病证名。因胃失和调,气机壅塞,蕴积体热而致,症见大便黄而恶臭,或白而酸臭,发热嗜睡,饮食减少等。详参《诸病源候论》卷四十五·温壮候。

⑤ 机关 谓心机灵性。黄庭坚《山谷别集诗注·牧童》:"多少长安名利客,机关用尽不如君。"

二十四日七变,以能匍匐也。至二百五十六日八变,变且蒸,以知欲学语也。至二百八十八日九变,以亭亭然也。凡小儿生至二百八十八日九变四蒸也,当其变之日,慎不可妄治之,则加其疾。变且蒸者,是儿送迎月也。蒸者甚热而脉乱,汗出是也,近者五日歇,远者八九日歇也。当是蒸上,不可灸刺妄治之也。

紫丸 治小儿变蒸,发热不解,并挟伤寒温壮,汗后热不歇,及腹中有痰癖①,哺乳不进,乳则吐后,食痫②,先寒后热者方。

代赭 赤石脂各一两 巴豆三十枚 杏仁五十枚

上四味末之,巴豆杏仁别研为膏,相和,更捣二千杵,当自相得。若硬,入少蜜同捣之,密器中收。三十日儿服如麻子一丸,与少乳汁令下,食顷后,与少乳勿令多,至日中当小下热除,若未全除,明旦更与一丸。百日儿服如小豆一丸,以此准量增减。夏月多热,喜令发疹,二三十日辄一服,佳。紫丸无所不疗,虽下不虚人。

黑散 治小儿变蒸中挟时行温病,或非变蒸时而得时行者方。

麻黄半两 大黄六铢 杏仁半两

上三味,先捣麻黄大黄为散,别研杏仁如脂,乃细细纳散,又捣令调和,纳密器中。一月儿服小豆大一枚,以乳汁和服,抱令得汗,汗出,温粉粉之,勿使见风。百日儿服如枣核,以儿大小量之。

择乳母法

凡乳母者,其血气为乳汁也。五情善恶,悉是血气所生也,其

---

① 痰癖 病证名。因乳食内积,郁而生痰而致,症见胁下或腹内积块。按"癖",潜匿在两胁间的积块。《玉篇·疒部》:"癖,食不消。"《广韵·昔韵》:"癖,腹病。"

② 食痫 病证名,因乳食不节,脾胃受病,乳食结滞而化痰生热,上扰神明而致,症见嗳吐酸馊,发则四肢抽搐,目睛上视,移时方醒。详参《太平圣惠方》卷八十五·治小儿食痫方。

乳儿者，皆宜慎于喜怒。夫乳母形色所宜，其候其多，不可求备，但取不胡臭①瘿瘘气嗽㾦②疥痴瘙③白秃④疬疡⑤沛唇耳聋齆鼻⑥癫痫⑦，无此等疾者，便可饮儿也。师见其故灸瘢，便知其先疾之源也。

初生出腹第二拭儿口　治生不作声　断脐　衣儿　裹脐　甘草汤　朱蜜　哺乳　浴儿法并方　鹅口　治生辄死　相儿寿夭⑧　论二首　十二事

论曰：小儿初生，先以绵裹指，拭儿口中及舌上青泥恶血，此为之玉衡一作衔。若不急拭，啼声一发，即入腹成百病矣。儿生落地不作声者，取暖水一器灌之，须臾当啼。儿生不作声者，此由难产少气故也，可取儿脐带向身却捋之，令气入腹，仍呵之至百度，啼声自发。亦可以葱白徐徐鞭之，即啼。儿亦生即当举之，举之迟晚，则令中寒，腹内雷鸣，乃先浴之，然后断脐，不得以

---

① 胡臭　即狐臭。

② 㾦　病证名，即㾦疮。因风湿热邪客于肌肤而致，症见手足上茱萸子状突起，对称发作，瘙痒疼痛，搔破流水，浸淫成疮，时瘥时剧等。详参《诸病源候论》卷三十五·㾦疮候。

③ 痴瘙　孙本作“癣瘙”。

④ 白秃　病名。又名秃头疮、癞头疮。头皮癣疾之一，由接触传染而发，症见头皮初起白痂，搔痒难忍，蔓延成片，久则发枯脱落，形成秃斑，愈后毛发常可再生。

⑤ 疬疡　病证名，又称疬疡风。因风邪湿热郁于皮肤而致，症见颈胸背腋下等处斑剥之点群集相连，色白而圆，无痛无痒等。详参《华佗神医秘传》卷四、《诸病源候论》卷三十一·疬疡候。

⑥ 齆（wèng　瓮）鼻　病证名。因肺虚卫弱，风寒内搏津液而致，症见鼻道不利，发音不清，不闻香臭等。按“齆”，鼻道阻塞。《龙龛手鉴·鼻部》：“齆，鼻塞病也。”详参《诸病源候论》卷二十九·鼻齆候及卷四十八·齆鼻候。

⑦ 癫痫　孙本作“癫痃”。

⑧ 拭儿口……夭　原无，据本书目录补。

刀子割之，须令人隔单衣物咬断，兼以暖气呵七遍，然后缠结，所留脐带，令至儿足跗[①]上，短则中寒，令儿腹中不调，常下痢。若先断脐，然后浴者，则脐中水，脐中水则发腹痛。其脐断讫，连脐带中多有虫，宜急剔拨去之，不尔，入儿腹成疾。断儿脐者，当令长六寸，长则伤肌，短则伤脏。不以时断，若挼汁不尽，则令暖气渐微，自生寒，令儿脐风[②]。生儿宜用其父故衣裹之，生女宜以其母故衣，皆勿用新帛为善。不可令衣过厚，令儿伤皮肤害血脉，发杂疮而黄。儿衣绵帛，特忌厚热，慎之慎之。凡小儿始生，肌肤未成，不可暖衣，暖衣则令筋骨缓弱。宜时见风日，若都不见风日[③]，则令肌肤脆软，便易中伤，皆当以故絮衣之，勿用新绵也。凡天和暖无风之时，令母将儿于日中嬉戏，数见风日，则血凝气刚，肌肉牢密，堪耐风寒，不致疾病。若常藏在帏帐之中，重衣温暖，譬犹阴地之草木，不见风日，软脆不堪风寒也。凡裹脐法，捶治白练[④]令柔软，方四寸，新绵厚半寸，与帛等合之，调其缓急，急则令儿吐哯。儿生二十日，乃解视脐。若十许日儿怒啼，似衣中有刺者，此或脐燥还刺其腹，当解之，易衣更裹。裹脐时闭户下帐，燃火令帐中温暖，换衣亦然，仍以温粉粉之，此谓冬时寒也。若脐不愈，烧绛帛末粉之。若过一月，脐有汁不愈，烧虾蟆灰粉之，日三四度。若脐中水及中冷，则令儿腹绞痛，夭纠啼呼，面目青黑，此是中水之过，当炙粉絮以熨之，不时治护。脐至肿者，当随轻重，重者便灸之，乃可至八九十壮，轻者脐不大肿，但出汁，时时啼呼者，捣当归末和胡粉敷之，炙絮日熨之，至百日愈，以啼

① 足跗　“跗”原作“趺”，今改。按“趺”，同“跗”。《玉篇·足部》：“跗，《仪礼》：棊结于跗。跗，足上也。趺，同上。”“足跗”，足背。

② 脐风　病名，因断脐处理不善，使风冷秽毒之邪侵入其中而致，症见唇青口撮，牙关紧闭，苦笑面容，甚或四肢抽搐，角弓反张等。

③ 风日　“日”字原脱，据《千金翼方》卷十一·养小儿、《外台秘要》卷三十五·儿初生将息法补。

④ 白练　已练制的白色熟绢。《急就篇》第二章颜师古注：“练者，煮缣而熟之也。”

呼止为候。若儿粪青①者,冷也,与脐中水同。儿洗浴断脐竟,褓抱②毕,未可与朱蜜,宜与甘草汤:以甘草如手中指一节许,打碎,以水二合煮取一合,以绵缠沾取,与儿吮之,连吮汁,计得一蚬壳③入腹止,儿当快吐,吐去心胸中恶汁也。如得吐,余药更不须与,若不得吐,可消息计如饥渴,须臾更与之。若前所服及更与并不得吐者,但稍稍与之,令尽此一合止。如得吐去恶汁,令儿心神智慧无病也。饮一合尽都不吐者,是儿不含恶血耳,勿复与甘草汤,乃可与朱蜜,以镇心神,安魂魄也。儿新生三日中与朱蜜者,不宜多,多则令儿脾胃冷,腹胀,喜阴痫④,气急变噤痉而死。新生与朱蜜法:以飞炼朱砂如大豆许,以赤蜜一蚬壳和之,以绵缠箸头沾取,与儿吮之,得三沾止, 一日令尽此一豆许。可三日与之,则用三豆许也。勿过,此则伤儿也。与朱蜜竟,可与牛黄如朱蜜多少也。牛黄益肝胆除热,定精神止惊,辟恶气,除小儿百病也。新生三日后,应开肠胃,助谷神。可研米作厚饮,如乳酪厚薄,以豆大与儿咽之,频咽三豆许止,日三与之。满七日可与哺也,儿生十日始哺如枣核,二十日倍之,五十日如弹丸,百日如枣。若乳汁少,不得从此法,当用意小增之。若三十日而哺者,令儿无疾。儿哺早者,儿不胜谷气,令生病,头面身体喜生疮,愈而复发,令儿尪弱⑤难养。三十日后,虽哺勿多,若不嗜食,勿强与之,强与之不消,复生疾病。哺乳不进者,腹中皆有痰癖也,当以四物紫丸微下

---

① 粪青　孙本“青”作“清”。《千金翼方》卷十一・养小儿作“尿清”。

② **褓**(bēng　崩)抱　用被包裹婴儿。按“**褓**”,婴儿的包被。《广韵・耕韵》:“**褓**,束儿衣。”

③ 蚬(xiǎn　险)壳　软体动物蚬的介壳。呈圆形或心形,表面有轮状纹。《广韵・铣韵》:“蚬,小蛤。”

④ 阴痫　病证名。因慢惊之后,痰入心包而致,症见发作时肢体偏冷,不啼叫,手足不抽搐,其脉多沉等。详参《诸病源候论》卷四十五・痫候。

⑤ 尪弱　瘦小虚弱。《艺文类聚・五一・ 谢灵运谢封康乐侯表》:“岂臣尪弱,所当忝承。”

之，节哺乳，数日便自愈。小儿微寒热，亦当尔利之，要当下之，然后乃瘥。凡乳儿不欲太饱，饱则呕吐，每候儿吐者，乳太饱也，以空乳乳之即消，日四。乳儿若脐未愈，乳儿太饱，令风中脐也。夏不去热乳，令儿呕逆，冬不去寒乳，令儿咳痢。母新房以乳儿，令儿羸瘦，交胫不能行；母有热以乳儿，令变黄不能食；母怒以乳儿，令喜惊发气疝，又令上气癫狂；母新吐下以乳儿，令虚羸；母醉以乳儿，令身热腹满。凡新生小儿，一月内常饮猪乳，大佳。凡乳母乳儿，当先极挼，散其热气，勿令汁奔出，令儿噎，辄夺其乳，令得息，息已，复乳之。如是十返五返，视儿饥饱节度，知一日中几乳而足，以为常。又常捉去宿乳。儿若卧，乳母当以臂枕之，令乳与儿头平乃乳之，令儿不噎。母欲寐则夺其乳，恐填口鼻，又不知饥饱也。

浴儿法

凡浴小儿汤，极须令冷热调和。冷热失所，令儿惊，亦致五脏疾也。凡儿冬不可久浴，浴久则伤寒；夏不可久浴，浴久则伤热，数浴背冷则发痫。若不浴，又令儿毛落。新生浴儿者，以猪胆一枚，取汁投汤中以浴儿，终身不患疮疥，勿以杂水浴之。儿生三日，宜用桃根汤浴：桃根、李根、梅根各二两，枝亦得，㕮咀之，以水三斗煮二十沸，去滓浴儿，良。去不祥，令儿终身无疮疥。治小儿惊，辟恶气，以金虎汤浴：金一斤，虎头骨一枚，以水三斗煮为汤浴。但须浴，即煮用之。凡小儿初出腹有鹅口者，其舌上有白屑如米，剧者鼻外外一作中亦有之，此由儿在胞胎中受谷气盛故也，或妊娠时嗜糯米使之然。治之法，以发缠箸头沾井花水撩拭之，三日如此，便脱去也。如不脱，可煮栗荴汁令浓，以绵缠箸头拭之，若春夏无栗荴，可煮栗木皮，如用井花水法。小儿初出腹有连舌，舌下有膜如石榴子中隔，连其舌下，后喜令儿言语不发不转也。可以爪摘断之，微有血出无害。若血出不止，可烧发作灰末敷之，血便止也。小儿出腹六七日后，其血气收敛成肉，则口舌喉颊里清净也。若喉里舌上有物，如芦箨①盛水状者，若悬痈有胀起者，可以绵缠长针，留刃处如粟米许大，以刺决之，令气泄，去青黄赤血汁也。一刺之止，消息，一日未消者，来日又刺之，不过三刺，自消尽，余小小未消，三刺亦止，自然得消也。有著舌下如此者，名重舌②，有著颊里及上腭如此者，名重腭③，有著齿龈上者，名重龈④，皆刺去血汁也。

小儿生辄死治之法

当候视儿口中悬痈前上腭有胞者⑤，以指摘取头，决令溃去血，勿令血入咽，入咽杀儿，急急慎之。

小儿初出腹，骨肉未敛，肌肉犹是血也，血凝乃坚成肌肉耳。其血沮败不成肌肉，则使面目绕鼻口左右悉黄而啼，闭目，聚口撮面⑥，口中干燥，四肢不能伸缩者，皆是血脉不敛也，喜不育。若有如此者，皆宜与龙胆汤也。方出下惊痫篇。

相儿命短长法

儿初生叫声连延相属者，寿。

声绝而复扬急者，不寿。

啼声散，不成人。

啼声深，不成人。

---

① 芦箨（tuò　唾）　当作“芦箨”，笋竹的笋壳。按“箨”，竹皮。《玉篇·竹部》：“箨，竹箨。”《集韵·铎韵》：“箨，竹皮。”

② 重舌　病证名。因心脾有热而致，症见舌下血脉胀起，形如小舌，或红或紫，状如莲花，身发潮热，饮食难下等。详参《诸病源候论》卷四十八·重舌候。

③ 重腭　病证名。因心脾热毒蕴结而致。症见上腭浮肿，形如梅李，心烦而不发热等。详参《疡科会粹》卷四。

④ 重龈　病证名。因脾胃积热，湿浊熏蒸而致，症见牙龈红肿，吮乳困难，口涎外流等。

⑤ 有胞者　《千金翼方》卷十一·养小儿“胞”上有“赤”字。

⑥ 聚口撮面　谓口面部肌肉拘急挛缩。

脐中无血者，好。

脐小者，不寿。

通身软弱如无骨者，不寿。

鲜白长大者，寿。

自开目者，不成人。

目视不正，数动者，大非佳。

汗血者，多厄不寿。

汗不流，不成人。

小便凝如脂膏，不成人。

头四破，不成人。

常摇手足者，不成人。

早坐早行，早齿早语，皆恶性，非佳人。

头毛不周匝者，不成人。

发稀少者强，不听人。一作不聪。

额上有旋毛，早贵，妨父母。

儿生枕骨不成者，能言而死。

尻骨不成者，能踞①而死。

掌骨不成者，能匍匐而死。

踵骨②不成者，能行而死。

膑骨不成者，能立而死。

身不收者，死。

鱼口者，死。

股间无生肉者，死。

颐③下破者，死。

---

① 踞　原作“倨”，今改，按“倨”，通“踞”。蹲坐。《庄子·天运》：“老聃方将倨堂而应。”成玄英疏：“倨，踞也。”

② 踵骨　跟骨。按“踵”，足跟。《字汇·足部》：“踵，足跟。”

③ 颐(yí　宜)　在颏部的外上方，口角的外下方，腮部的前下方部位。《素问·刺热篇》：“肾热病者，颐先赤。”又，颐，颊。《说文解字·𦣞部》：“𦣞，颔也。颐，篆文𦣞。”

阴不起者，死。

阴囊下白者死，赤者死。

卵缝通达黑者，寿。

论曰：儿三岁以上十岁以下，视其性气高下，即可知其夭寿大略。儿小时识悟通敏过人者，多夭，大则项讬颜回①之流是也。小儿骨法，成就威仪，回转迟舒，稍费人，精神雕琢者，寿。其预知人意，回旋敏速者，亦夭，即杨修②孔融③之徒是也。由此观之，夭寿大略可知也。亦犹④梅花早发，不睹岁寒，甘菊晚成，终于年事。是知晚成者，寿之兆也。

惊痫第三 中风附⑤ 论三首 候痫法一首 方十三首 灸法二十三首

论曰：少小所以有痫病及痉病者，皆由脏气不平故也。新生即痫者，是其五脏不收敛，血气不聚，五脉不流，骨怯不成也，多不全育。其一月四十日以上至期岁⑥而痫者，亦由乳养失理，血气不和，风邪所中也。病先身热，掣疭惊啼叫唤，而后发痫。脉浮者为阳痫，病在六腑，外在肌肤，犹易治也。病先身冷，不惊掣，不啼呼，而病发时脉沉者，为阴痫，病在五脏，内在骨髓，极难治也。病发身

---

① 颜回　春秋时鲁国人（公元前521—前490年），字子渊，孔子弟子。好学，以德行著称。年三十一病死。

② 杨修　东汉末年弘农华阴（今属陕西）人（公元175—219年），字德祖，文学家。好学能文，才思敏捷，后被曹操所杀，时年四十一。“修”原作“脩”，今改。按“脩”，通“修”。《字汇补·肉部》：“脩，与修通。”

③ 孔融　东汉末年鲁国（治今山东曲阜）人（公元153—208年），字文举，文学家，为“建安七子”之一。为人恃才负气，后因触怒曹操被杀，时年五十五。

④ 犹　犹原作“由”，今改。按“由”，通“犹”。《经词衍释》卷一：“由，同犹，若也。”

⑤ 中风附　原无，据本书目录补。

⑥ 期岁　周岁。按“期”，一周年。《说文解字注笺》：“日月之行……十二月则一周天而复会于故处，谓之期，是为一年。”

软时醒者，谓之痫也；身强直，反张如弓，不时醒者，谓之痓也。诸反张，大人脊下容侧手，小儿容三指者，不可复治也。凡脉浮之与沉，以判其病在阴阳表里耳，其浮沉，复有大小滑涩虚实迟快诸证，各依脉形为治。《神农本草经》说：小儿惊痫有一百二十种，其证候微异于常，便是痫候也。初出腹，血脉不敛，五脏未成，稍将养失宜，即为病也，时不成人，其经变蒸之后有病，余证并宽，惟中风最暴卒也。小儿四肢不好，惊掣，气息小异，欲作痫，及变蒸日满不解者，并宜龙胆汤也。凡小儿之痫有三种，有风痫，有惊痫，有食痫。然风痫惊痫时时有耳，十人之中未有一二是食痫①者。凡是先寒后热发者，皆是食痫也。惊痫当按图②灸之；风痫当与猪心汤；食痫当下乃愈，紫丸佳。凡小儿所以得风痫者，缘③衣暖汗出，风因入也。风痫者，初得之时，先屈指如数，乃发作者，此风痫也；惊痫者，起于惊怖大啼，乃发作者，此惊痫也。惊痫微者，急持之，勿复更惊之，或自止也；其先不哺乳，吐而变热，后发痫，此食痫，早下则瘥，四味紫丸逐癖饮最良，去病速而不虚人。赤丸本无赤丸方，诸医方并无。按此服四味紫丸不得下者，当以赤丸，赤丸瘥快，疾重者，当用之。今次后癖结胀满篇中第一方，八味名紫双丸者，用朱砂色当赤，用巴豆又用甘遂，比紫丸当瘥，疑此即赤丸也瘥快，病重者当用之。凡小儿不能乳哺，当与紫丸下之。小儿始生，生气尚盛，但有微恶，则须下之，必无所损，及其愈病，则致深益，若不时下，则成大疾，疾成则难治矣。凡下，四味紫丸最善，虽下不损人，足以去疾。若四味紫丸不得下者，当以赤丸下之，赤丸不下，当倍之。若已下而有余热不尽，当按方作龙胆汤，稍稍服之，并摩赤膏。方见此篇末。风痫亦当下之，然当以猪心汤下之。惊痫但按图灸之及摩生膏，方见此篇末。不可大下④也。

① 食痫　原作“风惊”，据《千金翼方》卷十一·养小儿改。

② 按图　“按”原作“桉”，据元本、明本、道藏本、四库本改。按“桉”，与“案”同。《字汇·木部》：“桉，同案。”又，“案”，通“桉”。《说文通训定声·乾部》：“案，假借为按。”

③ 缘　因为。《玉篇·糸部》：“缘，因也。”

④ 大下　《千金翼方》卷十一·养小儿作“下”一字。

何者,惊痫心气不定一作足,下之内虚,益令甚尔。惊痫甚者,特为难治,故养小儿,常慎惊,勿令闻大声,抱持之间,当安徐勿令怖也。又天雷时,当塞儿耳,并作余细声以乱之也。凡养小儿,皆微惊以长血脉,但不欲大惊,大惊乃灸惊脉。若五六十日灸者,惊复更甚,生百日后灸惊脉乃善。儿有热不欲哺乳,卧不安,又数惊[①],此痫之初也,服紫丸便愈,不愈,复与之。儿眠时小惊者,一月辄一以紫丸下之,减其盛气,令儿不病痫也。儿立夏后有病,治之慎勿妄灸,不欲吐下,但以除热汤浴之,除热散粉之,除热汤散见下篇伤寒条中。除热赤膏摩之。又以膏涂脐中,令儿在凉处,勿禁水浆,常以新水饮之。小儿衣甚薄,则腹中乳食不消,不消则大便皆醋臭,此欲为癖[②]之渐也,便将紫丸以微消之。服法先后少起,常令大便稀,勿大下也,稀后便渐减之,不醋臭,乃止药也。凡小儿冬月下无所畏,夏月下难瘥。然有病者,不可不下,下后腹中当小胀满,故当节哺乳数日,不可妄下。又乳哺小儿,常令多少有常剂,儿渐大,当稍稍增之。若减少者,此腹中已有小不调也,便微服药,勿复哺之,但当与乳,甚者十许日,微者五六日止,哺自当如常。若都不肯食哺,而但欲乳者,此是有癖,为疾重,要当下之。不可不下,不下则致寒热,或吐而发痫,或更致下痢,此皆病重,不早下之所为也,此即难治矣。但先治其轻时,儿不耗损而病速愈矣。凡小儿屎黄而臭者,此腹中有伏热,宜微将服龙胆汤;若白而醋者,此挟宿寒不消也,当服紫丸。微者少与药,令内消,甚者小增药,令小下,皆复节乳哺数日,令胃气平和。若不节乳哺,则病易复,复下之则伤其胃气,令腹胀满,再三下之尚可,过此伤矣。凡小儿有癖,其脉大必发痫,此为食痫,下之便愈,当审候掌中与三指脉,不可令起,而不时下,致于发痫,则难疗矣。若早下之,此脉终不起也。脉在掌中尚可早疗,

---

① 数惊　孙本“数”作“欲”。

② 癖　病名。因饮食不节,寒痰凝聚,气血瘀阻,气血痰食与寒邪相搏而致。症见痞块生于两胁,时痛时止等。详参《诸病源候论》卷二十·癖候及卷四十七·癥瘕癖结候。

若至指则病增也。凡小儿腹中有疾生,则身寒热,寒热则血脉动,动则心不定,心不定则易惊,惊则痫发速也。

候痫法

夫痫,小儿之恶病也,或有不及求医而致困者也。然气发于内,必先有候,常宜审察其精神,而采其候也。

手白肉鱼际脉黑者,是痫候;鱼际脉赤者,热。

脉青大者,寒;脉青细,为平也。

鼻口干燥,大小便不利,是痫候。

眼不明,上视喜扬①,是痫候。

耳后完骨②上有青络盛,卧不静,是痫候。青脉刺之,令血出也。

小儿发逆上,啼笑③面暗,色不变,是痫候。

鼻口青,时小惊,是痫候。

目闭青,时小惊,是痫候。

身热,头常汗出,是痫候。

身热,吐哯而喘,是痫候。

身热,目时直视,是痫候。

卧惕惕而惊,手足振摇,是痫候。

卧梦笑,手足动摇,是痫候。

噫气下而妄怒④,是痫候。

咽乳不利,是痫候。

---

① 上视喜扬　谓目睛上视。“扬”原作“阳”,今改。按“阳”,通“扬”。上扬。《周礼·考工记·梓人》孙诒让正义:“阳与扬通。”

② 完骨　骨名。指耳后之颞骨乳突。

③ 啼笑　《外台秘要》卷三十五·小儿将息衣裳厚薄致生诸痫及诸疾方并灸法“笑”作“哭”。

④ 噫气下而妄怒　谓嗳气频作,止则妄自发怒。“噫”原作“意”,今改。按“意”,同“噫”。嗳气。《灵枢经·口问》张景岳注:“噫,嗳气也。”“下”,止,结束。《新唐书·仪卫志上》:“朝罢……内外仗队,七刻乃下。”

目瞳子卒大,黑于常,是痫候。

喜欠,目上视,是痫候。

身热,小便难,是痫候。

身热,目视不精[①],是痫候。

吐痢不止,厥痛时起,是痫候。

弄舌摇头,是痫候。

以上诸候二十条,皆痫之初也。见其候,便爪[②]其阳脉所应灸,爪之皆重手,令儿骤啼,及足绝脉,亦依方与汤。直视瞳子动,腹满转鸣,下血,身热,口噤不得乳,反张脊强,汗出发热,为卧不寤[③],手足掣疭,喜惊,凡八条,痫之剧者也。如有此,非复汤爪所能救,便当时灸。

论曰:若病家始发,便来诣师[④],师可诊候,所解为法,作次序治之,以其节度首尾取瘥也。病家已经杂治无次序,不得制病,病则变异其本候后,师便不知其前证虚实,直依其后证作治,亦不得瘥也。要应精问察之,为前师所配,依取其前踪迹以为治,乃无逆耳。前师处汤,本应数剂乃差,而病家服一两剂未效,便谓不验,以后更问他师,师不寻前人为治寒温次序,而更为治,而不次前师治则弊也,或前已下之,后须平和疗以接之,而得瘥也;或前人未下之;或不去者;或前治寒温失度,后人应调治之,是为治败病,皆须邀射[⑤]之,然后免耳,不依次第及不审察,必及重弊也。

---

① 目视不精　谓双目视物不明。按“精”,明亮。《广韵·靖韵》:“精,明也。”

② 爪(zhǎo　找)　掐。《说文解字·爪部》:“爪,丮也。”段玉裁注:“丮,持也。”王筠释例:“而以爪为持则似误。爪俗作抓,把搔其义也。”

③ 为卧不寤　谓昏睡不醒。“寤”原作“悟”,今改。按“悟”,通“寤”。《说文通训定声·豫部》:“悟,假借为寤。”

④ 诣(yì　易)师　到医师处(求治)。按“诣”,前往。《玉篇·言部》:“诣,往也,到也。”

⑤ 邀射　谋求。此谓尽力调治。按“邀”,谋求。《龙龛手鉴·辵部》:“邀,求也。”“射”,追求。《管子·国蓄》:“凡轻重之大利,以重射轻,以贱泄平。”

龙胆汤 治婴儿出腹，血脉盛实，寒热温壮，四肢惊掣，发热大吐哯者。若已能进哺，中食实不消，壮热及变蒸不解，中客人鬼气，并诸惊痫，方悉主之。十岁以下小儿皆服之，小儿龙胆汤第一，此是新出腹婴儿方。若日月长大者，以次依此为例。若必知客忤及有魃气①者，可加人参当归，各如龙胆多少也。一百日儿加三铢，二百日儿加六铢，一岁儿加半两，余药皆准耳。

龙胆 钓藤皮② 柴胡 黄芩 桔梗 芍药 茯苓一方作茯神 甘草各六铢 蜣螂二枚 大黄一两

上十味㕮咀，以水一升煮取五合为剂也。服之如后节度。药有虚实，虚药宜足数合水也。儿生一日至七日，分一合，为三服；儿生八日至十五日，分一合半，为三服；儿生十六日至二十日，分二合，为三服；儿生二十日至三十日，分三合，为三服；儿生三十日至四十日，尽以五合，为三服；皆得下即止，勿复服也。

大黄汤 治少小风痫，积聚，腹痛夭矫③，二十五痫方。

大黄 人参 细辛 干姜 当归 甘皮各三铢

上六味㕮咀，以水一升煮取四合，服如枣许，日三。

白羊鲜汤 治小儿风痫，胸中有痰方。

白羊鲜④三铢 蚱蝉二枚 大黄四铢 甘草 钓藤皮 细辛各二铢 牛黄如大豆四枚 蛇蜕皮一寸

上八味㕮咀，以水二升半煮取一升二合，分五服，日三。若服已尽而痫不断者，可更加大黄钓藤各一铢，以水渍药半日，然后煮之。

增损续命汤 治小儿卒中风，恶毒，及久风，四肢角弓反张

---

① 魃(qí 奇)气 病证名。旧以为鬼神作祟而致，症见寒热往来，面黄形瘦，发焦腹胀等。按"魃"，小儿鬼。《说文解字·鬼部》："魃，小儿鬼。"详参《诸病源候论》卷四十七·被魃候。

② 钓藤皮 即钩藤皮。

③ 腹痛夭矫 谓腹痛较甚，使身体屈曲不舒。按"夭矫"，又作"夭挢"，屈曲貌，即偃蹇。《广雅》王念孙疏证："夭挢谓之偃蹇，故屈曲亦谓之偃蹇。"

④ 白羊鲜 即白鲜皮。

不随,并軃瘓①,僻不能行步②方。

麻黄　甘草　桂心各一两　芎䓖　葛根　升麻　当归　独活各十八铢　人参　黄芩　石膏各半两　杏仁二十枚

上十二味㕮咀,以水六升煮麻黄,去上沫,乃纳诸药,煮取一升二合。三岁儿分为四服,一日令尽。少取汗,得汗,以粉粉之。

石膏汤　治小儿中风,恶痱不能语,口眼了戾③,四肢不随方。

石膏一合　麻黄八铢　甘草　射干　桂心　芍药　当归各四铢　细辛二铢

上八味㕮咀,以水三升半先煮麻黄三沸,去上沫,纳余药煮取一升,三岁儿分为四服,日三。

治少小中风,状如欲绝汤方

大黄　牡蛎　龙骨　栝蒌根　甘草　桂心各十二铢　赤石脂　寒水石各六铢

上八味㕮咀,以水一升内药重半两,煮再沸,绞去滓。半岁儿服如鸡子大一枚,大儿尽服,入口中即愈。汗出粉之。药无毒,可服,日二。有热加大黄;不汗加麻黄;无寒水石,朴消代之。

治少小中风,手足拘急,**二物石膏汤**方

石膏如鸡子大一块,碎　真朱一两

上以水二升煮石膏五六沸,纳真朱,煮取一升,稍稍分服之。

治少小中风,脉浮发热,自汗出,项强,鼻鸣干呕,**桂枝汤**方

---

① **軃**(duǒ　躲)**瘓**(xuē　薛)　也作"軃曳"。谓肢体弛缓,下垂无力。按"**軃**",下垂。《字汇补·身部》:"**軃**,垂也。""**瘓**",当作"曳",困顿。《后汉书·冯衍传》李贤注:"曳,犹顿也。"详参《诸病源候论》卷一·风軃曳候。

② 僻不能行步　谓肢体歪斜不遂,不能行走。按"僻",歪斜。《本草纲目·百病主治药》:"枳茹,渍酒服,治中风身直,及口僻目斜。"

③ 口眼了戾　谓口眼部肌肉抽搐拘急。按"了戾",即"缭戾",二物纠结绞缠不直伸。此谓屈曲。《酉阳杂俎·续集八·支动》:"野牛高丈余,其头似鹿,其角了戾。"

桂心一两　甘草一两　芍药一两　大枣四枚　生姜一两

上五味，㕮咀三物，以水三升煮取一升，分三服。此方与伤寒篇中方相重。

治少小新生中风，**二物驴毛散**方

驴毛一把，取背前交脊上会中，拔取如手拇指大一把　麝香二豆大

上以乳汁和，铜器中微火煎，令焦熟出，末之。小儿不能饮，以乳汁和之，苇筒贮，写①著咽中，然后饮乳，令入腹。

茵芋丸　治少小有风痫疾，至长不除，或遇天阴节变便发动，食饮坚强②亦发，百脉挛缩，行步不正，言语　不便者，服之永不发方。

茵芋叶③　铅丹　秦艽　钓藤皮　石膏　杜蘅　防葵各一两　昌蒲　黄芩各一两半

松萝④半两　蜣螂十枚　甘草三两

上十二味末之，蜜丸如小豆大。三岁以下服五丸，三岁以上服七丸，五岁以上服十丸，十岁以上可至十五丸。

镇心丸　治小儿惊痫百病，镇心气方。

银屑十二铢　水银二十铢　牛黄六铢　大黄六分　茯苓三分　茯神　远志　防己　白敛　雄黄　人参　芍药各二分　防葵　铁精⑤　紫石英　真朱各四分

上十六味，先以水银和银屑如泥，别治诸药和丸。三岁儿如麻子二丸，随儿大小增之。一方无牛黄一味。

治少小心腹热，除热，**丹参赤膏**方

丹参　雷丸　芒消　戎盐　大黄各二两

---

①写　放置。《说文解字·宀部》："写，置物也。"

②食饮坚强　谓饮食物生冷坚硬，不易消化。

③茵芋叶　即茵芋，为芸香科植物茵芋的茎叶。

④松萝　药名，为松萝科植物长松萝、破茎松萝的丝状体。性味苦甘平，能清肝化痰，止血，解毒，主治头痛目赤，咳嗽痰多，外伤出血等。

⑤铁精　药名，为炼铁炉中的灰烬。性味辛苦平，能镇惊安神，消肿解毒，主治惊痫，心悸等。

上五味㕮咀，以苦酒半升浸四种一宿，以成炼猪肪一斤煎，三上三下，去滓，乃纳芒消，膏成。以摩心下，冬夏可用。一方但用丹参雷丸，亦佳。

治少小新生肌肤幼弱，喜为风邪所中，身体壮热，或中大风，手足惊掣，**五物甘草生摩膏**方

甘草　防风各一两　白术二十铢　雷丸二两半　桔梗二十铢

上㕮咀，以不中水猪肪一斤煎为膏，以煎药，微火上煎之，消息视稠浊，膏成去滓，取如弹丸大一枚，炙手以摩儿百过①，寒者更热，热者更寒。小儿虽无病，早起常以膏摩囟上及手足心，甚避寒风。

灸法

论曰：小儿新生无疾，慎不可逆针灸之②。如逆针灸则忍痛，动其五脉③，因喜成痫。河洛关中④，土地多寒，儿喜病痉。其生儿三日，多逆灸以防之，又灸颊以防噤。有噤者，舌下脉急，牙车筋急。其土地寒，皆决舌下去血，灸颊以防噤也。吴蜀⑤地温，无此疾也。古方既传之，今人不详南北之殊，便按方而用之，是以多害于小儿也。所以田舍小儿，任其自然皆得，无有夭横也。小儿惊

---

① 过　遍，次。《素问·玉版论要》王冰注：“过，谓遍也。”

② 逆针灸之　谓其病未至，而依发病规律，事先针灸以预防之。按“逆”，未至而迎之。《论语·宪问》集注：“逆，未至而迎之也。”

③ 五脉　谓五脏之脉。《素问·宣明五气》：“五脉应象：肝脉弦，心脉钩，脾脉代，肺脉毛，肾脉石。是谓五脏之脉。”

④ 河洛关中　河洛地区与关中地区。按“河洛”，黄河与洛水。因指该流域地区。“关中”，地区名。因秦都咸阳，汉都长安，习因称函谷关以西为关中。

⑤ 吴蜀　吴地与蜀地。按“吴”，周太王子太伯、仲雍避位出走，居于梅里（今江苏无锡东南），后世迁于吴（今江苏苏州）。因称其地为吴，后泛指东南一带地区。“蜀”，本为国名，秦惠文王更元后九年，遣司马错伐蜀，灭之，因置其地为郡。后指四川地区。

啼，眠中四肢掣动，变蒸未解，慎不可针灸爪之，动其百脉，仍因惊成痫也，惟阴痫噤痉可针灸爪之。凡灸痫，当先下儿使虚，乃承虚灸之，未下有实而灸者，气逼前后不通，杀人。痫发平旦者，在足少阳；晨朝发者，在足厥阴；日中发者，在足太阳①；黄昏发者，在足太阴②；人定发者，在足阳明；夜半发者，在足少阴③。

上痫发时病所在，视其发早晚，灸其所也。

痫有五脏之痫，六畜之痫，或在四肢，或在腹内，审其候，随病所在灸之，虽少必瘥，若失其要，则为害也。

肝痫之为病，面青，目反视，手足摇　灸足少阳厥阴各三壮。

心痫之为病，面赤，心下有热，短气息微数　灸心下第二肋端宛宛中，此为巨阙也。又灸手心主及少阴各三壮。

脾痫之为病，面黄腹大，喜痢　灸胃脘④三壮，夹胃脘旁灸二壮，足阳明太阴各二壮。

肺痫之为病，面目白，口沫出　灸肺俞⑤三壮，又灸手阳明太阴各二壮；

肾痫之为病，面黑，正直视不摇如尸状　灸心下二寸二分三壮，又灸肘中动脉各二壮，又灸足太阳少阴各二壮。

膈痫之为病，目反，四肢不举　灸风府，又灸顶上鼻人中下唇承浆，皆随年壮。

---

① 足太阳　孙本作“手太阳”。

② 足太阴　孙本作“足太阳”。

③ 足少阴　孙本作“足少阳”。

④ 胃脘　经穴名。即中脘（穴）。属任脉，为胃之募穴，又为手太阳、少阳，足阳明，任脉之会。穴在腹正中线上，脐上四寸。（据本书卷十一·坚癥积聚：“胃脘……穴在巨阙下二寸。”）“脘”原作“管”，今改。按“管”，穴道，腧穴。《庄子·人间世》：“五管在上，两髀为胁。”成玄英疏：“管，五脏腧也。”又，“管”字从竹，官声；“脘”字从肉，完声；上古音韵均属元部韵；中古音韵均为古满切，上缓见；故“管”通“脘”。

⑤ 肺俞　《外台秘要》卷三十五·小儿将息衣裳厚薄致生诸痫及诸疾方并灸法作“肝俞”。

肠痫之为病，不动摇　灸两承山，又灸足心两手劳宫，又灸两耳后完骨，各随年壮，又灸脐中五十壮。

上五脏痫证候。

马痫之为病，张口摇头，马鸣，欲反折　灸项风府脐中二壮。病在腹中，烧马蹄，末，服之良。

牛痫之为病，目正直视，腹胀　灸鸠尾骨及大椎各二壮。烧牛蹄，末，服之良。

羊痫之为病，喜扬目吐舌　灸大椎上三壮。

猪痫之为病，喜吐沫　灸完骨两旁各一寸七壮。

犬痫之为病，手屈拳挛　灸两手心一壮，灸足太阳一壮，灸肋户一壮。

鸡痫之为病，摇头反折，喜惊自摇　灸足诸阳各三壮。

上六畜痫证候。

小儿暴痫　灸两乳头，女儿灸乳下二分。

治小儿暴痫者，身躯正直如死人，及腹中雷鸣　灸太仓及脐中上下两旁各一寸，凡六处。

又灸当腹度取背，以绳绕颈下至脐中竭，便转绳向背顺脊下行，尽绳头，灸两旁各一寸五壮。

若面白，啼声色不变，灸足阳明太阴。

若目反上视，眸子动，当灸囟中。取之法：横度口尽两吻际，又横度鼻下，亦尽两边，折去鼻度半，都合口为度，从额上发际上行度之，灸度头一处，正在囟上未合骨中，随手动者是，此最要处也；次灸当额上入发二分许，直望鼻为正；次灸其两边，当目瞳子直上入发际二分许；次灸顶上回毛中；次灸客主人穴，在眉后际动脉是；次灸两耳门，当耳开口则骨解①开动张陷是也；次灸两耳上，卷耳取之，当卷耳上头是也。一法大人当耳上横三指，小儿各自取其指也；次灸两耳后完骨上青脉，亦可以针刺令血出；次灸玉枕，项后高

① 骨解　骨缝。按“解”，物体相连接处，此谓缝隙。《玉篇·角部》：“解，接中也。”

骨是也；次灸两风池，在项后两辕动筋①外发际陷中是也；次灸风府，当项中央发际，亦可与风池三处，高下相等；次灸头两角，两角当回毛两边起骨是也。

上头部凡十九处，儿生十日可灸三壮，三十日可灸五壮，五十日可灸七壮。病重者具灸之，轻者惟灸囟中风池玉枕也。艾使熟，炷令平正著肉，火势乃至病所也。艾若生，炷不平正不著肉，徒灸多炷，故无益也。

若腹满短气转鸣，灸肺募，在两乳上第二肋间宛宛中，悬绳取之，当瞳子是；次灸膻中；次灸胸堂；次灸脐中；次灸薜息，薜息在两乳下，第一肋间宛宛中是也；次灸巨阙，大人去鸠尾下一寸，小儿去脐作六分分之，去鸠尾下一寸是也。并灸两边；次灸胃脘；次灸金门，金门在谷道前囊之后，当中央是也，从阴囊下度至大孔前，中分之。

上腹部十二处，胸堂巨阙胃脘，十日儿可灸三壮，一月以上可五壮，阴下缝中可三壮，或云随年壮。

若脊强反张，灸大椎，并灸诸脏俞及督脊上当中，从大椎度至穷骨②中屈，更从大椎度之，灸度下头，是督脊也。

上背部十二处，十日儿可灸三壮，一月以上可灸五壮。

若手足掣疭惊者　灸尺泽，次灸阳明，次灸少商，次灸劳宫，次灸心主，次灸合谷，次灸三间，次灸少阳。

上手部十六处，其要者阳明，少商，心主，尺泽，合谷，少阳也，壮数如上。

又灸伏兔，次灸三里，次灸腓肠，次灸鹿溪，次灸阳明，次灸少阳，次灸然谷。

上足部十四处，皆要可灸，壮数如上。

手足阳明，谓人四指，凡小儿惊痫皆灸之，若风病大动，手足掣疭者，尽灸手足十指端，又灸本节后。

---

① 两辕动筋　谓项后两大筋。按“辕”，车辕。用喻项后筋肉。

② 穷骨　骨名。即骶骨。《灵枢经·癫狂》：“穷骨者，骶骨也。”

客忤第四魅病　夜啼　惊啼附①　论二首　方三十二首　灸法一首　咒法二首

论曰:少小所以有客忤病者,是外人来气息忤之,一名中人,是为客忤也。虽是家人或别房异户,虽是乳母及父母,或从外还,衣服经履鬼神粗恶暴气,或牛马之气,皆为忤也。执作喘息,乳气未定者,皆为客忤。其乳母遇醉及房劳喘后乳儿最剧,能杀儿也,不可不慎。凡诸乘马行,得马汗气臭,未盥洗易衣装,而便向儿边,令儿中马客忤。儿卒见马来,及闻马鸣惊,及马上衣物马气,皆令小儿中马客忤,慎护之,特重一岁儿也。凡小儿衣,布帛绵中不得有头发,履中亦尔。白衣青带,青衣白带,皆令中忤。凡非常人及诸物从外来,亦惊小儿致病。欲防之法:诸有从外来人及有异物入户,当将儿避之,勿令见也,若不避者,烧牛屎,令常有烟气置户前,则善。

小儿中客为病者,无时不有此病也。而秋初一切小儿皆病者,岂是一切小儿悉中客邪。夫小儿所以春冬少病,秋夏多病者,秋夏小儿阳气在外,血脉嫩弱;秋初夏末,晨夕时有暴冷,小儿嫩弱,其外则易伤暴冷折其阳,阳结则壮热,胃冷则下痢,是故夏末秋初,小儿多壮热而下痢也,未必悉是中客及魅也。若治少小法,夏末秋初常宜候天气温凉也。有暴寒卒冷者,其少小则多患壮热而下痢也,慎不可先下之,皆先杀毒,后下之耳。《玄中记》云:天下有女鸟,名曰姑获。《肘后》、《子母秘录》作乌获一名天帝女,一名隐飞鸟,一名夜行游女,又名钓星鬼,喜以阴雨夜过飞鸣,徘徊人村里,唤得来者是也。鸟淳雌无雄,不产,阴气毒化生,喜落毛羽于人中庭,置儿衣中,便令儿作痫,病必死,即化为其儿也。是以小儿生至十岁,衣被不可露,七八月尤忌。

---

① 魅病……附　原无,据本书目录补。

凡中客忤之为病，类皆吐下青黄白色，水谷解离①，腹痛夭纠，面色变易，其候似痫，但眼不上插耳，其脉急数者是也。宜与龙胆汤下之，加人参当归，各如龙胆秤分等多少也。

小儿中客，急视其口中悬痈左右，当有青黑肿脉，核如麻豆大，或赤或白或青，如此便宜用针速刺溃去之，亦可爪摘决之，并以绵缠钗头拭去血也。少小中客之为病，吐下青黄赤白汁，腹中痛，及反倒偃侧②，喘似痫状③，但目不上插，少睡耳，面变五色④，其脉弦急，若失时不治，小久则难治矣。欲疗之方　用豉数合，水拌令湿，捣熟，丸如鸡子大。以摩儿囟上手足心，各五六遍毕，以丸摩儿心及脐，上下行转摩之，食顷，破视其中，当有细毛，即掷丸道中，痛即止。

治少小中客忤，强项欲死方　取衣中白鱼十枚，为末，以敷母乳头上，令儿饮之，入咽立愈。一方二枚著儿母手，掩儿脐中，儿吐下愈，亦以摩儿项及脊强处。

治少小客忤，**二物黄土涂头方**　灶中黄土蚯蚓屎等分捣，合水和如鸡子黄大，涂儿头上及五心，良。一方云鸡子清和如泥。

又方　吞麝香如大豆许，立愈。

治少小犯客忤，发作有时者方　以母月衣覆儿上，大良。

治小儿卒中忤方　剪取驴前膊胛上旋毛，大如弹子，以乳汁煎之，令毛消药成。著乳头饮之，下喉即愈。

又方　烧母衣带三寸并发，合乳汁，服之。

又方　取牛鼻津服之。

又方　取牛口沫敷乳头，饮之。

治小儿寒热及赤气中人，一物猪蹄散方　猪后脚悬蹄烧末，捣

---

① 水谷解离　谓水谷杂下，大便不实。按“解离”，分解离散。《广雅·释诂三》：“解，散也。”又，“离，散业。”

② 反倒偃侧　谓身体颠倒仰侧，不能安卧。按“偃”，仰。《集韵·铣韵》：“偃，仰也。”

③ 喘似痫状　《千金翼方》卷十一·养小儿“似”上无“喘”字。

④ 面变五色　调面色变化无定，或赤或白或黄等。

筛，以饮乳汁一撮，立效。

治少小卒中客忤，不知人者方　取热马屎一丸，绞取汁饮儿，下便愈。亦治中客忤而喔啼①，面青腹强者。

治少小见人来卒不佳，腹中作声者，二物烧发散方　用向来者人囟上发十茎，断儿衣带少许，合烧灰，细末，和乳饮儿，即愈。

治小儿卒客忤方　铜镜鼻烧令红，著少许酒中，大儿饮之；小儿不能饮者，含与之，即愈。

治少小中忤，一物马通浴汤方　马通三升，烧令烟绝，以酒一斗煮三沸，去滓。浴儿即愈。

治小儿中人忤，喔啼，面青腹强者，一物猪通浴方　豭猪通二升，以热汤灌之，适寒温，浴儿。

小儿中马客忤而吐不止者　灸手心主、间使、大都、隐白、三阴交各三壮。可用粉丸如豉法，并用唾，唾而咒之，咒法如下：

咒客忤法　咒曰：摩家公，摩家母，摩家子儿苦客忤，从我始，扁鹊虽良不如善唾良。咒讫，弃丸道中。

又法　取一刀横著灶上，解儿衣，发其心腹讫，取刀持向儿咒之唾，辄以刀拟向心腹，啡啡曰音非，出唾貌：煌煌日，出东方，背阴向阳。葛公葛公，不知何公，子来不视，去不顾，过与生人忤。梁上尘，天之神，户下土，鬼所经，大刀镮犀对灶君。二七唾客愈。儿惊，唾啡啡如此。二七啡啡，每唾以刀拟之，咒当三遍乃毕。用豉丸如上法，五六遍讫，取此丸破视其中有毛，弃丸道中，客忤即愈矣。

小儿魃方

论曰：凡小儿所以有魃病者，是妇人怀娠，有恶神导其腹中胎，

---

① **喔啼**　病证名，又作躯啼。因小儿在胎中时，其母伤于风冷，儿生之后邪犹不去，与正气相搏而致，症见腹痛啼哭，腰曲背张，气息急迫等。详参《诸病源候论》卷四十七·躯啼候。又，"喔啼"，指因啼哭而气息塞堵，按"喔"，堵塞。

妒嫉他小儿令病也。魃者，小鬼也音奇，妊娠妇人不必悉招魃魅，人时有此耳。魃之为疾，喜微微下痢，寒热，或有去来，毫毛鬓发，鬇鬡不悦①，是其证也，宜服龙胆汤。凡妇人先有小儿未能行，而母更有娠，使儿饮此乳，亦作魃也。令儿黄瘦骨立，发落壮热，是其证也。

治魃方　炙伏翼，熟嚼哺之。

又方　烧伏翼，末，饮服之。

又方　以水二升煮萹蓄②冬瓜各四两，取浴之。

治少小客魃挟实，**白鲜皮汤**方

白鲜皮　大黄　甘草各一两　芍药　茯苓　细辛　桂心各十八铢

上七味㕮咀，以水二升煮取九合，分三服。

小儿夜啼方

龙角丸　主小儿五惊夜啼方。

龙角③三铢　牡蛎④九铢，一作牡丹　黄芩半两　蚱蝉二枚　牛黄如小豆，五枚　川大黄九铢

上六味末之，蜜丸如麻子。褥裹儿服二丸，随儿大小，以意增减之。崔氏名五惊丸。

治小儿夜啼，至明即安寐，**芎䓖散**方

芎䓖　白术　防己各半两

上三味治下筛，以乳和与儿服之，量多少。又以儿母手掩脐中，亦以摩儿头及脊，验。二十日儿未能服散者，以乳汁和之，服如

---

① 鬇（zhēng　争）鬡（nìng　宁）不悦　谓毛发散乱枯焦无光泽。按"鬇鬡"，毛发乱貌。《玉篇·髟部》："鬇，鬇鬡，发乱。""鬇鬡"原作"鬈鬡"，据《诸病源候论》卷四十七·被魃候改。

② 萹蓄　孙本无此药。

③ 龙角　药名，为古代大型哺乳动物的角骨化石。性味甘平，主治惊痫，身热如火等证。

④ 牡蛎　原作"牡砺"，据道藏本、四库本改。

麻子一丸，儿大能服药者，以意斟酌之。

治少小夜啼，一物前胡丸方　前胡随多少捣末，以蜜和丸如大豆。服一丸，日三，稍加至五六丸，以瘥为度。

又方　以妊娠时食饮偏有所思者物，以此哺儿，则愈。

又方　交道中土　伏龙肝各一把

右二味治下筛，水和少许饮之。

又方　取马骨烧灰，敷乳上饮儿，啼即止。

治小儿夜啼不已，医所不治者方　取狼屎中骨，烧作灰末，水服如黍米粒大二枚，即定。

治小儿惊啼[①]方　取鸡屎白熬末，以乳服之，佳。

又方　酒服乱发灰。

又方　腊月缚猪绳烧灰，服之。

又方　烧猬皮三寸灰，著乳头饮之。

又方　车辖脂如小豆许，纳口中及脐中。

千金汤　主小儿暴惊啼绝死，或有人从外来，邪气所逐，令儿得疾，众医不治方。

蜀椒　左顾牡蛎各六铢，碎

上二味，以酢浆水一升煮取五合，一服一合。

伤寒第五寒热温疟附[②]　论一首　方三十五首　灸法一首

论曰：夫小儿未能冒涉霜雪，乃不病伤寒也。大人解脱之久，伤于寒冷，则不论耳。然天行非节之气，其亦得之。有时行疾疫之年，小儿出腹便患斑者也，治其时行节度，故如大人法，但用药，分剂少异，药小冷耳。

治小儿未满百日伤寒，鼻衄身热呕逆，**麦门冬汤**方

---

① 惊啼　病证名。因风热内侵，心神被扰而致，症见睡中惊醒，啼哭不止，伴面赤，身热，多汗等。详参《诸病源候论》卷四十七·惊啼候。

② 寒热温疟附　原无，据本书目录补。

麦门冬十八铢　石膏　寒水石　甘草各半两　桂心八铢

上五味㕮咀，以水二升半煮取一升，分服一合，日三。

治少小伤寒，**芍药四物解肌汤**方

芍药　黄芩　升麻　葛根各半两

上四味㕮咀，以水三升煮取九合，去滓，分服，期岁以上分三服。

治少小伤寒，发热咳嗽，头面热者，**麻黄汤**方

麻黄　生姜　黄芩各一两　甘草　石膏　芍药各半两　杏仁十枚　桂心半两

上八味㕮咀，以水四升煮取一升半，分二服，儿若小以意减之。

治小儿伤寒方

葛根汁　淡竹沥各六合

上二味相和，二三岁儿分三服，百日儿斟酌服之。不宜生，煮服佳①。

治小儿时气方　桃叶三两捣，以水五升煮十沸，取汁，日五六遍淋之。若复发，烧雄鼠屎二枚，烧水调服之。

治小儿伤寒病久不除，瘥后复剧，瘦瘠骨立，**五味子汤**方

五味子十铢　甘草　当归各十二铢　大黄六铢　芒消五铢　麦门冬　黄芩　前胡各六铢　石膏一两　黄连六铢

上十味㕮咀，以水三升煮取一升半，服二合，得下便止，计大小增减之。

治少小伤寒，**莽草汤**浴方

莽草半斤　牡蛎四两　雷丸三十枚　蛇床子一升　大黄一两

上五味㕮咀，以水三斗煮取一斗半，适寒温以浴儿，避眼及阴。

治小儿卒寒热不佳，不能服药，**莽草汤**浴方

莽草　丹参　桂心各三两　昌蒲半斤　蛇床子一两　雷丸一升

上六味㕮咀，以水二斗煮三五沸，适寒温以浴儿，避目及阴。

治小儿忽寒热，**雷丸汤**浴方

---

① 不宜生，煮服佳　孙本作“生服佳”三字。

雷丸二十枚　大黄四两　苦参三两　黄芩一两　丹参二两　石膏三两

上六味㕮咀，以水二斗煮取一斗半，浴儿，避目及阴。浴讫，以粉粉之，勿厚衣，一宿复浴。

治少小身热，李叶汤浴方　李叶无多少㕮咀，以水煮去滓，将浴儿，良。

治小儿生一月至五月，乍寒乍热方　细切柳枝，煮取汁洗儿。若渴，绞冬瓜汁服之。

青木香汤　浴小儿壮热羸瘠方。

青木香四两　麻子人一升　虎骨五两　白芷三两　竹叶一升

上五味㕮咀，以水二斗煮取一斗，稍稍浴儿。

治小儿暴有热，得之二三日，**李根汤**方

李根　桂心　芒消各十八铢　甘草　麦门冬各一两

上五味㕮咀，以水三升煮取一升，分五服。

治少小身体壮热，不能服药，**十二物寒水石散**粉方

寒水石　芒消　滑石　石膏　赤石脂　青木香　大黄　甘草　黄芩　防风　芎䓖　麻黄根

上各等分，合治下筛，以粉一升，药屑三合相和，复以筛筛之，以粉儿身，日三。

升麻汤　治小儿伤寒，变热毒病，身热面赤，口燥，心腹坚急，大小便不利，或口疮者，或因壮热，便四肢挛掣惊，仍成痫疾，时发时醒，醒后身热如火者，悉主之方。

升麻　白薇　麻黄　萎蕤　柴胡　甘草各半两　黄芩一两　朴消　大黄　钓藤各六铢

上十味㕮咀，以水三升先煮麻黄，去上沫，纳诸药，煮取一升。儿生三十日至六十日，一服二合；六十日至百日，一服二合半；百日至二百日，一服三合。

治小儿肉中久挟宿热，瘦瘠，热进退休作无时，**大黄汤**方

大黄　甘草　芒消各半两　桂心八铢　石膏一两　大枣五枚

上六味㕮咀，以水三升煮取一升，每服二合。

治小儿潮热，**蜀漆汤**方

蜀漆　甘草　知母　龙骨　牡蛎各半两

上五味㕮咀，以水四升煮取一升，去滓。一岁儿少少温服半合，日再。

治小儿腹大短气，热有进退，食不安，谷为不化方

大黄　黄芩　甘草　芒消　麦门冬各半两　石膏一两　桂心八铢

上七味㕮咀，以水三升煮取一升半，分三服。期岁以下儿作五服。

治小儿夏月患腹中伏热，温壮来往，或患下痢，色或白或黄，三焦不利，**竹叶汤**方

竹叶切，五合　小麦三合　柴胡半两　黄芩一两六铢　茯苓十八铢　人参　麦门冬　甘草各半两

上八味㕮咀，以水四升煮竹叶小麦取三升，去竹叶麦，下诸药，煮取一升半，分三服。若小儿夏月忽壮热烧人手，洞下黄溏，气力惙然①，脉极洪数，用此方加大黄二两，再服，得下即瘥。

竹叶汤　主五六岁儿温壮，腹中急满，息不利，或有微肿，亦主极羸，不下饮食，坚瘠，手足逆冷方。

竹叶切，一升　小麦半升　甘草　黄芩　栝楼根　泽泻　茯苓　知母　白术　大黄各二两　桂心二铢　生姜一两半　人参　麦门冬　半夏各一两　当归十八铢

上十六味㕮咀，以水七升煮小麦竹叶，取四升，去滓纳药，煎取一升六合，分四服。小儿连壮热，实滞不去，寒热往来，微惊悸方②

大黄一两　黄芩　栝楼根　甘草各十八铢　桂心半两　滑石二两　牡蛎　人参　龙骨　凝水石　白石脂　消石各半两

上十二味㕮咀，以水四升煮取一升半，服三合，一日一夜令尽，虽吐亦与之。一本加紫石英半两。

---

① 气力惙（chuò　绰）然　谓气力虚乏。按“惙”，疲乏。《玉篇·心部》：“惙，疲也。”

② 小儿连壮热……微惊悸方　《千金翼方》卷十一·小儿杂治有紫石英，为十三味。

调中汤 治小儿春秋月晨夕中暴冷，冷气折其四肢，热不得泄则壮热，冷气入胃变下痢，或欲赤白滞起数去，小腹胀痛，极壮热气，脉洪大，或急数者，服之热便歇，下亦瘥也。但壮热不吐下者，亦主之方。

葛根 黄芩 茯苓 桔梗 芍药 白术 藁本 大黄 甘草各六铢

上九味㕮咀，以水二升煮取五合，服如后法：儿生一日至七日，取一合，分三服；生八日至十五日，取一合半，分三服；生十六日至二十日，取二合，分三服；生二十日至三十日，取三合，分三服；生三十日至四十日，取五合，分三服，恐吃五合未得，更斟酌之；其百日至三百日儿，一如前篇，龙胆汤加之。

治小儿寒热进退，啼呼腹痛，**生地黄汤**方

生地黄 桂心各二两

上二味㕮咀，以水三升煮取一升，期岁以下服二合，以上三合。一方七味，有芍药、寒水石、黄芩、当归、甘草各半两。

治小儿伤寒发黄方 捣土瓜根汁三合，服之。

又方 捣青麦汁服之。

又方 捣韭根汁，澄清，以滴儿鼻中如大豆许，即出黄水，瘥。

又方 小豆三七枚 瓜蒂十四枚 糯米四十粒

上三味为末，吹鼻中。

治少小有热不汗，**二物通汗散**方

雷丸四两 粉半斤

上捣和下筛，以粉儿身。

治少小头汗，**二物茯苓粉散**方

茯苓 牡蛎各四两

上治下筛，以粉八两合捣为散。有热，辄以粉，汗即自止。

治少小盗汗，**三物黄连粉**方

黄连 牡蛎 贝母各十八铢

上以粉一升，合捣下筛，以粉身，良。

此由心脏热之所感，宜服**犀角饮子**方

犀角十八铢　茯神一两　麦门冬一两半　甘草半两　白术六铢

上五味㕮咀，以水九合煎取四合，分服。加龙齿一两，佳。

恒山汤　治小儿温疟方。

恒山一两，切　小麦三合　淡竹叶切，一升

上三味，以水一升半煮取五合，一日至七日儿一合，为三服；八日至十五日儿一合半，为三服；十六日至二十日儿二合，为三服；四十日至六十日儿六合，为三服；六十日至百日儿，一服二合半；百日至二百日儿，一服三合。

又方　鹿角末，先发时便服一钱匕。

又方　烧鳖甲灰，以酒服一钱匕，至发时服三匕，并以火炙身。

又方　烧鸡肶胵中黄皮①，末，和乳与服。男雄女雌。

小儿温疟　灸两乳下一指三壮。

（任娟莉）

---

① 鸡肶胵中黄皮　即鸡内金。

备急千金要方校释卷第五下少小婴孺方下

朝奉郎守太常少卿充秘阁校理判登闻检院上
护军赐绯鱼袋臣林亿等校正

咳嗽第六方十四首

小儿出胎二百许日，头身患小小疮，治护小瘥，复发，五月中忽小小咳嗽，微温和治之，因变痫，一日二十过发，四肢缩动，背脊**躿䠒**①，眼反，须臾气绝，良久复苏，已与常治痫汤，得快吐下，经日不间，尔后单与竹沥汁，稍进，一日一夕中合进一升许，发时小疏②，明日与此竹沥汤，得吐下，发便大折，其间犹稍稍与竹沥汁，

竹沥汤方

竹沥五合　黄芩三十铢　木防己　羚羊角各六铢　大黄二两　茵芋三铢　麻黄　白薇　桑寄生　萆薢　甘草各半两　白术六铢，一方作白鲜

上十二味㕮咀，以水二升半煮取药减半，内竹沥煎取一升，分服二合，相去一食久进一服。一方无萆薢。

紫菀汤　治小儿中冷及伤寒暴嗽，或上气喉咽鸣，气逆，或鼻塞清水出者方。

紫菀　杏仁各半两　麻黄　桂心　橘皮　青木香各六铢　黄芩

---

① 背脊**躿䠒**　谓背脊屈曲拘急。按“**躿䠒**”，亦作“夭矫”、“夭纠”。

② 发时小疏　谓发作间隔延长，病势趋缓。

当归　甘草各半两　大黄一两

上十味㕮咀，以水三升煮取九合，去滓。六十日至百日儿，一服二合半；一百日至二百日儿，一服三合。

五味子汤① 治小儿风冷入肺，上气气逆，面青，喘迫咳嗽，昼夜不息，食则吐不下方。

五味子　当归各半两　麻黄　干姜　桂心　人参　紫菀　甘草各六铢　细辛　款冬花各三铢　大黄一两半

上十一味㕮咀，以水二升半煮取九合，去滓。儿六十日至百日，一服二合半；一百日至二百日，一服三合。其大黄别浸一宿下。一方无款冬大黄，有大枣三枚。

治小儿大人咳逆短气，胸中吸吸，呵出涕唾，嗽出臭脓方　烧淡竹沥，煮二十沸，小儿一服一合，日五服；大人一升，亦日五服。不妨食息乳哺。

治小儿寒热咳逆，膈中有癖，乳若吐，不欲食方

干地黄四两　麦门冬　五味子　蜜各半升　大黄　消石各一两

上六味㕮咀，以水三升煮取一升，去滓，纳消石蜜煮令沸，服二合，日三。胸中当有宿乳汁一升许出。大者服五合。

射干汤 治小儿咳逆，喘息如水鸡声方。

射干一两　半夏五枚　桂心五寸　麻黄　紫菀　甘草　生姜各一两　大枣二十枚

上八味㕮咀，以水七升煮取一升五合，去滓，纳蜜五合，煎一沸，分温服二合，日三。

又方　半夏四两　紫菀二两　款冬花二合　蜜一合　桂心　生姜　细辛　阿胶　甘草各二两

上九味㕮咀，以水一斗②煮半夏取六升，去滓，纳诸药煮取二升五合。五岁儿服一升，二岁服六合，量大小多少加减之。

---

① 五味子汤　元本、道藏本、四库本并有白术，为十二味。

② 以水一斗　“斗”原作“升”，据道藏本、四库本、《千金翼方》卷十一·小儿杂治改。

杏仁丸 主大人小儿咳逆上气方。杏仁三升，熟捣如膏，蜜一升为三分，以一分纳杏仁捣令强，更纳一分捣之如膏，又纳一分捣熟止。先食已含咽之，多少自在，日三。每服不得过半方寸匕，则利①。

又方 半夏二斤，去皮，河水洗六七度，完用 白矾一斤，末之 丁香 甘草 草豆蔻② 川升麻 缩砂各四两，粗捣

上七味，以好酒一斗与半夏拌，和匀同浸，春冬三七日，夏秋七日，密封口，日足取出，用冷水急洗，风吹干。每服一粒，嚼破，用姜汤下，或干吃，候六十日干，方得服。疑非孙思邈方。

治少小嗽，**八味生姜煎**方

生姜七两 干姜四两 桂心二两 甘草三两 杏仁一升 款冬花 紫菀各三两 蜜一升

上合诸药末之，微火上煎取如饴餔，量其大小多少，与儿含咽之，百日小儿如枣核许，日四五服，甚有验。

治小儿嗽，日中瘥夜甚，初不得息，不能复啼，**四物款冬丸**方

款冬花 紫菀各一两半 桂心半两 伏龙肝六铢

上末之，蜜和如泥，取如枣核大敷乳头，令儿饮之，日三敷之，渐渐令儿饮之。

治小儿暴冷嗽，及积风冷嗽，兼气逆鸣，**昌蒲丸**方

昌蒲 乌头 杏仁 矾石 细辛 皂荚各六铢 款冬花 干姜 桂心 紫菀各十八铢 蜀椒五合 吴茱萸六合

上十二味末之 蜜丸如梧子。三岁儿饮服五丸，加至十丸，日三。儿小以意减之，儿大以意加之。暴嗽，数服便瘥。

治少小十日以上至五十日，卒得謦咳③，吐乳，呕逆，暴嗽，昼

---

① 利 原作"痢"，据元本、道藏本、四库本改。

② 草豆蔻 原作"草豆蔲"，据道藏本、四库本改。

③ 謦(qíng 请)咳 病名，即顿咳。因冬春之时，时行毒气伤阻于肺，酿痰阻气而致，症见咳嗽阵作，伴吐乳等，常百日不息，昼夜频作。按"謦"，咳声。《玉篇·言部》："謦，咳声也。"

夜不得息,**桂枝汤**方

桂枝半两　甘草二两半　紫菀十八铢　麦门冬一两十八铢

上四味㕮咀,以水二升煮取半升,以绵著汤中,捉绵滴儿口中。昼夜四五过与之,节乳哺。

治少小卒肩息上气不得安,此恶风入肺,**麻黄汤**方

麻黄四两　甘草一两　桂心五寸　五味子半升　半夏　生姜各二两

上六味㕮咀,以水五升煮取二升,百日儿服一合。大小节度服之,便愈。

癖结胀满第七霍乱附①方三十五首　灸法一首

紫双丸　治小儿身热头痛,食饮不消,腹中胀满,或小腹绞痛,大小便不利,或重下数起,小儿无异疾,惟饮食过度,不知自止,哺乳失节,或惊悸寒热,惟此丸治之。不瘥,更可重服。小儿欲下,是其蒸候;哺食减少,气息不快,夜啼不眠,是腹内不调,悉宜用此丸,不用他药,数用神验。千金不传方。臣亿等详序例中凡云服紫丸者,即前变蒸篇十四味者是也,云服紫丸不下者,服赤丸,赤丸瘥快,病重者当用之。方中并无赤丸,而此用朱砂,又力紧于紫丸,疑此即赤丸也。

巴豆十八铢　麦门冬十铢　甘草五铢　甘遂二铢　朱砂②二铢　蜡十铢　蕤核仁十八铢　牡蛎八铢

上八味,以汤熟洗巴豆,研,新布绞去油,别捣甘草甘遂牡蛎麦门冬,下筛讫,研蕤核仁令极熟,乃纳散更捣二千杵,药燥不能相丸,更入少蜜足之。半岁儿服如荏子一双;一岁二岁儿服如半麻子一双;三四岁者,服如麻子二丸;五六岁者,服如大麻子二丸;七岁八岁,服如小豆二丸;九岁十岁,微大于小豆二丸。常以鸡鸣时服,至日出时不下者,热粥饮数合即下,丸皆双出也。下甚者,饮以冷粥即止。

---

① 霍乱附　原无,据本书目录补。

② 朱砂　孙本作"真珠"。

治小儿胎中宿热，乳母饮食粗恶辛苦，乳汁不起儿，乳哺不为肌肤，心腹痞满，萎黄①瘦瘠，四肢痿躄，缭戾②，服之令充悦方

芍药二两半　大黄一两　甘草半两　柴胡二两　鳖甲　茯苓各一两半　干姜半两，如热以枳实代　人参一两

上八味末之，蜜丸如大豆，服一丸。一岁以上，乳服三丸；七岁儿，服十丸，日二。

治小儿宿乳不消，腹痛惊啼，**牛黄丸**方

牛黄三铢　附子二枚　真朱一两　巴豆一两　杏仁一两

上五味　捣附子真朱为末，下筛，别捣巴豆杏仁令如泥，纳药及牛黄捣一千二百杵，药成。若干入少蜜足之。百日儿服如粟米一丸，三岁儿服如麻子一丸，五六岁儿服如胡豆一丸，日二。先乳哺了服之，膈上下悉当微转，药完出者病愈，散出者更服以药，完出为度。

治小儿宿食癖气痰饮，往来寒热，不欲食，消瘦，**芒消紫丸**方

芒消　大黄各四两　半夏二两　代赭一两　甘遂二两　巴豆二百枚　杏仁一百二十枚

上七味末之，别捣巴豆杏仁治如膏，旋纳药末，捣三千杵，令相和合，强者纳少蜜。

百日儿服如胡豆一丸，过百日至一岁服二丸，随儿大小以意节度。当候儿大便中约出为愈，若不出，更服如初。

治八岁以上儿热结痰实，不能食，自下方

芍药　栀子各二两　柴胡一两六铢　升麻　黄连　黄芩各二两半　竹叶切，一升半　桔梗一两半　细辛十五铢　知母　大黄各二两

上十一味㕮咀，以水六升煮取一升八合，去滓，分四服。十岁

① 萎黄　“萎”原作“委”，据元本、道藏本、四库本改。按“委”，通“萎”。《释名·释言语》：“委，萎也。”

② 缭戾　即“了戾”。按“了戾”，纠缠不伸貌。此谓屈曲。《说文解字·了部》：段玉裁注：“凡物二股或一股结纠紾缚不直伸者，曰了戾。”

儿为三服。一本有枳实杏仁各一两半，而无桔梗黄连。

治十五以下儿热结多痰，食饮减，自下方

大黄　柴胡　黄芩各三两　枳实[①]一两十八铢　升麻　芍药　知母　栀子各二两半　生姜十八铢　杏仁二两　竹叶切，一升半

上十一味㕮咀，以水六升半煮取二升，十岁至十五者，分三服。

治小儿结实，乳食不消，心腹痛，**牛黄双丸**方

牛黄　太山[②]　甘遂各半两　真朱六铢　杏仁　芍药　黄芩各一两　巴豆十八铢

上七味末之，蜜丸。一岁儿饮服如麻子二丸，但随儿大小加减之。

牛黄鳖甲丸　治少小癖实壮热，食不消化，中恶忤气方。

牛黄半两　鳖甲　麦曲　柴胡　大黄　枳实　芎䓖各一两　厚朴　茯苓　桂心　芍药　干姜各半两

上十二味末之，蜜丸如小豆。日三服，以意量之。

治小儿心下痞，痰癖结聚，腹大胀满，身体壮热，不欲哺乳，**芫花丸**方

芫花一两　大黄　雄黄各二两半　黄芩一两

上四味末之，蜜和。更捣一千杵，三岁儿至一岁以下，服如粟米一丸。欲服丸，纳儿喉中，令母与乳。若长服消病者，当以意消息与服之，与乳哺相避。

治小儿痰实结聚，宿癖羸露[③]，不能饮食，**真朱丸**方

真朱半两　麦门冬一两　蕤仁二百枚　巴豆四十枚

上四味末之，蜜丸。期岁儿服二丸如小豆大，二百日儿服如麻子二丸，渐增，以知为度。当下病赤黄白黑葵汁，下勿绝药，病尽下

---

① 枳实　孙本作“枳壳”。

② 太山　即泰山。

③ 羸露　谓身形瘦削，状若骨立。《左传·昭公元年》孔颖达疏：“羸露，是露骨之名。”此谓形瘦骨立。

自止。久服使小儿肥白,已试验。

鳖甲丸 治少小腹中结坚,胁下有疹,手足烦热方。

鳖甲 芍药 大黄各三十铢 茯苓 柴胡 干姜各二十四铢 桂心六铢 **䗪虫** 蛴螬各二十枚

上九味末之,蜜和。服如梧子七丸,渐渐加之,以知为度。

治小儿痞气①,胁下腹中有积聚坚痛,**鳖头丸**方

鳖头一枚 虻虫 **䗪虫** 桃仁各十八铢 甘皮半两

上五味末之,蜜丸。服如小豆二丸,日三。大便不利,加大黄十八铢,以知为度。

治小儿羸瘦惙惙,宜常服,不妨乳方 甘草五两末之,蜜丸。一岁儿服如小豆十丸,日三,服尽即更合。

治小儿五六日不食,气逆,**桂心橘皮汤**方

桂心半两 橘皮三两 成箨薤五两 黍米五合 人参半两

上五味㕮咀,以水七升先煮药,煎取二升,次下薤米,米熟药成,稍稍服之。

治少小胃气不调,不嗜食生肌肉,**地黄丸**方

干地黄 大黄各一两六铢 茯苓十八铢 当归 柴胡 杏仁各半两

上六味末之,以蜜丸如麻子大。服五丸,日三服。

治少小胁下有气内痛,喘逆气息难,往来寒热,羸瘦不食,**马通粟丸**方

马通中粟十八铢 杏仁 紫苑② 细辛各半两 石膏 秦艽 半夏 茯苓 五味子各六铢

上九味末之,蜜丸。服如小豆十丸,日三服。不知,加至二十丸。

治小儿不痢③,腹大且坚方 以故衣带多垢者切一升,水三升煮取一升,分三服。

---

① 痞气 病名。为五积之一,属脾。因脾虚气郁,痞塞不通,留滞积结而致,症见胃脘部有肿块突起,状如覆盘,消瘦乏力等。

② 紫苑 即紫菀。

③ 治小儿不痢 元本、道藏本、四库本“不”并作“下”。

又方　腹上摩衣中白鱼，亦治阴肿①。

治少小腹胀满方　烧父母指甲灰，乳头上饮之。

又方　韭根汁和猪脂煎，细细服之。

又方　车毂中脂和轮下土如弹丸，吞之立愈。

又方　米粉盐等分，炒变色，腹上摩之。

小儿癖　灸两乳下一寸，各三壮。

治小儿胎寒②嘔啼，腹中痛，舌上黑，青涎下，**当归丸**，一名黑丸方

当归九铢　吴茱萸一作杏仁　蜀椒各半两　细辛　干姜　附子各十八铢　狼毒九铢　豉七合　巴豆十枚

上九味，捣七种下筛，秤药末令足，研巴豆如膏，稍稍纳末，捣令相得，蜜和，桑杯盛，蒸五升米饭下出，捣一千杵。一月儿服如黍米一丸，日一夜二，不知稍加，以知为度。亦治水癖。

马齿矾丸　治小儿胎寒嘔啼，惊痫腹胀，不嗜食，大便青黄，并大人虚冷内冷，或有实，不可吐下方。马齿矾一斤烧半日，以枣膏和。大人服如梧子二丸，日三。小儿以意减之，以腹内温为度。有实实去，神妙。

治小儿忽患腹痛夭矫③，汗出，名曰胎寒方　煮梨叶浓汁七合，可三四度饮之。

治小儿暴腹满欲死，**半夏丸**方　半夏随多少，微火炮之，捣末酒和。服如粟米粒大五丸，日三，立愈。

治小儿霍乱吐痢方

人参一两　厚朴　甘草各半两　白术十八铢

---

① 阴肿　病名。因肾气虚弱，复感风邪，邪气下冲而致，以阴部肿痛为主症。详参《诸病源候论》卷四十七·阴肿候。

② 胎寒　病证名。因脾胃素寒，复受外寒而致，症见腹痛腹胀，下利水谷，面白无华等。详参《诸病源候论》卷四十七·胎寒候。又，孙本"胎寒"作"伤寒"。

③ 夭矫　曲伸貌。《文选·张衡·思玄赋》："偃蹇夭矫，娩以卷连兮。"

上四味㕮咀，以水一升二合煮取半升。六十日儿服一合，百日儿分三服，期岁分二服，中间隔乳服之。乳母忌生冷油腻等。一方加干姜一分，或加生姜三分。

治毒气吐下，腹胀，逆害乳哺，**藿香汤**方

藿香一两　生姜三两　青竹茹　甘草各半两

上四味㕮咀，以水二升煮取八合，每服一合，日三。有热，加升麻半两。

治孩子霍乱，已用立验方

人参　芦箨各半两　藊豆藤[①]二两　仓米一撮

上四味㕮咀，以水二升煮取八合，分温服。

又方　人参一两　木瓜一枚　仓米一撮

上三味㕮咀，以水煮分服，以意量之，立效。

治小儿霍乱方　研尿滓，乳上服之。

又方　牛涎灌口中一合。

治少小吐痢方

乱发半两，烧　鹿角六铢

上二味末之，米汁服一刀圭，日三服。

又方　热牛屎含之。一作牛膝。

又方　烧特猪屎，水解取汁，少少服之。

痈疽瘰疬第八论一首　方七十二首　灸法一首

漏芦汤　治小儿热毒痈疽，赤白诸丹毒疮疖方。

漏芦　连翘《肘后》用白薇　白敛　芒消《肘后》用芍药　甘草各六铢　大黄一两　升麻　枳实　麻黄　黄芩各九铢

上十味㕮咀，以水一升半煎取五合。儿生一日至七日，取一合，分三服；八日至十五日，取一合半，分三服；十六日至二十日，取二合，分三服；二十日至三十日，取三合，分三服；三十日至四十日，

① 藊豆藤　即扁豆的藤茎。

取五合,分三服。《肘后》治大人各用二两,大黄三两,以水一斗煮取三升,分三服。其丹毒须针镵去血。《经心录》无连翘,有知母芍药犀角各等分。

五香连翘汤 治小儿风热毒肿,肿色白,或有恶核①瘰疬,附骨痈疽,节解不举,白丹②走竟身中,白疹③瘙不已方。

青木香 薰陆香 鸡舌香 沉香 麻黄 黄芩各六铢 大黄二两 麝香三铢 连翘 海藻 射干 升麻 枳实各半两 竹沥三合

上十四味㕮咀,以水四升煮药减半,纳竹沥煮取一升二合。儿生百日至二百日,一服三合;二百日至期岁,一服五合。一方不用麻黄。

连翘丸 治小儿无故寒热④,强健如故,而身体颈项结核瘰疬,及心胁腹背里有坚核不痛,名为结风气肿方。

连翘 桑白皮⑤ 白头翁 牡丹 防风 黄檗 桂心 香豉 独活 秦艽各一两 海藻半两

上十一味末之,蜜丸如小豆。三岁儿饮服五丸,加至十丸;五岁以上者,以意加之。

治丹毒大赤肿,身壮热,百治不折方

寒水石十六铢 石膏十三铢 蓝青十二铢,冬用干者 犀角 柴胡 杏仁各八铢 知母十铢 甘草五铢 羚羊角六铢 芍药七铢 栀子十一铢 黄芩七铢 竹沥一升 生葛汁四合,澄清 蜜二升

---

① 恶核 病证名。因风热毒邪搏于气血,复为风寒乘袭而致,症见核生肉中,形如豆或梅李,推之可动,患处疼痛,发热恶寒等。详参《诸病源候论》卷三十一·恶核肿候及卷五十·恶核候、《肘后备急方》卷五。

② 白丹 病证名。因肺气虚弱,外感热毒,兼挟风冷,搏于气血,积蒸而致,症见患处初起微肿,疹起色白,痒痛兼作等。详参《诸病源候论》卷三十一·白丹候及卷四十九·白丹候。

③ 白疹 病证名。因风入腠理,肌肤郁热,风热相搏,气血郁滞而致,症见皮肤出现大小不等之风团,奇痒难忍等。详参《诸病源候论》卷二·风瘙隐疹生疮候及卷四十九·风瘙隐疹候。

④ 无故寒热 "故"原作"辜",据元本、道藏本、四库本。按"辜",通"故"。《说文通训定声·豫部》:"辜,假借为故。"

⑤ 桑白皮 孙本作"白及"。

上十五味㕮咀，以水五升并竹沥煮取三升三合，去滓，纳杏仁脂葛汁蜜，微火煎取二升。一二岁儿服二合，大者量加之。

治小儿丹肿[1]及风毒风疹，**麻黄汤**方

麻黄一两半　独活　射干　甘草　桂心　青木香　石膏　黄芩各一两

上八味㕮咀，以水四升煮取一升，三岁儿分为四服，日再。

治小儿恶毒丹及风疹，**麻黄汤**方

麻黄　升麻　葛根各一两　射干　鸡舌香　甘草各半两　石膏半合

上七味㕮咀，以水三升煮取一升，三岁儿分三服，日三。

治小儿数十种丹，**榻汤**方

大黄　甘草　当归　芎䓖　白芷　独活　黄芩　芍药　升麻　沉香　青木香　木兰皮各一两　芒消三两

上十三味㕮咀，以水一斗一升煮取四升，去滓，纳芒消，以绵揾[2]汤中，适寒温搨之，干则易之，取瘥止。

治小儿溺灶丹[3]，初从两股及脐间起，走入阴头皆赤方　桑根皮切一斗，以水二斗煮取一斗，以洗浴之。

治小儿丹毒方　捣慎火草，绞取汁涂之，良。其丹毒方具在第二十二卷中。

治小儿赤游肿[4]，若遍身入心腹即杀人方　捣伏龙肝为末，以鸡子白和敷，干易之。

又方　白豆末，水和敷之，勿令干。

---

① 小儿丹肿　病名。即赤游肿。详见本篇“赤游肿”条注释。

② 揾(wèn　问)　浸入。《说文解字・手部》：“揾，没也。”段玉裁注：“没者，湛也，谓湛浸于中也。”

③ 溺灶丹　病名。因热毒炽盛，内搏气血，外发肌肤而致，症见自膝至股，甚则阴部脐间皮肤红如涂丹，热如火灼。详参《诸病源候论》卷三十一・尿灶火丹候及卷四十九・尿灶火丹候。

④ 赤游肿　病证名。又称赤游风，赤游丹，赤游丹毒。因热毒炽盛而致，症见皮肤红肿光亮，此起彼伏，游走不定，形如云片。详参《诸病源候论》卷四十九・赤游肿候。

治小儿半身皆红赤，渐渐长引者方

牛膝　甘草

上二味㕮咀，合得五升，以水八升煮三沸，去滓，和伏龙肝末敷之。

治小儿身赤肿起者方　熬米粉令黑，以唾和敷之。

又方　伏龙肝　乱发灰

上二味末之，以膏和敷之。

治小儿卒腹皮青黑方　以酒和胡粉敷上，若不急治，须臾便死。

又　灸脐上下左右，去脐半寸，并鸠尾骨下一寸，凡五处，各三壮。

五香枳实汤　治小儿著风热，瘖瘤坚如麻豆粒，疮痒，搔之皮剥汁出，或遍身头面，年年常发者方。

青木香九铢　麝香六铢　鸡舌香　薰陆香　沉香各半两　升麻　黄芩　白敛　麻黄各一两　防风　秦艽各半两　枳实一两半　大黄一两十八铢　漏芦半两

上十四味㕮咀，以水五升煮取一升八合。儿五六岁者，一服四五合；七八岁者，一服六合；十岁至十四五者，加大黄半两，足水为一斗，煮取二升半，分三服。

治小儿火灼疮，一身尽有如麻豆，或有脓汁，乍痛乍痒者方①

甘草　芍药　白敛　黄芩　黄连　黄檗　苦参各半两

上七味末之，以蜜和敷之，日二夜一。亦可作汤洗之。

治小儿疮初起，熛浆似火疮，名曰熛疮②，亦名烂疮方　桃仁

---

① 治小儿火灼疮……乍痛乍痒者方　《千金翼方》卷十一·小儿杂治无苦参，为六味。按“火灼疮”，病证名。因脏腑积热，蕴郁肌肤，外受湿气而致，症见皮肤初如麻粒，蔓延迅速，甚则疮面赤肿湿烂，如汤火所伤。详参《诸病源候论》卷三十五·王烂疮候及卷五十·王灼恶疮候。

② 熛疮　病证名。即烂疮。因风热毒邪客于皮肤而致，症见初起皮肤灼热作疮而起，继则破溃，熛浆流出延及全身，疼痛难忍等。详参《诸病源候论》卷五十·熛疮候。

熟捣，以面脂和敷之，亦治遍身赤肿起。

又方　马骨烧灰，敷之。

治小儿热疮[1]，**水银膏**方

水银　胡粉　松脂各三两

上三味，以猪脂四升煎松脂，水气尽下二物，搅令匀不见水银，以敷之。

治小儿上下遍身生疮方

芍药　黄连　黄芩各三两　苦参八两　大黄二两　蛇床子一升　黄檗五两　拔葜[2]一斤

上八味㕮咀，以水二斗煮取一斗，以浸浴儿。

苦参汤　浴小儿身上下百疮不瘥方。

苦参八两　地榆　黄连　王不留行　独活　艾叶各三两　竹叶二升

上七味㕮咀，以水三斗煮取一斗，以浴儿疮上，浴讫，敷黄连散。

治三日小儿头面疮起，身体大热方

升麻　柴胡　石膏各六铢　甘草　当归各十二铢　大黄　黄芩各十八铢

上七味㕮咀，以水四升煮取二升。分服，日三夜一，量儿大小用之。

治小儿身体头面悉生疮方　榆白皮随多少，曝令燥，下筛，醋和涂绵以敷疮上，虫自出。

亦可以猪脂和涂之。

枳实丸　治小儿病风瘙，痒痛如疥，搔之汁出，遍身痦瘰如麻豆粒，年年喜发，面目虚肥，手足干枯，毛发细黄，及肌肤不光泽，鼻

---

① 热疮　病证名。因肺胃积热，外感风热而致，症见上唇、口角、鼻孔周围皮肤出现密集成簇的小水疱，形如粟米，或如小豆，疮液始清渐混，瘙痒灼痛等。详参《肘后备急方》卷五。

② 拔葜　即菝葜。

气不利，此则少时热盛极，体当风，风热相搏[①]所得也，不早治之，成大风疾方。

枳实一两半　菊花　蛇床子　防风　白薇　浮萍　蒺藜子各一两　天雄　麻黄　漏芦各半两

上十味末之，蜜和如大豆许。五岁儿饮服十丸，加至二十九，日二；五岁以上者，随意加之；儿大者，可为散服。

治小儿风瘙[②]瘾疹方

蒴藋[③]　防风　羊桃　石南　秦椒　升麻　苦参　茵芋　芫花一云茺蔚　蒺藜　蛇床子　枳实　矾石各一两

上十三味㕮咀，以浆水三斗煮取一斗，去滓，纳矾令小沸，浴之。

又方　牛膝末，酒服方寸匕，漏疮多年不瘥，捣末敷之。亦主骨疽癫疾瘰疬，绝妙。

泽兰汤　主丹及瘾疹入腹杀人方。

泽兰　芎䓖　附子　茵芋　藁本　莽草　细辛各十二铢

上七味㕮咀，以水三升煮取一升半，分四服。先服此汤，然后作余治。

治小儿手足及身肿方　以小便温暖渍之，良。

又方　巴豆五十枚去心皮，以水三升煮取一升，以绵纳汤中拭病上，随手消，并治瘾疹。

论曰：小儿头生小疮，浸淫疽痒，黄膏出，不生痂，连年不瘥者，亦名妬头疮[④]，以赤龙皮汤及天麻汤洗之，内服漏芦汤，外宜敷飞

---

① 搏　原作"薄"，今改。按"薄"，通"搏"。《说文通训定声·豫部》："薄，假借为搏。"

② 风瘙　病证名。又称风疮。因表虚卫弱，风邪乘袭，气血阻滞，郁而生热而致，症见皮肤瘙痒，日久不瘥，搔之成疮等。

③ 蒴藋　药名，为忍冬科植物朔藋的全草或根。性味甘酸温，能祛风除湿，活血散瘀，主治风湿疼痛，风疹瘙痒等。

④ 妬头疮　病名。因湿热火毒上冲头部而致，症见头生小疮，浸淫瘙痒，黄膏出而不生痂，连年不愈。

乌膏散①，及黄连胡粉水银膏散。方在第二十三卷。

治小儿一切头疮，久即疽痒不生痂，**藜芦膏**方

藜芦②　黄连　雄黄　黄芩　松脂各三两　猪脂半斤　矾石五两

上七味末之，煎令调和，先以赤龙皮天麻汤洗讫敷之。赤龙皮，槲木皮是也。

治小儿头疮，经年不瘥方

松脂　苦参　黄连各一两半　大黄　胡粉各一两　黄芩　水银各一两六铢　矾石半两　蛇床子十八枚

上九味末之，以腊月猪脂和研，水银不见，敷之。

又方　取屋尘末和油瓶下滓，以皂荚汤洗，敷之。

又方　取大虫脂敷之，亦治白秃。

又方　发中生疮顶白者，皆以熊白敷之。

治小儿头疮方

胡粉一两　黄连二两

上二味末之，洗疮去痂，拭干敷之，即瘥。更发，如前敷之。

又方　胡粉　连翘各一两　水银半两

上三味，以水煎连翘，纳胡粉水银和调，敷之。

又方　胡粉　白松脂各二两　水银一两　猪脂四两

上四味合煎，去滓，内水银粉调敷之，大人患同。

治小儿头疮，**苦参洗汤**方

苦参　黄芩　黄连　黄檗　甘草　大黄　芎䓖各一两　蒺藜子③三合

上八味㕮咀，以水六升煮取三升，渍布榻疮上，日数过。

治小儿头上恶毒肿痤疖，诸疮方　男子屎尖烧灰，和腊月猪脂，先以醋泔清净洗拭干，敷之。

---

① 外宜敷飞乌膏散　元本、明本、道藏本、四库本"外"并作"不"。
② 藜芦　"藜"原作"蔾"，据四库本改。
③ 蒺藜子　"藜"原作"蔾"，据四库本改。

治小儿秃头疮①方　取雄鸡屎陈酱汁苦酒和，以洗疮了，敷之。

又方　芫花腊月猪脂和如泥，洗去痂敷之，日一度。

治小儿头秃疮方　葶苈子细末，先洗敷之。

又方　不中水芜菁叶烧作灰，和猪脂敷之。

治小儿头秃疮，无发苦痒方

野葛末　猪脂　羊脂各一两

上三味合煎，令消待冷以敷之，不过三上。

治少小头不生发，一物楸叶方　楸叶捣取汁，敷头上，立生。

治小儿头不生发方　烧鲫鱼②灰末，以酱汁和敷之。

治小儿瘘疮③方　冢中石灰④敷之，厚著之，良。

又方　烧桑根灰敷之，并烧乌羊角作灰，相和敷之。

治小儿疽瘘方

丹砂三十铢　雄黄二十四铢　矾石十八铢，马齿者　雌黄二十四铢　大黄三十铢　黄连三十六铢　莽草十八铢　蔄茹二十四铢，漆头者

上八味㕮咀，以猪脂一升三合，微火煎，三上三下膏成，去滓，下诸石末搅凝，敷之。

治小儿恶疮⑤方　熬豉令黄，末之，敷疮上，不过三敷，愈。

治小儿疽极，月初即生，常黄水出方　醋和油煎令如粥，及热敷之，二日一易，欲重敷，则以皂荚汤洗疮，乃敷之。

---

① 秃头疮　病名。又名白秃。详参卷五上·初生出腹第二"白秃"条注释。

② 鲫鱼　孙本作"鲤鱼"。

③ 瘘疮　病名。因寒热邪气客于经络，致气血郁滞而致，症见初起皮肤粟起，或小或大，累累相连，久则溃烂成疮，脓血不止，久久不愈。详参《诸病源候论》卷三十四·诸瘘候及卷五十·瘘候。

④ 冢中石灰　"冢"原作"家"，据元本、明本、道藏本、四库本、《外台秘要》卷三十六·小儿瘘疮方改。

⑤ 小儿恶疮　病名。因风热湿毒之气搏于气血而致，症见皮肤疮疡红肿痒痛，脓水淋漓，经久不瘥等。病情凶险，预后不良。详参《诸病源候论》卷三十五·诸恶疮候及卷五十·恶疮候。

治小儿月蚀疮①,随月生死方　以胡粉和酥敷之,五日瘥。

治月蚀,九窍皆有疮者方　烧蚯蚓屎末,和猪膏敷之。

又方　水和粉敷之。

治小儿浸淫疮②方

灶中黄土　发灰

上二味各等分末之,以猪脂和敷之。

治小儿黄烂疮③方

四交道中土　灶下土

上二味各等分末之,以敷。亦治夜啼。

又方　烧艾灰敷之。

又方　烧牛屎敷之,亦灭瘢。

治小儿疥方　烧竹叶为灰,鸡子白和敷之,日三,亦治瘑疮。

又方　烧乱发灰,和腊月猪脂敷之。

又方　以臭酥和胡粉敷之。

治小儿头面疮疥方　麻子五升末之,以水和绞取汁,与蜜和敷之。若有白犬胆敷之,大佳。

治小儿湿癣方　枸杞根捣作末,和腊月猪膏敷之。

又方　桃青皮捣末,和醋敷之,日二。

又方　揩破,以牛鼻上津敷之。

又方　煎马尿洗之。

又方　烧狗屎灰,和猪脂涂之。

---

① 月蚀疮　病证名。因胆脾湿热蒸腾而致,症见耳鼻面口生疮,烂痛有脓,随月盈虚而变,月初疮盛,月末疮衰,故名月蚀疮。详参《诸病源候论》卷三十五·月食疮候及卷五十·耳疮候。

② 浸淫疮　病证名。因五脏有热,熏发皮肤,复与外感风湿两相搏击而致,症见初起疮形如粟米,瘙痒不止,搔破流黄水,日渐浸淫成片,甚者身热等。详参《诸病源候论》卷三十五·浸淫疮候及卷五十·浸淫疮候。

③ 黄烂疮　病名,即黄水疮。因外感风湿热毒,内蕴脾胃湿热而致,症见头面手足忽生黄疮,浸淫流水,瘙痒疼痛等。

治小儿身上生赤疵①方　取马尿洗之，日四五度。

治小儿身上有赤黑疵②方　针父脚中，取血帖疵上，即消。

又方　取狗热屎敷之，皮自卷落。

治小儿疣目③ 方　以针及小刀子决目四面，令似血出，取患疮人疮中汁黄脓敷之。莫近水，三日即脓溃根动，自脱落。

小儿杂病第九方一百二十一首　灸法十三首

治小儿脐中生疮方　桑汁敷乳上，使儿饮之。

又方　饮羖羊乳及血。

治小儿风脐④，遂作恶疮，历年不瘥方　取东壁上土敷之，大佳。若汁不止，烧苍耳子粉之。

又方　干蛴螬虫末，粉之，不过三四度瘥。

治小儿脐不合方　大车辖脂烧灰，日一敷之。

又方　烧蜂房灰末，敷之。

治小儿脐中生疮方　烧甑带灰，和膏敷之。

治小儿脐赤肿方

杏仁半两　猪颊车髓十八铢

上二味，先研杏仁如脂，和髓敷脐中肿上。

治小儿脐汁出不止，兼赤肿，白石脂散方　以白石脂细研，熬令微暖，以粉脐疮，日三四度。

治小儿鹅口，不能饮乳方　鹅屎汁沥儿口中。

又方　黍米汁涂之。

又方　取小儿父母乱发净洗，缠桃枝，沾取井花水，东向向日，以发拭口中，得口中白乳以置水中。七过沥洗，三朝作之。

---

① 赤疵　病名。因风搏肌肤，气血不和而致，症见局部肤色红赤，形状大小不一，无痒无痛等。详参《诸病源候论》卷三十一·赤疵候。

② 赤黑疵　赤黑色的斑片。按“疵”，黑斑。《广韵·支韵》：“疵，黑病。”

③ 疣目　即疣赘。

④ 风脐　即脐风。详见卷五上·初生出腹第二“脐风”条注释。

治小儿心热，口为生疮，重舌鹅口方　柘根剉五升，无根弓材亦佳。以水五升煮取二升，去滓，更煎取五合，细细敷之，数数为之，良。

治口疮白漫漫方　取桑汁，先以父发拭口，以桑汁涂之。

治重舌舌强①，不能收唾方②　鹿角末如大豆许安舌下，日三四度，亦治小儿不能乳。

又方　取蛇蜕烧末，以鸡毛蘸醇醋展药，掠舌下，愈。

治小儿重舌方　田中蜂房烧灰，酒和涂喉下，愈。

又方　衣鱼涂舌上。

又方　灶月下黄土末，苦酒和涂舌上。

又方　三家屠肉，切令如指大，摩舌上，儿立能啼。

又方　赤小豆末，醋和涂舌上。

又方　烧簸箕灰，敷舌上。

又方　黄檗以竹沥渍取，细细点舌上，良。

重舌　灸行间随年壮，穴在足大指歧中。

又　灸两足外踝上三壮。

治小儿舌上疮方　蜂房烧灰，屋间尘各等分，和匀傅之。

又方　桑白汁涂乳，与儿饮之。

又方　羊蹄骨中生髓和胡粉敷之。

治舌肿强满方　满口含糖醋，良。

又方　饮羖羊乳即瘥。

治小儿口疮，不得吮乳方

大青十八铢　黄连十二铢

上二味㕮咀，以水三升煮取一升二合，一服一合，日再夜一。

又方　腊月猪脂一斤　蜜二升　甘草如指大三寸

上三味合煎相得，含如枣大，稍稍咽之，日三。

又方　矾石如鸡子大，置醋中，涂儿足下二七遍，愈。

---

① 舌强　孙本作“舌肿”。

② 不能收唾方　“收”原作“放”，据孙本、元本、道藏本、四库本改。

治小儿燕口[①]，两吻生疮方　烧发灰和猪脂敷之。

治小儿口下黄肌疮[②]方　取羖羊髭烧作灰，和腊月猪脂敷之，角亦可用。

治口旁恶疮方

乱发灰　故絮灰　黄连　干姜

上四味等分为散，以粉疮上，不过三遍。

治口噤，赤者心噤，白者肺噤方　鸡屎白枣大，绵裹，以水一合煮二沸，分再服。

治小儿口噤方

鹿角粉　大豆末

上二味等分，和乳猪乳上，饮儿。

又方　驴乳　猪乳各一升

上二味合煎，得一升五合，服如杏仁许，三四服瘥。

雀屎丸　主小儿卒中风口噤，不下一物方。雀屎如麻子丸之，饮下即愈，大良。鸡屎白亦佳。

治小儿口中涎出方　以白羊屎纳口中。

又方　以东行牛口中沫，涂口中及颐上。

又方　桑白汁涂之瘥。

治小儿卒毒肿著喉颈，壮热妨乳方

升麻　射干　大黄各一两

上三味㕮咀，以水一升五合煮取八合。一岁儿分五服，以滓薄肿上，冷更暖以薄，大儿以意加之。

升麻汤　治小儿喉痛，若毒气盛，便咽塞，并主大人咽喉不利方

---

① 燕口　病证名，即燕口疮。因脾胃客热而致，症见口角生疮干裂，燥痛异常等。详参《诸病源候论》卷五十·燕口生疮候。

② 黄肌疮　病名，即羊胡疮。因脾胃湿热，复感风邪而致，症见下唇及颏部生疮，初起小如粟米，或如黄豆，焮热痛痒，继则溃流黄水，浸淫成片等。详参《华佗神医秘传》卷五·华佗治羊胡疮神方。

升麻　生姜　射干各二两　橘皮一两

上四味㕮咀，以水六升煮取二升，去滓，分三服。

治小儿喉痹肿方　鱼胆二七枚，以和灶底土涂之，瘥止。

治小儿喉痹方　桂心　杏仁各半两

上二味末之，以绵裹如枣大，含咽汁。

治小儿解颅方　熬蛇蜕皮末之，和猪颊车中髓敷顶上，日三四度。

又方　猪牙颊车髓敷囟上，瘥。

治小儿脑长解颅不合，羸瘦色黄，至四五岁不能行，**半夏熨方**

半夏　生姜　芎䓖各一升　细辛三两　桂心一尺　乌头十枚

上六味㕮咀，以淳苦酒五升渍之晬时①，煮三沸，绞去滓，以绵一片浸药中，适寒温以熨囟上，冷更温之，复熨如前，朝暮各三四熨乃止，二十日愈。

治小儿解颅，**生蟹足敷方**

生蟹足　白敛各半两

上二味捣末，以乳汁和敷颅上，立愈。

治小儿解颅，**三物细辛敷方**

细辛　桂心各半两　干姜十八铢

上末之，以乳汁和敷颅上，干复敷之，儿面赤即愈。

治小儿囟开不合方

防风一两半　柏子仁　白及各一两

上三味末之，以乳和敷囟上，十日知，二十日愈，日一。

又方　取猪牙车骨煎取髓，敷囟上，愈。

小儿囟陷②　灸脐上下各半寸，及鸠尾骨端，又足太阴，各

---

① 晬时　一周时。《灵枢经·寿夭刚柔》："干复渍，以尽其汁，每渍必晬其日。"

② 囟陷　病证名。因肾气不足或中气下陷而致，症见小儿囟门下陷如坑等。详参《诸病源候论》卷四十八·囟陷候。

一壮。

治小儿狐疝,伤损生㿗①方

桂心十八铢 地肤子二两半 白术一两十八铢

上三味末之,以蜜和丸。白酒服如小豆七丸,日三。亦治大人。

又方② 芍药 茯苓十八铢 防葵一作防风 大黄各半两 半夏 桂心 蜀椒各六铢

上七味末之,蜜和。服如大豆一丸,日五服,可加至三丸。

五等丸 治小儿阴偏大,又卵核坚㿗方

黄檗 香豉 牡丹 防风 桂心各二两

上五味末之,蜜丸如大豆。儿三岁饮服五丸,加至十丸;儿小,以意酌量,著乳头上服之。

治小儿卵肿方 取鸡翅六茎,烧作灰服之。随卵左右取翮③。《古今录验》云:治阴大如斗。

治小儿㿗方 蜥蜴一枚烧末,酒服之。

治小儿气㿗方 土瓜根 芍药 当归

上三味各一两㕮咀,以水二升煎取一升,服五合,日二。

又方 三月上除日,取白头翁根捣之,随偏处敷之,一宿作疮,二十日愈。

气㿗 灸足厥阴大敦,左灸右,右灸左,各一壮。

治小儿阴疮④方 以人屎灰敷之。又狗屎灰敷之。又狗骨灰

---

① 㿗 病名。因啼哭气机下迫,阴寒凝聚而致,症见阴囊肿大,伴恶寒,腰背挛急,骨节沉重等。详参《诸病源候论》卷三十四·㿗瘘候及卷五十·病㿗候。

② 又方 《千金翼方》卷十一·小儿杂治有干姜,为八味。

③ 翮(hé 和) 鸟羽茎下端中空部分。《尔雅·释器》:“羽本谓之翮。”郭璞注:“鸟羽根也。”《说文解字·羽部》:“翮,羽茎也。”

④ 阴疮 病名。因情志郁结,损伤肝脾,湿热下注而致,症见阴部肿胀,小便淋漓,甚则阴部溃烂形成溃疡等。详参《诸病源候论》卷四十·阴疮候及卷五十·阴肿成疮候。

敷之。又马骨末敷之。

治小儿歧股间连阴囊生疮汁出，先痒后痛，十日五日自瘥，一月或半月复发，连年不瘥者方　灸疮搔去痂，帛拭令干，以蜜敷，更溲面作烧饼，熟即以饧涂饼熨之，冷即止，再度瘥。

治小儿阴肿方　狐茎炙，捣末，酒服之。

又方　捣芜菁，薄上。

又方　猪屎五升水煮沸，布裹安肿上。

又方　捣垣衣敷之。又以衣中白鱼敷之。

又方　斫[①]桑木白汁涂之。

治小儿阴疮方　取狼牙浓煮汁洗之。

又方　黄连胡粉等分，以香脂油和敷之。

治小儿核肿[②]，壮热有实方

甘遂　青木香　石膏各十八铢　麝香三铢　大黄　前胡各一两　黄芩半两　甘草十八铢

上八味㕮咀，以水七升煮取一升九合，每服三合，日四夜二。

小儿阴肿　灸大敦七壮。

鳖头丸　治小儿积冷久下，瘥后余脱肛不瘥，腹中冷，肛中疼痛，不得入者方。

死鳖头二枚，炙令焦　小猬皮一枚，炙令焦　磁石四两　桂心三两

上四味末之，蜜丸如大豆。儿三岁至五岁，服五丸至十丸，日三。儿大以意加之。

小儿脱肛　灸顶上旋毛中三壮，即入。

又　灸尾翠骨三壮。

又　灸脐中，随年壮。

治小儿痔湿疮方　铁衣著下部中，即瘥。

---

① 斫（zhuó　浊）　用刀斧等砍削。《说文解字・斤部》："斫，击也。"段玉裁注："击者，攴也。凡斫木，斫地，斫人，皆曰斫矣。"

② 核肿　病名。因湿热下注，气滞血瘀而致，症见小儿睾丸肿大如核等。

治小儿久痢脓，湿䘌①方　艾叶五升，以水一斗煮取一升半，分为三服。

治小儿疳疮方　以猪脂和胡粉敷之五六度。

又方　嚼麻子敷之，日六七度。

又方　羊胆二枚和酱汁，于下部灌之，猪脂亦佳。

治湿疮方　浓煎地榆汁洗浴，每日二度。

除热结肠丸　断小儿热，下黄赤汁沫及鱼脑杂血，肛中疮烂，坐䘌生虫方。

黄连　檗皮　苦参　鬼臼　独活　橘皮　芍药　阿胶各半两

上八味末之，以蓝汁及蜜丸如小豆。日服三丸至十丸。冬无蓝汁，可用蓝子一合，舂蜜和丸。

小儿疳湿疮　灸第十五椎夹脊两旁七壮，未瘥，加七壮。

治小儿蛔虫方　楝木削上苍皮，以水煮取汁饮之，量大小多少，为此有小毒。

治小儿羸瘦，有蛔虫方　雚芦二两，以水一升米二合，煮取米熟，去滓，与服之。

又方　萹蓄三两水一升，煮取四合，分服之，捣汁服亦佳。

又方　东引吴茱萸根白皮四两　桃白皮三两

上二味㕮咀，以酒一升二合渍之一宿，渐与服，取瘥。

又方　取猪膏服之。一云治蛲虫。

又方　捣槐子纳下部中，瘥为度。一云治蛲虫。

又方　楝实一枚纳孔中。一云治蛲虫。

治寸白虫方　东行石榴根一把，水一升煮取三合，分服。

又方　桃叶捣绞取汁服之。

治小儿三虫②方

雷丸　芎䓖

---

① 湿䘌　病名。因脾胃虚弱，水湿浸渍，腹内虫动，侵蚀内脏而致，症见口唇舌牙咽喉生疮或肛门溃疡，伴食少，喜睡，头晕目眩等。详参《诸病源候论》卷十八·湿䘌候。

② 三虫　谓长虫、赤虫、蛲虫。出《诸病源候论》卷十八·三虫候。

上二味各等分为末，服一钱匕，日二。

治大便竟出血方　鳖头一枚炙令黄黑，末之，以饮下五分匕，多少量儿大小，日三服。

又方　烧车釭一枚令赤，内一升水中，分二服。

又方　烧甑带末，敷乳头上，令儿饮之。

治小儿尿血方　烧鹊巢灰，井花水服之。亦治夜尿床。

又方　尿血，灸第七椎两旁各五寸，随年壮。

治小儿遗尿方

瞿麦　龙胆　皂荚　桂心各半两　鸡肠草①一两　车前子一两六铢　石韦半两　人参一两

上八味末之，蜜丸。每食后服如小豆大五丸，日三，加至六七丸。

又方　小豆叶捣汁服。

又方　烧鸡肠末之，浆水服方寸匕，日三。一云面北斗服。

遗尿　灸脐下一寸半，随年壮。

又　灸大敦三壮。亦治尿血。

地肤子汤　治小儿热毒入膀胱中，忽患小便不通，欲小便则涩痛不出，出少如血，须臾复出方。

地肤子　瞿麦　知母　黄芩　枳实　升麻　葵子　猪苓各六铢　海藻　橘皮　通草各三铢　大黄十八铢

上十二味㕮咀，以水三升煮取一升。一日至七日儿，服一合，为三服；八日至十五日儿，一合半为三服；十六日至二十日儿，二合为三服；四十日儿以此为准；五十日以上，七岁以下，以意加药益水。

治小儿淋方　车前子一升水二升，煮取一升，分服。

又方　煮冬葵子汁服之。

又方　取蜂房乱发烧灰，以水服一钱匕，日再。

---

① 鸡肠草　药名，为紫草科植物附地菜的全草。性味辛苦咸，主治遗尿，赤白痢，发背热肿，手脚麻木等。

治小儿小便不通方

车前草切，一升，　小麦一升

上二味，以水二升煮取一升二合，去滓，煮粥服，日三四。

又方　冬葵子一升，以水二升煮取一升，分服，入滑石末六铢。

治小儿吐血方　烧蛇蜕皮末，以乳服之，并治重舌。

又方　取油三分酒一分和之，分再服。

治小儿鼻塞生瘜肉①方

通草　细辛各一两

上二味捣末，取药如豆，著绵缠头，纳鼻中，日二。

治小儿鼻塞不通，浊涕出方②

杏仁半两　蜀椒　附子　细辛各六铢

上四味㕮咀，以醋五合渍药一宿，明旦以猪脂五合煎，令附子色黄，膏成去滓，待冷以涂絮，导鼻孔中，日再，兼摩顶上。

治小儿聤耳③方　末石硫黄，以粉耳中，日一夜一。

治小儿耳疮方　烧马骨灰，敷之。

又方　烧鸡屎白，筒中吹之。

治小儿齿落，久不生方　以牛屎中大豆二七枚，小开豆头以注齿根处，数度即生。

又方　取雄鼠屎三七枚，以一屎拭一齿根处，尽此止，二十一日即生，雄鼠屎头尖。

治小儿四五岁不语方　末赤小豆，酒和敷舌下。

又　灸足两踝各三壮。

治小儿数岁不行方　取葬家未开户，盗食来以哺之，日三，便起行。

---

① 瘜肉　“瘜”原作“息”，今改。按“息”，通“瘜”。《说文解字·肉部》：“腥，星见食豕，令肉中生小息肉也。”段玉裁注：“息，当作瘜。《疒部》曰：息，寄肉也。”

② 浊涕出方　“浊”原作“足”，据《外台秘要》卷三十五·小儿鼻塞方改。

③ 聤耳　病证名。因肾热上冲，或肝胆火盛而致，症见发热耳痛，耳道流脓，听力减退，甚则耳聋等。详参《诸病源候论》卷四十八·聤耳候。

治小儿不能乳方　雀屎四枚末之，著乳头饮儿。儿大十枚。

治小儿落床堕地，如有瘀血，腹中阴阴①，寒热，不肯乳哺，但啼哭叫唤，**蒲黄汤**方

蒲黄　大黄　黄芩各十铢　甘草八铢　麦门冬十铢　芒消七铢　黄连十二铢

上七味㕮咀，以水二升煮取一升，去滓，纳芒消，分三服。消息视儿羸瘦半之，大小便血即愈，忌冷食。

治小儿食不知饥饱方　鼠屎二七枚烧为末，服之。

治小儿食土方　取肉一斤，绳系曳地行数里，勿洗，火炙与吃之。

治小儿哕方

生姜汁　牛乳各五合

上二味煎取五合，分为二服。

又方　取牛乳一升煎取五合，分五服。

治小儿疰②方　灶中灰盐等分相和，熬熨之。

治小儿误吞针方　取磁石如枣核大吞之，及含之，其针立出。

治小儿误吞铁等物方　艾蒿一把剉，以水五升煮取一升半，服之即下。

治小儿蠼螋咬，绕腹匝③即死方　捣蒺藜叶敷之，无叶子亦可。

又方　取燕窠中土，猪脂和敷之，干即易之。

（任娟莉）

① 腹中阴阴　谓腹部隐隐作痛。按"阴阴"，深慢痛貌。《素问·咳论》王冰注："脾气主右。故右脚胠下阴阴然，深慢痛也。"

② 疰　又作"注"。凡病势久延，能转易他人者称"疰"。《广雅·释诂一》："疰，病也。"王念孙疏证："疰者，郑注《周官·疡医》云：注，读如注病之注。《释名》注：疰，一人死，一人复得，气相灌注也。"详参《诸病源候论》卷四十七·注候及卷二十四·诸疰候。

③ 绕腹匝　谓绕腹一周。按"匝"，环绕一周叫一匝。《史记·高祖本纪》："围宛城三匝。"

备急千金要方校释卷第六上七窍病上

朝奉郎守太常少卿充秘阁校理判登闻检院上
护军赐绯鱼袋臣林亿等校正

目病第一论一首　证三条　方七十一首　咒法二首　灸法二十八首

论曰：凡人年四十、五十①以后，渐觉眼暗，至六十以后，还渐自明②。治之法：五十以前，可服泻肝汤；五十以后，不可泻肝。目中有疾，可敷石胆散药等，无病不可辄③敷散，但补肝而已。自有肝中有风热，令人眼昏暗者，当灸肝俞，及服除风汤丸散数十剂，当愈。

生食五辛　接热饮食　热餐面食　饮酒不已　房室无节　极目远视　数看日月　夜视星火　夜读细书　月下看书　抄写多年　雕镂细作　簙④弈不休　久处⑤烟火　泣泪过多　刺头出血过多

① 五十　"十"字原脱，据《外台秘要》卷二十一·眼暗令明方补。

② 自明　元本、明本、道藏本、四库本、《外台秘要》卷二十一·眼暗令明方"自"并作"目"。

③ 辄（zhé　哲）　总是。《古今韵会举要·叶韵》："辄，每事即然也。"

④ 簙　原用"博"，今改。按"博"通"簙"。古代的一种棋戏，后泛指赌博。《说文解字注·竹部》："簙，经传多假博字。"

⑤ 久处　《外台秘要》卷二十一·眼暗令明方作"不避"。

上十六件[①],并是丧明之本[②],养性之士,宜熟慎焉。又有驰骋田猎,冒涉风霜,迎风追兽,日夜不息者,亦是伤目之媒也。恣一时之浮意,为百年之痼疾,可不慎欤!凡人少时不自将慎,年至四十,即渐眼昏。若能依此慎护,可得白首无他。所以人年四十已去,常须瞑目,勿顾他视,非有要事,不宜辄开。此之一术,护慎之极也。其读书博弈等过度患目者,名曰肝劳。若欲治之,非三年闭目不视,不可得瘥。徒自泻肝,及作诸治,终是无效。人有风疹,必多眼暗,先攻其风,其暗自瘥。

足太阳阳明手少阳脉动发目病。

黄帝问曰:余尝上清冷之台[③],中陛[④]而顾,匍匐而前,则惑[⑤]。余私异之,窃内怪之[⑥]。或独冥视,安心定气,久而不解,独转独眩[⑦],披发长跪,俯而视,复久之,又不已,卒然自止,何气使然?岐伯对曰:五脏六腑之精气,皆上注于目而为之睛[⑧],

---

① 上十六件　此上《外台秘要》卷二十一·眼暗令明方尚有"日没后读书、雪山巨睛视日、极目瞻视山川草木"十九字,"十六"作"十九"。

② 丧明之本　《外台秘要》卷二十一·眼暗令明方"本"作"由"。

③ 清冷之台　"冷"原作"零",据元本、明本、道藏本、四库本、《灵枢经·大惑论》改。"清冷之台",高台名。《类经》卷十八注:"台之高者,其气寒,故曰清冷之台。"

④ 陛　阶梯。《说文解字·𨸏部》:"陛,升高阶也。"

⑤ 则惑　原脱,据《灵枢经·大惑论》补。"则惑",谓因眩晕而惑乱不清。

⑥ 窃内怪之　暗自心中觉得奇怪。按"窃",暗暗地。《广雅·释诂四》:"窃,私也。"《词诠》卷六:"窃……私也。凡事不敢公然为之者为窃。"

⑦ 独转独眩　原脱,据《太素》卷二十七·七邪补。

⑧ 皆上注于目而为之睛　谓五脏六腑之精气,皆上注于目,为视物之用。按"睛",眼的视物功能。《素问·脉要精微论》:"精明者,所以视万物,别白黑,审短长。"《类经》卷十八张景岳注:"为之精,为睛明之用也。"

睛之裹①者为眼。骨之精②为瞳子，筋之精③为黑眼，血之精④为其络⑤果，气之精⑥为白眼，肌肉之精⑦为约束⑧。裹撷⑨筋骨血气之精而与脉并为系，系上属于脑，后出于项中。故邪中于项，因逢身之虚，其入深，则随眼系⑩以入于脑，入于脑则转，转则引目系急，急则目眩以转矣。邪中其睛，则其睛所中者不相比⑪，则睛散，睛散则歧，故见两物。目者，五脏六腑之精也，营卫魂魄之所营也，神气之所生也。故神劳则魂魄散，志意乱。是故瞳子黑眼法于阴，白眼赤脉法于阳⑫。故阴阳合团《灵枢》作俱转

---

① 裹　原作“果”，今改。按“果”，通“裹”。《尔雅·释鱼》：“(龟)前弇诸果。”陆德明释文：“果，众家作裹，唯郭作此字。”《灵枢经·寿夭刚柔》：“皮与肉相果则寿，不相果则夭。”

② 骨之精　谓肾之精。《类经》卷十八·八十一：“骨之精，主于肾，肾属水，其色玄，故瞳子内明而色正黑。”

③ 筋之精　谓肝之精。《类经》卷十八·八十一：“筋之精，主于肝，肝色青，故其色浅于瞳子。”

④ 血之精　谓心之精。《类经》卷十八·八十一：“血脉之精主于心，心色赤，故眦络之色皆赤。”

⑤ 络　原作“胳”，据道藏本、四库本改。

⑥ 气之精　谓肺之精。《类经》卷十八·八十一：“气之精主于肺，肺属金，故为白眼。”

⑦ 肌肉之精　谓脾之精。《类经》卷十八·八十一：“……肌肉之精，主于脾也。”

⑧ 约束　谓上下眼睑。《类经》卷十八·八十一：“约束，眼胞也，能开能阖。”

⑨ 裹撷　原作“果契”，据《灵枢经·大惑论》改。按“撷”同“襭”，以衣襟承物。“裹撷”，犹言包裹。

⑩ 眼系　又称目系。谓眼后与脑相连接的组织。《灵枢经·寒热病》：“足太阳有通项入于脑者，正属目本，名曰眼系。”

⑪ 不相比　不和谐。按“比”，和谐。《广韵·脂韵》：“比，和也。”《汉书·扬雄传下》：“美味期乎合口，工声调于比耳。”《太素》卷二十七·七邪：“五精合而为眼，邪中其精，则五精不得比和，别有所见，故视歧见于两物也。”

⑫ 瞳子……于阳　瞳子黑眼为肝肾之精所注，故为阴；白睛赤脉为心肺之精气所注，故为阳。按“法”，取法。

而睛明矣①。目者,心之使也;心者,神之舍也。故神分精乱而不专《灵枢》作转,卒然见非常之处,精神魂魄散不相得,故曰惑②。

帝曰:余疑何其然也,余每之③东苑④,未尝不惑,去之则复,余惟独为东苑劳神乎,何其异也?岐伯曰:不然。夫心有所喜,神有所恶,卒然相感,则精乱视误,故神惑,神移乃复。是故间者⑤为迷,甚者为惑。

目眦外决于面者,为锐眦⑥;在内近鼻者,为内眦⑦。上为外眦,下为内眦。

目赤色者病在心,白色者病在肺,青色者病在肝,黄色者病在脾,黑色者病在肾,黄色不可名者病在胸中。

诊目痛赤脉,从上下者,太阳病;从下上者,阳明病;从外走内者,少阳病。

---

① 阴阳合团而睛明矣　谓阴阳脏腑之精相合而上注于目,则视物分明。《灵枢集注》卷九:“阴乃肝肾,阳乃心肺……故阴阳相合,传于目而为睛明也。”“团”原作“揣”,今改。按“揣”通“团”。《文选·马融〈长笛赋〉》:“秋潦漱其下趾兮,冬雪揣封其枝。”李善注:“郑玄《毛诗笺》曰:团,聚儿。揣与团古字通。”“睛”原作“精”,今改。按“精”,“睛”的古字。《正字通·米部》:“睛,目中黑粒有光者亦曰精。今通作睛。”

② 惑　谓精神散乱,目有幻见。《说文解字·心部》:“惑,乱也。”《玉篇·心部》:“惑,迷也。”

③ 之　至。《玉篇·之部》:“之,至也。”

④ 东苑　“苑”原作“菀”,据《灵枢经·大惑论》、《甲乙经》卷十二·足太阳阳明手少阳脉动发目病改。

⑤ 间者　轻浅者。《类经》卷十八注:“间者,言其未甚也。”

⑥ 锐眦(zì　字)　即外眦,外眼角。《医宗金鉴》刺灸心法要诀·周身名位骨度注:“目外眦者,乃近鬓前之眼角也。以其小而尖,故称目锐眦也。”

⑦ 为内眦　原脱,据《灵枢经·癫狂》补。“内眦”,内眼角。《医宗金鉴》刺灸心法要诀·周身名位骨度注:“目内眦者,乃近鼻之内眼角,以其大而圆,故又名大眦也。”

夫鼻洞，鼻洞者①浊下不止，传为鼽瞢②瞑目③，故得之气厥。

足阳明有夹鼻入于面者，名曰悬颅，属口对，入系目本④。视有过者取之，损有余，益不足，反者益甚。足太阳有通项入于脑者，正属目本，名曰眼系。头目固痛取之，在项中两筋间，入脑乃别。阴跷阳跷⑤，阴阳相交，阳入阴出，阴⑥阳交于兑眦，阳气盛则瞋目⑦，阴气绝则眠。

神曲丸⑧　主明目，百岁可读注书方。

神曲四两　磁石二两　光明砂⑨一两

上三味末之，炼蜜为丸如梧子。饮服三丸，日三。不禁。常服益眼力，众方不及，学者宜知此方神验不可言，当秘之。

补肝，治眼漠漠⑩不明，**瓜子散**方，亦名十子散方

冬瓜子　青葙子　茺蔚子　枸杞子　牡荆子⑪　蒺藜子　菟

---

① 夫鼻洞，鼻洞者　《素问·气厥论》、《甲乙经》卷十二·足太阳阳明手少阳脉动发目病并作："胆移热于脑，则辛頞鼻渊，鼻渊者"十三字。

② 鼽（qíu　求）瞢（méng　盟）　鼻塞不通，眼目不明。按"鼽"，鼻塞。《释名·释疾病》："鼻塞曰鼽。鼽，久也。涕久不通遂至窒塞也。""瞢"，目不明。《说文解字·目部》："瞢，目不明也。"又，《素问·气厥论》作"衄衊"。

③ 瞑（míng　明）目　谓眼睛昏花。《晋书·山涛传》："臣耳目聋瞑，不能自励。"

④ 目本　即目系，又名眼系，眼球通于脑的络脉。《灵枢经·寒热病》："足太阳有通项入脑者，正属目本，名曰眼系。"

⑤ 阳跷　原脱，据《甲乙经》卷十二·足太阳阳明手少阳脉动发目病补。

⑥ 阴　原脱，据《甲乙经》卷十二·足太阳阳明手少阳脉动发目病补。

⑦ 瞋（chēn　抻）目　睁大眼睛，瞪着眼睛。《史记·项羽本纪》："哙遂入，披帷西向立，瞋目视项王，头发上指，目眦尽裂。"

⑧ 神曲丸　《张氏医通》卷十五·目疾引用时易名为"千金磁朱丸"。

⑨ 光明砂　药名，即朱砂。

⑩ 漠漠　迷蒙貌。杜甫《茅屋为秋风所破歌》："俄顷风定云墨色，秋天漠漠向昏黑。"

⑪ 牡荆子　药名，为马鞭草科植物牡荆的果实。性味辛微苦，温，能祛风化痰，下气止痛，主治咳嗽哮喘，中暑发痧，胃痛，疝气，妇女白带等。

丝子　芜菁子　决明子　地肤子　柏子仁各二合　牡桂[1]二两　蕤仁一合　一本云：二两　细辛半两　一本云：一两半　蘡薁根二两　车前子一两

上十六味治下筛，食后以酒服方寸匕，日二，神验。

补肝丸　治眼暗[2]方。

青葙子　桂心　葶苈子　杏仁　细辛　茺蔚子　枸杞子　五味子各一两　茯苓　黄芩　防风　地肤子　泽泻　决明子　麦门冬　蕤仁各一两六铢　车前子　菟丝子各二合　干地黄二两　兔肝一具

上二十味末之，蜜丸，饮下二十丸，如梧子，日再，加至三十丸。

补肝丸　治眼暗𥆨𥆨不明，寒则泪出，肝痹[3]所损方。

兔肝二具　柏子仁　乾地黄　茯苓　细辛　蕤仁　枸杞子各一两六铢　防风　芎䓖　署预各一两　车前子二合　五味子十八铢　甘草半两　菟丝子一合

上十四味末之，蜜丸。酒服如梧子二十丸，日再服，加至四十丸。

补肝散　治目失明漠漠方。

青羊肝一具，去上膜薄切之，以新瓦瓶子未用者净拭之，纳肝于中，炭火上炙之令极干汁尽，末之　决明子半升　蓼子[4]一合，熬令香

上三味合治下筛，以粥饮食后服方寸匕，日二，稍加至三匕，不过两剂。能一岁服之，可夜读细书。

补肝散　治三十年失明方。

细辛　钟乳粉炼成者　茯苓　云母粉炼成者　远志　五味子等分

---

① 牡桂　药名，即肉桂。

② 眼暗　病名，又名目昏。本病眼外观无异常，但视力模糊不清。多因血气虚竭，风邪所侵，情志不舒，气滞血瘀，或湿热痰浊，上犯清窍而致。

③ 肝痹　病名，由于筋痹不愈，又感受邪气，内舍于肝而致，主症为夜眠多惊，饮水多，小便频，循肝经由上而下引少腹作痛，腹大如怀物。《素问·痹论》："肝痹者，夜卧则惊，多饮数小便，上为引如怀。"

④ 蓼子　药名。性味辛温，能温中利水，破瘀散结，主治吐泻腹痛，癥积痞胀，水气浮肿，痈肿疮疡，瘰疬等。

上六味治下筛，以酒①服五分匕，日三，加至一钱匕。

补肝芜菁子散 常服明目方。

芜菁子三升净淘，以清酒三升煮令熟，曝干，治下筛，以井花水和服方寸匕，稍加至三匕。无所忌。可少少作服之，令人充肥，明目洞视，水煮酒服亦可。《千金翼》同，用水煮，三易水。

又方 胡麻一斗蒸三十遍，治下筛，每日酒服一升。

又方 服小黑豆，每日空心吞二七粒。

又方 三月三日采蔓菁花，阴干，治下筛，空心井花水服方寸匕。久服长生明目，可夜读细书。

补肝散 治男子五劳七伤，明目方。

地肤子一斗，阴干末之 生地黄十斤，捣取汁

上二味，以地黄汁和散，曝干，更为末，以酒服方寸匕，日二服。

又方 白瓜子七升，绢袋盛，搅沸汤中三遍，曝干，以醋五升浸一宿，曝干，治下筛，酒服方寸匕，日三服之，百日夜写细书。

治肝实热，目眦痛如刺，**栀子仁煎**方

栀子仁 蕤仁 决明子各一两 车前叶 秦皮各一两六铢 石膏二两，碎如小豆大 苦竹叶二合 细辛半两 赤蜜三合

上九味㕮咀，以井花水三升煮取七合，去滓，下蜜更煎取四合，以绵滤之，干器贮，密封，勿使草芥落中，以药汁细细仰卧以敷目中。

治眼赤漠漠不见物，瘜肉生②，**泻肝汤**方

柴胡 芍药 大黄各四两 决明子 泽泻 黄芩 杏仁各三两 升麻 枳实 栀子仁 竹叶各二两

---

① 酒 《外台秘要》卷二十一·失明方作“饮”。

② 瘜肉生 病名。《诸病源候论》称为“目瘜肉淫肤”，《世医得效方》称为“胬肉攀睛”，相当于今之“翼状胬肉”。症见目中胬肉由眦角横贯白睛，攀侵黑睛。《永乐大典》卷一万一千四百一十二目瘜肉淫肤引《巢元方病源》：“肝藏血，十二经脉有起内眦、锐眦者，风热乘于脏腑，脏腑生热，热气熏肝，冲发于目，热搏血结，故生淫肤瘜肉。割之伤经脉者，则令痛不止，血出不住，即须方药除疗之。”

上十一味㕮咀，水九升煮取二升七合，分三服。热多体壮，加大黄一两；羸老，去大黄，加栀子仁五两。

泻肝汤 治眼风赤①暗方。

前胡 芍药各四两 生地黄十两 芒消 黄芩 茯苓 白芷 枳实各三两 人参 白朴 泽泻 栀子仁各二两 甘草 细辛各一两 竹叶五升

上十五味㕮咀，以水一斗二升先煎竹叶，取九升，去滓下诸药，煮取三升半，分三服。

治肝热不止冲眼，眼眦赤，赤脉瘜肉，痛闭不开，热势彭彭不歇，及目睛黄，**洗肝干蓝煎**方

干蓝 车前叶 苦竹叶各三升 细辛 秦皮 蕤仁 栀子仁 芍药各三两 决明子四两 升麻二两

上十味㕮咀，以水二斗先煮干蓝、车前、竹叶，取一斗，去滓澄清，取八升，纳药煮取三升，分三服。须利，加芒消二两。

治目热眦赤，生赤脉侵睛②，瘜肉急痛，闭不开，如芥在眼碜痛③，**大枣煎**方

大枣七枚，去皮核 黄连二两，碎，绵裹 淡竹叶切，五合

上三味，以水二升煮竹叶，取一升，澄清取八合，纳枣肉黄连煎取四合，去滓令净，细细以敷目眦中。

治目中瘜肉方

驴脂 石盐末

---

① 眼风赤 病证名。谓因遭风热之邪侵肝袭目所致流泪及眼睑红赤。《诸病源候论》卷二十八·目风赤候："风热在内乘肝，其气外冲于目，故见风泪出，目睑眦赤。"

② 赤脉侵睛 病证名。又名赤脉传睛。多因心火上亢，三焦积热或心阴不足，肾水亏虚而致，症见赤脉呈多数细分枝状，自眦部发出，侵传白睛，甚至延及黑睛。

③ 碜(chěn 趻)痛 谓如同眼睛受到沙子的刺激而引起的一种不适与疼痛的感觉。按"碜"，指眼里落入沙子等异物而感到不舒服。张文成《游仙窟》："入穹崇之室宇，步步心惊；见傥阆之门庭，看看眼碜。"

上二味和合，令调，注目两眦头，日三夜一，瘥。

又方　五加不闻水声者根，去土取皮，捣末一升，和上酒二升，浸七日外，一日两时服之。禁醋。二七日遍身生疮，若不出，未得药力，以生熟汤浴之，取毒疮出，瘥。

洗眼汤　治热上出攻，目生障翳[1]，目热痛汁出方。

秦皮　黄檗　决明子　黄连　黄芩　蕤仁各十八铢　栀子七枚　大枣五枚

上八味㕮咀，以水二升浸，煮取六合，澄清，仰卧洗目，日一。

治目生翳方　贝子十枚烧灰，治下筛，取如胡豆，著翳上，日二，正仰卧令人敷之，炊久[2]乃拭之。瘜肉者，加真朱如贝子等分[3]。

治目赤[4]及翳方

乌贼骨[5]　铅丹大小等分

上二味合研细，和白蜜如泥，蒸之半食久，冷，著眼四眦[6]，日一。

又方　熟羊眼睛，曝干，治下筛，敷目两角。

又方　白羊髓敷之。

又方　新生孩子胞衣，曝干，烧末，敷目眦中。

又方　古钱一枚　盐方寸匕

上二味合治下筛，敷目眦中。

---

① 目生障翳　病证名。肝脏不足，为风热之气所乘，气冲于目，引致目睛上生翳，状如皮肤或蝇翅。翳久不散，渐长可侵覆瞳子。详参《诸病源候论》卷二十八·目肤翳候及目肤翳覆瞳子候。

② 炊久　《外台秘要》卷二十一·目肤翳方“久”上有“一石米”三字。

③ 等分　此下《外台秘要》卷二十一·目肤翳方作“分等”，其下有“研如粉”三字。

④ 目赤　病证名，又名赤眼。指白睛红赤的证候，多因风火邪毒入侵，或肝热上攻，或肝肺阴虚等而致。

⑤ 乌贼骨　《外台秘要》卷二十一·目肤翳方“骨”下有“去甲”二字。

⑥ 著眼四眦　《外台秘要》卷二十一·目肤翳方作“著少许四眦中”六字。

治目风泪出①,浮翳多脓烂眦②方

干姜　矾石　蕤仁　细辛　黄连　戎盐　决明子各六铢　铜青三铢

上八味㕮咀,以少许水浸一宿,明旦以好白蜜八合和之,著铜器中,绵盖器上,著甑③中以三斗麦屑蒸之,饭熟药成,绞去滓,以新死大雄鲤鱼胆二枚和纳药中,又以大钱七枚常著药底,兼常著铜器中,竹篰绵裹头,以注目眦头,昼夜三四,不避寒暑。数著药干,又以鱼胆和好,覆药器头,勿令气歇。

治热翳④漫睛方　以羊筋漱口熟嚼,夜卧开目纳之,即闭目睡,去膜,明日即瘥。《千金翼》以治眼目不明。

治风翳方　取死猪鼻烧灰,治下筛,日一,向日水服方寸匕。

治目热生肤,赤白膜⑤方　取雄雀屎细直者,人乳和,熟研以敷之,当渐消烂。

又方　以蛔虫烧为末,敷之。

治人马白膜漫睛⑥方　以鸡翎截之,近黑睛及当白睛嗍⑦

---

① 目风泪出　病证名,又称迎风流泪。因风邪伤肝,肝气不足,故令目泪出。详参《诸病源候论》卷二十八·目风泪出候。

② 烂眦　病证名,又名风眼,风赤眼。谓睑眦赤烂,见风益甚,由风热之气伤于睑眦,与津液相搏,故令眦烂。详参《诸病源候论》卷二十八·目赤烂眦候。

③ 甑(zèng　赠)　蒸食炊器。古代的甑,底部有许多透气的小孔,置于鬲上蒸煮,有如现代的蒸笼。也有另外加箅的。有陶甑,也有青铜铸成的。现代则以木制为主,也有竹制。

④ 热翳　病证名。肝风热邪生翳膜,其邪气未除,红丝涩痛,翳较浮嫩者谓之热翳。

⑤ 赤白膜　病证名。《神农本草经》卷二·决明子条名"目淫肤赤白膜"。分而言之,即"赤膜"、"白膜"。"赤膜",谓眼生膜障,其血丝红赤稠密者,多因肝肺风热,脉络瘀滞而致。"白膜",谓眼生膜障,其血丝色淡而稀疏者,多因肝肺热盛或阴虚火旺而致。

⑥ 白膜漫睛　病证名。谓白色翳膜漫侵黑睛之证。

⑦ 嗍　吮吸。《集韵·觉韵》:"敕,《说文》:吮也。或作嗽、嗍。"

之，膜自聚，钩针钩挽之，割去即见物，以绵当眼上著血断，三日瘥。

治目白肤，风泪下，**荡风散**方《删繁方》名真朱散

光明朱砂半两　贝齿五枚，炭上熟烧为末　衣中白鱼七枚　干姜三铢

上四味于新磁钵内研之，厚帛三下为散，仰卧，令人取小指爪挑少许敷目中，取瘥为度。《千金翼》名真朱散，主目翳覆瞳，睛不见物。

治目中生瘜肉，肤翳稍长欲满目闭瞳子及生珠管①方

贝齿七枚，烧末之　真珠等分

上二味合治如粉，以注翳肉上，日三度甚良。亦治目中眯不出。

治目生珠管方

滑石一本作冷石　手爪甲烧　龙骨　贝齿　丹砂各等分

上五味治下筛，以新笔点取当珠管上，日三度良。

治毒病后，目赤痛有翳方　以青布掩目上，以冷水渍青布，数易之。

治热病后生翳方　豉二七枚，烧末之，纳管中，以吹目中。

治热病后眼暗失明方　以羊胆敷之，旦暮各一。

治风眼烂眦方

竹叶　黄连各一两　柏白皮一两半

上三味㕮咀，以水二升煮取五合，稍用滴目两眦，日三四度。

治胎赤眼②方　取槐木枝如马鞭大，长二尺齐头，油麻一匙，置铜钵中，旦使童子以木研之，至暝③止，夜卧时洗目敷眦，日三，良。

---

① 珠管　病证名。因风热痰饮渍于脏腑，使肝脏血气瘀积，上发于眼，津液结聚，其状如珠管。详参《诸病源候论》卷二十八·目珠管候。

② 胎赤眼　病证名。人初生洗目不净，受秽汁浸渍而致眼睑赤烂不愈。详参《诸病源候论》卷二十八·目胎赤候。

③ 暝　夕，傍晚。《广韵·径韵》："暝，夕也。"

治目烂赤①方　取三指撮盐，置古文钱上，重重火烧赤，投少醋中，足淹钱，以绵沾汁，注目眦中。

治目中风冷泪②出，眦赤痒，**乳汁煎**方

黄连十八铢　蕤仁半两　干姜一两

上三味㕮咀，以人乳汁一升浸药一宿，明旦以微火煎取二合，绵绞去滓，取如黍米许，纳目眦头，日再。张文仲方三味等分。

治目中风肿痛，除热揉眼方　矾石三两烧令汁尽，以枣膏和如弹丸，揉眼上下食顷，日三，止。

洗眼汤　治目赤痛方。

甘竹叶二七枚　乌梅三枚　古钱三枚

上三味以水二升渍药半日，东向灶煮三沸③，三上三下，得二合，临欲眠，注目眦。

治目卒肿方　以醋浆水作盐汤洗之，日四五度。

治目卒痒痛方　削干姜令圆滑，纳眦中，有汁，拭却姜，复纳之，味尽易之。

五脏客热，上冲眼内，外受风，令目痛不明④方

地肤子　瓜子仁　青葙子　蒺藜子　茺蔚子　蓝子　菟丝子　蕤仁《千金翼》作车前子各二合　柏子仁一合半　决明子五合　细辛一两六铢　桂心一两十八铢　大黄二两　黄连一两半　萤火六铢

上十五味末之，蜜丸，每服如梧子三十丸，食后服，日三。《千金翼》无柏子仁。

治目赤痛方

---

① 目烂赤　病证名，又名风赤眼。《圣济总录》卷一百零五："论曰：目赤烂者，睑眦俱赤且烂，见风益甚，又谓之风赤眼。此由冲冒风日，风热之气，伤于睑眦，与津液相搏，故令赤烂也。迎风则作痒泪出，遇热则伤烂眵多。治宜镇平肝气，洗涤睑肤。"

② 风冷泪　病证名。为风冲泣下之俗称。谓眼遇风流泪，且泪下无热感，多因肝肾两虚，精血亏虚而致。

③ 煮三沸　"三"原作"二"，据元本、道藏本、四库本改。

④ 外受风，令目痛不明　元本、道藏本、四库本"令"并作"冷"。

雄黄一铢　细辛　黄连　干姜各二铢

上四味合治如粉，以绵裹钗股，唾濡头注药末，纳大眦头，急闭目，目中泪出，须臾止，勿将手近，勿将帛裛①，勿洗之。

又方　雄黄　干姜　黄连　矾石各六铢

上四味合治并如前方。一方加细辛六铢。

治眼赤暗方

杏仁杏未熟时取仁捣汁一合　古青钱三枚　青盐一两六铢

上三味合纳垍器②中，封头勿泄气，百日后出，著目四眦头，日二三，避风冷。

治眼暗赤冷泪方

蕤仁　波斯盐

上二味等分，治下筛，以驴生脂和，每夜敷目四角以一粟大，密室中将息一月日，瘥。

忌五辛。失明者三十日敷之。

治目痛及泪出不止方　削附子作蚕屎大，纳目中，卧良。

治目不明泪出方　以乌鸡胆临卧敷之。

治雀盲③方

地肤子五两　决明子一升

上二味末之，以米饮汁和丸，食后服二十丸至三十丸，日二，尽即更合，瘥止。

治雀目术　令雀盲人至黄昏时看雀宿处，打令惊起，雀飞乃咒④曰：紫公紫公，我还汝盲，汝还我明。如此日日暝三过作之，眼即明，曾试有验。《肘后》云：《删繁》载支太医法。

---

① 裛（yì　易）　敷裹。《说文解字注·衣部》："裛，缠也。"

② 垍（jī　基）器　陶器。《六书故·地理一》："垍，今人以名陶器。"

③ 雀盲　病名，即今之夜盲，又名雀目。《诸病源候论》卷二十八·雀目候："人有昼而精明，至瞑则不见物，世谓之雀目。言其如鸟雀，瞑便无所见也。"

④ 咒（zhòu　宙）　旧时僧道、方士等自称可以驱鬼降妖的口诀。如符咒，念咒。《后汉书·皇甫嵩传》："（张角）符水咒说以疗病。"

治肝气虚寒，眼青䀮䀮不见物，**真珠散**方

真珠一两，研　白蜜二合　鲤鱼胆一枚　鲤鱼脑一枚

上四味和合，微火煎两沸，绵裹纳目中，当汁出，药歇更为之。

治目䀮䀮无所见方　青羊肝一具细切，以水一斗纳铜器中煮，以曲饼覆上，上钻两孔如人眼，正以目向就熏目，不过，再熏之即瘥。《千金翼》治眼暮无所见，不用曲饼

治眼暗方　以铜器盛大醋三四升，煎七八日，覆器湿地，取铜青一合，以三月杏白仁一升取汁，和铜青敷之，日不过三四度，大良。

又方　古钱七枚　铜青　干姜　石盐　胡粉各中枣大　黄连三铢　乌头枣核大　蕤仁一百十枚　菥蓂子枣大　细辛五铢　醋二合　清酒五合　楸叶一把，取汁

上十三味治下筛，合煎，取三分去一，盛瓷器中，若燥，取人乳和敷目，慎风冷。又方　每朝含黄檗一爪甲许使津，置掌中拭目，讫，以水洗之，至百日眼明。此法乃可终身行之，永除眼疾，神良。

又方　柴胡六铢　决明子十八铢

上二味治下筛，人乳汁和敷目，可夜书见五色。

治眼暗方　七月七日生苦瓠中白，绞取汁一合，以醋一升、古文钱七枚浸之，微火煎之减半，以米许大纳眦中。

治眼漠漠无所见方

蕤仁　秦皮　黄连各十八铢　萤火七枚　决明子一合

上五味㕮咀，以水八合微火煎取三合，冷，以绵注洗目，日三度。

常服芜菁子，主轻身益气明目方　芜菁子一升，以水四升煮令汁尽出，曝干，复以水四升煮如前法，三煮三曝，治下筛，饮服方寸匕。《千金翼》云：百日身热疮出，不久自瘥

明目，令发不落方　十月上巳日收槐子，纳新净瓮中，以盆密封口，三七日发封，洗去皮取子，从月一日服一枚，二日二枚，日别加，计十日服五十五枚，一月日服一百六十五枚，一年服一千九百八十枚，小月减六十枚。此药主补脑，早服之，发不白，好颜色，长生益寿。先病冷人勿服之。《肘后》云：扁鹊方

又方　牛胆中渍槐子，阴干百日，食后吞一枚，十日身轻，三十日白发再黑，至百日通神。

治目中眯①不出方　以蚕沙一粒吞之，即出。

治稻麦芒等入目中方　取生蛴螬，以新布覆目上，持蛴螬从布上摩之，芒出著布，良。

治砂石草木入目不出方　以鸡肝注之。

又方　以书中白鱼和乳汁，注目中。

治目中眯法　旦起对门户跪拜云：户门狭小，不足宿客。乃便瘥。

治目为物所伤触青黑方　煮羊肉令热，熨②，勿令过热，猪肝亦得。

治目痛不得睡方　暮炙新青布，熨，并蒸大豆，袋盛枕之，夜恒令热。

目中赤痛　从内眦始，取之阴跷。

目中痛不能视　上星主之，先取譩譆，后取天牖、风池。

青盲③，远视不明　承光主之。

目瞑远视䀮䀮　目窗主之。

目䀮䀮赤痛　天柱主之。

目眩④无所见，偏头痛引目外眦而急　颔厌主之。

---

① 眯（mǐ　米）　杂物入目使视线模糊。《篇海类编·身体类·目部》："眯，物入目中，蔽而不明。"

② 熨（wèi　未）　中医眼科外治法之一。《圣济总录》卷一百一十三："温熨之法，盖欲发散血气，使之宣流"。后世常用布包炒热的青盐、葱白、艾叶、吴茱萸等药物，待温度适宜后，热敷患眼之眼睑或太阳穴等处。熨法适宜于阴寒内盛的目疾疼痛等证。

③ 青盲　病名，一种病程较长的慢性眼病。开始视力减退，逐渐发展可至失明，但眼外观并无异常。本病多因肝肾不足，精血亏损，兼以脾胃虚弱，精气不能上荣于目而致。详参《诸病源候论》卷二十八·目青盲候。

④ 目眩　病证名。风邪乘虚随目系入于脑，则令脑转而目系急，目系急则目睛转动而昏眩。详参《诸病源候论》卷二十八·目眩候。

目远视不明，恶风目泪出，憎寒头痛，目眩瞢，内眦赤痛，远视䀮䀮无见，眦痒痛，淫肤白翳　精明主之。

青盲无所见，远视䀮䀮，目中淫肤，白幕[1]覆瞳子　巨窌主之。

目不明，泪出，目眩瞢，瞳子痒，远视䀮䀮，昏夜无见，目瞤动[2]，与项口参相引，㖞僻，口不能言　刺承泣。

目痛僻捩[3]，目不明　四白主之

目赤，目黄　权窌主之。

睊目[4]　水沟主之

目痛不明　龂交主之。

目瞑，身汗出　承浆主之。

青盲，䁤[5]目恶风寒　上关主之。

青盲　商阳主之。

䁤目䀮䀮　偏历主之。

眼痛　下廉主之。

䁤目䀮䀮少气　灸五里，右取左，左取右。

目中白翳　前谷主之。

目痛泣出，甚者如脱　前谷主之。

---

① 幕　膜，人或动植物体内的薄皮形组织。《史记·扁鹊仓公列传》："乃割皮解肌，诀脉结筋，搦髓脑，揲荒爪幕……"张守节正义："以爪决其阑幕也。"

② 目瞤（shùn　顺）动　病证名，又称胞轮振跳，俗称眼皮跳。因风热外袭，入侵经络，或气血虚衰，筋脉失养，血虚生风而致，症见眼睑不待人之开合，而自牵拽振跳，或稀或频，患者不能自制。

③ 僻（pì　辟）捩（liè　劣）　此谓目斜视。按"僻"，歪；斜。《本草纲目·百病主治药》："枳茹，渍酒服，治中风身直，及口僻目斜。""捩"，原作"戾"，今改。按"戾"与"捩"通。扭转。《文选·潘岳〈射雉赋〉》："戾翳旋把，萦随所历。"李善注："戾，转也。"

④ 睊（juān　绢）目　病名。《诸病源候论》卷二十八·睊目候谓本病"是风气客于睑眦之间，与血气津液相搏，使目眦痒而泪出，目眦皆湿，故谓之睊目。"

⑤ 䁤（wéi　围）　目病。《广韵·脂韵》："䁤，目病。"

白幕覆珠子，无所见　解溪主之。

眼暗　灸大椎下数节第十当脊中，安灸二百壮，惟多为佳，至验。

肝劳[1]，邪气眼赤　灸当容百壮，两边各尔，穴在眼小眦近后当耳前，三阳三阴之会处，以两手按之，有上下横脉则是，与耳门相对是也。

眼急痛，不可远视　灸当瞳子上入发际一寸，随年壮，穴名当阳。

风翳，患右目　灸右手中指本节头骨上五壮，如小麦大，左手亦如之。

风痒赤痛　灸人中近鼻柱二壮，仰卧灸之。

目卒生翳　灸大指节横纹三壮，在左灸右，在右灸左，良。

鼻病第二论一首　方五十五首　灸法六首

治鼻塞[2]，脑冷[3]，清涕出方

通草　辛夷各半两　细辛　甘遂一作甘草　桂心　芎䓖　附子各一两

上七味末之，蜜丸，绵裹纳鼻中，密封塞勿令气泄，丸如大麻子，稍加微觉小痛，捣姜为丸即愈。用白狗胆汁和之，更佳。

治鼻塞，常有清涕出方

细辛　蜀椒　干姜　芎䓖　吴茱萸　附子各十八铢　桂心一两　皂荚屑半两　猪膏一升

---

① 肝劳　病证名，谓眼睛视力疲劳。多因劳瞻竭视等而致。《医学入门》："读书、针刺过度而(目)痛者，名曰肝劳，但须闭目调护。"

② 鼻塞　又名鼻窒。谓肺气为风冷所伤，鼻气不宣利，以致鼻腔塞窒。《灵枢经·本神》："肺气虚则鼻塞不利。"

③ 脑冷　病证名，疑似"脑风"。多因风冷侵袭脑部而致，症见项背寒，后头枕部冷，痛不可忍。《证治准绳》头痛总论："项背怯寒，脑户极冷，神圣散主之。"

上九味㕮咀，以绵裹，苦酒渍一宿，取猪膏煎，以附子色黄为度，去滓，绵裹纳鼻孔中，并摩鼻上。

涕出不止　灸鼻两孔与柱齐七壮。

治鼻塞窒，香膏方

白芷　芎䓖　通草各十八铢　当归　细辛　莽草《小品》并《翼》作薰草　辛夷各三十铢

上七味㕮咀，以苦酒渍一宿，以不中水猪肪一升煎三上三下，以白芷色黄膏成，去滓，绵沾如枣核大，纳鼻中，日三。《小品》加桂心十八铢。

治鼻不利，香膏方

当归　薰草《古今录验》用木香　通草　细辛　蕤仁各十八铢　芎䓖　白芷各半两·羊髓四两，猪脂亦得

上八味㕮咀，以微火合煎三上三下，白芷色黄膏成，去滓，取如小豆大，纳鼻中，日二。先患热后鼻中生赤烂疮者，以黄芩栀子代当归细辛。

治鼻窒，气息不通方　小蓟一把，㕮咀，以水三升煮取一升，分二服。

又方　瓜蒂末少许吹鼻中，亦可绵裹塞鼻中。

又方　槐叶五升　葱白切，一升　豉一合

上三味以水五升煮取三升，分温三服。

治鼻塞，多年不闻香臭，清水出不止方　取当道车辗过蒺藜一把，捣，以水三升煎取熟，先仰卧，使人满口含取一合汁灌鼻中，使入不过再度，大嚏必出一两个瘜肉，似赤蛹①。一方有黄连等分同煎。

治鼻齆方

通草　细辛　附子

上三味各等分末之，以蜜和，绵裹少许，纳鼻中。

又方　甘遂　通草　细辛　附子等分

---

① 赤蛹　《外台秘要》卷二十二·鼻塞窒不通利方作"烂虫"。

上四味末之，以白雄犬胆和为丸，如枣核大，绵裹纳鼻中，辛热涕出四五升，瘥。亦治瘜肉。

又方　炙皂荚，末之，如小豆以竹管吹鼻中。

又方　干姜末蜜和，塞鼻中，吹亦佳。

又方　铁锁磨石取末，以猪脂和，绵裹纳之，经日，肉出瘥。

又方　以马新屎汁，仰头含满口，灌鼻中。

又方　伏面临床前，以新汲冷水淋玉枕上，后以瓜蒂末绵裹塞之。

治齆鼻有瘜肉，不闻香臭方

瓜丁　细辛

上二味各等分末之，以绵裹如豆大许，塞鼻中，须臾即通。

治鼻中瘜肉[①]，不通利，**通草散**方

通草半两　矾石一两　真朱一两

上三味末之，捻绵如枣核，取药如小豆著绵头，纳鼻中，日三易之。一方有桂心细辛各一两，同前捣末和使之。

治鼽鼻[②]，鼻中瘜肉，不得息方

矾石六铢　藜芦六铢　瓜蒂二七枚　附子十一铢

上四味各捣筛，合和，以小竹管吹药如小豆许于鼻孔中，以绵絮[③]塞鼻中，日再，以愈为度。《古今录验》葶苈半两

治鼻中瘜肉方　炙猬皮末，绵裹塞之三日。

又方　细筛釜底墨，水服之三五日。

治鼻中瘜肉，不闻香臭方　烧矾石末，以面脂和，绵裹著鼻中，数日瘜肉随药消落[④]。

又方　末瓜丁，如小豆许吹入鼻中，必消，如此三数度。

---

① 鼻中瘜肉　病证名，又称鼻瘜肉、鼻痔、鼻中肉。因肺气不足，外受风冷，冷气结聚，搏于血气，凝结鼻内，故变生瘜肉。

② 鼽（qiú　求）鼻　病证名，谓鼻塞流清涕。《素问·金匮真言论》王冰注："鼽，谓鼻中水出。"《素问玄机原病式》卷一："鼽者，鼻出清涕也。"

③ 以绵絮　《外台秘要》卷二十二·鼻中瘜肉方作"或以绵裹"四字。

④ 消落　《外台秘要》卷二十二·鼻中瘜肉方作"出"一字。

又方　细辛　釜底墨

上二味末之，水和，服方寸匕。

又方　绵裹瓜蒂末塞鼻中。

治鼻中瘜肉梁起，**羊肺散**方

羊肺一具干之　白术四两　苁蓉　通草　干姜　芎䓖各二两

上六味末之，食后以米饮服五分匕，加至方寸匕。

又方　通草十三铢　真朱六铢　矾石　细辛各一两

上四味末之，捻绵如枣核，沾散如小豆，并绵纳鼻中，日再三①。

鼻中瘜肉　灸上星三百壮，穴在直鼻入发际一寸。

又　灸夹上星两旁相去三寸各一百壮。

治鼻中生疮方　烧祀灶饭末，以敷鼻中。

又方　烧故马绊末，敷鼻中。

又方　偷孝子帽以拭之。

又方　乌牛耳垢敷之。

又方　以牛鼻津②敷之。

又方　捣杏仁乳敷之。亦烧核，压取油敷之。

又方　烧牛狗骨灰，以腊月猪脂和敷之。

治疳虫蚀鼻生疮③方　烧铜箸头，以醋淬之数过，取醋敷之。又以人屎灰涂之瘥。

治鼻痛方　常以油涂鼻内外，酥亦得。

治卒食物从鼻中缩入脑中，介介痛不出方　牛脂若羊脂如指头大纳鼻中，以鼻吸取脂，须臾脂消，则物逐脂俱出也。

论曰：鼻头微白者，亡血。设令微赤，非时者死。病人色白者，皆亡血也。凡时行衄，不宜断之，如一二升以上，恐多者可断，即以

① 日再三　"三"原作"息"，据元本、道藏本、四库本改。又，《外台秘要》卷二十二·鼻中瘜肉方作"日三取瘥"四字。

② 牛鼻津　《外台秘要》卷二十二·鼻生疳及疳虫蚀方"鼻"下有"头"字。

③ 疳虫蚀鼻生疮　病名，又名鼻疳、鼻疳蚀、疳鼻等。多因风热伤肺而致，症见鼻下两旁生疮，赤痒，或连唇生疮，浸淫糜烂，甚而波及鼻孔。

龙骨末吹之。九窍出血者，皆用吹之。治大便出血，及口鼻皆出血，血上胸心气急，此是劳热所致方。

生地黄八两　蒲黄一升　地骨皮五两　黄芩　芍药　生竹茹各三两

上六味㕮咀，以水八升煮取二升七合，分温三服。

凡吐血衄血①，溺血，皆脏气虚，膈气伤，或起惊悸，治之方

生竹皮一升　芍药二两　芎䓖　当归　桂心　甘草各一两　黄芩二两

上七味㕮咀，以水一斗煮竹皮，减三升下药煎取二升，分三服。

治衄血方

伏龙肝二枚，如鸡子大　生地黄六两　芎䓖一两　桂心三两　细辛六铢　白芷　干姜　芍药　吴茱萸　甘草各三两

上十味㕮咀，以水三升、酒七升煮取三升，分三服。

生地黄汤　主衄方。

生地黄八两　黄芩一两　阿胶二两　柏叶一把　甘草二两

上五味㕮咀，以水七升煮取三升，去滓纳胶，煎取二升半，分三服。

又方　生地黄三斤，切　阿胶二两　蒲黄六合

上三味，以水五升煮取三升，分三服。

治鼻出血不止方

干地黄　栀子　甘草等分

上三味治下筛，酒服方寸匕，日三。如鼻疼者，加豉一合；鼻有风热者，以葱涕和服如梧子五丸

治鼻衄方　地黄汁五合煮取四合，空腹服之，忌酒炙肉，且服粳米饮。

又方　饮小蓟汁。

---

① 衄血　病证名，即鼻出血。按"衄"，鼻出血。《说文解字·血部》："衄，鼻出血也。"详参《诸病源候论》卷二十九·鼻衄候、鼻衄不止候、鼻大衄候及鼻久衄候等。

又方　以冷水净漱口，含水以芦管吹二孔中，即止。

又方　取乱发五两，烧作灰，以管吹鼻中枣核大，不止益吹之，以血断止。并水服方寸匕，日三，甚者夜二。已困不识人者，服亦佳。

又方　取人屎尖烧灰，水服，并吹少许鼻中，止。

又方　五月五日取人屎烧作灰，冷水服五分匕。

又方　以胶帖鼻头上至顶及发际三寸，止。

又方　新马屎汁灌鼻中，及饮之。

又方　以湿布薄胸上。

又方　淳醋和土，涂阴囊上，干，易之。

又方　韭根葱根取汁，悬头著一枣大纳鼻中，少时更著，两三度瘥。葱白捣汁亦得。

治鼻出血不止方　捣楮叶汁，饮三升，大良。

又方　张弓令弦向上，病儿仰卧，枕弦，放四体如常卧法。衄时痒痒，便灸足大指节横理三毛中十壮，剧者百壮。衄不止，灸之。并治阴卵肿。

又　灸风府一穴四壮，不止又灸。

又　灸涌泉二穴各百壮。

口病第三香附①论一首　方五十九首　灸法二首

论曰：凡患口疮及齿，禁油面酒酱酸醋咸腻干枣，瘥后仍慎之。若不久慎，寻手再发，发即难瘥。蔷薇根角蒿为口疮之神药，人不知之。

凡口中面上瘜肉转大　以刀决溃去浓血，即愈。

治口中疮久不差，入胸中并生疮三年以上不瘥者方　浓煎蔷薇根汁，含之，又稍稍咽之，日三夜一。冬用根，夏用茎叶。

又方　角蒿②灰敷之，一宿知，二宿瘥。有汁吐之，不得咽也。

治口疮③不歇方

---

① 香附　原缺，据本书目录补。

② 角蒿　药名。性味辛苦平，有小毒，主治口疮，齿龈溃烂，耳疮，湿疹疥癣等。

③ 口疮　病名。泛指唇、颊等处黏膜的一种复发性溃疡。

牛膝　生蘘荷根各三两　黄檗①一两

上三味㕮咀，以绵裹，酒三升渍一宿，微火煎一两沸，细细含之。

治膀胱热不已，口舌生疮，咽肿，**升麻煎**方

升麻　玄参　蔷薇根白皮　射干各四两　大青　黄檗各三两　蜜七合

上七味㕮咀，以水七升煮取一升五合，去滓，下蜜更煎两沸，细细含咽之。

治口数生疮，连年不瘥方

蔷薇根　黄芩　当归　桔梗　黄芪　白蔹　鼠李根皮　大黄　芍药　续断　黄檗　葛根各一两

上十二味末之，以酒服方寸匕，日二服，亦可浆水服之。

治胃中客热，唇口干燥生疮方

茯苓　黄芩　甘草　大黄　蔷薇根各三十铢　枳实　杏仁　黄连各二两　桂心半两　栝楼根十八铢

上十味末之，食前浆水服方寸匕，日二。

治口热生疮方

升麻三十铢　黄连②十八铢，《古今录验》用黄檗

上二味末之，绵裹含，咽汁，亦可去之。

治口疮方

蔷薇根皮③四两　黄檗三两　升麻三两　生地黄五两

上四味㕮咀，以水七升煮取三升，去滓，含之，瘥止，含极吐却更含。

治口中疮烂，痛不得食方

杏仁二十枚　甘草一寸　黄连六铢

上三味末之，合和，绵裹杏仁大，含之勿咽，日三夜一。

---

① 黄檗　《外台秘要》卷二十二·口疮方作“刺檗叶”三字。

② 黄连　《外台秘要》卷二十二·口疮方作“黄檗”。

③ 蔷薇根皮　《外台秘要》卷二十二·口疮方作“芦根”二字。

治口中疮，身体有热气痱瘰，**蔷薇丸**方

蔷薇根　黄芩　鼠李根　当归　葛根　白蔹　石龙芮《千金翼》作黄连　黄檗　芍药　续断　黄芪各一两　栝楼根二两

上十二味末之，蜜和，服如梧子十丸，日三服。

治口吻疮①方　以楸白皮及湿帖之，三四度瘥。

又方　取经年葵根，欲腐者弥佳，烧作灰，及热敷之。

又方　以新炊饭了甑，及热以唇口向甑唇上熨之②，二七下，三两上③，瘥止。

又方　栀子　甘草各十八铢　细辛三十铢　桂心十二铢　芎䓖一两

上五味末之，蜜丸，食后服七丸，日再服，瘥止。

又方　芎䓖　白芷　橘皮　桂心　枣肉各一两半

上五味末之，以蜜和为丸。食后服十五丸，又含之，以瘥为度。此方甚验。

治口肥疮方　熬灶上饭令焦，末，敷之。

治燕吻疮④方　白杨枯枝。铁上烧，取𪷍⑤及热敷之。

又方　以木履尾，纳煻灰中令热，取柱两吻，各二七遍。

治口旁恶疮方

乱发灰　故絮灰　黄连末　干姜末

---

① 口吻疮　病名，又名口肥疮、燕口，小儿多患之。因脾胃湿热上攻唇口而致，症见口角生疮，色白糜烂，疼痛微肿，湿烂有汁。详参《诸病源候论》卷三十·口吻疮候。

② 甑及热……熨之　《外台秘要》卷二十二·口吻疮方作“甑唇及热熨之”六字。

③ 三两上　《外台秘要》卷二十二·口吻疮方“上”作“度”。

④ 燕吻疮　病名，又称燕口疮。谓口角生疮干裂。其疮色白，开口则燥痛，遇风则开裂，并微有清血，多因脾胃有客热而致。详参《诸病源候论》卷五十·燕口生疮候。

⑤ 𪷍(yì　义)　火烧松枝所得的汁液。《集韵·霁韵》：“𪷍，烧松枝取汁曰𪷍。”此谓火烧白杨枯枝所得的汁液。

上四味等分，合和为散，以粉疮上，不过三遍。

治口中疮，咽喉塞不利，口燥，膏方

猪膏　白蜜各一斤　黄连一两

上三味合煎，去滓，搅令相得，含如半枣，日四五夜二。

治热病，口烂，咽喉生疮，水浆不得入，膏方

当归　射干　升麻各一两　附子半两　白蜜四两

上五味㕮咀，以猪脂四两先煎之令成膏，下著地勿令大热，纳诸药，微火煎令附子色黄药成，绞去滓，纳蜜复上火一两沸，令相得，置器中令凝，取如杏仁大含之，日四五遍，辄咽之。

治失欠颊车蹉，开张不合方①　一人以手指牵其颐，以渐推之，则复入矣，推当疾出指，恐误咬伤人指也。

治失欠颊车蹉方　消蜡和水敷之。

失欠颊车蹉　灸背第五椎，一日二七壮。满三日未瘥，灸气冲二百壮。胸前喉下甲骨中是，亦名气堂。

又　灸足内踝上三寸宛宛中，或三寸五分百壮，三报，此三阴交穴也。

治卒口噤不开方　以附子捣末，纳管中，强开口，吹口中。

治口中热干，**甘草丸**②方

甘草　人参　半夏　生姜　乌梅肉各二两半　枣膏二两半

上六味末之，蜜丸如弹子大，旋含咽汁，日三。

治口干方　羊脂若猪脂鸡子大，擘之，纳半升醋中渍一宿，绞取汁，含之③。

治口干除热下气方

石膏五合，碎　蜜二升

---

① 失欠颊车蹉（cūo　搓）开张不合方　本法用于下颌关节脱位的整复，至今仍在应用。"失欠颌车蹉"，因打呵欠等之闪失，而致下颌关节脱位。详参《诸病源候论》卷三十·失欠颌车蹉候。

② 甘草丸　《外台秘要》卷二十二·口干燥方引《删繁方》无"生姜"，为五味。

③ 含之　《外台秘要》卷二十二·口干燥方"含"作"服"。

上二味，以水三升煮石膏，取二升，纳蜜煮取二升，去滓，含如枣核大，咽汁尽，更含之。

治虚劳口干方

麦门冬二两，末　大枣三十枚肉

上二味，以蜜一升和令熟，五升米下蒸之，任性服。

又方　羊脂如鸡子大，淳酒半升，枣七枚擘，合渍七日，取枣食之，愈。

又方　酸枣一升　酸石榴子五合　葛根三两　麦门冬四两　覆盆子三合　乌梅五合　甘草　栝楼实各二两

上八味末之，以蜜丸，含如枣大，以润为度。

五香丸　治口及身臭，令香，止烦散气方。

豆蔻　丁香　藿香　零陵香　青木香　白芷　桂心各一两　香附子二两　甘松香　当归各半两　槟榔二枚

上十一味末之，蜜和丸，常含一丸如大豆，咽汁，日三夜一，亦可常含咽汁。五日口香，十日体香，二七日衣被香，三七日下风人闻香，四七日洗手水落地香，五七日把他手亦香。慎五辛。下气去臭。

治口气臭秽，常服**含香丸**方

丁香半两　甘草三两　细辛　桂心各一两半　芎䓖①一两

上五味末之，蜜和，临卧时服二丸，如弹子大。

又方　常以月旦日未出时，从东壁取步，七步回面垣立，含水噀壁七遍，口即美香。

又方　桂心　甘草　细辛　橘皮

上四味等分，治下筛，以酒服一钱匕，瘥止。

又方　芎䓖　白芷　橘皮　桂心各四两　枣肉八两

上五味末之，次纳枣肉，干则加蜜，和丸如大豆，服②十丸，食前食后常含之，或吞之，七日大香。

---

① 芎䓖　"䓖"字原脱，据道藏本、四库本补。

② 服　此上元本有"旦"字。

治口中臭方

桂心①《古今录验》用细辛　甘草各等分

上二味末之，临卧以三指撮酒服，二十日香。

又方　细辛豆蔻含之，甚良。

又方　蜀椒　桂心各等分

上二味末之，酒服三指撮。

主口香去臭方

甘草三十铢　芎䓖二十四铢　白芷十八铢

上三味治下筛，以酒服方寸匕，日三服，三十日口香。

又方　松根白皮　瓜子仁　大枣

上三味治下筛，以酒服方寸匕，日二，一百日衣被香。

又方　瓜子仁　芎䓖　藁本　当归　杜蘅各六铢　细辛半两　防风二两

上七味治下筛，食后饮服方寸匕，日三服。五日口香，十日身香，二十日肉香，三十日衣被香，五十日远闻香。一方加白芷十八铢。

又方②　橘皮二十铢　桂心十八铢　木兰皮一两　大枣二十枚

上四味治下筛，酒服方寸匕，日三。久服身香。亦可以枣肉丸之，服二十丸如梧子大，稍加至三十丸。一方有芎䓖十八铢。

又方　浓煮细辛汁，含之，久乃吐之。

又方　井花水三升漱口，吐厕中，良。

又方　香薷一把，水一斗煎取三升，稍稍含之。

又方　甜瓜子作末，蜜和，每日空心洗漱讫，含一丸如枣核大，亦敷齿。

又方　熬大豆令焦，及热醋沃取汁，含之。

治七孔臭气，皆令香方

沉香五两　藁本三两　白瓜瓣半升　丁香五合　甘草　当归

---

① 桂心　《外台秘要》卷二十二·口臭方作“细辛”。

② 又方　《外台秘要》卷二十二·口臭方无“大枣”，有“芎䓖”六分。

芎䓖　麝香各二两

上八味末之，蜜丸，食后服如小豆大五丸，日三，久服令举身皆香。

治身体臭，令香方

白芷　甘子皮各一两半　瓜子仁二两　藁本　当归　细辛　桂心各一两

上七味治下筛，酒服方寸匕，日三，五日口香，三七日身香。

又方　甘草　松根皮　甜瓜子　大枣

上四味各等分，治下筛，食后服方寸匕，日三，七日知，一百日大香。

熏衣香方

鸡骨煎香　零陵香　丁香　青桂皮　青木香　枫香　郁金香各三两　薰陆香　甲香　苏合香　甘松香各二两　沉水香五两　雀头香①　藿香　白檀香　安息香　艾纳香各一两　麝香半两

上十八味末之，蜜二升半煮肥枣四十枚令烂熟，以手痛搦令烂如粥，以生布绞去滓，用和香，干湿如捺麨②，捣五百杵，成丸，密封七日乃用之，以微火烧之，以盆水纳笼下，以杀火气，不尔必有焦气也。

又方　沉香　煎香③各五两　雀头香　藿香　丁子香各一两

上五味治下筛，纳麝香末半两，以粗罗之，临熏衣时，蜜和用。

又方　兜娄婆香④　薰陆香　沉香　檀香　煎香　甘松香

---

① 雀头香　药名，即香附。

② 麨(chǎo　炒)　米、麦等炒熟后磨粉制成的干粮。《新修本草》注："米麦麨，蒸米麦熬磨作之。"

③ 煎香　药名，即沉香之肌理有黑脉，入水半浮半沉者，为沉香之次品。《新修本草》："沉香、青桂、鸡骨、煎香，同是一树，出天竺诸国。"《本草拾遗》："其枝节不朽，沉水者为沉香；其肌理有黑脉，浮者为煎香。鸡骨、马蹄，皆是煎香，并无别功，止可熏衣去臭。"

④ 兜娄婆香　药名，即藿香。

零陵香　藿香各一两　丁香十八铢　苜蓿香二两　枣肉八两

上十一味粗下，合枣肉总捣，量加蜜，和用之。

湿香方

沉香二斤七两九铢　甘松　檀香　雀头香一作藿香　甲香①　丁香　零陵香　鸡骨煎香各三两九铢　麝香二两九铢　薰陆香三两六铢

上十味末之，欲用以蜜和，预和歇不中用。

又方　沉香三两　零陵香　煎香　麝香各一两半　甲香三铢　薰陆香　甘松香各六铢　檀香三铢　藿香　丁子香各半两

上十味粗筛，蜜和，用熏衣瓶盛，埋之久窨②佳。

百和香　通道俗用者方。

沉水香五两　甲香　丁子香　鸡骨香　兜娄婆香各二两　薰陆香　白檀香　熟捷香　炭末各二两　零陵香　藿香　青桂皮　白渐香柴也　青木香　甘松香各一两　雀头香　苏合香　安息香　麝香　燕香各半两

上二十味末之，酒洒令软，再宿酒气歇，以白蜜和，纳瓷器中，蜡纸封勿令泄，冬月开取用，大佳。

裛③衣香方

零陵香　藿香各四两　甘松香　茅香各三两　丁子香一两　苜蓿香二两

上六味各捣，加泽兰叶四两，粗下用之，极美。

又方　零陵香二两　藿香　甘松香　苜蓿香　白檀香　沉水香　煎香各一两

上七味合捣，加麝香半两，粗筛，用如前法。

---

① 甲香　药名，为蝾螺科动物蝾螺或其近缘动物的掩厣。性味咸平，无毒，主心腹满痛，气急，止痢，下淋。

② 久窨（yìn　印）　谓久藏窖中。按“窨”，窖藏，深藏。《说文解字注·穴部》：“窨，今俗语以酒水等埋藏地下曰窨。”

③ 裛（yī　衣）　用香熏衣。《集韵·缉韵》：“裛，香袭衣也。”

又方　藿香四两　丁香七枚①　甘松香　麝香　沉香②　煎香③

上六味粗筛，和为干香以裛衣，大佳。

舌病第四方十一首

舌主心脏，热即应舌，生疮裂破，引唇揭赤，**升麻煎**泄热方

蜀升麻　射干各三两　柏叶切，一升　大青二两　苦竹叶切，五合　赤蜜八合　生芦根　蔷薇根白皮各五两　生玄参汁三合　地黄汁五合

上十味㕮咀，以水四升煮取一升，去滓，下玄参汁令两沸，次下地黄汁两沸，次下蜜煎取一升七合，绵惹取汁④，安舌上含，细细咽之。

舌上疮，不得食，舌本强，颈两边痛，此是心虚热所致，治之方

柴胡　升麻　芍药　栀子仁　通草各二两　黄芩　大青　杏仁各一两半　生姜　石膏各四两

上十味㕮咀，以水一斗九升煮取三升半，分四服，日三夜一，滓可重煎服之。

治舌卒肿⑤，满口溢出如吹猪胞，气息不得通，须臾不治杀人方　急以指刮破舌两边，去汁即愈；亦可以铍刀⑥决两边破之，以

---

① 七枚　《外台秘要》卷三十二·裛衣干香方作“一两”。

② 甘松香、麝香、沉香　用量缺。《外台秘要》卷三十二·裛衣干香方作“各二两”。

③ 煎香　用量缺。《外台秘要》卷三十二·裛衣干香方作“煎香一两。”

④ 绵惹取汁　谓用绵蘸取药汁。按“惹”，沾染。《增韵·马韵》：“惹，引著也。”

⑤ 舌卒肿　病名。又名“泡舌”、“脬舌”。《焦氏喉科枕秘》卷一：“此症因火上冲，痰随火上注，舌忽胀满口中，软如猪尿脬形，不疼痛，口中流涎，妨言语。”《太平圣惠方》卷三十六：“舌卒肿起，如吹脬满口塞喉。”

⑥ 铍（pī　批）刀　即铍针，两面有刃，多用于外科。

疮膏敷之。

又方　刺舌下两边大脉血出,勿使刺著舌下中央脉,血出不止杀人。不愈①,血出数升,则烧铁篦令赤,熨疮数过,以绝血也。

又方　半夏十二枚,洗熟,以醋一升煮取八合,稍稍含嗽之,吐出。加生姜一两佳。

治舌肿②强满口方　满口含糖醋少许时,热通即止。

治舌肿起如猪胞方　釜下墨末,以醋厚敷舌上下,脱去更敷,须臾即消,若先决出血汁竟,敷之弥佳。凡此患,人皆不识,或错治益困,杀人甚急。但看其舌下自有噤虫形状,或如蝼蛄,或如卧蚕子,细看之有头尾,其头少白,烧铁钉烙头上使熟,即自消。

治舌胀满口,不得语方

䗪虫三十枚　盐一升

上二味,以水三升煮三沸,含之,稍稍咽之,日三。

治舌强③不得语方

矾石　桂心

上二味等分,末之,安舌下,立瘥。

舌上黑,有数孔大如箸,出血如涌泉,此心脏病,治之方

戎盐　黄芩一作葵子　黄檗　大黄各五两　人参　桂心　甘草各二两

上七味末之,蜜和,以饮服十丸如梧子,日三。亦烧铁烙之。

治舌上出血如泉方　烧铁篦熟烁④孔中,良。

---

① 不愈　此上元本有"如上治"三字。

② 舌肿　病证名。因血虚或心脾有热而致,症见舌肿起,甚至妨碍饮食语言。详参《诸病源候论》卷四·虚劳舌肿候。

③ 舌强(jiàng　匠)　即"舌本强"。谓舌根僵硬,活动不灵。《脉因证治》卷下:"脾热则舌强。"《景岳全书》杂证谟卷二十六:"肺热则舌强。"《杂病源流犀烛》卷二十四:"风毒入肺而失音,或痰迷而舌强者。"

④ 熟烁　谓深深地灼烫。按"熟",程度深。《北史·尔朱荣传》:"及醉熟,帝欲诛之,左右苦谏乃止。""烁",烫,烤灼。《文选·枚乘·七发》李善注:"烁,亦热也。"

唇病第五甲煎附① 甲煎法二首 方二十首 灸法二首

润脾膏 治脾热，唇焦枯无润方。

生地黄汁 一升 生麦门冬四两 生天门冬切，一升 萎蕤②四两 细辛 甘草 芎䓖 白术各二两 黄芪 升麻各三两 猪膏三升

上十一味㕮咀，诸药苦酒淹一宿，绵裹药，临煎下生地黄汁与猪膏，共煎取膏鸣水气尽，去滓，取细细含之。

甲煎唇脂 治唇裂口臭方。

先以麻捣泥，泥两口好瓷瓶，容一斗以上，各厚半寸，曝令干。

甘松香五两 艾纳香 苜蓿香 茅香各一两 藿香三两 零陵香四两

上六味，先以酒一升、水五升相和作汤，洗香令净，切之。又以酒水各一升浸一宿，明旦纳于一斗五升乌麻油中，微火煎之三上三下，去滓，纳上件一口瓶中，令少许不满，然后取：

上色沉香三斤 雀头香三两 苏合香三两 白胶香五两 白檀五两 丁香一两 麝香一两 甲香一两

上八味，先酒水相合作汤，洗香令净，各各别捣碎，不用绝细，以蜜二升、酒一升和香，纳上件瓷瓶中令实满，以绵裹瓶口，又以竹篾交横约之，勿令香出。先掘地埋上件油瓶，令口与地平，以香瓶合覆油瓶上，令两口相当，以麻捣泥，泥两瓶口际令牢密，可厚半寸许，用糠壅瓶上，厚五寸，烧之，火欲尽即加糠，三日三夜勿令火绝，计糠十二石讫，停三日令冷，出之。别炼蜡八斤，煮数沸，纳紫草十二两，煎之数十沸，取一茎紫草向爪甲上研，看紫草骨白，出之。又以绵滤过，与前煎相和令调，乃纳朱砂粉六两，搅令相得，少冷未凝之间倾竹筒中，纸裹筒上，麻缠之，待凝冷解之，任意用之。计此可得五十挺。

---

① 甲煎附 原缺，据本书目录补。

② 萎蕤 药名，即玉竹。

甲煎口脂　治唇白无血色及口臭方。

烧香泽法

沉香　甲香　丁香　麝香　檀香　苏合香　薰陆香　零陵香　白胶香　藿香　甘松香　泽兰

上十二味各六两，胡麻油五升，先煎油令熟，乃下白胶、藿香、甘松、泽兰，少时下火，绵滤纳瓷瓶中。余八种香捣作末，以蜜和，勿过湿，纳著一小瓷瓶中令满，以绵幕口，竹十字络之，以小瓶覆大瓶上，两口相合，密泥泥之，乃掘地埋油瓶令口与地平，乃聚干牛粪烧之七日七夜，不须急，满十二日烧之弥佳，待冷出之即成。其瓶并须熟泥匀厚一寸曝干乃可用。一方用糠火烧之。

炼蜡合甲煎法

蜡二两　紫草二两

上先炼蜡令消，乃纳紫草煮之，少时候看，以紫草于指甲上研之，紫草心白即出之，下蜡勿令凝即倾弱一合甲煎于蜡中，均搅之讫，灌筒中则勿触动之，冷凝乃取之便成好口脂也。敷口面，日三。

治紧唇①方　缠白布作大灯炷如指，安斧刃上，燃炷令刃汗出，拭取敷唇上，日二三度。

故青布亦佳，并治渖唇②。

又方　青布灰，以酒服之，亦可脂和涂。

又方　以蛇皮拭之③，烧为灰敷之。

又方　水服蛴螬灰，良。

又方　自死蝼蛄灰敷之。

---

① 紧唇　病名。谓因唇疮而致口唇紧急，难于开合。《诸病源候论》卷三十·紧唇候："脾胃有热，气发于唇，致唇生疮，而重被风邪，寒湿之气搏于疮，则微肿湿烂，或冷或热，乍瘥乍发，积月累年，谓之紧唇。"

② 渖唇　病名，泛指常有渗出的唇部湿疮。按"渖"，汁。《左传·哀公三年》："无备而官办者，犹拾渖也。"杜预注："渖，汁也。"

③ 拭之　元本、道藏本、四库本"之"并作"净"。《外台秘要》卷二十二·紧唇方作"先灸疮"三字，其下有"烧蛇皮灰以敷之"七字。

又方　以火炙蜡帖唇上，瘥。

又方　炙松脂帖上，瘥。

紧唇　灸虎口，男左女右。

又　灸承浆三壮。

治沈唇方　以干蛴螬烧末和猪脂，临卧敷之。

又方　烧鳖甲及头①，令烟尽，末，敷之，日三。

治唇生疮方　以头垢敷之，日三。

又方　以胡粉敷之。

治唇边生疮，连年不瘥方　以八月蓝叶十斤绞取汁，洗不过三日，瘥②。

治唇生核③方　猪屎平量一升，以水投绞取汁，温服之。

治唇舌忽生疮方　烧鸡屎白④末，以布裹著病上，含之。

治唇黑肿痛痒不可忍方　取大钱四文于石上，以腊月猪脂磨取汁，涂之。

又方　以竹弓弹之出其恶血，瘥。

又方　烧乱发及蜂房六畜毛作灰，猪脂和敷之，亦治沈唇。

治冬月唇干坼⑤血出方　捣桃仁以猪脂和敷之。

治远行唇口面皴裂方　熟煎猪脂，将行夜常敷面卧，行万里野宿不损。

（李培振）

---

① 及头　此下《外台秘要》卷二十二·沈唇疮烂方有“垢”字。

② 绞取汁……瘥　《外台秘要》卷二十二·口唇舌鼻杂疗方作“捣汁澄取淀以敷之”八字。

③ 唇生核　病名。脾胃为风热所乘，冲发于唇，与血气相搏，则肿结；外受风冷，其肿结不消，则成核。详参《诸病源候论》卷三十·唇生核候。

④ 鸡屎白　《外台秘要》卷二十二·口唇舌鼻杂疗方作“鸡舌香”。

⑤ 干坼（chè　撤）　干裂。按“坼”，裂开。《说文解字·土部》：“坼，裂也。”

备急千金要方校释卷第六下七窍病下

朝奉郎守太常少卿充秘阁校理判登闻检院上
护军赐绯鱼袋臣林亿等校正

齿病第六论一首　方三十八首　灸法二首

论曰：凡齿龈宣露①，多是疳䘌②及月蚀。以角蒿灰夜敷龈间，使满，勿食油，不过二三夜瘥，食油及干枣即发。所以患齿者，忌油、干枣及桂心。每旦以一捻盐纳口中，以暖水含，揩齿③及叩齿百遍，为之不绝，不过五日口齿即牢密。凡人齿龈不能食果菜者，皆由齿根露也。为此盐汤揩齿叩齿法，无不愈也，神良。凡人好患齿病，多由月蚀夜食饮之所致也，识者深宜慎之。所以日月蚀未平时，特忌饮食，小儿亦然。

治龋齿及虫痛方

白附子　知母　细辛各六铢　芎䓖　高良姜各十二铢

---

① 齿龈宣露　病证名，又名牙宣，齿挺。症见齿龈先肿，继而龈肉日渐萎缩，终致牙根宣露，或齿间出血，或溢脓汁。详参《诸病源候论》卷二十九·齿龈血出候及齿挺候。

② 疳䘌（nì　逆）　病证名。此指口中疳䘌。常因多种慢性疾患引起，是一种以牙龈肿痛腐烂，口腔黏膜溃疡为主证的疳䘌。陈藏器《本草拾遗》："口中疳䘌"。

③ 揩齿　此上《外台秘要》卷二十二·疳虫食齿方有"和盐"二字。此下无"及叩齿"三字。

上五味末之，以绵裹少许著齿上，有汁吐出，一日两度含之，亦治口气。

又方　切白马悬蹄如米许，以绵裹著痛处孔中，不过三度。

治䘌齿虫齿①，积年不瘥，从少至老方　雀麦草②，一名杜姥草，似牛毛草，以苦瓠叶四十枚净洗，露一宿。平旦取草，屈长二寸、广一寸、厚五分，以瓠叶裹缚之，作五六十裹子，取三年酽醋③浸之，至日中取两裹纳火中炮令极热，纳口中齿外边熨之，冷则易之。取铜器以水纳中，解裹于水中洗之，得虫长三分，老者黄赤色，小者白色，多者得三四十枚，少者得一二十枚。

治虫齿方　莨菪子三合，如无，葱子、韭子并得。以青钱七文，烧令赤。取小口罂子④，令可口含得者，将钱纳罂子中。取一撮许莨菪子安钱上，令炮烢声⑤，仍与半合许水淋，令气上从罂出，将口含罂口令气莫出，用熏齿，冷复更作，取三合药尽为剂。非止虫齿得瘥，或风齿⑥龋齿齿中病悉主之。口中多津即吐之。

又方　白杨叶切一升，水三升煮取一升，含之。

又方　大醋一升煮枸杞根白皮一升，取半升含之，虫立出。

又方　取桃仁少许，以钗头穿向灯上烧之烟出，经少时吹灭，

---

① 䘌齿虫齿　病名，即龋齿。

② 雀麦草　药名，即雀麦，又名杜姥草，牡姓草，牛星草，燕麦。性味甘平，无毒，主女人产不出，去虫。

③ 酽（yàn　彦）醋　浓醋。按"酽"，味厚，汁浓。《广韵·酽韵》："酽，酒、醋味厚。"《增韵·艳韵》："酽，醲也。"

④ 小口罂（yīng　英）子　《外台秘要》卷二十二·齿虫方作"瓶子"二字。按"罂子"，瓶一类的容器，比缶大，腹大口小。

⑤ 烢（chè　撤）声　裂开的声音。按"烢"，裂开。《龙龛手鉴·火部》："烢，裂也。"

⑥ 风齿　病名。头面有风，阳明胃脉虚，风乘虚随脉流入于齿者，则令齿有风，微痛而根浮。详参《诸病源候论》卷二十九·风齿候。

即纳入口安虫齿上咬之，不过五六度。一方作胡桃仁。

治䘌虫蚀齿根①方　地龙置石上，著一撮盐，须臾化为水，以面展取，却待凝厚，取以纳病上。又以皂荚去皮涂上，虫即出。

又方　纯麻子烛烬研，以井花水涂之。

又方　黑羖羊脂②莨菪子各等分，先烧铁锄斧銎③令赤，纳其中，烟出，以布单覆头，令烟气入口熏之。

治齿龈肿痛及虫痛方

黄芩　甘草　桂心　当归　细辛　蛇床子各一两

上六味㕮咀，以醋浆水七升煮取三升，去滓，含之，日三夜二。

治齿有孔，不得食，面肿方

莽草十叶④　猪椒附根皮长四寸者七枚⑤

上二味㕮咀，以浆水二升煮取一升，满口含，倦即吐却，日二三度。

治齿根肿方

松叶一把，切　盐一合

上二味以酒三升煮取一升，含之。

治齿根动欲脱落方　生地黄绵裹著齿上，咋之。又㕮咀，以汁渍齿根，日四五著之，并咽汁，十日大佳。

治齿根动痛方

---

① 䘌虫蚀齿根　病名。因阳明胃火上炎而致，症见齿龈肿痛，继则腐溃多脓，甚则穿破唇颊。

② 黑羖羊脂　《外台秘要》卷二十二·䘌虫食齿方"羖"作"羚"。

③ 斧銎（qióng　穷）　斧头上装柄的孔。《说文解字·金部》："銎，斤斧穿也。"段玉裁注："谓斤斧之孔所以受柄者。"

④ 十叶　《外台秘要》卷二十二·齿痛有孔方作"七叶"。

⑤ 猪椒……七枚　"猪椒"，药名。原植物为芸香科之两面针，根或枝叶均可入药。性味辛苦温，能祛风通络，消肿止痛，主治胃痛牙痛，风湿骨痛，喉痹瘰疬，跌打损伤，汤火烫伤等。又，《外台秘要》卷二十二·齿痛有孔方作"猪椒九个"四字。

生地黄　独活各三两

上二味㕮咀，以酒①一升渍一宿，以含之。

治齿龈间津液血出不止方　生竹茹二两醋煮，含之。

又方　细辛二两　甘草一两

上二味㕮咀，以醋二升煎取一升，日夜旋含之。

又方　矾石一两烧，水三升煮取一升，先拭血，乃含之。已后不用，朽人牙根，齿落不用之可也。

治齿间血出方　以苦竹叶②浓煮之，与盐少许，寒温得所，含之，冷吐③。

又方　温童子小便半升，取三合含之，其血即止。

治齿出血不止方　刮生竹皮二两，苦酒浸之，令其人解衣坐，使人含噀其背上三过，仍取竹茹④浓煮汁，勿与盐，适寒温含嗽⑤之，竟日为度。

治酒醉，牙齿涌血出方⑥

当归二两　桂心　细辛　甘草各一两　矾石六铢

上五味㕮咀，以浆水五升煮取二升，含之，日五六夜三。

又方　烧钉令赤，注血孔中⑦，止。

治头面风，口齿疼痛不可忍方

蜀椒二合　莽草十叶　雀李根　独活各二两　细辛　芎䓖　防风各一两

---

① 酒　元本、道藏本、四库本并作“水”。

② 苦竹叶　《外台秘要》卷二十二·齿间血出方作“竹叶”二字。

③ 冷吐　元本、道藏本、四库本“吐”上并有“即”字。

④ 竹茹　《外台秘要》卷二十二·齿血不止方作“茗草”。

⑤ 嗽（sǒu　擞）　同“漱”。漱口。《集韵·宥韵》：“漱，《说文》：荡口也。或从口。”

⑥ 治酒醉，牙齿涌血出方　《外台秘要》卷二十二·牙齿杂疗方作“疗齿痛方”四字。

⑦ 注血孔中　放置于出血孔中。按“注”，放置。《尔雅·释天》：“注旄首曰旌。”郭璞注：“载旄于竿头。”

上七味㕮咀，以酒二升半煮三五沸，去滓，含之，冷吐更含之，勿咽汁。张文仲有白术二两。

又方　鸡屎白烧灰，以绵裹置齿痛上，咬咋之。

又方　鸡屎白以醋渍煮，稍稍含之。

又方　煮枸杞汁含之。

又方　生地黄一节　蒜一瓣

上二味熟捣，绵裹著痛上，咬之勿咽汁，汁出吐之，日日为之，瘥止。

又方　含驴尿，须臾止。

风齿疼痛①　灸外踝上②高骨前交脉三壮。

又　以线量手中指至掌后横纹，折为四分，量横纹后当臂中，灸二壮，愈，随左右。

含漱汤③　治齿痛方。

独活三两　黄芩　芎䓖　细辛　荜拨各二两　当归三两　丁香一两

上七味㕮咀，以水五升煮取二升半，去滓，含漱之，须臾闷乃吐，更含之。《古今录验》同，有甘草二两。

又方　含白马尿，随左右含之，不过三五口。

治齿痛漱汤方④　腐棘刺⑤二百枚⑥，以水二升煮取一升，旋旋⑦含之，日四五度，以瘥止。

---

① 风齿疼痛　《外台秘要》卷二十二·齿疼方作"疗齿疼方"。

② 上　《外台秘要》卷二十二·齿疼方作"下"。

③ 含漱汤　《外台秘要》卷二十二·齿痛方引《集验》作"又方"二字，方中无细辛，为六味。

④ 治齿痛漱汤方　《外台秘要》卷二十二·齿虫方引《小品》作"疗齿虫腐棘刺漱汤方"九字。

⑤ 腐棘刺　《外台秘要》卷二十二·齿虫方"棘"上有"烂"字。

⑥ 二百枚　此下《外台秘要》卷二十二·齿虫方有"即是枣木刺朽落地者用一物"一十二字。

⑦ 旋(xuán　眩)旋　犹言频频。顾况《焙茶坞》诗："旋旋续新烟，呼儿劈寒木。"

又方　芎䓖　细辛　防风　矾石　附子　藜芦　莽草

上七味各等分作末，绵裹如弹丸大，酒浸安所患处，含之勿咽①，日三，刺破极佳。

又方　蚯蚓粪水和作稠泥团，以火烧之，令极赤如粉，以腊月猪膏和，敷齿龈上，日三两度，永瘥。

又方　取自死蚯蚓干者捣末，著痛处，即止。

治齿龈痛不可食生果方

生地黄　桂心

上二味合嚼之，令味相得，咽之。

又方　马齿菜②一把嚼之，即瘥。

治牙痛塞，口噤不开方

附子大者一枚　黄连十八铢　矾石一两

上三味末之，纳管中，强开口吹之入喉间，细细吹之。

喉病第七咽附③　证一条　方五十首　针灸法二首

凡卒喉痹④不得语，服小续命汤，加杏仁一两。方出第八卷中。

喉咙者，脾胃之候。若脏热，喉则肿塞，神气不通，**乌翣膏**主之方

生乌翣⑤十两　升麻三两　羚羊角二两　蔷薇根切，一升　艾叶六铢，生者尤佳　芍药二两　通草二两　生地黄切，五合　猪脂二斤

上九味㕮咀，绵裹，苦酒一升淹浸一宿，纳猪脂中，微火煎，取苦酒尽、膏不鸣为度，去滓，薄绵裹膏似大杏仁，纳喉中细细吞之。

---

① 勿咽　此下《外台秘要》卷二十二·齿痛方有"汁"字，其下无"日三刺破极佳"六字。

② 马齿菜　"菜"原脱，据《千金宝要》卷三·舌耳心目等大小便第十一·治齿痛又方补。按"马齿菜"，即"马齿苋"。

③ 咽附　原缺，据本书目录补。

④ 卒喉痹　病证名。谓中风失语。

⑤ 生乌翣（shà　霎）　药名，即生射干。

治喉肿痛,风毒冲心胸方

豉一升半　犀角　射干　杏仁　甘草各二两　羚羊角一两半　芍药三两　栀子七枚　升麻四两

上九味㕮咀,以水九升煮取三升,去滓,纳豉煮一沸,分三服。

喉肿胸胁支满　灸尺泽百壮。

治风毒咽水不下及瘰疬肿方

升麻　芍药各四两　射干　杏仁　枫香①　葛根　麻黄各三两　甘草二两

上八味㕮咀,以水八升煮取二升半,分三服。

又方　以水服莨菪子末两钱匕,神良。

治喉痹②方　荆沥稍稍咽之。

又方　腊月猪尾烧末,水服之。

又方　烧牛角末,酒服之。

又方　熬杏仁令黑,含或末服之。

又方　含鸡屎白。

又方　巴豆去皮,针线穿,咽入牵出。

又方　马蔺子半升,水二升煮取一升半,服之。

又方　煮桃皮汁三升,服之。

又方　烧荆汁服之。又,水三升煮荆一握,取一升,分三服。

治喉痹及毒气方　桔梗二两水三升煮取一升,顿服之。

又方　生姜二斤捣取汁,蜜五合微火煎相和,服一合,日五。

又方　附子一枚破作大片,蜜涂炙令黄,含咽汁,甘尽更涂炙如前法。

---

① 枫香　药名,即白胶香,为金缕梅科植物枫香的树脂。性味辛苦平,无毒,能活血,凉血,解毒,止痛,主治瘰疬,齿痛,吐血衄血,痈疽疮疥,瘾疹金疮等。

② 喉痹　病名。《杂病源流犀烛》卷二十四:"喉痹,痹者闭也,必肿甚,咽喉闭塞。"症见咽喉肿痛,声音嘶哑,吞咽困难。多因外感风寒或风热,内伤阴阳气血虚损,或气滞肝郁等而致。详参《诸病源候论》卷三十·喉痹候及卷四十八·喉痹候。

又方　剥大蒜塞耳鼻,日二易。

喉痹　刺手小指爪纹中,出三大豆许血,逐左右刺,皆须慎酒面毒物。

治喉痹,卒不得语方　浓煮桂汁,服一升。亦可末桂著舌下,渐咽之,良。

又方　煮大豆汁含之,无豆用豉亦佳。

又方　以酒五合和人乳汁半升,分二服。

又方　烧炊箅作灰,三指撮,水服之。

又方　芥子末,水和,薄之①,干则易。

又方　商陆苦酒熬令浓,热敷之。

又方　末桂心,如枣核大绵裹著舌下,须臾破。

治喉卒肿不下食方　以韭一把捣熬,薄之,冷则易。

又方　含上好醋,口舌有疮亦佳。

治悬痈②咽热,暴肿长方　干姜半夏等分末,以少少著舌上。

又方　盐末,以箸头张口柱之,日五。

治悬痈咽中生瘜肉,舌肿方　日初出时向日张口,使妇人用左裙裾③拄④其头上,七下瘥。

又方　羊蹄草煮取汁,口含之。

又方　盐豉和涂之。

又方　取四五岁小儿尿,合盐含之。

---

① 薄(bó　勃)之　将药物涂敷于患部。按“薄”,敷,涂饰。《史记·礼书》引徐广曰:“乘舆车,金薄缪龙为舆倚较。”司马贞索隐:“刘氏云:薄犹饰也。”

② 悬痈　病名。多由火毒炽盛所致,症见上腭肿起色红疼痛,饮食吞咽均感不适,或见身发寒热,口渴,舌苔黄,脉数等。

③ 裙裾(jū　居)　裙子。常建《古兴》诗:“石榴裙裾蛱蝶飞,见人不语颦蛾眉。”

④ 拄　原作“柱”,今改。按“柱”通“拄”。《尔雅·释言》:“楮,柱也。”《释文》柱作拄。“拄”,戳。《初刻拍案惊奇》卷三一:“赛儿随光将根竹杖头儿拄将下去,拄得一拄,这土就似虚的一般,脱将下去,露出一个小石匣来。

凡喉痹深肿连颊，吐气数者，名马喉痹①，治之方　马衔②一具 水三升煮取一升，分三服。

又方　毡③中苍耳三七枚烧末，水服之。

又方　马鞭草根一握，勿中风，截去两头，捣取汁服。

又方　烧谷奴灰，酒服之，立破。

咽门者，肝胆之候。若脏热，咽门则闭而气塞；若腑寒，咽门则破而声嘶，**母姜酒**主之方

母姜汁二升　酥　牛髓　油各一升　桂心　秦椒各一两　防风一两半　芎䓖　独活各一两六铢

上九味末之，纳姜汁中，煎取相淹濡，下髓酥油等令调，微火三上三下煎之，平旦温清酒一升，下二合膏，即细细吞之，日三夜一。

又方　丹参　升麻　雄黄　杏仁　鬼臼　甘草　射干各一两　麝香半两

上八味末之，以蜜为丸如梧子。饮下一丸，加至五丸，日三，酒服亦佳。咽痛失声不利，用之良。

治咽伤语声不彻方

酒一升　干姜二两半，末　酥一升　通草　桂心　石菖蒲各二两，末

上六味合和，服一匕，日三。

又方　酒一升　酥一升　干姜末十两

上三味以酒二合、酥一匕、姜末二匕相和服，日三，食后服之，亦治肺痛。

治哑塞咳嗽方

桂心六铢　杏仁十八铢

---

① 马喉痹　病名，为喉痹之来势更急骤者，亦称走马喉痹。多由热毒之气，结于喉间而致，症见喉间肿痛，甚至肿连颊腮，发热烦懑，危及生命。详参《诸病源候论》三十·马喉痹喉。

② 马衔（xián　咸）　马嚼子。放在马口中用以制驭马。

③ 毡（zhān　沾）　用羊毛或其他动物毛压制而成的块片状材料。

上二味末之，以蜜丸如杏仁大。含之，细细咽汁，日夜勿绝。

治咽痛，逆气不能食方　麻子一升熬令黑，以酒一升淋取汁，空心一服一升，渐至二升，多汗好覆，勿触风冷。此方兼理产妇及丈夫中风，如角弓反张、口噤不开，大验，与紫汤气力同。

治卒咽痛方　悬木枸烧末，水服方寸匕，日三。

又方　烧炊帚①一枚，浆水服方寸匕。

治卒风咽肿面肿方　杏仁末和鸡子黄，更捣敷上，干复易之七八度。若肿汁出，煮醋和伏龙肝敷，干更易之。

治卒咽方　烧履鼻绳为灰，暖水服之。

又方　烧麻子脂，服之。

治咽喉不利，下气方

射干　杏仁　人参　附子　桂心②各一两

上五味末之，蜜丸如指大。含一丸，稍稍咽之，令药味相接。

治咽喉中痛痒，吐之不出，咽之不入，似得虫毒方　含生姜五十日，瘥。

又方　以青布裹麻黄烧，以竹筒盛，烟熏咽中。

耳病第八方五十五首

治肾热背急挛痛，耳脓血出，或生肉塞之，不闻人声方

磁石　白术　牡蛎各五两　甘草一两　生麦门冬六两　生地黄汁一升　芍药四两　葱白一升　大枣十五枚

上九味㕮咀，以水九升煮取三升，分三服。

治肾热，面黑目白，肾气内伤，耳鸣③吼闹，短气，四肢疼痛，腰

---

① 炊帚（zhǒu　肘）　刷洗锅碗的炊事用具。道藏本、四库本并作“炊箅”。

② 桂心　《外台秘要》卷二十二·咽喉杂疗方无此药，为四味。

③ 耳鸣　病证名。证有虚实之分，虚证由肾阴亏损或中气下陷而致，实证为血瘀、肝火或痰火上逆而致。耳鸣不止，则变成聋。详参《诸病源候论》卷二十九·耳鸣候。

背相引，小便黄赤方

羊肾一具治如食法　白术五两　生姜六两　玄参四两　泽泻二两　芍药　茯苓各三两　淡竹叶切，二升　生地黄切，一升

上九味㕮咀，以水二斗煮羊肾竹叶，取一斗，去滓澄之，下药煮取三升，分三服，不已，三日更服一剂。

治肾热，耳脓①，血出溜，日夜不止方

鲤鱼脑一枚　鲤鱼肠一具洗，细切　鲤鱼鲊三斤　乌麻子熬令香，一升

上四味，先捣麻子碎，次下余药，捣为一家，纳器中，微火熬暖，布裹薄耳，得两食顷开之，有白虫出，复更作药。若两耳并脓出，用此为一剂薄两耳；若止一耳，分药为两剂薄。不过三薄，耳便瘥，慎风冷。

治肾虚寒，腰脊苦痛，阴阳微弱，耳鸣焦枯方

生地黄汁二升　生天门冬汁　白蜜各三升　羊肾一具炙　白术　麦曲各一斤　甘草　干姜　地骨皮各八两　桂心　杜仲　黄芪各四两　当归　五味子各三两

上十四味末之，纳盆中，取前三物汁和研，微火上暖盆取热更研，日曝干，常研令离盆，酒服方寸匕，日再。

治耳聋鸣汁出，皆由肾寒，或一二十年不瘥方

故铁二十斤烧赤，水五斗浸三宿，去铁澄清

柘根三十斤水一石煮取五斗，去滓澄清

菖蒲切五斗水一石煮取五斗，去滓澄清

上三味合一石五斗，用米二石并曲二斗，酿如常法酒，用②一月封头开清，用磁石吸铁者三斤，捣为末，纳酒中浸三宿，饮之，日夜饮，常取小小醉而眠，取闻人语乃止药。

又方　服天门冬酒，百日瘥，方在第十四卷中。

又方　矾石少许以生菖蒲根汁和，点入耳中。

---

① 耳脓　病名。谓耳内流脓。即聤耳。《医贯》卷五："耳脓即聤耳。"

② 用　需要。《周易·系辞下》："介如石焉，宁用终日，继可识矣。"

治劳聋①、气聋②、风聋③、虚聋④、毒聋⑤、久聋⑥耳鸣方

山茱萸　干姜　巴戟天　芍药　泽泻　桂心　菟丝子　黄芪　干地黄　远志　蛇床子　石斛　当归　细辛　苁蓉　牡丹　人参　甘草　附子各二两　菖蒲一两　羊肾二枚　防风一两半　茯苓三两

上二十三味末之，蜜丸如梧子。食后服十五丸，日三，加至三四十丸止。皆缘肾虚耳，故作补肾方，又作薄利九窍药即瘥。

治耳聋方

生地黄极粗者，长一寸半　巴豆　杏仁各七枚　印成盐两颗　头发如鸡子大，烧灰

上五味治下筛，以绵薄裹，纳耳中一日一夜。若小损即去之，直以物塞耳。耳中黄水及脓出，渐渐有效，不得更著。不著一宿后，更纳一日一夜，还去之，依前。

又方　蓖麻仁五合　杏仁　菖蒲　磁石　桃仁各三分　巴豆一分　石盐三分　附子二分　薰陆香　松脂各十分　蜡八分　通草三分

上十二味，先捣草石令细，别研诸仁如脂，纳松脂、蜡，合捣数千杵，令可丸乃止。以如枣核大绵裹塞耳，一日四五度，出之转捻，

---

① 劳聋　病名，谓由气血真元亏虚所致之耳聋。如将适得所，其聋则轻；而遇劳累，其聋则甚。《太平圣惠方》卷三十六："夫劳聋者，是肾气虚乏故也。足少阴肾之经，宗脉之所聚，其气通于耳，劳伤于肾，则宗脉虚损，气血不足，故名劳聋。"

② 气聋　病名。据病因病机，可分为气虚耳聋和气逆耳聋。气虚耳聋，指因气虚所致者。《医学准绳六要》："气虚耳聋，右脉大而无力，或濡而细，证兼倦怠，口中无味等内伤证者，属气虚。"气逆耳聋，指因气厥逆所致者。《证治准绳·杂病》："气逆耳聋有三：肝与手太阳、少阳也。"

③ 风聋　病名。多由宗脉亏虚，风邪入耳，使经气否塞不宣而致，症见聋而兼有头痛。详参《诸病源候论》卷二十九·耳风聋候。

④ 虚聋　病证名，谓耳聋之因于虚者。耳为肾窍，肾虚则耳窍失聪。《丹溪心法》卷四·耳聋："又有耳触风邪，与气相搏，其声嘈嘈……为之虚聋。"

⑤ 毒聋　病名，谓耳聋之因于脓毒瘀血，壅塞耳窍者。《医方考》卷五·耳疾门："毒聋者，脓血障碍妨于听户也。"

⑥ 久聋　病名，谓耳聋时日久者。证多属虚，气虚、血虚、肝肾阴虚等皆可致之。详参《诸病源候论》卷二十九·久聋候。

不过三四日易之。

又方　磁石四两　天门冬　地骨皮　生姜各三两　山茱萸　茯苓　菖蒲　芎䓖　枳实　白芷　橘皮　甘草　土瓜根　牡荆子各二两　竹沥二升

上十五味㕮咀，以水八升煮减半，纳沥煮取二升五合，分三服。五日一剂，三日乃著散纳耳中，如后方。

石菖蒲　白蔹　牡丹　山茱萸　牛膝　土瓜根各二两　磁石四两

上七味治下筛，绵裹塞耳，日一易之，仍服大三五七散佳，方在第十三卷中。

又方　薰陆香　蓖麻　松脂　蜡　乱发灰　石盐

上六味等分末之，作丸，绵裹塞耳，时易之，瘥止。

治耳聋方

巴豆十四枚　成炼松脂半两

上二味合治丸如黍米大，绵裹以簪头著耳中，一日一易，药如硬，微火炙之，以汗出乃愈，大效。

又方　雄鲤鱼脑二两　防风　菖蒲　细辛　附子　芎䓖各六铢

上六味㕮咀，以鱼脑合煎三沸，三上三下之，膏香为成，滤去滓，冷，以一枣核灌耳中，以绵塞之。《古今录验》用疗风聋，年久耳中鸣者，以当归代防风，以白芷代芎䓖。

又方　竹筒盛鲤鱼脑，炊饭处蒸之令烊，注耳中。

又方　菖蒲附子各等分，末之，以麻油和，以绵裹纳耳中。《广济方》以疗耳卒痛求死者。崔氏以苦酒和塞耳。

又方　矾石　甘草　菖蒲　当归　细辛　防风　芎䓖　白芷　附子　乌贼骨　皂荚各半两　巴豆十四枚

上十二味薄切，三升醋渍一宿，以不中水鸡膏九合煎三上三下，以巴豆黄膏成，去滓，纳雄黄末，搅调。取枣核大沥耳中，绵塞之，日三易。

又方　烧铁令赤，投酒中饮之，仍以磁石塞耳中，日一易，夜去之，旦别著。

又方　蓖麻一百颗去皮　大枣十五枚去皮核

上二味熟捣，丸如杏仁，纳耳中，二十日瘥。

又方　芥子捣碎，以男儿乳和，绵裹纳之。

又方　取柴胡苗汁灌耳中，再度瘥。

又方　作一坑可容二升许，著炭火其中，坑似窨形，以砖覆口上，砖上作一孔子，容小指，砖孔上著地黄一升，以木盆覆之，以泥泥盆下，勿泄，盆底上钻一小孔，可容箸，其孔上著三重布，以耳孔当盆上熏，久若闷，去黄水，发裹盐塞之，不过二三度，神效。

又方　捣豉作饼填耳内，以地黄长五六分，削一头令尖，纳耳中，与豉饼底齐，饼上著楸叶盖之，剜一孔如箸头，透饼，于上灸三壮。

又方　作泥饼子，厚薄如馄饨皮，覆耳上四边，勿令泄气，当耳孔上以草刺泥饼，穿作一小孔，于上以艾灸之百壮，候耳中痛不可忍即止，侧耳泻却黄水出尽即瘥。当灸时，若泥干，数易之。

又方　酒三升，碎牡荆子二升，浸七日，去滓，任性服尽，虽三十年久聋亦瘥。

又方　截箭簳①二寸，纳耳中，以面拥四畔，勿令泄气，灸筒上七壮。

又方　硫黄雄黄各等分为末，绵裹纳耳中，数日②闻人语声。

又方　桂心十八铢　野葛六铢　成煎鸡肪五两

上三味㕮咀，于铜器中微火煎三沸，去滓，密贮勿泄，以苇筒盛如枣核大，火炙令少热，攲卧③倾耳灌之，如此十日，耵聍自出，大如指，长一寸。久聋不过三十日，以发裹膏深塞，莫使泄气，五日乃出之。《千金翼》云：治二十年耳聋。

治耳聋，齿痛，赤膏方

桂心　大黄　白术　细辛　芎䓖各一两　干姜二两　丹参五两

---

① 箭簳（gǎn　敢）《外台秘要》卷二十二·耳聋方"簳"作"竿"，其下有"竹"字。按"簳"，小竹。可以作箭杆。《文选·张衡〈南都赋〉》李善注："簳，小竹也。"

② 数日　《外台秘要》卷二十二·耳聋方"日"作"月"。

③ 攲（qī　七）卧　倾斜而卧。刘禹锡《和宣武令狐相公郡斋对新竹》诗："攲枕闲看知自适，含毫朗咏与谁同。"

蜀椒一升　巴豆十枚　大附子二枚

上十味㕮咀，以苦酒二升浸一宿，纳成煎猪肪三斤，火上煎三上三下，药成去滓。可服可摩，耳聋者绵裹纳耳中；齿冷痛则著齿间；诸痛皆摩；若腹中有病，以酒和服如枣许大；咽喉痛，取枣核大吞之。

又方　以绵裹蛇膏塞耳，神良。

又方　淳醋微火煎附子一宿，削令可入耳，以绵裹塞之。

治卒耳聋①方

细辛　菖蒲各六铢　杏仁　曲末各十铢

上四味和捣为丸，干即著少猪脂，取如枣核大②，绵裹纳耳中，日一易，小瘥，二日一易，夜去旦塞之。

治三十年耳聋方　故铁三十斤以水七斗浸三宿，取汁入曲酿米七斗，如常造酒法，候熟，取磁石一斤研末，浸酒中，三日乃可饮，取醉，以绵裹磁石纳耳中，好覆头卧，酒醒去磁石，即瘥。

治耳鸣聋方

当归　细辛　芎䓖　防风　附子　白芷各六铢

上六味末之，以鲤鱼脑八两合煎三上三下，膏成去滓，以枣核大灌耳中，旦以绵塞耳孔。

治耳鸣如流水声，不治久成聋方　生乌头掘得，乘湿削如枣核大，纳耳中，日一易之，不过三日愈。亦疗痒及卒风聋。

治耳鸣水入方③

通草　细辛　桂心各十八铢　菖蒲一两　附子六铢　矾石六铢　当归　甘草各十二铢　独活一两半

上九味末之，以白鹅脂半合稍稍和如枣核，绵裹纳耳中，日三，旋旋和用。一本用葱涕半合。

---

① 卒耳聋　病名，又称暴聋，风聋，突然发生之耳聋。《素问·厥论》："少阳之厥，则暴聋颊肿而热。"证多属实，由外邪壅滞经络，以致气机上下升降不利，或忧思郁怒，血郁于上，气血壅塞，致窍闭不通，或外伤等所致。

② 和捣……取如枣核大　"取"字原脱，据元本、道藏本、四库本补。又，《外台秘要》卷二十二·耳杂疗方作"捣筛，研杏仁合之如脂，枣核大"一十二字。

③ 治耳鸣水入方　道藏本、四库本并无当归，为八味。

治耳聋有脓散方

乌贼骨　釜底墨　龙骨　伏龙肝各半两　附子一两　禹余粮六铢

上六味末之，取皂荚子大，绵裹纳耳中，日一易，取瘥。不瘥者有虫，加麝香一豆大。

治耳聋有脓不瘥，有虫方

鲤鱼肠一具，切　醋三合

上二味和捣，帛裹纳耳中，两食顷当闷痛，有白虫著药，去之，更入新者，虫尽乃止。药择去虫，还可用。

又方　先以纸缠去耳中汁，以矾石末粉耳中，次石盐末粉其上，食久乃起，不过再度，永瘥。

又方　捣桂和鲤鱼脑①，纳耳中，不过三四度。

治聤耳出脓汁方

矾石　乌贼骨　黄连　赤石脂

上四味等分末之，以绵裹如枣核纳耳中，日三。《小品》不用赤石脂。《姚氏》加龙骨一两。《千金翼》同《姚氏》。

治聤耳，耳中痛，脓血出方　取釜月下灰，薄耳中，日三易之，每换以篦子去之，再著，取瘥止。

治聤耳方　桃仁熟捣，以故绯绢裹纳耳中，日三易，以瘥为度。

治底耳方　黄矾烧，绵裹纳耳中，不过二三日愈，或以苇管吹耳中。《肘后》以疗耳卒肿出脓。

治耳聋，干耵聍②不可出方　捣自死白项蚯蚓，安葱叶中，面封头，蒸之令熟，并化为水，以汁滴入耳中，满即止，不过数度，即挑易出，瘥后，发裹盐塞之③。《肘后》以疗蚰蜒入耳，效。

---

① 鲤鱼脑　《外台秘要》卷二十二·耳聋有脓方作“鱼膏”二字。

② 耵（dínɡ　盯）聍（nínɡ　凝）　亦称耳垢，耳屎，耳内津液结聚所成。人耳皆有之，轻者不能为患；若风热乘之，硬结成核塞耳，亦令耳聋。详参《诸病源候论》卷二十九·耳耵聍候。

③ 捣自死……塞之　《外台秘要》卷二十二·耳杂疗方作“烂捣自死蚯蚓，取汁灌耳，不过数灌即桃（挑）出之”一十八字。

又方　灌醋三年者最良，绵塞之半日许，必有物出。

治百虫入耳方　末蜀椒一撮，以半升醋调，灌耳中，行二十步即出。

又方　取桃叶火熨，卷之以塞耳，立出。

又方　车釭脂①敷耳孔，虫自出。《肘后》以疗聤耳脓血。

又方　以葱涕灌耳中，虫即出。亦治耳聋。

治蜈蚣入耳方　炙猪肉令香，掩耳即出。

治蚰蜒入耳方　炒胡麻捣之，以葛袋盛，倾耳枕之，即出。

又方　以牛酪灌之，满耳即出，出当半消。若入腹中，空腹食好酪一二升，即化为黄水而出。不尽更服，手用神效。《千金翼》作牛乳。

治耳中有物不可出方　以弓弦从一头令散，敷好胶，柱著耳中物上，停之令相著，徐徐引出。

面药第九方八十一首

五香散　治皯②皰③黡④䵳⑤，黑晕赤气，令人白光润方。

---

① 车釭脂　"釭"原作"肛"，据《证类本草》卷五引改。"釭"，车毂内外口穿轴用的铁圈。《说文解字·金部》："釭，车毂中铁也。"

② 皯（gǎn　敢）　面上黑色斑点，俗称雀斑。《广韵·旱韵》："皯，面黑。"详参《诸病源候论》卷二十七·面皯䵟候。

③ 皰　发于面部的白色疮疱，又名粉刺。好发于男女青春发育期。面上有风热气，尤其是肺经为风热之邪所乘；饮酒、过食辛辣油腻均可导致本病。详参《诸病源候论》卷二十七·面皰候。

④ 黡（yǎn　掩）　黑痣。《广韵·琰韵》："黡，面有黑子。"《史记·高祖本纪》："高祖为人，隆准而龙颜，美须髯，左股有七十二黑子。"张守节正义："许北人呼为黡子，吴楚谓之誌。誌，记也。"

⑤ 䵳（zèng　赠）　皯䵳，面黑气。《集韵·隥韵》："䵳，皯䵳，面黑气。"《本草纲目》百病主治药下·面："皯䵳是风邪客于皮肤，痰饮渍于腑脏，即雀卵斑，女人名粉滓斑。"

毕豆[1]四两　黄芪　白茯苓　萎蕤　杜若　商陆　大豆黄卷各二两　白芷　当归　白附子　冬瓜仁　杜蘅　白僵蚕　辛夷仁　香附子　丁子香　蜀水花　旋覆花　防风　木兰　芎䓖　藁本　皂荚　白胶　杏仁　梅肉　酸浆　水萍　天门冬　白术　土瓜根各三两　猪胰二具，曝干

上三十二味下筛，以洗面，二七日白，一年与众别。

洗手面，令白净悦泽，**澡豆**[2]方

白芷　白术　白鲜皮　白蔹　白附子　白茯苓　羌活　萎蕤　栝楼子　桃仁　杏仁　菟丝子　商陆　土瓜根　芎䓖各一两　猪胰两具大者，细切　冬瓜仁四合　白豆面一升　面三升，溲猪胰为饼曝干，捣筛

上十九味合捣筛，入面、猪胰拌匀更捣，每日常用，以浆水洗手面，甚良。

治面黑不净，**澡豆**洗手面方

白鲜皮　白僵蚕　芎䓖　白芷　白附子　鹰屎白　甘松香　木香各三两，一本用藁本

土瓜根一两，一本用甜瓜子　白梅肉三七枚　大枣三十枚　麝香二两　鸡子白七枚　猪胰三具　杏仁三十枚　白檀香　白术　丁子香各三两，一本用细辛　冬瓜仁五合　面三升

上二十味，先以猪胰和面，曝干，然后合诸药捣末，又以白豆屑二升为散，旦用洗手面，十日色白如雪，三十日如凝脂，神验。《千金翼》无白僵蚕芎䓖白附子大枣，有桂心三两

洗面药**澡豆**方

猪胰五具，细切　毕豆面一升　皂荚三挺　栝楼实三两，一方不用　萎蕤　白茯苓　土瓜根各五两

---

① 毕豆　药名。即豌豆。

② 澡豆　古代洗浴用品。《世说新语·纰漏》："婢擎金澡盘盛水，琉璃碗盛澡豆。"一般用猪胰磨成糊状，合豆粉、香料等，经自然干燥制成豆粒状或块状，有去污作用。本方用猪胰合诸药物，除增强洁肤、润肤作用外，还可使皮肤增白，有营养、美容、保健、祛病之功效。

上七味捣筛，将猪胰拌和，更捣令匀，每旦取洗手面，百日白净如素。

洗面药方

白芷　白蔹　白术　桃仁　冬瓜仁　杏仁　萎蕤各等分　皂荚倍多

上八味绢筛，洗手面时即用。

洗面药　除鼾黵悦白方。

猪胰两具，去脂　豆面四升　细辛　白术各一两　防风　白蔹　白芷各二两　商陆三两

皂荚五挺　冬瓜仁半升

上十味和土瓜根一两捣，绢罗，即取大猪蹄一具，煮令烂作汁，和散为饼，曝燥，更捣为末，罗过，洗手面，不过一年悦白。

澡豆　治手干燥少润腻方。

大豆黄五升　苜蓿　零陵香子　赤小豆各二升，去皮　丁香五合　麝香一两　冬瓜仁　茅香各六合　猪胰五具，细切

上九味细捣罗，与猪胰相合和，曝干，捣，绢筛，洗手面。

澡豆方

白芷　青木香　甘松香　藿香各二两　冬葵子一本用冬瓜仁　栝楼仁各四两　零陵香二两　毕豆面三升，大豆黄面亦得

上八味捣筛，用如常法。

桃仁澡豆　主悦泽，去鼾黵方

桃仁　芜菁子各一两　白术六合　土瓜根七合　毕豆面二升

上五味合和，捣，筛，以醋浆水洗手面。

澡豆　主手干燥，常少润腻方。

猪胰五具，干之　白茯苓　白芷　藁本各四两　甘松香　零陵香各二两　白商陆五两　大豆末二升，绢下　蒴藋灰一两

上九味为末，调和讫，与猪胰相和，更捣令匀，欲用，稍稍取以洗手面，八九月则合冷处贮之，至三月以后勿用，神良。

治面无光泽，皮肉皴①黑，久用之令人洁白光润，**玉屑面膏**方②

玉屑细研　芎䓖　土瓜根　萎蕤　桃仁　白附子　白芷　冬瓜仁　木兰　辛夷各一两　菟丝子　藁本　青木香　白僵蚕　当归　黄芪　藿香　细辛各十八铢　麝香　防风各半两　鹰屎白一合　猪胰三具，细切　蜀水花一合　白犬脂　鹅脂　熊脂各一升　商陆一两　猪肪脂一升

上二十八味。先以水浸猪、鹅、犬、熊脂，数易水，浸令血脉尽乃可用。㕮咀诸药，清酒一斗渍一宿，明旦生擘猪鹅等脂安药中，取铜铛③于炭火上，微微煎至暮时乃熟。以绵滤，置瓷器中，以敷画。仍以练系白芷片，看色黄，即膏成。其猪胰取浸药酒，捣取汁，安铛中。玉屑蜀水花鹰屎白麝香末之，膏成，安药中，搅令匀④。

面脂　主悦泽人面，耐老方。

白芷　冬瓜仁各三两　萎蕤　细辛　防风各一两半　商陆　芎䓖各三两　当归　藁本　蘼芜　土瓜根去皮　桃仁各一两⑤　木兰皮　辛荑　甘松香　麝香　白僵蚕　白附子　栀子花　零陵香半两　猪胰三具，切，水渍六日，欲用时以酒挼取汁，渍药

上二十一味薄切，绵裹，以猪胰汁渍一宿，平旦以煎猪脂⑥六升微火三上三下，白芷色黄膏成，去滓入麝，收于瓷器中，取

---

① 皴（cūn　村）　皮肤皲裂。《说文新附·皮部》："皴，皮细起也。"杜甫《干元中寓居同谷县作歌七首》之一："中原无书归不得，手脚冻皴皮肉死。"

② 玉屑面膏方　《外台秘要》卷三十二·面膏面脂兼疗面病方作"又方"二字，方中无"猪肪脂一升"，为二十七味。

③ 铛（chēng　撑）　温器，似锅，三足。《集韵·庚韵》："铛，釜属，通作鎗。"《太平御览·器物·铛》："通俗文曰鬴，有足曰铛。"

④ 先以水……搅令匀　《外台秘要》卷三十二·面膏面脂兼疗面病方作"细切，以清酒渍一宿，微火煎一日，以新布绞去滓，以涂面。切慎风，任用之"二十八字。

⑤ 各一两　"一"原脱，据道藏本、四库本补。

⑥ 煎猪脂　"煎"原作"前"，据元本、道藏本、四库本改。

涂面。

炼脂法

凡合面脂，先须知炼脂法。以十二月买极肥大猪脂，水渍七八日，日一易水，煎取清脂没水中。炼鹅熊脂，皆如此法。

玉屑面脂方

玉屑　白附子　白茯苓　青木香　萎蕤　白术　白僵蚕　蜜陀僧　甘松香　乌头　商陆　石膏　黄芪　胡粉　芍药　藁本　防风　芒消　白檀各一两　当归　土瓜根　桃仁　芎䓖各二两　辛夷　桃花　白头翁　零陵香　细辛　知母各半两　猪脂一升　羊肾脂一具　白犬脂　鹅脂各一合

上三十三味切，以酒水各一升合渍一宿，出之，用铜器微火煎令水气尽，候白芷色黄，去滓，停一宿，旦以柳枝搅白，乃用之。

又方　令黑者皆白，老者皆少方。

玉屑　寒水石　珊瑚　芎䓖　当归　土瓜根　菟丝　藁本　辛夷仁　细辛　萎蕤　商陆　白芷　防风　黄芪　白僵蚕　桃仁　木兰皮　藿香　前胡　蜀水花　桂心　冬瓜仁　半夏　白蔹　青木香　杏仁　蘼芜　芒消　旋复花　杜蘅　麝香　白茯苓　秦椒　白头翁　礜石　秦皮　杜若　蜀椒　芜菁子　升麻　黄芩　白薇　栀子花各六铢　栝楼仁一两　熊脂　白狗脂　牛髓　鹅脂　羊髓各五合　清酒一升　鹰屎白一合　丁香六铢　猪肪脂一升

上五十四味㕮咀，酒渍一宿，纳脂等合煎三上三下，酒气尽膏成，绞去滓，下麝香末，一向搅至凝，色变止，瓷器贮，勿泄气。

面脂　治面上皴黑，凡是面上之疾皆主之方。

丁香　零陵香　桃仁　土瓜根　白蔹　防风　沉香　辛夷　栀子花　当归　麝香　藁本　商陆　芎䓖各三两　萎蕤一本作白芨　藿香一本无　白芷　甘松香各二两半　菟丝子三两　白僵蚕　木兰皮各二两半　蜀水花　青木香各二两　冬瓜仁四两　茯苓三两　鹅脂　羊肾脂各一升半　羊髓一升　生猪脂三大升

上二十九味㕮咀，先以美酒五升挼猪胰六具，取汁渍药一宿，于猪脂中极微火煎之三上三下，白芷色黄，以绵一大两纳生布中，绞去滓,入麝香末,以白木篦搅之至凝乃止,任性用之,良。

面膏 去风寒,令面光悦,却老去皱方。

青木香 白附子 芎䓖 白蜡 零陵香 香附子 白芷各二两 茯苓 甘松各一两 羊髓一升半,炼

上十味㕮咀,以水、酒各半升浸药经宿,煎三上三下,候水酒尽,膏成,去滓,敷面作妆,如有皯䵳皆落。

猪蹄汤 洗手面令光润方。

猪蹄一具 桑白皮 芎䓖 萎蕤各三两 白术二两 白茯苓三两 商陆二两,一作当归 白芷三两

上八味㕮咀,以水三斗煎猪蹄及药,取一斗,去滓,温一盏洗手面,大佳。

令人面白净悦泽方

白蔹 白附子 白术 白芷各二两 藁本三两 猪胰三具,水渍去赤汁尽,研

上六味末之,先以芜菁子半升、酒水各半升相和,煎数沸,研如泥,合诸药纳酒水中,以瓷器贮封三日,每夜敷面,旦以浆水洗之。

猪蹄浆 急①面皮,去老皱,令人光净方。大猪蹄一具,净治如食法,以水二升、清浆水一升,不渝②釜中煮成胶,以洗手面。又以此药和澡豆夜涂面,旦用浆水洗,面皮即急。

白面方

牡蛎三两 土瓜根一两

上二味末之,白蜜和之,涂面即白如玉,旦以温浆水洗之,慎风日。

鹿角散 令百岁老人面如少女,光泽洁白方。

鹿角长一握 牛乳三升 芎䓖 细辛 天门冬 白芷 白附子

---

① 急 紧。《字汇·心部》:“急,紧也。”杜甫《缚鸡行》:“小奴缚鸡向市卖,鸡被缚急相喧争。”

② 渝(yū 迂) 溢出。《文选·木华·海赋》李善注:“渝,亦溢也。”

白术　白蔹各三两　杏仁二七枚　酥三两

上十一味㕮咀，其鹿角先以水渍一百日，出，与诸药纳牛乳中，缓火煎令汁尽，出角，以白练袋贮之，余药勿取，至夜取牛乳石上摩鹿角，取涂面，旦以浆洗之。无乳，小便研之亦得。

令人面洁白悦泽，颜色红润方

猪胰五具　芜菁子二两　栝楼子五两　桃仁三两

上四味以酒和，熟捣，敷之，慎风日。

又方　采三株桃花，阴干，末之，空心饮①服方寸匕，日三。并细腰身。

又方　以酒渍桃花服之，好颜色，治百病。三月三日收。

桃花丸　治面黑䵟，令人洁白光悦方。

桃花二升　桂心　乌喙　甘草各一两

上四味末之，白蜜为丸，服如大豆许十丸，日二，十日易形。一方有白附子甜瓜子杏仁各一两，为七味。

铅丹散　治面黑，令人面白如雪方。

铅丹三十铢　真女菀六十铢

上二味治下筛，酒服一刀圭，日三，男十日知，女二十日知，知则止。黑色皆从大便中出矣，面白如雪。

白杨皮散　治面与手足黑，令光泽洁白方。

白杨皮十八铢，一方用橘皮　桃花一两　白瓜子仁三十铢

上三味治下筛，温酒服方寸匕，日三。欲白加瓜子，欲赤加桃花，三十日面白，五十日手足俱白。

治面䵟黵内外治方　成炼松脂为末，温酒服三合，日三服。尽三升，无不瘥。

治外膏方

白芷　白蜡各二两　白附子　辛夷　防风　乌头　藿香各半两　藁本一两　萎蕤　零陵香各半两　商陆　麝香各六铢　牛脂　鹅脂各一升　羊脂五合　麻油二合

① 空心饮　《外台秘要》卷三十二·面色光悦方作“以酒饮”。

上十六味薄切，醋渍浃浃然①一宿，合煎②，候白芷色黄膏成，以皂荚汤洗面，敷之，日三。

又方　白矾　石硫黄　白附子各六铢

上三味为末，以醋一盏渍之三日③，夜净洗面，敷之，莫见风日，三七日慎之，白如雪。

又方　鸡子三枚　丁香一两　胡粉一两，细研

上三味先以醋一升渍七日后，取鸡子白调香粉令匀，以浆水洗面，敷之。

治面皯方　李子仁末，和鸡子白，敷一宿即落。

又方　白羊乳二升　羊胰二具，水浸去汁细擘　甘草二两，末

上三味相和一宿，先以醋浆洗面，生布拭之，夜敷药两遍，明旦以猪蹄汤洗却，每夜洗之④。

又方　白附子末，酒和敷之⑤，即落。

又方　桂心　石盐⑥　蜜各等分

上三味末之，相和以敷。

治人面皯黯黑，肤色粗陋，皮厚状丑方　羖羊胫骨末，以鸡子白和敷之，旦以白粱米泔洗之，三日白如珂雪。

又方　白蜜和茯苓粉敷之，七日愈。

又方　杏仁末之　鸡子白

上二味相和，夜涂面，明旦以米泔洗之。

又方　杏仁酒浸皮脱，捣，绢袋盛，夜拭面。

又方　酒浸鸡子三枚，密封四七日成，敷面，白如雪。

治面皯黯，令悦泽光白润好及手皴方

---

① 浃浃然　透彻貌。《尔雅·释言》："浃，彻也。"郭璞注："谓沾彻。"

② 合煎　《外台秘要》卷三十二·面皯黯方作"以诸脂油煎"五字。

③ 三日　《外台秘要》卷三十二·面皯黯方作"一宿"。

④ 每夜洗之　《外台秘要》卷三十二·面皯黯方作"又依前为之即尽"七字。

⑤ 酒合敷之　《外台秘要》卷三十二·面皯黯方作"以水和涂上频频用"八字。

⑥ 石盐　《外台秘要》卷三十二·面皯黯方作"石姜末"。

猪蹄两具治如食法　白粱米一斗，洗令净

上二味以水五斗合煮猪蹄烂，取清汁三斗，用煮后药。

白茯苓　商陆各五两　萎蕤一两　白芷　藁本各二两

上五味㕮咀，以前药汁三斗，并研桃仁①一升，合煮取一斗五升，去滓，瓷瓶贮之，纳甘松零陵香末各一两入膏中，搅令匀，绵幕②之，每夜用涂手面。

面多䵟黯，面皮粗涩，令人不老，皆主之方

朱砂　雄黄各二两　水银霜半两　黄鹰粪二升　上胡粉二两

上五味并细研如粉，以面脂和，净洗面，夜涂之，以手细摩令热，明旦不废作妆，然须五日一洗面一涂，不过三遍，所有恶物一切皆除，数倍少嫩，慎风日，不传神秘。治䵟黯乌黡，令面洁白方

马珂③二两　珊瑚　白附子　鹰屎白各一两

上四味研成粉，和匀，用人乳调以敷面，夜夜著之，明旦以温浆水洗之。

治面黑生䵟疱方

白蔹十二铢　生礜石《救急方》无礜石　白石脂各六铢　杏仁三铢

上四味研，和鸡子白，夜卧涂面上，旦用井花水洗之。

治面䵟疱，令人悦白方

栝楼子六合　麝香半两　白石脂五合　雀屎二合，去黑

上四味捣筛，别研麝香雀粪白石脂，和合，取生菟丝苗汁和之如薄泥，先用澡豆洗去面上腻，以涂䵟上，日夜三四过，旦以温浆水洗之，任意作妆。

治䵟子面不净方　以上朱砂研细如粉，和白蜜涂之，旦以醋浆洗之，大验。

---

① 桃仁　元本、道藏本、四库本并作“杏仁”。

② 幕（mù　木）　覆盖。《方言》卷十二：“幕，覆也。”

③ 马珂　药名，即珂，为蛤蜊科动物凹线蛤蜊的贝壳。性味咸平，无毒，主目中翳，断血生肌。

又方　白附子　香附子　白檀　马珂　紫檀各两

上五味末之，白蜜和，如杏仁大阴干，用时以水研涂面，旦以温水洗，忌风油，七日面如莲花。

治面皯䵳方

沉香　牛黄　薰陆香　雌黄　鹰屎　丁香　玉屑各十二铢　水银十铢

上八味末之，蜜和以敷。

治面黑皯䵳皮皱皴散方

白附子　密陀僧　牡蛎　茯苓　芎䓖各二两

上五味末之，和以羖羊乳，夜涂面，以手摩之，旦用浆水洗，不过五六度，一重皮脱，皯瘥矣。

治面皯方　水和丹砂末，服方寸匕，男七日，女二七日，色白如雪。

白瓜子丸　治面皯䵳，令色白方

白瓜子二两　藁本　远志　杜蘅各一两　天门冬三两　白芷　当归　车前子　云母粉各一两　柏子仁　细辛　橘皮　栝楼仁　铅丹　白石脂各半两

上十五味末之，蜜和，空腹服如梧子二十丸，日三。

去面上靥子黑痣方　夜以暖浆水洗面，以生布揩靥子令赤痛，水研白旃檀取汁令浓，以涂靥子上，旦以暖浆水洗之，仍以鹰屎白粉其上。

治粉滓皯䵳方

白蔹十二铢　白石脂六铢

上二味捣筛，以鸡子白和，夜卧涂面，旦用井花水洗。

去粉滓皯䵳皴疱及茸毛，令面悦泽光润如十四五时方①

黄芪　白术　白蔹　萎蕤　土瓜根　商陆　蜀水花　鹰屎白各一两　防风一两半　白芷　细辛　青木香　芎䓖　白附子　杏

① 去粉滓……时方　《外台秘要》卷三十二·面粉滓方作“又方”二字。方中无“土瓜根”，为十四味。

仁各二两

上十五味末之，以鸡子白和作挺，阴干①，石上研之，以浆水涂面，夜用，旦以水洗。细绢罗如粉，佳。

治面粉滓方　熬矾石以清酒和敷之，不过三上。

又方　捣生菟丝苗汁涂，不过三上。

治面疱方

羖羊胆　牛胆各一具　淳酒一升

上三味合煮三五沸，敷之。

治年少气盛，面生疱疮方

胡粉半两　水银一两

上二味以腊月猪脂和，熟研令水银消散，向暝以粉面，旦起布拭之，慎勿水洗，至暝又涂之，不过三上，瘥。一方有真朱。

白膏　治面皶疱疥痈恶疮方。

附子十五枚　野葛一尺五寸　蜀椒一升

上三味㕮咀，以醋渍一宿，猪膏一斤煎令附子黄，去滓涂之，日三。

栀子丸　治酒皶鼻②疱方

栀子仁三升　芎䓖四两　大黄六两　豉三升　木兰皮半两　甘草四两

上六味末之，蜜和，服十丸如梧桐子，日三，稍加至十五丸。

薄鼻疱方

蒺藜子　栀子仁　豉各一升　木兰皮半斤，一本无

上四味末之，以醋浆水和如泥，夜涂上，日未出时，暖水洗之。亦灭瘢痕。

治面皶疱方　鸬鹚屎一升末之，以腊月猪脂和令匀，夜敷之。

---

① 阴干　《外台秘要》卷三十二·面粉滓方作“曝干”。

② 酒皶（zhā　渣）鼻　病名，俗谓酒糟鼻，因鼻尖发暗红色疱疹似酒糟而得名。多因饮酒，热势冲面，复遇风冷之气相搏而生。详参《诸病源候论》卷二十七·酒齄候。

治面上风方

玉屑　密陀僧　珊瑚各二两　白附子三两

上四味末之，以酥和，夜敷面上，旦洗之。亦灭瘢痕。

治面疱甚者方

冬葵子　柏子仁　茯苓　冬瓜子

上四味各等分末之，酒服方寸匕，食后服，日三。

治面疱方

荠苨①　肉桂各二两

上二味末之，以醋浆服方寸匕，日一。亦治䵟䵳及灭瘢去黑痣。

又方　枸杞根一十斤　生地黄三斤

上二味，先捣筛枸杞，又捣碎地黄，曝干，合筛，空腹酒服方寸匕，日三。久服颜如童子，秘之。

治面皻方　木兰皮一斤，以三年醋渍，令没百日，曝干，末之，温酒服方寸匕，日三。

治面有热毒恶疮方

胡粉熬　黄檗炙　黄连各等分

上三味末之，以粉上，取瘥止。若疮干，以面脂调涂之，日三。

灭瘢痕方　以猪脂三斤饲乌鸡一只，令三日使尽，后取白屎，纳白芷当归各一两，煎白芷色黄去滓，纳以鹰屎白半两，搅令调，敷之，日三②。

又方　禹余粮、半夏等分末之，以鸡子黄和，先以新布拭瘢令赤，以涂之，勿见风，日二，十日瘥，十年者亦灭。

又方　鹰屎白一合　辛夷一两　白附子　杜若　细辛各半两

上五味㕮咀，以酒五合浸一宿，以羊髓五两微火煎三上三下，去滓，小伤瘢上敷之，日三。

---

① 荠苨　约名，为桔梗科植物荠苨的根。性味甘寒，能清热，解毒，化痰，主治燥咳喉痛，消渴，疔疮肿毒等。

② 日三　《外台秘要》卷二十九·灭瘢痕方作“旦洗之”三字。

灭瘢痕，无问新旧必除方　以人精和鹰屎白，敷之，日二，白蜜亦得。

治瘢痕凸出方　春夏以大麦䴭，秋冬以小麦䴭，好细绢下筛，以酥和封上。

又方　鹰屎白一两　衣白鱼二七枚

上二味末之，蜜和以敷，日三五度，良。

又方　以热瓦熨之。

又方　以冻凌熨之。

又方　鹰屎白二两　白僵蚕二两半

上二味末之，以白蜜和敷上，日三。慎五辛生菜。

又方　腊月猪脂四升，煎大鼠一枚令消尽，以生布拭上皮令赤，涂之，不过四五上。

治身及面上印文方　针刺字上破，以醋调赤土薄之，干又易，以黑灭即止。

又方　以未满月儿屎敷上，一月即没。

（李培振）

备急千金要方校释卷第七风毒脚气

朝奉郎守太常少卿充秘阁校理判登闻检院上护军赐绯鱼袋臣林亿等校正

论风毒状第一十六章

论曰：考诸经方[①]，往往有脚弱[②]之论，而古人少有此疾。自永嘉南渡[③]，衣缨士人[④]多有遭者。岭表江

---

① 经方　即经验方，泛指各类医书方。《汉书·艺文志》载有经方十一家，魏晋以后承演日繁。

② 脚弱　病名，即脚气。因外感湿邪风毒，或饮食厚味所伤，湿热内生，流注于脚而致，症见腿脚麻木酸痛，软弱无力，或挛急，或肿胀，或萎枯，或胫红肿，发热，进而入腹攻心，小腹不仁，呕吐不食，心悸胸闷，神志恍惚等。详参《肘后备急方》卷三。

③ 永嘉南渡　谓自晋怀帝永嘉后，战乱丛生，晋室南迁，至司马睿在建康（今江苏南京）重建政权。史称"永嘉南渡"。按"永嘉"，晋怀帝司马炽年号，公元307—312年。"渡"原作"度"，今改。按"度"，通"渡"。《史记·晋世家》："晋军败，走河，争度。"

④ 衣缨士人　谓豪门贵族。按"衣缨"，亦即"衣簪"，指衣冠簪缨，是古代仕宦的服装。后用于借指官吏与世家大族。《集贤院山池赋》："对石渠之铅粉，会金马之衣簪。""士人"，即世家豪族，相对于庶族。《宋书·恩倖传》："魏晋以来，以贵役贱，士庶之科，较然有别。"

东①有支法存②仰道人等，并留意经方，偏善斯术，晋朝仕望③，多获全济，莫不由此二公。又宋④齐⑤之间，有释门⑥深师⑦师道人述法存等诸家旧方为三十卷，其脚弱一方近百余首。魏⑧周⑨之代，盖无此病，所以姚公⑩集验，殊不殷勤，徐王⑪撰录，未以为意，特以三方鼎峙⑫，风教未一⑬，霜露不均，寒暑不等，

---

① 岭表江东　“岭表”，即岭南，古地区名，指五岭以南地区。今广东、广西一带。“江东”，长江在今芜湖、南京间作西南南、东北北流向，习惯上称自此以下的长江南岸地区为江东。

② 支法存　东晋时岭南僧人。本为胡人，生长广州，善医术，尤善治脚气病。撰有《申苏方》五卷，已佚。

③ 仕望　谓仕宦显赫的家族或人物。按“仕”，做官。《正字通·人部》：“仕，宦也。”“望”，有名望的人。《左传·昭公十二年》：“晋子楚国之望也。”

④ 宋　指南北朝时期南朝刘宋。公元420—479年。

⑤ 齐　指南北朝时期南朝萧齐。公元479—502年。

⑥ 释门　即佛门。佛教称其始祖为释迦牟尼。释迦为印度种姓，释迦牟尼即释迦族的隐修者。因称佛门为释门。

⑦ 深师　南北朝时期宋齐间医僧。善治脚气病，撰有《深师方》，已佚，后世医著多有引录。

⑧ 魏　指南北朝时期北朝拓跋魏（公元386—534年）及分裂后的西魏（公元535—556年）和东魏（公元534—550年）。

⑨ 周　指南北朝时期北朝宇文周。公元557—581年。

⑩ 姚公　即姚僧垣。南北朝时期北周医家（公元498—583年），字法卫，吴兴武康（今浙江钱塘）人。自幼通医，年二十四受诏传家业，仕梁为太医正，后入周为太医下大夫。精医术，撰有《集验方》十三卷，已佚，其内容散见于后世《外台秘要》诸书。

⑪ 徐王　即徐之才。参见卷二·养胎第三“徐之才”条注释。

⑫ 三方鼎峙（zhì　志）　谓三国鼎足而立。南北朝时，分为南朝与北朝。北朝拓跋魏王朝先分裂为西魏与东魏，复代之以北周与北齐，故称“三方鼎峙”。

⑬ 风教未一　谓风俗教化未能统一。按“风教”，风俗教化。《三国志·魏书·后妃传序》：“故风教陵迟而大纲毁泯，岂不惜哉！”“一”，统一，划一。《新语·明诫》：“同好恶，一风俗。”

是以关西①河北②不识此疾。自圣唐开辟，六合③无外，南极之地，襟带是重④，爪牙之寄，作镇于彼⑤，不习水土，往者皆遭。近来中国⑥士大夫虽不涉江表⑦，亦有居然而患之者，良由今代天下风气混同，物类齐等所致之耳。然此病发，初得先从脚起，因即胫肿，时人号为脚气，深师云脚弱者即其义也。深师述支法存所用永平山敷施连范祖耀黄素等诸脚弱方，凡八十余条，皆是精要。然学者寻览，颇觉繁重，正是方集耳，卒欲救急，莫测指南。今取其所经用灼然有效者，以备仓卒，余者不复具述。

论何以得之于脚

问曰：风毒中人，随处皆得作病，何偏著于脚也。答曰：夫人有五脏，心肺两脏经络所起在手十指，肝肾与脾三脏经络所起在

---

① 关西　古地区名，指函谷关（在今河南灵宝东北）以西地区，约相当今陕西甘肃二省。《汉书·萧何传》："当是时相国守关中，关中摇足，则关西非陛下有也。"

② 河北　古地区名，指黄河以北地区。

③ 六合　天地四方。亦泛指天下。《庄子·齐物论》："六合之外，圣人存而不论。"成玄英疏："六合，天地四方。"

④ 南极之地，襟带是重　谓南方地区地势回互萦带，有如衣襟衣带。按"南极"，南方极远之地，亦称南方。《晋书·周嵩传》："割据江东，奄有南极。""襟带"，衣之襟带。喻地势之回互萦带。《文选·张衡·西京赋》："岩险周固，襟带易守。"

⑤ 爪牙之寄，作镇于彼　谓委派武将在当地屯军驻守。按"爪牙"，爪和牙，引喻武将。《诗经·小雅·祈父》："祈父，予王之爪牙。""镇"，古时在边塞设兵驻守的地方。《新唐书·兵志》："唐初，兵之戍边者，大曰军，小曰守捉，曰城，曰镇，而总之者曰道。"

⑥ 中国　上古时代，我国华夏族建国于黄河流域一带，以为居天下之中，故称中国，而把周围我国其他地区称为四方，后成为我国的专称。

⑦ 江表　古地区名，指长江以南地区。从中原人看来，其地在长江之外，故称"江表"。

足十趾①。夫风毒之气，皆起于地，地之寒暑风湿皆作蒸气，足当履之②，所以风毒之中人也，必先中脚，久而不瘥，遍及四肢腹背头项也，微时不觉，痼滞乃知，经云次传间传是也。

论得已便令人觉不

凡脚气病，皆由感风毒所致。得此病多不令人即觉，会因他病，一度乃始发动，或奄然③大闷，经三两日不起，方乃觉之，诸小庸医皆不识此疾，漫作余病治之，莫不尽毙。故此病多不令人识也，始起甚微，食饮嬉戏气力如故，惟卒起脚屈弱不能动，有此为异耳，黄帝云缓风湿痹是也。

论风毒相貌

夫有脚未觉异，而头项臂膊已有所苦；有诸处皆悉未知，而心腹五内已有所困。又风毒之中人也，或见食呕吐，憎闻食臭，或有腹痛下痢，或大小便秘涩不通，或胸中冲悸，不欲见光明，或精神昏④愦，或喜迷忘⑤，语言错乱，或壮热头痛，或身体酷冷疼烦，或觉转筋，或肿不肿⑥，或髀⑦腿顽痹，或时缓纵不随，或复百节挛急，或小腹不仁，此皆脚气状貌也，亦云风毒脚气之候也。其候难知，当须细

---

① 足十趾　“趾”原作“指”，据元本、道藏本、四库本改。按“指”，足趾。《左传·定公十四年》：“阖庐伤将指，取其一履。”杜预注：“其足大指见斩，遂失履，姑浮取之。”

② 足当履之　元本、道藏本、四库本、《外台秘要》卷十八·脚气论“当”并作“常”。

③ 奄然　急遽貌。《楚辞·九辩》：“白露既下百草兮，奄离披此梧楸。”洪兴祖补注：“奄，忽也，遽也。”

④ 昏　原作“惛”，今改。按“惛”，同“昏”。《南柯太守传》：“生忽若惛睡，瞢然久之。”

⑤ 或喜迷忘　元本、明本、道藏本、四库本“忘”并作“妄”。

⑥ 或肿不肿　此上《外台秘要》卷十八·脚气论有“脚胫”二字。

⑦ 髀　原作“胜”，今改。按“胜”，同“髀”。大腿。《字汇补·肉部》：“胜，与髀同。股也。”

意察之，不尔，必失其机要，一朝病成，难可以理，妇人亦尔。又有妇人产后，春夏取凉，多中此毒，宜深慎之。其热闷掣疭，惊悸心烦，呕吐气上，皆其候也。又但觉脐下冷痛①，愊愊然②不快，兼小便淋沥，不同生平，即是脚气之候。顽弱名缓风，疼痛为湿痹。

论得之所由

凡四时之中，皆不得久立久坐湿冷之地，亦不得因酒醉汗出，脱衣靴袜，当风取凉，皆成脚气。若暑月久坐久立湿地者，则热湿之气蒸入经络，病发必热，四肢酸疼烦闷；若寒月久坐久立湿冷地者，则冷湿之气上入经络，病发则四体酷冷转筋；若当风取凉得之者，病发则皮肉顽痹，诸处瞤动③，渐渐向头。凡常之日忽然暴热，人皆不能忍得者，当于此时，必不得顿取于寒以快意也，卒有暴寒复不得受之，皆生病也。世有勤功力学之士，一心注意于事，久坐行立于湿地，不时动转，冷风来击，入于经络，不觉成病也。故风毒中人，或先中手足十指，因汗毛孔开，腠理疏通，风如击箭④，或先中足心，或先中足趺，或先中膝以下腨胫表里⑤者。若欲使人不成病者，初觉，即灸所觉处三二十壮，因此即愈，不复发也。黄帝云：当风取凉，醉已入房，能成此疾。

论冷热不同

问曰：何故得者有冷有热。答曰：足有三阴三阳，寒中三阳所

---

① 脐下冷痛　元本、道藏本、四库本、《外台秘要》卷十八・脚气论“痛”并作“痞”。

② 愊愊然　闷满貌。《广雅・释诂一》：“愊，满也。”

③ 瞤（shùn　顺）动　谓肌肉掣动。《素问・气交变大论》：“民病飧泄霍乱，体重腹痛，筋骨繇复，肌肉瞤酸。”

④ 风如击箭　元本、明本、道藏本、四库本“击”并作“急”。

⑤ 腨胫表里　谓小腿内外侧。按“腨”，小腿肚子。《正字通・肉部》：“腨，俗曰脚肚。”“胫”，从膝盖到脚跟的部分。《说文解字・肉部》：“胫，胻也。”段玉裁注：“厀下踝上曰胫。胫之言茎也，如茎之载物。”

患必冷，暑中三阴所患必热，故有表里冷热。冷热不同，热者治以冷药，冷者疗以热药，以意消息之。脾受阳毒即热顽，肾受阴湿即寒痹。

论因脚气续生诸病

虽患脚气，不妨乳石，动发皆须服压石药疗之。夫因患脚气续生诸病者，则以诸药对之。或小便不利，则以猪苓茯苓及诸利小便药治之；大便极坚者，则以五柔麻仁丸等治之；遍体肿满成水病者，则取治水方中诸治水之药治之，余皆仿此，更无拘忌。五柔麻仁丸出第十五卷中。

论须疗缓急

凡小觉病候有异，即须大怖畏，决意急治之。伤缓气上入腹[①]，或肿或不肿，胸胁逆满，气上肩息，急者死不旋踵，宽者数日必死，不可不急治也。但看心下急，气喘不停，或白汗数出[②]，或乍寒乍热，其脉促短而数，呕吐不止者，皆死。

论虚实可服药不可服药

凡脚气之疾，皆由气实而死，终无一人以服药致虚而殂[③]。故脚气之人皆不得大补，亦不可大泻，终不得畏虚，故预止汤不服也。如此者皆死不治也。

论看病问疾人

世间大有病人，亲朋故旧交游[④]来问疾，其人曾不经一事，未

① 伤缓气上入腹　谓伤于迟缓则邪气上攻入腹。按“伤”，伤损。《吕氏春秋·分职》高诱注：“伤，败也。”“伤缓”，谓失于迟缓，未能急治而致伤败。

② 或白汗数出　元本、道藏本、四库本“白汗”并作“自汗”。

③ 殂（cú　徂）　死亡。《说文解字·歺部》“殂，往死。”

④ 交游　往来的朋友。《管子·权修》：“观其交游，则其贤不肖可察也。”

读一方，自骋了了①，诈作明能，谈说异端，或言是虚，或道是实，或云是风，或云是蛊，或道是水，或云是痰，纷纭谬说，种种不同，破坏病人心意，不知孰是，迁延未定，时不待人，欻然②致祸，各自散走。是故大须好人及好名医，识病深浅，探赜方书，博览古今，是事明解者看病，不尔，大误人事。窃悲其如此者众，故一一显析，具述病之由状，令来世病者读之，以自防备也。但有一状相应，则须依方急治，勿取外人言议，自贻③忧悔，但详方意，人死不难，莫信他言以自误也。余尝为人撰门冬煎，此方治脚气大有验，病者须用之，方在第十二卷中。

论脉候法

凡脚气，虽复诊候多途④，而三部之脉，要须不违四时者为吉，其逆四时者勿治，余如《脉经》所说，此中不复具载。其人本黑瘦者易治，肥大肉厚赤白者难愈，黑人耐风湿，赤白不耐风，瘦人肉硬，肥人肉软，肉软则受疾至深，难已也。

论肿不肿

凡人久患脚气，不自知别，于后因有他病发动，治之得瘥，后直⑤患呕吐而复脚弱，余为诊之，乃告为脚气。病者曰：某平生不患脚肿，何因名为脚气。不肯服汤，余医以为石发，狐疑之间，不过

---

① 自骋（chěng　逞）了了　谓炫耀自己明了医理。按“骋”，放任。《庄子·天地》成玄英疏：“骋，纵也。”“了了”，明白，懂得。郭璞《尔雅序》：“其所易了，阙而不论。”邢昺疏：“谓通见诗书不难晓了者，则不须援引，故阙而不论也。”

② 欻（xū　须）然　迅疾貌。范缜《神灭论》：“夫欻而生者，必欻而灭，渐而生者，必渐而灭……有欻有渐，物之理也。”

③ 贻　遗留。《尚书·五子之歌》：“有典有则，贻厥子孙。”孔传：“贻，遗也。”

④ 途　原作“涂”，今改。按“涂”，通“途”。道路。《广韵·模韵》：“塗，路也。”《集韵·模韵》：“途，通作塗。”

⑤ 直　遇到。《汉书·酷吏传·甯成》：“宁见乳虎，无直甯成之怒。”

一旬而死。故脚气不得一向以肿为候,亦有肿者,有不肿者,其以小腹顽痹不仁者,脚多不肿,小腹顽后不过三五日,即令人呕吐者,名脚气入心,如此者死在旦夕。凡患脚气到心难治,以其肾水克心火故也。

论须慎不慎

凡脚气之病,极须慎房室、羊肉牛肉鱼蒜蕺菜菘菜蔓菁瓠子酒面酥油乳糜[①]猪鸡鹅鸭,有方用鲤鱼头,此等并切禁,不得犯之,并忌大怒。惟得食粳粱粟米酱豉葱韭薤椒姜橘皮。又不得食诸生果子酸醋之食,犯者皆不可瘥。又大宜生牛乳生栗子矣。

论善能治者几日可瘥

凡脚气病,枉死者众,略而言之,有三种:一觉之伤晚,二骄很[②]恣傲,三狐疑不决。此之三种,正当枉死之色。故世间诚无良医,虽有良医,而病人有生灵堪受入者[③],更复鲜少,故虽有骐骥而不遇伯乐,虽有尼父[④]而人莫之师,其为枉横亦犹此也。今有病者有受入性,依法使余治之,不过十日可得永瘥矣。若无受入性者,亦不须为治,纵令治之,恐无瘥日也。非但脚气,诸病皆然,良药善言,触目可致,不可使人必服。法为信者施,不为疑者说。

---

① 糜　原作“麋”,今改。按“麋”,通“糜”。《文选·扬雄·长杨赋》:“豪俊麋沸云扰。”李善注:“如麋之沸,若云之扰,言乱之甚也。《广雅》:麋,饘也。”按《广雅·释器》作“糜”。

② 很　道藏本、四库本并作“狠”。

③ 病人有生灵堪受入者　谓病人尚有生机灵性能容受药性并使之发挥作用。按“受”,容受。《玉篇·受部》:“受,容纳也。”此谓容受药性。“入”,进入。《玉篇·入部》:“入,进也。”此谓药性入内并发挥作用。

④ 尼父　对孔子的尊称。古时常在男子字的后面加“父”以示尊敬,称为“且字”。孔子字仲尼,故加且字为尼父。《礼记·檀弓上》:“呜呼哀哉,尼父!”郑玄注:“尼父,因且字以为之谥。”

论灸法

凡脚气，初得脚弱，使速灸之，并服竹沥汤，灸讫，可服八风散，无不瘥者，惟急速治之。若人但灸而不能服散，服散而不灸，如此者半瘥半死，虽得瘥者，或至一二年复更发动。觉得便依此法速灸之及服散者，治十十愈。此病轻者，登时虽不即恶，治之不当，根源不除，久久期于杀人，不可不精以为意。

初灸风市，次灸伏兔，次灸犊鼻，次灸膝两眼，次灸三里，次灸上廉，次灸下廉，次灸绝骨，凡灸八处。第一风市穴，可令病人起，正身平立，垂两臂直下，舒十指掩著两髀，便点当手中央指头髀大筋上是，灸之百壮，多亦任人，轻者不可减百壮，重者乃至一处五六百壮，勿令顿灸，三报之佳；第二伏兔穴，令病人累夫①端坐，以病人手夫掩横膝上，夫下旁与曲膝头齐，上旁侧夫际当中央是，灸百壮，亦可五十壮；第三犊鼻穴，在膝头盖骨上际，外骨边平处，以手按之得节解②则是，一云在膝头下，近外三骨箕踵③中，动脚，以手按之得窟解④是，灸之五十壮，可至百壮；第四膝眼穴，在膝头骨下两旁陷者宛宛中是；第五三里穴，在膝头骨节下一夫⑤，附胫骨外是，一云在膝头骨节下三寸，人长短大小，当以病人手夫度取，灸之百壮；第六上廉

---

① 累夫　谓两手食、中、环、小四指相并，横列股上。按“夫”，手夫，即一夫，每夫为三寸。累夫恰在伏兔穴处。

② 节解　谓骨节相连处的缝隙。按“节”，骨节，关节。《韩非子·解老》：“人之身三百六十节、四肢、九窍，其大具也。”

③ 箕踵　谓两膝弯曲着地，臀部坐于足跟之上。按“踵”，足跟。《玉篇·足部》：“踵，足后曰踵。”

④ 窟解　“窟”原作“屈”，据元本、明本、道藏本、四库本改。按“窟解”，谓凹陷或缝隙。“窟”，洞穴。《玉篇·穴部》：“窟，穴也。”此谓凹陷。“解”，物体相连接处。《玉篇·角部》：“解，接中也。”此谓骨节间缝隙。

⑤ 一夫　同身寸度量法之一。又称横指同身寸法。以患者食、中、环、小四指并拢，以中指中节横纹处为准，四指横量相当于三寸，其三分之一即为一同身寸。常用作下肢、下腹的直寸和背部的横寸取穴标准。如取足三里、三阴交、关元等穴。

穴,在三里下一夫,亦附胫骨外是,灸之百壮;第七下廉穴,在上廉下一夫,一云附胫骨外是,灸之百壮;第八绝骨穴,在脚外踝上一夫,亦云四寸是。凡此诸穴,灸不必一顿灸尽壮数,可日日报灸之,三日之中灸令尽壮数为佳。凡病一脚则灸一脚,病两脚则灸两脚,凡脚弱病皆多两脚。又一方云:如觉脚恶,便灸三里及绝骨各一处,两脚恶者合四处灸之,多少随病轻重,大要虽轻不可减百壮,不瘥,速以次灸之,多多益佳。一说灸绝骨最要。人有患此脚弱不即治,及入腹,腹肿大,上气,于是乃须大法灸,随诸腧及诸腕关节①腹背尽灸之,并服八风散,往往得瘥者。诸腕腧节解法,腧在第二十九卷中。觉病入腹,若病人不堪痛,不能尽作大灸,但灸胸心腹诸穴及两脚诸穴,亦有得好瘥者。凡量一夫之法,覆手并舒四指,对度四指上中节上横过为一夫。夫有两种,有三指为一夫者,此脚弱灸以四指为一夫也。亦依支法存旧法,梁丘、犊鼻、三里、上廉、下廉、解溪、太冲、阳陵泉、绝骨、昆仑、阴陵泉、三阴交、足太阴、伏留、然谷、涌泉、承山、束骨等,凡一十八穴。旧法多灸百会、风府、五脏六腑俞募,顷来灸者,悉觉引气向上,所以不取其法,气不上者可用之,其要病已成恐不救者,悉须灸之。其足十指去指奇一分,两足凡八穴,曹氏名曰八冲,极下气有效,其足十指端名曰气端,日灸三壮,并大神要。其八冲可日灸七壮,气下即止。病者非深相委悉②,慎勿为人灸之,慎之慎之。凡灸八冲,艾炷须小作之。

论服汤药色目③

风毒之气入人体中,脉有三品,内外证候相似,但脉有异耳。若脉浮大而缓,宜服续命汤,两剂应瘥;若风盛,宜作越婢汤,加白

---

① 关节 “关”原作“開”,据元本、明本、道藏本、四库本改。

② 深相委悉 谓深知熟习。按“委”,确知。《资治通鉴·隋炀帝大业十二年》:“臣非所司,不委多少。”胡三省注:“委,悉也。”

③ 色目 谓种类名目。《礼记·王制》:“凡执技以事上者,祝、史、射、御、医、卜及百工。”孔颖达疏:“此论与祝、史、医、卜并列,见其色目。”

术四两;若脉浮大紧转快,宜作竹沥汤;若病人脉微而弱,宜服风引汤,此人脉多是因虚而得之;若大虚短气力乏,可其快作补汤,随病冷热而用之,若未愈,更服竹沥汤;若病人脉浮大而紧快,此是三品之中最恶脉也,或沉细而快者,此脉正与浮大而紧者同是恶脉,浮大者病在外,沉细者病在内,治亦不异,当消息以意耳。其形尚可而手脚未容至弱,数日之中,气上即便命终,如此之脉,往往有人得之,无一存者。急服竹沥汤,日服一剂,切要汤势常令相及,勿令半日之中空无汤也。此汤竹汁多服之,若不极热,辄停在胸心,更为人患,每服当使极热。若服竹沥汤得下者必佳也,若已服三剂竹沥汤,病及脉势未折而苦胀满,可以大鳖甲汤下之,汤势尽而不得下,可以丸药助汤令下,下后更服竹沥汤,趣①令脉势折,气息料理便停,服三十二物八风散佳。又初得病便摩野葛膏,日再,顽痹脚弱都愈乃止。若服竹沥汤,脉势折如未病时,气力转胜,脚故未能行,体力充足,然后渐微行步,病重者瘥后半年始能扶人行耳。既觉脉及体内瘥,但当勤服八风散,勿以脚未能行轻加余治,余治未必全得要,更生诸恶,失此诸治也。猥人②边亦勿行野葛膏,有人闻竹沥汤,云恐伤腰脚者,即勿与治,宜知此法,此人无受入性,不可与医故也。不为疑者说,此之谓也。竹沥汤有三首,轻者服前方,重者次第服后者。此风毒乃相注易,病人宜将空缺服小金牙散,以少许涂鼻孔耳门。病困人及新亡人喜易人,强健人宜将服之,亦以涂耳鼻,乃可临近亡人,及视疾者,绛囊带一方寸匕,男左女右臂上。此散毒,服宜从少为始,金牙散方在第十二卷中。病人惟宜饮赤小豆饮,冬服侧子金牙酒续命汤。治风毒病初得似时行毒病,而脉浮缓终不变快,此不治,或数日而死,或十日而死,或得便不识人,或发黄,或发斑,或目赤,或下部穿烂者③,此最急,得之即先服续命汤一剂,须服

---

① 趣 赶快。《说文解字·走部》:"趣,疾也。"

② 猥人 鄙陋之徒。按"猥",鄙陋。《广韵·贿韵》:"猥,鄙也。"《抱朴子·外篇·百里》:"庸猥之徒,器小志近。"

③ 或下部穿烂者 此下《外台秘要》卷十八·脚气论有"或腿膝穿漏者"六字。

葛根汤麻黄汤下之,若故不折,更与续命汤两三剂,必瘥。此病大急,常令汤势相接,不可使半日阙汤,即便杀人。续命汤方在第八卷中。

汤液第二裹脚方附① 方三十八首

第一竹沥汤 治两脚痹弱或转筋,皮肉不仁,腹胀起如肿,按之不陷,心中恶,不欲食,或患冷方。

竹沥五升 甘草 秦艽 葛根 黄芩 麻黄 防己 细辛 桂心 干姜各一两 防风 升麻各一两半 茯苓二两 附子二枚 杏仁五十枚

上十五味㕮咀,以水七升合竹沥煮取三升,分三服,取汗。《千金翼》无茯苓杏仁,有白术一两。

第二大竹沥汤②治卒中风,口噤不能言,四肢缓纵,偏痹挛急,风经五脏③,恍惚,恚怒无常④,手足不随方。

竹沥一斗四升 独活 芍药 防风 茵芋 甘草 白术 葛根 细辛 黄芩 芎䓖各二两 桂心 防己 人参 石膏 麻黄各一两 生姜 茯苓各三两 乌头一枚

上十九味㕮咀,以竹沥煮取四升,分六服,先未汗者取汗,一状相当即服。

第三竹沥汤 治风毒⑤入人五内,短气,心下烦热,手足烦疼,四肢不举,皮肉不仁,口噤不能语方。

竹沥一斗九升 防风 茯苓 秦艽各三两 当归 黄芩《千金翼》作芍药 人参 芎䓖《千金翼》作防己 细辛 桂心 甘草 升麻《千

---

① 裹脚方附 原无,据本书目录补。

② 第二大竹沥汤 《千金翼方》卷十七·脚气无白术,为十八味,名大竹沥汤。

③ 风经五脏 谓风邪侵袭五脏。按"经",经过。此谓侵袭。《小尔雅·广诂》:"经,过也。"

④ 恚怒无常 《千金翼方》卷十七·脚气"恚"作"喜"。

⑤ 风毒 谓风邪中人之凶恶者。亦即"恶风"。

金翼》作通草　麻黄　白术各二两　附子二枚　蜀椒一两　葛根五两　生姜八两

上十八味㕮咀，以竹沥煮取四升，分五服。初得病即须摩膏，日再，痹定止。《千金翼》无麻黄蜀椒生姜。

治恶风①毒气②，脚弱无力，顽痹，四肢不仁，失音不能言，毒气冲心。有人病者，但一病相当即服，第一服此**麻黄汤**，次服第二第三第四方

麻黄一两　大枣二十枚　茯苓三两　杏仁三十枚　防风　白术　当归　升麻　芎䓖　芍药　黄芩　桂心　麦门冬　甘草各二两

上十四味㕮咀，以水九升、清酒二升合煮取二升半，分四服，日三夜一。覆令小汗，粉之，莫令见风。

第二服**独活汤**方

独活四两　干地黄三两　生姜五两　葛根　桂心　甘草　芍药　麻黄各二两

上八味㕮咀，以水八升、清酒二升合煎取二升半，分四服，日三夜一。脚弱特忌食瓠子蕺菜，犯之一世治不愈。

第三服兼补**厚朴汤**，并治诸气咳嗽，逆气呕吐方。

厚朴　芎䓖　桂心　干地黄　芍药　当归　人参各二两　黄芪　甘草各三两　吴茱萸二升　半夏七两　生姜一斤

上十二味㕮咀，以水二斗煮猪蹄一具，取汁一斗二升，去上肥，纳清酒三升，合煮取三升，分四服，相去如人行二十里久。

第四服**风引独活汤**兼补方

独活四两　茯苓　甘草各三两　升麻一两半　人参　桂心　防

---

① 恶风　谓风邪中人之凶恶者。《素问·脉要精微论》："来徐去疾，上虚下实，为恶风也。故中恶风者，阳气受也。"张隐菴注："风之恶厉者，从阳而直入于里阴，是以去疾下实也。"又，高士宗注："恶风，疠风也。"

② 毒气　邪恶之气。《灵枢经·寒热》："此皆鼠瘘寒热之毒气也，留于脉而不去者也。"丹波元简注："此云毒气，亦以邪恶之气为害。后世寒毒风毒之类，毒字皆本此。"

风　芍药　当归　黄芪　干姜　附子各二两　大豆二升

上十三味㕮咀，以水九升、清酒三升合煮取三升半，分四服，相去如人行二十里久，更进服。

治脚痹**防风汤**　并主毒气上冲心胸，呕逆宿癖①，积气②疝气③，一病相当即服之方。

防风　麻黄　芎䓖　人参　芍药　当归　茯苓　半夏　甘草各一两　鳖甲　生姜　桂心各二两　杏仁一两半　赤小豆一升　贝子五枚　乌梅五枚　大枣二十枚　吴茱萸五合　犀角　羚羊角各半两　橘皮一两　薤白十四枚

上二十二味㕮咀，以水一斗煮取三升，分三服，一日令尽。一方用水一斗二升，间食糜。一方云半夏三两，随时用。

治脚痹**独活汤**方

独活四两　当归　防风　茯苓　芍药　黄芪　葛根　人参　甘草各二两　大豆一升　附子一枚　干姜三两

上十二味㕮咀，以水一斗、清酒二升合煮取三升，分三服。

越婢汤　治风痹④脚弱方。

麻黄六两　石膏半升　白术四两　大附子一枚　生姜三两　甘草二两　大枣十五枚

上七味㕮咀，以水七升先煮麻黄，再沸，掠去沫，入诸药煮取三升，分三服，覆取汗。《胡洽方》只五味。若恶风者，加附子一枚；多痰水者，加

---

① 宿癖　谓日久不愈的癖块。按"宿"，积久。《小尔雅·广诂》："宿，久也。"详参《诸病源候论》卷二十·癖病诸候。

② 积气　郁积于内的病气。《素问·五脏生成》："诊曰有积气在中，时害于食，名曰心痹。"王冰注："积，谓病气积聚。"

③ 疝气　心腹气积作痛之病。《灵枢经·邪气脏腑病形》："脾脉急甚为瘛疭……微大为疝气，腹里大，脓血在肠胃之外。"杨上善注："脾气微大即知阴气内盛为疝，大腹里，脓血在肠胃之外也。"

④ 风痹　病证名。为痹证之一，又名行痹。因风寒湿邪侵犯肢节经络，以风邪偏盛而致，症见肢节疼痛，游走不定等。《灵枢经·厥病》："风痹淫泺，病不可已者，足如履冰，时如入汤中。"

白术四两。

治脚弱神验方

防己　蜀椒　细辛　桂心　麻黄　石膏各一两　独活　防风　黄芩　茵芋　葛根

芎䓖　芍药　甘草各一两　生姜　茯苓各三两　乌头二枚

上十七味㕮咀，以竹沥一斗煮取四升，分六服，令一日一夜服尽，其间可常作赤小豆饮。有人脚弱，先服常用竹沥汤四剂，未觉，增损作此方，后觉得力。又云脉沉细快，风在内者，作此汤也。

风引汤　治两脚疼痹肿，或不仁拘急，屈不得行方。

麻黄　石膏　独活　茯苓各二两　吴茱萸　秦艽　细辛　桂心　人参　防风　芎䓖　防己　甘草各一两　干姜一两半　白术三两　杏仁六十枚　附子一两

上十七味㕮咀，以水一斗六升煮取三升，分三服，取汗佳。

大鳖甲汤　治脚弱风毒①，挛痹气上，及伤寒恶风，温毒②，山水瘴气③，热毒，四肢痹弱方。

鳖甲二两　防风　麻黄　白术　石膏　知母　升麻　茯苓　橘皮　芎䓖　杏仁　人参　半夏　当归　芍药　萎蕤　甘草　麦门冬各一两　羚羊角六铢　大黄一两半　犀角　青木香　雄黄各半两　大枣一十枚　贝齿　乌头各七枚　生姜三两　薤白十四枚　麝香三铢　赤小豆三合　吴茱萸五合

---

① 风毒　病名。因感受风寒湿气而致，症见肩背四肢骨节等处漫肿无头，皮色不变，酸痛麻木等。详参《华佗神医秘方》卷五・华佗治一切风毒神方。

② 温毒　病名。为感受温邪热毒而引起的急性热病的统称。多发于冬春。症见突然寒战高热，头痛恶心，烦躁口渴，继则头面红肿，或颐肿，或咽喉肿痛白腐，或身发斑疹等。详参《肘后备急方》卷二。

③ 瘴气　病名。又名山岚瘴气、瘴毒、瘴疠。指南方山林间湿热恶毒之气致人疾病。《医学正传》："岭南闽广等处曰瘴气，盖指山岚雾露烟瘴湿热恶气而名之也。"

上三十一味㕮咀，以水二斗煮取四升，分六服，相去十里久，得下止。一方用大黄半两，畏下可止用六铢。一方用羚羊角半两，毒盛可用十八铢。胡洽有山茱萸半升，为三十二味。《千金翼》无知母升麻橘皮芎䓖人参当归萎蕤。

小鳖甲汤 治身体虚胀如微肿，胸心痞满，有气壮热，小腹厚重，两脚弱方。

鳖甲 黄芩 升麻 麻黄 羚羊角 桂心 杏仁各三两 前胡四两 乌梅二十枚 薤白三十枚

上十味㕮咀，以水一斗煮取二升七合，分三服。此常用，若体强壮，欲须利者，加大黄二两。

风缓汤 治脚弱，举体痹不仁，热毒气入脏，胸中满塞不通，食即呕吐方。

独活 麻黄 犀角各三两，一方用羚羊角 半夏一升 大枣 乌梅二十枚 桂心 鳖甲 升麻 橘皮 枳实 甘草 吴茱萸 大黄各一两 生姜 石膏各六两 贝齿七枚

上十七味㕮咀，以水一斗四升煮取四升，分五服，日三夜二。不瘥，至三剂必瘥。

治脚气初发，从足起至膝胫骨肿疼者方 取蜱麻叶①切捣蒸，薄裹之，日二三易，即消。蜱麻子似牛蜱虫，故名蜱麻也。若冬月无蜱麻，取蒴藋根捣碎，和酒糟三分根一分合蒸热，及热封裹肿上如前法，日二，即消。亦治不仁顽痹。此方非汤，不当见此，然以前后三方俱出苏长史，更不分出。

若肿已入䏚至小腹胀，小便涩少者方 取乌特牛②尿，一升一服，日二，取消乃止。《千金翼》云：羸瘦人，二分尿一分牛乳合煮，乳浮结乃服之。

若肿已消，仍有此候者，急服此汤方苏长史方，神验。

---

① 蜱麻叶 《千金翼方》卷十七·脚气作“胡麻叶”。

② 乌特牛 黑色公牛。按“特”，公牛。《说文解字·牛部》：“特，朴特，牛父也。”

麻黄　射干　人参　茯苓　防己　前胡　枳实各二两　半夏　犀角　羚羊角　青木香　橘皮　杏仁　升麻各一两　生姜五两　独活三两　吴茱萸一升

上十七味㕮咀，以水一斗一升煮取四升，分五服，相去二十里久，中间进少粥以助胃气。此汤两日服一剂，取病气退乃止，以意消息之。若热盛喘烦者，加石膏六两、生麦门冬一升，去吴茱萸；若心下坚，加鳖甲一两。

夫脚气之疾，先起岭南①，稍来江东，得之无渐，或微觉疼痹，或两胫肿满，或行起涩弱，或上入腹不仁，或时冷热，小便秘涩，喘息气冲喉，气急欲死，食呕不下，气上逆者，皆其候也。若觉此证，先与**犀角旋复花汤**方

犀角　旋复花各二两　橘皮　茯苓　生姜各三两　大枣十一枚　香豉一升　紫苏茎叶一握

上八味㕮咀，以水八升煮取二升七合，分三服，相去十里久服之，以气下小便利为度。崔氏名小犀角汤，如其不下，服后大犀角汤。

大犀角汤　疗脚气毒冲心变成水，身体遍肿，闷绝欲死者方

犀角　旋复花　白术　桂心　防己　黄芩各二两　香豉一升　生姜　橘皮　茯苓各二两　前胡　桑白皮各四两　紫苏茎叶一握　大枣十枚

上十四味㕮咀，以水九升煮取二升七合，分三服，相去十里久，取下气为度。若得气下，小便利，脚肿即消，能食。若服汤竟不下，气急不定，仍服后犀角麻黄汤。崔氏又以白前代白术，无防己黄芩桑白皮，名旋复花汤。

犀角麻黄汤方

犀角　麻黄　防风　独活崔氏用茯苓　防己　芎䓖　白术　当归　羚羊角崔氏用附子　黄芩各二两　石膏四两　生姜　甘草　杏仁

---

① 岭南　古地区名，即岭表。泛指五岭（越城、都庞、萌渚、骑田、大庾五岭的总称，在今湘、赣和粤、桂等省区边境）以南地区。

崔氏用细辛　桂心各三两

上十五味㕮咀，以水二斗煮麻黄，去沫，取汁八升，下药煎取三升。分三服，相去十里久，服讫，覆取汗。若不瘥，五日后更一剂，取汗同前。

茱萸汤　治脚气入腹，困闷欲死，腹胀方。苏长史方。

吴茱萸六升　木瓜两颗，切

上二味以水一斗三升煮取三升，分三服，相去如人行十里久进一服，或吐，或汗，或利，或大热闷，即瘥，此起死人方。

小风引汤　治中风①，腰脚疼痛弱者方。胡洽名大风引汤。

独活　茯苓　人参各三两　防风　当归　甘草　干姜胡洽作桂心　石斛各二两，胡洽作黄芪　附子一枚　大豆二升

上十味㕮咀，以水九升、酒三升煮取三升。分四服，服别相去如人行十里久。胡洽云：南方治脚弱，与此别用升麻一两、半夏芍药各二两，合十三味。本只有十味，减当归石斛，名小风引汤。《删繁方》无石斛，以疗肉极寒，肌肉变，舌痿，名曰恶风，腰痛脚弱。

风湿相搏，骨节烦疼，四肢拘急，不可屈伸，近之则痛，白汗出而短气，小便不利，恶风不欲去衣，或头面手足时时浮肿，**四物附子汤**主之方

附子二枚　桂心四两　白术三两　甘草二两

上四味㕮咀，以水六升煮取三升，分三服，微汗愈。大汗烦者，一服五合；体肿者，加防己四两；悸气，小便不利，加茯苓三两，既有附子，今加生姜三两。

治脚弱，风毒实及岭南瘴气，面肿，乍寒乍热似疟状，脚肿，气上心闷，咳嗽，瘫②缓顽痹方

麻仁　升麻　麻黄　射干　菖蒲　芒消　甘草　大黄各半两　豉三合

---

① 中风　谓为风邪所侵害。《素问·风论》："饮酒中风，则为漏风。"

② 瘫　原作"摊"，今改。董解元《西厢记诸宫调》卷三凌景埏注："软摊就是软瘫。"

上九味㕮咀，以水六升煮取二升半，纳芒消，又煎三沸，分三服。微利一二行，解毒热；有肿，滓薄之；凡觉气满，辄服一剂佳。

道人深师**增损肾沥汤**　治风虚劳损挟毒，脚弱疼痹或不随，下焦虚冷，胸中微有客热，心虚惊悸，不得眠，食少失气味，日夜数过心烦，迫不得卧，小便不利，又时复下。湘东王至江州，王在岭南病悉如此，极困笃，余作此汤令服，即得力，病似此者服无不瘥，随宜增损之方。

黄芪　甘草　芍药　麦门冬　人参　肉苁蓉　干地黄　赤石脂　地骨白皮　茯神　当归　远志　磁石　枳实　防风　龙骨各一两　桂心　芎䓖各二两　生姜四两　五味子三合　半夏一升　白羊肾一具　大枣三十枚

上二十三味㕮咀，以水二斗煮羊肾，取汁一斗二升，纳诸药煮取四升，分为五服。不利下者，除龙骨赤石脂；小便涩，以赤茯苓代茯神，加白术三两；多热，加黄芩一两；遗溺，加桑螵蛸二十枚。《胡洽方》无黄芪苁蓉赤石脂地骨皮磁石枳实防风龙骨半夏，有黄芩，为十五味。

石膏汤　治脚气风毒，热气上冲头面，面赤矜急①，鼻塞去来，来时令人昏愦，心胸恍惚，或苦惊悸，身体战掉，手足缓纵或酸痹，头目眩重，眼反鼻辛，热气出口中，或患味甜，诸恶不可名状者方。

石膏　龙胆　升麻　芍药　贝齿　甘草　鳖甲　黄芩　羚羊角各一两　橘皮　当归各二两

上十一味㕮咀，以水八升煮取三升，分为三服。

半夏汤　治脚气上入腹，腹急上冲胸，气急欲绝方。

半夏一升　桂心八两　干姜五两　甘草　人参　细辛　附子各二两

---

① 矜急　紧束拘急。按“矜”，挛急。《广雅·释诂一》：“矜，急也。”《荀子·议兵》：“矜纠收缭之属为之化而调。”王念孙杂志：“矜纠收缭皆急戾之意，故与调和相反。”

蜀椒二合

上八味㕮咀，以水一斗煮取三升，分为三服。初稍稍进，恐气冲上，格塞不得下，小小服，通人气耳。

乌头汤 治风冷脚痹，疼痛挛弱，不可屈伸方。

乌头 细辛 蜀椒各一两 甘草 秦艽 附子 桂心 芍药各二两 干姜 茯苓 防风 当归各三两 独活四两 大枣二十枚

上十四味㕮咀，以水一斗二升煮取四升，分五服。若热毒，多服益佳。

迮毒汤 治脚弱，风热上入心腹，烦闷欲绝方。

半夏四两 黄芪 甘草 当归 人参 厚朴 独活 橘皮各一两 枳实 麻黄 干地黄 芍药各二两 桂心三两 生姜四两 贝子七枚 大枣二十枚

上十六味㕮咀，以水一斗二升煮取三升六合，分四服，日三夜一。

治脚弱，体痹不仁，毒气上入脏，胸中满塞不通，食辄吐，失味，旧说脚弱上气，**风缓汤**主之方

独活 甘草 石膏各三两 犀角半两 麻黄 防风 当归 升麻 橘皮 吴茱萸 桂心 半夏 鳖甲各二两 羚羊角半两 枳实一两 生姜六两 大枣二十枚 贝齿七枚 乌头二两，一作乌梅十枚

上十九味㕮咀，以水一斗四升煮取四升，一服一升。若有少虚热者，加干地黄二两。

紫苏子汤 治脚弱上气，昔宋湘东王在南州患脚气困笃，服此汤大得力方。

紫苏子一升 前胡 厚朴 甘草 当归各一两 半夏一升 橘皮三两 大枣二十枚 生姜一斤 桂心四两

上十味㕮咀，以水一斗三升煮取二升半，分为五服，日三夜二。

附子汤 治湿痹缓风，身体疼痛如欲折，肉如锥刺刀割方。

附子三枚 芍药 桂心 甘草 茯苓 人参各三两 白术四两

上七味㕮咀，以水八升煮取三升，分三服。

防风汤 治肢体虚风微痉①,发热,肢节不随,恍惚狂言,来去无时,不自觉悟,南方支法存所用多得力,温和不损人,为胜于续命越婢风引等汤,罗广州一门南州士人常用,亦治脚弱甚良方。

防风 麻黄 秦艽 独活各二两 当归 远志 甘草 防己 人参 黄芩 升麻 芍药各一两 石膏半两 麝香六铢 生姜 半夏各二两 一方用白术一两

上十六味㕮咀,以水一斗三升煮取四升,一服一升。初服厚覆取微汗,亦当两三行下,其间相去如人行十里久,更服。有热,加大黄二两;先有冷心痛疾者,倍当归,加桂心三两,不用大黄。

甘草汤 治脚弱,举身洪肿,胃反,食谷吐逆,胸中气结不安而寒热,下痢不止,小便难,服此汤即益,亦服女曲散利小便,肿消,服大散摩膏,有验方。

甘草 人参各一两 半夏一升 桂心 蜀椒各三两 小麦八合 大枣二十枚 生姜八两 吴茱萸二升

上九味㕮咀,以水一斗三升煮小麦,取一斗,去小麦,纳诸药煮取三升,分为六服。女曲散出第十五卷第八篇中。

若寒热日再三发,可服此**恒山甘草汤**方

恒山三两 甘草一两半

上二味㕮咀,以水四升煮取一升半,分三服,相去五里一服。

丹参牛膝煮散 治脚痹弱,气满,身微肿方。

丹参 牛膝 桑白皮 杏仁 升麻 猪苓 茯苓各四两 犀角 黄芩 橘皮 防己 白前 泽泻 桂心 秦艽各三两 生姜 李根白皮各二两 大麻仁一升

上十八味㕮,粗筛,以水一升半纳散方寸匕,煮取七合,轻绢滤去滓,顿服,日再。夏月热不得服丸散,此煮散顷年②常用,大验。

治腰髂不随,两脚挛肿方 蜀椒四升以水四斗煮取二斗半,瓮

① 微痉 "痉"原作"痓",据元本、明本、道藏本、四库本改。

② 顷年 近年。按"顷",近来。慧琳《一切经音义》卷十三:"顷,近也。"

盛，下著火暖之，悬板为桥，去汤二寸许，以脚踏[①]板柱脚坐，以绵絮密塞，勿令泄气，若疲即出，入被，以粉摩之，一食久更入瓮。常令瓮下火不绝，勿使汤冷，如此消息，不过七日得伸展，并肿亦消。

诸散第三方七首

例曰：大法春秋宜服散。

八风散 治风虚，面青黑土色，不见日月光，脚气痹弱，准经[②]面青黑主肾，不见日月光主肝，补肾治肝方。

菊花三两　石斛　天雄各一两半　人参　附子　甘草各一两六铢　钟乳　署预　续断　黄芪　泽泻　麦门冬　远志　细辛　龙胆　秦艽　石韦　菟丝子　牛膝　菖蒲　杜仲　茯苓　干地黄　柏子仁　蛇床子　防风　白术　干姜　萆薢　山茱萸各一两　五味子　乌头各半两　苁蓉二两

上三十三味治下筛，酒服方寸匕，日三服，不知，加至二匕。

大八风散 治诸缓风湿痹，脚弱方。

巴戟天　黄芪　桂心　细辛　天雄　萆薢　苁蓉　牡荆子　署预　菊花　萎蕤　山茱萸　秦艽　黄芩　石斛　白术　礜石一作矾石　厚朴　龙胆　人参　蜀椒各半两　附子　五味子各十八铢　菖蒲　茯苓　牛膝《千金翼》作干姜　乌喙[③]　远志各一两　桔梗三十铢　芎䓖　白敛　芍药各六铢

上三十二味治下筛，酒服半寸匕，日三。不知，稍增令微觉。胡洽无桔梗。

---

① 踏　原作"蹋"，今改。按"蹋"，同"踏"。《说文解字·足部》："蹋，践也。"段玉裁注："俗作踏。"

② 准经　谓依照医经。按"准"，依照。吴善述《说文广义校订》："准，有准则可以依从，故以为依准字。"

③ 乌喙　即草乌头，为毛茛科植物乌头（野生种）、北乌头或其他多种同属植物的块根。性味辛热，有毒，能搜风胜湿，散寒止痛，主治风寒湿痹，中风瘫痪，痈疽瘰疬等。

内补石斛秦艽散 治风虚脚弱，手足拘挛，疼痹不能行，脚跗肿上膝，小腹坚如绳约，气息常如忧恚，不能食饮者，皆由五劳七伤，肾气不足，受风湿故也，悉主之方。

石斛 附子 天雄 桂心 独活 天门冬各一两 秦艽 乌头 人参 干姜 当归 防风 杜仲各三十铢 山茱萸 莽草 桔梗 细辛 麻黄 前胡 五味子各十八铢 蜀椒 白芷 白术各半两

上二十三味治下筛，酒服方寸匕，日再服，不知，稍增至二匕。虚人三建[①]皆炮，实人亦可生用。风气者本因肾虚，既得病后，毒气外满则灸泄其气，内满则药驰之[②]，当其救急，理必如此，至于风消退，四体虚弱，余毒未除，不可便止，宜服此散，推陈致新，极为良妙，此既人情可解，无可疑焉。

秦艽散 治风无久新，卒得不知人，四肢不仁，一身尽痛，偏枯不随，不能屈伸，洗洗[③]寒热，头目眩倒，或口面㖞僻方。

秦艽 干姜 桔梗 附子各一两 天雄 当归 天门冬 人参 白术 蜀椒各三十铢 乌头 细辛各十八铢 甘草 白芷 山茱萸 麻黄 前胡 防风 五味子各半两

上十九味治下筛，酒服方寸匕，日三，若老人少服之。胡洽无天门冬前胡，有莽草桂心防己萆薢白敛黄芪，为二十三味。

单服松脂，治一切风及大风，脚弱风痹方 薰陆[④]法亦同。松脂三十斤以棕皮袋盛，系头，铛[⑤]底布竹木，置袋于上，以石三五颗

---

① 三建 为乌头、附子、天雄三药的合称。因三药俱出建平（郡名，三国吴置，隋初废为巫山县，今属四川），故称。按《名医别录》："此（谓天雄）与乌头附子三种本并出建平，故谓之三建。"

② 药驰之 谓以药急治。按"驰"，车马疾行。《说文解字·马部》："驰，大驱也。"此谓急予治疗。

③ 洗洗 当作"洒洒"，寒貌。《素问·疏五过论》："病深无气，洒洒然时惊。"王冰注："洒洒，寒貌。"

④ 薰陆 即熏陆香，为乳香异名。

⑤ 铛（chēng 称） 温器，似锅，三足。《集韵·庚韵》："铛，釜属。"

压之,下水于铛①中令满煮之,膏浮出得尽以后量,更二十沸,接置于冷水中,易袋洗铛更煮,如此九遍,药成,捣筛为散,以粗罗下之,用酒服一方寸匕,日二。初和药以冷酒,药入腹后饮热酒行药,以知为度。如觉热即减,不减,令人大小便秘涩。若涩,宜食葱羹,仍自不通,宜服生地黄汁,令取泄痢。除忌大麻子以外无所禁,若欲断米,加茯苓与松脂等分,蜜中为丸,但食淡面馎饦②,日两度食,一食一小碗,勿多食也。作馎饦法:硬和面热挼③,煮五十沸漉出,冷水淘,更置汤中煮十余沸,然后漉出食之。服松脂三十日后,即觉有验,两脚如似水流下是效。如恐秘涩,和一斤松脂茯苓与枣栗许大酥,即不涩,服经一百日后,脚气当愈。《仙经》曰:服松脂一年增寿一年,服二年增寿二年,及服之十年增寿十年。

淮南八公石斛万病散 主风湿疼,腰脚不随方。

防风 茯苓 菊花 细辛 蜀椒 干姜 云母 苁蓉 人参 干地黄 附子 石斛 杜仲 远志 菟丝子 天雄 萆薢 桂心 牛膝 蛇床子 白术 署预 巴戟 菖蒲 续断 山茱萸各一两 五味子半两

上二十七味治下筛,酒服方寸匕,日再。

茱萸散 主冷风脚跛偏枯,半身不随,昼夜呻吟,医所不治方。

吴茱萸 干姜 白敛 牡荆《千金翼》作牡桂 附子 天雄 狗脊 干漆 署预 秦艽 防风各半两

上十一味治下筛,先食服方寸匕,日三。药入肌肤中淫淫然④,三日知,一月瘥。

---

① 铛 原作"鎗",据元本、道藏本、四库本改。按"鎗",同"铛"。鼎类,亦即铛。《六书故·地理一》:"鎗,三足鬴也。"

② 馎托 古代用面或米粉制成的饼类。《玉篇·食部》:"馎,馎饦,米食也。"《集韵·铎韵》:"馎,馎饦,饼也。"

③ 挼(ruò 弱) 揉搓。《广韵·灰韵》:"挼,手摩物也。"

④ 淫淫然 游行貌。形容虫行皮中之感觉。《广雅·释言》:"淫,游也。"

酒醴第四例一首　方十六首

例曰:凡合酒皆薄切药,以绢袋盛药,纳酒中,密封头,春夏四五日,秋冬七八日,皆以味足为度,去滓服酒,尽后其滓捣,酒服方寸匕,日三。大法冬宜服酒,至立春宜停。

石斛酒　治风虚气满,脚疼痹挛,弱不能行方。

石斛　丹参　五加皮各五两　侧子　秦艽　杜仲　山茱萸　牛膝各四两　桂心　干姜　羌活　芎䓖　橘皮　黄芪　白前　蜀椒　茵芋　当归各三两　薏苡仁一升　防风二两　钟乳八两，捣碎，别绢袋盛，系大药袋内

上二十一味㕮咀,以清酒四斗渍三日,初服三合,日再,稍稍加,以知为度。

乌麻酒方　乌麻五升微熬,捣碎,以酒一斗渍一宿,随所能饮之,尽更作,甚良。

治风虚劳损,脚疼冷痹,羸瘦挛弱不能行,**钟乳酒**方

钟乳八两　丹参六两　石斛　杜仲　天门冬各五两　牛膝　防风　黄芪　芎䓖　当归各四两　附子　桂心　秦艽　干姜各三两　山茱萸　薏苡仁各一升

上十六味㕮咀,以清酒三斗渍之三日,初服三合,日再,稍稍加之,以知为度。

枸杞昌蒲酒　治缓急风,四肢不随,行步不正,口急及四体不得屈伸方。

枸杞根一百斤　昌蒲五斤

上二味细剉,以水四石煮取一石六斗,去滓,酿二斛米酒,熟,稍稍饮之。

虎骨酒　治骨髓疼痛,风经五脏方。虎骨一具炭火炙令黄色,槌刮取净,捣碎得数升,清酒六升浸五宿,随性多少稍饮之,《易》云:虎啸风生,龙吟云起。此亦有情与无情相感,治风之效,故亦无疑。

蓼酒 治胃脘冷，不能饮食，耳目不聪明，四肢有气，冬卧脚冷，服此酒十日后，目既精明，体又充壮方。八月三日取蓼曝燥，把之如五升大六十把，水六石煮取一石，去滓，以酿酒如常法，随多少饮之，已用讫，效甚速。

小黄芪酒 大治风虚痰癖，四肢偏枯，两脚弱，手不能上头，或小腹缩痛，胁下挛急，心下有伏水，胁下有积饮，夜喜梦，悲愁不乐，恍惚善忘，此由风虚，五脏受邪所致，或久坐腰痛，耳聋，卒起眼眩头重，或举体流肿疼痹，饮食恶冷，濇濇①恶寒，胸中痰满，心下寒疝，药皆主之，及妇人产后余疾，风虚积冷不除者方。

黄芪　附子　蜀椒　防风　牛膝　细辛　桂心　独活　白术　芎䓖　甘草各三两　秦艽　乌头《集验》用署预三两　大黄　葛根　干姜　山茱萸各二两　当归二两半

上十八味㕮咀，少壮人无所熬炼，虚老人微熬之，以绢袋中盛，清酒二斗渍之，春夏五日，秋冬七日，可先食服一合，不知，可至四五合，日三服。此药攻痹甚佳，亦不令人吐闷。小热，宜冷饮食也；大虚，加苁蓉二两；下痢，加女萎三两；多忘，加石斛菖蒲紫石各二两；心下多水者，加茯苓人参各二两、署预三两。酒尽，可更以酒二斗重渍滓服之，不尔，可曝滓捣下，酒服方寸匕，不知，稍增之。服一剂得力，令人耐寒冷，补虚，治诸风冷，神良。

黄耆酒 治风虚脚疼，痿弱气闷，不自收摄，兼补方。

黄芪　乌头　附子　干姜　秦艽　蜀椒　芎䓖　独活　白术　牛膝　苁蓉　细辛　甘草各三两　葛根　当归　菖蒲各二两半②　山茱萸　桂心　钟乳　柏子仁　天雄　石斛　防风各二两　大黄　石南各一两

上二十五味㕮咀，无所熬炼，清酒三斗渍之，先食服一合，不知，可至五合，日三。以攻痹为佳，大虚加苁蓉，下痢加女萎，多忘

---

① 濇濇　同"啬啬"，形容恶寒而有畏缩之状。《伤寒论》卷二·辨太阳病脉证并治上："太阳中风……啬啬恶寒。"

② 各二两半　"二"字原阙，据元本、明本、道藏本、四库本补。

加菖蒲,各三两。胡洽有泽泻三两、茯苓二两、人参茵芋半夏栝楼芍药各一两,无秦艽芎䓖牛膝苁蓉甘草葛根当归菖蒲钟乳大黄,为二十二味,名大黄耆酒。

茵芋酒 治大风头眩重,目瞀①无所见,或仆地气绝,半日乃苏,口㖞噤不开,半身偏死,拘急痹痛,不能动摇,历节肿痛②,骨中酸疼,手不得上头,足不得屈伸,不能蹑履,行欲倾跛,皮中动淫淫如有虫啄,疹③痒,搔之生疮,甚者狂走,有此诸病,药皆主之方。

茵芋 乌头 石南 防风 蜀椒 女萎 附子 细辛 独活 卷柏 桂心 天雄 秦艽 防己各一两 踯躅二两

上十五味㕮咀,少壮人无所熬炼,虚老人薄熬之,清酒二斗渍之,冬七日,夏三日,春秋五日。初服一合,不知,加至二合,宁从少起,日再,以微痹为度。胡洽无蜀椒独活卷柏,为十二味。

大金牙酒 治瘴疠毒气中人,风冷湿痹,口㖞面戾,半身不遂,手足拘挛,历节肿痛,甚者小腹不仁,名曰脚气,无所不治方。

金牙一斤 侧子 附子 天雄 人参 苁蓉 茯苓 当归 防风 黄芪 署预 细辛 桂心 萆薢 萎蕤 白芷 桔梗 黄芩 远志 牡荆子 芎䓖 地骨皮 五加皮 杜仲 厚朴 枳实 白术各三两 独活半斤 茵芋 石南 狗脊各二两 牛膝 丹参各三两 磁石十两 薏苡仁 麦门冬各一升 生石斛八两 蒴藋四两 生地黄切,二升

上三十九味㕮咀,以酒八斗渍七日,温服一合,日四五夜一。石药细研,别绢袋盛,共药同渍。药力和善,主治极多,凡是风虚,四体小觉有风疴者,皆须将服之,无所不治也。服者一依方合之,不得辄信人大言,浪有加减。

钟乳酒 治虚损,通顺血脉,极补下气方。

钟乳五两 附子 甘菊各二两 石斛 苁蓉各五两

---

① 目瞀 眼睛昏花。《玉篇·目部》:"瞀,目不明貌。"

② 历节肿痛 谓诸关节肿胀疼痛,游走不定。

③ 疹 原作"胗",今改。按"胗",通"疹"。《素问·四时刺逆从论》:"少阴有余,病皮痹隐胗。"

上五味㕮咀，以清酒三斗渍，服二合，日再，稍增至一升。

秦艽酒 治四肢风，手臂不收，髀脚疼弱，或有拘急，挛缩屈指，偏枯痿躄，痟小不仁①顽痹者，悉主之方。

秦艽 牛膝 附子 桂心 五加皮 天门冬各三两 巴戟天 杜仲 石南 细辛各二两 独活五两 薏苡仁一两

上十二味㕮咀，以酒二斗渍之，得气味，可服三合，渐加至五六合，日三夜一服。

术膏酒 治脚弱风虚，五劳七伤，万病皆主之方。

生白术净洗一石五斗，捣取汁三斗，煎取半 湿荆二十五束，束别三尺围，各长二尺五寸，径头二寸，烧取沥三斗，煎取半 青竹三十束，束别三尺围，各长二尺五寸，径一寸，烧取沥三斗，煎取半 生地黄根五大斗，粗大者，捣取汁三斗，煎取半 生五加根三十六斤，净洗讫，剉于大釜内，以水四石煎之，去滓澄清，取汁七斗，以铜器中盛，大釜内水上煎之，取汁三斗五升，其煎诸药法一准五加例

上件白术等五种药总计得汁九斗五升，好糯米一石五斗，上小麦曲八斤，曝干末之，以药汁六斗浸曲五日，待曲起，第一投净淘米七斗，令得三十遍，下米置净席上，以生布拭之，勿令不净，然后炊之，下馈②，以余药汁浸馈，调强弱更蒸之，待馈上痂生，然后下于席上，调强弱冷热如常酿酒法，酝之瓮中，密盖头。三日后第二投，更淘米四斗，一如前法投之，三日后即加药如下：

桂心 甘草 白芷 细辛 防风 当归 麻黄 芎䓖各六两 附子五两 牛膝九两 干姜 五加皮各一斤

上十二味㕮咀讫，第三投以米四斗净淘如前法，还以余汁浇馈重蒸，待上痂生，下置席上，调冷热如常酿法，和上件药投之，三

---

① 痟小不仁 谓肢体酸痛瘦削，麻痹不仁。按“痟”，酸痛。《周礼·天官·疾医》：“春时有痟首疾。”郑玄注：“痟，酸削也。”“小”，瘦而细。《玉篇·小部》：“小，细也。”

② 馈 蒸饭，煮米半熟用箕漉出再蒸熟。《说文通训定声·屯部》：“馈，滫饭也。如今北方蒸饭，先以米下水一涫漉出，再蒸匀熟之，下水涫之曰滫，再蒸之曰馏。”

日外然后尝甘苦得中讫，密封头二七日，乃压[①]取清酒，一服四合，日再服，细细加，以知为度。温酒不得过热，慎生冷醋滑猪鲤鱼蒜牛肉等。

松叶酒 主脚弱，十二风痹不能行，服更生散数剂及众治不得力，服此一剂便能远行，不过两剂方。松叶六十斤㕮咀之，以水四石煮取四斗九升，以酿五斗米如常法，别煮松叶汁以渍米并馈饭，泥酿封头，七日发，澄饮之取醉。得此力者甚众，神妙。

治脚气方 好豉三斗蒸一石米下，曝[②]干，如是三上，以酒五斗渍七日，去滓饮，惟醉为佳。酒尽，更以二斗半渍之，饮如初。

侧子酒 治风湿痹不仁，脚弱不能行方。

侧子[③] 牛膝 丹参 山茱萸 蒴藋根 杜仲 石斛各四两 防风 干姜 蜀椒 细辛 独活 秦艽 桂心 芎䓖 当归 白术 茵芋各三两 五加皮五两 薏苡仁二升

上二十味㕮咀，绢袋盛，清酒四斗[④]渍六宿，初服三合，稍加，以知为度。患目昏头眩者弥精。

膏第五例一首 方八首

例曰：凡作膏，常以破除日，无令丧孝污秽产妇下贱人鸡犬禽兽见之。病在外火炙摩之，在内温酒服如枣核许。

神明白膏 治百病，中风恶气及头面诸病，青盲风目，烂眦管翳，耳聋鼻塞，龋齿，齿根挺痛，及痈痔疮癣疥等，悉主之方。

吴茱萸 蜀椒 芎䓖 白术 白芷 前胡各一升，崔氏作白前

① 压 原作“押”，据元本、道藏本、四库本改。按“押”，通“压”。《正字通·手部》：“押，与压通。”

② 曝 原作“暴”，今改。按“暴”，同“曝”。晒干。《广韵·屋韵》：“暴，日干也。”

③ 侧子 药名。为附子之一种。性味辛大热，有大毒。主治痈肿，风痹历节，腰脚疼痛等。今与附子同用。

④ 清酒四斗 《外台秘要》卷十九·脚气痹弱方“四斗”作“四五升”三字。

附子三十枚　桂心　当归　细辛各二两

上十味㕮咀，淳苦酒于铜器中淹浸诸药一宿，以成煎猪膏十斤，炭火上煎三沸，三上三下，白芷色黄为候。病在腹内，温酒服如弹丸一枚，日三；目痛，取如黍米纳两眦中，以目向风，无风可以扇扇之；诸疮痔䶠齿耳鼻百病主之，皆以膏敷①；病在皮肤，炙手摩病上，日三。《肘后》九味，无桂心。

卫侯青膏　治百病，久风头眩，鼻塞，清涕泪出，霍乱吐逆，伤寒咽痛，脊背头项强，偏枯拘挛，或缓或急，或心腹久寒，积聚疼痛，咳逆上气，往来寒热，鼠漏瘰疬，历节疼肿，关节尽痛，男子七伤，胪胀腹满，羸瘦不能饮食，妇人生产余疾诸病，病疥恶疮，痈肿阴蚀，黄疸发背②，马鞍牛领疮肿方。

当归　栝楼根　干地黄　甘草　蜀椒各六两　半夏七合　桂心　芎䓖　细辛　附子各四两　黄芩　桔梗　天雄　藜芦　皂荚各一两半　厚朴　乌头　莽草　干姜　人参　黄连　寄生　续断　戎盐各三两　黄野葛二分　生竹茹六升　巴豆二十枚　石南　杏仁各一两　猪脂三斗　苦酒一斗六升

上三十一味，㕮咀诸药，以苦酒渍一宿，以猪脂微火上煎之，三下三上膏成。病在内以酒服如半枣，在外摩之，日三。

神明青膏　治鼻中干，灌之并摩服方。

蜀椒五合　皂荚　黄芩　石南　黄连　雄黄　桂心　藜芦各三铢　白术　芎䓖　大黄各七铢　乌头　莽草　续断各五铢　泽泻七铢　半夏　当归各十二铢　干地黄十一铢　萎蕤　细辛各十铢　附子　桔梗各二铢　干姜六铢　人参五铢　戎盐杏子大，一枚

上二十五味㕮咀，以苦酒一斗渍之，羊髓一斤，为东南三隅灶

---

① 敷　原作“傅”，今改。按“傅”，通“敷”。《广雅·释言》：“敷，敷也。”《说文通训定声·豫部》：“傅，假借为敷。”

② 发背　病名。为有头疽生于脊背者。因外感风温湿热，内有脏腑蕴毒，凝聚肌表，以致营卫不和，气血凝滞，经络阻隔而致，症见初起背部皮肤有粟粒样脓头，焮热红肿胀痛，易向深部及周围扩散，溃后状如蜂窝，易并发内陷证。详参《刘涓子鬼遗方》。

纳诸药，炊以苇薪，作三聚新好土，药沸即下，置土聚上，三沸三下讫药成，以新布绞去滓。病在外火炙摩之，在内温酒服如枣核，日三，稍稍益，以知为度。

太敷白膏 治百病，伤寒喉咽不利，头项强痛，腰脊两脚疼，有风痹湿肿难屈伸，不能行步，若风头眩，鼻塞，有附瘜肉生疮，身体隐疹风搔，鼠漏①瘰疬，诸疽恶疮，马鞍牛领肿疮②，及久寒结坚在心，腹痛胸痹，烦满不得眠，饮食咳逆上气，往来寒热，妇人产后余疾，耳目鼻口诸疾悉主之，亦曰太一神膏方。

蜀椒一升 附子三两 升麻切，一升 巴豆 芎䓖各三十铢 杏仁五合 狸骨 细辛各一两半 白芷半两 甘草二两 白术六两 一方用当归三两

上十二味㕮咀，苦酒淹渍一宿，以猪脂四斤微火煎之，先削附子一枚，以绳系著膏中，候色黄膏成，去滓。伤寒，心腹积聚，诸风肿疾，颈项腰脊强，偏枯不仁，皆摩之，日一；痈肿恶疮，鼠瘘瘰疬，炙手摩之；耳聋，取如大豆灌之；目痛炙，缈缥白翳如珠当瞳子③，视无所见，取如穄④米敷白上，令其人自以手掩之，须臾即愈，便以水洗，视如平复，且勿当风，三十日后乃可行；鼻中痛，取如大豆纳鼻中，并以摩之；龋齿痛，以绵裹如大豆，著痛齿上咋之；中风，面目鼻口㖞僻，以摩之；若晨夜行，避⑤霜雾，眉睫落，数数以铁浆洗，用

① 鼠漏 病名。瘰疬溃破后所形成的经久不愈的瘘管，因其状如鼠之洞巢，故名。详参《素问·五常政大论》、《灵枢经·寒热》等篇。

② 马鞍牛领肿疮 病证名。因风湿热之邪阻滞肌肤，日久血虚风燥，肌肤失养而致，症见颈项、肘窝、腘窝、外阴等处慢性瘙痒，皮肤厚而坚硬，如牛领马鞍之皮，故称。详参《肘后备急方》卷五。

③ 目痛炙，缈缥白翳如珠当瞳子 元本、道藏本、四库本“炙”并作“泪”，“缈”并作“出”，从上读。按“当”，遮蔽。《字汇·田部》：“当，蔽也。”

④ 穄 原作“**穄**”，今改。按“**穄**”，字书未见，疑为“穄”的讹字（形近而讹）或异体字。又，四库本作“粒”。

⑤ 避 原作“辟”，今改。按“辟”，通“避”。《说文通训定声·解部》：“辟，假借为避。”

膏摩之。

曲鱼膏 治风湿疼痹，四肢亸弱①，偏跛不仁，并痈肿恶疮方。

大黄 黄芩 莽草 巴豆 野葛 牡丹 踯躅 芫花 蜀椒 皂荚 附子 藜芦各一两

上十二味㕮咀，以苦酒渍药一宿，以成煎猪膏三斤微火煎，三沸一下，别纳白芷一片，三上三下，白芷色黄药成，去滓，微火炙手摩病上，日三。

野葛膏 治恶风毒肿，疼痹不仁，瘰疬恶疮，痈疽肿胫，脚弱偏枯，百病方。

野葛 犀角 蛇衔② 莽草《外台》作茵芋 乌头 桔梗 升麻 防风 蜀椒 干姜 鳖甲 雄黄 巴豆各一两 丹参三两 踯躅花一升

上十五味㕮咀，以苦酒四升渍之一宿，以成煎猪膏五斤微火煎，三上三下，药色小黄去滓，以摩病上。此方不可施之猥人，慎之。胡洽无丹参踯躅，有细辛。又苏恭以白芷防己吴茱萸附子当归代巴豆雄黄蛇衔防风鳖甲。

苍梧道士陈元膏 主一切风湿，骨肉疼痹方。

当归 细辛各一两 桂心五寸 天雄三十枚 生地黄三斤 白芷一两半 芎䓖一两 丹砂二两 干姜十累 乌头三两 松脂八两 猪肪十斤

上十二味㕮咀，以地黄汁渍药一宿，煎猪肪去滓，纳药煎十五沸，去滓，纳丹砂末，熟搅，用火炙手摩病上，日千遍，瘥。胡洽有人参防风各三两 附子三十枚、雄黄二两 为十五味。《肘后》、《千金翼》有附子二十二铢、雄黄二两半、大酢三升，为十五味。崔氏与《千金翼》同。

---

① 四肢亸(duǒ 朵)弱 四肢软弱无力。按"亸"，软弱无力。《灵枢经·口问》："黄帝曰：人之亸者，何气使然。岐伯曰：胃不实则诸脉虚，诸脉虚则筋脉懈惰，筋脉懈惰则行阴，用力气不能复，故为亸。"

② 蛇衔 药名，即蛇含，为蔷薇科植物蛇含的全草或带根全草。性味苦辛凉，能清热解毒，主治惊痫高热，湿痹，痈疽癣疮等。

裴公八毒膏　主卒中风毒，腹中绞刺痛，飞尸入脏①及魇寐不寤，尸厥②，奄忽不知人，宿食不消，温酒服如枣核大，得下止；若毒气甚，咽喉闭塞不能咽者，折齿，纳葱叶口中，以膏灌葱叶中令下。病肿者，向火摩肿上；若岁中多温，欲省病及行雾露中，酒服之，纳鼻中亦得方。

蜀椒　当归　雄黄　丹砂各二两　乌头　巴豆各一升　薤白一斤　莽草四两

上八味㕮咀，苦酒三升渍一宿，用猪脂五斤东向灶苇薪火煎之，五上五下，候薤白黄色绞去滓，研雄黄丹砂如粉，纳之，搅至凝乃止，膏成盛不津器中。诸吴蚣③蛇蜂等毒者，以膏置疮上，病在外，悉敷之摩之，以破除日合。一方用礜石一两、吴蚣二枚，是名八毒膏。《肘后》不用巴豆莽草，名五毒膏。

（任娟莉）

① 飞尸入脏　病证名。详参本书卷十七·飞尸鬼疰第八及《诸病源候论》卷二十三·尸病诸候。

② 尸厥　病名。因阴阳离绝，荣卫不通，或元气不足，偶被邪恶之气所中而致，症见突然昏倒，不省人事，其状若尸，故称。详参《诸病源候论》卷二十三·尸厥候及本书卷十七·飞尸鬼疰第八。

③ 吴蚣　元本、道藏本、四库本并作"蜈蚣"。

备急千金要方校释卷第八诸风

朝奉郎守太常少卿充秘阁校理判登闻检院上
护军赐绯鱼袋臣林亿等校正

论杂风状第一痹痉附①

岐伯曰：中风大法有四：一曰偏枯②，二曰风痱③，三曰风懿④，四曰风痹。夫诸急卒病多是风，初得轻微，人所不悟，宜速与续命汤，依腧穴灸之。夫风者百病之长，岐伯所言四者，说其最重也。

---

① 痹痉附　原无，据本书目录补。

② 偏枯　病证名。也称“偏风”，即半身不遂。因营卫俱虚，正气不足，外邪侵入，经脉阻塞而致。症见半身不遂，或兼有肌肉疼痛，痿弱等。《灵枢经·热病》张景岳注：“偏枯者，半身不遂，风之类也。”详参《诸病源候论》卷一·风偏枯候。

③ 风痱　病证名。亦称“痱”，中风后遗症之一。以四肢软瘫不能活动，神志不乱或稍乱，轻者能言，重者不能言为主症。详参《灵枢经·热病》、《诸病源候论》卷一·风痱候。

④ 风懿　病证名。即风癔，中风病风中脏腑之证。症见猝然昏不知人，伴见舌强不能言，喉中有窒塞感，甚则噫噫有声等。《诸病源候论》卷一·风癔候可与本卷内容互参。

偏枯者，半身不随，肌肉偏不用而痛，言不变，智不乱，病在分腠之间，温卧取汗，益其不足，损其有余，乃可复也；《甲乙经》云：温卧取汗则巨取之。风痱者，身无痛，四肢不收，智乱不甚，言微可知[①]，则可治，甚即不能言，不可治；风懿者，奄忽[②]不知人，咽中塞窒窒然[③]《巢源》作噫噫然有声，舌强不能言，病在脏腑，先入阴后入阳[④]。治之先补于阴，后泻于阳，发其汗，身转软者生，汗不出身直者，七日死；《巢源》作眼下及鼻人中左右白者可治，一黑一赤吐沫者不可治。风痹湿痹周痹筋痹脉痹肌痹皮痹骨痹胞痹，各有证候，形如风状，得脉别也，脉微涩，其证身体不仁。

凡风多从背五脏俞[⑤]入诸脏受病，肺病最急，肺主气息，又冒诸脏[⑥]故也。肺中风者，其人偃卧[⑦]而胸满短气，冒闷[⑧]汗出者，肺风之证也。视目下鼻上两边下行至口色白者尚可治，急灸肺俞百壮，服续命汤，小儿减之；若色黄者，此为肺已伤化为血矣，不可复治。其人当妄言，掇空指地[⑨]，或自拈衣寻缝[⑩]，如此数日死。若为

---

① 言微可知　谓语声虽微弱但尚可闻辨。

② 奄忽　迅疾貌。《文选·马融·长笛赋》："奄忽灭没，晔然复扬。"李善注："《方言》曰：奄，遽也。"

③ 窒窒然　阻塞不通貌。《庄子·达生》："至人潜行不窒，蹈火不热。"成玄英疏："窒，塞也。"

④ 先入阴后入阳　谓病邪先入于脏后入于腑。按"阴"与"阳"，此指脏与腑。《素问·金匮真言论》："言人身之脏腑中阴阳，则脏者为阴，腑者为阳。"

⑤ 五脏俞　五脏的背俞，即肺俞、心俞、肝俞、脾俞、肾俞。属足太阳膀胱经。

⑥ 冒诸脏　覆盖诸脏。按"冒"，覆盖。《玉篇·月部》："冒，覆也。"

⑦ 偃卧　仰面卧倒。《孙子·九地》："坐者涕沾襟，偃卧者涕交颐。"

⑧ 冒闷　谓头目昏眩而烦乱。按"冒"，昏瞀，眩晕。《素问·气交变大论》："病反腹满肠鸣，溏泄食不化，渴而妄冒，神门绝者死不治。""闷"，烦乱。《素问·风论》王冰注："闷，不爽貌。"

⑨ 掇（dūo　多）空指地　谓病人或似以手拾物，或似以手指地。是危重病人在神志模糊时的虚妄动作。按"掇"，拾取。《说文解字·手部》："掇，拾取也。"

⑩ 拈衣寻缝　谓病人意识模糊，双手妄动，似乎摸索衣物，寻找衣缝。

急风邪所中，便迷漠恍惚，狂言妄语，或少气惙惙①，不能复言，若不求师即治，宿昔而死。即觉，便灸肺俞及膈俞肝俞数十壮，急服续命汤可救也。若涎唾出不收者，既灸，当并与汤也。诸阳受风，亦恍惚妄语，与肺病相似，然著缓可经久而死。肝中风者，其人但踞坐不得低头，绕两目连额上色微有青者，肝风之证也。若唇色青面黄尚可治，急灸肝俞百壮，服续命汤；若大青黑，面一黄一白者，此为肝已伤，不可复治，数日而死。心中风者，其人但得偃卧，不得倾侧②，闷乱冒绝汗出者，心风之证也。若唇正赤尚可治，急灸心俞百壮，服续命汤；若唇或青或白或黄或黑者，此为心已坏为水，面目亭亭，时悚动者③，不可复治，五六日死一云旬日死。脾中风者，其人但踞坐而腹满，身通黄，吐咸汁出者，尚可治，急灸脾俞百壮，服续命汤；若目下青，手足青者，不可复治。肾中风者，其人踞坐而腰痛，视胁左右未有黄色如饼粢④大者，尚可治，急灸肾俞百壮，服续命汤；若齿黄赤，鬓发直，面土色者，不可复治。大肠中风者，卧而肠鸣不止，灸大肠俞百壮，可服续命汤。

贼风⑤邪气所中则伤于阳，阳外先受之，客于皮肤，传入于孙脉，孙脉满则入传于络脉，络脉满则输于大经中成病，归于六腑则为热，不时卧止⑥为啼哭，其脉坚大为实，实有外坚充满，不可按

---

① 惙惙（chuò 龊） 疲乏貌。《玉篇·心部》：“惙，疲也。”

② 不得倾侧 谓身体不能转侧或侧卧。按“倾侧”，不正。《易纬通卦验》：“日食则害王命道倾侧。”

③ 面目亭亭，时悚（sǒng 耸）动者 谓面目呆滞，时见肌肉抽搐，而呈恐惧之貌。按“亭亭”，定止貌。此喻面目呆滞，表情淡漠。《说文解字·高部》：“亭，民所安定也。”段玉裁注：“亭，定。”“悚”，恐惧。《玉篇·心部》：“悚，惧也。”

④ 饼粢（cí 瓷） 米饼。《说文解字·食部》：“餈，稻饼也……粢，餈或从米。”

⑤ 贼风 四时不正之气。《灵枢经·岁露论》：“贼风邪气之中人也。”高士宗注：“凡四时不正之气，皆谓之虚邪贼风。”

⑥ 不时卧止 谓不能按时止息，夜寐不宁。按“止”，居住。《玉篇·止部》：“止，住也。”此谓入眠。

之，按之则痛也。经络诸脉旁支去者，皆为孙脉也。

凡风之伤人，或为寒中，或为热中，或为厉风，或为偏枯，或为贼风。故以春甲乙伤于风者为肝风，以夏丙丁伤于风者为心风，以四季①戊己伤于风者为脾风，以秋庚辛伤于风者为肺风，以冬壬癸伤于风者为肾风。风中五脏六腑之俞，亦为脏腑之风，各入其门户所中则为偏风。风气循风府而上，则为脑风；风入头，则为目风眼寒；饮酒中风，则为酒风②；入房汗出中风，则为内风；新沐中风，则为首风；久风入房中风则为肠风③，外在腠理，则为泄风。故曰：风者，百病之长也，至其变化，乃为他病，无常方焉。是知风者，善行而数变，在人肌肤中，内不得泄，外不得散，因人动静，乃变其性。有风遇寒则食不下，遇热则肌肉消而寒热。有风遇阳盛则不得汗，遇阴盛则汗自出。肥人有风，肌肉厚则难泄，喜为热中目黄；瘦人有风，肌肉薄则常外汗，身中寒，目泪出。有风遇于虚，腠理开则外出，凄凄然如寒状，觉身中有水淋状，时如竹管吹处，此是其证也；有风遇于实，腠理闭则内伏，令人热闷，是其证也。新食竟取风为胃风，其状恶风，颈多汗，膈下塞不通，食饮不下，胀满形瘦，腹大失衣则愤满④，食寒即洞泄。新热食竟入水自渍及浴者，令人大腹，为水病。因醉取风为漏风，其状恶风，多汗少气，口干善渴，近衣则身如火烧，临食则汗流如雨，骨节懈惰⑤，不欲自劳。新沐浴竟取风为首风，其状恶风而汗多，头痛。新房室竟取风为内

---

① 四季　《素问·风论》作“季夏”

② 酒风　《素问·风论》作“漏风”。按《素问·风论》：“饮酒中风，则为漏风。”王冰注：“热郁腠理，中风汗出，多如液漏，故曰漏风，经具名曰酒风。”

③ 久风入房中风则为肠风　《素问·风论》作“久风入中则为肠风”八字。

④ 愤满　郁积而壅满。按“愤”，郁积。《国语·周语上》：“阳瘅愤盈，士气震发。”韦昭注：“愤，积也。”

⑤ 惰　原作“堕”，今改。按“堕”通“惰”。《韩非子·显学》：“与人相若也，无饥馑疾疢祸罪之殃独以贫穷者，非侈则堕也。”陈奇猷集释：“惰，堕同。”

风，其状恶风，汗流沾衣。劳风[①]之为病，法在肺下[②]，使人强上而目脱，唾出若涕，恶风而振寒，候之三日及五日中不精明者是也。七八日微有青黄脓涕如弹丸大从口鼻出为善，若不出则伤肺。

风邪客于肌肤，虚痒成风疹[③]瘙疮；风邪入深，寒热相搏则肉枯；邪客半身入深，真气去则偏枯；邪客关机[④]中即挛，筋中亦然。邪淫于脏，梦脏大形小；淫于腑，梦脏小形大。邪随目系入脑，则目转眩；邪中睛，则散视见两物。风邪入脏，寒气客于中，不能发则喑哑喉痹舌缓，不时服药针灸，风逐脉流入脏，使人卒然喑，缓纵噤痉致死也。风入阳经则狂，入阴经则癫。阳邪入阴病则静，阴邪入阳病则怒。

若因热食汗浴，通腠理得开，其风自出，则觉肉中如针刺，步行运力欲汗，亦如此也。凡觉肌肉中如刺，皆由腠理闭，邪气在肌中闭，因欲出也，宜解肌汤则安。夫眼瞤动，口唇动偏㖞，皆风入脉，故须急服小续命汤，将八风散，摩神明白膏丹参膏[⑤]，亦依经针灸之。

诸痹由风寒湿三气并客于分肉之间，迫切而为沫[⑥]，得寒则

---

① 劳风　病名。因劳累受风而致，症见恶风振寒，头项强直，目睛上翻，咯吐痰涎等。《素问·评热病论》张景岳注："劳风者，因劳伤风也。"

② 法在肺下　谓依照常规，病在肺脏之下。按"法"，规律，常理。《尔雅·释诂》："法，常也。"

③ 疹　原作"胗"，今改。按"胗"，同"疹"。《说文解字·肉部》："疹，籀文胗。"

④ 关机　此谓关节。

⑤ 丹参膏　"膏"字原脱，据元本、明本、道藏本、四库本补。

⑥ 迫切而为沫　谓邪气逼迫深入而致水气凝聚。按"迫切"，即近。《汉书·谷永传》："克己复礼，毋贰微行出饮之过，以防迫切之祸。"此谓邪气逼迫而深入。"沫"，停滞肌肉内的津液。《灵枢经·五癃津液别》："寒留于分肉之间，聚沫则为痛。"

聚，聚则排分肉，肉裂则痛，痛则神归之①，神归之则热，热则痛解，痛解则厥，厥则他痹发，发则如是，此内不在脏，而外未发于皮肤，居分肉之间，真气不能周，故为痹也。其风最多者，不仁则肿，为行痹，走无常处；其寒多者则为痛痹；其湿多者则为著痹；冷汗濡，但随血脉上下，不能左右去者，则为周痹也；痹在肌中，更发更止，左以应左，右以应右者，为偏痹也。夫痹，其阳气少而阴气多者，故令身寒从中出；其阳气多而阴气少者，则痹且热也。诸痹风胜者则易愈，在皮间亦易愈，在筋骨则难痊也。久痹入深，令荣卫涩，经络时疏②，则不知痛。风痹病不可已者，足如履冰，时如入汤，腹中股胫淫泺③，烦心头痛，伤脾肾；时呕眩，时时汗出，伤心；目眩，伤肝；悲恐，短气不乐，伤肺。不出三年死，一云三日。

太阳中风，重感于寒湿则变痉也。痉者口噤不开，背强而直，如发痫之状，摇头马鸣，腰反折，须臾十发，气息如绝，汗出如雨，时有脱。易得之者，新产妇人及金疮血脉虚竭。小儿脐风，大人凉湿得痉风④者皆死。温病热盛入肾，小儿痫热盛皆痉。痉喑厥癫皆相似，故久厥成癫，宜审察之⑤。其重者患耳中策策⑥痛，皆风入肾经中也，不治。流入肾则喜卒然体痉直如死，皆宜服小续命汤两三

---

① 神归之　谓正气趋向并聚于患处。按“神”，正气。《灵枢经·小针解》：“神客者，正邪共会也。神者，正气也。客者，邪气也。”

② 经络时疏　谓因荣卫凝滞而致经络时时空疏不充。《素问·痹论》张景岳注：“疏，空虚也。”

③ 淫泺　酸痛无力。《素问·骨空论》：“淫泺胫酸，不能久立。”王冰注：“淫泺，谓似酸痛而无力也。”

④ 痉风　病名，即风痉。因感受风寒湿邪而致。症见突然跌倒，身背强直，口噤不开如痫状，反复发作等。详参《灵枢经·热病》、《诸病源候论》卷一·风痉候等。

⑤ 宜审察之　“宜”字原脱，据元本、明本、道藏本、四库本补。

⑥ 策策　象声词，形容落叶之声。韩愈《昌黎集·秋怀》：“秋风披一拂，策策鸣不已。”《正字通·竹部》：“策策，落叶声。”

剂也。若耳痛肿生汁作痈疖①者,乃无害也,惟风宜防耳,针耳前动脉及风府,神良。

诸风第二风热　风寒附②　方二十九首　灸法四十首

小续命汤　治卒中风欲死,身体缓急,口目不正,舌强不能语,奄奄忽忽③,神情闷乱,诸风服之皆验,不令人虚方。

麻黄　防己崔氏、《外台》不用防己　人参　黄芩　桂心　甘草　芍药　芎䓖　杏仁各一两　附子一枚　防风一两半　生姜五两

上十二味㕮咀,以水一斗二升先煮麻黄三沸,去沫,纳诸药煮取三升,分三服,甚良。不瘥,更合三四剂,必佳,取汗随人风轻重虚实也。有人脚弱,服此方至六七剂得瘥。有风疹家天阴节变,辄合服之,可以防喑。

一本云:恍惚者,加茯神远志;如骨节烦疼,本有热者,去附子,倍芍药。《小品》、《千金翼》同;深师、《古今录验》有白术,不用杏仁;《救急》无芎䓖杏仁,止十味;《延年》无防风。

大续命汤　治肝厉风,卒然喑哑,依古法用大小续命二汤,通治五脏偏枯贼风④方。

麻黄八两　石膏四两　桂心　干姜　芎䓖各二两　当归　黄芩各一两　杏仁七十枚　荆沥一升

上九味㕮咀,以水一斗先煮麻黄两沸,掠去沫,下诸药煮取四升,去滓,又下荆沥煮数沸,分四服。能言未瘥,后服小续命汤。旧无荆沥,今增之,效如神。《千金翼》有甘草。

---

① 痈疖　"疖"原作"节",据道藏本、四库本改。

② 风热……附　原无,据本书目录补

③ 奄奄忽忽　谓气息微弱,神志恍惚。按"奄奄",气息微弱貌。李密《陈情表》:"气息奄奄,人命危浅。""忽忽",恍惚貌。《文选·宋玉·高唐赋》:"悠悠忽忽,怊怅自失。"李善注:"忽忽,迷也。"

④ 贼风　病证名。因风寒之邪侵袭骨节而致,症见恶寒,骨节冷痛,遇寒加剧,得温则减,痛处拒按,时有汗出等。详参《诸病源候论》卷一·贼风候。

小续命汤 治中风冒昧①,不知痛处,拘急不得转侧,四肢缓急,遗失便利,此与大续命汤同,偏宜产后失血并老小人方。

麻黄 桂心 甘草各二两 生姜五两 人参 芎䓖 白术 附子 防己 芍药 黄芩各一两 防风一两半

上十二味㕮咀,以水一斗二升煮取三升,分三服。《古今录验》无桂,名续命汤;胡洽、《千金翼》同。

治风历年岁,或歌或哭或大笑②,言语无所不及,宜服**小续命汤**方

麻黄三两 人参 桂心 白术各二两 芍药 甘草 防己 黄芩 芎䓖 当归各一两

上十味㕮咀,以水一斗二升煮取三升,分三服,日三,覆取汗。

大续命汤 治大风经脏,奄忽不能言,四肢垂曳③,皮肉痛痒不自知方。

独活 麻黄各三两 芎䓖 防风 当归 葛根 生姜 桂心各一两 茯苓 附子 细辛 甘草各一两

上十二味㕮咀,以水一斗二升煮取四升,分五服,老小半之。若初得病便自大汗者,减麻黄,不汗者依方;上气者,加吴茱萸二两、厚朴一两;干呕者,倍加附子一两;啘者,加橘皮一两;若胸中吸吸少气者,加大枣十二枚;心下惊悸者,加茯苓一两;若热者,可除生姜,加葛根。初得风未须加减,便且作三剂,停四五日以后,更候视病虚实平论④之,行汤行针,依穴灸之。

西州续命汤 治中风痱一作入脏,身体不知自收,口不能言

---

① 冒昧 谓头目昏眩而不明。按"冒",昏眩。《素问·玉机真脏论》:"忽忽眩冒而颠疾。""昧",眼目不明。《左传·僖公二十四年》:"耳不听五声之和为聋,目不别五色之章为昧。"

② 或大笑 "或"字原脱,据元本、道藏本、四库本补。

③ 四肢垂曳 谓四肢不遂而见上肢下垂,下肢拖曳。按"曳",拖。《玉篇·曰部》:"曳,申也,牵也,引也。"

④ 平论 议论,讨论。按"平",同"评"。马其昶《古文辞类纂标注序》:"以平议古人至精深奥赜之文乎?"

语，冒昧不识人，拘急背痛，不得转侧方。

麻黄六两　石膏四两　桂心二两　甘草　芎䓖　干姜　黄芩　当归各一两　杏仁三十枚

上九味㕮咀，以水一斗二升煮麻黄再沸，掠去上沫，后下诸药煮取四升。初服一升，犹能自觉者，勿熟眠也，可卧，厚覆，小小汗出已，渐减衣，勿复大覆，可眠矣。前服不汗者，后服一升，汗后稍稍五合一服，安稳乃服，勿顿服也，汗出则愈。勿复服，饮食如常，无禁忌，勿见风。并治上气咳逆，若面目大肿，但得卧，服之大善。凡服此汤不下者，人口嘘其背，汤则下过矣。病人先患冷汗者，不可服此汤。若虚羸人，但当稍与五合为佳。有辄行此汤与产妇及羸人，喜有死者，皆为顿服三升，伤多且汤浊不清故也。但清澄而稍稍服，微取汗者，皆无害也。《胡洽方》、《古今录》名大续命汤。

大续命汤　治与前大续命汤同，宜产妇及老小等方。

麻黄　芎䓖各三两　干姜　石膏　人参　当归　桂心　甘草各一两　杏仁四十枚

上九味㕮咀，以水一斗煮取三升，分三服。《外台》名续命汤；范汪同，云是张仲景方，本欠两味。

续命煮散　主风无轻重，皆治之方。

麻黄　芎䓖　独活　防己　甘草　杏仁各三两　桂心　附子　茯苓　升麻　细辛　人参　防风各二两　石膏五两　白术四两

上十五味粗筛下，以五方寸匕纳小绢袋子中，以水四升和生姜三两煮取二升半，分三服，日日勿绝，慎风冷，大良。吾尝中风，言语蹇涩，四肢痑曳①，处此方，日服四服，十日十夜服之不绝，得愈。

大续命散　主八风十二痹，偏枯不仁，手足拘急，疼痛不得伸

① 痑（tān　瘫）曳（yè　叶）　疲乏困顿貌。按“痑”，疲乏。《玉篇·疒部》：“痑，力极也。”“曳”，困顿。《后汉书·冯衍传》：“年虽疲曳，犹庶几名贤之风。”李贤注：“曳，犹顿也。”

屈，头眩不能自举，起止蹎倒①，或卧苦惊如堕状，盗汗，临事不起，妇人带下无子，风入五脏，甚者恐怖，见鬼来收录，或与鬼神交通，悲愁哭泣，忽忽②欲走方。

麻黄　乌头　防风　桂心　甘草　蜀椒　杏仁　石膏　人参　芍药　当归　**蔺**茹《千金翼》作芎䓖　黄芩　茯苓　干姜各一两

上十五味治下筛，以酒服方寸匕，日再，稍加，以知为度。

排风汤　治男子妇人风虚湿冷，邪气入脏，狂言妄语，精神错乱。其肝风发则面青，心闷乱，吐逆呕沫，胁满头眩，重耳不闻人声，偏枯筋急，曲拳而卧也；其心风发则面赤，翕然③而热，悲伤嗔怒，目张呼唤也；其脾风发则面黄，身体不仁，不能行步，饮食失味，梦寐倒错，与亡人相随也；其肺风发则面白，咳逆唾脓血，上气，奄然而极也；其肾风发则面黑，手足不遂，腰痛难以俯仰，痹冷骨疼也。诸有此候，令人心惊，志意不定，恍惚多忘，服此汤安心定志，聪耳明目，通脏腑，诸风疾悉主之方。

白鲜皮　白术　芍药　桂心　芎䓖　当归　杏仁　防风　甘草各二两　独活　麻黄　茯苓各三两　生姜四两

右十三味㕮咀，以水一斗煮取三升，每服一升，覆取微汗，可服三剂。

大八风汤　主毒风顽痹亸曳④，手脚不遂，身体偏枯，或毒弱

---

① 起止蹎倒　“蹎”原作“颠”，今改。按“颠”，通“蹎”。倒仆。《说文解字注笺》：“《仆传》曰：颠倒字作蹎是也，作颠者，假借字耳。”“起止蹎倒”，谓举止则颠仆倒地。

② 忽忽　烦闷不爽貌。《素问·玉机真脏论》：“太过则令人善忘，忽忽眩冒而巅疾。”王冰注：“忽忽，不爽也。”

③ 翕然　炽盛貌。《方言》卷十二：“翕，炽也。”

④ 亸(duǒ　躲)曳　病证名，又名亸曳风。由风痰蓄积肝脾两经，心血虚而多火，风痰上逆，壅塞心窍所致。按“亸”，垂首斜倾，懈惰之态。《灵枢经·口问》：“胃不实则诸脉虚，诸脉虚则筋脉懈惰，筋脉懈惰则行阴用力，气不能复，故为亸。”详参《诸病源候论》卷一·风亸曳候。

不任①，或风入五脏，恍恍惚惚，多语喜忘，有时恐怖，或肢节疼痛，头眩烦闷，或腰脊强直不得俯仰，腹满不食，咳嗽，或始遇病时卒倒闷绝，即不能语，使失喑，半身不随，不仁沉重，皆由体虚，恃少不避风冷所致，治之方。

当归一两半　升麻　五味子各一两半　乌头　黄芩　芍药　远志　独活　防风　芎䓖　麻黄　秦艽　石斛　人参　茯苓　石膏　黄芪　紫菀各一两　杏仁四十枚　甘草　桂心　干姜各二两　大豆一升，《翼》云二合

上二十三味㕮咀，以水一斗三升、酒二升合煮取四升，强人分四服，羸人分六服。

八风散　主八风十二痹，猥退②，半身不遂，历节疼痛，肌肉枯燥，皮肤瞤动，或筋缓急痛，不在一处，卒起目眩，失心恍惚，妄言倒错，身上瘖瘰③，面上疱起，或黄汗出，更相染渍，或燥或湿，颜色乍赤乍白，或青或黑，角弓反张，乍寒乍热方。

麻黄　白术各一斤　栝楼根　甘草　栾荆　天雄　白芷　防风　芍药　石膏　天门冬各十两　羌活二斤　山茱萸　食茱萸④　踯躅各五升　茵芋十四两　黄芩一斤五两　附子三十枚　大黄半斤　细辛　干姜　桂心各五两　雄黄　朱砂　丹参各六两

上二十五味治下筛，酒服方寸匕，日一，三十日后日再服。五十日知，百日瘥，一年平复，长服不已佳，先食服。

小八风散　治迷惑如醉，狂言妄语，惊悸恐怖，恍惚见鬼，喜

---

① 毒弱不任　谓肢体疼痛痿弱，不能持物或着地行走。按“毒”，苦痛，疼痛。《广雅·释诂二》：“毒，痛也。”“任”，堪，胜。《史记·白起王翦列传》：“是时武安君病，不任行。”此谓手不能持物或足不能着地行走。

② 猥退　病证名。又作“腲退”。因身体虚弱，风邪内侵而致，症见四肢不收，身体疼痛等。详参《诸病源候论》卷一·风腲退候。

③ 瘖瘰　谓体肤因风邪侵淫而致疮疱叠生。按“瘖”，疮。《广雅·释诂一》：“瘖，创也。”“瘰”，本指瘰疬，此谓疮疱。

④ 食茱萸　药名，为芸香科植物樗叶花椒的果实。性味辛苦温，有毒，能温中燥湿，杀虫止痛，主治心腹冷痛，寒饮，泄泻冷痢，湿痹，赤白带下，齿痛等。

怒悲忧,烦懑颠倒,悒悒[1]短气不得语,语则失忘,或心痛彻背,不嗜饮食,恶风,不得去帷帐,时复疼热,恶闻人声,不知痛痒,身悉振摇,汗出,猥退,头重浮肿,爪之不知痛,颈项强直,口面㖞戾[2],四肢不随,不仁偏枯,挛掣不得屈伸,悉主之方。

天雄　当归　人参各五分　附子　防风　天门冬　蜀椒　独活各四分　乌头　秦艽　细辛　白术　干姜各三分　麻黄　山茱萸　五味子　桔梗　白芷　柴胡　莽草各二分

上二十味治下筛,合相得,酒服半方寸匕,渐至全匕,日三服,以身中觉如针刺者则药行也。

乌头汤　主八风[3]五尸[4],恶气游走胸心,流出四肢,来往不住,短气欲死方。

乌头　芍药　干姜　桂心　细辛　干地黄　当归　吴茱萸各一两　甘草二两

上九味㕮咀,以水七升煮取二升半,分三服。

治诸风葈耳散方　当以五月五日午时干地刈[5]取葈耳叶[6],洗曝燥,捣下筛,酒若浆服一方寸匕,日三。作散若吐逆,可蜜和为丸,服十丸,准前计一方寸匕数也,风轻易治者日再服。若身体有

---

① 悒悒　原作"邑邑",今改。按"邑",通"悒"。《说文通训定声·临部》:"邑,假借为悒。""悒悒",愁闷不乐貌。《荀子·解蔽》:"不慕往,不闵来,无邑怜之心。"杨倞注:"邑与悒同。悒,快也。"

② 口面㖞戾　谓口眼歪斜。按"㖞"嘴歪。《玉篇·口部》:"㖞……口戾也。""戾",弯曲。《说文解字·犬部》:"戾,曲也。"

③ 八风　八方之风。《素问·八正神明论》:"八正者,所以候八风之虚邪以时至者也。"王冰注:"八风者,东方婴儿风,南方大弱风,西方刚风,北方大刚风,东北方凶风,东南方弱风,西南方谋风,西北方折风也。"

④ 五尸　谓飞尸、遁尸、沉尸、风尸、尸注等五种尸病。尸病之候,《肘后备急方》、《千金方》、《外台秘要》多有论述,宋元以后渐次寂然,其证情复杂。详参《诸病源候论》卷二十三·尸病诸候。

⑤ 刈(yì　义)　割。《说文解字·丿部》:"乂(刈),芟草也。"

⑥ 葈耳叶　药名,即苍耳,为菊科植物苍耳的茎叶。性味苦辛寒,有毒,能祛风散热,杀虫解毒,主治头风头晕,湿痹拘挛,目赤目翳,皮肤瘙痒等。

风处，皆作粟肌[①]出，或如麻豆粒，此为风毒出也，可以铍针刺溃去之，皆黄汁出，尽乃止。五月五日多取阴干之，著大瓮中，稍取用之。此草避恶，若欲看病省疾者便服之，令人无所畏；若时气不和，举家服之；若病胃胀满，心闷发热，即服之。并杀三虫肠痔[②]，能进食。一周年服之佳，七月七、九月九皆可采用。

治心风虚热，发即恍惚烦闷，半身不仁，挛急方

荆沥五升　竹沥五升　枸杞根白皮一升　香豉三合　生麦门冬一升　人参　茯苓　栀子人　黄芩　芎䓖　桂心　细辛　杏仁　白鲜皮　防风各二两　生姜　石膏　甘草各三两

上十八味㕮咀，以水二斗和沥煮取三升，分四服，相去如人行六七里，凡五剂，间三日服一剂。一本用防己三两。

治虚热恍惚，惊邪恐惧方

荆沥三升　竹沥二升　牛黄十八铢　人参　生麦门冬各三两　香豉三合　升麻　铁精各一两　龙齿　天门冬　茯苓　栀子各二两

上十二味㕮咀，以水二斗煮取三升，去滓，下牛黄铁精，更煎五六沸，取一升七合，分温三服，相去十里久。

地黄煎　主热风心烦闷及脾胃间热，不下食，冷补方。

生地黄汁二升　生姜汁一升　枸杞根汁三升　荆沥　竹沥各五升　酥三升　人参　天门冬各八两　茯苓六两　栀子仁　大黄各四两

上十一味，捣筛五物为散，先煎地黄等汁成煎，次纳散药搅调，一服一匕，日二，渐加至三匕，觉利减之。

又方　羚羊角五两　干蓝　黄芩　芍药　鼠尾草[③]各三两　生葛　栀子仁各六两　豉一升，绵裹

上八味㕮咀，以水七升煮取二升五合，分三服。

---

① 粟肌　谓肌肤鼓起如粟米状。

② 肠痔　病名。因伤于风湿或房室不慎，气血扰动，经脉流溢而致，症见肛门肿核疼痛，寒热而出血等。详参《诸病源候论》卷三十四·诸痔候。

③ 鼠尾草　药名，即关白附，为毛茛科植物黄花乌头的块根。性味辛甘热，有毒，能祛风痰，逐寒湿，定惊痫，主治中风痰壅，口眼歪斜，头痛癫痫，风湿痹痛等。

治积热风方

地骨皮　萎蕤　丹参　黄芪　泽泻　麦门冬各三两　清蜜一合　生地黄汁一升　姜汁一合

上九味㕮咀，以水六升煮取二升，去滓，纳地黄汁，更缓火煮，减一升，纳蜜及姜汁，又煮一沸，药成，温服三合，日再。

大防风汤　治中风发热无汗，肢节烦，腹急痛，大小便不利方。

防风　当归　麻黄　白术　甘草各十八铢　黄芩三十铢　茯苓　干地黄　附子　山茱萸各一两

上十味㕮咀，以水九升煮取二升半，一服七合。大小便不利，纳大黄人参各十八铢、大枣三十枚、生姜三两，煮取三升，分三服。深师加天门冬一两。

治中风发热，**大戟洗汤**方

大戟　苦参

上二味等分末之，以药半升、白醋浆一斗煮醋三沸。适寒温，洗之从上下，寒乃止，立瘥。小儿三指撮，浆水四升煮洗之。

金牙酒　疗积年八风五疰①，举身亸曳，不得转侧，行步跛躄，不能收摄，又暴口噤失音，言语不正，四肢背脊筋急肿痛，流走不常，劳冷积聚，少气，乍寒乍热，三焦不调，脾胃不磨，饮澼结实，逆害饮食②，醋咽③呕吐，食不生肌，医所不能治者，悉主之方。

金牙碎如米粒，用小绢袋盛　细辛　地肤子无子用茎，苏恭用蛇床子　附子　干地黄　防风　莽草　蒴藋根各四两　蜀椒四合　羌活一斤，

---

① 五疰　病证名，注病之一。症见乍寒乍热，或皮肤游走跳动，或心腹刺痛，或肢节沉重等。详参《诸病源候论》卷二十四・五注候。按“疰”，也称“注”，有灌注之意。凡病情久延，反复发作，或注易旁人者，均称注病。

② 饮澼结实，逆害饮食　谓饮食与水饮相互交结而妨害饮食。按“澼”，肠间水。《集韵・昔韵》：“澼，肠间水。”“逆”，拒。《尹文子・大道上》：“嗜甘而逆苦。”《战国策・齐策三》高诱注：“逆，谓拒之。”

③ 醋咽　即吞酸。

胡洽用独活

上十味㕮咀，盛以绢袋，以酒四斗瓷罂①中渍，密闭头勿令泄气，春夏三四宿，秋冬六七宿，酒成去滓，日服一合。此酒无毒，及可小醉，常令酒气相接，不尽一剂，病无不愈，又令人肥健。酒尽自可加诸药各三两，惟蜀椒五两，用酒如前，勿加金牙也。冷加干姜四两。服此酒胜灸刺，起三十年诸风亸曳，神验。《肘后》、《备急》用升麻干姜各四两、人参二两、石斛牛膝各五两，不用蒴藋根，为十四味；苏恭不用地黄，为十三味；一方用蒺藜四两、黄芪三两；胡洽用续断四两，为十一味；《千金翼》用茵芋四两，无莽草。

常山太守马灌酒 除风气，通血脉，益精华，定六腑，明耳目，悦泽颜色，头白更黑，齿落更生。服药二十日力势倍，六十日志气充盈，八十日能夜书，百日致神明，房中强壮如三十时，力能引弩，年八十人服之，亦当有子，病在腰膝，药悉主之方。

天雄二两，生用 蜀椒 商陆根各一两 乌头一枚，大者 桂心 白敛 茵芋 干姜各一两 附子五枚 踯躅一两

上十味㕮咀，以绢袋盛，酒三斗渍，春夏五日，秋冬七日，去滓。初服半合，稍加至两三合，捣滓为散，酒服方寸匕，日三，以知为度。夏日恐酒酸，以油单覆之，下井中近水，令不酸也。《千金翼》无商陆桂心，为八味。

蛮夷酒 主久风枯挛，三十年著床，及诸恶风，眉毛堕落方。

独活 丹参 礜石 干地黄各一两 附子 麦门冬各二两 白芷 乌喙 乌头 人参 狼毒 蜀椒 防风 细辛 矾石 寒水石 牛膝 麻黄 芎䓖 当归 柴胡 芍药 牡蛎 桔梗 狗脊《千金翼》作枸杞 天雄各半两 苁蓉 茯神《千金翼》作茯苓 金牙 署预 白术 杜仲 石南 款冬各十八铢 干姜 芜荑各一合 山茱萸 牡荆子各十八铢 芫花 柏子仁各一合 石斛 桂心各六铢 甘遂二两 苏子一升 赤石脂二两半

上四十五味㕮咀，以酒二斗渍，夏三日，春秋六日，冬九日，一服半合。密室中合药，勿令女人六畜见之，三日清斋乃合。《千金

① 罂 古代瓶一类容器。

翼》无芎䓖，云加大枣四十枚更佳。

蛮夷酒 治八风十二痹，偏枯不随，宿食，久寒虚冷，五劳七伤及妇人产后余疾，月水不调，皆主之方。

矾石① 桂心 白术 狼毒 半夏 石南 白石脂 龙胆 续断 芫花 白石英 代赭 䕡茹 石韦 玄参 天雄 防风 山茱萸 桔梗 藜芦 卷柏 细辛 寒水石 乌头 踯躅 蜀椒 白芷 秦艽 菖蒲各一两 矾石 附子 远志各二两 石膏二两半 蜈蚣二枚

上三十四味㕮咀，以酒二斗渍四日，服一合，日再。十日后去滓曝干，捣筛为散，酒服方寸匕，日再，以知为度。胡洽四十二味，无桂心细辛乌头踯躅蜀椒，而有芒消恒山黄芩黄连大黄麻黄地黄前胡甘草菟丝子芍药紫菀各一两、杏仁二十枚，同捣筛，绢袋盛，用水三斗、面三斤、黍米三斗作饭，依如酒法，以药袋酿中，春秋七日，冬十日，夏三日，酒成，服半鸡子壳，日三，并曝药末之，酒服方寸匕，以身体暖为度。

鲁王酒 治风眩心乱，耳聋，目暗泪出，鼻不闻香臭，口烂生疮，风齿②瘰疬，喉下生疮，烦热，厥逆上气，胸胁肩胛痛，手不上头，不自带衣，腰脊不能俯仰，脚酸不仁，难以久立，八风十二痹，五缓六急，半身不遂，四肢偏枯，筋挛不可屈伸，贼风，咽喉闭塞，哽哽③不利，或如锥刀所刺，行人皮肤中，无有常处，久久不治，入人五脏，或在心下，或在膏肓，游走四肢，偏有冷处，如风所吹，久寒积聚风湿，五劳七伤，虚损百病，悉主之方。

茵芋 乌头 踯躅各三十铢 天雄 防己 石斛各二十四铢 细辛 柏子仁 牛膝 甘草 通草 桂心 山茱萸 秦艽 黄芩胡洽作黄芪 茵陈 附子 瞿麦 杜仲 泽泻 王不留行胡洽作天门冬，《千金翼》作王荪 石南 防风 远志 干地黄各十八铢

---

① 矾石 元本、道藏本、四库本并作“礜石”。

② 风齿 病名。因阳明脉虚，风邪乘袭而致，症见牙龈浮肿，牙痛根浮等。详参《诸病源候论》卷二十九·风齿候。

③ 哽哽（gěng 梗） 阻塞不通貌。按“哽”，阻塞。《庄子·外物》：“凡道不欲壅，壅则哽，哽而不止则跈。”陆德明释文：“哽，塞也。”

上二十五味㕮咀，以酒四斗渍之十日，一服一合，加至四五合，以知为度。《千金翼》名此为鲁公酒，有干姜。胡洽无防己，以绢囊盛药，用水二斗、法曲二斗同渍之，三四宿出药囊，炊二斗黍米，纳汁酿之，酒熟。饮如鸡子大，日二，稍稍饮之，以知为度。

鲁公酿酒　主风偏枯半死，行劳得风，若鬼所击，四肢不遂，不能行步，不自带衣，挛躄，五缓六急，妇人带下，产乳中风，五劳七伤方。

干姜　踯躅　桂心　甘草　芎䓖　续断　细辛　附子　秦艽　天雄　石膏　紫菀各五两　葛根　石龙芮　石斛　通草　石南　柏子仁　防风　巴戟天　山茱萸各四两　牛膝　天门冬各八两　乌头二十枚　蜀椒半升

上二十五味㕮咀，以水五升渍三宿，法曲一斤合渍，秫米二斗合酿三宿，去滓，炊糯米一斗，酝三宿药成。先食服半合，日再。待米极消尽，乃去滓，曝干末服。

独活酒　治八风十二痹方。

独活　石南各四两　防风三两　附子　乌头　天雄　茵芋各二两

上七味㕮咀，以酒二斗渍七日，服半合，日三，以知为度。

扁鹊云：治卒中恶风，心闷烦毒欲死，急灸足大指下横纹，随年壮，立愈。

若筋急不能行者，内踝筋急　灸内踝上四十壮。

外踝筋急　灸外踝上三十壮，立愈。

若眼戴，睛上插　灸目两眦后二七壮。

若不能语　灸第三椎上百壮。

若不识人　灸季肋头七壮。

若眼反口噤，腹中切痛　灸阴囊下第一横理十四壮，灸卒死亦良。

治久风卒风，缓急诸风，卒发动不自觉知，或心腹胀满，或半身不随，或口噤不言，涎唾自出，目闭耳聋，或举身冷直，或烦闷恍惚，喜怒无常，或唇青口白戴眼，角弓反张，始觉发动　即灸神庭一处七壮，穴在当鼻直上发际是。

次灸曲差二处各七壮，穴在神庭两旁各一寸半是。

次灸上关二处各七壮，一名客主人，穴在耳前起骨上廉陷者中是。

次灸下关二处各七壮，穴在耳前下廉动脉陷者中是。

次灸颊车二穴各七壮，穴在曲颊陷者中是。

次灸廉泉一处七壮，穴在当颐①直下骨后陷者中是。

次灸囟会一处七壮，穴在神庭上二寸是。

次灸百会一处七壮，穴在当顶上正中央是。

次灸本神二处各七壮，穴在耳正直上入发际二分是又作四分。

次灸天柱二处各七壮，穴在项后两大筋外，入发际陷者中是。

次灸陶道一处七壮，穴在大椎节下间是。

次灸风门二处各七壮，穴在第二椎下两旁各一寸半是。

次灸心俞二处各七壮，穴在第五椎下两旁各一寸半是。

次灸肝俞二处各七壮，穴在第九椎下两旁各一寸半是。

次灸肾俞二处各七壮，穴在第十四椎下两旁各一寸半是。

次灸膀胱俞二处各七壮，穴在第十九椎下两旁各一寸半是。

次灸曲池二处各七壮，穴在两肘外曲头陷者中，屈肘取之是。

次灸肩髃二处各七壮，穴在两肩头正中，两骨间陷者中是。

次灸支沟二处各七壮，穴在手腕后，臂外三寸，两骨间是。

次灸合谷二处各七壮，穴在手大指虎口两骨间陷者中是。

次灸间使二处各七壮，穴在掌后三寸两筋间是。

次灸阳陵泉二处各七壮，穴在膝下外尖骨前陷者中是。

次灸阳辅二处各七壮，穴在外踝上绝骨端陷者中是。

次灸昆仑二处各七壮，穴在外踝后跟骨上陷者中是。

治风　灸上星二百壮，前顶二百四十壮，百会二百壮，脑户三百壮，风府三百壮。

治大风　灸百会七百壮。

---

① 颐（yí　夷）　原作“头”，据元本、道藏本、四库本改。按“颐”，下巴。《庄子·渔父》：“左手据膝，右手持颐以听。”

治百种风　灸脑后项大椎平处两厢，量二寸三分，须取病人指寸量，两厢各灸百壮，得瘥。

治风耳鸣　从耳后量八分半里许有孔，灸一切风得瘥，狂者亦瘥，两耳门前后各灸一百壮。

治卒病恶风，欲死不能语，及肉痹不知人　灸第五椎名曰脏俞百五十壮，三百壮便愈。

心俞穴在第五节，一云第七节，对心横三间寸，主心风，腹胀满，食不消化，吐血酸削，四肢羸露①，不欲食饮，鼻衄，目眴②䀮䀮不明，肩头胁下痛，小腹急，灸二三百壮。大肠俞在十六椎两边，相去一寸半，治风，腹中雷鸣，肠澼泄利，食不消化，小腹绞痛，腰脊疼强，或大小便难，不能饮食，灸百壮，三日一报。腋门在腋下攒毛中一寸，名太阳阴，一名腋间，灸五十壮，主风。绝骨在外踝上三寸，灸百壮，治风，身重心烦，足胫疼。

贼风第三历节附③　论一首　方三十二首　灸法六首

治肝虚寒，卒然喑④哑不声，踞坐不得，面目青黑，四肢缓弱，遗失便利，厉风所损，**桂枝酒**主之方

桂枝　芎䓖　独活　牛膝　署预　甘草各三两　附子二两　防风　茯苓　天雄　茵芋　杜仲　白术　蒴藋根各四两　干姜五两　大枣四十枚　踯躅一升　猪椒叶根皮各一升

上十八味㕮咀，以酒四斗渍七日，服四合，日二，加至五六合。

肝风占候　其口不能言，当灸鼻下人中，次灸大椎，次灸肝俞，第九椎下是，五十壮，余处随年壮，眼暗人灸之得明，二三百壮良。

---

① 四肢羸露　谓四肢瘦削而致骨廓显露。按“羸”，瘦瘠。《说文解字·羊部》：“羸，瘦也。”

② 目眴　目眩。《集韵·谆韵》：“眴，目眩也。”

③ 历节附　原无，据本书目录补。

④ 喑（yīn　音）　原作“瘖”，今改。按“瘖”同“喑”。失音，哑。《说文解字·疒部》：“瘖，不能言也。”

心气虚悸恍惚　大定心汤主之，方在第十四卷中。

治心虚寒风，半身不遂，骨节离解，缓弱不收，便利无度，口面㖞斜①，**干姜附子汤**方

干姜　附子各八两　桂心　麻黄各四两　芎䓖三两

上五味㕮咀，以水九升煮取三升，分三服，三日后服一剂。

治心寒，或笑或呻口敧②　侧子酒主之，方在第七卷中。

芎䓖汤　主卒中风，四肢不仁，善笑不息方。

芎䓖一两半　黄芩　石膏一方用黄连　当归　秦艽　麻黄　桂心各一两　杏仁二十一枚　干姜　甘草各一两

上十味㕮咀，以水九升煮取三升，分三服。

治心虚寒，阴气伤寒损心，惊掣悸，语声宽急混浊，口㖞，冒昧，好自笑，厉风伤心，**荆沥汤**主之方

荆沥三升　麻黄　白术　芎䓖各四两　防风　桂心　升麻　茯苓　远志　人参　羌活　当归各二两　母姜切，一升，取汁　防己　甘草各二两

上十五味㕮咀，以水一斗五升煎麻黄两沸，去沫，次下诸药，煮取三升，去滓，下荆沥姜汁，煎取四升，分四服，日三夜一。

治心虚寒，气性反常，心手不随，语声冒昧，其所疾源厉风损心，具如前方所说无穷，白术酿酒，**补心志定气方**

白术切　地骨皮　荆实各五斗　菊花二斗

上四味，以水三石煮取一石五斗，去滓，澄清取汁，酿米一石，用曲如常法，酒熟，多少随能饮之，常取半醉，勿令至吐。

凡心风寒　灸心俞各五十壮，第五节两边各一寸半是。

治脾虚寒，厉风所伤，举体消瘦，语音沉涩如破鼓之声，舌强不转而好咽唾，口噤唇黑，四肢不举，身重，大小便利无度　依源麻黄

---

① 斜　原作“邪”，今改。按“邪”，同“斜”。《玉篇·邑部》：“邪，音斜。”《水经注·河水》：“邪行五里，逆行三里。”

② 口敧（qī　期）　口歪。按“敧”，倾斜不正。《新语·怀虑》：“故管仲相桓公，诎节事君，专心一意，身无境外之交，心无敧斜之虑。”

汤主之，方在第七卷中。方本缺。

治脾寒，言声忧惧，舌本卷缩，嗔喜无度，昏闷恍惚，胀满，温中下气，**半夏汤**方

半夏　生姜各一升　芍药　茯苓　桂心　橘皮　五味子各三两　附子五两　白术四两　甘草二两　大枣三十枚　大麻仁一升，熬研为脂

上十二味㕮咀，以水一斗二升煮取三升，去滓，下大麻脂，更上火一沸，分三服。治脾虚寒，身重不举，言音沉鼓，厉风伤痛，便利无度，补脾安胃，调气止痛，**当归丸**方

当归八两　天雄六两　干姜　酸枣仁各八两　黄芪　地骨皮各七两　芎䓖　干地黄各六两　桂心　防风　附子　白术各五两　甘草　厚朴　秦艽各四两　大枣二十枚　吴茱萸五合　秦椒叶四两

上十八味末之，蜜丸如梧子。酒服三十丸至四十丸，日再服。

脾风占候，声不出，或上下手　当灸手十指头，次灸人中，次灸大椎，次灸两耳门前脉，去耳门上下行一寸是，次灸两大指节上下各七壮。

治脾风　灸脾俞夹脊两边各五十壮。凡人脾俞无定所，随四季月应病，即灸脏俞是脾穴，此法甚妙。脾风者，总呼为八风。

治肺虚寒，厉风所中，嘘吸战掉，声嘶塞而散下，气息短惫，四肢痹弱，面色青葩①，遗失便利，冷汗出，依源**麻黄续命汤**方

麻黄六两　大枣五十枚　杏仁　白术　石膏各四两　桂心　人参　干姜　茯苓各三两　当归　芎䓖　甘草各一两

上十二味㕮咀，以水一斗二升煮麻黄，去沫，次下诸药，煎取三升，去滓，分三服。旧方无术茯苓，今方无黄芩，转以依经逐病增损。

治肺寒虚伤，言音嘶下，拖气用力，战掉，缓弱虚瘠②，厉风入肺，**八风防风散**方

---

① 面色青葩（pā　趴）　谓面色青而苍白。按“葩”，草花白。《广韵·麻韵》：“葩，草花白。”

② 缓弱虚瘠　谓肢体瘦削而怠缓无力。

防风　独活　芎䓖　秦椒　干姜　黄芪　附子各四十二铢　天雄　麻黄　石膏　五味子　山茱萸各三十六铢　秦艽　桂心　署预　细辛　当归　防己　人参　杜仲各三十铢　甘草十一铢　贯众二枚　甘菊　紫菀各二十四铢

上二十四味治下筛，每服方寸匕，酒调，进至两匕，日再服。

治肺虚寒，羸瘦缓弱，战掉嘘吸，胸满肺痿，**温中生姜汤**方

生姜一斤　桂心四两　甘草　麻黄各三两　橘皮四两

上五味㕮咀，以水一斗煮取二升半，分三服。先煎麻黄两沸，去沫，然后入诸药合煮。

治肺寒　灸肺俞百壮。

治肾寒虚，为厉风所伤，语音謇吃①不转，偏枯，胻脚偏跛蹇，缓弱不能动，口㖞，言音混浊，便利仰人，耳偏聋塞，腰背相引，**肾沥汤**，依源增损，随病用药方

羊肾一具　磁石五两　玄参　茯苓　芍药各四两　芎䓖　桂心　当归　人参　防风　甘草　五味子　黄芪各三两　地骨皮二升，切　生姜八两

上十五味㕮咀，以水一斗五升煮羊肾，取七升，下诸药取三升，去滓，分三服，可服三剂。

治耳聋口敧等　茵芋酒主之，方在第七卷中。

治肾虚，呻吟喜恚怒，反常心性，阳气弱，腰背强急，髓冷，**干地黄丸**方

干地黄一两半　茯苓　天雄　钟乳各二两　杜仲　牛膝　苁蓉　柏子仁各四十二铢　桂心　续断　山茱萸　天门冬各一两半　松脂　远志　干姜各三十铢　菖蒲　署预　甘草各一两

上十八味末之，蜜丸梧子大。酒服三十丸，日二服，加至四十丸。

治肾寒　灸肾俞百壮。

---

① 謇（jiǎn　剪）吃　言语不流利。按"謇"，口吃，《说文解字注·足部》："謇，言难亦谓之謇。"

大岩蜜汤 主贼风，腹中绞痛，并飞尸[①]遁注[②]，发作无时，发即抢心胀满[③]，胁下如锥刀刺，并主少阴伤寒方。

栀子十五枚 甘草 干地黄 细辛 羊脂青羊角亦得 茯苓 吴茱萸 芍药《小品》用芎䓖 干姜 当归 桂心各一两

上十一味㕮咀，以水八升煮取三升，去滓，纳脂令烊，温分三服，相去如人行十里顷。若痛甚者，加羊脂三两、当归芍药人参各一两；心腹胀满坚急者，加大黄三两。胡洽不用栀子羊脂茯苓桂心，名岩蜜汤。

小岩蜜汤 主恶风，角弓反张，飞尸入腹，绞痛闷绝，往来有时，筋急，少阴伤寒，口噤不利方。

大黄二两 雄黄 青羊脂各一两 吴茱萸二两 当归 干地黄 干姜 桂心 芍药 甘草 细辛各四两

上十一味㕮咀，以水一斗煮取六升，分六服。重者加药，用水三斗煮取九升，分十服。

排风汤 主诸毒风邪气所中，口噤，闷绝不识人，及身体疼烦，面目暴肿，手足肿者方。

犀角 羚羊角 贝子 升麻各一两

上四味治下筛，为粗散，以水二升半纳四方寸匕，煮取一升，去滓，服五合，杀药者以意增之。若肿，和鸡子敷上，日三。老小以意加减之，神良。亦可多合用之。

乌头汤 主寒疝，腹中绞痛，贼风入腹攻五脏，拘急不得，转侧叫呼，发作有时，使人阴缩，手足厥逆方。

---

① 飞尸 尸病之一。以心腹刺痛，气息喘急，上冲心胸为主症。因其发病突然，故称飞尸。详参《诸病源候论》卷二十三·飞尸候。

② 遁注 注病之一。因体虚之人感受邪毒之气，邪毒停留隐匿经络脏腑而致，症见四肢沉重，腹内刺痛，发作无时，日久不瘥等。详参《诸病源候论》卷二十四·遁注候。按“遁”，隐匿。《广雅·释诂四》：“遁，隐也。”

③ 抢心胀满 谓邪气逆冲于心而致胀满不舒。按“抢”，冲触，奔突。《广韵·阳韵》：“抢，突也。”

乌头十五枚，《要略》用五枚　芍药四两　甘草二两　大枣十枚　老姜[①]一斤　桂心六两

上六味㕮咀，以水七升煮五物，取三升，去滓，别取乌头，去皮四破，蜜二升微火煎，令减五六合，纳汤中煮两小沸，去滓，服一合，日三。间食，强人三合，以如醉状为知，不知增之。

治贼风所中，腹内挛急方

麻黄四两　甘草一尺　石膏鸡子大　鬼箭羽鸡子大

上四味㕮咀，以东流水二升煮取一升，顿服之。

论曰：夫历节风著人久不治者，令人骨节蹉跌[②]，变成癫病，不可不知。古今以来，无问贵贱，往往苦之，此是风之毒害者也。治之虽有汤药，而并不及松膏松节酒，若羁旅家贫不可急办者，宜服诸汤，犹胜不治，但于痛处灸三七壮，佳。

防风汤　治身体四肢节解如堕脱，肿按之皮陷，头眩短气，温温闷乱，欲吐者方。

防风　白术　知母各四两　生姜　半夏各五两　芍药　杏仁　甘草　芎䓖各三两　桂心四两

上十味㕮咀，以水一斗煮取三升，分四服，日三夜一。《古今录验方》无半夏杏仁芎䓖，用附子二枚，为八味。

羌活汤　治中风，身体疼痛，四肢缓弱不遂，及产后中风方。

羌活　桂心　芍药　葛根　麻黄　干地黄各三两　甘草二两　生姜五两

上八味㕮咀，以清酒三升、水五升煮取三升，温服五合，日三服。

防己汤　治风历节，四肢疼痛如槌锻，不可忍者方。

防己　茯苓　白术　桂心　生姜各四两　乌头七枚　人参二两　甘草三两

---

① 老姜　《外台秘要》卷十四·贼风方作“生姜”。

② 骨节蹉跌　谓骨节不利而致失足倾倒。按“蹉跌”，失足倾倒。《唐写切韵残本·歌韵》：“蹉，跌。”

上八味㕮咀，以苦酒一升、水一斗煮取三升半，一服八合，日三夜一。当觉焦热痹忽忽然，慎勿怪也，若不觉复合服，以觉乃止。凡用乌头皆去皮，熬令黑乃堪用，不然至毒，人宜慎之。《翼》不用苦酒。

治湿风，体痛欲折，肉如锥刀所刺方

附子　干姜　芍药　茯苓　人参　甘草　桂心各三两　白术四两

上八味㕮咀，以水八升煮取三升，日三服。一方去桂，用干地黄二两。

大枣汤　治历节疼痛方。

大枣十五枚　黄芪四两　附子一枚　生姜二两　麻黄五两　甘草一尺

上六味㕮咀，以水七升煮取三升，服一升，日三服。

犀角汤　治热毒流入四肢，历节肿痛方。

犀角二两　羚羊角一两　前胡　栀子仁　黄芩　射干各三两　大黄　升麻各四两　豉一升

上九味㕮咀，又水九升煮取三升，去滓，分三服。

治历节诸风，百节酸痛，不可忍方　松脂三十斤炼五十遍，酒煮十遍，不能五十遍，二十遍亦可，炼酥三升，温和松脂三升，熟搅令极调匀，旦空腹以酒服方寸匕，日三。数数食面粥为佳，慎血腥生冷物醋果子，百日以后瘥。

松节酒　主历节风，四肢疼痛，犹如解落①方。

松节三十斤，细剉，水四石煮取一石　猪椒叶②三十斤，锉煮如松节法

上二味澄清，合渍干曲五斤，候发以糯米四石五斗酿之，依家酝法四酘③，勿令伤冷热，第一酘时下后诸药

---

① 犹如解落　谓肢节疼痛犹若离解脱落。“犹”原作“由，今改。按“由”，通“犹”。刘淇《助字辨略》卷二：“由，与犹通。”

② 猪椒叶　药名，又名猪椒，即入地金牛，为芸香科植物两面针的根或枝叶。性味辛苦温，有小毒，能祛风通络，消肿止痛。主治风湿骨痛，跌打损伤，牙痛胃痛等。

③ 酘（dòu　斗）　酒再酿。《集韵·酉韵》：“酘，酒再酿。”

柏子仁　天雄　萆薢　芎䓖各五两　防风十两　人参四两　独活十五两　秦艽六两　茵芋四两　磁石十二两，末

上十味㕮咀，纳饭中炊之如常酘法，酘足讫，封头四七日，压①取清，适性服之，勿至醉吐。

治历节风方　松膏一升，酒三升浸七日，服一合，日再，数剂愈。

又方　松叶三十斤，酒二石五斗渍三七日，服一合，日五六度。

逐风毒，**石膏汤**方

石膏鸡子大，三枚　麻黄三两　杏仁四十枚　鸡子二枚　甘草一尺

上五味㕮咀，以水三升，破鸡子纳水中，烊令相得，纳药煮取一升，服之，覆取汗，汗不出，烧石熨取汗出。

偏风第四方十二首　针灸法五首

防风汤　主偏风，甄权处疗安平公方。

防风　芎䓖　白芷　牛膝　狗脊　萆薢　白术各一两　羌活　葛根　附子《外台》作人参　杏仁各二两　麻黄四两　生姜五两　石膏　薏苡仁　桂心各三两

上十六味㕮咀，以水一斗二升煮取三升，分三服。服一剂觉好，更进一剂，即一度针，九剂九针，即瘥，灸亦得。针风池一穴，肩髃一穴，曲池一穴，支沟一穴，五枢一穴，阳陵泉一穴，巨虚下廉一穴，凡针七穴即瘥。

仁寿宫②备身③患脚，奉敕针环跳、阳陵泉、巨虚下廉、阳辅，即起行。大理赵卿患风，腰脚不随，不能跪起，行上窌一穴，环跳一

---

① 压　原作“押”，今改。按“押”，通“压”。《正字通·手部》：“押，与压通。”

② 仁寿宫　宫殿名。隋文帝开皇十三年建，唐太宗贞观五年重修，改名为九成宫。故址在今陕西麟游县境。

③ 备身　官名。隋有左右领、左右府大将军及将军，掌侍卫左右，供御兵仗。领千牛备身十二人，掌执千牛刀；备身左右十二人，掌供御刀箭；备身十六人，掌宿卫侍从。

穴,阳陵泉一穴,巨虚下廉一穴,即得跪。库狄钦患偏风,不得挽弓,针肩髃一穴,即得挽弓,甄权所行。

治猥退风,半身不遂,失音不语者方　杏仁去双仁及皮尖三斗洗,入臼捣二斗令碎,研如寒食粥法,取汁八升,煎取四升,口尝看香滑即熟,未及此为不熟,惟熟为妙,停极冷,然后纳好曲一斗六升,煎取八升,第一遍酘馈也。次一炊复取杏仁三升研,取一斗二升汁煎取六升,第二酘也;次一炊准第二酘取杏仁汁多少为第三酘也。若疑米不足,别更取二升杏仁研,取八升汁煎取四升,更斟酌炊米酘之。若犹不足,更研杏仁二升,取八升汁煎取四升,更酘之,以熟为限。一石米杏仁三斗,所以节次研杏仁者,恐并煎汁醋故也。若冬日任意并煎,准计三斗杏仁取汁一石六斗,煎取八斗四升渍曲,以分之酘馈,酒熟封四七日,开澄取清,然后压糟,糟可干末,和酒服之,大验秘方。

又方　蜱麻子①脂一升,酒一斗,铜钵盛著酒中一日,煮之令熟,服之。

猥退风,半身不遂,失音不语者　灸百会,次灸本神,次灸承浆,次灸风府,次灸肩髃,次灸心俞,次灸手五册,次灸手髓孔②,次灸手少阳,次灸足五册,次灸足髓孔③,次灸足阳明,各五百壮。

治大风半身不遂方　蚕沙两石熟蒸,作直袋三枚④各受七斗,热盛一袋著患处,如冷即取余袋,一依前法,数数换,百不禁,瘥止。须羊肚酿粳米葱白姜椒豉等混煮,热吃,日食一枚,十日止,千金不传。

又方　蒸鼠壤土,袋盛熨之,瘥即止。

---

① 蜱麻子　明本、道藏本、《外台秘要》卷十四·风猥退方并作"萆麻子"。

② 手髓孔　穴名。位于手腕部背侧尺侧缘,尺骨小头与三角骨之间的凹陷处,左右计二穴。亦即阳谷穴。

③ 足髓孔　穴名。位于足外踝高点与跟腱之间凹陷中。左右共二穴。亦即昆仑穴。

④ 作直袋三枚　《医心方》卷三·治半风方"直"作"练"。

治四肢缓弱，身体疼痛不遂，妇人产后中柔风①及气满，**葛根汤**方

葛根　干地黄　芍药　桂心　羌活各三两　麻黄　甘草各二两　生姜六两

上八味㕮咀，以清酒三升、水五升煮取三升，温服五合，日三。

麻子汤　治大风，周身四肢挛急，风行在皮肤，身劳强②，服之不虚人，又主精神蒙昧者方。

秋麻子三升，净择，水渍一宿　防风　桂心　生姜　石膏用绵裹　橘皮各二两　麻黄三两　竹叶一握　葱白一握　香豉一合

上十味㕮咀，先以水二斗半煮麻子令极熟，漉去滓，取九升别煮麻黄两沸，掠去抹，纳诸药汁中煮取三升，去滓，空腹分三服，服讫当微汗，汗出以粉涂身。极重者不过三两剂，轻者一两剂瘥。有人患大风贼风刺风③，加独活三两，比小续命汤准当六七剂。

治中风，手足拘挛，百节疼痛，烦热心乱，恶寒，经日不欲饮食，**仲景三黄汤**方

麻黄三十铢　黄芪十二铢　黄芩十八铢　独活一两　细辛十二铢

上五味㕮咀，以水五升煮取二升，分二服，一服小汗，两服大汗。心中热，加大黄半两；胀满，加枳实六铢；气逆，加人参十八铢；心悸，加牡蛎十八铢；渴，加栝楼十八铢；先有寒，加八角附子一枚。此方秘不传。

白敛薏苡汤　治风，拘挛不可屈伸方。

---

① 柔风　病证名。因产后气血虚损，风邪乘袭而致，症见四肢不收，不得俯仰等。详参《诸病源候论》卷一・柔风候及卷四十三・产后中柔风候等。

② 身劳强　谓周身乏倦而肢节拘急强直。按“劳”，疲惫，乏倦。《周易・兑卦》：“说以先民，民忘其劳。”“强”，本指尸体僵硬。《广韵・漾韵》：“强，尸劲硬也。”此谓肢节拘急强直。

③ 刺风　病证名。因素体虚弱，腠理疏松，风邪侵入而致，症见肌肤疼痛，如锥刀所刺，游走不定等。详参《诸病源候论》卷一・刺风候。

白敛　薏苡仁　芍药　桂心　牛膝　酸枣仁　干姜　甘草各一升　附子三枚

上九味㕮咀，以淳酒二斗渍一宿，微火煎三沸，服一升，日三，扶杖起行，不耐酒服五合。《千金翼》有车前子。

治腰背痛，**独活寄生汤**　夫腰背痛者，皆由①肾气虚弱，卧冷湿地，当风所得也，不时速治，喜流入脚膝，为偏枯冷痹，缓弱疼重，或腰痛挛脚重痹，宜急服此方。

独活三两　寄生《古今录验》用续断　杜仲　牛膝　细辛　秦艽　茯苓　桂心　防风　芎䓖　人参　甘草　当归　芍药　干地黄各二两

上十五味㕮咀，以水一斗煮取三升，分三服，温身勿冷也。喜虚下利者，除干地黄服汤，取蒴藋叶火燎，厚安席上，及热眠上，冷复燎之。冬月取根，春取茎熬，卧之佳。其余薄熨不及蒴藋蒸也，诸处风湿亦用此法。新产竟便患腹痛不得转动，及腰脚挛痛，不得屈伸，痹弱者，宜服此汤，除风消血也。《肘后》有附子一枚大者，无寄生人参甘草当归。

菊花酒　主男女风虚寒冷，腰背痛，食少，羸瘦无色，嘘吸少气，去风冷，补不足方。

菊花　杜仲各一斤　附子　黄芪　干姜　桂心　当归　石斛各四两　紫石英　苁蓉各五两　萆薢　独活　钟乳各八两　茯苓三两　防风四两

上十五味㕮咀，以酒七斗渍五日，一服二合，稍稍加至五合，日三。《千金翼》不用干姜。

杜仲酒　主腰脚疼痛不遂，风虚方。

杜仲八两　石南二两　羌活四两　大附子五枚

上四味㕮咀，以酒一斗渍三宿，服二合，日再，偏宜冷病妇人服。

---

①由　原作“犹”，据元本、道藏本、四库本改。按“犹”，通“由”。《说文通训定声·孚部》：“犹，假借为由。”

风痱第五论三首　方八首　灸法一首

论曰，夫风痱者，卒不能语，口噤，手足不遂而强直者是也。治之以伏龙肝五升末，冷水八升和搅，取其汁饮之，能尽为善。《肘后》此方治心烦恍惚，腹中痛满，绝而复苏。自此以下九方皆是主此风，用之次第宜细寻之。

论曰：凡欲医此病，知先后次第，不得漫投汤药，以失机宜，非但杀人。因兹遂为痼疾，亦既得之，当进三味竹沥饮，少似有胜于常，更进汤也。竹沥饮子，患热风者必先用于此①，制其热毒。

竹沥汤　主四肢不收，心神恍惚，不知人，不能言方。

竹沥二升　生葛汁一升　生姜汁三合

上三味相和，温暖，分三服，平旦日晡夜各一服，服讫，觉四体有异似好，次进后汤方

麻黄　防风各一两半　芎䓖　防己　附子　人参　芍药　黄芩　甘草　桂心各一两　生姜四两　石膏六两　杏仁四十枚　竹沥一升　羚羊角二两　生葛汁五合

上十六味㕮咀，以水七升煮减半，纳沥煮取二升五合，分三服，取汗，间五日更服一剂，频与三剂，渐觉少损，仍进后方

竹沥三升　防己　升麻　桂心　芎䓖　羚羊角各二两　麻黄三两　防风二两

上八味㕮咀，以水四升合竹沥，煮取二升半，分三服。两日服一剂，常用加独活三两，最佳，此方神良，频进三剂。若手足冷者，加生姜五两、白术二两。若未除，更进后汤方

防风　麻黄　芍药各一两半　防己　桂心　黄芩　白术　附子一本作杏仁四十枚　羚羊角　竹沥一升　甘草一本作葛根二两　人参　芎䓖　独活　升麻各一两　生姜　石膏各二两

上十七味㕮咀，以水八升煮减半，纳沥煮取二升半，分三服，相

---

① 必先用于此　“先”原作“失”，据元本、明本、道藏本、四库本改。

去如人行十里更服。若有气者,加橘皮牛膝五加皮各一两。

凡风痱服前汤得瘥讫,可常服煮散除余风方

防风　独活　防己　秦艽　黄芪　芍药　人参　白术　茯神　芎䓖　远志　升麻　石斛　牛膝　羚羊角　丹参　甘草　厚朴　天门冬　五加皮　桂心　黄芩《千金翼》作署预　地骨皮各一两,一云各四两　橘皮　生姜　麻黄　干地黄各三两　槟榔《千金翼》作甘草　藁本《千金翼》作附子　杜仲《千金翼》作麦门冬　乌犀角各二两,《千金翼》作山茱萸　薏苡仁一升　石膏六两　一云三两

上三十三味捣筛为粗散,和搅令匀,每以水三升、药三两煮取一升,绵滤去滓,顿服之,取汗,日一服。若觉心中热烦,以竹沥代水煮之。

凡患风人多热,常宜服**荆沥方**

荆沥　竹沥　生姜汁,各三合

上三味相和,暖之,为一服,每日旦服煮散,午后服此,平复好瘥乃止。

独活煮散　主诸风痱方。

独活八两　芎䓖　芍药　茯苓　防风　防己　葛根各一两　当归　人参　桂心　羚羊角　石膏　麦门冬各四两　磁石十两　甘草三两　白术三两

上十六味各切如豆,分二十四分,分安生姜生地黄切一升、杏仁二七枚,以水二升煮取七合,日晚或夜中服之,日一服,间日服,无所忌。

凡风服汤药,多患虚热翕翕然,**五补丸**除热方

防风　人参　苁蓉　干地黄　羚羊角　麦门冬　天门冬各一两半　芍药　独活　干姜　白术　丹参　食茱萸一本云山茱萸　甘草　茯神　升麻　黄芪　甘菊花　地骨皮　五加皮　石斛　牛膝　署预各三十铢　秦艽　芎䓖　生姜屑　桂心　防己　黄芩各一两　寒水石三两　附子十八铢　石膏三两

上三十二味末之,白蜜和生姜,蜜汤服如梧子大二十丸,日三,稍加至三十丸。忌油面蒜生冷酢滑猪羊鸡鱼等。

论曰：古人立方，皆准病根冷热制之，今人临急造次，寻之即用，故多不验。所以欲用方者，先定其冷热，乃可检方，用无不效也，汤酒既尔，丸散亦然。凡此风之发也，必由热盛，故有竹沥葛汁等诸冷药焉，后之学者，不能仔细①识其方意，故有兹论。具而述之，其人无密室者，不得与疗风，强人居室不密尚中风，况服药人。

治风痱不能语，手足不遂灸法　度病者手小指内歧间至指端为度，以置脐上，直望心下，以丹注度上端毕，又作两度，续所注上合其下，开其上取其本，度横置其开上令三合，其状如倒作厶字形，男度左手，女度右手，嫌不分了，故上丹注三处，同时起火，各一百壮愈。

风懿第六口噤　失音　口㖞　尸厥附②论三首　方二十三首　针灸法六首

治风懿不能言，四肢不收，手足亸曳，**独活汤**方

独活四两　桂心　芍药　栝楼根　生葛各二两　生姜六两　甘草三两

上七味㕮咀，以水五升煮取三升，分三服，日三。

论曰：脾脉络胃夹咽，连舌本，散舌下，心之别脉系舌本，今心脾二脏受风邪，故舌强不得语也。

治中风，口噤不能言方

防己　桂心　麻黄各二两　葛根三两　甘草　防风　芍药各一两　生姜四两

上八味㕮咀，以水六升煮取二升半，分三服，喑哑不语皆治之。

石南汤　治六十四种风注③，走入皮肤中如虫行，腰脊强直，

---

① 仔细　“仔”原作“子”，据元本、明本、道藏本、四库本改。

② 口噤……附　原无，据本书目录补。

③ 风注　病证名。因体虚受风，邪郁营卫，日久不解而致，症见皮肤肌肉掣痛，游走无定，日久则致头发堕落，颈项掣痛，形瘦骨立等。详参《诸病源候论》卷二十四·诸注候及风注候。

五缓六急，手足拘挛，隐疹搔之作疮，风尸①身痒，卒风面目肿起，手不出头，口噤不能言方。

石南　干姜　黄芩　细辛　人参各一两　桂心　麻黄　当归　芎䓖各一两半　干地黄十八铢　甘草二两　食茱萸三十铢

上十二味㕮咀，以水六升、酒三升煮取三升，分三服，大汗勿怪。

治中风，口噤不知人方　白术四两，以酒三升煮取一升，顿服之。

又方　服荆沥一升。

又方　服淡竹沥一升。

又方　芥子一升　醋三升

上二味煮取一升，薄头，以布裹之，一日一度。《肘后》以治卒不得语。

又方　豉五升　吴茱萸一升

上二味以水七升煮取三升，渐渐饮之。《肘后》以治不能语。

卒中风，口噤不得开　灸机关《千金翼》名颊车二穴，穴在耳下八分小近前，灸五壮，即得语，又灸随年壮，僻者逐僻，左右灸之。

中风失喑，不能言语，缓纵不随　先灸天窗五十壮，息火仍移灸百会五十壮，毕，还灸天窗五十壮者。始发先灸百会，则风气不得泄，内攻五脏，喜闭伏仍失音也，所以先灸天窗，次百会，佳。一灸五十壮，悉泄火势，复灸之，视病轻重，重者一处三百壮，大较②。凡中风服药益剧者，但是风穴悉皆灸之三壮，无不愈也，神良。决定勿疑惑也，不至心者，勿浪尽灸。

论曰：风寒之气客于中，滞而不能发，故喑不能言，及喉痹③失

---

① 风尸　病证名。五尸之一。因风邪侵袭经络，淫溢四肢而致，症见沉沉默默，不知痛处，遇风则发等。详参《肘后备急方》卷一、《诸病源候论》卷二十三·风尸候。

② 较　病情瘥减。张相《诗词曲语辞汇释》卷二："较，犹瘥也。"又，元本、道藏本、四库本并作"效"。

③ 喉痹　原作"喑症"，据元本、明本、道藏本、四库本改。又，《外台秘要》卷十四·风失音不语方作"喉疼"。

声，皆风邪所为也，入脏皆能杀人，故附之于治风方末。凡尸厥而死，脉动如故，此阳脉下坠，阴脉上争，气闭故也。针百会入三分补之，灸熨斗熨两胁下。又灶突墨[1]弹丸大，浆水和饮之。又针足中指头去甲如韭叶。又刺足大指甲下内侧去甲三分。

桂汤　治卒失音方。浓煮桂汁服一升，覆取汗，亦可末桂著舌下，渐渐咽汁。

又方　浓煮大豆汁，含亦佳，无豆用豉。

治卒不得语方　酒五合和人乳汁中，半分为二服。

论曰：夫眼瞤动口唇偏喎，皆风入脉，急与小续命汤附子散，摩神明膏丹参膏，依穴灸之，喉痹舌缓亦然。风入脏使人喑哑卒死，口眼相引，牙车急，舌不转，喎僻者，与伏龙肝散和鸡冠血及鳖血涂，干复涂，并灸吻边横纹赤白际，逐左右，随年壮报之，至三报。三日不瘥，更报之。

附子散　主中风，手臂不仁，口面喎僻方。

附子　桂心各五两　细辛　防风　人参　干姜各六两

上六味治下筛，酒服方寸匕，日三，稍增之。

甘草汤[2]　治偏风积年不瘥，手脚枯细，面口喎僻，精神不定，言语倒错方。

甘草　桂心　芎䓖　麻黄　当归　芍药各一两　附子二枚　独活　防己各三两　生姜　石膏　茯神各四两　白术　黄芩　细辛各一两　秦艽　防风各一两半　侧子二枚　菊花一升　淡竹沥四升　人参二两

上二十一味㕮咀，以水一斗先煮麻黄，去沫，取七升纳竹沥及药，煮取三升，分四服。服三服讫，间一杯粥，后更服，待药势自汗。慎生冷醋蒜面乳酪鱼等。

治凡风著人面，引口偏著耳，牙车急，舌不得转方

生地黄汁一升　竹沥一升　独活三两

---

① 灶突墨　药名，即百草霜，为杂草经燃烧后附于灶突或烟囱内的烟灰。性味辛温，能止血，消积，主治吐血衄血，血崩，泻痢食积等。

② 甘草汤　《外台秘要》卷十四·偏风方无防己石膏，为十九味。

上三味合煎取一升，顿服之，即愈。

治中风，面目相引，口偏僻，牙车急，舌不可转方

牡蛎　矾石　灶下黄土　附子各等分

上四味末之，取三岁雄鸡冠血和药敷其上，预持镜候之，才欲复故，便急洗去之，不速去便过，不复还也。《千金翼》云：偏右涂左，偏左涂右。

又方　青松叶一斤捣令汁出，清酒一斗渍二宿，近火一宿，初服半升，渐至一升，头面汗出即止。

又方　竹沥三升　防风　防己　升麻　桂心　芎䓖各二两　羚羊角三两　麻黄四两

上八味㕮咀，以水四升合竹沥煮取一升半，分三服，日服一剂，常用效。

又方　酒煮桂取汁，以故布搨病上，正则止，左㖞搨右，右㖞搨左。秘不传，余常用，大效。

治口耳僻方

防风二两　柏实三两　独活　生姜各四两　麻黄三两　杏仁三十枚　附子　葛根各二两

上八味㕮咀，以水一斗、酒二升煮取三升，分四服。

治口㖞不止①方　取空青②末如豆一枚，含之，即愈。

治卒中风口㖞方　炒大豆三升令焦，以酒三升淋取汁，顿服之。《肘后》以治口噤不开。

又方　大皂荚一两去皮子，下筛，以三年大醋和，左㖞涂右，右㖞涂左，干更涂之。

枳茹酒　主诸药不能瘥者方。枳实上青刮取末，欲至心止，得茹五升，微火炒去湿气，以酒一斗渍，微火暖令得药味，随性饮

---

① 口㖞不止　元本、道藏本、四库本、《外台秘要》卷十四·风口㖞方"止"并作"正"。

② 空青　药名，为碳酸盐类矿物蓝铜矿的矿石，成球形或中空者。性味甘酸寒，有小毒，能明目去翳，利窍，主治青盲，翳膜内障，赤眼肿痛，中风口㖞，头风，耳聋等。

之。主口僻眼急大验，治缓风急风并佳。《肘后》以治身直不得屈伸反覆者，枳树皮亦得。

治卒中风口㖞方　以苇筒长五寸，以一头刺耳孔中，四畔以面密塞之，勿令泄气，一头纳大豆一颗，并艾烧之令燃，灸七壮即瘥，患右灸左，患左灸右，千金不传，耳病亦灸之。

中风口㖞　灸手交脉三壮，左灸右，右灸左，其炷如鼠屎形，横安之，两头下火。

角弓反张第七方六首

治卒半身不遂，手足拘急，不得屈伸，身体冷，或智或痴，或身强直不语，或生或死，狂言不可名状，角弓反张，或欲得食，或不用食，或大小便不利，皆疗之方

人参　桂心　当归　独活　黄芩　干姜　甘草各十八铢　石膏一两半　杏仁四十枚

上九味㕮咀，以井华水九升煮取三升，分三服，日二，覆取汗，不汗更合，加麻黄五两合服。《古今录验》名八风续命汤。

仓公当归汤　主贼风口噤，角弓反张，痉者方。

当归　防风各十八铢　独活一两半　麻黄三十铢　附子一枚　细辛半两

上六味㕮咀，以酒五升　水三升煮取三升，服一升。口不开者格口纳汤，一服当苏，二服小汗，三服大汗。

又方　单服荆沥，良。

又方　酒一斗胶二斤煮令烊，得六升，一服一升，稍服愈。

秦艽散　治半身不遂，言语错乱，乍喜乍悲，角弓反张，皮肤风痒方。

秦艽　独活胡洽用乌头　黄芪　人参　甘菊花各二两，胡洽用蜀椒　茵芋十八铢，胡洽用茵草　防风　石斛胡洽用萆薢　桂心　山茱萸各二两半　附子　芎䓖胡洽用桔梗　细辛　当归　五味子　甘草　白术　干姜　白鲜皮胡洽用白敛各三十铢　麻黄　天雄　远志各一两，胡洽用防己

上二十二味治下筛，酒服方寸匕，日再，渐渐加至二匕。又云治风无新久，并补。

吴秦艽散 治风注甚良，角弓反张，手足酸疼，皮肤习习①，身体都痛②，眉毛堕落，风注入肢体百脉，身肿耳聋，惊悸，心满短气，魂志不定，阴下湿痒，大便有血，小便赤黄，五劳七伤，万病皆主之方。

秦艽 蜀椒 人参 茯苓 牡蛎 细辛 麻黄 栝楼根各十八铢 干姜 附子 白术 桔梗 桂心 独活 当归各一两 黄芩 柴胡 牛膝各半两 芎䓖 防风各一两半 石南 杜仲 莽草 乌头 天雄各半两 甘草一两半

上二十六味治下筛，盛以韦袋，食前温酒一升服方寸匕，日三服，急行七百步，更饮酒一升，忌如常法。

风痹第八论一首 方九首

论曰：血痹病从何而得之。师曰：夫尊荣人骨弱肌肤盛，因疲劳汗出，卧不时动摇，加被微风遂得之，形如风状，《巢源》云：其状如被微风所吹。但以脉自微涩，涩在寸口，关上紧，宜针引阳气，令脉和紧去则愈。

治风湿，脉浮身重，汗出恶风方

汉防己四两 甘草二两 黄芪五两 生姜 白术各三两 大枣十二枚

上六味㕮咀，以水六升煮取三升，分三服，服了坐被中，欲解如虫行皮中，卧取汗。

治三阴三阳，厥逆寒食，胸胁支满，病不能言，气满胸中，急肩

---

① 皮肤习习 谓皮下若有虫行，游走不定。按“习习”，行走貌。《文选·东京赋》：“肃肃习习。”综注：“习习，行貌。”

② 身体都痛 谓周身疼痛。按“都”，皆，全。《论衡·讲瑞》：“然则凤皇、骐驎都与鸟兽同一类，体色诡耳，安得异种。”

息，四肢时寒热不随，喘悸烦乱，吸吸少气，言辄飞扬①，虚损，**铁精汤**方

黄铁②三十斤，以流水八斗扬之三千遍　炭五十斤，烧铁令赤，投冷水复烧七遍，如此澄清，取汁二斗煮药　半夏　麦门冬各一升　白薇　黄芩　甘草　芍药各四两　人参三两　大枣二十枚　石膏五两　生姜二两

上十味㕮咀，纳前汁中煮取六升，服一升，日三，两日令尽。

黄芪汤　治血痹，阴阳俱微，寸口关上微，尺中小紧，外证身体不仁，如风状方。

蜀黄芪　人参　芍药　桂心各二两　大枣十二枚　生姜六两

上六味㕮咀，以水六升煮取二升，服七合，日三服尽。《要略》五物，无人参。

治游风行走无定，肿或如盘大，或如瓯③，或著腹背，或著臂，或著脚，悉主之方

海藻　茯苓　防风　独活　附子　白术各三两　大黄五两　鬼箭　当归各二两，一本作当陆

上九味㕮咀，以酒二斗渍之五日，初服二合，加之，以知为度。

白敛散　治风痹肿，筋急展转易常处方。

白敛半两　附子六铢

上二味治下筛，酒服半刀圭，日三。不知，增至一刀圭，身中热行为候，十日便觉。

治风痹游走无定处，名曰血痹大易④方

萆薢　署预　牛膝　泽泻各二两　白术　地肤子各半两　干漆

---

① 言辄飞扬　谓言语用力则正气涣然消损。按“飞扬”，即飞舞，飘扬。《楚辞·九辩》：“何曾华之无实兮，从风雨而飞扬。”此谓正气涣散。

② 黄铁　即自然铜，为天然黄铁矿的矿石。本品主含二硫化铁。本方名铁精汤，但无铁精，据本方组成，当指以炭销炼黄铁所得之品。

③ 瓯（ōu　欧）　小碗。《玉篇·瓦部》：“瓯，椀（碗）小者。”

④ 血痹大易　谓血痹之邪气游走无定，遍移周身者。按“易”，移，蔓延。《左传·隐公六年》：“恶之易也，如火之燎于原。”王引之述闻：“易者，延也，谓恶之蔓延也。”

蛴螬　天雄　狗脊　车前子各十铢　茵芋六铢　山茱萸三十铢　干地黄二两半

上十四味末之，蜜和。酒下如梧子十丸，日三，稍稍加之。

治诸风痹方

防风　甘草　黄芩　桂心　当归　茯苓各一两　秦艽　葛根各二两　生姜五两　大枣三十枚　杏仁五十枚

上十一味㕮咀，以水酒各四升煮取三升，分三服，取汗。

附子酒　主大风冷，痰澼胀满，诸痹方。大附子一枚重二两者，亦云二枚，酒五升渍之，春五日，一服一合，日二，以瘥为度①。

麻子酒　主虚劳百病，伤寒风湿，及妇人带下，月水往来不调，手足疼痹著床，服之令人肥健方。

麻子一石　法曲一斗

上二味，先捣麻子成末，以水两石著釜中，蒸麻子极熟，炊一石米，须出滓，随汁多少如家酝法，候熟取清酒，随性饮之。

（任娟莉）

① 以瘥为度　“瘥”原作“痹”，据元本、道藏本、四库本改。

备急千金要方校释卷第九伤寒上

朝奉郎守太常少卿充秘阁校理判登闻检院上
护军赐绯鱼袋臣林亿等校正

伤寒例第一

论曰:《易》称:天地变化,各正性命。然则变化之迹无方,性命之功难测。故有炎凉寒燠①,风雨晦冥,水旱妖灾,虫蝗怪异。四时②八节③,种种施化不同;七十二候④,日月运行各别。终其晷度⑤,方得成年,是谓岁功毕矣。天地尚且如然,在人安可无事。故

---

① 燠(yù 玉) 热。《集韵·屋韵》:"燠,热也。"

② 四时 四季。《礼记·孔子闲居》:"天有四时,春秋冬夏。"

③ 八节 古以立春、立夏、立秋、立冬、春分、夏至、秋分、冬至为八节。《左传·僖公五年》:"凡分、至、启、闭,必书云物,为备故也。"孔颖达疏:"凡春秋分,冬夏至,立春、立夏为启,立秋、立冬为闭,用此八节之日,必登观台,书其所见云物气色。"

④ 候 五天为一候。《素问·六节藏象论》:"岐伯曰:五日为之候。"

⑤ 晷(guǐ 轨)度 在日晷仪上投射的日影长短的度数。古人据此测定时序时间。

人生天地之间，命有遭际[1]，时有否泰[2]。吉凶悔吝，苦乐安危，喜怒爱憎，存亡忧畏，关心之虑，日有千条，谋身之道，时生万计，乃度一日。是故天无一岁不寒暑，人无一日不忧喜。故有天行温疫病者，即天地变化之一气也。斯盖造化[3]必然之理，不得无之。故圣人虽有补天立极之德，而不能废之。虽不能废之，而能以道御之。其次有贤人善于摄生[4]，能知撙节[5]，与时推移，亦得保全。天地有斯瘴疠，还以天地所生之物以防备之，命曰知方，则病无所侵矣。然此病也，俗人谓之横病，多不解治，皆云日满自瘥，以此致枉者，天下大半。凡始觉不佳，即须救疗，迄至于病愈。汤食竞进，折其毒势，自然而瘥。必不可令病气自在，恣意攻人，拱手待毙，斯为误矣。今博采群经，以为上下两卷，广设备拟，好养生者可得详焉。

《小品》曰：古今相传，称伤寒为难治之疾，时行温疫是毒病之气，而论治者不判伤寒与时行温疫为异气耳。云伤寒是雅士之辞，天行温疫是田舍间号耳，不说病之异同也。考之众经，其实殊矣。所宜不同，方说宜辨，是以略述其要。经言[6]：春气温和，夏气暑热，秋气清凉，冬气冰冽[7]，此四时正气[8]之序也。冬时严寒，万类深藏，君子[9]周密[10]，则不伤于寒。或触冒[11]之者，乃为伤寒耳。其

---

① 遭际　遭遇。沈括《梦溪笔谈》："青谢之曰：一时遭际，安敢自比梁公？"

② 否泰　谓命运的好坏、事情的顺逆。《文选·西征赋》："岂地势之安危，信人事之否泰。"

③ 造化　创造化育。《抱朴子·对俗》："夫陶冶造化，莫灵于人。"

④ 摄生　保养身体。《老子》第十五章："盖闻善摄生者，陆行不遇兕虎，入军不被兵甲。"

⑤ 撙节　约束，克制。《礼记·曲礼上》："是以君子恭敬撙节，退让以明礼。"

⑥ 经言　《伤寒论》卷二·伤寒例作"《阴阳大论》云"五字。

⑦ 冰冽(liè　列)　严寒。按"冽"，寒冷。《玉篇·冫部》："冽，寒气也。"

⑧ 四时正气　指四时正常的气候。

⑨ 君子　指善于养生的人。

⑩ 周密　元本、明本、道藏本、四库本、《伤寒论》卷二·伤寒例"周"并作"固"。义同。按"周密"，指居处周密。

⑪ 触冒　谓感触冒犯。

伤于四时之气，皆能为病，而以伤寒为毒[①]者，以其最为杀厉之气也。中而即病，名曰伤寒。不即病者，其寒毒藏于肌骨中，至春变为温病；至夏变为暑病。暑病，热极重于温也。是以辛苦之人，春夏多温病、热病者，皆由冬时触冒寒冷之所致，非时行之气也。凡时行者，是春时应暖而反大寒，夏时应热而反大冷，秋时应凉而反大热，冬时应寒而反大温，此非其时而有其气。是以一岁之中，病无长少多相似者，此则时行之气也。伤寒[②]之病，逐日深浅，以施方治。今世人得伤寒，或始不早治，或治不主病[③]，或日数久淹[④]，困乃告师[⑤]。师苟依方[⑥]次第而疗，则不中病。皆宜临时消息[⑦]制方，乃有效耳。

华佗曰：夫伤寒始得，一日在皮，当摩膏火灸之即愈。若不解者，二日在肤，可依法针，服解肌散发汗，汗出即愈。若不解，至三日在肌，复一发汗即愈。若不解者，止，勿复发汗也。至四日在胸，宜服藜芦丸，微吐之则愈。若病困[⑧]，藜芦丸不能吐者，服小豆瓜蒂散，吐之则愈也。视病尚未醒醒[⑨]者，复一法针之。五日在腹，

① 毒　厉害。《水经注·河水》："有九折坂，夏则凝冰，冬则毒寒。"

② 伤寒　此上《外台秘要》卷一·诸论伤寒八家有"王叔和曰"四字。

③ 治不主病　《伤寒论》卷二·伤寒例第三、《外台秘要》卷一·诸论伤寒八家"主"并作"对"。"治不主病"，谓治法不适合所患的病证。

④ 日数久淹　谓病拖延了很多天。按"淹"，滞留。《广韵·盐韵》："淹，久留也。"

⑤ 困乃告师　《伤寒论》卷二·伤寒例第三"师"作"医"。"困乃告师"谓病势垂危，才请医师诊治。

⑥ 苟依方　《伤寒论》卷二·伤寒例第三作"又不依"。《外台秘要》卷一·诸论伤寒八家作"又不知"。

⑦ 消息　犹言斟酌。《隋书·礼仪志五》："今之玉辂，参用旧典，消息取舍，裁其折中。"此谓灵活变通，随证遣药。

⑧ 病困　谓病重垂危。按"困"，危。《淮南子·主术训》："效忠者，希不困其身。"注："困，犹危也。"

⑨ 醒醒　清醒。白居易《欢喜偈》之二："眼暗头旋耳重听，唯余心口尚醒醒。"

六日入胃，入胃乃可下也。若热毒在外，未入于胃，而先下之者，其热乘虚入胃，即烂胃也。然热入胃，要须①下去之，不可留于胃中也。胃若实热为病，三死一生，皆不愈②。胃虚热入，烂胃也。其热微者，赤斑出，此候五死一生；剧者，黑斑出者，此候十死一生。但论人有强弱，病有难易，得效相倍也。得病无热，但狂言烦躁不安，精彩言语不与人相主当者③，勿以火迫之，但以猪苓散一方寸匕服之，当逼与新汲水一升若二升，强饮之。令以指刺喉中，吐之，病随手愈。若不能吐者，勿强与水，水停则结心下也。当更以余药吐之，皆令相主④，不尔更致危矣。若此病辈，不时以猪苓散吐解之者，其死殆速耳。亦可先以去毒物，及法针之尤佳。夫饮膈实者，此皆难治，此三死一生也。病者过日不以时下，则热不得泄，亦胃烂斑出。春夏无大吐下，秋冬无大发汗。发汗法，冬及始春大寒时，宜服神丹丸，亦可摩膏火灸。若春末及夏月始秋，此热月不宜火灸及重覆，宜服六物青散。若崔文行度瘴散、赤散、雪煎亦善。若无丸散及煎者，但单煮柴胡数两，伤寒、时行，亦可服。已⑤发汗，至再三发汗不解，当与汤。实者，转下之。其脉朝夕快者，为澼实也。朝平夕快者，非澼也。转下，汤为可早与，但当少与，勿令大

① 要须　《外台秘要》卷一·诸论伤寒八家作“要当须复”四字。

② 皆不愈　《外台秘要》卷一·诸论伤寒八家作“此辈皆多不愈”六字。

③ 精彩言语不与人相主当者　谓病人的精神失其常态，答非所问。按“精彩”，神彩。《晋书·慕容超载记》：“精彩秀发，容止可观。”《诸病源候论》卷九·时气候“彩”作“神”。“相主当”，正相对。“主”，正。《国语·周语》：“今细过其主。”注：“主，正也。”“当”，对着。《左传·文公四年》：“则天子当阳，诸侯用命也。”俞樾平议：“当，犹对也。南方为阳，天子南面而立，故当阳也。”

④ 皆令相主　谓所用的治法、方药，都要适合于所患之病证。按“主”，中医术语，主治。《伤寒论·太阳病上》：“欲解外者，宜桂枝汤主之。”

⑤ 已　原作“以”，今改。按“以”通“已”。《正字通·人部》：“以，与已同。”

下耳。少与当数其间①也。诸虚烦热者,与伤寒相似,然不恶寒,身不疼痛,故知非伤寒也,不可发汗。头不痛,脉不紧数,故知非里实,不可下也。如此内外皆不可攻,而强攻之,必遂损竭,多死难全也。此虚烦,但当与竹叶汤。若呕者,与橘皮汤。一剂不愈,为可重与也。此法数用,甚有效验。伤寒后虚烦,亦宜服此汤。

王叔和曰:夫阳盛阴虚②《外台》作表和里病,汗之则死,下之则愈;阳虚阴盛③《外台》作里和表病,下之则死,汗之则愈。夫如是则神丹安可以误发,甘遂何可以妄攻。虚盛之治《外台》作表里之治,相背千里;吉凶之机,应若影响。然则桂枝④下咽,阳盛则毙《外台》作表和则毙;承气⑤入胃,阴盛以亡《外台》作里平以亡。若此阴阳虚实之交错,其候至微;发汗吐下之相反,其祸至速。而医术浅狭,不知不识,病者殒殁⑥,自谓其分。至令冤魂塞于冥路,夭死盈于旷野,仁爱鉴兹,能不伤楚。夫伤寒病者,起自风寒入于腠理,与精气分争,荣卫否隔,周行不通。病一日至二日,气在孔窍皮肤之间,故病者头痛恶寒,腰背强重,此邪气在表,发汗则愈。三日以上,气浮在上部,填塞胸心,故头痛,胸中满,当吐之则愈。五日以上,气沉结在脏,故腹胀身重,骨节烦疼,当下之则愈。明当消息病之状候,不可乱投汤药,虚其胃气也。经言:脉微不可吐,虚细不可下。又夏月亦不可下也,此医之大禁也。脉有沉浮,转能变化,或人得病数日,

---

① 数(shuò　朔)其间　谓缩短服药间隔时间。按"数",紧促。《尔雅·释草》:"莽,数节。"郭璞注:"竹类也。节间促。"陆德明释文:"数,犹促也。"

② 阳盛阴虚　谓邪热内炽,阴液被灼的证候。

③ 阳虚阴盛　谓寒邪在外,表阳被遏的证候。

④ 桂枝　指桂枝汤。

⑤ 承气　指大承气汤。

⑥ 殒殁　犹言死亡。"殁"原作"没",今改。按"没"通"殁"。《说文通训定声·履部》:"没,假借为殁。"《隋书·李密传》:"诸将率皆没于阵。"

方以告医，虽云初觉，视病已积日在身，其疹瘵①结成，非复发汗解肌所除，当诊其脉，随时形势救解求免也。不可苟以次第为固，失其机要，乃致祸矣。此伤寒次第病三日以内发汗者，谓当风解衣，夜卧失覆，寒温②所中，并时有疾疫贼风之气，而相染易，为恶邪所中也。至于人自饮食生冷过多，腹脏不消，转动稍难，头痛身温，其脉实大者，便可吐下之，不可发汗也。

陈廪丘③云：或问得病连服汤药发汗，汗不出，如之何？答曰：医经云：连发汗，汗不出者，死病也。吾思之，可蒸之，如蒸中风法。热湿之气于外迎之，不得不汗出也。后以问张苗，苗云：曾有人作事疲极汗出，卧单簟④，中冷得病，但苦寒倦，诸医与丸、散、汤，四日之内，凡八过发汗，汗不出。苗令烧地布桃叶蒸之，即得大汗，于被中就粉敷身，使极燥乃起，便愈。后数以此发汗，汗皆出也。人性自有难汗者，非惟病使其然也，蒸之则无不汗出也。诸病发热恶寒，脉浮洪者，便宜发汗，温粉粉之，勿令遇风。当发汗而其人适失血及大下利，则不可大汗也。数少与⑤桂枝汤，使体润漐漐⑥，汗出连日，当自解也。

论曰：凡人有少苦⑦，似不如平常，即须早道，若隐忍不治，冀

---

① 疹（zhěn　诊）瘵（zhài　债）　疾病。《集韵·屑韵》："疹，疾也。"《尔雅·释诂上》："瘵，病也。"

② 寒温　《外台秘要》卷一·诸论伤寒八家"温"作"湿"。

③ 陈廪（lǐn　凛）丘　史料未见记载。王焘在《外台秘要》中，将其列为伤寒八家之一。他曾向晋代医家张苗请教，据此推断，陈廪丘当为晋代伤寒大家。《外台秘要》转引了他论述伤寒蒸法，论吐血以及治疗久痢的方剂。他还善治杂病，著有医书，惜已佚。

④ 簟（diàn　电）　供坐卧铺垫用的苇席或竹席。《诗经·斯干》："下莞上簟，乃安斯寝。"郑玄笺："竹苇曰簟。"

⑤ 少与　"少"原作"方"，据元本、明本、道藏本、四库本改。

⑥ 漐（zhí　直）漐（zhí　直）　直遍身和润，微似汗出貌。《伤寒论条辨》卷一："漐漐，和润而欲汗之貌。"

⑦ 少苦　轻微的病痛。按"苦"，病痛。《庄子·达生》："见一丈夫游之，以为有苦而欲死也。"陆德明释文："司马（彪）云：苦，病也。"

望自瘥①，须臾之间以成痼疾②，小儿女子益以滋甚③。若时气不和，当自戒勒④。若小有不和⑤，即须治疗。寻其邪由⑥，及在腠理，以时早治，鲜不愈者。患人忍之数日乃说，邪气入脏则难可制止，虽和缓亦无能为也。痈疽疔肿，喉痹客忤，尤为其急，此自养生之要也。凡作汤药，不可避晨夜时日吉凶，觉病须臾，即宜便治，不等早晚，则易愈矣。服药当如方法，若纵意违师，不须治之也。凡伤寒，多从风寒得之，始表中风寒，入里则不消矣。未有温覆⑦而当不消也。凡得时气病五六日，而渴欲饮水，饮不能多，不当与也。所以尔者，腹中热尚少，不能消之，便更为人作病矣。若至七八日，大渴欲饮水者，犹当依证而与之，与之勿令极意⑧也。言能饮一斗者，与五升。若饮而腹满，小便涩，若喘若哕，不可与之。忽然大汗出者，欲自愈也。人得病能饮水，欲愈也。

凡温病可针刺五十九穴。又身之穴六百五十有五⑨，其三十六穴灸之有害，七十九穴刺之为灾。

论曰：夫寻方学之要，以救速为贵。是以养生之家，常须预合成熟药，以备仓卒之急，今具之如下。

---

① 冀望自瘥　希望病自然好转。

② 痼疾　谓积久不易治的病。《后汉书·皇甫规传》："臣素有固疾。"《字汇补·口部》："固，与痼同。"

③ 滋甚　谓更加严重。按"滋"，更加。《左传·襄公八年》："谋之多族，民之多违，事滋无成。"

④ 戒勒　戒备与约束。按"戒"，戒备。《周易·萃》："君子以除戎器，戒不虞"。孔颖达疏："修治戎器，以戒备不虞也。""勒"，约束。《后汉书·马廖传》："廖性宽缓，不能教勒子孙。"又，元本、明本、道藏本、四库本"勒"并作"谨"。

⑤ 不和　谓感受时令不正之气而身体违和。

⑥ 寻其邪由　谓寻找病因。

⑦ 温覆　谓服药后以衣被覆盖，使周身温暖而得汗。

⑧ 勿令极意　谓不要使(饮水)过度。

⑨ 六百五十有五　道藏本、四库本并作"三百六十有五"。

避温第二治瘴雾气附[①]　方三十六首　湿䘌病证一条

避[②]疫气，令人不染温病及伤寒，岁旦[③]**屠苏酒**[④]方

大黄十五铢　白术十八铢　桔梗　蜀椒各十五铢　桂心十八铢　乌头六铢　菝葜十二铢　一方有防风一两

上七味㕮咀，绛袋盛，以十二月晦日[⑤]日中悬沉井中，令至泥，正月朔日[⑥]平晓出药，置酒中煎数沸，于东向户中饮之。屠苏之饮，先从小起，多少自在。一人饮，一家无疫；一家饮，一里无疫。饮药酒得三朝，还滓置井中，能仍岁饮，可世无病。当家内外有井，皆悉著药，避温气也。

避温气，**太一流金散**方

雄黄二两　雌黄三两　矾石一两半　鬼箭羽一两半　羖羊角[⑦]二两，烧

上五味治下筛，三角绛袋盛一两，带心前，并挂门户上，若逢大疫之年，以月旦青布裹一刀圭，中庭烧之，温病人亦烧薰之。

避温气，**雄黄散**方

雄黄五两　朱砂一作赤术　菖蒲　鬼臼[⑧]各二两

---

① 治瘴雾气附　原无，据本书目录补。

② 避　原作“辟”，今改。按“辟”，同“避”。避除。《小尔雅·广言》：“辟，除也。”李石《续博物志》卷七：“学道之士，居山宜养白犬白鸡，可以辟邪。”

③ 岁旦　指一年的第一天。《新唐书·吕元膺传》：“父母在，明日岁旦不得省为恨。”

④ 屠苏酒　药酒名。古代风俗，夏历正月初一，全家人须饮屠苏酒。宗懔《荆楚岁时记》：“（正月一日）长幼悉正衣冠，以次拜贺，进椒柏酒，饮桃汤，进屠苏酒……次第从小起。”

⑤ 晦日　夏历每月的最后一天。《说文·日部》：“晦，月尽也。”

⑥ 朔日　夏历每月初一日。《释名·释天》：“朔，月初之名也。”

⑦ 羖羊角　元本、明本、道藏本、四库本并作“羚羊角”。

⑧ 鬼臼　药名，为小檗科植物八角莲的根茎。性味辛温，有毒，主杀蛊毒、鬼疰精物，避恶气不详，逐邪，解百毒。

上四味治下筛，以涂五心额上鼻人中及耳门。

天气不和，疾疫流行，预备一物柏枝散方　取南向社中柏东南枝，曝令干，捣末，酒服方寸匕，神良。

避温病，**粉身散**常用方

芎䓖　白芷　藁本各等分

上三味治下筛，纳米粉中，以粉身。

避温气，杀鬼烧药方

雄黄　丹砂　雌黄各一斤　羚羊角羖羊角亦得　芜荑　虎骨　鬼臼　鬼箭羽　野丈人①

石长生　猳猪屎　马悬蹄各三两　青羊脂　菖蒲　白术各八两　蜜蜡八斤

上十六味末之，以蜜蜡和为丸，如弹许大，朝暮及夜中，户前微火烧之。

避温，**虎头杀鬼丸**方

虎头②五两　朱砂　雄黄　雌黄各一两半　鬼臼　皂荚　芜荑各一两

上七味末之，以蜜蜡和为丸，如弹子大，绛袋盛系臂，男左女右，及悬屋四角，晦望夜半中庭烧一丸。

避温杀鬼丸　熏百鬼恶气方。

雄黄　雌黄各二两　羖羊角　虎骨各七两　龙骨　龟甲　鲮鲤甲③　猬皮各三两　樗鸡④十五枚　空青一两　芎䓖　真朱各五两　东门上鸡头一枚

上十三味末之，烊蜡二十两，并手丸如梧子。正旦⑤，门户前

---

① 野丈人　药名，即白头翁。

② 虎头　药名，疑是虎头骨。《新修本草》谓："虎骨，主除邪恶气，杀鬼疰毒……头骨尤良。"

③ 鲮鲤甲　药名，即穿山甲。

④ 樗鸡　药名。性味苦平，有毒。主心腹邪气，阴痿。

⑤ 正旦　正月初一。《列子·说符》："邯郸之民，以正月之旦，献鸠于简子，简子大悦，厚赏之。客问其故，简子曰：正旦放生，示有恩也。"

烧一丸,带一丸,男左女右。避百恶。独宿吊丧问病,各吞一丸小豆大。天阴大雾日,烧一丸于户牖前,佳。汉建宁①二年,太岁②在酉,疫气流行,死者极众。即有书生丁季迴从蜀青城山来,东过南阳,从西市门入,见患疫疠者颇多,遂于囊中出药,人各惠之一丸,灵药沾唇,疾无不瘥。市中疫鬼数百千余,见书生施药,悉皆惊怖而走③。乃有鬼王见书生谓:有道法,兼自施药,感众鬼等奔走若是。遂诣④书生,欲求受其道法。书生曰:吾无道法,乃囊中之药,呈于鬼王。鬼王睹药,惊惶叩头,乞命而走。此方药带之入山,能避虎狼虫蛇,入水能除水怪蛟蜃。**雄黄丸**方

雄黄　雌黄　曾青　鬼臼　真珠　丹砂　虎头骨　桔梗　白术　女青　芎䓖　白芷　鬼督邮⑤　芜荑　鬼箭羽　藜芦　菖蒲　皂荚各一两

上十八味末之,蜜丸如弹子大,绢袋盛,男左女右带之。卒中恶及时疫,吞如梧子一丸,烧一弹丸户内。

赤散　避温疫气,伤寒热病方。

藜芦　踯躅花各一两　附子　桂心　真朱各六铢　细辛　干姜各十八铢　牡丹皮　皂荚各一两六铢

---

① 建宁　汉灵帝刘弘年号,公元168—171年。

② 太岁　古代天文学中假设的岁星,又称岁阴或太阴。古代认为岁星(即木星)十二年一周天(实为十一点八六年),因将黄道分为十二等分,以岁星所在部分作为岁名。但岁星运行方向自西向东,与将黄道分为十二支的方向正相反,故假设有一太岁星作与岁星运行相反的方向运动,以每年太岁所在的部分来纪年。如太岁在寅叫摄提格,在酉曰作噩等。后来更配以十岁阳,组成六十干支,用以纪年。

③ 走　逃跑。《孟子·梁惠王上》:"弃甲曳兵而走。"

④ 诣(yì　易)　前往。《汉书·杨王孙传》:"未得诣前。"颜师古注:"诣,至也。"

⑤ 鬼督邮　药名,一名独摇草。性味辛苦平,无毒,主治鬼疰,卒忤中恶,心腹邪气,百精毒,温疟疫疾,强腰脚,益膂力。按"鬼督邮"又为徐长卿、天麻之别名。《证类本草》引唐本注:"苗惟一茎,叶生茎端若繖(音伞),根如牛膝而细黑,所在有之,有必丛生。今人以徐长卿代之,非也。"

上九味末之，纳真朱合治之，分一方寸匕置绛囊中带之，男左女右，著臂自随。觉有病之时，便以粟米大纳著鼻中，又酒服一钱匕，覆取汗，日三服，当取一过汗耳。

又方　正月旦，取东行桑根，大如指，长七寸，以丹涂之，悬门户上。又令人带之。

断温病令不相染著方　汲水瓶绠长七寸，盗著病人卧席下，良。

又方　以绳度所住户中壁，屈绳即断之。

治温令不相染方　桃树蠹屎末之，水服方寸匕。

又方　术豉等分，酒渍服之妙。

又方　正旦吞麻子、赤小豆各二七枚，又以二七枚投井中。

又方　新布袋盛大豆一升，纳井中一宿，出，服七枚。

又方　新布袋盛赤小豆，纳井中三日，出，举家服二七枚。

又方　松叶末之，酒服方寸匕，日三服。

又方　常以七月七日合家吞赤小豆，向日吞二七枚。

又方　常以七月七日男吞大豆七枚，女吞小豆二七枚。

又方　神仙教人立春后有庚子日，温芜菁菹[①]汁，合家大小并服，不限多少。

断温疫转相染著，乃至灭门，延及外人，无收视者方

赤小豆　鬼箭羽　鬼臼　丹砂　雄黄各二两

上五味末之，以蜜和，服如小豆一丸，可与病人同床传衣。

治疫病方　药子[②]二枚末，水服之。

又方　白蜜和上色朱砂粉一两，常以太岁日平旦，大小勿食，向东方立，吞服三七丸，如麻子大，勿令齿近之。并吞赤小豆七枚，投[③]井泉中，终身勿忘此法。

又方　凡时行疫疠，常以月望日细剉东引桃枝，煮汤浴之。

---

① 菹（zū　租）　酸菜。《说文解字·艸部》："菹，醋菜也。"

② 药子　药名，即黄药子。

③ 投　此上《外台秘要》卷四·山胁尚德按：疑脱"又以七枚"四字。

治瘴气方

蒜五子并皮碎之　豉心一升

上二味以三岁男儿尿二升煮五六沸，去滓服之良。

又方　青竹茹二升，以水四升煮取三升，分三服。

治患雾气者，心内烦闷少气，头痛项急，起则眼眩欲倒，身微热，战掉①不安，时复憎寒，心中欲吐，吐时无物方　新猪屎二升半，纳好酒一升，搅令散，以生布绞取汁，更以绵滤，顿服之取尽。即地铺暖卧覆盖，铺前著火，当汗出。若得汗，当细细去上衣，勿使心寒，寒即不瘥。看汗自干乃起，慎风冷。亦治疟及风劳蛊毒。

治肝腑脏温病，阴阳毒②，颈背双筋牵，先寒后热，腰强急缩，目中生花方

桂心一两　白术　芒消　大青　栀子各三两　柴胡五两　石膏　生姜各八两　生地黄　香豉各一升

上十味㕮咀，以水九升煮取三升，分三服。

治肝腑脏温病，阴阳毒，先寒后热，颈筋牵挛，面目赤黄，身中直强方

玄参一两　细辛二两　栀子　黄芩　升麻　芒消各三两　石膏三两　车前草曝，切，二升　竹叶切，五升

上九味㕮咀，以水一斗半煮竹叶车前，取七升，去滓，下诸药煎至三升，下芒消，分三服。

治心腑脏温病，阴阳毒，战掉不定，惊动方

大青　黄芩　栀子　知母　芒消各三两　麻黄四两　玄参六两　石膏　生葛根各八两　生地黄切，一升

上十味㕮咀，以水九升煮取三升，去滓下芒消，分三服。

治脾腑脏温病，阴阳毒，头重颈直，皮肉痹结核隐起方

---

① 战掉　恐惧发抖。韩愈《上襄阳于相公书》："及至临泰山之悬崖，窥巨海之惊澜，莫不战掉悼栗，眩惑而自失。"

② 阴阳毒　病名。系感受疫毒所致，以证候分为阴毒、阳毒。详本卷"发汗汤第五"该条。

大青　羚羊角　升麻　射干　芒消各三两　栀子四两　寒水石五两　玄参八两

上八味㕮咀，以水七升煮取三升，分三服。

治肺腑脏温病，阴阳毒，咳嗽连续声不绝，呕逆方

麻黄　栀子　紫菀　大青　玄参　葛根各三两　桂心　甘草各二两　杏仁　前胡各四两　石膏八两

上十一味㕮咀，以水九升煮取三升，分三服。

治肺腑脏温病，阴阳毒，热暴气斑点方

栀子　大青　升麻　芒消各三两　葱须切，四两　豉一升　石膏　生葛各八两，一作生姜

上八味㕮咀，以水七升煮取三升，下芒消，分三服。

治肾腑脏温病，身面如刺，腰中欲折，热毒内伤方

茵陈蒿　栀子　芒消各三两　苦参　生葛各四两　生地黄　石膏各八两　葱白　豉各一升

上九味㕮咀，以水九升煮取二升半，下消，分三服。

温风之病，脉阴阳俱浮，汗出体重，其息必喘，其形状不仁，默默①但欲眠。下之者，则小便难；发其汗者，必谵言②；加烧针者，则耳聋难言；但吐下之，则遗失便利。如此疾者，宜服**萎蕤汤**方

萎蕤　白薇　麻黄　独活　杏仁　芎䓖　甘草　青木香各二两　石膏三两

上九味㕮咀，以水八升煮取三升，去滓，分三服，取汗。若一寒一热，加朴消一分及大黄三两下之。如无木香，可用麝香一分。《小品方》云：萎蕤汤治冬温及春月中风，伤寒则发热头眩痛，喉咽干，舌强，胸内疼，心胸痞满，腰背强，亦治风温。

---

① 默默　原作“嘿嘿”，今改。按“嘿”，同“默”。沉默不语。《玉篇·口部》：“嘿，与默同。”

② 谵（zhān　占）言　谓病人神志不清，妄言乱语。《集韵·盐韵》：“谵，病人自语也。”《伤寒明理论》卷二：“伤寒谵语，何以明之？谵者，为呢喃而语也，又作谵，谓妄有所见而言也。此皆真气昏乱，神识不清之所致。”

夫𧏾病与百合狐惑湿风温病鬼魅皆相类，宜精察节气。其新故二气相搏，喜成此疾。

伤寒膏第三方三首

治伤寒，头痛项强，四肢烦疼，**青膏**①方

当归　芎䓖　蜀椒　白芷　吴茱萸　附子　乌头　莽草各三两

上八味㕮咀，以醇苦酒渍之再宿，以猪脂四斤煎②，令药③色黄，绞去滓，以温酒服枣核大三枚，日三服，取汗，不知稍增，可服可摩。如初得伤寒一日，苦头痛背强，宜摩之佳。

治伤寒敇色，头痛项强，贼风走风，**黄膏**方

大黄　附子　细辛　干姜　蜀椒　桂心各半两　巴豆五十枚

上七味㕮咀，以醇苦酒渍一宿，以腊月猪脂一斤煎之，调适其火，三上三下药成，伤寒赤色发热，酒服梧子大一枚。又以火摩身数百过，兼治贼风绝良。风走肌肤，追风所在摩之，神效。千金不传，此赵泉④方也。

白膏　治伤寒头痛，向火摩身体，酒服如杏核一枚，温覆取汗，摩身当千过，药力乃行，并治恶疮小儿头疮牛领马鞍皆治之，先以盐汤洗疮，以布拭之，敷膏痈肿，火炙摩千过，日再，自消者方。

天雄　乌头　莽草　羊踯躅各三两

上四味㕮咀，以苦酒三升渍一夕，作东向露灶，又作十二聚湿土各一升许大，取成煎猪脂三斤著铜器中，加灶上炊，以苇薪令释，纳所渍药，炊令沸，下著土聚上，沸定复上，如是十二过，令

---

① 青膏　本方及以下之黄膏，皆以猪脂肪为基质制成，既供外用，又可内服。此种用法现已少见，可资研究借鉴。

② 煎　此上《外台秘要》卷一·千金方六首有"缓火"二字。

③ 令药　《外台秘要》卷一·千金方六首作"候白芷"三字。

④ 赵泉　三国时吴国医家。好医方，善疗疾，尤擅治疟症，曾为丞相顾雍诊病。

土尽遍，药成去滓。伤寒咽喉痛，含如枣核一枚，日三。摩时勿令近目。

发汗散第四方十一首

度瘴发汗青散 治伤寒敕色，恶寒发热，头痛项强，体疼方

麻黄二两半 桔梗 细辛 吴茱萸 防风 白术各一两 乌头 干姜 蜀椒 桂心各一两六铢

上十味治下筛，温酒服方寸匕，温覆取汗，汗出止。若不得汗，汗少不解，复服如法。若得汗足，如故头痛发热，此为内实，当服快豉丸若翟氏丸。如得便头重者，可以二大豆许纳鼻孔中，觉燥涕出，一日可三四度，必愈。兼避时行病。

五苓散 主时行热病，但狂言烦躁不安，精彩言语不与人相主当者方。

猪苓 白术 茯苓各十八铢 桂心十二铢 泽泻三十铢

上五味治下筛，水服方寸匕，日三。多饮水，汗出即愈。

崔文行解散 治时气不和，伤寒发热者方。

桔梗 细辛各四两 白术八两 乌头一斤

上四味治下筛，若中伤寒，服钱五匕，覆取汗解。若不觉，复小增之，以知为度。若时气不和，且服①钱五匕。避恶气欲省病，服一服。皆酒服。

六物青散 治伤寒敕色恶寒方。

附子 白术各一两六铢 防风 细辛各一两十八铢 桔梗 乌头各三两十八铢

上六味治下筛，以温酒服钱五匕，不知，稍增之。服后食顷不汗出者，进温粥一杯以发之。温覆汗出絷絷可也，勿令流离②，勿出手足也，汗出止。若汗大出不止者，温粉粉之，微者不须粉。不得

---

① 且服 道藏本、四库本、《外台秘要》卷一・杂疗伤寒汤散方并作“旦服”。

② 流离 犹言淋漓。司马相如《长门赋》：“涕流离而纵横。”

汗者，当更服之。得汗而不解者，当服神丹丸。方出下篇发汗丸门。

青散 治春伤寒，头痛发热方。

苦参 厚朴 石膏各三十铢 大黄 细辛各二两 麻黄五两 乌头五枚

上七味治下筛，觉伤寒头痛发热，以白汤半升和药方寸匕投汤中，熟讫去滓，尽服。覆取汗，汗出，温粉粉之良久。一服不除，宜重服之。或当微下利者，有大黄故也。

诏书发汗白薇散 治伤寒二日不解者方。

白薇十二铢 杏仁 贝母各十八铢 麻黄一两八铢

上四味治下筛，酒服方寸匕，自覆卧，汗出即愈。

治伤寒，头痛身热，腰背强引颈，及风口噤①，疟不绝，妇人产后中风寒，经气腹大，**华佗赤散**方

丹砂十二铢 蜀椒 蜀漆 干姜 细辛 黄芩 防己 桂心 茯苓 人参 沙参 桔梗 女萎② 乌头各十八铢 雄黄二十四铢 吴茱萸三十铢 麻黄 代赭各二两半

上十八味治下筛，酒服方寸匕，日三，耐药者二匕，覆令汗出。欲治疟，先发一时所服药二匕半，以意消息之。细辛姜桂丹砂雄黄不熬，余皆熬之。

赤散 治伤寒，头痛项强，身热腰脊痛，往来有时方。

干姜 防风 沙参 细辛 白术 人参 蜀椒 茯苓 麻黄 黄芩 代赭 桔梗 吴茱萸各一两 附子二两

上十四味治下筛，先食酒服一钱匕，日三。

乌头赤散 治天行疫气病方。

乌头一两半 皂荚半两 雄黄 细辛 桔梗 大黄各一两

上六味治下筛，清酒若井华水服一刀圭，日二，不知稍增，以知为度。除时气疫病，若牛马六畜中水行疫，亦可与方寸匕。人始得病一日时，服一刀圭，取两大豆许吹著两鼻孔中。

---

① 口噤(jìn 禁) 即牙关紧闭。

② 女萎 药名。性味辛温，主治惊痫寒热，泻痢脱肛，妊妇浮肿，筋骨疼痛等。

治时行，头痛壮热一二日，**水解散**方

桂心　甘草　大黄各二两　麻黄四两

上四味治下筛，患者以生熟汤①浴讫，以暖水服方寸匕，日三，覆取汗，或利便差，丁强人②服二方寸匕。《延年秘录》有黄芩芍药各二两。《古今录》无甘草，有芍药。治天行热病，生疱疮疼痛，解肌出汗。

治时病，表里大热欲死方③

大黄　寒水石　芒消　石膏　升麻　麻黄　葛根

上八味等分，治下筛，水服方寸匕，日二。

发汗汤第五例一首　桂枝证十三首　方十九首

例曰：大法春夏宜发汗，凡发汗，欲令手足皆周至漐漐然一时间许益佳，但不可令如水流离霡霂④耳。若病不解，当更重发汗。汗出多则亡阳，阳虚不可重发汗也。凡服汤药发汗，中病便止，不必尽剂也。凡云可发汗而无汤者，丸散亦可用，要以汗出为解，然不及汤随证良验。凡病无故自汗出，复发其汗，愈，卫复和故也。

夫脉浮者病在外，可发汗，宜桂枝汤。

夫阳脉浮大而数者，亦可发汗，为宜桂枝汤。

病常自汗出者，此为荣气和⑤，荣气和而外不谐⑥，此为卫气不

---

① 生熟汤　药名，又名阴阳水，以新汲水及沸水各半搅匀而成。味甘咸，古人用以调中消食，主治痰疟，食物中毒而致腹胀，霍乱呕吐，以及浴身以解醉酒。

② 丁强人　谓身体强壮的人。《史记·律书》："丁者，万物之丁壮也。"

③ 治时病，表里大热欲死方　道藏本、四库本并有"紫葛"，为九味。

④ 霡（mài　麦）霂（mù　木）　此喻汗多。按"霡"，小雨。《玉篇·雨部》："霡，小雨曰霡霂。""霂"，小雨。《说文解字·雨部》："霂，霡霂也。"

⑤ 荣气和　谓营气平和正常。按"荣气"，营气。"和"，平和，无异常。《伤寒来苏集》伤寒论注·桂枝汤证上："和者，平也。"

⑥ 外不谐　"谐"原作"解"，据《伤寒论》卷二·辨太阳脉证并治改。"外不谐"，谓浅表的营卫不相协调。

和也[1],荣行脉中,卫行脉外,复发其汗,荣卫和则愈[2],宜桂枝汤。

病人脏无他病[3],时时发热自汗出[4]而不愈者,此卫气不和故也,先其时[5]发汗则愈,宜桂枝汤。

太阳病,发热汗出者,此为荣弱卫强,故令汗出,欲救邪风[6],宜桂枝汤。

太阳病,头痛,发热,汗出,恶风寒,宜桂枝汤。

太阳病,下之微喘者,表未解也,宜桂枝加厚朴杏仁汤。

太阳病,外证[7]未解者,不可下,宜桂枝汤。

太阳病,先发其汗,不解而下之,其脉浮者不愈。浮为在外[8]而反下之,故令不愈。

今脉浮,故在外,当须解其表则愈,宜桂枝汤。

太阳病,下之,气上冲[9]者,可与桂枝汤;不上冲,不可与。

凡桂枝[10]本为解肌[11],若脉浮紧,发热无汗者,勿与之,常知此,

---

① 此为卫气不和也　《伤寒论》卷三·辨太阳脉证并治作"以卫气不共荣气谐和故尔"十一字。

② 荣卫和则愈　"荣"字原脱,据《伤寒论》卷二·辨太阳病脉证并治上补。

③ 脏无他病　谓脏腑无病,亦指里无病。《注解伤寒论》辨太阳病脉证并治:"脏无他病,里和也,卫气不和,表病也。"

④ 时时发热自汗出　谓阵发性出现发热汗出。

⑤ 先其时　谓在发热自汗发作之前。

⑥ 欲救邪风　谓拟治疗风邪引起的太阳中风证。按"救",治疗。《吕氏春秋·劝学》:"是救病而饮之以堇也。"高诱注:"救,治也。"

⑦ 外证　犹言表证。《医宗金鉴》订正仲景全书·伤寒论注·辨太阳病脉证并治:"太阳病外证不解,谓太阳病表证未解也。"

⑧ 浮为在外　从脉浮判断病证仍然属表。

⑨ 气上冲　病证名。谓自觉有气向上冲逆。按太阳病误下后,正气未衰,与邪相争,不能畅达于表,逆而向上,故气上冲,示邪仍在表而未陷里。《注解伤寒论》辨太阳病脉证并治:"气上冲者,里不受邪,而气逆上与邪争也,则邪仍在表……其气不上冲者,表虚不能与邪争,邪气已传里也。"

⑩ 桂枝　指桂枝汤。

⑪ 解肌　解表法之一。谓用桂枝汤调合营卫以解除肌表之邪。《伤寒贯珠集》卷一:"解肌,解散肌表之邪,与麻黄之发汗不同。"

勿误也。

凡酒客[1]勿与桂枝汤,若服必呕。

凡服桂枝汤吐者,后必吐脓血也。

桂枝汤 治中风,其脉阳浮而阴弱,阳浮者,热自发,阴弱者,汗自出,**濇濇**恶风[2],淅淅恶寒[3],翕翕发热[4],鼻鸣[5]干呕方。

桂枝[6] 芍药 生姜各三两 甘草二两 大枣十二枚

上五味㕮咀三物,切姜擘枣,以水七升煮枣令烂,去滓,乃纳诸药,水少者益之,煮令微沸,得三升,去滓,服一升,日三。小儿以意减之。初服少多便得汗出者,小阔其间;不得汗者,小促其间,令药势相及汗出。自护如法,特须避风。病若重,宜夜服。若服一剂不解,疾证不变者,当复服之。至有不肯汗出,服两三剂乃愈。服此药食顷,饮热粥以助药力。

治伤寒头及腰痛,身体骨节疼,发热恶寒,不汗而喘,**麻黄汤**方

麻黄三两 桂心 甘草各一两 杏仁七十枚,喘不甚用五十枚

上四味㕮咀,以水九升煮麻黄,减二升,去沫,纳诸药,煮取二升半,绞去滓,服八合,覆令汗。

大青龙汤 治中风伤寒,脉浮紧,发热恶寒,身体疼痛,汗不

---

① 酒客 卖酒处之常客,指嗜酒的人。

② **濇濇**恶风 《伤寒论》卷二·辨太阳病脉证并治、《诸病源候论》卷七·中风伤寒候、《外台秘要》卷二·伤寒中风方并作“啬啬恶寒”。

③ 淅淅恶寒 《伤寒论》卷二·辨太阳病脉证并治上、《诸病源候论》卷七·中风伤寒候、《外台秘要》卷二·伤寒中风方并作“淅淅恶风”。

④ 翕翕发热 《诸病源候论》卷七·中风伤寒候同,《伤寒论》卷二·辨太阳病脉证并治上、《外台秘要》卷二·伤寒中风方“翕翕”并作“翕翕”,义同。

⑤ 鼻鸣 即鼻塞。病人鼻塞,呼吸气粗而似鸣。《伤寒论条辨》卷二:“鼻鸣者,气息不利也……盖阳主气而上升,气通息于鼻,阳热壅甚,故鼻窒塞而息鸣。”

⑥ 桂枝 《外台秘要》卷二·伤寒中风方作“桂心”。

出而烦躁方。

麻黄六两　桂心　甘草各二两　石膏如鸡子一枚，碎　生姜三两　杏仁四十枚　大枣十二枚

上七味㕮咀，以水九升煮麻黄，去沫，乃纳诸药，煮取三升，分服一升。厚覆当大汗出，温粉粉之即止。不可再服，服之则筋惕肉瞤①，此为逆也。不汗乃再服。

阳毒汤②　治伤寒一二日便成阳毒③，或服药吐下之后，变成阳毒。身重腰背痛，烦闷不安，狂言，或走，或见鬼，或吐血下痢。其脉浮大数，面赤斑斑如锦纹，咽喉痛，唾脓血。五日可治，至七日不可治，宜服升麻汤方。

升麻　甘草各半两　当归　蜀椒　雄黄　桂心各六铢

上六味㕮咀，以水五升煮取二升半，分三服，如人行五里进一服，温覆手足，毒出则汗，汗出则解，不解重作服之，得吐亦佳。仲景无桂心，有鳖甲手大一片。《肘后》与《千金》同。《古今录验》有栀子六铢、鳖甲如手一片。

阴毒汤④　治伤寒初病一二日便结成阴毒⑤，或服药六七日以上至十日，变成阴毒。身重背强，腹中绞痛，咽喉不利，毒气攻心，心下坚强，短气不得息，呕逆，唇青面黑，四肢厥冷，其脉沉细紧

---

① 筋惕肉瞤（shùn　顺）　病证名。谓筋肉抽搐跳动。发汗过多，大汗亡阳，肌肤经脉不得温煦，故筋惕肉瞤。《伤寒明理论》卷三："《内经》曰：阳气者，精则养神，柔则养筋。发汗过多，津液枯少，阳气太虚，筋肉失所养，故惕惕然而跳，瞤瞤然而动也。"按"瞤"掣动，颤抖。《素问·气交变大论》："民病飧泄霍乱，体重腹痛，筋肉繇复，肌肉瞤酸，善怒。"

② 阳毒汤　《金匮要略》百合狐惑阴阳毒病脉证治作"升麻鳖甲汤"，即本方去桂心，加鳖甲，共六味。

③ 阳毒　病名。系感受疫毒所致的疾患，其主症为面赤斑斑如绵纹，咽喉痛，唾脓血。

④ 阴毒汤　《金匮要略》百合狐惑阴阳毒病脉证治用"升麻鳖甲汤"，去雄黄蜀椒，为四味。

⑤ 阴毒　病名。病因与阳毒相同，证候有异。《金匮要略》百合狐惑阴阳毒病脉证治谓其主症为"面目青，身痛如被杖，咽喉痛。"

数。仲景云：此阴毒之候，身如被打，五六日可治，至七日不可治也，甘草汤方。

甘草　升麻各半两　当归　蜀椒各六铢　鳖甲一两

上五味㕮咀，以水五升煮取二升半，分三服，如人行五里顷更进一服，温覆取汗，毒当从汗出，汗出则愈。若不汗则不除，重作服。仲景方去蜀椒。

阴旦汤　治伤寒肢节疼痛，内寒外热，虚烦方。

芍药　甘草各二两　干姜　黄芩各三两　桂心四两　大枣十五枚

上六味㕮咀，以水一斗煮取五升，去滓，温服一升，日三夜再，覆令小汗。

阳旦汤①　治伤寒中风，脉浮，发热往来，汗出，恶风，头项强，鼻鸣干呕，桂枝汤主之，随病加减如下。

以泉水一斗煮取四升，分服一升，日三。自汗者，去桂枝，加附子一枚；渴者，去桂，加栝楼根三两；利者，去芍药、桂，加干姜三累、附子一枚炮；心下悸者，去芍药，加茯苓四两；虚劳里急，正阳旦②主之，煎得二升，纳胶饴半斤，为再服。若脉浮紧发热者，不可与之。

六物解肌汤　治伤寒发热，身体疼痛方。

葛根四两　茯苓三两　麻黄　牡蛎　生姜各二两　甘草一两

上六味㕮咀，以水八升煮取三升，分三服，再服后得汗，汗通即止。《古今录验》无生姜甘草。

解肌汤　治伤寒温病方。

葛根四两　麻黄一两　黄芩　芍药　甘草各二两　大枣十二枚

上六味㕮咀，水一斗煮取三升，饮一升，日三服。三四日不解，

---

① 阳旦汤　即桂枝汤。按《金匮要略》妇人产后病脉证治："产后风续续数十日不解……可与阳旦汤"宋人注："即桂枝汤。"又，敦煌卷子《辅行决脏腑用药法象》名"小阳旦汤"。

② 正阳旦　即正阳旦汤，亦即桂枝汤加饴。按敦煌卷子《辅行决脏腑用药法象》"小阳旦汤"下云："若加饴一升，为正阳旦汤。"

脉浮者，宜重服发汗；脉沉实者，宜以快豉丸下之。《延年秘录》有桂心一两。

治伤寒时气温疫，头痛壮热，脉盛，始得一二日者方　丹砂一两末之，以水一斗煮取一升，顿服之，覆取汗。

治疫气伤寒，三日以前不解者方

好豉一升，绵裹　葱白切，一升　小男儿尿三升

上三味，先熬豉葱令相得，则投小便煮取二升，分再服，徐徐服之，覆令汗，神验。

解肌升麻汤　治时气三四日不解方。

升麻　芍药　石膏　麻黄　甘草各一两　杏仁三十枚　贝齿二枚，一作贝母十八铢

上七味㕮咀，以水三升煮取一升，尽服，温覆发汗便愈。

葛根龙胆汤　治伤寒三四日不瘥，身体烦毒而热方。

葛根八两　龙胆　大青各半两　升麻　石膏　萎蕤各一两　甘草　桂心　芍药　黄芩　麻黄各二两　生姜二两

上十二味㕮咀，以水一斗煮葛根，取八升，纳余药煮取三升，分四服，日三夜一。

治伤寒四五日，头痛壮热，四肢烦疼，不得饮食方

栀子仁　黄连　黄檗　大黄各半两　好豉一升　葱白七茎

上六味㕮咀，以水八升煮上四物六七沸，纳后葱白、豉煮得三升，顿服一升，日三。服汤讫，温覆令汗出，粉之。得汗便止后服，勿复取汗；不得汗者，复服重发。此药无忌，特宜老小，神良。

治夏月伤寒，四肢烦疼，发热，其人喜烦，呕逆支满，剧如祸祟，寒热相搏，故令喜烦，**七物黄连汤**方

黄连　茯苓　黄芩各十八铢　芍药　葛根各一两　甘草一两六铢　小麦三合

上各㕮咀，以水七升煮取三升，冷分三服。不能一升者，可稍稍服之。汤势安乃卧，药主毒气，服汤之后，胸中热及咽喉痛皆瘥。其明日复煮一剂，如法服之。服此汤无毒，但除热下气安病人。小

儿服者，取三分之一，以水四升煮得二升，稍稍服。

三匕汤 治伤寒中风，得之三日至七八日不解，胸胁痛，四肢逆，干呕，水浆不下，腹中有宿食不消，重下血一日数十行方

茯苓如鸡子大 黄芩 人参各三两 栝楼根四两 芒消 干地黄各一升 大黄 麻黄 寒水石各半斤

上九味捣筛令相得，以散三方寸匕、水一升煮令三沸，绞去滓服之，日三，温覆汗出即愈，病剧与六七匕。

五香麻黄汤 治伤寒忽发肿，或著四肢，或在胸背，虚肿浮如吹状，亦著头面唇口颈项，剧者偏著脚胫外如轴大而不痛不赤，著四肢者乃欲不遂，悉主之方。

麝香半两 薰陆香 鸡舌香各一两 沉香 青木香 麻黄 防风 独活 秦艽 萎蕤 甘草各二两 白薇 枳实各二两

上十三味㕮咀，以水九升煮取三升，分三服，覆取汗后，外摩防己膏。

治伤寒三日外，与前药不瘥，脉势仍数者，阳气犹在经络，未入脏腑方

桂枝 黄芩 甘草各二两 升麻 葛根 生姜各三两 芍药六两 石膏八两 栀子二七枚

上九味㕮咀，以水九升煮取二升七合，分二服，相去十里久。若前两服讫即得汗，后服即停；不得汗，更进一服，得汗即止；不得汗者，明日去栀子，加麻黄二两，足水二升，再依方服。

治伤寒**雪煎**方

麻黄十斤 杏仁一斗四升 大黄一斤十三两，如金色者

上三味㕮咀，以雪水五斛四斗渍麻黄于东向灶釜中三宿，纳大黄搅令调，炊以桑薪，煮得二斛汁，去滓复纳釜中，捣杏仁纳汁中复炊之，可余六七斗汁，绞去滓置铜器中，又以雪水三斗合煎之，搅令调，得二斗四升，药成可丸，冷凝丸如弹丸。有病者，以三沸白汤五合研一丸入汤中，适寒温服之，立汗出。若不愈者，复服一丸。密盛药，勿令泄气。

发汗丸第六方二首

神丹丸① 治伤寒敕濇恶寒，发热体疼者方。

附子 乌头各四两 人参 茯苓 半夏各五两 朱砂一两

上六味末之，蜜丸，以真丹为色。先食服如大豆二丸，生姜汤下，日三，须臾进热粥二升许，重覆汗出止。若不得汗，汗少不解，复服如前法。若得汗足，应解而不解者，当服桂枝汤。此药多毒，热者令饮水，寒者温饮解之。治疟先发服二丸。《要略》用细辛，不用人参，别有射罔枣大一枚，名赤丸，主寒气厥逆。

治伤寒五六日以上不解，热在胸中，口噤不能言，惟欲饮水，为坏伤寒，医所不能治，为成死人，精魂已竭，心下才温，以杖发其口开，灌药咽中，药得下则愈，**麦奴丸**，一曰黑奴丸，二曰水解丸方

釜底墨 灶突墨 梁上尘 大黄 麦奴② 黄芩 芒消各一两 麻黄二两

上八味末之，蜜丸如弹子大，以新汲水五合研一丸，破，渍置水中，当药消尽服之。病者渴欲饮水，极意不问升数，欲止复强饮，能多饮为善。不欲饮水，当强饮之。服药须臾当寒，寒竟汗出便解。若服药日移五尺许不汗，复服如前法，不过再三服佳。小麦黑勃名麦奴。

宜吐第七例一首 证五条 方五首

例曰：大法春宜吐。凡服吐药，中病便止，不必尽剂也。

病如桂枝证，头不痛，项不强，而脉寸口浮，胸中硬满，气上冲喉咽不得息者，此以内有久痰，宜吐之。

---

① 神丹丸 本方乌头与半夏同用，《金匮要略》"赤丸"已有此用法，应用时须注意其毒性。

② 麦奴 药名，为禾本科植物小麦果穗感染了黑粉科真菌麦散黑粉所产生的菌瘿。性味辛寒，主治热烦，解丹石天行热毒，阳毒，热极发狂，大渴及温疟等。

病胸上诸寒，胸中郁郁而痛，不能食，欲得使人按之，按之反有涎出，下利，日十馀行，而其人脉迟，寸脉微滑者，此宜吐之，吐之利即止。

少阴病，饮食入口则吐，心中愠愠然，欲吐复不能吐者，宜吐之。

宿食在上脘，宜吐之。

病手足逆冷，脉乍结者，客气在胸中，心下满而烦，饥不能食者，以病在胸中，宜吐之。

病如桂枝证，头不痛，项不强，寸脉微浮，胸中痞坚，气上撞咽喉不得息者，此为胸有寒也，宜吐之，**瓜蒂散**方

瓜蒂　赤小豆各一两

上二味治下筛，取一钱匕，香豉一合，熟汤七合煮作稀粥，去滓取汁，和散温顿服之。不吐者少少加，得快吐乃止。张文仲　以白汤三合和服。

水导散　治时气病，烦热如火，狂言妄语欲走方。

甘遂半两　白芷一两

上二味治下筛，水服方寸匕，须臾令病人饮冷水，腹满即吐之，小便当赤。一名濯肠汤，此治大急者。

藜芦丸　治伤寒不得吐方。

藜芦　附子各一两

上二味末之，蜜和如扁豆大，伤寒不食服二丸，不知增之。此谓得病一日以上四日以来，服药后日移三丈不吐，进热粥汁发之。

治伤寒温病三四日，胸中恶欲令吐者，服酒胆方

醇苦酒半升　猪胆一具

上二味，尽和饮之，吐即愈。

又方　取比轮钱[1]一百五十七枚，以水一斗煮取七升，分服汁尽，须臾复以水五升更煮钱，令得一升，复以水二升投中，合三升，

---

① 比轮钱　古代的一种钱币。三国吴所铸，东晋初尚在流通，俗称“比轮”。《晋书·食货志》：“晋自中原丧乱，元帝过江，用孙氏旧钱，轻重杂行，大者谓之比轮，中者谓之四文。”

出钱饮之，当吐毒即愈。

宜下第八例一首　诸证十二条　方八首

例曰：大法秋宜下。凡下以汤胜丸散也，中病便止，不必尽剂也。

伤寒有热，而小腹满，应小便不利，今反利者，此为有血也，当须下之，宜抵当丸。

太阳病，身黄，脉沉结，小腹坚满，小便不利者，为无血①也；小便自利，其人如狂②者，为血证谛③也，属抵党汤下之。

太阳病不解，热结在膀胱，其人如狂，其血自下即愈。其外不解，尚未可攻，当先解其外。外已解，但小腹结者，可攻之④。

阳明病，脉迟，虽汗出不恶寒，体必重，短气，腹满而喘，有潮热者，此外欲解，可攻里也。手足戢然⑤汗出者，大便已坚，宜承气汤⑥。若汗多，而微热恶寒者，为外未解也，桂枝汤主之⑦。其热不潮，未可与承气。若腹大满而不大便者，可少与承气汤⑧，微和其胃气，勿令大下。

阳明病，潮热，大便微坚，与承气汤⑨。不坚者，不可与之。若

---

① 无血　指无瘀血。

② 如狂　病证名。谓神志失常，但较发狂为轻。《伤寒论辨证广注》卷四："如狂者，乃邪热之气，上薰於心，以故妄乱，与狂相似也。"

③ 谛（dì　帝）　指确实无疑。按"谛"，确凿，确实。汉袁康《越绝书·外传枕中》："范子曰：夫八谷之贱也，如宿谷之登，其明也谛。"

④ 可攻之　此下《伤寒论》卷三·辨太阳病脉证并治有"宜桃核承气汤"六字。

⑤ 戢（jí　及）然　《伤寒论》卷五·辨阳明脉证并治"戢"作"濈"。按"濈"。按"濈然"，微汗湿润貌。《伤寒溯源集》卷五："濈然，濈濈然。微汗润湿之貌。"

⑥ 宜承气汤　《伤寒论》卷五·辨阳明脉证并治作"大承气汤主之"六字。

⑦ 桂枝汤主之　《伤寒论》卷五·辨阳明脉证并治无此五字。

⑧ 可少与承气汤　《伤寒论》卷五·辨阳明脉证并治作"可与小承气汤"。

⑨ 承气汤　《伤寒论》卷五·辨阳明脉证并治作"大承气汤"四字。

不大便六七日，恐有燥屎，欲知之法，少与承气汤①，腹中②转失气者，为有燥屎，乃可攻之；若不转气者③，此为头坚后溏，不可攻之也。攻之必胀满不能食。欲饮水者，即哕④，其后发热者，大便必复坚，宜与小承气汤⑤和之。不转气者，慎勿攻之。

阳明证，其人喜忘⑥者，必有蓄血。所以然者，本有久瘀血，故令喜忘，屎虽坚，大便必黑⑦，宜抵党汤下之。

阳明病，发热汗出者，此为越热⑧，不能发黄。但头汗出，身无汗，剂颈而还，小便不利，渴引水浆⑨者，此为瘀热在里，身必发黄，宜下以茵陈汤。方出第十卷中。

少阴病，得之二三日，口燥咽干，急下之，宜承气汤⑩。

少阴病，得之六七日，腹满，不大便者，急下之，宜承气汤。

夫实则谵语，虚则郑声⑪。郑声，重语也。直视，谵语，喘满者

---

① 承气汤　此上《伤寒论》卷五·辨阳明脉证并治、《外台秘要》卷一·千金方六首并有“小”字。

② 腹中　此上《伤寒论》卷五·辨阳明脉证并治有“汤入”二字。

③ 不转气者　《伤寒论》卷五·辨阳明脉证并治“气”上有“失”字。

④ 即哕　此上《伤寒论》卷五·辨阳明脉证并治有“与水”二字。

⑤ 小承气汤　原作“少承气”三字，据《伤寒论》卷五·辨阳明脉证并治、《外台秘要》卷一·千金方六首改。

⑥ 喜忘　病证名。谓言语动作，既往而忘。《伤寒论条辨》卷四：“喜忘，好忘前言往事也。”

⑦ 屎虽……必黑　《外台秘要》卷一·千金方六首作“虽大便坚，反易，色必黑”九字。

⑧ 越热　热邪向外发泄。按“越”，消散，宣扬。《左传·昭公四年》：“风不越而杀，雷不发而震。”杜预注：“越，散也。”《尔雅·释言》：“越，扬也。”

⑨ 渴引水浆　谓口渴而取饮大量水或饮料。《注解伤寒论》卷五：“渴饮水浆者，热甚于胃，津液内竭也。”按“引”，持取。《战国策·秦策一》：“（苏秦）读书欲睡，引锥自刺其股，血流至足。”

⑩ 承气汤　《伤寒论》卷六·辨少阴脉证并治作“大承气汤”四字。

⑪ 郑声　谓语言重复，声音不正。《伤寒明理论》卷二：“伤寒郑声，为邪音也。孔子曰：恶郑声之乱雅乐也……是为郑声，为不正之音也。伤寒郑声者，则其声如郑卫之音，转不正也。”

死，下痢者亦死。

伤寒四五日，脉沉喘满，沉为在里而反发汗，津液越出，大便为难，表虚里实，久则谵语。

大承气汤 主热盛，腹中有燥屎，谵语者方。

大黄四两 厚朴八两 枳实五枚 芒消五合

上四味㕮咀，以水一斗先煮二物，取五升，去滓，纳大黄煎取二升，去滓，下芒消，更煎一两沸，分再服，得快利止。

抵党丸方

水蛭二十枚 桃仁二十三枚 虻虫二十枚 大黄三两

上四味末之，蜜和合，分为四丸，以水一升煮一丸，取七合，顿服之。晬时当下血，不下更服。

抵党汤方

水蛭三十枚 桃仁二十三枚 虻虫二十枚 大黄三两

上四味㕮咀，以水五升煮取三升，去滓，服一升，不下更服。

承气汤方

枳实五枚 大黄四两 芒消半升 甘草二两

上四味㕮咀，以水五升煮取二升，去滓，适寒温分三服。如人行五里进一服，取下利为度，若不得利，尽服之。

生地黄汤 治伤寒有热，虚羸少气，心下满，胃中有宿食，大便不利方。

生地黄三斤 大黄四两 大枣二枚 甘草一两 芒消二合

上五味合捣，令相得，蒸五升米下，熟绞取汁，分再服。

伤寒七八日不解，默默心烦，腹中有干粪，谵语，**大柴胡加萎蕤知母汤**方

柴胡半斤 黄芩 芍药各三两 半夏半升 生姜五两 大黄 甘草各一两 人参三两 萎蕤 知母各二两

上十味㕮咀，以水一斗煮取三升，去滓，服一升，日三，取下为效。《集验》用枳实四枚，不用芍药。

伤寒，头痛壮热，百节疼痛方

柴胡四两　升麻　黄芩　大青　杏仁各三两　芍药　知母　栀子仁各四两　香豉一升　石膏八两

上十味㕮咀，以水九升煮取二升七合，分温三服。若热盛，加大黄四两。

治伤寒留饮，宿食不消，**快豉丸**方

豆豉一升　巴豆三百枚，今用二百枚　杏仁六十枚　黄芩　黄连　大黄　麻黄各四两　芒消　甘遂各三两

上九味末之，以蜜和丸如大豆，服二丸，不得下者增之。崔氏云：此黄素方。

发汗吐下后第九脉证七条　方十七首　灸法一首

伤寒已解半日许，复心烦热，其脉浮数者，可更发汗，宜桂枝汤。凡发汗后饮水者，必喘，宜慎也。

治发汗后，表里虚烦不可攻者，但当与**竹叶汤**方

竹叶二把　人参　甘草各二两　半夏半升　石膏一斤　麦门冬一升　生姜四两

上七味㕮咀，以水一斗煮取六升，去滓，纳粳米半升，米熟去之，分服一升，日三。张文仲无生姜

服桂枝汤，大汗后，脉洪大者，与桂枝汤。若形如疟①，一日再发，汗出便解者，属**桂枝二麻黄一汤**方

桂枝一两十七铢　麻黄十六铢　芍药一两六铢　甘草一两二铢　杏仁十六枚　大枣五枚　生姜一两六铢

上七味㕮咀，以水五升煮麻黄，再沸去沫，纳诸药，煮取二升，适寒温分再服，取微汗而已。

---

① 形如疟　谓发热恶寒同时出现，发作有时，似疟而实非疟。亦作“如疟状”。《伤寒贯珠集》卷一：“病如疟状，非真是疟，亦非传少阳，乃正气内盛，数与邪争故也。”

小青龙汤　治伤寒表未解，心下①有水气②，干呕，发热而咳，或渴，或痢，或噎③，或小便不利，小腹满④，或喘者，小青龙汤方。

桂心三两　半夏　五味子各半两　麻黄　甘草　干姜　芍药　细辛各三两

上八味㕮咀，以水一斗煮麻黄，减二升，去上沫，纳诸药，煮取三升，分三服，相去十里顷复服之。若渴者，去半夏，加栝楼根三两；若微痢，去麻黄，加荛花如一鸡子，熬令赤色；若噎，加附子一枚；若小便不利，小腹满者，去麻黄加茯苓四两；若喘，去麻黄，加杏仁半升。数用神效。

治伤寒，发汗出而喘，无大热，**麻黄杏仁石膏甘草汤**方

麻黄四两　杏仁五十枚　石膏半斤　甘草二两

上四味㕮咀，以水七升先煮麻黄，令减二升，纳诸药，煎取三升，分三服。

发汗，若下后，烦热，胸中窒⑤，气逆抢心者，**栀子汤**方

栀子十四枚　香豉四合，绵裹

上二味，以水四升煮栀子，取二升半，纳豉，煮取一升半，分二服，温进一服，得快吐，止后服。

治发汗后腹胀满，**厚朴汤**方

厚朴八两　半夏半升　生姜八两　甘草二两　人参一两

上五味㕮咀，以水一斗煮取三升，分三服。

---

① 心下　此泛指"体中"。

② 水气　病证名。此处指饮证，即水液停留体内引起的病变。《伤寒论条辨》卷三："水气，谓饮也。"

③ 噎（yē　椰）　咽喉部有梗阻不畅的感觉。

④ 小腹满　谓下腹部胀满不适。亦称"少腹满"。《伤寒论辨证广注》卷四："伤寒有热者，谓里有热，热入下焦，故少腹作满形也。"

⑤ 胸中窒　谓自觉胸中窒塞不畅。《伤寒论条辨》卷三："窒者，邪热壅滞而窒塞，未至于痛，而比痛较轻也。"

太阳病，发汗，汗出不解，其人仍发热，心下悸，头眩，身瞤动①，振振欲擗地②，属**玄武汤**③方

茯苓　芍药　生姜各三两　白术二两　附子一枚

上五味㕮咀，以水八升煮取二升，温服七合。

太阳病，反下之④，利遂不止。脉促者，表未解。喘而汗出者，**葛根黄连汤**⑤方

葛根半斤　黄芩　黄连各三两　甘草二两

上四味㕮咀，以水八升先煮葛根，减二升，纳诸药，煮取三升，去滓，分再服。

伤寒，发汗吐下后，心下逆满，气上冲胸，起即头眩，其脉沉紧，发汗则动经⑥，身为振摇者，**茯苓汤**⑦方

茯苓四两　白术　桂心各三两　甘草二两

上四味㕮咀，以水六升煮取三升，去滓，分三服。

---

① 身瞤动　谓全身肌肉不自主地跳动。《金匮要略》痰饮咳嗽病脉证并治："其人振振身瞤剧，必有伏饮。"

② 振振欲擗地　谓身体颤抖，站立不稳，时时欲仆倒在地之状。《伤寒论直解》卷三："振振欲擗地者，合头眩、身瞤而言也。言眩之极，动之甚，则振振动摇不能撑持而欲擗地也。"

③ 玄武汤　《伤寒论》卷三·辨太阳病脉证并治作"真武汤"。玄武汤即真武汤。考真武，又作玄武，与青龙、白虎、朱雀合称四神。宋本《伤寒论》为避宋始祖赵玄朗讳，改玄为真。

④ 太阳病，反下之　《伤寒论》卷三·辨太阳病脉证并治作"太阳病桂枝证医反下之"十字。

⑤ 葛根黄连汤　《伤寒论》卷三·辨太阳病脉证并治作"葛根黄芩黄连汤"七字。

⑥ 动经　谓损伤经脉。《伤寒论条辨》卷二："动经，伤动经脉，振振奋动也。盖人之经脉，赖津液以滋养，饮之为饮，津液类也。静则为养，动则为病，宜制胜之，不宜发汗，既吐下后，脉又沉紧而复发汗，则重亡津液，气血衰耗，故变如此。"

⑦ 茯苓汤　《伤寒论》卷三·辨太阳病脉证并治作"茯苓桂枝白术甘草汤"九字。

凡寸口脉浮，关上自沉，为结胸。《巢源》作沉细。

凡伤寒病发于阳，而反下之，热入因作结胸。

结胸病，项亦强，如柔痉状①，下之即和，宜**大陷胸丸**方

大黄八两　芒消　杏仁　葶苈各五合

上四味，捣筛二物，别研杏仁芒消如脂，和散，取如弹丸大一枚，甘遂末一钱匕，白蜜二合，水一升煮取八合，温顿服之。病乃自下②。如不下，更服，取下为效。

伤寒六七日，结胸热实，其脉沉紧，心下痛，按之正坚，宜大陷胸汤。

太阳病，重发汗，而复下之，不大便五六日，舌上干而渴，日晡所小有潮热，心胸大烦，从心下至小腹坚满而痛不可近，宜**大陷胸汤**方

甘遂末一钱匕　大黄六两，切　芒消一升

上三味，以水六升先煮大黄，取二升，去滓，纳芒消一沸，纳甘遂，分再服。一服得快利，止后服。

伤寒中风，医反下之，其人下痢，日数十行，谷不化，腹中雷鸣，心下痞坚结满，干呕，心烦不能得安。师见心下痞，谓病不尽，复下之，其痞益甚。此非结热，但以胃中虚，客气上逆使之然也，宜**甘草泻心汤**方

甘草四两　黄芩　干姜各二两　黄连一两　半夏半升　大枣十二枚

上六味㕮咀，以水一斗煮取六升，去滓，分服一升，日三。加人参三两乃是。

治伤寒发汗后，胃中不和，心下痞坚，干噫食臭③，胁下有水气，腹中雷鸣，下痢者，属**生姜泻心汤**方

生姜四两　甘草三两　半夏半升　黄连一两　干姜一两　人参三两

---

① 如柔痉状　谓出现颈项强急，俯仰不能自如，身热汗出等症状。《伤寒论辨证广注》卷五：“如柔痉状者，盖言有汗而非外邪之项强也。”

② 病乃自下　《伤寒论》卷四·辨太阳病脉证并治作“一宿乃下”。

③ 干噫（ǎi　矮）食臭　谓嗳气有食物气味。

黄芩三两　大枣十二枚

上八味㕮咀，以水一斗煮取六升，去滓，分服一升，日三。

伤寒吐下后七八日不解，结热在里，表里俱热，时时恶风，大渴，舌上干燥而烦，欲饮水数升，宜**白虎汤**方

石膏一升　知母六两　甘草二两　粳米六合

上四味㕮咀，以水一斗煮米熟，去滓，分服一升，日三。诸亡血及虚家不可与白虎汤，若立夏后至立秋前得用之，立秋后不可服，春三月尚凛冷，亦不可与之，与之呕利腹痛。

伤寒无大热，而口干渴，心烦，背微恶寒，宜白虎汤。

伤寒脉浮，发热无汗，其表不解，不可与白虎汤。渴欲饮水，无表证，宜白虎汤。

若渴欲饮水，口燥舌干者，亦宜白虎汤。

治伤寒后结热在内，烦渴，**青葙子丸**方

青葙子五两　黄芩　苦参　栝楼根各一两　黄檗二两　龙胆　黄连　栀子人各三两

上八味末之，蜜丸，先食服如梧子大七丸，日三，不知稍加。一本云：饧和为丸

伤寒热病十日以上，发汗不解，及吐下后，诸热不除，及下利不止，斑出，皆治之，**大青汤**方

大青四两　甘草　阿胶各二两　豆豉一升

上四味㕮咀，以水八升煮取三升，去滓，煮三沸去豉，纳阿胶令烊，顿服一升，日三服。欲尽复作，常使有余。渴者当饮，但除热止吐下，无毒。《深师》治劳复。《肘后》有赤石脂三两。《胡洽》、《集验》同。

治伤寒后不了了①，朝夕有热如疟状方

知母二两　麻黄　甘草　芍药　黄芩　桂心各一两

上六味㕮咀，以水七升煮取二升半，服五合，日三，温覆令微汗。若心烦不得眠，其人欲饮水，当稍稍饮之，令胃中和则愈。

江南诸师秘仲景要方不传。

---

① 不了了　谓病尚未痊愈。《伤寒论条辨》卷六："不了了，谓无已时也。"

初得病，或先头痛身寒热，或濇濇欲守火，或腰背强直，面目如饮酒状，此伤寒初得一二日，但列火①灸心下三处。第一处去心下一寸名巨阙，第二处去心下二寸名上脘。第三处去心下三寸名胃脘，各灸五十壮。然或人形大小不同，恐寸数有异，可绳度，随其长短寸数最佳。取绳从心头骨名鸠尾②头度，取脐孔，中屈绳取半，当绳头名胃脘，又中屈半绳更分为二分，从胃脘向上度一分即是上脘。又上度取一分，即是巨阙。大人可灸五十壮，小儿可三壮，亦随其年。灸之大小，以意斟量也。若病者三四日以上，宜先灸胸上二十壮。以绳度鼻正上尽发际，中屈绳断去半，便从发际入发中，灸绳头名曰天聪。又灸两颞颥。又灸两风池。又灸肝俞百壮，余处各二十壮。又灸太冲三十壮，神验。

（李培振）

① 列火　元本、明本、道藏本、四库本“列”并作“烈”。

② 鸠(jiū　究)尾　骨骼名，即胸骨剑突。

备急千金要方校释卷第十 伤寒下

朝奉郎守太常少卿充秘阁校理判登闻检院上
护军赐绯鱼袋臣林亿等校正

伤寒杂治第一热毒　呕哕　攻手足　毒肿　斑出　豌豆疮　鼻衄　喉闭　口苦　口干　下利　虚肿　汗不止　盗汗附①论一首　方五十一首　灸法一首

论曰：凡除热解毒，无过苦醋之物，故多用苦参青葙艾栀子葶苈苦酒乌梅之属，是其要也。夫热盛，非苦醋之物不解也。热在身中，既不时治，治之又不用苦醋之药，此如救火不以水也，必不可得脱免也。又曰：今诸疗多用辛甘姜桂人参之属，此皆贵价难得，常有比行②求之，转以失时；而苦参青葙葶苈艾之属，所在尽有，除热解毒最良，胜于向贵价药也。前后数参并用之，得病内热者，不必按药次也。便以青葙苦参艾苦酒疗之，但稍与促其间，无不解也。扁鹊曰：病在腠理，汤熨之所及。病在血脉，针石之所及。病在骨髓，无可奈何。而凡医治病，或言且待使病成，乃顿去之，此为妄

---

① 热毒……盗汗附　原无，据本书目录补。

② 比行　并排行进。《史记·苏秦列传》："径乎亢父之险，车不得方轨，骑不得比行，百人守险，千人不敢过也。"此喻人众多。

矣。当预约束家中及所部曲①，具语解此意，使有病者知之为要。

治温气病欲死方　苦参一两以酒二升煮取一升，尽饮之，当吐则除。诸毒病服之，覆取汗，皆愈。张文仲及《肘后》云：治热毒气垂死，破棺千金汤。

治热病五六日以上，**苦参汤**方

苦参三两　黄芩二两　生地黄八两

上三味㕮咀，以水八升煎取二升，适寒温服一升，日再。

凝雪汤　治时行毒病七八日，热积聚胸中，烦乱欲死，起死人，拓汤方。芫花一升，以水三升煮取一升半，渍故布薄胸上，不过三薄，热即除，当温暖四肢，护厥逆也。

治伤寒中风五六日以上，但胸中烦，干呕，**栝楼汤**方

栝楼实一枚　黄芩　甘草各三两　生姜四两　大枣十二枚　柴胡半斤

上六味㕮咀，以水一斗二升煮取五升，绞去滓，适寒温服一升，日三。

治伤寒后呕哕反胃，及干呕不下食，**芦根饮子**方

生芦根切　青竹茹各一升　粳米三合　生姜三两

上四味，以水七升先煮千里鞋底一只，取五升澄清，下药煮取二升半，随便饮，不瘥，重作取瘥。

治伤寒后呕哕方

通草三两　生芦根切，一升　橘皮一两　粳米三合

上四味㕮咀，以水五升煮取二升，随便稍饮，不瘥更作，取瘥止。

治伤寒后②虚羸少气，呕吐方③

① 部曲　部属，部下。袁宏《后汉纪·灵帝纪》："今将军既有元舅之尊，二府并领劲兵，部曲将吏皆英俊之士，乐尽死力，事在掌握，天赞之时也。"

② 伤寒后　《伤寒论》辨霍乱病脉证并治"后"上有"解"一字。

③ 呕吐方　《伤寒论》辨霍乱病脉证并治作"气逆欲吐竹叶石膏汤主之"十一字。方中多甘草一味，分两小别。

石膏一升　竹叶二把　麦门冬一升　人参二两　半夏一升

上五味㕮咀，以水一斗煮取六升，去滓，纳粳米一升，米熟汤成，饮一升，日三服。一方加生姜五两。此方正是仲景竹叶汤方，前卷汗后门中已有此方，仍少甘草，分两小别。

治毒热攻手足，赤肿焮热，疼痛欲脱方　煮马屎若羊屎汁渍之，日三度。

又方　猪膏和羊屎涂之，亦佳。

又方　浓煮虎杖根，适寒温以渍手足，令至踝上一尺止。

又方　取酒煮苦参，以渍之。

又方　稻穰灰汁渍之。

又方　取常思草绞取汁，以渍之。一名苍耳。

漏芦连翘汤　治时行热毒，变作赤色痈疽丹疹毒肿，及眼赤痛生障①翳方。

漏芦　连翘　黄芩　麻黄　白蔹②　升麻　甘草各二两　枳实　大黄各三两

上九味㕮咀，以水九升煮取三升，分三服，相去五里久更服。热盛者，可加芒消二两。

治伤寒五六日斑出，**猪胆汤**方

猪胆　苦酒各三合　鸡子一枚

上三味合煎三沸，强人尽服之，羸人须煎六七沸，分为二服，汗出即愈。

治人及六畜时气热病，豌豆疮③方　浓煮黍穰④汁洗之，一茎是穄穰，即不瘥。疮若黑者，捣蒜封之。

---

① 障　原作“鄣”，今改。按“鄣”，同“障”，障蔽。《论衡·率性》：“起屋筑墙，以自蔽鄣。”

② 白蔹　道藏本、四库本并作“白术”。

③ 豌豆疮　病证名。伤寒热毒气盛，多发疮，其疮形如豌豆，故谓豌豆疮。详参《诸病源候论》卷七·伤寒豌豆疮候。

④ 黍穰　药名，又名黍茎，为黍茎中白色柔软的部分。性味辛热，有小毒，主治小便不利，水肿，妊娠尿血等。

又方　煮芸薹洗之。

治热病后发豌豆疮方　黄连三两以水二升煮取八合，顿服之。

又方　真波斯[①]青黛，大如枣，水服之，瘥。

又方　青木香二两以水三升煮取一升，顿服之。

又方　若赤黑发如疥大一作疾火者，煎羊脂摩敷之。

又方　小豆屑，鸡子白和敷。

又方　妇人，月水帛拭之。

又方　小儿，著取月水汁和水浴之。

治疮出烦疼者，**木香汤**方

青木香二两　薰陆香　丁香　矾石各一两　麝香半两

上五味㕮咀，以水四升煮取一升半，分再服。热毒盛者，加犀角一两，无犀角以升麻代。病轻者，去矾石。神验。

又方　疮上与芒消和猪胆涂，勿动痂落无痕，仍卧黄土末上良。此病小便涩，有血者，内坏疮皆黑，靥[②]不出脓者死，不治也。

治内发疮盛方

醋四合　大猪胆一具

上二味合煎三沸，服一合，日五服之，良验。

治豌豆疮初发觉欲作者方　煮大黄五两，服之愈。

治时行病发疮方　取好蜜遍身摩疮上，亦可以蜜煎升麻摩之，并数数食之。

热病后发豌豆疮　灸两手腕研子骨尖上三壮，男左女右。

治伤寒鼻衄，肺间有余热故也，热因血自上不止用此方

牡蛎一两半　石膏一两六铢

上二味治下筛，酒服方寸匕，日三四。亦可蜜丸，服如梧子大，用治大病瘥后小劳便鼻衄。

治伤寒热病，喉中痛，闭塞不通方

生乌扇一斤，切　猪脂一斤

---

① 波斯　古国名，即今伊朗。

② 靥　原作“厌”，据元本、明本、道藏本、四库本改。

上二味合煎，药成去滓，取如半鸡子，薄绵裹之，纳喉中，稍稍咽之，取瘥。

又方　升麻三两　通草四两　射干二两　芍药　羚羊角各三两　生芦根切，一升

上六味㕮咀，以水七升煮取二升半，分三服。

治热病，口中苦，下气除热，喉中鸣，煎方

石膏半升　蜜一升

上二味，以水三升煮石膏，取二升，乃纳蜜复煎取如饧，含如枣核，尽复合之，大良。

治伤寒，热病后口干，喜唾，咽痛方

大枣二十枚　乌梅十枚

上二味合捣，蜜和含如杏核大，咽其汁，甚验。

伤寒，服汤药，而下利不止，心下痞坚，服泻心汤竟，复以他药下之，利不止，医以理中与之，而利益甚。理中治中焦，此利在下焦，**赤石脂禹余粮汤**主之方

赤石脂　禹余粮各一斤，碎

上二味，以水六升煮取二升，分三服。若不止，当利小便。

治伤寒后下利脓血方

阿胶一两　黄檗二两　黄连四两　栀子仁十四枚

上四味㕮咀，以水六升煮取二升，去滓，纳阿胶更煎令消，分为三服。《甲乙方》无黄檗，有黄芩。

治赤白下脓，小儿得之三日皆死，此有䘌虫在下部方

麝香　矾石　巴豆　附子　真珠　雄黄

上六味等分治合，取桑条如箭簳长三寸，以绵缠头二寸，唾濡绵展取①药著绵上，纳谷道中，半日复易之，日再，神效。

治伤寒六七日，其人大下后，脉沉迟，手足厥逆，下部脉不至，咽喉不利，唾脓血，泄利不止，为难治，**麻黄升麻汤**方

① 展取　沾取。按“展”，用同“沾”。沾染，附着上。白朴《梧桐雨》第三折：“断遣尽枉展污了五条刑法。”

麻黄　知母　萎蕤一作菖蒲　黄芩各三两　升麻　芍药　当归　干姜　石膏　茯苓　白术　桂心　甘草　麦门冬各二两

上十四味㕮咀，以水一斗先煮麻黄，减二升，去上沫，纳诸药煮取三升，分服一升，微取汗愈。

治温毒及伤寒，内虚外热攻胃，下黄赤汁及烂肉汁赤滞下，伏气腹痛诸热毒方

栀子二十枚　豉一升　薤白一握

上三味，以水四升煮栀子薤白令熟，纳豉煮取二升半，分三服，频服取瘥。

治病后虚肿方　豉五升醇酒一斗煮三沸，及热顿服，不耐酒者随性，覆取汗。

治汗不止方　地黄三斤切，以水一斗煮取三升，分三服。

又方　白术叶作饮，饮之。

又方　白术方寸匕以饮服之。

治卒得汗不止方　温酒服牛羊脂。

又方　服尿亦止。

治盗汗及汗无时方　韭根四十九枚水二升煮一升，顿服。

又方　豉一升以酒二升渍三日，服不瘥，更合服，不过三剂止。

又方　死人席缘灰煮汁，洗身瘥。

止汗方

杜仲　牡蛎等分

上二味治下筛，夜卧以水服五钱匕。

又方　麻黄根　牡蛎　雷丸各三两　干姜　甘草各一两　米粉二升

上六味治下筛，随汗处粉之。

牡蛎散　治卧即盗汗，风虚头痛方。

牡蛎　白术　防风各三两

上三味治下筛，酒服方寸匕，日二。止汗之验无出于此方，一切泄汗服之，三日皆愈，神验。

劳复①第二食忌　阴阳易　理发附②论二首　食忌九条　方二十一首

论曰：凡热病新瘥，及大病之后，食猪肉及羊血肥鱼油腻等，必当大下利，医所不能治也，必至于死。若食饼饵③粢④黍饴，哺⑤鲙炙⑥枣栗诸果物脯脩⑦及坚实难消之物，胃气尚虚弱，不能消化，必更结热。适以药下之，则胃气虚冷，大利难禁。不下之必死，下之复危，皆难救也。热病及大病之后，多坐此死，不可不慎也。病新瘥后，但得食糜粥，宁少食令饥，慎勿饱，不得他有所食，虽思之，勿与之也。引日⑧转久，可渐食羊肉白糜，若羹汁雉兔鹿肉，不可食猪狗肉也。新瘥后当静卧，慎勿早起，梳头洗面。非但体劳，亦不可多言语用心，使意劳烦。凡此皆令人劳复。故督邮顾子献⑨得病已瘥未健，诣华旉视脉，曰：虽瘥尚虚，未得复，阳气不足，慎勿劳事，余劳尚可，女劳则死，当吐舌数寸。其妇闻其夫瘥，从百余里来省之，经宿交接，中间三日，发热⑩口噤，临死舌出数寸而

---

① 劳复　病证名。谓伤寒热病初愈，气血未复，正气尚虚，余邪未尽，因妄动作劳而引起疾病复发者。

② 食忌……附　原无，据本书目录补。

③ 饼饵（ěr　耳）　糕饼。《急就篇》第二章："饼饵麦饭甘豆羹。"颜师古注："溲米而蒸之则为饵。"

④ 粢（cí　词）　米饼。

⑤ 哺（bǔ　捕）　咀嚼，泛指吃、喝。《说文解字·口部》："哺，哺咀也。"段玉裁注："释玄应引许《淮南》注曰：哺，口中嚼食也。"

⑥ 鲙炙　细切的鱼和烤肉。按"鲙"，鱼鲙。《龙龛手鉴·鱼部》："鲙，鱼细切作鲙也"。

⑦ 脯脩　干肉。《礼记·曲礼上》："以脯脩置者，左朐右末。"孔颖达疏："脩亦脯也。"

⑧ 引日　拖延时日。曹操《表刘琮令》："身没之后，诸子鼎峙，虽终难全，犹可引日。"

⑨ 顾子献　《三国志·魏书·华佗传》作"顿子献"。

⑩ 发热　《外台秘要》卷二·伤寒阴阳易方作"发病"。

死。病新瘥未满百日，气力未平复，而以房室者，略无不死。有士盖正者，疾愈后六十日，已能行射猎，以房室则吐涎而死。及热病房室，名为阴阳易①之病，皆难治多死。近者有一士大夫，小得伤寒，瘥以十余日，能乘马行来，自谓平复，以房室即小腹急痛，手足拘拳②而死。时病瘥后未满五日，食一切肉面者，病更发大困。时病瘥后新起，饮酒及韭菜，病更复。时病新瘥，食生鱼鲊③，下利必不止。时病新瘥，食生菜，令颜色终身不平复。时病新汗解，饮冷水者，损心包，令人虚不复④。时病新瘥，食生枣及羊肉者，必膈上作热蒸。时病新瘥，食犬羊等肉者，作骨中蒸热。时疾新瘥，食鱼肉与瓜生菜，令人身热。时疾新瘥，食蒜鲙者，病发必致大困。

黄龙汤⑤治伤寒瘥后更头痛壮热烦闷方。仲景名小柴胡汤。

柴胡一斤　半夏半升　黄芩三两　人参　甘草各二两　生姜四两　大枣十二枚

上七味㕮咀，以水一斗煮取五升，去滓，服五合，日三。不呕而渴者，去半夏，加栝楼根四两。

补大病后不足，虚劳方万病虚劳同用　取七岁以下五岁以上黄牛新生者乳一升，以水四升煎取一升，如人体温，稍稍饮之，不得过多，十日服，不绝为佳。

---

① 阴阳易　病证名。谓大病新瘥，血气未复，余邪未尽，因犯房事而余毒相染的病证。男子与病后未完全康复的妇人房事后得病，名为阴易；妇人与病后未完全康复的男子房事后得病，名为阳易。

② 拘拳　元本、明本、道藏本、四库本“拳”并作“挛”。

③ 鱼鲊（zhǎ　眨）　用盐、米粉腌制的鱼。《释名·释饮食》：“鲊，菹也，以盐米酿鱼以为菹，熟而食也。”

④ 令人虚不复　元本、明本并作“令人虚，补不复”六字。

⑤ 黄龙汤　《外台秘要》卷二·伤寒劳复食复方引《千金》作“又疗伤寒瘥后，更头痛，壮热，烦闷者方。服黄龙汤三合，日三服”。《医心方》卷十四·治伤寒病后头痛方作“《千金方》云：“伤寒瘥后，更头痛、壮热、烦闷方。服黄龙汤五合，日三。集验方同之”。

治伤寒温病后劳复,或食或饮或动作方

栀子仁三七枚　石膏五两　鼠屎尖头大者,二十枚　香豉一升

上四味㕮咀,以水七升煮取三升,分三服。

治病后劳复,或因洗手足,或梳头,或食等劳复方　取洗手足汁,饮一合。

又　取头中垢如枣核大,吞一枚。

枳实栀子汤　治大病瘥后,劳复者方。

枳实三枚　栀子十四枚　豉一升,绵裹

上三味㕮咀,以醋浆①七升先煎,减三升,次纳枳实栀子,煮取二升,次纳豉,煮五六沸,去滓,分再服,覆取汗。如有宿食者,纳大黄如簙棋子五六枚。

治病新瘥遇美饮食食过多,食复者方　取所食余烧作末,饮调服二钱匕,日三服。

治新瘥早起及食多劳复方

豉五合　鼠屎二十一枚,尖头者

上二味以水二升煮取一升,尽服之,温卧令小汗,愈。崔氏加栀子七枚尤良。《肘后》有麻子仁纳一升,加水一升;亦可纳枳实三枚、葱白一虎口。

治重病新瘥,早起劳及饮食多,致复欲死方　烧鳖甲末,服方寸匕。

治食大饱不消,劳复脉实者方

豉一升　鼠屎二十一枚　栀子七枚　大黄三两

上四味㕮咀,以水六升煮取二升,分三服,微取汗,应小鸭溏者止,不溏者复作。

治劳复垂死方　暖汤三合,洗四五岁女子阴,取汁纳口中服即愈。小男儿亦得。

治劳复,起死人**麦门冬汤**,气欲绝用有效方

麦门冬一两　京枣二十枚　竹叶切,一升　甘草二两

---

① 醋浆　《伤寒论》卷七·辨阴阳易差后劳复病证并治作“清浆水”三字。

上四味㕮咀，以水七升煮粳米一升令熟，去米纳诸药，煎取三升，分三服，不能服者绵滴汤口中。

治食劳方　曲一升煮取汁服之。

又方　杏仁五十枚以醋二升煎取一升，服之取汗。

又方　烧人屎灰，水服方寸匕。

欲令病人不复方　烧头垢如梧子大，服之。

治伤寒瘥后一年，心下停水，不能食方

生地黄五斤　白术一斤　好曲二斤

上三味合捣相得，曝干下筛，酒服方寸匕，日三，加至二匕。

论曰：妇人温病虽瘥，未苦①平复，血脉未和，尚有热毒，而与之交接得病者，名为阴易之病。其人身体重，热上冲胸，头重不能举，眼中生眵䁾，四肢一云膝胫拘急，小腹绞痛，手足拳，皆即死。其亦有不即死者，病苦少腹里急，热上冲胸，头重不欲举，百节解离，经脉缓弱，血气虚，骨髓竭，便嘘嘘吸吸，气力转少，著床不能动摇，起止仰人，或引岁月方死。医者张苗说：有婢得病瘥后数十日，有六人奸之皆死。

妇人得病易丈夫，丈夫得病亦易妇人，治之方

取女人中裈②近隐处烧，服方寸匕，日三，小便即利，阴头微肿，此为愈矣。女人病可取男裈，一如此法。

治交接劳复，阴卵肿缩，腹中绞痛，便欲死方　取所交接妇人衣裳，以覆男子，立愈。

令病人不复方　取女人手足爪二十枚、女人中衣带一尺烧，以酒若米饮汁服。

治男子新病起，近房内复者方　取女人月经赤帛烧，服方寸匕。亦治阴卵肿缩入腹，绞痛欲死。

治病后头乱不可理，通头法　生麻油二升，将头发解开安铜沙

① 苦　犹言甚，很。韩愈《赠崔立之评事》："崔侯文章苦捷敏，高浪驾天输不尽。"

② 裈（kūn 昆）　裤子。

罗中,用油淹渍之,细细将钗子领发,斯须并自通。

百合第三论二首　方七首

论曰:百合病[1]者,谓无经络[2],百脉一宗,悉致病也。皆因伤寒虚劳,大病已后不平复,变成斯病。其状恶寒而呕者,病在上焦也,二十三日当愈。其状腹满微喘,大便坚,三四日一大便,时复小溏者,病在中焦也,六十三日当愈。其状小便淋沥难者,病在下焦也,三十三日当愈。各随其证以治之。百合之为病,令人意欲食,复不能食,或有美时,或有不用闻饮食臭时。如有寒,其实无寒;如有热,其实无热。常默默欲卧,复不得眠,至朝口苦,小便赤涩,欲行复不能行。诸药不能治,治之即剧吐利,如有神灵所为也。百合病身形如和,其脉微数,其候每溺时即头觉痛者,六十日乃愈。百合病候之溺时头不觉痛,淅淅然[3]寒者,四十日愈。百合病候之溺时觉快然,但觉头眩者,二十日愈。百合病证,其人或未病而预见其候者,或已病四五日而出,或病一月二十日后见其候者,治之喜误也,依证治之。

论曰:百合病,见在于阴而攻其阳,则阴不得解也。复发其汗,为逆也。见在于阳而攻其阴,则阳不得解也。复下之,其病不愈。《要略》云:见于阴者,以阳法救之;见于阳者,以阴法解之。见阳攻阴,复发其汗,此为逆,其病难治;见阴攻阳,乃复下之,此亦为逆,其病难治。

治百合病已经发汗之后更发者,**百合知母汤**方

百合七枚,擘　知母三两

上二味,以泉水先洗渍百合一宿,当沫出水中,明旦去水取百

---

① 百合病　病名。《金匮要略方论本义》:"因百合一味而瘳此疾,因得名也。"

② 谓无经络　《金匮要略》卷上·百合狐惑阴阳毒病脉证治无此四字,《太平圣惠方》卷十三·治伤寒百合病诸方"谓"下无"无"字。

③ 淅淅然　恶寒貌。按"淅",寒凉。卢纶《和赵给事白蝇拂歌》:"皎然素色不相染,淅尔凉风非为秋。"

合，更以泉水二升煮百合，取一升汁置之。复取知母切，以泉水二升煮取一升汁，合和百合汁中，复煮取一升半，分再服。不瘥，更依法合服。

治百合病已经下之后更发者，**百合滑石代赭汤**方

百合七枚，擘　滑石三两　代赭一两

上三味，先以泉水渍百合一宿，去汁，乃以水二升煮百合，取一升，去滓；又以水二升煮二物，取一升，纳百合汁，如前法复煎取一升半，分再服。

治百合病，已经吐之后更发者，百合鸡子汤方　百合七枚擘，浸一宿，去汁，以泉水二升煮取一升，取鸡子黄一枚纳汁中，搅令调，分再服。

治百合病，始不经发汗吐下，其病如初者①，百合地黄汤方　百合七枚擘，浸一宿，去汁，以泉水二升煮取一升，纳生地黄汁二升，复煎取一升半，分再服。大便当去恶沫为候也②。

治百合病，经月不解，变成渴者方　百合根一升以水一斗渍之一宿，以汁先洗病人身也，洗身后食白汤饼，勿与盐豉也，渴不瘥，可用栝楼根并牡蛎等分为散，饮服方寸匕，日三。

治百合病，变而发热者方

百合根一两，干之　滑石三两

上二味治下筛，饮服方寸匕，日三。当微利，利者止，勿复服，热即除。一本云：治百合病，小便赤涩，脐下坚急。

治百合病，变腹中满痛者方　但取百合根，随多少熬令黄色，捣筛为散，饮服方寸匕，日三，满消痛止。

---

① 病如初者　谓没有经过吐、下、发汗等误治，症状未有改变，亦即前论中所述百合病的证候。

② 大便……候也　《金匮要略》卷上・百合狐惑阴阳毒病脉证治作“中病勿更服大便当如漆”一十字。

伤寒不发汗变成狐惑病第四论一首　方三首

论曰：狐惑①之病，其气如伤寒，默默欲眠，目不得闭，起卧不安。其毒在喉咽为惑病；在阴肛②者为狐病。狐惑之病，并恶食饮，不欲食闻食臭③，其面目翕赤翕白翕黑④。毒蚀于上者，则声暍⑤也一作嗄；毒蚀下部者，则干咽也。此由温毒气所为。食于上者，泻心汤主之。蚀于下者，苦参汤淹洗之。蚀于肛外者，熏之，并用雄黄三片，稍置瓦瓶中，炭火烧，向肛熏之，并服汤也。

治狐惑汤方

黄连　薰草⑥各四两

上二味㕮咀，白醋浆一斗渍之一宿，煮取二升，分为三服。

其人脉数，无热微烦，默默但欲卧，汗出。初得之三四日，眼赤如鸠眼；得之七八日，其四眦黄黑。能食者，脓已成也，赤小豆当归散主之方　以赤小豆三升，渍之令生芽⑦足，乃复干之，加当归三两为末，浆水服方寸匕，日三即愈。

其病形不可攻，不可灸，因火为邪，血散脉中，伤脉尚可，伤脏则剧，井输益肿，黄汁出，经合外烂，肉腐为痈脓，此为火疽，医所伤

---

① 狐惑　病名。因感染虫毒，湿热不化而致，以目赤眦黑，口腔咽喉及前后阴腐蚀溃烂为特征的一种疾患。

② 阴肛　《金匮要略》卷上·百合狐惑阴阳毒病证治、《外台秘要》卷二·伤寒狐惑病方并无"肛"字。按"阴"，指前后二阴，即外生殖器与肛门。

③ 不欲食闻食臭　《金匮要略》卷上·百合狐惑阴阳毒病证治作"不欲饮食恶闻食臭"八字。《外台秘要》卷二·伤寒狐惑病方作"不欲闻饮食臭"六字。

④ 翕赤翕白翕黑　谓面色变化不定，是邪正相争而在面部表现的病色。按"翕"，变动。《广韵·辑韵》："翕，动也。"

⑤ 暍(yè　页)　声音嘶哑。《玉篇·口部》："暍，嘶声也。"

⑥ 薰草　药名，又名蕙草。性味甘平，无毒，主明目，止泪，疗泄精，去臭恶气，伤寒头痛，上气腰痛。

⑦ 芽　原作"牙"，今改。按"牙"，同"芽"。《字汇·牙部》："牙，与芽同。"

也。夫脉数者不可灸，因火为邪，即为烦，因虚逐实，血走脉中，火气虽微，内攻有力，焦骨伤筋，血难复也。应在泻心，**泻心汤**兼治下痢不止，腹中愊坚①而呕吐肠鸣者方

半夏半升　黄芩　人参　干姜各三两　黄连一两　甘草三两　大枣十二枚

上七味㕮咀，以水一斗煮取六升，分服一升，日三。仲景名半夏泻心。《要略》用甘草泻心。

伤寒发黄第五论一首　证五条　方三十四首　灸图三首

论曰：黄有五种，有黄汗②、黄疸谷疸③酒疸④女劳疸⑤。黄汗者，身体四肢微肿，胸满不渴，汗出如黄檗汁。良由大汗出，卒入水中所致。黄疸者，一身面目，悉黄如橘。由暴得热，以冷水洗之，热因留胃中，食生黄瓜，熏上所致。若成黑疸者多死。谷疸者，食毕头眩，心忪⑥怫郁⑦不安而发黄。由失饥大食，胃气冲熏所致。酒

---

① 愊（bì　必）坚　郁结坚满。按“愊”，满。《广雅·释诂一》：“愊，满也。”王念孙疏证：“腹满曰愊。”

② 黄汗　病名。《金匮要略》卷中·水气病脉证并治：“黄汗之为病，身体肿，发热，汗出而渴，状如风水，汗沾衣，色正黄如檗汁，脉自沉。”可伴两胫冷，身疼重，腰髋弛痛，或小便不利等。因汗出入水壅遏营卫，或脾胃湿热熏蒸肌肤而致。

③ 谷疸　病名。《金匮要略》卷中·黄疸病脉证并治：“谷疸之为病，寒热不食，食即头眩，心胸不安，久久发黄。”可伴见食难用饱，小便不利，脉沉等。

④ 酒疸　病名，又称酒黄疸。《金匮要略》卷中·黄疸病脉证并治：“心中懊憹而热，不能食，时欲吐，名曰酒疸。”

⑤ 女劳疸　病名。《金匮要略》卷中·黄疸病脉证并治：“额上黑，微汗出，手足中热，薄暮即发，膀胱急小便自利，名曰女劳疸。”

⑥ 心忪（zhōng　忠）　心慌，惊恐。按“忪”，心惊。《玉篇·心部》：“忪，心动不定，惊也。”李贺《恼公》诗：“犀株防胆怯，银液镇心忪。”

⑦ 怫（fú　浮）郁　忧郁，心情不舒畅。曹操《苦寒行》之一：“我心何怫郁，思欲一东归。”

疸者，心中懊痛，足胫满，小便黄，面发赤斑黄黑，由大醉当风入水所致。女劳疸者，身目皆黄，发热恶寒，小腹满急，小便难，由大劳大热而交接竟入水所致。但依后方治之。

黄汗之为病，身体洪肿①发热，汗出不渴②，状如风水，汗染③衣，色正黄如檗汁，其脉自沉。从何得之？此病以汗出，入水中浴，水从汗孔入得之。

治黄汗，**黄芪芍药桂苦酒汤**方

黄芪五两　芍药三两　桂心三两

上三味㕮咀，以苦酒一升、水七升合煎取三升，饮二升，当心烦也，至六七日，稍稍自除。心烦者，苦酒阻故也。

黄疸之病，疸而渴者，其病难治；疸而不渴，其病可治。发于阴部，其人必呕；发于阳部，其人振寒而微热④。

诸病黄疸，宜利其小便，假令脉浮，当以汗解，宜**桂枝加黄芪汤**方

桂枝　芍药各三两　甘草二两　生姜三两　大枣十二枚　黄芪五两

上六味㕮咀，以水八升微火煎取三升，去滓，温服一升，覆取微汗，须臾不汗者，饮稀热粥以助汤。若不汗，更服汤。

治伤寒，热出表发黄疸，麻黄淳酒汤方　麻黄三两，以淳酒五升煮取一升半，尽服之，温覆汗出即愈。冬月寒时用清酒，春月宜用水。

---

① 洪肿　大肿。按“洪”，大。《尔雅》：“洪，大也。”又，《金匮要略》卷中·水气病脉证并治无“洪”字。

② 不渴　《金匮要略》卷中·水气病脉证并治、《外台秘要》卷四·黄汗方并作“而渴”。

③ 染　《金匮要略》卷中·水气病脉证并治、《外台秘要》卷四·黄汗方并作“沾”，义同。

④ 发于阳……而微热　《金匮要略》卷中·黄疸病脉证并治“微”作“发”。按阴指在里，阳指在表。《金匮要略心典》：“阴部者，里之脏腑，关于气，故呕；阳部者，表之躯壳，属于形，故振寒而发热。此阴阳内外浅深微甚之辨也。”

治黄疸方

瓜蒂　赤小豆　秫米[1]各二七枚

上三味治下筛，病重者取如大豆二枚，纳著鼻孔中，痛缩鼻，须臾当出黄汁，或从口中出汁升余则愈；病轻者，如一豆不瘥，间日复用。又，下里间，以筒使人极吹鼻中，无不死，大慎之。《删繁》疗天行毒热，通贯脏腑，沉伏骨髓之间，或为黄疸黑疸赤疸白疸谷疸马黄等病，喘息须臾不绝。

治黄疸，**大黄丸**方

大黄　葶苈子各二两

上二味末之，蜜和，丸如梧子。未食服十丸，日三，病瘥止。

又方　大黄二两　黄连三两　黄檗一两　黄芩一两　曲衣五合

上五味末之，蜜和，丸如梧子。先食服三丸，日三，不知，加至五丸。

茵陈汤　主黄疸，身体面目尽黄方。

茵陈　黄连各三两　黄芩二两　大黄　甘草　人参各一两　栀子二七枚

上七味㕮咀，以水一斗煮取三升，分三服，日三。亦治酒疸酒癖。

治黄疸，身体面皆黄，**三黄散**方

大黄　黄连　黄芩各四两

上三味治下筛，先食服方寸匕，日三。亦可为丸。

五苓散　主黄疸，利小便方。

猪苓　茯苓　泽泻　白术　桂心各三十铢

上五味捣筛为散，渴时水服方寸匕，极饮水，即利小便及汗出愈。此方与第九卷方相重，以分两不同，故再出之。

秦椒散　主黄疸，饮少溺多方。

秦椒六铢　瓜蒂半两

上二味治下筛，水服方寸匕，日三。《古今录验》用治膏瘅。

黄疸，小便色不异，欲自利，腹满而喘者，不可除热，热除必哕，

---

① 秫米　药名。性味甘微寒，主止寒热，利大肠，疗漆疮。

哕者，**小半夏汤**主之方

半夏半斤　生姜半斤

上二味㕮咀，以水七升煮取一升五合，分再服。有人常积气结而死，其心上暖，以此半夏汤少许汁入口遂活。

黄疸变成黑疸，医所不能治者方　土瓜根捣汁一小升，顿服，日一服。平朝服至食时，病从小便出，先须量病人气力，不得多服，力衰则起不得。

治黄疸方　取生小麦苗捣绞取汁，饮六七合，昼夜三四饮，三四日便愈。无小麦，穬麦[1]亦得用。

治发黄，身面眼悉黄如金色，小便如浓煮檗汁，众医不能疗者方

茵陈　栀子各二两　黄芩　柴胡　升麻　大黄各三两　龙胆二两

上七味㕮咀，以水八升煮取二升七合，分三服。若身体羸，去大黄，加栀子仁五六两、生地黄一升。《延年秘录》无茵陈，有栀子四两、栝楼三两、芒消二两。《近效方》加枳实二两　夫黄发已久，变作桃皮色，心下有坚，呕逆，不下饮食，小便极赤少，四肢逆冷，脉深沉极微细迟者，不宜服此方，得下必变哕[2]也。宜与大茵陈汤除大黄，与生地黄五两。服汤尽，消息看脉小浮出，形小见[3]，不甚沉微，便可治也。脉浮见者，黄当明，不复作桃皮色，心下自宽也。大茵陈汤方出次后十一味者是。

治人无渐忽然振寒发黄，皮肤黄曲尘出，小便赤少，大便时秘，气力无异，食饮不妨，已服诸汤散，余热不除，久黄者，**苦参散**吐下之方

苦参　黄连　瓜蒂　黄檗　大黄各一两　葶苈二两

---

① 穬麦　裸麦，大麦的一种，即无皮大麦。《天工开物·乃粒·麦》："凡麦有数种，小麦曰来，麦之长也。大麦曰牟，曰穬。"

② 哕(yè　页)　干呕。《难经·十六难》："心痛，掌中热而哕，有是者心也，无是者非也。"滑寿本义："哕，干呕也。心病则火盛，故哕。"

③ 见(xiǎn　县)　显露。《广韵·霰韵》："见，露也。"《集韵·霰韵》："见，显也。"

上六味治下筛，饮服方寸匕，当大吐，吐者日一服，不吐日再。亦得下。服五日知，可消息①，不觉退更服之，小折便消息之。

治发黄方

茵陈　黄檗　栀子　大黄各二两　黄连二两

上五味㕮咀，以水九升煮取三升，分三服。先服汤，后服丸方。

大黄五两　茵陈　栀子各三两　黄芩　黄檗　黄连各二两

上六味末之，以蜜丸。白饮服如梧子二十丸，令得微利。

治伤寒，瘀热在里，身体必发黄，**麻黄连翘赤小豆汤**方

麻黄　连翘　甘草各二两　生姜三两　大枣十二枚　杏仁三十枚　赤小豆一升　生梓白皮切，二升

上八味㕮咀，以劳水②一斗先煮麻黄去沫，纳诸药煎取三升，分三服。

治伤寒七八日，内实瘀热结，身黄如橘，小便不利，腹微胀满，**茵陈汤**下之方

茵陈六两　栀子十四枚　大黄三两

上三味㕮咀，以水一斗二升煮茵陈，得五升，去滓，纳栀子大黄煎取三升，分服一升，日三。小便当利如皂荚沫状，色正赤，当腹减，黄悉随小便去也。《范汪》用疗谷疸。《小品方》用石膏一斤。

黄家腹满，小便不利而赤，自汗出，此为表和里实，当下之，**大黄黄檗栀子芒消汤**③方

大黄三两　黄檗四两　栀子十五枚　芒消四两

---

① 消息　谓停服苦参散。按"消息"，休息。《魏书·彭城王勰传》："人挽而进，宴于禁中，至夜皆醉，各就别所消息。"

② 劳水　当作"涝水"，即积聚的雨水。《伤寒论》辨阳明病脉证并治作"潦水"。按"潦"同"涝"。《广韵·号韵》："涝，淹也。或作潦。"

③ 大黄黄檗栀子芒消汤　《金匮要略》卷中·黄疸病脉证并治作"大黄消石汤"五字。《千金翼方》卷十八·黄疸第三作"大黄汤"三字。《外台秘要》卷四·黄疸小便不利及腹满喘方作"大黄黄檗皮栀子消石汤"十字。"芒硝"并作"硝(消)石"。按"硝(消)石"，即"芒硝"。《新修本草》："此(消石)即芒硝是也。"

上四味㕮咀，以水六升煮取二升，去滓，纳芒消复煎取一升，先食顿饮之。

治时行病急黄，并瘴疠疫气及痎疟，**茵陈丸**方

茵陈　栀子　芒消　杏仁各三两　巴豆一两　恒山　鳖甲各二两　大黄五两　豉五合

上九味末之，以饧为丸，饮服三丸如梧子，以吐利为佳，不知加一丸。神方。初觉体气有异，急服之即瘥。

治急黄，热气骨蒸，两目赤脉方

大黄一两半，末　生地黄汁，八合　芒消一两

上三味合和，一服五合，日二。以利为度，不须二服。

风疸①，小便或黄或白，洒洒②寒热，好卧不欲动方

三月生艾一束，捣取汁，铜器中煎如漆，密封之　大黄　黄连　凝水石③　栝楼根　苦参　葶苈各六铢

上六味末之，以艾煎和，先食服如梧子五丸，日二，可至二十丸。有热加苦参，渴加栝楼，小便涩加葶苈，小便多加凝水石，小便白加黄连，大便难加大黄。

湿疸④之为病，始得之一身尽疼，发热，面色黑黄，七八日后壮热，热在里，有血当下，去之如豚肝状，其小腹满者，急下之，亦一身尽黄⑤，目黄腹满小便不利方⑥

---

① 风疸　病证名，即风黄疸。因风湿在于脏腑，与热气相搏，熏蒸发黄，热甚于湿，小便或赤或黄，好卧而心振。详参《诸病源候论》卷十二・风黄疸候。

② 洒(xiǎn　险)洒(xiǎn　险)　寒栗貌。《素问・诊要经终论》："病不已，令人洒洒时寒。"王冰注："洒洒，寒貌。"

③ 凝水石　药名，又名寒水石。性味辛咸寒，能清热降火，利窍，消肿，主治时行热病，积热烦渴，吐泻水肿，尿闭齿衄，丹毒烫伤等。

④ 湿疸　病证名。指黄疸之湿重于热者，症见色黄而晦，一身尽疼，四肢沉重，不欲饮水，小便不利，发热等。详参《诸病源候论》卷十二・湿疸候。

⑤ 亦一身尽黄　元本、道藏本、四库本"一"上并有"治"字。

⑥ 小便不利方　《外台秘要》卷四・杂黄疸方"方"上有"矾石散"三字。

矾石　滑石各五两

上二味治下筛，大麦粥汁服方寸匕，日三，当先食服之。便利如血者已，当汗出瘥。

寸口脉浮而缓，浮则为风，缓则为痹。痹非中风。四肢苦烦，脾色必黄，瘀热以行。趺阳脉紧而数，数则为热，热则消谷，紧则为寒，食则满也。尺脉浮为伤肾，趺阳脉紧为伤脾，风寒相搏①，食谷即眩，谷气不消，胃中苦浊，浊气下流，小便不通，阴被其寒，热流膀胱，身故尽黄②，名曰谷疸。

治劳疸谷疸丸方

苦参三两　龙胆一两

上二味末之，牛胆和为丸。先食以麦粥饮服如梧子五丸，日三，不知稍加之。《删繁方》加栀子仁三七枚，以猪胆和丸。

夫酒疸，其脉浮者先吐之，沉弦者先下之。夫人病酒疸者，或无热，靖言了了③，腹满欲吐呕者，宜吐之方，煎苦参散七味者。是酒疸，必小便不利，其候当心中热，足下热，是其证也。夫酒疸下之，久久为④黑疸⑤，目青面黑，心中如啖蒜齑状⑥，大便正黑，皮肤

---

① 搏　原作“薄”，今改。按“薄”通“搏”。《诗经·车攻》：“搏兽于敖。”《初学记》二十三引“薄”作“搏”。

② 阴被其寒……故尽黄　谓脾寒生湿，湿郁化热，湿热下注膀胱，熏蒸而成黄疸。按“阴”，指足太阴脾经。

③ 靖言了了　神情安静，语言不乱。按“靖言”，安静地。《魏书·世宗宣武帝纪》：“贵游之胄，叹同子衿，靖言念之，有兼愧惭。”“了了”，清楚。唐李白《秋浦歌》：“桃波一席地，了了语声闻。”

④ 久久为　《诸病源候论》卷十二·酒疸候“为”上有“变”字。

⑤ 黑疸　病证名。因酒疸、女劳疸等日久不愈，肝肾虚衰，瘀浊内阻而致，症见身黄不泽，目青，面额色黑，心中懊侬，肤燥，爪甲不仁，大便黑，膀胱急，足下热，脉浮弱；甚则腹胀，如有水状，面浮，脊痛不能正立等。

⑥ 心中如啖（dàn　淡）蒜齑（jī　机）状　谓胃中有灼热不舒感。按“啖”，吃。《广雅·释诂二》：“啖，食也。”“齑”，指捣碎的姜、蒜、韭菜等。

爪之不仁①,其脉浮弱,虽黑微黄②,故知之。

治伤寒饮酒,食少饮多,痰结发黄,酒疸,心中懊**憹**③而不甚热④,或干呕,**枳实大黄栀子豉汤**⑤方

枳实五枚　大黄三两　豆豉半升　栀子七枚

上四味**㕮**咀,以水六升煮取二升,分三服。心中热疼懊**憹**,皆主之。

凝水石散　治肉疸⑥,饮少小便多,如白泔色,此病得之从酒。

凝水石　白石脂　栝楼根　桂心各三十铢　菟丝子　知母各十八铢

上六味治下筛,麦粥饮服五分匕,日三服,五日知,十日瘥。

茯苓丸　治心下纵横坚而小便赤,是酒疸者方。

茯苓　茵陈　干姜各一两　白术熬　枳实各三十铢　半夏　杏仁各十八铢　甘遂六铢　蜀椒　当归各十二铢

上十味为末,蜜和,丸如梧子大。空腹服三丸,日三,稍稍加,

---

① 爪之不仁　谓肌肤麻痹,搔之无痛痒感。按"爪",抓,搔。《古今韵会举要·巧韵》:"爪,案《说文》爪本为抓爪之爪"。"不仁",麻痹或失去感觉。《字汇·人部》:"医家以手足痿痹为不仁。"《素问·风论》王冰注:"不仁,谓**痛**而不知寒热痛痒。"

② 虽黑微黄　《诸病源候论》卷十二·酒疸候无此四字。

③ 懊**憹**　烦恼,烦乱。《素问·六元正纪大论》:"目赤心热,甚则瞀闷懊**憹**,善暴死。"

④ 而不甚热　《金匮要略》卷中·黄疸病脉证并治、《外台秘要》卷四酒疸方并作"或热痛"三字,《千金翼方》卷十八·黄疸第三作"或痛"二字,其下并无"或干呕"三字。

⑤ 枳实大黄栀子豉汤　《金匮要略》卷中·黄疸病脉证并治作"栀子大黄汤"五字,《外台秘要》卷四·酒疸方作"栀子枳实豉大黄汤"八字,组成并同,分两小别。

⑥ 肉疸　病名,为九疸之一。因饮食过度,醉酒劳伤,脾胃有瘀热而致,症见身面发黄,饮少,小便多而色如白泔。详参《诸病源候论》卷十二·九疸候。

以小便利为度。《千金翼》加黄连一两、大黄十八铢,名茵陈丸,治黑疸,身体暗黑,小便涩。

半夏汤 治酒癖①荫胸,心胀满,骨肉沉重,逆害饮食,乃至小便赤黄,此根本虚劳风冷,饮食冲心,由脾胃内痰所致方。

半夏一升 生姜 黄芩 茵陈 当归各一两 前胡 枳实 甘草 大戟各二两 茯苓白术各三两

上十一味㕮咀,以水一斗煮取三升,分三服。

牛胆丸 治酒疸,身黄曲尘出方。

牛胆一枚 芫花一升 荛花②半升 瓜蒂三两 大黄八两

上五味,四味㕮咀,以清酒一斗渍一宿,煮减半,去滓,纳牛胆,微火煎令可丸,如大豆服一丸,日移六七尺不知,复服一丸至八丸,膈上吐,膈下下,或不吐而自愈。

大茵陈汤 治内实热盛发黄,黄如金色,脉浮大滑实紧数者,夫发黄多是酒客,劳热食少,胃中热,或温毒内热者,故黄如金色方。

茵陈 黄檗各一两半 大黄 白术各三两 黄芩 栝楼根 甘草 茯苓 前胡 枳实各一两 栀子二十枚

上十一味㕮咀,以水九升煮取三升,分三服,得快下,消息三四日更治之。

茵陈丸 治气淋胪胀腹大,身体面目悉黄,及酒疸短气不得息方。

茵陈 栀子 天门冬各四两 大黄 桂心各三两 通草 石膏各二两 半夏半升

上八味,蒸大黄通草天门冬半夏栀子,曝令干,合捣筛,蜜丸。

---

① 酒癖 "癖"原作"澼",据道藏本、四库本改。按"酒癖",饮酒过度,水饮搏聚于胸膈、胁肋的癖病。《圣济总录》卷七十三:"胃弱之人,因饮酒过多,酒性辛热,善渴而引饮,遇气道否塞,酒与饮俱不化,停在胁肋,结聚成癖,其状按之有形,或按之有声,胁下弦急,胀满或致痛闷,肌瘦不能食,但因酒得之,故谓之酒癖。"详参《诸病源候论》卷二十·酒癖候及卷十九·酒瘕候。

② 荛(ráo 饶)花 药名。性味苦寒,有毒,能泻水饮,破积聚,主治留饮,咳逆上气,水肿,癥瘕痃癖等。

服如大豆三丸，日三。忌生鱼，以豆羹服，不得用酒。一方去石膏，纳滑石二两。不知，加至十丸。

黄家至日晡所发热，而反恶寒，此为女劳得之；当膀胱急，小腹满，体尽黄，额上黑，足下热，因作黑疸，其腹胪胀而满，如欲作水状，大便必黑，时溏泄，此女劳疸，非水也。腹满者难治。

治女劳疸，**消石矾石散**方

消石[①]　矾石各半两

上二味治下筛，大麦粥汁服方寸匕，日三，重衣覆取汗。病随大小便出，小便正黄，大便正黑[②]。

黄疸之为病，日晡所发热恶寒，小腹急，身体黄，额黑，大便溏黑，足下热，此为女劳。

腹满者难治，治之方

滑石　石膏各等分

上二味治下筛，以大麦粥汁服方寸匕，日三，小便极利则瘥。

针灸黄疸法

正面图第一寅门　上龈里　上腭　舌下　唇里　颞颥　夹人中　夹承浆　巨阙　上脘　阴缝

寅门穴　从鼻头直入发际，度取通绳分为三断，绳取一分，入发际，当绳头针。是穴治马黄黄疸等病。

上龈里穴　正当人中及唇，针三锃，治马黄黄疸等病。

上腭穴　入口里边，在上缝赤白脉是，针三锃，治马黄黄疸四时等病。

舌下穴　夹舌两边针，治黄疸等病。

唇里穴　正当承浆里边逼齿龈，针三锃，治马黄黄疸寒暑温疫等病。

颞颥穴　在眉眼尾中间，上下有来去络脉是，针灸之，治四时

---

① 消石　为矿物硝石经加工炼制而成的结晶。能破坚散积，利尿泻下，解毒消肿，主治痧胀，心腹疼痛，吐泻黄疸，淋病便秘，目赤喉痹，疔毒痈肿等。

② 正黑　此下《金匮要略》黄疸病脉证并治有“是候也”三字。

寒暑所苦，疸气，温病等。

夹人中穴　火针，治马黄黄疸疫通身并黄，语音已不转者。

夹承浆穴　去承浆两边各一寸，治马黄急疫等病。

巨阙穴　在心下一寸，灸七壮，治马黄黄疸急疫等病。

上脘穴　在心下二寸，灸七壮，治马黄黄疸等病。

男阴缝穴　拔阴反向上，灸治马黄黄疸等病。

若女人玉门头是穴　男女针灸无在①。

覆面图第二风府　热府　肺俞　心俞　肝俞　脾俞　肾俞　脚后跟

风府穴　在项后入发际一寸，去上骨一寸。针之治头中百病，马黄黄疸等病。

热府②穴　在第二节③下两旁，相去各一寸五分，针灸无在，治马黄黄疸等病。

肺俞穴　从大椎数第三椎两旁，相去各一寸五分。灸主黄疸，通治百毒病。

心俞穴　从肺俞数第二椎两旁，相去各一寸五分。

肝俞穴　从心俞数第四椎两旁，相去各一寸五分。

脾俞穴　从肝俞数第二椎两旁，相去各一寸五分。

肾俞穴　从脾俞数第三椎两旁，相去各一寸五分。

脚后跟穴　在白肉后际，针灸随便，治马黄黄疸寒暑诸毒等病。

侧面图第三耳中　颊里　手太阳　䯒石子头　钱孔　太冲

耳中穴　在耳门孔上横梁是，针灸之，治马黄黄疸寒暑疫毒等病。

颊里穴　从口吻边入往对颊里去口一寸，针，主治马黄黄疸寒暑温疫等病。颊两边同法。

---

① 无在　犹言随便。《晋书·刘曜载记》："如其胜也，关中不待檄而至；如其败也，一等死，早晚无在。"

② 热府　即"风门"。按《外台秘要》卷三十九·膀胱人："风门，一名热府，在第二椎下，两旁各一寸半。"

③ 第二节　"二"原作"一"，据元本、明本、道藏本、四库本改。

手太阳穴　手小指端，灸，随年壮，治黄疸。

臑石子头穴　还取病人手自捉臂，从腕中太泽泽当作渊文向上一夫，接白肉际，灸七壮，治马黄黄疸等病。

钱孔穴　度乳至脐中屈肋头骨是，灸百壮，治黄疸。

太冲穴　针灸随便治马黄温疫等病。

温疟第六论一首　方三十四首　灸刺法十九首　禳疟法一首　符二首

论曰：夫疟者皆生于风[①]。夏伤于暑，秋为痎疟也。问曰：疟先寒而后热者，何也？对曰：夫寒者，阴气也；风者，阳气也。先伤于寒，而后伤于风，故先寒而后热也。病以时作，名曰寒疟[②]。问曰：先热而后寒者，何也？对曰：先伤于风，而后伤于寒，故先热而后寒也。亦以时作，名曰温疟[③]。其但热而不寒者，阴气先绝，阳气独发，则少气烦冤[④]，手足热而欲呕，名曰瘅

---

① 论曰……生于风　《素问·疟论》作："黄帝问曰：夫痎疟皆生于风，其蓄作有时者何也？"一十九字。

② 寒疟　病名，疟疾之一。可因寒邪内伏，秋凉而发。《证治汇补》疟疾："纳凉之风寒，沐浴之水寒，先伏于腠中，因秋风凉肃而发。其症腰背头项疼痛，先寒后热，治当大汗。"亦指先受暑热之气，复感寒邪而发者。《症因脉治》外感疟疾："寒疟之因，夏伤暑热之气，入于皮肤之内，肠胃之外，营气所舍之处，又值早晚寒冷之邪，外束暑热，至日中阳旺之时，发泄不出，后感寒邪近表，是以先寒，先感暑热在里，是以后热，此先寒后热之疟作矣。"详参《诸病源候论》卷十一·寒疟候。

③ 温疟　病名，疟疾之一。其病机为热积于内，外有寒邪，阳邪偏胜，热多寒少，症见其脉如平，先热后寒，骨节疼烦，时呕等。

④ 烦冤　《素问·疟论》、《金匮要略》卷上·疟病脉证并治并同。《诸病源候论》卷十一·疟病候"冤"作"惋"。元本、明本、道藏本、四库本"冤"并作"闷"。《外台秘要》卷五·疗疟方"冤"作"满"。按"烦冤"、"烦惋"、"烦闷"、"烦满"义同。"烦满"亦作"烦懑"。"满"通"懑"。"烦冤"，谓热郁烦闷。

疟[1]。问曰:夫病温疟与寒疟,而皆安舍?舍于何脏?对曰:温疟者,得之冬中于风[2],寒气藏于骨髓之中,至春则阳气大发,邪气不能自出,因遇大暑,脑髓铄,肌肉消,腠理发泄,因[3]有所用力,邪气与汗皆出。此病邪气先藏于肾,其气先从内出之于外也。如是则阴虚而阳盛,盛则病矣[4]。衰则气复反入,入则阳虚,虚则寒矣[5]。故先热而后寒,名曰温疟。问曰:瘅疟何如?对曰:瘅疟者,肺素有热,气盛于身,厥逆上冲[6],中气实而不外泄,因有所用力,腠理开,风寒舍于皮肤之内、分肉之间,发则阳气盛,阳气盛而不衰,则病矣。其气不及于阴[7],故但热而不寒。气[8]内脏于心,而外舍于分肉之间,令人消铄[9]脱肉[10],故命曰瘅疟。夫疟之且[11]发也,阴阳之且移也,必从四末始也。阳已伤,阴从之,故气未并。先其时一食顷,用细左索紧束其手足十指,令邪气不得入,阴气不得出,过时乃解。

夫疟脉自弦也,弦数者多热,弦迟者多寒。弦小紧者,可下

---

① 瘅(dān 单)疟 病名。疟疾之但热不寒者。

② 冬中于风 此下《甲乙经》卷七·阴阳相移发三疟、《诸病源候论》卷十一·温疟候、《外台秘要》卷五·疗疟方"风"下并有"寒"字。

③ 因 《素问·疟论》作"或"。

④ 盛则病矣 《素问·疟论》作"阳盛则热矣"五字。

⑤ 虚则寒矣 此上《素问·疟论》有"阳"字。

⑥ 厥逆上冲 《甲乙经》卷七·阴阳相移发三疟、《外台秘要》卷五·温疟方并作"厥气逆上"。

⑦ 其气不及于阴 《素问·疟论》林亿校、《甲乙经》卷七·阴阳相移发三疟并作"不反之阴"。

⑧ 气 此上《金匮要略》疟病脉证并治有"邪"字。

⑨ 消铄 "铄"原作"烁",今改。按"烁"通"铄"。《周礼·考工记序》:"烁金以为刃。"陆德明释文:"烁,义当作铄。"李白《雪谗诗赠友人》:"洪焰烁山,发自纤烟。"王琦辑注:"烁,音铄。""消铄",谓因患瘅疟而身体枯瘦。

⑩ 脱肉 《金匮要略》卷上·疟病脉证并治、《诸病源候论》卷十一·瘅疟候"脱"并作"肌"。

⑪ 且 将要。《经传释词》卷八:"《吕氏春秋·音律篇》注曰:且,将也。"

之[①];弦迟者,可温之[②]。若脉紧数者[③],可发汗、针灸之。脉浮大者,吐之瘥。脉弦数者,风发[④]也,以饮食消息止之[⑤]。

疟,岁岁发至三岁,或连月[⑥]发不解者,以胁下有痞也。治之不得攻其痞,但得虚其津液,先其时发其汗。服汤已,先小寒者,引衣自覆,汗出,小便利即愈。疟者,病人形瘦,皮上必粟起也。

病疟以月一日发,当以十五日愈。设不瘥,当月尽解也。今不愈[⑦],当云何?师曰:此病结为癥瘕,名曰疟母[⑧],急当治之,**鳖甲煎丸**方

成死鳖十二斤,治如食法。《要略》作鳖甲三两　半夏　人参　大戟各八铢　瞿麦　阿胶　紫葳一作紫菀　牡丹皮　石韦　干姜　大黄　厚朴　桂心　海藻《要略》作赤消　葶苈　蜣螂[⑨]各十二铢　蜂窠　桃仁　芍药各一两　乌羽烧,一作乌扇　黄芩各十八铢　䗪虫

---

① 可下之　《金匮要略》卷上·疟病脉证并治、《外台秘要》卷五·疗疟方并作"下之瘥"。

② 可温之　《诸病源候论》卷十一·疟病候作"温药已",《外台秘要》卷五·疗疟方作"温药愈"。

③ 若脉紧数者　《金匮要略》卷上·疟病脉证并治、《外台秘要》卷五·疗疟方并作"弦紧者"三字。

④ 风发　谓感受风邪而发热。

⑤ 以饮食消息止之　谓用饮食调理的方法来治疗。按"消息",变化。孔融《肉刑议》:"上失其道,民散久矣,而欲绳之以古刑,投之以残弃,非所以与时消息也。"此谓调理。

⑥ 月　《外台秘要》卷五·疗疟方作"日"。

⑦ 今不愈　《金匮要略》卷上·疟病脉证并治作"如其不瘥"四字,《外台秘要》卷五·疗疟方作"如期不瘥"四字。

⑧ 疟母　病证名,又称疟积、母疟、劳疟。谓疟疾日久不愈,顽痰挟瘀,结于胁下,形成癥瘕。《普济方》卷二百·诸疟门:"夫疟母者,病疟不瘥,结为癥瘕是也。邪伏于阴,故久而成形,不治矣。其母虽或时瘥,已而复发,其本未除故也。治宜以破削之剂,以削除其病本。"

⑨ 蜣螂　药名。性味咸寒,有毒,能定惊,破瘀,通便,攻毒,主治惊痫,癫狂,癥瘕,噎膈反胃,腹胀便结,淋病疳积,血痢痔漏,疗肿恶疮等。

虻虫各三十铢,《要略》作鼠妇　柴胡一两半

上二十四味末之,取锻灶下灰一斗,清酒一斛五斗,以酒渍灰,去灰取酒,著鳖其中,煮鳖尽烂,泯泯如漆,绞去滓,下诸药煎,为丸如梧子。未食服七丸,日三。仲景方无大戟海藻。

疟而发渴者,与**小柴胡去半夏加栝楼根汤**方

柴胡八两　黄芩[①]　人参　甘草　生姜各三两　大枣十二枚　栝楼根四两

上七味㕮咀,以水一斗二升煮取六升,去滓,更煎取三升,温服一升,日三。

牝疟[②]者多寒,**牡蛎汤**主之方

牡蛎　麻黄各四两　蜀漆三两,无,以恒山代之。甘草二两

上四味,先洗蜀漆三过去腥,㕮咀,以水八升煮蜀漆麻黄得六升,去沫乃纳余药,煮取二升,饮一升,即吐出,勿复饮之。

多寒者牝疟也,**蜀漆散**主之方

蜀漆[③]　云母　龙骨

上三味等分,治下筛,先未发一炊顷,以醋浆服半钱,临发服一钱。温疟者,加蜀漆半分。云母取火烧之三日三夜。《要略》不用云母,用云实

有瘅疟者,阴气孤绝,阳气独发而脉微,其候必少气烦满,手足热欲呕,但热而不寒,邪气内藏于心,外舍于分肉之间,令人消烁脱肉也。

有温疟者,其脉平无寒,时病六七日,但见热也。其候,骨节疼烦,时呕,朝发暮解,暮发朝解,名温疟,**白虎加桂汤**主之方

石膏一斤　知母六两　甘草二两　粳米六合

上四味㕮咀,以水一斗二升煮米烂,去滓,加桂心三两,煎取三

---

① 黄芩　道藏本、四库本并作“黄芪”。

② 牝疟　“牝”原作“牡”,据《外台秘要》卷五·牝疟方引《伤寒论》原文改。按“牝疟”,病证名。症见寒多热少,为阳气为痰湿阻遏于内,不能外达于肌表而致。《医方考》:“牝,阴也,无阳之名,故多寒为牝疟。”

③ 蜀漆　药名,为虎耳草科植物黄常山的嫩枝叶。性味苦辛温,有毒,主除痰,截疟,消癥瘕积聚。

升，分三服，覆令汗，先寒发热汗出者愈。

麻黄汤　治疟须发汗方。

麻黄　栝楼根　大黄各四两　甘草一两

上四味㕮咀，以水七升煮取二升半，分三服，未发前食顷一服，临发一服，服后皆厚覆取汗。

治疟或间日发者，或夜发者方

恒山①　竹叶各二两　秫米一百粒　石膏八两

上四味㕮咀，以水八升铜器中渍药，露置星月下高净处，横刀其上，明日取药于病人房门，以铜器缓火煎取三升，分三服，清旦一服，未发前一食顷一服，临欲发一服。三服讫，静室中卧，莫共人语。当一日勿洗手面及漱口，勿进食，取过时不发，乃澡洗进食，并用药汁涂五心胸前头面，药滓置头边。曾用神验。《救急方》用乌梅二七枚

又方　先作羊肉臛面饼，饱食之，并进少酒，随所能，其令欣欣有酒气，入密室里燃炭火，厚覆取大汗即瘥。

又方　烧黑牛尾头毛作灰，酒服方寸匕，日三。

恒山丸　治痎疟，说不可具方。

恒山　知母　甘草　大黄各十八铢　麻黄一两

上五味末之，蜜和丸。未食服五丸如梧子，日二，不知渐增，以瘥为度。《肘后》无大黄。

栀子汤　主疟经数年不瘥者，两剂瘥，一月以来一剂瘥方。

栀子十四枚　恒山三两　车前叶二七枚，炙干　秫米十四粒

上四味㕮咀，以水九升煮取三升，分三服，未发一服，发时一服，发后一服。以吐利四五行为瘥，不止，冷饭止之。

丸方　恒山三两末之，以鸡子白和，并手丸如梧子，置铜碗中，于汤中煮之令熟，杀腥气则止，以竹叶饮服二十丸。欲吐但吐，至发令得三服，时早可断食，时晚不可断食，可竹叶汁煮糜少食之。

治老疟久不断者方

---

① 恒山　药名，即“常山”。

恒山三两　鳖甲　升麻　附子　乌贼骨各一两

上五味㕮咀，绢袋盛，以酒六升渍之，小令近火，转之一宿成，一服一合，比发可数服或吐下。

治疟无问新久者方

小便一升半　蜜三匕

上二味煮三沸，顿服。每发日平旦时服，自至发勿食，重者渐退，不过三服瘥。

又方　鼠尾草　车前子各一虎口

上二味㕮咀，以水五升煮取二升，未发前服尽。

又方　马鞭草汁五合、酒三合，分三服。

又方　服翘摇汁。

又方　捣莨菪根烧为灰，和水服一合，量人大小强弱用之。

又方　瓜蒂二七枚捣，水渍一宿，服之。

又方　水服桃花末方寸匕。

又方　常以七月上寅日采麻花，酒服末方寸匕。

又方　故鞋底去两头，烧作灰，井华水服之。

治疟方

鳖甲方寸　乌贼骨二方寸　附子　甘草各一两　恒山二两

上五味㕮咀，以酒二升半渍之，露一宿，明日涂五心手足，过发时疟断，若不断，可饮一合许，瘥。

蜀漆丸　治劳疟①，并治积劳，寒热发有时，似疟者方。

蜀漆　麦门冬　知母　白薇　地骨皮　升麻各三十铢　甘草　鳖甲　乌梅肉　萎蕤各一两　恒山一两半　石膏二两　豉一合

上十三味为末，蜜和，丸如梧子大。饮服十丸，日再服之，稍稍

---

① 劳疟　病名。指疟久不瘥，表里俱虚，小劳即复发者。首见于《金匮要略》，而《诸病源候论》卷十一・劳疟候先论其病因病机："凡疟积久不瘥者，则表里俱虚，客邪未散，真气不复，故疾虽暂间，小劳便发。"《圣济总录》卷三十五述其症状更为具体："劳疟者，以久疟不瘥，气血俱虚，病虽间歇，劳动则发，故谓之劳疟。邪气日深，真气愈耗，表里既虚，故食减肌瘦，色粹力劣，而寒热如故也。"

加至二三十丸。此神验,无不瘥也。加光明砂一两。

乌梅丸 治寒热劳疟久不瘥,形体羸瘦,痰结胸堂,食饮减少,或因行远,久经劳役,患之积年不瘥,服之神效方。

乌梅肉 豆豉各一合 升麻 地骨皮 柴胡 鳖甲 恒山 前胡各一两 肉苁蓉 玄参 百合 蜀漆 桂心 人参 知母各半两 桃仁八十一枚

上十六味为末,蜜丸。空心煎细茶下三十丸,日二服,老少孩童量力通用,无所忌。

治劳疟积时不断,众治无效者方 生长大牛膝一握切,以水六升煮取二升,分再服,第一服取未发前食顷,第二服取临发时。

大五补汤 治时行后变成瘴疟①方。

桂心三十铢 远志 桔梗 芎䓖各二两 茯苓 干地黄 芍药 人参 白术 当归 黄芪 甘草各三两 竹叶五两 大枣二十枚 生枸杞根 生姜各一斤 半夏 麦门冬各一升

上十八味㕮咀,以水三斗煮竹叶枸杞,取二斗,次纳诸药煎取六升,分六服,一日一夜令尽。

鲮鲤汤 治乍寒乍热,乍有乍无,山瘴疟②方。

鲮鲤甲十四枚 鳖甲 乌贼骨各一两 恒山三两 附子一枚

上五味㕮咀,以酒三升渍一夕,发前稍稍啜之,勿绝吐也,兼以涂身,断食,过时乃食饮之。

治肝邪热为疟③,令人颜色苍苍④,气息喘闷颤掉⑤,状如死

---

① 瘴疟 病证名。因感受山岚瘴气,湿热郁蒸而致。详参《诸病源候论》卷十一・山瘴疟候。

② 山瘴疟 即瘴疟。

③ 肝邪热为疟 即"肝疟",病证名,五脏疟之一。《素问・刺疟》:"肝疟者,令人色苍苍然,太息,其状若死者。"

④ 苍苍 深青色。《庄子・逍遥游》:"天之苍苍,其正色邪。"

⑤ 气息喘闷颤掉 按"战"通"颤"。《说文通训定声・乾部》:"战,假借为颤。""掉",摆动,摇动。《说文解字・手部》:"掉,摇也。""颤掉",谓头部或肢体不自主地摇晃震颤。又,《素问・刺疟》作"太息"二字。

者。或久热，劳微动如疟，积年不瘥，**乌梅丸**方

乌梅肉　蜀漆　鳖甲　萎蕤　知母　苦参各一两　恒山一两半　石膏二两　甘草　细辛各十八铢　香豉一合

上十一味末之，蜜丸如梧子。酒服十丸，日再，饮服亦得。

治心热为疟[①]不止，或止后热不歇，乍来乍去，令人烦心甚，欲饮清水，反寒多不甚热者方

甘草一两　蜀漆三两　恒山四两　石膏五两　鳖甲四两　香豉一升　栀子　乌梅各三七枚　淡竹叶切，二升

上九味㕮咀，以水九升煮取三升，分三服。

治脾热为疟[②]，或渴或不渴，热气内伤不泄，令人病寒，腹中痛，肠中鸣[③]，汗出[④]**恒山丸方**

恒山三两　甘草半两　知母　鳖甲各一两

上四味末之，蜜丸如梧子。未发前酒服十丸，临发时一服，正发时一服。

治肺热痰聚胸中，来去不定，转为疟[⑤]，其状令人心寒，寒甚则发热，热间则善惊如有所见者，**恒山汤**方

恒山三两　秫米二百二十粒　甘草半两

上三味㕮咀，以水七升煮取三升，分三服，至发时令三服尽。

---

① 心热为疟　即"心疟"，病证名，五脏疟之一。《素问·刺疟》："心疟者，令人烦心甚，欲得清水，反寒多，不甚热。"

② 脾热为疟　即"脾疟"，病证名，五脏疟之一。《素问·刺疟》："脾疟者，令人寒，腹中痛，热则肠中鸣，鸣已汗出。"

③ 肠中鸣　此上《素问·刺疟》有"热则"二字。

④ 汗出　此上《素问·刺疟》有"鸣已"二字。

⑤ 肺热……为疟　即"肺疟"，病证名，五脏疟之一。《素问·刺疟》："肺疟者，令人心寒，寒甚热，热间善惊，如有所见者。"

治肾热发为疟①，令人凄凄②然腰脊痛，不能③宛转④，大便难，目眴眴然⑤，身掉不定，手足寒，**恒山汤**方

恒山三两　乌梅三七枚　香豉八合　竹叶切，一升　葱白一握

上五味㕮咀，以水九升煮取三升，分三服，至发令尽。

五脏并有疟候⑥，六腑则无，独胃腑有之，胃腑疟⑦者，令人旦病⑧也。善饥而不能食，食而支满腹大，**藜芦丸**主之方

藜芦　皂荚　恒山　牛膝各一两　巴豆二十枚

上五味，先熬藜芦皂荚色黄，合捣为末，蜜丸如小豆大。旦服一丸，正发时一丸，一日勿饱食。《肘后》无恒山牛膝。

肝疟　刺足厥阴见血。

心疟　刺手少阴。

脾疟　刺足太阴。

肺疟　刺手太阴阳明。

---

① 肾热发为疟　即“肾疟”，病证名，五脏疟之一。《素问·刺疟》：“肾疟者，令人洒洒然，腰脊痛宛转，大便难，目眴眴然，手足寒。”

② 凄凄　《素问·刺疟》作“洒洒”，义同。“凄凄”，寒凉貌。《诗经·风雨》：“风雨凄凄，鸡鸣喈喈。”

③ 不能　原脱，据《医垒元戎》卷五·素问五脏疟证汤液引补。

④ 宛转　谓屈曲转动。按“宛”，弯曲，屈曲。《说文通训定声·乾部》：“宛，犹屈也。”《史记·司马相如列传》：“奔星更于闺闼，宛虹拖于楯轩。”张守节正义：“颜云：宛虹，屈曲之虹。”

⑤ 眴眴然　目昏视物不清貌。《素问·刺疟》：“肾疟者……大便难，目眴眴然，手足寒。”

⑥ 五脏并有疟候　即“五脏疟”，病证名，指肝心脾肺肾等五脏疟疾，因疟邪深伏而致。《杂病源流犀烛》疟疾源流：“邪气深伏，并能为五脏疟。”

⑦ 胃腑疟　即“胃疟”，病名，疟疾的一种，又称食疟。《素问·刺疟》：“胃疟者，令人旦病也，善饥而不能食，食而支满腹大。”《三因极一病证方论》疟叙论：“六腑无疟，惟胃有者，盖饮食饥饱所伤胃气而成，世谓之食疟，或因诸疟饮食不节，变成此证。”

⑧ 旦病　《黄帝内经太素》卷二十五·十二疟作“疸病”。杨上善曰：“疸音旦，内热病也。胃受饮食，饮食非理，致有寒热，故胃有疟也。”

肾疟　刺足少阴太阳。

胃疟　刺足太阴阳明横脉出血。

凡灸疟者　必先问其病之所先发者，先灸之。从头项发者，于未发前预灸大椎尖头，渐灸过时止。从腰脊发者，灸肾俞百壮。从手臂发者，灸三间。

疟　灸上星及大椎，至发时令满百壮，灸艾炷如黍米粒。俗人不解取穴，务大炷也。

觉小异　即灸百会七壮。若后更发，又七壮。极难愈者，不过三灸。以足踏地，以线围足一匝，中折，从大椎向百会，灸线头三七壮，炷如小豆。

又　灸风池二穴三壮。

一切疟　无问远近，正仰卧，以线量两乳间，中屈，从乳向下灸度头，随年壮，男左女右。

五脏一切诸疟　灸尺泽七壮，穴在肘中约上动脉是也。

诸疟而脉不见者　刺十指间出血，血去必已，先视身之赤如小豆者，尽取之。

疟　刺足少阴，血出愈。

痎疟　上星主之，穴在鼻中央直发际一寸，陷容豆是也，灸七壮。先取譩譆，后取天牖风池。

疟，日西而发者　临泣主之，穴在目眦上入发际五分陷者，灸七壮。

疟，实则腰背痛，虚则鼽衄　飞扬主之，穴在外踝上七寸，灸七壮。

疟，多汗，腰痛不能俯仰，目如脱，项如拔　昆仑主之，穴在足外踝后跟骨上陷中，灸三壮。

禳①疟法　未发前抱大雄鸡一头著怀中，时时惊动，令鸡作大声，立瘥。

---

① 禳（ráng　瓤）　祭名，古代除邪消灾的祭祀。《左传·昭公二十六年》："齐有慧星，齐候使禳之。"

治疟符，凡用二符：

疟小儿，父字石拔，母字石锤，某甲著患人姓名患疟，人窃读之曰：一切天地山水城隍日月五星皆敬灶君。今有一疟鬼小儿骂灶君作黑面奴，若当不信，看文书，急急如律令。

上件符必须真书，前后各留白纸一行，拟著灶君额上，瓦石压之。不得压字上，勿令人近符。若得专遣一人看符，大好。亦勿令灰土敷符上，致使字不分明出见。著符次第如后，若明日日出后发，须令人夜扫灶君前及额上令净，至发日旦，令患人整衣帽，立灶前读符，使人自读，必须分明，读符勿错一字。每一遍若别人读一遍，患人跪一拜。又以手捉患人一度。若患人自读，自捉衣振云：人姓某甲，如此是凡三遍读，三拜了，以净瓦石压两角，字向上著灶额上，勿令压字上。若疟日西发，具如上法三遍读符，至午时，更三遍读如上法。如夜发，日暮更三遍读并如上法。其灶作食亦得，勿使动此符。若有两灶，大灶上著符。若有露地灶，屋里灶上著。止有露灶，依法著。仍须手捉符，其符法如后。若有客患，会须客经停过三度，发三度，委曲著符如上法，符亦云客姓名患疟，乞拘录疟鬼小儿如下，凡治久患者，一著符一渐瘥，亦可五度著符如始，可全瘥，又须手把符如下。

王良符张季伯书之，急急如律令。

上王良符，依法长卷两手握，念佛端坐，如须行动，检校插著胸前，字头向上。

上二符各依法一时用，不得缺一符，万一不差，但得一发轻，后发日更读即瘥。一一仔细[1]依法，若字参差，即不瘥。

溪毒证[2]第七

江东江南诸溪源间，有虫名短狐溪毒，亦名射工。其虫无目，而利耳能听，在山源溪水中闻人声，便以口中毒射人，故谓射工也。

---

① 仔细　原作“子细”，据元本改。

② 溪毒证　原作“诊溪毒证”，据本书目录改。

其虫小毒轻者及相逐者，射著人影者，皆不即作疮，先病寒热，身不喜冷，体强筋急，头痛目疼，张口欠咳，呼吸闷乱，朝旦少苏醒，晡夕辄复寒热，或似伤寒，发石散动，亦如中尸，便不能语。病候如此，自非其土地人不常数行山水中，不知其证，便谓是伤寒，发石散动，作治乖僻。毒盛发疮，复疑是瘭疽，乃至吐下去血，复恐疑蛊毒，是以致祸耳。今说其状类，以明其证，与伤寒别也。方在第二十五卷中。

（李培振）

备急千金要方校释卷第十一肝脏

朝奉郎守太常少卿充秘阁校理判登闻检院上
护军赐绯鱼袋臣林亿等校正

肝脏脉论第一

论曰:夫人禀天地而生,故内有五脏六腑精气骨髓筋脉,外有四肢九窍皮毛爪齿咽喉唇舌肛门胞囊,以此总而成躯。故将息得理,则百脉安和;役用非宜,即为五劳七伤六极之患。有方可救,虽病无他;无法可凭,奄然永往。所以此之中秩,卷卷皆备述五脏六腑等血脉根源,循环流注,与九窍应会处所,并论五藏六腑等轻重大小,长短阔狭,受盛多少。仍列对治方法,丸散酒煎汤膏摩熨,及灸针孔穴,并穷于此矣。其能留心于医术者,可考而行之。其冷热虚实风气,准药性而用之,则内外百疴无所逃矣。凡五脏在天为五星①,在地为五岳②,约时为五行,在人为五藏。五藏者,精神魂魄意也。论阴阳,察虚实,知病源,用补泻,应禀三百六十五节③,终会通十二经焉。论曰:肝主魂,为郎官④,随神往来谓之魂。魂者,

---

① 五星　金、木、水、火、土五大行星。也作“五曜”、“五纬”。

② 五岳　即嵩山(中岳)、泰山(东岳)、华山(西岳)、衡山(南岳)、恒山(北岳)。名出《周礼·春官·大宗伯》。

③ 三百六十五节　孙本、元本、道藏本、四库本“五”并作“骨”。

④ 郎官　官职名。汉称中郎、侍郎、郎中为郎官。自唐以后指郎中员外。

肝之藏也。目者,肝之官。肝气通于目,目和则能辨五色矣。左目甲,右目乙,循环紫宫①,荣华于爪,外主筋,内主血。肝重四斤四两,左三叶,右四叶,凡七叶,有六童子三玉女②守之。神名蓝蓝,主藏魂,号为魂藏,随节应会,故云肝藏血,血舍魂。在气为语,在液为泪。肝气虚则恐,实则怒。肝气虚则梦见园苑生草,得其时梦伏树下不敢起;肝气盛则梦怒。厥气客于肝则梦山林树木。

凡人卧,血归于肝。肝受血而能视,足受血而能步,掌受血而能握,指受血而能摄。

凡肝脏象木,与胆合为腑。其经足厥阴,与少阳为表里。其脉弦,相于冬,旺于春。春时万物始生,其气来濡而弱,宽而虚,故脉为弦。濡即不可发汗,弱则不可下。宽者开,开者通,通者利,故名曰宽而虚。

春脉如弦,春脉肝也,东方木也,万物之所以始生也,故其气来濡弱,轻虚而滑,端直以长,故曰弦,反此者病。何如而反,其气来实而弦,此谓太过,病在外;其气来不实而微,此谓不及,病在内。太过则令人善忘忘当作怒,忽忽眩冒而癫疾;不及则令人胸痛引背,两胁胠满③。

肝脉来濡弱,招招如揭竿末梢曰平。《巢源》作绰绰如按琴瑟之弦,如揭长竿。春以胃气为本,肝脉来盈实而滑,如循长竿,曰肝病。肝脉来急而益劲,如新张弓弦,曰肝死。

真肝脉至,内外急,如循刀刃,责责然《巢源》作赜赜然如按琴瑟弦,《巢源》作如新张弓弦。色青白不泽,毛折乃死。

春胃微弦曰平,弦多胃少曰肝病,但弦无胃曰死,胃而有毛曰秋病,毛甚曰今病。

肝藏血,血舍魂,悲哀动中则伤魂,魂伤则狂妄,其精不守,一作

---

① 紫宫　经穴名。属任脉,位于胸正中线,平第2肋间隙。

② 玉女　“玉”原作“王”,据道藏本、四库本改。

③ 两胁胠(qū　曲)满　两胁腋下胀满。按“胠”,腋下。《玉篇·肉部》:“胠,腋下。”

狂妄不精，不敢正当人。令人阴缩而挛筋，两胁肋骨举一作不举。毛悴色夭，死于秋。

足厥阴气绝则筋缩，引卵与舌。厥阴者，肝脉也。肝者，筋之合也。筋者，聚于阴器而脉络於舌本，故脉弗营则筋缩急，筋缩急则引卵与舌，故唇青舌卷卵缩则筋先死。庚笃辛死，金胜木也。肝死脏，浮之弱，按之中如索不来，或曲如蛇行者死。

春肝木旺，其脉弦细而长曰平。反得沉濡而滑者，是肾之乘肝，母之归子，为虚邪①，虽病易治。反得浮大而洪者，是心之乘肝，子之乘母，为实邪②，虽病自愈。反得微涩而短《千金翼》云微浮而短涩者，是肺之乘肝，金之克木，为贼邪③，大逆，十死不治。反得大而缓者，是脾之乘肝，土之陵木④，为微邪⑤，虽病即瘥。心乘肝必吐利，肺乘肝即为痈肿。

左手关上阴绝者，无肝脉也，苦癃，遗溺难言，胁下有邪气，善吐，刺足少阳，治阳。

左手关上阴实者，肝实也，苦肉中痛，动善转筋，吐，刺足厥阴，治阴。

肝脉来，濯濯如倚竿，如琴瑟弦。再至曰平，三至曰离经病，四至脱精⑥，五至死，六至命尽，足厥阴脉也。

肝脉急甚为恶言，一作妄言，微急为肥气⑦在胁下如覆杯；缓甚

---

① 虚邪　致病五邪之一。《难经·五十难》："从后来者为虚邪，从前来者为实邪，从所不胜来者为贼邪，从所胜来者为微邪，自病者为正邪。"谓五脏病邪依五行生克规律相互传变，母病及子为虚邪，子病及母为实邪，相乘为贼邪，相侮为微邪，自病为正邪。

② 实邪　致病五邪之一。详参前"虚邪"条注释。

③ 贼邪　致病五邪之一。详参前"虚邪"条注释。

④ 土之陵木　土反侮木。按"陵"，侵犯，欺侮。《玉篇·阜部》："陵，犯也。"《广韵·蒸韵》："陵，侮也。"

⑤ 微邪　致病五邪之一。详参前"虚邪"条注释。

⑥ 脱精　病证名，即失精，又称"精脱。"指人体精液遗失过甚。《灵枢经·决气》："精脱者，耳聋。"一谓精气衰脱。

⑦ 肥气　病证名，即肝积。详参《难经·五十六难》。

为呕，微缓为水瘕痹①；大甚为内痈②，善呕衄；微大为肝痹③，缩咳引少腹；小甚为多饮，微小为消瘅④；滑甚为㿗疝⑤，微滑为遗溺；涩甚为淡饮，微涩为瘛疭筋挛。

肝脉搏坚而长，色不青，当病坠。若搏，因血在胁下，令人喘逆。其濡而散，色泽者，当病溢饮。溢饮者，渴暴多饮，而溢入肌皮肠胃之外也。《素问》溢入作易入。

青脉之至也，长而左右弹，有积气在心下支胠，名曰肝痹，得之寒湿，与疝同法，腰痛足清⑥头痛。

扁鹊云：肝有病则目夺精，虚则寒，寒则阴气壮，壮则梦山树等。实则热，热则阳气壮，壮则梦怒。

肝在声为呼，在变动为握，在志为怒。怒伤肝，精气并于肝则忧。肝虚则恐，实则怒，怒而不已亦生忧矣。

色主春病，变于色者，取之荥。

病先发于肝者，头目眩，胁痛支满。一日之脾，闭塞不通，身痛体重；二日之胃而腹胀；三日之肾，少腹腰脊痛，胫酸。十日不已死，冬日入⑦，夏早食⑧。

病在肝，平旦慧，下晡甚，夜半静。

假令肝病西行，若食鸡肉得之，当以秋时发病，以庚辛日也。

---

① 水瘕痹　病证名。指水积胸下，结聚成形而小便不利的病证。详参《灵枢经·邪气脏腑病形》。

② 内痈　病证名。发于体内之痈。详参《诸病源候论》卷三十三·内痈候。

③ 肝痹　病证名。内脏痹证之一。多为筋痹日久，又感寒气而致，症见夜卧多惊，口渴多饮，小便频数，胸腹胀满等。

④ 消瘅　病名。因热盛于内，津液被损而致，症见多饮而渴，多食善饮，烦热等。《灵枢经·邪气脏腑病形》："心脉……微小为消瘅。"

⑤ 㿗疝　病证名。阴囊肿痛一类疾病，即"㿉疝"。《素问·阴阳别论》张景岳注："㿗疝者，少腹控睾而痛也，㿗，㿉同。"

⑥ 足清　即足冷。按"清"，寒凉，冷。《素问·五脏生成》王冰注："清，亦冷也。"

⑦ 日入　太阳落山的时候，即酉时。约相当于今之下午七至九时。

⑧ 早食　吃早餐的时候，即辰时。约相当于今之上午七至九时。

家有血腥死，女子见之，以明要为灾。不者，若感金银物得之。

凡肝病之状，必两胁下痛引少腹，令人善怒。虚则目䀮䀮无所见，耳无所闻，善恐，如人将捕之。若欲治之，当取其经足厥阴与少阳。气逆则头目痛，耳聋不聪，颊肿取血者。

肝脉沉之而急，浮之亦然。苦胁痛有气，支满引少腹而痛，时小便难，苦目眩头痛，腰背痛，足为寒，时癃，女人月事不来，时亡时有，得之少时有所堕坠。

肝病，其色青，手足拘急，胁下苦满，或时眩冒，其脉弦长，此为可治，宜服防风竹沥汤、秦艽散。春当刺大敦，夏刺行间，冬刺曲泉，皆补之。季夏刺太冲，秋刺中郄①，皆泻之。又当灸期门百壮，背第九椎五十壮。

邪在肝，则两胁中痛，寒中，恶血在内胻，善瘛，节时肿。取之行间以引胁下，补三里以温胃中，取血脉以散恶血，取耳间青脉以去其瘛。

凡有所堕坠，恶血留内，若有所大怒，气上而不能下，积于左胁下则伤肝。

肝中风者，头目瞤，两胁痛，行常伛，令人嗜甘如阻妇②状。

肝中寒者，其人洗洗恶寒，翕翕发热，面翕然赤，漐漐有汗，胸中烦热。

肝中寒者，其人两臂不举，舌本又作大燥，善太息，胸中痛不得转侧，时盗汗，咳，食已吐其汁。

肝主胸中喘，怒骂，其脉沉，胸中又室，欲令人推按之，有热鼻室。肝伤，其人脱肉，又卧口欲得张，时时手足青，目瞑，瞳仁痛，此为肝脏伤所致也。

肝水者，其人腹大不能自转侧，而胁下腹中痛，时时津液微生，小便续通。

肝胀者，胁下满而痛引少腹。

---

① 中郄　中都穴的别名。

② 阻妇　患恶阻病的妇女。按“阻”，阻病，一名恶阻，即妊娠呕吐。

肝著，其病人常欲蹈其胸上，先未苦时，但欲饮热。

诊得肝积，脉弦而细，两胁下痛，邪气走心下，足胫寒，胁痛引少腹，男子积疝，女子瘕淋，身无膏泽，善转筋，爪甲枯黑，春瘥秋剧，色青也。

肝之积名曰肥气，在左胁下如覆杯，有头足如龟鳖状。久久不愈，发咳逆痎疟①，连岁月不已，以季夏戊己日得之。何也？肺病传肝，肝当传脾，脾适以季夏旺，旺者不受邪，肝复欲还肺，肺不肯受，因留结为积。故知肥气以季夏得之。

肝病，胸满胁胀，善恚怒叫呼，身体有热而复恶寒，四肢不举，面白身体滑，其脉当弦长而急，今反短涩，其色当青而反白者，此是金之克木，为大逆，十死不治。

襄公问扁鹊曰：吾欲不诊脉，察其音，观其色，知其病生死，可得闻乎。答曰：乃圣道之大要，师所不传，黄帝贵之过于金玉。入门见病，观其色，闻其呼吸，则知往来出入吉凶之相。角音人者，主肝声也，肝声呼，其音琴，其志怒，其经足厥阴。厥逆少阳，则荣卫不通，阴阳交杂，阴气外伤，阳气内击，击则寒，寒则虚，虚则卒然喑②哑不声。此为厉风入肝，续命汤主之，方在第八卷中。但踞坐不得低头，面目青黑，四肢缓弱，遗失便利，甚则不可治，赊则旬月之内，桂枝酒主之，方在第八卷中。又呼而哭，哭而反吟，此为金克木，阴击阳。阴气起而阳气伏，伏则实，实则热，热则喘，喘则逆，逆则闷，闷则恐畏，目视不明，语声切急，谬说有人。此为邪热伤肝，甚则不可治。若唇色虽青，向眼不应，可治，地黄煎主之，方在下肝虚实篇中。

肝病为疟者，令人色苍苍然，太息，其状若死者，乌梅丸主之，方在第十卷中。若其人本来少于悲恚，忽尔嗔怒，出言反常，乍宽乍急，言未竟，以手向眼，如有所畏，若不即病，祸必至矣。此肝病声之候也。若其人虚，则为寒风所伤。若实，则为热气所损。阳则

---

① 痎疟　疟疾的通称。《素问·疟论》马莳注：“痎疟者，疟之总称也。”

② 喑（yīn　因）　哑，不能说话。

泻之,阴则补之。青为肝,肝合筋,青如翠羽者吉。肝主目,目是肝之余。其人木形,相比于上角①,苍色,小头长面,大肩平背直身,小手足,有材,好劳心,小力,多忧劳于事,耐春夏不耐秋冬,秋冬感而生病,足厥阴他他然,胁广合坚脆倾,正则肝应之。正青色小理者则肝小,小则脏安,无胁下之病。粗理者则肝大,大则虚,虚则寒,逼胃迫咽,善膈中,且胁下痛;广胁反骹②者则肝高,高则实,实则肝热,上支贲③加胁下急为息贲。合胁危一作兔者则肝下,下则逼胃,胁下空,空则易受邪。胁坚骨者则肝坚,坚则脏安难伤。胁骨弱者则肝脆,脆则善病消瘅易伤;胁腹好相者则肝端正,端正则和利难伤。胁骨偏举者则肝偏倾,偏倾则胁下偏痛。凡人分部④陷起者必有病生胆,少阳为肝之部,而脏气通于内,外部亦随而应之。沉浊为内,浮清为外。若色从外走内者,病从外生,部处起;若色从内出外者,病从内生,部处陷。内病前治阴,后治阳;外病前治阳,后治阴。阳主外,阴主内。凡人死生休否则脏神前变形于外。人肝前病,目则为之无色。若肝前死,目则为之脱精。若天中等分,墓色应之,必死不治。看应增损,斟酌赊促,赊则不出四百日内,促则不延旬月之间。肝病少愈而卒死,何以知之?曰:青白色如拇指大黡点见颜颊上,此必卒死。肝绝八日死,何以知之?面青目赤,但欲伏眠,视而不见人,汗出如水不止,一日二日死。面黑目青者不死,青如草兹⑤死。吉凶之色在于分部,顺顺而见。青白入目

---

① 上角　体质类型之一。特点是肤色青、长面小头,身材小,背直,有才能等。详参《灵枢经·阴阳二十五人》。

② 骹(jiāo　交)　肋骨同胸骨和胸椎下部相交处。沈彤《释骨》:“凡胁骨之端通曰胁支,亦曰支胁,支端之相交者曰骹。”

③ 贲(bēn　奔)　即贲门,胃的上口。

④ 分部　十二经脉分属于皮肤的部位。《素问·皮部论》:“皮有分部……其所生病各异,别其分部,左右上下,阴阳所在,病之所终。”

⑤ 草兹　“兹”原作“滋”,今改。按“滋”,通“兹”。《说文通训定声·颐部》:“滋,假借为兹。”此谓枯草青而带白的颜色。《尔雅·释器》:“兹,蓐席也。草席称兹,其色枯白。”《素问·五脏生成》:“色见青如草兹者死。”

必病,不出其年。若年上不应,三年之中,祸必应也。

春木肝脉,色青,主足少阳脉也。春取络脉分肉,春者木始治,肝气始生,肝气急,其风疾,经脉常深,其气少不能深入,故取络脉分肉之间。其脉根本并在窍阴之间,应在窗笼[①]之前,窗笼者,耳前上下脉,以手按之动者是也。其筋起于小指次指之上,结外踝,上循胻[②]外廉,结于膝外廉。其支者别起于外辅骨,上走髀前者,结伏兔之上,后者结于尻。其直者上眇[③]乘季胁,上走腋前廉,侠于膺乳[④],结于缺盆。直者上出腋[⑤],贯缺盆,出太阳之前,循耳后上额角,交巅上,下走颔,上结于頄[⑥]。其支者结于目外眦为外维。其脉起于目锐眦,上抵头角,下耳后,循颈行手少阳之前,至肩上却[⑦]交出手少阳之后,入缺盆。其支者从耳后入耳中,出走耳前,至锐眦后。其支者别锐眦,下大迎,合手少阳于䪼[⑧]下,加颊车,下颈合缺盆,以下胸中,贯膈络肝属胆,循胁里,出气街,绕毛际,横入髀厌[⑨]中。其直者从缺盆下腋循胸,过季胁下合髀厌中,以下循髀阳[⑩]出膝外廉,下外辅骨之前,直下抵绝骨之端,下出外踝之前,循足跗[⑪]上,出小指次指之端。其支者别跗上,入大指之间,循大指

---

① 窗笼　经穴别名,即天窗。

② 胻(háng　杭)　胫骨上部。《说文解字·肉部》段玉裁注:“胫近膝者胻。”

③ 眇(chāo　超)　季肋下方夹脊两旁空软部分。《素问·玉机真脏论》王冰注:“眇者,季胁之下,夹脊两傍空软处也。”

④ 膺乳　前胸两侧肌肉隆起处,相当于胸大肌的部位。

⑤ 腋　原作“掖”,今改。按“掖”,同“腋”。《说文解字·手部》:“掖,臂下也。”

⑥ 頄(qiú　求)　颧骨。

⑦ 却　退行。《广韵·药韵》:“却,退也。”

⑧ 䪼(zhúo　着)　颧骨。《集韵·没韵》:“䪼,面颧。”

⑨ 髀厌　环跳穴处。《素问·气穴论》王冰注:“(髀厌)谓环跳穴也。”

⑩ 髀阳　大腿外侧。《灵枢经·经脉》:“胆足少阳之脉……下合髀厌中,以下循髀阳。”

⑪ 跗　足面,足背。《素问·疟论》张景岳注:“足面为跗。”

歧内出其端，还贯入爪甲，出三毛，合足厥阴为表里。厥阴之本，在行间上五寸，应在背俞，同会于手太阴。

其足少阳之别名曰光明，去踝半寸是也。别走厥阴，下络足趺，主肝生病。病实则胆热，热则厥，厥则阳病。阳脉反逆，大于寸口一倍，病则胸中有热，心胁头颔痛，缺盆腋下肿。虚则胆寒，寒则痿躄，躄则阴病。阴脉反小于寸口，病则胸中有寒，少气口苦，身体无膏泽，外至胻、绝骨外踝前及诸节皆痛。若阴阳俱静与其俱动，如引绳俱顿者，病也。此尽是足少阳胆经筋脉支别为病，今取足厥阴肝经附于后。

足厥阴之脉起于大指①聚毛之际，上循足趺上廉，去内踝一寸，上踝八寸，交出太阴之后，上腘内廉，循股阴入毛中，环阴器，抵少腹，侠胃属肝络胆，上贯膈布胁肋，循喉咙之后，上入颃颡②，连目系，上出额，与督脉会于巅。一本唇：其支者从少腹与太阴少阳结於腰髁下第三第四骨空中。其支者从目系下颊里环唇内。其支者复从肝别贯膈上，注肺中。是动则病③腰痛不可以俯仰，丈夫㿗疝，妇人少腹肿，甚则嗌干，面尘脱色。是主肝所生病④者，胸满呕逆，洞泄狐疝，遗溺闭癃。盛者则寸口大一倍于人迎，虚者则寸口反小于人迎也。

足厥阴之别名曰蠡沟，去内踝上五寸，别走少阳。其别者循经上睾，结于茎。其病气逆则睾肿卒疝，实则挺长热，虚则暴痒。取之所别。足厥阴之筋起于大指之上，上结于内踝之前，上循胻上，结内辅之上，下循阴股，结于阴器，结络诸筋。

---

① 大指　即足大趾。按“指”，足趾。《左传·定公十四年》杜预注：“其足大指见斩，遂失履，姑浮取之。”

② 颃(háng　杭)颡(sāng　桑)　鼻咽部。《灵枢经·忧恚无言》：“颃颡者，分气之泄也……人之鼻洞涕出不收者，颃颡不开，分气失也。”

③ 是动则病　即是动病。指本经由外邪所引动而发生的经脉病候。其症可见于本经脉及其所属的脏腑。

④ 所生病　指本经所属的脏腑由内因所发生的经脉病候。其症可见于脏腑本身及其所属经脉。

春三月者,主肝胆青筋牵病①也。其源从少阴而涉足少阳,少阳之气始发,少阴之气始衰,阴阳怫郁于腠理,皮毛之病俱生,表里之疴因起。从少阳发动反少阴气,则脏腑受疠而生,其病相反。若腑虚则为阴邪所伤,腰背强急,脚缩不伸,胻中欲折,目中生花;若脏实则为阳毒所损,濇濇②前寒而后热,颈外双筋牵,不得屈伸,颈直背强,眼赤黄。若欲转动,合身回侧,故曰青筋牵病。方在伤寒上卷。

扁鹊曰:灸肝肺二俞,主治丹毒牵病,当依源处治。调其阳,理其阴,脏腑之疾不生矣。

肝虚实第二肝胆俱虚实附③ 脉四条 方十一首 灸法一首

肝实热

左手关上脉阴实者,足厥阴经也,病苦心下坚满,常两胁痛,息忿忿如怒状,名曰肝实热也。

治肝实热,阳气伏,邪热喘逆闷恐,目视物无明,狂悸,非意而言,**竹沥泄热汤**方

竹沥一升 麻黄三分 石膏八分 生姜 芍药各四分 大青 栀子仁 升麻 茯苓 玄参 知母各三分 生葛八分

上十二味㕮咀,以水九升煮取二升半,去滓,下竹沥,煮两三沸,分三服。须利,下芒消三分,去芍药,加生地黄五分。《删繁方》无石膏生姜芍药生葛,用人参三分。

治肝实热,目痛,胸满,气急塞,**泻肝前胡汤**方

---

① 青筋牵病 病证名。指感受疫毒邪气所致的发热、颈项强急等病。《三因极一病证方论》:"夫疫病者……若春时应暖,而清气折之,则责邪在肝,病名青筋牵。"

② 濇濇 用同"啬啬",形容恶寒而有畏缩之状。《伤寒论》辨太阳病脉证并治:"太阳中风……啬啬恶寒。"

③ 肝胆……附 原无,据本书目录补。

前胡　秦皮　细辛　栀子仁　黄芩　升麻　蕤仁　决明子各三两　苦竹叶切,一升　车前叶切,一升　芒消三两

上十一味㕮咀,以水九升煮取三升,去滓下芒消,分三服。又一方有柴胡三两,共十二味。

治肝实热,梦怒虚惊,**防风煮散**方

防风　茯苓　萎蕤　白术　橘皮　丹参各一两三分　细辛二两　甘草一两　升麻　黄芩各一两半　大枣三七枚　射干一两　酸枣仁三分

上十三味治下筛,为粗散,以方寸两匕帛裹,以井花水二升煮,时时动裹子,煎取一升,分服之,日二。

治肝邪热,出言反常,乍宽乍急,**远志煮散**方

远志　射干　杏仁　大青各一两半　茯神　葛根　甘草　麦门冬各一两　芍药二两三分　桂心三分　石膏二两　知母　升麻各五分

上十三味治下筛,为粗散,以水二升五合煮竹叶一升,取汁,用煮药一匕半,煎取八合为一服,日二,以绵裹散煮之。

治邪热伤肝,好生悲怒,所作不定,自惊恐,**地黄煎**方

生地黄　淡竹叶　生姜　车前草　干蓝各切一升　丹参　玄参各四两　茯苓二两　石膏五两　赤蜜一升

上十味㕮咀,以水九升煮取三升,去滓,停冷下蜜,更煎三两沸,分三服。

肝胆俱实

左手关上脉阴阳俱实者,足厥阴与少阳经俱实也,病苦胃胀呕逆,食不消,名曰肝胆俱实也。

肝虚寒

左手关上脉阴虚者,足厥阴经也,病苦胁下坚,寒热,腹满不欲饮食,腹胀,悒悒不乐,妇人月经不利,腰腹痛,名曰肝虚寒也。

治肝气不足,两胁下满,筋急,不得大息,四肢厥冷,发抢心腹痛,目不明了,及妇人心痛乳痈,膝热消渴,爪甲枯,口面青者,**补肝汤**方

甘草　桂心　山茱萸各一两，《千金翼》作乌头　细辛　桃仁《千金翼》作蕤仁　柏子仁　茯苓　防风各二两　大枣二十四枚

上九味㕮咀，以水九升煮取五升，去滓，分三服。

补肝散　治左胁偏痛，久宿食不消，并目䀮䀮昏，风泪出，见物不审，而逆风寒偏甚，消食破气，止泪方。

山茱萸　桂心　署预　天雄　茯苓　人参各五分　芎䓖　白术　独活　五加皮　大黄各七分　防风　干姜　丹参　厚朴　细辛　桔梗各一两半　甘菊花　甘草各一两　贯众半两　橘皮三分　陈麦曲　大麦蘖各一升

上二十三味治下筛，酒下方寸匕，日二。若食不消，食后服；若止痛，食前服之。

补肝酒　治肝虚寒，或高风眼泪等杂病，酿松膏酒方。松脂十斤细剉，以水淹浸一周日煮之，细细接取上膏，水竭更添之，脂尽更水，煮如前，烟尽去火停冷，脂当沉下。取一斤，酿米一石，水七斗，好曲末二斗，如家常酿酒法，仍冷下饭封一百日，脂米曲并消尽，酒香满一室，细细饮之。此酒须一倍加曲。

又方　取枸杞子捣碎，先纳绢袋中，率一斗枸杞子二斗酒渍讫，密封泥瓮勿泄，曝干，天阴勿出，三七日满，旦温酒服，任性饮，忌醋。

治肝虚寒，目䀮䀮，视物不明，谛视生花①，**防风补煎**方

防风　细辛　芎䓖　白鲜皮　独活　甘草各三两　橘皮二两　大枣三七枚　甘竹叶切，一斗　蜜五合

上十味㕮咀，以水一斗二升先煮九味，取四升，去滓，下蜜更煎两沸，分四服，日三夜一。若五六月，以燥器贮，冷水藏之。

治肝虚寒，胁下痛，胀满气急，目昏浊，视物不明，**槟榔汤**方

槟榔二十四枚　母姜七两　附子七枚　茯苓　橘皮　桂心各三两　桔梗　白术各四两　吴茱萸五两

---

① 谛视生花　尽目力审视时眼中生花。按“谛”，细察，详审。《说文解字·言部》：“谛，审也。”

上九味㕮咀，以水九升煮取三升，去滓，分温三服。若气喘者，加芎䓖三两、半夏四两、甘草二两。

肝虚，目不明　灸肝俞二百壮，小儿斟酌，可灸一二七壮。

肝胆俱虚

左手关上脉阴阳俱虚者，足厥阴与少阳经俱虚也，病如恍惚[①]，尸厥不知人，妄见，少气不能言，时时自惊，名曰肝胆俱虚也。

肝劳第三论一首　方二首

论曰：肝劳病者，补心气以益之，心旺则感于肝矣。人逆春气则足少阳不生，而肝气内变。顺之则生，逆之则死；顺之则治，逆之则乱；反顺为逆，是谓关格，病则生矣。治肝劳虚寒，关格劳涩，闭塞不通，毛悴色夭，**猪膏酒**方

猪膏　姜汁各四升

上二味以微火煎取三升，下酒五合和煎，分为三服。

治肝虚寒劳损，口苦，关节骨疼痛，筋挛缩，烦闷，**虎骨酒**补方。

虎骨一升，炙焦，碎如雀头　丹参八两　干地黄七两　地骨皮　干姜　芎䓖各四两　猪椒根　白术　五加皮　枳实各五两

上十味㕮咀，绢袋盛，以酒四斗浸四日，初服六七合，渐加至一升，日再服。

筋极第四筋虚实附[②]　论三首　方七首　灸法七首

论曰：夫六极者，天气通于肺，地气通于嗌[③]，风气应于肝，雷

---

① 病如恍惚　元本、道藏本、四库本及《脉经》卷二第二“如”并作“苦”。

② 筋虚实附　原无，据本书目录补。

③ 嗌（yī　益）　咽腔。《素问·阴阳应象大论》张景岳注：“嗌，咽也。”

气动于心，谷气感于脾，雨气润于肾。六经为川，肠胃为海，九窍为水注之气，所以窍应于五脏。五脏邪伤则六腑生极，故曰五脏六极也。

论曰：凡筋极①者主肝也，肝应筋，筋与肝合，肝有病从筋生。又曰以春遇病为筋痹②，筋痹不已，复感于邪，内舍于肝，则阳气入于内，阴气出于外。若阴气外出，出则虚，虚则筋虚，筋虚则善悲，色青苍白见于目下。若伤寒则筋不能动，十指爪皆痛，数好转筋。其源以春甲乙日得之伤风，风在筋为肝虚风也。若阳气内发，发则实，实则筋实，筋实则善怒，嗌干。伤热则咳，咳则胁下痛不能转侧，又脚下满痛，故曰肝实风也。然则因其轻而扬之，因其重而减之，因其衰而彰之。审其阴阳以别柔刚，阳病治阴，阴病治阳。善治病者，病在皮毛肌肤筋脉而治之，次治六腑，若至五脏，则半死矣。

扁鹊云：筋绝③不治九日死，何以知之。手足爪甲青黑，呼骂口不息。筋应足厥阴，足厥阴气绝则筋缩引卵与舌，筋先死矣。

治筋实极则咳，咳则两胁下缩痛，痛甚则不可转动，**橘皮通气汤**方

橘皮四两　白术　石膏各五两　细辛　当归　桂心　茯苓各二两　香豉一升

上八味㕮咀，以水九升煮取三升，去滓，分三服。

治筋实极则两脚下满，满而痛，不得远行，脚心如割筋断折，痛不可忍，**丹参煮散**方

丹参三两　芎䓖　杜仲　续断　地骨皮各二两　当归　通草

① 筋极　病证名，六极之一。《诸病源候论》卷三·虚劳候："三日筋极，令人数转筋，十指爪甲皆痛，苦倦不能久立。"

② 筋痹　病名。以筋脉拘挛，骨节疼痛，屈伸不利为主证。《素问·长刺节论》："病在筋，筋挛节痛，不可以行，名曰筋痹。"

③ 筋绝　病证名。指因筋脉败绝而致的唇青，舌卷卵缩等证。《灵枢经·经脉》："足厥阴气绝则筋绝。"

干地黄　麦门冬　升麻　禹余粮　麻黄各一两十八铢　牛膝二两六铢　生姜切，炒取焦乾　牡蛎各二两　甘草　桂心各一两六铢

上十七味治下筛，为粗散，以绢袋子盛散二方寸匕，以井花水二升煮，数动袋子，煮取一升，顿服，日二。

治筋实极，手足爪甲或青或黄或黑乌黯，四肢筋急，烦懑，**地黄煎**方

生地黄汁三升　生葛汁　生玄参汁各一升　大黄　升麻各二两　栀子仁　麻黄　犀角各三两　石膏五两　芍药四两

上十味㕮咀，以水七升煮七物，取二升，去滓，下地黄汁煎一两沸，次下葛汁等煎取三升，分三服，日再。

治筋虚极，筋痹，好悲思，颜色苍白，四肢嘘吸，脚手拘挛，伸动缩急，腹中转痛，**五加酒**方

五加皮一斤　枳刺①二升　大麻仁三升　猪椒根皮　丹参各八两　桂心　当归　甘草各三两　天雄　秦椒　白鲜　通草各四两　干姜五两　薏苡仁半升　芎䓖五两

上十五味㕮咀，以绢袋盛，清酒四斗渍，春夏四日，秋冬六七日，初服六七合，稍稍加，以知为度。

治筋虚极，则筋不能转，十指爪皆痛，数转筋，或交接过度，或病未平复交接，伤气内筋绝，舌卷唇青引卵缩，脉疼急，腹中绞痛，或便欲绝，不能饮食，**人参酒**方

人参　防风　茯苓　细辛　秦椒　黄芪　当归　牛膝　桔梗各一两半　干地黄　丹参　署预　钟乳　矾石各三两　山茱萸　芎䓖各二两　白术　麻黄各二两半　大枣三十枚

五加皮一升　生姜切，炒干　乌麻碎，各二升

上二十二味㕮咀，钟乳别以小袋子盛，以清酒二斗半浸五宿，温服三合，日再。无所闻，随意增进。一本无乌麻，用杜仲二两半。

治交接损，卵缩筋挛方　烧妇人月经衣灰，服方寸匕。

治筋绝方　熬蟹脑足髓纳疮中，筋即续。

---

① 枳刺　即枸橘刺，为芸香科植物枸橘的棘刺。能理气止痛。

劳冷气逆，腰髋冷痹，脚屈伸难　灸阳跷一百壮，在外踝下容爪。

腰背不便，转筋急痹，筋挛　灸第二十一椎，随年壮。

转筋，十指筋挛急不得屈伸　灸脚外踝骨上七壮。

失精筋挛，阴缩入腹相引痛　灸中封五十壮，在内踝前筋里宛宛中。

失精筋挛，阴缩入腹相引痛　灸下满各五十壮，老人加之，小儿随年壮。又云：此二穴，喉肿厥逆，五脏所苦，鼓胀，并悉主之。

转筋，胫骨痛不可忍　灸屈膝下廉横筋上三壮。

腹胀转筋　灸脐上一寸二十壮①。

坚癥积聚第五论一首　方四十四首　灸法六首

论曰：病有积有聚，何以别之？答曰：积者，阴气也；聚者，阳气也。故阴沉而伏，阳浮而动。气之所积名曰积，气之所聚名曰聚。故积者，五脏之所生；聚者，六腑之所成。故积者阴气也，其始发有常处，其痛一作病不离其部，上下有所终始，左右有所穷已。聚者阳气也，其始发无根本，上下无所留止，其痛无常处，谓之聚也。故以是别知积聚也。

经络受病，入于肠胃，五脏积聚，发伏梁②、息贲、肥气、否气③、奔豚。积聚之始生，至其已成奈何？曰：积之始生，得寒乃生，厥止乃成积④。人之善病肠中积者，何以候之？曰：皮薄而不泽，肉不坚而淖泽，如此则肠胃伤恶，恶则邪气留止积聚，乃作肠胃之积。

---

① 二十壮　孙本、元本、道藏本、四库本并作“二七壮”。

② 伏梁　病名。指脘腹部痞满肿块一类疾患。《素问·腹中论》：“病有少腹盛，上下左右皆有根……病名曰伏梁。”

③ 否气　病名，即“痞气”。为五积之一，属脾之积，因脾虚气郁，痞塞不通，留滞积结而致，症见胃脘部有肿块突起，状如覆盘，肌肉消瘦，四肢无力等。日久不愈，可发黄疸。

④ 厥止乃成积　《灵枢经·百病始生》作“厥乃成积”四字。

寒温不次，邪气稍止，至其蓄积留止，大聚乃起。病有身体腰髀股胻皆肿，环脐而痛，是为何病？曰：病名伏梁。此风根也，不可动，动之为水溺涩之病，少腹盛，左右上下皆有根者，伏梁也。裹脓血，居肠胃之外，不可治，治之，每切按之致死。此下则因阴必下脓血，上则迫胃脘生王冰云当作出膈，夹胃脘内痈，此久病也，难疗。居脐上为逆，慎勿动亟夺，其气溢于大肠而著于肓，肓之原在脐下，故环脐而痛。

三台丸 治五脏寒热积聚，胪胀肠鸣而噫，食不生肌肤，甚者呕逆；若伤寒寒疟已愈，令不复发，食后服五丸，饮多者吞十丸。常服令人大小便调和，长肌肉方。

大黄熬 前胡各二两 消石 葶苈 杏仁各一升 厚朴 附子 细辛 半夏各一两 茯苓半两

上十味末之，蜜和，捣五千杵，服如梧子五丸，稍加至十丸，以知为度。

治男子女人百病虚弱劳冷，宿寒久癖及癥瘕积聚，或呕逆不下食，并风湿诸病，无不治之者，**五石乌头丸**方

钟乳炼 紫石英 硫黄 赤石脂 矾石 枳实 甘草 白术 紫菀 山茱萸 防风 白薇 桔梗 天雄 皂荚 细辛 苁蓉 人参 附子 藜芦各一两六铢 干姜 吴茱萸 蜀椒 桂心 麦门冬各二两半 乌头三两 厚朴 远志 茯苓各一两半 当归二两 枣膏五合 干地黄一两十八铢

上三十二味末之，蜜和，捣五千杵，酒服如梧子十丸，日三，稍加之。

治男子女人寒冷，腹内积聚，邪气往来，厥逆抢心，心痛痹闷，吐下不止，妇人产后羸瘦，**乌头丸**方

乌头十五枚 吴茱萸 蜀椒 干姜 桂心各二两半 前胡 细辛 人参 芎䓖 白术各一两六铢 皂荚 紫菀 白薇 芍药各十八铢 干地黄一两半

上十五味末之，蜜丸。酒下如梧子十丸，日三，稍加之，以知为度。

治心腹疝瘕①，胁下及小腹满，坚痛有积，寒气入腹，使人腹中冷，发甚则上抢心，气满，食饮喜呕方

大黄　茯苓各一两半　吴茱萸　桂心　黄芩　细辛　人参　蜀椒　干姜各一两六铢　牡丹　甘草　芎䓖　苁蓉　䗪虫各十八铢　芍药　防葵　虻虫　厚朴　半夏各一两　男发灰半两

上二十味末之，以蜜丸。服如梧子五丸，日再，渐加之。

恒山丸　治胁下邪气积聚，往来寒热，如温疟方。

恒山　蜀漆　白薇　桂心　鮀甲　白术　附子　鳖甲　䗪虫　贝齿各一两半　蜚虻②六铢

上十一味末之，蜜丸如梧子。以米汁服五丸，日三。

又方　蒸鼠壤上熨之，冷即易。腹中切痛，炒盐半升令焦，纳汤中饮之，大吐瘥。若手足痛者，烧青布纳小口器中，熏痛处。

神明度命丸　治久患腹内积聚，大小便不通，气上抢心，腹中胀满，逆害饮食，服之甚良方。

大黄　芍药各二两

上二味末之，蜜丸。服如梧子四丸，日三，不知，可加至六七丸，以知为度。

治万病积聚方　七八月收蒺藜子不限多少，以水煮过熟，取滓曝令干，捣筛蜜丸。酒服如梧子七丸，以知为度。其汁煎如饴服之。

治胸中心下结积，食饮不消，**陷胸汤**方

大黄　栝楼实　黄连各二两　甘遂一两

上四味㕮咀，以水五升煮取二升五合，分三服。

太一神明陷冰丸　治诸疾，破积聚，心下支满，寒热鬼注，长

---

① 疝瘕　病名。《诸病源候论》卷二十·疝瘕候："疝者痛也，瘕者假也。其病虽有结瘕而虚假可推移，故谓之疝瘕也。"

② 蜚虻　药名，即虻虫，为虻科昆虫复带虻或其他同属昆虫的雌性全虫。性味苦凉，有毒，能逐瘀，破积，通经，主治癥瘕，积聚，少腹蓄血，血滞经闭，扑损瘀血等。

病咳逆唾噫，避除众恶，杀鬼，逐邪气鬼击，客忤中恶，胸中结气，咽中闭塞，有进有退，绕脐恻恻随上下，按之挑手，心中愠愠如有虫状，毒注①相染灭门方。

雄黄油煮一日　丹砂　礜石②　当归　大黄各二两　巴豆一两　芫青五枚　桂心三两　真珠　附子各一两半　蜈蚣一枚　乌头八枚　犀角　鬼臼　射罔　藜芦各一两　麝香　牛黄　人参各半两　杏仁四十枚　蜥蜴一枚　斑猫七枚　樗鸡三七枚　地胆三七枚

上二十四味末之，蜜和，捣三万杵，丸如小豆。先食饮服二丸，日二，不知稍加之。以药二丸安门户上，令众恶不近。伤寒服之，无不即瘥。若至病家及视病人，夜行独宿，服二丸，众恶不敢近。此方与第十七卷尸疰篇方重。

蜥蜴丸　治癥坚水肿，蜚尸遁尸，百注尸注，骨血相注③，恶气鬼忤，蛊毒邪气往来，梦寤存亡，留饮结积，虎狼所咬，猘犬所咋④，鸩毒⑤入人五脏，服药已消杀其毒。食不消，妇人邪鬼忤，亦能遣之方。

蜥蜴二枚　蜈蚣二枚　地胆五十枚　䗪虫三十枚　杏仁三十枚　蜣螂十四枚　虻虫三十枚

朴消一两十八铢　泽漆　桃奴　犀角　鬼督邮　桑赤鸡⑥各十八铢　芍药　虎骨各一两半　甘草一两　巴豆一两十八铢　款冬花十八铢

---

① 毒注　病证名。指毒邪之气随饮食入人腹内，上至喉间，状如有物，吞吐不出，或游走身体，痛如锥刀所刺一类病证。详参《诸病源候论》卷二十四·毒注候。

② 礜石　道藏本、四库本并作"矾石"。

③ 蜚尸遁尸，百注尸注，骨血相注　病证名，约相当于痨瘵一类病证。详参《诸病源候论》卷二十三·尸病诸候及卷二十四·注病诸候。

④ 猘(zhì　制)犬所咋(zé　则)　狂犬所咬。按"猘"，疯狗。《广韵·祭韵》：猘，狂犬。"咋"，咬、啃。《正字通·口部》："咋，啖也、啮也。"

⑤ 鸩(zhēn　针)毒　毒酒，毒药。《左传·闵公元年》："宴安鸩毒，不可怀也。"孔颖达疏："宴安自逸，若鸩毒之药，不可怀恋也。"

⑥ 桑赤鸡　药名，疑即"桑鸡"。桑鸡一名桑耳，为寄生于桑树上的木耳。性味甘平，主治肠风痔血，崩漏带下等。

甘遂一两六铢　干姜一两

上二十味末之，别治巴豆杏仁如膏，纳药末研调，下蜜捣二万杵，丸如麻子。先食饮服三丸，日一，不知加之。不敢吐下者一丸，日一服。有人风冷注癖坚二十年者，得瘥。此方与第十七卷尸疰篇方重。

大五明狼毒丸　治坚癖痞在人胸胁，或在心腹方。

狼毒　干地黄各四两　附子　大黄　茯苓　人参　当归各一两　半夏二两　干姜　桂心各一两半　细辛　五味子　蜀椒　蔄茹熬令烟尽，各一两　芫花　莽草　厚朴　防己　旋复花各半两　巴豆二十四枚　杏仁三十枚

上二十一味末之，蜜和，服如梧子二丸，日二夜一，以知为度。

小狼毒丸　治病与前同方。

狼毒三两　旋复花二两　附子　半夏　白附子　蔄茹各二两

上六味末之，蜜和捣五千杵，饮服如梧子三丸，加至十丸，日三。《肘后方》无半夏白附子蔄茹，只三味。

狼毒丸　治坚癖方。

狼毒五两　半夏　杏仁各三两　桂心四两　附子　蜀椒　细辛各二两

上七味末之，别捣杏仁，蜜和，饮服如大豆二丸。

治暴坚久痞，腹有坚，**甘遂汤**方

甘遂　黄芩　芒消　桂心　细辛各一两　大黄三两

上六味㕮咀，以水八升煮取二升半，分三服。

治卒暴癥①，腹中有物坚如石，痛如斫刺，昼夜啼呼，不治，百日必死方　牛膝二斤㕮咀，曝之令干，以酒一斗浸之，密塞器口煎取半，服半升，一服便吐去宿食，神效。

治卒暴癥方　取商陆根捣碎，蒸之，以新布籍腹上，以药铺著

---

① 暴癥　病名。即突然发生的癥病。《诸病源候论》卷十九·暴癥候："暴癥者，因脏腑虚弱，食生冷之物……结聚成块，卒然而起，其生无渐，名曰暴癥也。"

布上，以衣物覆其上，冷复易之，数日用之，旦夕勿息。

又方　蒜十片，取五月五日户上者，去皮　桂一尺二寸　灶中黄土如鸡子大一枚

上三味合捣，以淳苦酒和，涂布上以掩病处，不过三日消。凡蒜亦佳。《肘后方》不用桂。

野葛膏　治暴癥方。

野葛一尺　当归　附子　雄黄油煮一日　细辛各一两　乌头二两　巴豆一百枚　蜀椒半两

上八味㕮咀，以大醋浸一宿，猪膏二斤煎附子色黄，去滓，纳雄黄粉，搅至凝，敷布上，以掩癥上，复以油重布上，复安十重纸，以熨斗盛火著上，常令热，日三夜二，须膏干益良。

消石大丸　治十二癥瘕，及妇人带下，绝产无子，并欲服寒食散而腹中有癥瘕实者，当先服大丸下之，乃服寒食散。大丸不下水谷，但下病耳，不令人困方。

消石六两，朴消亦得　大黄八两　人参　甘草各二两

上四味末之，以三年苦酒三升置铜器中，以竹箸柱器中，一升作一刻，凡三升作三刻，以置火上，先纳大黄，常搅不息，使微沸尽一刻，乃纳余药，又尽一刻，有余一刻，极微火使可丸如鸡子中黄。欲合药当先斋戒一宿，勿令小儿女人奴婢等见之。欲下病者用二丸。若不能服大丸者，可分作小丸，不可过四丸也。欲令大不欲令细，能不分为善。若人羸者可少食，强者不须食，二十日五度服，其和调半日乃下。若妇人服之，下者或如鸡肝，或如米汁正赤黑，或一升或三升。下后慎风冷，作一杯粥食之，然後作羹臛自养如产妇法，六月则有子。禁生鱼猪肉辛菜。若寒食散者，自如药法，不与此同，日一服。

土瓜丸　治诸脏寒气积聚，烦懑热，饮食中蛊毒，或食生物，及水中虫卵①生入腹而成虫蛇，若为鱼鳖，留饮宿食，妇人产瘕带下百病，阴阳不通利，大小便不节，绝伤堕落，寒热交结，唇口焦黑，

---

① 虫卵　“虫”原作“蛊”，据元本、四库本改。

身体消瘦，嗜卧少食，多魇，产乳胞中余疾，股里热，心腹中急结，痛引阴中方。

土瓜根末　桔梗末各半升　大黄一斤，蒸二斗米下，暴干　杏仁一升

上四味末之，蜜丸如梧子。空腹饮服三丸，日三，不知加之，以知为度。

治凡所食不消方　取其余类烧作末，酒服方寸匕，便吐去宿食即瘥。有食桃不消作病者，以时无桃，就树间得槁桃烧服之，登时吐病出，甚良。

治卒食不消，欲成癥积方　煎艾汁如饴，取半升，一服之便刺吐，去宿食神良。《古今录验方》白艾五尺围一束，薏苡根一大把，二味煎。

治食鱼肉等成癥结在腹内，并诸毒气方　狗屎五升烧末，绵裹之，以酒一斗浸再宿，滤取清，分十服，日三服，三日使尽，随所食癥结即便出矣。

治杂中食瘀实不消，心腹坚痛者方　以水三升煮白盐一升令消，分三服，刺吐去食也。并治暴癥。

治癥坚，心下有物大如杯，不得食，食则腹满，心腹绞痛方

葶苈子　大黄各二两　泽漆四两

上三味末之，别研葶苈为膏，下二味捣五百杵，入蜜更捣千杵，服如梧子五丸，不知加之，日三服。

治少腹坚，大如盘，胸中胀，食不消，妇人瘦瘠者方　暖水服发灰一方寸匕，日再服，并灸肋端。

又方　饮服上好曲末方寸匕，日三瘥。又灸三焦俞，随年壮。

治伏梁气方　白马尿铜器中承取，旦旦服一升。

治癥瘕方　槲树白皮煎，令可丸服之，取知，病动若下，减之。

治患癥结病及瓜病，似瓜形日月形，或在脐左右，或在脐上下，若鳖在左右肋下或当心如合子大，复有手脚。治之法：先针其足，以椒熨之方　取一新盆子受一斗者，盆底钻一百二十孔，孔上著椒三合，上著一重纸，纸上著冷灰一升，灰上著热灰半升，上著刚炭火一斤，经一食顷，盆底热彻当病上，初安毡一重即安火盆，火盆大热以渐更加一重，若火更热不可忍，加至三重暂歇，一口冷饮，还上火

消二分许即停，经三日勿著，及至七日决得顿瘥，然后食美食自补。若小不瘥，作露宿丸服之，方在第十六卷中。

治腹中积癥方　葶苈子一升熬，酒五升浸七日，服三合，日三。

治蛇癥①方　白马尾切长五分，以酒服方寸匕，大者自出；更服二分者一方寸匕，中者亦出；更服三分者一方寸匕，小者复出。不可顿作一服，杀人。马尾一本作马毛。

治蛇癥，**大黄汤**方

大黄　茯苓各半两，一本作黄芩　乌贼骨二枚　皂荚六枚，如猪牙者　甘草如指大者一尺　芒消如鸡子一枚

上六味㕮咀，以水六升煮三沸，去滓纳消，适寒温，尽服之，十日一剂，作如上法。欲服之宿无食，平旦服，当下病根也。

治鳖癥②，腹坚硬肿起，大如盘，睡卧不得方　取蓝一斤捣，水三升绞取汁，服一升，日二。

又方　蒴藋根白皮一握研取汁，以水和，顿服之。

又方　白马尿一升，鸡子三枚取白，合煎取二合，空腹顿服之，不移时当吐病出。

治食中得病为鳖癥，在心下，坚强方　鸡屎一升炒令黄，取五合，以酒一升浸，更取半捣为末，以所浸酒服方寸匕，日二，三日中作一剂。

治蛟龙病③　开皇④六年三月八日，有人食芹得之，其人病发似癫痫，面色青黄，因食寒食饧过多，便吐出蛟龙⑤，有头及尾。从

---

① 蛇癥　病名。因食蛇不消而致的癥病。一说即蛇瘕。详参《诸病源候论》卷十九·蛇瘕候。

② 鳖癥　病名。因脾胃虚弱，遇冷不能消化而致，症见腹内结块，其形如鳖。详参《诸病源候论》卷十九·鳖癥候。

③ 蛟龙病　病名。类似于今之肠寄生虫病。《金匮要略》卷下·果实菜谷禁忌并治："春秋二时，龙带精入芹菜中，人偶食之为病，发时手青腹满，痛不可忍，名蛟龙病。"

④ 开皇　隋文帝杨坚年号，公元581—600年。

⑤ 蛟龙　此上元本、道藏本、四库本并有"状似"二字。

兹有人患此疾，令服寒食饧三斗，大验。山野人有啮虱在腹生长，为虱瘕①病，治之方

故败篦子一枚　故败梳一枚

上二物各破为两分，各取一分烧为末，又取一分，以水五升煮取一升，以服前烧末，顿服，斯须出矣。

治米瘕②，常欲食米，若不得米，则胸中清水出方

鸡屎一升　白米五合

上二味合炒令米焦，捣末，以水二升顿服取尽，须臾吐出病如研米，若无米当出痰，永憎米，不复食。

治肉瘕，思肉不已，食讫复思者方　空腹饮白马尿三升，吐肉出。肉不出必死。

治发瘕③，由人因食而入，久即胸间如有虫，上下去来，惟欲饮油，一日之中乃至三二升，不欲饮食者方　油一升，以香泽煎之，大**铴锣**④贮之，安病人头边，令口鼻临油上，勿令得饮，敷鼻面令有香气，当叫唤取饮，不得与之，必当疲极大睡，其发瘕当从口出饮油，人专守视之，并置石灰一裹，见瘕出，以灰粉手捉瘕抽出，须臾抽尽，即是发也。初从腹中出，形如不流水中浓菜，随发长短，形亦如之。

又方　酒三升煮猪脂二升三沸，一服一升，日二。白马尿服之亦佳，无马白牛亦得⑤。

瘕瘕　灸内踝后宛宛中，随年壮。又灸气海百壮。

---

① 虱瘕　病名。由体虱感染所患的瘕病。详参《诸病源候论》卷十九·虱瘕候。

② 米瘕　病名。由喜食生米所致的虱病。详参《诸病源候论》卷十九·米瘕候。

③ 发瘕　此下元本、道藏本、四库本并有“食中有瘕不觉”六字。按“发瘕”，病名。指由误食毛发所致的瘕病。详参《诸病源候论》卷十九·发瘕候。

④ **铴锣**　“锣”原作“劳”，今改。按“**铴锣**”，铜器。《集韵·豪韵》：“**铴**，**铴锣**，铜器。”

⑤ 无马白牛亦得　道藏本、四库本并作“无白马尿，白牛尿亦得”九字。

久冷及妇人癥瘕，肠鸣泄利，绕脐绞痛　灸天枢百壮，三报之，万勿针，穴在挟脐两边各二寸。

积聚坚满　灸脾募百壮，穴在章门季肋端。

心下坚，积聚冷胀　灸上脘百壮，三报之，穴在巨阙下一寸许。

积聚坚大如盘，冷胀　灸胃脘二百壮，三报之，穴在巨阙下二寸。

（苏　礼）

备急千金要方校释卷第十二胆腑

朝奉郎守太常少卿充秘阁校理判登闻检院上
护军赐绯鱼袋臣林亿等校正

胆腑脉论第一

论曰：胆腑者，主肝也，肝合气于胆。胆者，中清之腑也，《难经》云：胆者清净之腑。《甲乙》云：中精之腑。号将军，决曹吏①，重三两三铢，长三寸三分，在肝短叶间下，贮水精汁二合《难经》作三合，能怒能喜，能刚能柔。目下裹大②，其胆乃横。凡胆脑髓骨脉女子胞，此六者地气之所生也，皆藏于阴而象于地③，故藏而不泻，名曰奇恒之腑。若胃大肠小肠三焦膀胱，此五者天气之所生也，其气象天，故泻而不藏，此受五脏浊气，名曰传化之腑，此不能久留，输泻者也。所谓五脏者，藏精气《甲乙》作神而不泻，故满而不能实；六腑者，传化物

---

① 号将军，决曹吏　谓胆与肝同主疏泄，亦为将军之官，对各脏腑有调节制约作用。《素问·灵兰秘典论》："胆者，中正之官，决断出焉。"按"曹吏"，官署中吏员。此谓各脏及腑。

② 目下裹大　"裹"原作"果"，今改。按"果"，通"裹"。包裹。此谓眼胞。"目下裹大"，谓目下胞肿胀。

③ 藏于阴而象于地　谓胆脑髓骨脉女子胞能藏精气，其性属阴，取法於地。

而不藏，故实而不能满。所以然者，水谷入口则胃实而肠虚，食下则肠实而胃虚。故曰：实而不满，满而不实也。

左手关上阳绝者，无胆脉也，苦膝疼，口中苦，眯目，善畏如见鬼，多惊少力，刺足厥阴，治阴，在足大指间，或刺三毛①中；左手关上阳实者，胆实也，苦腹中不安，身躯习习也，刺足少阳，治阳，在足上第二指本节后一寸是。

胆病者，善太息，口苦，呕宿汁，心澹澹②恐，如人将捕之，咽中介介然③，数唾，候在足少阳之本末，亦见其脉之陷下者灸之，其寒热刺阳陵泉。若善呕，有苦汁④，长太息，心中澹澹，善悲恐，如人将捕之，邪在胆，逆在胃。胆液泄则口苦⑤，胃气逆则呕苦汁，故曰呕胆，刺三里以下。胃气逆，刺足少阳血络以闭胆，却⑥调其虚实，以去其邪也。

胆胀⑦者，胁下痛胀，口苦，太息。

肝前受病，移于胆，肝咳不已，则呕胆汁。

厥气客于胆，则梦斗讼⑧。《甲乙》云：梦斗讼自刳。

肝应筋，爪厚色黄者胆厚，爪薄色红者胆薄，爪坚色青者胆急，爪耎⑨色赤者胆缓，爪直色白无约者胆直，爪恶色黑多败者

---

① 三毛　又称聚毛、丛毛，为足大趾第一节背面皮肤处，此处多生数根较长毫毛，故名。《灵枢经·经脉》："胆足少阳之脉……还贯爪甲，出三毛。"张隐庵注："大指甲后为三毛。"

② 澹澹　不安定貌。《素问·刺热》："其逆则项痛，员员澹澹然。"王冰注："澹澹，为似欲不定也。"

③ 介介然　梗阻貌。《汉书·翼奉传》颜师古注："介，隔也，碍也。"

④ 有苦汁　"汁"字原脱，据孙本补。

⑤ 胆液泄则口苦　"泄"字原脱，据《灵枢经·四时气》补。

⑥ 却　再，表示继续。《三国志·魏志·武帝纪》："公谓运者曰：却十五日为汝破绍，不复劳汝矣。"

⑦ 胆胀　病名。因寒气内迫，正邪相争，营卫郁滞而致，症见胁下痛胀，口中苦，善太息等。详参《灵枢经·胀论》

⑧ 斗讼　谓争斗相讼。

⑨ 爪耎　谓爪甲软而薄。按"耎"，软。《汉书·王吉传》颜师古注："耎，柔也。"

胆结。

扁鹊云:足厥阴与少阳为表里,表清里浊。其病若实极则伤热,热则惊动精神而不守,卧起不定;若虚则伤寒,寒则恐畏,头眩不能独卧。发于玄水,其根在胆,先从头面起,肿至足,方在治水篇。

胆有病,则眉为之倾,病人眉系倾者七日死。

足少阳之脉,是动则病口苦,善太息,心胁痛不能反侧,甚则面微尘,体无膏泽,足外反热,是为阳厥。是主骨所生病者,头痛,角颔痛,目锐眦痛,缺盆中肿痛,腋下肿,马刀挟瘿①,汗出振寒,疟,胸中胁肋髀膝外至胻绝骨外踝前及诸节皆痛,小指次指不用,盛者则人迎大一倍于寸口,虚者则人迎反小于寸口也。其经脉经筋支别已具第十一卷肝脏部中。

胆虚实第二虚烦不得眠附② 脉二条 方九首 灸法二首

胆实热

左手关上脉阳实者,足少阳经也,病苦腹中气满,饮食不下,咽干,头痛,洒洒恶寒,胁痛,名曰胆实热也。

治胆腑实热,精神不守,泻热**半夏千里流水汤**方

半夏 宿姜各三两 生地黄五两 酸枣仁五合 黄芩一两 远志 茯苓各二两 秫米一升

上八味㕮咀,以长流水五斗煮秫米,令蟹目沸,扬之三千遍,澄清,取九升煮药,取三升半,分三服。《集验方》治虚烦闷不得眠,无地黄远志,有麦门冬桂心各二两、甘草人参各二两。

胸中胆病 灸浊浴,随年壮,穴在夹胆俞旁行相去五寸。

---

① 马刀挟瘿 病证名。生于颈项两侧的瘰疬。因其累累而生,形长似马刀,故名。《灵枢经·痈疽》:"其痈坚而不溃者,为马刀挟瘿,急治之。"张景岳注:"此即瘰疬也。"又,杨上善注:"马刀,亦谓痈不脓溃者是也。"

② 虚烦不得眠附 原无,据本书目录补。

胆虚寒

左手关上脉阳虚者，足少阳经也，病苦眩厥痿，足指不能摇，躄①不能起，僵仆②，目黄，失精䀮䀮，名曰胆虚寒也。

治大病后虚烦不得眠，此胆寒故也，宜服**温胆汤**方

半夏　竹茹　枳实各二两　橘皮三两　生姜四两　甘草一两

上六味㕮咀，以水八升煮取二升，分三服。

胆虚　灸三阴交各二十壮，穴在内踝上一夫。

千里流水汤　治虚烦不得眠方。

半夏　麦门冬各三两　茯苓四两　酸枣仁二升　甘草　桂心　黄芩　远志　萆薢　人参　生姜各二两　秫米一升

上十二味㕮咀，以千里流水一斛煮米，令蟹目沸，扬之万过，澄清，取一斗煮药，取二升半，分三服。

酸枣汤　治虚劳烦扰，奔气在胸中，不得眠方。

酸枣仁三升　人参　桂心　生姜各二两　石膏四两　茯苓　知母各三两　甘草一两半

上八味㕮咀，以水一斗先煮酸枣仁，取七升，去滓下药，煮取三升，分三服，日三。

治虚劳烦闷，不得眠方

大枣二七枚　葱白七茎

上二味以水三升煮取一升，去滓，顿服。

治大下后虚劳不得眠，剧者颠倒懊侬③欲死，**栀子汤**方仲景云：发汗吐下后虚烦不得眠，若剧者必反覆颠倒，心中懊侬，栀子汤主之。

---

① 躄　瘸腿。慧琳《一切经音义》卷二十四："顾野王云：躄，谓足偏枯不能行也。"

② 僵仆　谓行动跌倒。按"僵"，仰倒。《说文解字·人部》："僵，偾也。"段玉裁注："僵谓仰倒。""仆"，向前倾倒。《说文通训定声·需部》："仆，前覆为仆。"

③ 懊侬　烦乱。《素问·六元正纪大论》："目赤心热，甚则瞀闷懊侬，善暴死。"《集韵·江韵》："侬，心乱也。"

大栀子十四枚　豉七合

上二味,以水四升先煮栀子,取二升半,纳豉更煮三沸,去滓,一服一升,安者勿更服。若上气呕逆,加橘皮二两,亦可加生姜二两。

治烦闷不得眠方

生地黄　枸杞白皮各五两　麦门冬　甘草　前胡各五两　茯苓　知母各四两　人参二两　豉　粟米各五合

上十味㕮咀,以水八升煮取三升七合,分三服。

治虚劳不得眠方

酸枣　榆叶各等分

上二味末之,蜜丸。服如梧子十五丸,日再。

又方　干姜四两末,汤和顿服,覆取汗,病愈。

咽门论第三

论曰:夫咽门者,应五脏六腑,往还神气,阴阳通塞之道也。喉咙胞囊舌者,并津液,调五味之气本也,不可不研乎。咽门者,肝胆之候也,其重十两,广二寸五分,至胃脘长一尺六寸,主通五脏六腑津液神气,应十二时。若脏热,咽门则闭而气塞;若腑寒,则咽门破而声嘶,母姜酒主之,方在第六卷中。热则通之,寒则补之,若寒热调和,病不生矣。

髓虚实第四论一首　方二首

论曰:髓虚者脑痛不安,髓实者勇悍。凡髓虚实之应,主于肝胆。若其腑脏有病从髓生,热则应脏,寒则应腑。

治髓虚,脑痛不安,胆腑中寒,**羌活补髓丸**方

羌活　芎䓖　当归各三两　桂心二两　人参四两　枣肉研如脂　羊髓　酥各一升　牛髓二升　大麻仁二升,熬研如脂

上十味,先捣五种干药为末,下枣膏麻仁又捣,相濡为一家①,下二髓并酥,纳铜钵中重汤煎之,取好为丸如梧子。酒服三十丸,日二服,稍加至四十丸。

治髓实,勇悍惊热,主肝热,**柴胡发泄汤**方

柴胡　升麻　黄芩　细辛　枳实　栀子仁　芒消各三两　淡竹叶　生地黄各一升　泽泻四两

上十味㕮咀,以水九升煮取三升,去滓下消,分三服。

风虚杂补酒煎第五食治方附②方十八首

巴戟天酒　治虚羸,阳道不举③,五劳七伤,百病能食下气方。

巴戟天　牛膝各三斤　枸杞根皮　麦门冬　地黄　防风各二斤

上六味并生用,无可得用干者,亦得㕮咀,以酒一石四斗浸七日,去滓,温服。常令酒气相及,勿至醉吐,慎生冷猪鱼油蒜。春六日④,秋冬二七日,夏勿服。先患冷者,加干姜桂心各一斤;好忘,加远志一斤;大虚劳,加五味子苁蓉各一斤;阴下湿,加五加根皮一斤,有石斛加一斤,佳。每加一斤药,则加酒七升。此酒每年入九月中旬即合,入十月上旬即服。设服余药,以此酒下之,大妙。滓曝干,捣末,以此酒服方寸匕,日三,益佳。常加甘草十两,佳。虚劳,加黄芪一斤。

又方　巴戟天　生牛膝各三斤

上二味㕮咀,以酒五斗浸之,服如前法。

治虚劳不足,**五加酒**方

---

① 相濡为一家　谓相互混合,浸渍成为一体。按"濡",浸渍。《广雅·释诂二》:"濡,渍也。"

② 食治方附　原无,据本书目录补。

③ 阳道不举　谓阳痿不能行房。按"阳道",男性生殖器。《宋书·五行志》:"豫章吴平人有二阳道,重累生。"

④ 春六日　孙本、元本、道藏本、四库本"六"并作"七"。

五加皮　枸杞根皮各一斗

上二味㕮咀，以水一石五斗煮取汁七斗，分取四斗，浸曲一斗，余三斗用拌饭，下米多少如常酿法，熟，压取服之，多少任性，禁如药法，倍日将息。

天门冬大煎　治男子五劳七伤，八风十二痹，伤中六极。一，气极则多寒痹，腹痛，喘息，惊恐，头痛；二，肺极则寒痹，腰痛，心下坚，有积聚，小便不利，手足不仁；三，脉极则颜色苦青逆，意喜恍惚，失气，状似悲泣之后，苦舌强，咽喉干，寒热恶风，不可动，不嗜食，苦眩，喜怒妄言；四，筋极则拘挛，少腹坚胀，心痛，膝寒冷，四肢骨节皆疼痛；五，骨极则肢节厥逆，黄疸，消渴，痈疽，妄发重病，浮肿如水病状；六，肉极则发疰，如得击不复言，甚者至死复生，众医所不能治。此皆六极七伤所致，非独房室之为也。忧恚积思，喜怒悲欢，复随风湿结气，咳时呕吐，食以变，大小便不利，时泄利重下，溺血，上气，吐下，乍寒乍热，卧不安席，小便赤黄，时时恶梦，梦与死人共食饮，入冢神室，魂飞魄散。筋极则伤肝，伤肝则腰背相引，难可俯仰；气极则伤肺，伤肺则小便有血，目不明；髓极则阴痿不起，住而不交；骨极则伤肾，伤肾则短气，不可久立，阴疼恶寒，甚者卵缩，阴下生疮湿痒，搔之不欲住，汁出，此皆为肾病。甚者多遭风毒，四肢顽痹①，手足浮肿，名曰脚弱，一名脚气，医所不治，此悉主之方。

天门冬切，三斗半，捣压取汁尽　生地黄切，三斗半，捣压如门冬　枸杞根切，三斗，捣洗，以水二石五斗煮取一斗三升，澄清　獐骨一具，碎，以水一石煮取五斗，澄清　酥三升，炼　白蜜三升，炼上六味并大斗，铜器中微火先煎地黄门冬汁减半，乃合煎取大斗二斗，下后散药，煎取一斗，纳铜器重釜煎，令隐掌可丸。平旦空腹酒服如桐子二十丸，日二，加至五十丸，慎生冷醋滑猪鸡鱼蒜油面等。择四时旺相日合之，其合和一如第一卷合和篇说。

散药如下。

茯苓　柏子仁　桂心　白术　萎蕤　昌蒲　远志　泽泻　署

---

① 四肢顽痹　“顽”原作“烦”，据孙本、元本、道藏本、四库本改。

预 人参 石斛 牛膝 杜仲 细辛 独活 枳实 芎䓖 黄芪 苁蓉 续断 狗脊 萆薢 白芷 巴戟天 五加皮 覆盆子 橘皮 胡麻仁 大豆黄卷 茯神 石南各二两 甘草六两 蜀椒 薏苡仁各一升 阿胶十两 大枣一百枚，煮作膏 鹿角胶五两 蔓荆子三两

上三十八味治下筛，纳煎中，有牛髓鹿髓，各加三升，大佳。小便涩，去柏子仁，加秦艽二两、干地黄六两；阴痿失精，去萎蕤，加五味子二两；头风，去柏子仁，加菊花防风各二两；小便利，阴气弱，去细辛防风，加山茱萸二两；腹中冷，去防风，加干姜二两；无他疾，依方合之。凡此煎九月下旬采药，立冬日合而服之，至五月上旬止，若十二月腊日合者，经复至七月下旬止，若停经夏不坏①，当于舍北阴处入地深六尺，填沙，置药中，上加沙覆之，则经夏不损也。女人先患热者得服，患冷者勿服。

填骨万金煎 治内劳少气，寒疝里急，腹中喘逆，腰脊痛，除百病方。

生地黄三十斤，取汁 甘草 阿胶 肉苁蓉各一斤 桑根白皮切，八两 麦门冬 干地黄各二斤 石斛一斤五两 牛髓三斤 白蜜十斤 清酒四斗 麻子仁三升 大枣一百五十枚 当归十四两 干漆二十两 蜀椒四两 桔梗 五味子 附子各五两 干姜 茯苓 桂心各八两 人参五两

上二十三味，先以清酒二斗六升纳桑根白皮麻子仁枣胶，为刻识之，又加酒一斗四升，煮取至刻，绞去滓，纳蜜髓地黄汁，汤上铜器煎，纳诸药末，半日许使可丸止，大瓮盛。饮吞如弹丸一枚，日三。若夏月暑热煮煎转味，可以蜜地黄汁和诸药成末，为丸如梧子，服十五丸，不知，稍加至三十丸。

治男子风虚劳损兼时气方

甘草一斤 石斛 防风 苁蓉 山茱萸 茯苓 人参 署预各四两 桂心 牛膝 五味子 菟丝子 巴戟天 芎䓖各三两，并

① 若停经夏不坏　元本、明本、道藏本“停”下并有“留”字。

为末　生地骨皮切，一升　丹参二两　胡麻二升，以水二斗煮取四升，去滓　牛髓三升　生地黄汁一升　生姜汁一升　白蜜三升　生麦门冬汁三升

上二十二味，先煎地黄地骨皮胡麻汁减半，纳牛髓蜜姜门冬等汁，微火煎余八升，下诸药散，和令调，纳铜钵中，汤上煎令可丸。酒服三十丸如梧子，日二，加至五十丸。

小鹿骨煎一云獐骨　治一切虚羸，皆服之方。

鹿骨一具，碎　枸杞根切，二升

上二味各以水一斗别器各煎汁五升，去滓澄清，乃合一器，共煎取五升，日二服，尽好将慎，皆用大斗。

地黄小煎　治五劳七伤，羸瘦干削①方。

干地黄末，一升　蜜二升　猪脂一升　胡麻油半升

上四味以铜器中煎令可丸，饮服三丸如梧子，日三，稍加至十丸，久久常服，弥有大益，瘦黑者肥充。

治虚冷枯瘦，身无精光，虚损诸不足，**陆抗膏**方

牛髓　羊脂各二升　白蜜　生姜汁　酥各三升，《经心录》用猪脂

上五味，先煎酥令熟，次纳姜汁，次纳蜜，次纳羊脂牛髓，后微火煎之，三上三下，令姜汁水气尽即膏成，搅令凝止。温酒服之，随人能否，不限多少，令人肥健发热也。

《经心录》云：治百病劳损，风湿，补益神效，男女通服之。

枸杞煎　补虚羸，久服轻身不老，神验方。九月十日取生湿枸杞子一升，清酒六升煮五沸，出取研之，熟滤取汁，令其子极净，曝子令干，捣末，和前汁微火煎令可丸，酒服二方寸匕，日二，加至三匕，亦可丸服五十丸。

夏姬杏仁方　杏仁三升纳汤中，去皮尖双仁，熟捣盆中，水研取七八升汁，以铁釜置塘火上，取羊脂四斤摩釜消之，纳杏仁汁温之，四五日色如金状，饵如弹子，日三，百日肥白，易容人不识。

治枯瘦方　杏仁熬黄，去皮尖，捣，服如梧子，日三，令人润泽，

---

① 干削　谓枯悴瘦瘠。

无所禁。咳逆上气，喉中百病，心下烦，不得咽者，得茯苓款冬紫菀并力，大良。生热熟冷其药，喉中如有瘜肉者，亦服。

桃仁煎方

桃仁一斤，末　胡麻一升，末　酥半斤　牛乳五升　地黄十斤，取汁　蜜一斤

上六味合煎如饧①，旋服。

治五劳七伤方

白羊头蹄一具，净治，更以草火烧令黄赤，以净绵急塞鼻及脑孔　胡椒　毕拨　干姜各一两　葱白一升　豉二升

上七物，先以水煮头蹄半熟，即纳药物，煮令极烂，去药，冷暖任性食之，日一具，七日用七具，禁生冷醋滑五辛陈臭等物。

治虚劳，补方

羊肚一具，切　白术一升

上二味以水二斗煮取六升，一服二升，日三服。

又方　豉一升，蒸三遍　薤白一斤，切

上二味以水七升煮取三升，分三服，小取汗。

治羸瘦，膏煎方　不中水猪肪煎取一升，纳葱白一握煎令黄，出纳盆中，看如人肌，平旦空腹服，讫，暖覆卧，晡时食白粥，粥不得稀，过三日服补药　方如下。

羊肝一具　羊脊膂肉一条　曲末半斤　枸杞根十斤

上四味，以水三斗煮枸杞，取一斗，去滓，细切肝等，纳汁中煮，葱豉盐著如羹法，合煎看如稠糖即好，食之七日，禁如药法。

猪肚补虚方

猪肚一具　人参五两　蜀椒一两　干姜二两半　葱白七两　白粱米半升，《千金翼》用粳米

上六味㕮咀，诸药相得，和米纳肚中，缝合勿泄气，取四斗半水缓火煮烂，空腹食之，大佳，兼下少饭。

---

① 饧(xíng　行)　糖稀，亦即饴。《玉篇零卷·食部》引《方言》："凡饴谓之饧。"

吐血第六论一首　方三十首　灸法十五首

论曰：廪丘云：吐血有三种，有内衄，有肺疽，有伤胃。内衄者，出血如鼻衄，但不从鼻孔出，是近从心肺间津液出，还流入胃中，或如豆羹汁，或如切衉[①]，血凝停胃中，因即满闷便吐，或去数斗至于一石者是也，得之于劳倦，饮食过常所为也；肺疽者，或饮酒之后，毒满闷吐之时，血从吐后出，或一合半升一升是也；伤胃者，因饮食大饱之后，胃中冷则不能消化，不能消化便烦闷，强呕吐之，所食之物与气共上冲蹙[②]，因伤裂胃口，吐血色鲜正赤，腹绞痛，白汗出，其脉紧而数者，为难治也。

问曰：病胸胁支满，妨于食，病至则先闻腥腝臭[③]，出清液，先唾血，四肢清，目眩，时时前后血，病名为何，何以得之。对曰：病名血枯。此得之年少时有所大夺血，若醉以入房中，气竭而肝伤，故使月事衰少不来也。治以乌贼骨藘茹二物，并合丸以雀卵大如小豆，以五丸为后饭，饮以鲍鱼汁，利肠中及伤肝也。

凡吐血之后，体中但自𪇟𪇟[④]然，心中不闷者辄自愈，假令烦躁，心中闷乱纷纷，呕吐，颠倒不安，医工又与黄土汤阿胶散，益加闷乱，卒至不济，如此闷者，当急吐之方

瓜蒂三分　杜衡　人参各一分

上三味治下筛，服一钱匕，水浆无在[⑤]，得下而已，羸人小减之，吐去青黄，或吐血一二升，无苦。

---

① 切衉(kàn　看)　谓切割能成形的凝血块。

② 冲蹙(cù　促)　谓冲击逼迫。

③ 腥腝(ní　尼)臭　元本、明本、道藏本、四库本“腝”并作“臊”。按“腝”，带骨的肉酱。《说文解字·肉部》：“腝，有骨醢也。”

④ 𪇟𪇟　孙本、元本、道藏本、四库本、《诸病源候论》卷二十七·吐血候并作“惓惓”，《千金翼方》卷十八·吐血作“奄奄”。

⑤ 水浆无在　无论水或浆。按“浆”，一种酿制的微带酸味的饮料。《说文解字·水部》：“浆，酢浆也。”

黄土汤 治吐血方。

伏龙肝鸡子大二枚 桂心 干姜 当归 芍药 白芷 甘草 阿胶 芎䓖各一两 细辛半两 生地黄二两 吴茱萸二升

上十二味㕮咀，以酒七升、水三升合煮取三升半，去滓纳胶，煮取三升，分三服。亦治衄血。

生地黄汤 治忧恚呕血，烦懑少气，胸中痛方。

生地黄一斤 大枣五十枚 阿胶 甘草各三两

上四味㕮咀，以水一斗煮取四升，分四服，日三夜一。

坚中汤 治虚劳内伤，寒热，呕逆吐血方。

糖三斤 芍药 半夏 生姜 甘草各三两 桂心二两 大枣五十枚

上七味㕮咀，以水二斗煮取七升，分七服，日五夜二。《千金翼》无甘草桂心，有生地黄。治噫，止唾血方

石膏四两 厚朴三两 麻黄 生姜 半夏 五味子 杏仁各二两 小麦一升

上八味㕮咀，以水一斗煮麻黄，去沫，澄取七升，纳药煮取二升半，分再服。

治吐血，胸中塞痛方

芍药 干姜 茯苓 桂心 当归 大黄 芒消各三两 阿胶 甘草 人参各二两 麻黄一两 干地黄四两 虻虫 水蛭各八十枚 大枣二十枚 桃仁百枚

上十六味㕮咀，以水一斗七升煮取四升，分五服，日三夜二。

治吐血内崩，上气，面色如土方

干姜 阿胶 柏叶各二两 艾一把

上四味㕮咀，以水五升煮取一升，纳马通汁一升，煮取一升，顿服。仲景名柏叶汤，不用阿胶。《小品》不用柏叶，《肘后》同。

治吐血，酒客温疫，中热毒，干呕，心烦者方

蒲黄 栝楼根 犀角 甘草各二两 桑寄生 葛根各三两

上六味㕮咀，以水七升煮取三升，分三服。

泽兰汤 治伤中里急，胸胁挛痛，欲呕血，时寒时热，小便赤黄，此伤于房劳也，主之方。

泽兰 糖各一斤 桂心 人参各三两 远志二两 生姜五两 麻仁一升 桑根白皮三两

上八味㕮咀，以淳酒一斗五升煮取七升，去滓纳糖，未食服一升，日三夜一，勿劳动。

治忽吐血一两口，或是心衄，或是内崩方

蛴螬五枚 牛膝 牡丹 王不留行 麦门冬各二两 干地黄 萆薢 芍药各四两 续断 阿胶各三两

上十味㕮咀，以生地黄汁五升、赤马通汁三升煮取三升，分三服。不瘥，更合数剂，取瘥。

又方 熟艾三鸡子许，水五升煮取二升，顿服。

又方 烧乱发灰，水服方寸匕，日三。《集验》云：治舌上忽出血如簪孔者，亦治小便出血。

治吐血方 生地黄肥者五升捣，以酒一升煮沸，三上三下，去滓，顿服之。

又方 凡是吐血，服桂心末方寸匕，日夜可二十服。《肘后》云：亦疗下血。

治虚劳吐血方 生地黄五斤绞取汁，微火煎之三沸，投白蜜一升又煎，取三升，服半升，日三。主胸痛百病，久服佳。

又方 柏叶一斤，以水六升煮取三升，分三服。

又方 生地黄汁半升 川大黄末一方寸匕

上二味，温地黄汁一沸，纳大黄搅之，空腹顿服，日三，瘥。

犀角地黄汤 治伤寒及温病应发汗而不汗之，内蓄血者及鼻衄吐血不尽，内余瘀血，面黄，大便黑，消瘀血方。

犀角一两 生地黄八两 芍药三两 牡丹皮二两

上四味㕮咀，以水九升煮取三升，分三服。喜妄如狂者，加大黄二两、黄芩三两。其人脉大来迟，腹不满自言满者，为无热，但依方，不须加也。

治五脏热结，吐血衄血方

伏龙肝如鸡子一枚　生竹茹一升　芍药　当归　黄芩　芎䓖　甘草各二两　生地黄一斤

上八味㕮咀，以水一斗三升先煮竹茹，减三升，下药，取三升，分三服。《千金翼》有桂心。

治衄血吐血，**当归汤**方

当归　干姜　芍药　阿胶各二两　黄芩三两

上五味㕮咀，以水六升煮取二升，分三服。

黄土汤　治卒吐血及衄血方。

伏龙肝半升　甘草　白术　阿胶　干姜仲景作地黄　黄芩各三两

上六味㕮咀，以水一斗煮取三升，去滓下胶，分三服。仲景有附子三两，为七味。

治上焦热，膈伤，吐血衄血，或下血连日不止欲死，并主之方

艾叶一升　阿胶如手掌大　竹茹一升　干姜二两

上四味㕮咀，以水三升煮取一升，去滓，纳马通汁半升，煮取一升，顿服之。取新马屎与少水和，绞取汁。一方不用竹茹，加干姜成七两。

治虚劳崩中，吐血下血，上气短气欲绝，面黑如漆方

黄芪　芍药　芎䓖　甘草各四两　生姜一斤

上五味㕮咀，以酒五升浸一宿，明旦更以水五升煮取四升，分四服，日三夜一。下阴中毒，如汤沃雪①也。凡夏月不得宿浸药。酒客劳热，发痔下血，谷道热者，去生姜，用生地黄代之，凡进三两剂。

治吐血汗血，大小便下血，**竹茹汤**方

竹茹二升　甘草　芎䓖　黄芩　当归各六分　芍药　白术　人参　桂心各一两

上九味㕮咀，以水一斗煮取三升，分四服，日三夜一。

---

①如汤沃雪　犹若开水浇在雪上。喻取效迅捷。按“汤”，热水，沸水。《说文解字·水部》：“汤，热水也。”“沃”，浇灌。《玉篇·水部》：“沃，同渼，溉灌也。”

治九孔出血方　捣荆叶汁,酒服二合。一作荆芥。

治吐血,蛊毒,痔血,女子腰腹痛,大便后出清血①者方　取东向蘘荷根,捣绞取汁二升,顿服之,立瘥。

诸下血,先见血后见便,此为远血,宜服黄土汤;先见便后见血,此为近血,宜服赤小豆散。黄土汤方见次前七味仲景方是。

赤小豆散方

赤小豆三升,熬令坼　当归三两

上二味治下筛,服方寸匕,日三。

干地黄丸　治血虚劳,胸腹烦满疼痛,瘀血往来,脏虚不受谷,气逆不得食,补中理血方。

干地黄三两　当归　干姜　甘草　麦门冬　黄芩各二两　厚朴　干漆　枳实　防风　大黄　细辛　白术各一两　茯苓五两　前胡六分　人参五分　虻虫　䗪虫各五十枚

上十八味末之,蜜丸。先食服如梧子十丸,日三,稍加之。

治凡下血虚极,**麦门冬汤**方

麦门冬　白术各四两　甘草一两　牡蛎　芍药　阿胶各三两　大枣二十枚

上七味㕮咀,以水八升煮取二升,分再服。

胸中瘀血褚满②,胁膈痛,不能久立,膝痿寒　三里主之。

心膈下呕血　上脘主之。

呕血,肩胁痛,口干,心痛,与背相引,不可咳,咳引肾痛　不容主之。

唾血,振寒,嗌干　太渊主之。

呕血　大陵及郄门主之。

呕血,上气　神门主之。

---

① 清血　鲜血。按"清",鲜。《山海经·西山经》:"丹木五岁,五色乃清。"郭璞注:"言光鲜也。"

② 褚(zhī　支)满　支撑胀满。按"褚",支撑。《尔雅·释言》:"褚,柱也。"郭璞注:"相褚柱。"

内伤唾血不足，外无膏泽① 刺地五会。

虚劳吐血 灸胃脘二百壮，亦主劳，呕逆吐血，少食多饱，多唾，百病。多唾一作多垂。

吐血唾血 灸胸堂百壮，不针。

吐血，腹痛雷鸣 灸天枢百壮。

吐血唾血，上气咳逆 灸肺俞，随年壮。

吐血酸削 灸肝俞百壮。

吐血呕逆 灸手心主五十壮。《千金翼》云：大陵是。

凡口鼻出血不止，名脑衄 灸上星五十壮，入发际一寸是。

大便下血 灸第二十椎，随年壮。

万病丸散第七论述三首 方十三首

论曰：圣人之道，以慈济物②，博求众药，以戒不虞，仓卒之际，应手皆得，故有万病方焉。余以此方散在群典，乃令学者难用讨寻，遂鸠撮要妙③，以为斯品，庶其造次可得，好事君子，安不忘危，无事之暇，可预和合，以备疴瘵也。

芫花散 治一切风冷痰饮，癥癖痎疟，万医所不治者皆治之，一名登仙酒，一名三建散方。

芫花 桔梗 紫菀 大戟 乌头 附子 天雄 白术 荛花 狼毒 五加皮 莽草 王不留行 栝楼根 栾荆 踯躅 麻黄 白芷 荆芥 茵芋各十分 石斛 车前子 人参 石长生 石南各七分 萆薢 牛膝 蛇床子 菟丝子 狗脊 苁蓉 秦艽各四分

① 外无膏泽 谓体表皮肤失去光泽滋润。按“膏”，润泽。《广雅·释宫》：“膏，泽也。”《集韵·号韵》：“膏，润也。”

② 以慈济物 谓以慈惠之心救助万民。按“物”，人。《左传·昭公二十八年》：“且三代之亡，共子之废，皆是物也。”杜预注：“夏以妹喜，殷以妲己，周以褒姒，三代所由亡也。共子，晋申生，以骊姬废。”

③ 鸠撮要妙 谓收聚摘取其中的重要玄妙方法。按“鸠”，收聚。《尔雅·释诂下》：“鸠，聚也。”

藜芦五分　署预　细辛　当归　薏苡仁　干地黄　芎䓖　杜仲　厚朴　黄芪　干姜　芍药　山茱萸　桂心　吴茱萸　黄芩　防己　五味子　柏子仁　远志　蜀椒　独活　牡丹　橘皮　通草　柴胡　藁本　昌蒲　茯苓　续断　巴戟天　食茱萸各二分

上六十四味《千金翼》中有麻花半夏赤车使者高良姜紫葳，无白术食茱萸并不治不择不炙不熬，但振去尘土，捣，以粗罗下之，即与人服。无所忌，凡是猪鸡五辛生冷酢滑，任意食之，弥佳，惟不得食诸豆，皆杀药，故不得食。药散三两，糯米三升，细曲末二升，真酒五升，先以三大斗水煮米作粥极熟，冬月扬去火气，春月稍凉，夏月扬绝大冷，秋稍温。次下曲末，搦使和柔相得，重下药末，搦使突突然好熟，乃下真酒，重搦使散，盛不津器中，以一净杖搅散，经宿即饮。直以布盖，不须密封。凡服药旦空心服之，以知为度，微觉发动，流入四肢，头面习习然为定，勿更加之。如法服之，常常内消；非理加增，必大吐利。服散者细下筛，服一方寸匕，和水酒浆饮无在，稍增，以知为度；服丸者细下筛，蜜丸如梧子，一服七丸。但服此药者，丸及散等并得，惟不得作汤。若欲得补，不令吐泻，但取内消，甚大补益，胜于五石，兼逐诸疴，功效一等。然作酒服佳于丸散，美而易服，流行迅疾。若有患人抱病多时，积癊宿食，大块久气，癥瘕积聚，一切痼结者，即须一两度增，令使吐下，泄去恶物尽后，少服内消，便为补益。凡服药慎勿早食，早食触药，必当大吐，吐亦无损，须臾还定，但令人咽喉痛，三两日后始瘥，服者宜知之，平旦服药，至午时待药势定，宜先食冷饭菹，饮冷浆水，午后药势好定，任食热食无忌。若药势未定时，不得强起行，行即晕闷旋倒，眼花暗然迷绝，此是逐风所致，不须疑怪，风尽之后，纵令多服更佳，不然，闷时但卧但坐，须臾醒然，不异于常。若其定后，任意所之。若必便，旋当策杖如厕，少觉闷乱，即须坐住，坐住即醒，醒乃可行。病在膈上，久冷痰癊积聚，癥结疝瘕，宿食块坚，咳逆上气等一切痼结重病，终日吐唾，逆气上冲胸喉，此皆胃口积冷所致，三焦肠间宿冷以成诸疾，如此例便当吐却此等恶物，轻者一度下，转药令吐却，若重者三五度下之令尽。其吐状法，初吐冷气沫，次吐醋水，须臾吐黄汁大浓，甚苦似牛涎，病若更多者，当吐出紫痰，似紫草汁，非常齿齼①，有此者例入死道，不久定死。若有疰者吐血，陈久黑血，新者鲜血，吐罢永瘥，一世不发。下此吐药，当吐时大闷，须臾自定，即不虚惙②，得冷饮食已，耳不虚聋，手足不痹。若胃口有前件等病势久成者，正当吐时，有一块物塞胸喉，吐复不出，咽复不入，当有异种大闷，更加一二合药酒，重投药下，少时即当吐出块物如拳大，真似毈鸡子③中黄，著地，以刀斫碎，重者十块，轻者三五枚。凡人有上件等病，若服药时不吐却者，当时虽得渐损，一二年后还发，为此故须下吐药。欲服取吐者，当以春三月服之，春宜吐故也。凡膈上冷，少腹满，肠鸣，膀胱有气冷，利多者，须加利药于此酒内服之，便去恶物。利法：出泔淀如清水如黄汁如青泥，轻者一两度下利药，得利以尽病源，重者五度下利药，令使频得大利，以尽病根。利法：旦起服药，比至晡时，可得两三行，即断后服。凡长病人瘦弱虚损老人贵人，此等人但令少服，积日渐渐加，令多内消瘥，除久病，不加吐利也。药若伤多，吐利，困极不止者，服方寸匕生大豆末，水服之，即定；及蓝叶乌豆叶嚼以咽之，登时即定。此据大困时用之，小小时不须。凡在世人有虚损阳衰，消瘦骨立者，服之非常补益，旬月之间，肌肤充悦，颜色光泽，髓溢精满，少壮一等，凡众疴万病皆除之。治一切风病，历节风④，二十两和酒五斗，贼风热风大风上同；偏风**㾲瘣**风瘫缓风，十二两和酒三斗。此七种并带热，

---

① 齿齼（chǔ　楚）　齿牙酸软。《玉篇·齿部》："齼，齿伤醋也。"又，孙本作"齿楚"，谓牙齿痛楚，可参。

② 虚惙（chuò　绰）　虚弱困乏。按"惙"，困疲。《玉篇·心部》："惙，疲也。"

③ 毈鸡子　孵不成雏鸡的鸡卵。《说文解字·卵部》："毈，卵不孚也。"

④ 历节风　"历"原作"疬"，据孙本改。"历节风"，病名，简称"历节"。多因肝肾不足而感受风寒湿邪，侵入经脉，流注关节，积久化热，气血郁滞所致，以关节红肿，剧烈疼痛，不能屈伸为其临床特点。因其主要病变为关节剧痛，发展很快，又称"白虎历节"。详参《金匮要略》卷上·中风历节病脉证并治。

须加冷药,压使常数便利。贼风掣疭,八两和酒二斗;湿风周痹,八两和酒二斗;腰脚挛痛,十二两和酒三斗;筋节拘急,八两和酒二斗;重病后汗不流,初觉三服,一服一盏,年久服一升;食热食如锥刀刺者,八两和酒二斗;口㖞面戾,一眼不合者,初得四两和酒一斗,年久十二两和酒三斗;头面风似虫行,又似毛发在面上者,八两和酒二斗;起即头旋,良久始定者,四两和酒一斗;心闷,呕逆,项强者,风在心脏,欲风欲雨便即先发者①,八两和酒二斗;因疮得风,口强,脊脉急者,五服即定,一服一盏;治一切冷病,积冷瘕,瘦者四两和酒一斗,强者六两和酒一斗半;痰饮,疝瘕,六两和酒一斗半;宿食呕吐,四两和酒一斗;癥瘕,肠鸣,噫,八两和酒二斗;痃痔块坚,冷嗽上气,二十两和酒五斗;奔豚冷气,六两和酒一斗半;噎,六两和酒一斗半;久疰,八两和酒二斗;冷痢,六两和酒一斗半;久劳,八两和酒二斗;卒中恶注忤,心腹胀,气急欲死者,三服定,一服一盏;大吐出鲜血,瘴气②,三服定,一服一盏;蛊毒,五服定,一服一盏;温疟,五服定,一服一盏;痎疟,五服永瘥,一服一盏。治妇人诸风诸病等,并依前件。带下,十二两和酒三斗;崩中,六两和酒一斗半;月闭不通,六两和酒一斗半;冷病不产,六两和酒一斗半;断绪不产,八两和酒二斗;月水前后不调,乍多乍少,亦令人绝产,四两和酒一斗;产后风冷不产,六两和酒二斗,若重者,八两和酒二斗,甚者十六两和酒三斗,大重者,子宫下垂,十六两和酒四斗。

论曰:遐览前古,莫睹此方。有高人李孝隆者自云:隋初受之于定州③山僧惠通道人。此后用之,大有效验,秘而不传,但得其药,其方不可得而闻。始吾得之于静智道人,将三纪④于兹矣,时

① 欲风欲雨便即先发者 谓风雨将至之时即先行发作。按"欲",将要。《助字辨略》卷五:"欲,将也。凡云欲者,皆愿之而未得,故又得为将也。"

② 瘴气 南方山林间湿热蒸郁致人疾病的毒气。《正字通·疒部》:"瘴,中山川厉气成疾也。"

③ 定州 州名。北魏道武帝天兴三年改安州为定州,地在今河北定县。

④ 三纪 三十六年。按"纪",古纪年单位,十二年为一纪。《尚书·毕命》:"既历三纪,世变风移。"孔传:"十二年曰纪。"

俗名医未之许也，然比行之，极有神验。其用药殊不伦次，将服节度大不近人情，至于救急，其验特异，方知神物效灵，不拘常制，至理关感，智不能知，亦犹龙吟云起，虎啸风生，此其不知所然而然，虽圣人莫之辨也。故述之篇末，以贻后嗣，好学君子详之，非止救物兼深，抑亦庶几于博见矣。

耆婆[①]万病丸 治七种癖块[②]，五种癫病[③]，十种疰忤，七种飞尸，十二种蛊毒，五种黄病[④]，十二时疟疾，十种水病，八种大风[⑤]，十二种痛痹[⑥]，并风入头，眼暗漠漠，及上气咳嗽，喉中如水鸡声，不得眠卧，饮食不作肌肤，五脏滞气，积聚不消，拥闭不通，心腹胀满及连胸背，鼓气坚结，流入四肢，或复又心膈气满，时定时发，十年二十年不瘥，五种下痢，疳虫寸白诸虫，上下冷热，久积痰饮，令人多睡，消瘦无力，荫入骨髓，便成滞患，身体气肿，饮食呕逆，腰脚酸疼，四肢沉重，不能久行立，妇人因产冷入子脏[⑦]，脏中

---

① 耆婆 古印度名医。姓阿提梨，字宾迦罗。著有《耆婆脉经》、《耆婆六十四问》等。

② 七种癖块 谓七种癖病。详参《诸病源候论》卷二十・癖病诸候。该卷论述癖病凡十一候。其中癖候、久癖候总述其病机，癖结、癖食不消、寒癖、饮癖、痰癖、悬癖分述其证候。又有酒癖、酒癖宿食不消、酒癖菹痰三候。

③ 五种癫病 谓阳癫、阴癫、风癫、湿癫、马癫。详参《诸病源候论》卷二・五癫病候。

④ 黄病 病名。因寒湿在表，热蓄脾胃，腠理闭塞，瘀热与宿食相搏而致，症见身体面目俱黄，大小便不通等。详参《诸病源候论》卷十二・黄病诸候。

⑤ 八种大风 谓八种疠风证候。按"大风"，即疠风，又称恶风，病名。因体质虚弱，伤于暴疠风毒之邪而致，症见初起患处麻木不仁，渐成红斑，肿溃无脓，久之眉落、目损、鼻崩、唇裂等。《素问・风论》："疠者，有荣气热胕，其气不清，故使其鼻柱坏而色败，皮肤疡溃。"详参《诸病源候论》卷二・恶风须眉堕落候。

⑥ 痛（qún 裙）痹 肢体麻痹的病候。按"痛"，肢体麻痹。《玉篇・疒部》："痛，痹也。"《字汇・疒部》："痛，手足麻痹也。"

⑦ 子脏 即子宫。又名子处。《灵枢经・五色》："面王以下者，膀胱子处也。"张景岳注："子处，子宫也。"

不净,或闭塞不通,胞中瘀血,冷滞出流不尽,时时疹痛为患,或因此断产,并小儿赤白下痢,及胡臭耳聋鼻塞等病,此药以三丸为一剂,服药不过三剂,万病悉除,说无穷尽,故称万病丸,以其牛黄为主,故一名牛黄丸,以耆婆良医,故名耆婆丸方。

牛黄　麝香　犀角一方云一铢,今各一分　朱砂　雄黄　黄连　禹余粮　大戟　芫花　芫青六枚　人参　石蜥蜴一寸　茯苓　干姜　桂心　当归　芎䓖　芍药　甘遂　黄芩　桑白皮　蜀椒　细辛　桔梗　巴豆　前胡　紫菀　蒲黄　葶苈　防风各一分　蜈蚣三节

上三十一味崔氏无黄芩桑白皮桔梗防风,为二十七味并令精细,牛黄麝香犀角朱砂雄黄禹余粮巴豆别研,余者合捣,重绢下之,以白蜜和,更捣三千杵,密封之。破除日平旦空腹酒服三丸如梧子,取微下三升恶水为良。若卒暴病,不要待平旦,无问早晚即服,以吐利为度,若不吐利,更加一丸,或至三丸五丸,须吐利为度,不得限以丸数,病强药少,即不吐利,更非他故。若其发迟,以热饮汁投之。若吐利不止,即以醋饭两三口止之。服药忌陈臭生冷醋滑粘食大蒜猪鱼鸡狗马驴肉白酒行房,七日外始得一日服,二日补之,得食新米韭骨汁作羹粥臛饮,食之三四顿,大良,亦不得全饱。产妇勿服之。吐利以后,常须闭口少语,于无风处温床暖室将息,若旅行卒暴无饮,以小便送之,佳。若一岁以下小儿有疾者,令乳母服两小豆,亦以吐利为度。近病及卒病皆用多,积久疾病即少服,常取微溏利为度。卒病欲死,服三丸如小豆,取吐利即瘥;卒得中恶①,口噤,服二丸如小豆,暖水一合灌口令下,微利即瘥;五疰,鬼刺客忤,服二丸如小豆,不瘥后日更服三丸;男女邪病,歌哭无时,腹大如妊娠,服二丸如小豆,日二夜一,间食服之;猫鬼病,服三丸如小豆,未瘥更服;蛊毒吐血,腹痛如刺,服二丸如小豆,不瘥更服;疟病未发前,服一丸如小豆,不瘥后日更服;诸有痰饮者,服三丸如小豆;冷癖,服三丸如小豆,日三,皆间食,常令微溏利;宿食不消,服

---

① 卒得中恶　谓突然为秽恶毒气所伤。按“卒”,突然。《韩非子·存韩》:“今若有卒报之事,韩不可信也。”

二丸如小豆，取利；癥瘕积聚，服二丸如小豆，日三服，皆间食，以利瘥止；拘急，心腹胀满，心痛，服三丸如小豆，不瘥更服；上气喘逆，胸满不得卧，服二丸如小豆，不瘥更服；大痢，服一丸如小豆，日三；疳湿，以一丸如杏仁和醋二合灌下部，亦服二丸如小豆；水病，服三丸如小豆，日二，皆间食服之，瘥止，人弱隔日服；头痛恶寒，服二丸如小豆，覆取汗；伤寒时行，服二丸如小豆，日三，间食服之；小便不通，服二丸如小豆，不瘥明日更服；大便不通，服三丸如小豆，又纳一丸下部中，即通；耳聋聤耳，以绵裹一丸如小枣核塞之，瘥；鼻衄，服二丸如小豆，即瘥；痈肿疔肿破肿，纳一丸如麻子，日一敷，其根自出，瘥；犯疔肿血出，猪脂和敷，有孔纳孔中，瘥止；胸背腰胁肿，以醋和，敷肿上，日一易，又服二丸如小豆；癞疮，以醋泔洗之，取药和猪脂傅之；瘘疮有孔，以一丸如小豆纳孔中，且和猪脂敷之；痔疮，涂绵筋上，纳孔中，日别易，瘥止；瘰疬，以醋和，敷上，瘥；诸冷疮积年不瘥者，以醋和，涂其上，亦饼贴，瘥；癣疮，以布揩令汁出，以醋和，敷上，日别一易，立瘥；恶刺，以一丸纳疮孔中，即瘥；蝮蛇螫，取少许纳螫处，若毒入腹，心闷欲绝者，服三丸如小豆；蝎螫，以少许敷螫处；蜂螫，以少许敷螫处；妇人诸疾，胞衣不下，服二丸如小豆，取吐利即出；小儿客忤，服二丸如米，和乳汁，敷乳头，令嗽①之；小儿惊痫，服二丸如米，涂乳头，令嗽之，看儿大小量之；小儿乳不消，心腹胀满，服二丸如米，涂乳头，令嗽之，不瘥更服。

治一切蛊毒，妖邪鬼疰病者，有进有退，积聚坚结，心痛如啮，不得坐卧，及时行恶气温病，风热瘴气，相染灭门，或时热如痎疟，咽喉肿塞，不下食饮，或烦懑短气，面目时赤，或目中赤黄，或干呕，或吐逆，或下痢赤白，或热气如云，或欲狂走自杀，或如见鬼，或手足清冷，或热饮冷水而不知足，或使手掇空，或面目痈肿生疮，或耳目聋暗，头项背脊强不得屈伸，或手足卒痒，或百鬼恶疰，狐魅②走

① 嗽（shuò　硕）　用嘴吸吮。《释名·释饮食》："嗽，促也，用口急促也。"

② 狐魅　狐狸鬼魅。古人以为其能伤人致病。按"魅"，精怪鬼物。《左传·宣公三年》杜预注："魅，怪物。"

入，皮肤痛无常处方

麝香　马目毒公①　特生礜石　丹砂　马齿矾　雄黄各一两　巴豆九十枚　青野葛一两，一本不用

上八味末之，别捣巴豆如膏，合捣五千杵，纳蜜更捣一万杵，丸如小豆。强人服二丸，弱人一丸，入腹云行四布，通彻表里，从头下行，周捣五脏六腑，魂魄静定，情性得安，病在膈上吐膈下利，或蛇虫诸毒，五色热水，或不吐下，便微渐除瘥，万蛊妖精，狐狸鬼魅，诸久痼癖块皆消散，在表汗出，在里直下。忌名其药，故此方无名也。

仙人玉壶丸方

雄黄　藜芦　丹砂　礜石一方矾石　巴豆　八角附子各二两

上六味，先捣巴豆三千杵，次纳礜石，又捣三千杵，次纳藜芦，三千杵，次纳附子，三千杵，次纳雄黄，三千杵，次纳丹砂，三千杵，纳蜜，又捣万杵，佳。若不用丹砂者纳真朱四两。无在每纳药，辄治五百杵，纳少蜜，恐药飞扬。治药用王相吉日良时，童子斋戒为良，天晴明日无云雾白昼药成，密器中封之勿泄气，著清洁处，大人丸如小豆。服药欲下病者，宿勿食，旦服二丸，不知者，以暖粥饮发之令下，下不止，饮冷水以止之；病在膈上吐膈下利，或但噫气而已，即若欲渐除及将服消病者，服如麻子丸二丸；卒中恶欲死，不知人，以酒若汤和二丸，强开口灌喉中；鬼疰病，百种不可名，浆水服二丸，日再；男女与鬼交通，歌哭无常，或腹大绝经，状如妊娠，浆服二丸如胡豆大，日三夜一，又苦酒和之如饴，旦旦敷手间使心主，心主在手腕后第一约横纹当中指，至暮又敷足三阴三阳及鼻孔，七日愈，又浆服麻子大一丸，日三，三十日止；恶风逆心，不得气息，服一丸；若腹中有虫欲钻胁出状，急痛，一止一作，此是恶风，服二丸；忧恚气结在胸心，苦连噫及咳，胸中刺痛，服如麻子三丸，日三；心腹切痛，及心中热，服一丸如麻子，日三，五日瘥；腹痛，胀满不食，

---

① 马目毒公　药名，即鬼臼，为小檗科植物八角莲的根茎。性味苦辛平，能祛痰散结，解毒祛瘀，主治痨伤，咳嗽，吐血，胃痛，痈肿等。

服一丸；澼饮痰饮，旦服一丸；风疝寒疝①心疝②弦疝，每发腹中急痛，服二丸；卒上气，气但出不入，并逆气冲喉，胃中暴积聚者，服二丸，日再；癥结坚痞，服一丸，日三，取愈；积寒热老痞，服二丸；食肉不消，腹坚胀，服一丸，立愈；腹中三虫，宿勿食，明旦进牛羊炙三脔，须臾便服三丸如胡豆，日中当下虫，过日中不下，更服二丸，必有烂虫下；卒关格，不得大小便欲死，服二丸；卒霍乱，心腹痛，烦满吐下，手足逆冷，服二丸；下痢重下者，服一丸，取断；疟未发服一丸，已发二丸，便断；若寒热往来，服一丸；伤寒敕涩③，时气热病，温酒酒服一丸，厚覆取汗，若不汗更服，要取汗；若淋沥瘦瘠，百节酸疼，服一丸，日三；头卒风肿，以苦酒若膏和敷之，絮裹之；痈疽痤疖，瘰疬及欲作瘘，以苦酒和敷之；若恶疮不可名，瘑疥疽，以膏若苦酒和，先以盐汤洗疮去痂，拭干敷之；鼠瘘，以猪脂和敷疮，取驳④舌狗子舐之；中水毒，服二丸，若已有疮，苦酒和三丸，敷疮；耳聋，脓血汁出，及卒聋，以赤縠皮裹二丸，纳之；风目赤或痒，视物漠漠泪出，烂眦，蜜解如饴，涂注目眦；齿痛，绵裹塞孔中；若为蛊毒所中，吐血，腹内如刺，服一丸如麻子，稍加之如胡豆，亦以涂鼻孔中，又以膏和，通涂腹背，亦烧之熏口鼻；若蛇蝮诸毒所中，及猘犬狂马所咋，苦酒和敷，水服二丸；妇人产后余疾及月水不通，往来不时，服二丸，日再；妇人胸中苦滞气，气息不利，少腹坚急，绕脐绞痛，浆服如麻子一丸，稍加之如小豆大；小儿百病，惊痫痞塞及有热，百日

---

① 寒疝　病证名。因阴寒之气内积，卫气凝而不行而致，症见绕脐疼痛，遇寒即发，伴恶寒不欲食，手足冷，脉弦紧等。详参《诸病源候论》卷二十·寒疝候。

② 心疝　病证名。因寒邪侵犯心经而致的一种急性痛证，症见下腹有形块突起，气上冲胸，心暴痛如锥刀刺，四肢逆冷，口唇色青，脉弦急等。详参《素问·脉要精微论》、《素问·大奇论》、《灵枢经·邪气脏腑病形》、《诸病源候论》卷二十·心疝候。

③ 敕涩　孙本作“赤色”。

④ 驳　原作“駮”，据元本、明本改。按“駮”，通“驳”。《说文假借义证·马部》：“驳、駮声同，形尤近，故駮可为驳之叚借。”

半岁者，以一丸如黍米大置乳头与服之，一岁以上如麻子一丸，日三，以饮服；小儿大腹及中热恶毒，食物不化，结成积聚，服一丸；小儿寒热，头痛身热及吐哯，服一丸如麻子；小儿羸瘦丁奚①，不能食，食不化，浆水服二丸，日三，又苦酒和如梧子，敷腹上良。一切万病，量之不过一二丸，莫不悉愈。欲行问孝省病，服一丸，一丸系颈上，行无所畏；至丧家，带一丸，避百鬼；若独止宿山泽冢墓社庙丛林之中，烧一丸，百鬼走去，不敢近人；以蜡和一丸如弹丸，著绛囊，系臂上，男左女右，山精鬼魅皆畏之。

张仲景三物备急丸 司空裴秀②为散，用治心腹诸卒暴百病方。

大黄 干姜 巴豆各等分

上皆须精新，多少随意，先捣大黄干姜，下筛为散，别研巴豆如脂，纳散中合捣千杵，即尔用之，为散亦好，下蜜为丸，密器贮之，莫令歇气。若中恶客忤，心腹胀满刺痛，口噤气急，停尸卒死者，以暖水若酒服大豆许三枚，老小量之，扶头起令得下喉，须臾未醒，更与三枚，腹中鸣转，得吐利便愈。若口已噤，可先和成汁，倾口中，令从齿间得入，至良。

治万病，**大理气丸**方

牛膝 甘草 人参 茯苓 远志 恒山 苦参 丹参 沙参 龙胆 芍药 牡蒙 半夏 杏仁 紫菀 龙骨 天雄 附子 葛根 橘皮 巴豆 狼牙各二两 大黄 牡蛎 白术各三两 白薇六分 玄参十分 藋芦一枚大者 生姜屑五两

上二十九味，捣筛二十七味生药令熟，又捣巴豆杏仁如膏，然后和使相得，加白蜜，捣五千杵，丸如梧子。空腹酒服七丸，日三。疝瘕癥结，五十日服，永瘥。吾常用理气，大觉有效。

---

① 丁奚 病证名。因小儿脾胃尚弱，哺食过度，不能消化而致，症见腹大形瘦，面黄等。详参《诸病源候论》卷四十七·大腹丁奚候。

② 裴秀 晋地图学家（公元224—271年）。字季彦，河东闻喜（今属山西）人，仕晋为司空，绘有《禹贡地域图》，已佚。《晋书》有传。

大麝香丸 治鬼疰飞尸，万病皆主之方。

麝香三分 牛黄 附子 鬼臼 真珠 莽草 犀角 矾石 细辛 桂心 獭肝 藜芦各二分 蜈蚣 蜥蜴各一枚 丹砂二两 雄黄一两 巴豆 杏仁各五十枚 地胆《外台》作蚺蛇胆 元青① 亭长② 斑猫各七枚 礜石八分

上二十三味末之，蜜和合，更捣三千杵。饮服如小豆一丸，日二，渐加至三丸。虫毒所螫摩之，以知为度；若欲入毒疫疠乡死丧病处及恶鬼冢墓间，绛袋盛之，男左女右，肘后系之；又以少敷鼻下人中，及卧不魇。

小麝香丸 治病与大麝香丸同方。

麝香三分 雄黄 当归《外台》不用 丹砂各四分 干姜 桂心 芍药各五分 莽草 犀角 栀子仁各二分 巴豆五十枚 附子 乌头各五枚 蜈蚣一枚

上十四味末之，加细辛五分，蜜和，合捣千杵。服如小豆三丸，日三，可至五丸，一切尸疰痛悉皆主之。

治诸热不调，**紫葛丸**方

紫葛 石膏 人参 丹参 细辛 紫参 苦参 玄参 齐盐 代赭 苁蓉 巴豆 乌头各三分 干姜 桂心 独活各五分

上十六味末之，蜜和，更捣一万杵。服如小豆六丸，食前三丸，食后三丸。忌五辛猪鸡鱼蒜，余不在禁限。若觉体中大热，各减一丸。服之令人肥悦，好颜色，强阳道，能食。服药后十日得利黄白汁，大佳。妇人食前食后只服二丸，两岁以下儿服米粒大。

令人能饮酒，除百病。药之功能损益备述如下：

腹中积聚 心腹满 心下坚 宿食 痰饮 食吐逆 上气咳嗽 咽喉鸣 短气 黄疸 久疟 面肿 四肢烦重 身浮肿 坐

---

① 元青 孙本、明本并作“芫青”。按“芫青”，药名，即青娘子，为芫青科昆虫绿芫青的干燥全虫。性味辛温，有毒，能攻毒，逐瘀，主治瘰疬，狂犬咬伤等。

② 亭长 药名，即葛上亭长，为芫青科昆虫豆芫青的全虫。性味辛微温，有毒，能逐瘀破积，主治闭经，癥瘕等。

起体重　热病　湿䘌　下部痒　大肠出　热淋　关格不通　下利颜色不定　羸瘦无力　弱房少精精冷体疮痒　身体斑驳　从高堕下绝伤　堕胎后伤损血　皮肉焦烂　月水不定或后或前　月水断心下闷满　肩膊沉重　小儿百病　小儿癖气　乳不消　小儿身常壮热　腹内有病

所录诸病皆紫葛丸治之，若积日服之未愈，消息准方服之，取瘥止，秘不传。药性冷，尤宜患热人服之。

太一神精丹　主客忤霍乱，腹痛胀满，尸疰[①]恶风，癫狂鬼语，蛊毒妖魅，温疟，但是一切恶毒，无所不治方。

丹砂　曾青　雌黄　雄黄　磁石各四两　金牙二两半

上六味各捣，绢下筛，惟丹砂雌黄雄黄三味以酽醋浸之，曾青用好酒铜器中渍，纸密封之，日中曝之百日，经夏急待[②]，五日亦得，无日以火暖之，讫，各研令如细粉，以酽醋拌，使干湿得所，纳土釜中，以六一泥固际，勿令泄气，干，然后安铁环施，脚高一尺五寸，置釜上，以渐放火，无问软硬炭等皆得，初放火取熟两秤炭各长四寸，置于釜上，待三分二分尽即益，如此三度，尽用熟火，然后用益生炭，其过三，上熟火已外，皆须加火渐多，及至一伏时，其火已欲近釜，即便满其釜下益炭，经两度即罢，火尽极冷，然后出之。其药精飞化凝著釜上，五色者上，三色者次，一色者下，虽无五色，但色光明皎洁如雪最佳。若飞上不尽，更令与火如前。以雄鸡翼扫取，或多或少不定，研和枣膏，丸如黍粒。一本云：丹砂曾青雄黄雌黄各二斤，丹砂以大醋瓷器中渍，曾青美酒渍，纸密封闭，日曝一百日，雄黄雌黄各油煎

---

① 尸疰　一种慢性的传染病。《广雅·释诂一》："疰，病也。"王念孙疏证："疰者，郑注《周官·疡医》云：注，读如注病之注。《释名》注：病，一人死，一人复得，气相灌注也。注与疰通。"症见寒热淋沥，沉默少语，腹痛胀满，喘息，气冲心胸，旁攻两胁，或包块鼓起，或挛引腰脊，或举身沉重，神志昏乱而致谬误，每逢节气改变，辄致病情加重，身体困顿，淹久不愈，以致于死。此病与现代医学所谓之结核病相近似。详参《诸病源候论》卷二十三·尸注候。

② 经夏急待　"夏"原作"忧"，据孙本、四库本改；"待"字原脱，据孙本补。

九日九夜，去油腻讫，更捣数千杵，皆勿研之，别以大醋拌之，令浥浥然，纳药土釜中，以雄黄在下，次下雌黄，次曾青，次丹砂，以甘土泥涂，勿令余毫毛许，干，以刚炭火烧之，九日九夜去釜五寸，九日九夜至釜底，九日九夜侵釜腹三寸，三九二十七日，冷之一日一夜，以刀子于釜际利著一匝，开之取丹，丹成讫，细研如粉，以枣膏和。一切丹不得用蜜，皆用枣膏，学者宜知此术。旧不用磁石金牙，今加而用之。治偏风大风，恶疾癫痫，历节①鬼打等最良，服之法，平旦空腹服一丸如黍米为度。其疟病积久，百方不瘥，又加心腹胀满，上气，身面脚等并肿，垂死者，服一丸，吐即瘥，亦有不吐瘥者，若不吐复不瘥者，更服一丸半，仍不瘥者，后日增半丸，渐服，无有不瘥，气亦定，当吐出青黄白物，其因疟两胁下有癖块者，亦当消除。若心腹不胀满者，可与一丸，日日加之，以知为度，不必专须吐，亦可一丸即瘥，勿并与服，亦可三日一服，皆须以意斟酌，量得其宜。或腹内有水，便即下者，勿怪。若患疟日近，精神健，亦可斟酌病人药性，并与两丸作一丸，顿服之，皆至午后食，勿使冷，勿使热，豉浆粥任意食之。若病疟盗汗虚弱者，日服一丸，三日吐即止。若患疟不汗，气复不流，脚冷者，服一丸，至三日若不汗，气复，脚即暖，有润汗，不至三日吐即止。若患疟无颜色者，服药后三日即有颜色。亦有须吐瘥者，亦有服少许而瘥者，亦有杀药强人服三四丸始觉药行者。凡人禀性不同，不可一概与之，但作黍米大服之为始，渐加，以知为度。药力验壮，勿并多服，特慎油面鱼肉蒜，当清净服之。若有患久不瘥在床，羸瘦，并腹胀满及肿，或下痢者多死，但与药救之，十人中或瘥三四人也。又一说：癥瘕积聚，服一刀圭，以饮浆水送之。治诸卒死，中恶客忤，霍乱，腹痛胀绝带②，五尸疰，恶风疰忤，大病相易，死亡灭门，狂癫鬼语，已死气绝，心上微暖者，扶起其头，以物校开口，不可开，椓③去两齿，以浆饮送药，药下即活。诸

① 历节　“历”原作“疬”，据孙本改。

② 腹痛胀绝带　原作“腹满体带”四字，据孙本改。

③ 椓　原作“琢”，今改。按“琢”，通“椓”。《文选·班昭·东征赋》（六臣本）：“谅不登巢而琢蠡兮，得不陈力而相追。”李善本“琢”作“椓”，并注云：“郑玄《周礼》注曰：椓，击也。”

久病者，日服一刀圭，覆令汗，汗出即愈，不愈者不过再服，亦有不汗而瘥，复有不汗不愈者，服如上法，加半刀圭，以瘥为度。常以绛囊带九刀圭散，男左女右，小儿系头上，避瘴毒恶时气射公。小儿患可以苦酒和之，涂方寸纸上，著儿心腹上，令药在上治之。亦有已死者，冬二日夏一日与此药服，得药下便活，若不得入腹不活。若加金牙磁石者，服至五服内，必令人吐逆下利，过此即自定。其药如小豆大为始，从此渐小，不得更大。大风恶癞可二十服，偏风历节，诸恶风癫病等可二十服，自余诸恶病者皆止一二服，量人轻重强弱，不得多与。若欲解杀药，但烂煮食肥猪肉。服此药后，小应头痛身热，一二日来大不能得食味，后自渐渐得气味，五日后便能食，若贪食过多者，宜节之。若服药下闷乱，可煮木防己汤服之，即定。凡言刀圭者，以六粟为一刀圭，一说云三小豆为一刀圭。

作土釜法　取两个瓦盆，各受二大斗许，以甘土涂其内，令极干。又一法：作一瓦釜，作一熟铁釜，各受九升，瓦在上，铁在下，其状大小随药多少，不必依此说。一本云：捣好甘土，绢筛，水和作泥，硬耎如坯瓦泥，泥一升纳细纸均停，可受十斤，亦可随药多少作之，阴干三十日，置日中曝之三十日，日夕翻转向日，干讫，以糠五石纳釜，糠中四向土栏拥之，令糠遍釜周回，上下各厚七寸，以火从下放之，五日五夜勿令人近之，去灰，待冷一日一夜乃取，扫拭令净，以黄丹醋和如稀粥，扫其中，令厚一分乃纳药。凡合九丹八石招魂太清神仙诸大丹，皆用此釜，作之万成，终不落节，其古釜六一泥及铁釜皆除去之，勿更用也，此釜一具前后数十回用不动，久久转牢，此法师甚秘之，余欲令当来天下学士得解之，所以委曲具而述之。

作六一泥法

赤石脂　牡蛎　滑石　礜石　黄矾　蚯蚓屎　卤土各二两

上取酴醋以足为度，若无卤土，以盐代之。先作甘土泥，以泥各别裹前黄矾等五种，作团裹之，勿令泄气，以火烧周三日最好，一日亦得。出火破团，取药各捣碎，绢筛，然后与蚯蚓屎卤土等分，以醋和之如稠粥，既得好醋，可用二分醋一分水和用，取前瓦盆以此泥涂之。曾青如蚯蚓屎如黄连佳，世少此者，好昆仑碌亦得瘥病。丹砂亦鲜，粟砂亦得。旧不用磁石金牙，今加之。用治万种恶风，神良。凡有患连年积岁不可治者，宜须合此一篇，皆以王相日，天晴明，斋戒沐浴，如法合之。

述曰：古之仙者以此救俗，特为至秘。余以大业①年中数以合和，而苦雄黄曾青难得，后于蜀中遇雄黄，大贱，又于飞乌玄武大获曾青。蜀人不识曾青，今须识者，随其大小，但作蚯蚓屎者即是，如此千金可求。遂于蜀县魏家合成一釜，以之治病，神验不可论。宿癥风气百日，服者皆得痊愈，故叙而述焉。凡雄黄皆以油煎九日九夜，乃可入丹，不尔有毒，慎勿生用之，丹必热毒，不堪服，慎之。

仓公散方

特生礜石　皂荚　雄黄　藜芦各等分

上四味治下筛，主卒鬼击鬼疰鬼刺，心腹痛如刺，下血便，死不知人，及卧魇啮脚踵不觉者，诸恶毒气病。取前散如大豆，纳管中吹病人鼻，得嚏则气通便活，若未嚏，复更吹之，以得嚏为度。此药起死人，汉文帝时太仓令淳于意方。

小金牙散　治南方瘴疠疫气，脚弱风邪，鬼疰方。

金牙五分　雄黄　萆薢　黄芩　蜀椒　由跋②　桂心　莽草　天雄　朱砂　麝香　乌头各二分　牛黄一分　蜈蚣一枚六寸者　细辛　萎蕤　犀角　干姜各三分　黄连四分

上十九味治下筛，合牛黄麝香捣三千杵。温酒服钱五匕，日三夜二，以知为度。绛袋盛带，男左女右，一方寸匕，省病问孝不避，夜行涂人中，晨昏雾露亦涂之。

大金牙散　主一切蛊毒，百疰不祥，医所不治方。

金牙　鹳骨③　石膏各八分　大黄　鳖甲　栀子仁　鬼督邮　龟甲　桃白皮　铜镜鼻　干漆各四分　桂心　芍药　射干　升麻　徐长卿　鸢尾　蜂房　细辛　干姜　芒消　由跋　马目毒公　羚

---

① 大业　隋炀帝杨广年号，公元605—616年。

② 由跋　药名，为天南星科植物由跋的块茎。性味辛苦温，有毒，外用主治毒肿结热。

③ 鹳骨　药名，为鹳科动物白鹳的骨骼。性味甘寒，主治痨瘵，胸腹痛，喉痹，蛇咬等。

羊角　犀角　甘草　狼毒　蜣螂　龙胆　狼牙　雄黄　真朱各三分　地胆　樗鸡　芫青各七枚　桃奴　巴豆各二七枚　雷丸　龙牙　白术　胡燕屎　活草子各六分　铁精　赤小豆各二合　芫花　莽草　射罔　乌梅各一分　蛇蜕皮一尺　斑猫七分

上五十味治下筛，服一刀圭，稍加至二刀圭。带之避百邪，治九十九种疰。一本有麝香，无白术。

（焦振廉）

备急千金要方校释卷第十三心脏

朝奉郎守太常少卿充秘阁校理判登闻检院上
护军赐绯鱼袋臣林亿等校正

心脏脉论第一

论曰：心主神，神者，五脏抟精之本①也，为帝王，监领四方，夏旺七十二日，位在南方离宫②，火也。有生之来谓之精　两精相搏③谓之神，所以任物④谓之心。神者心之藏也，舌者心之官，故心

---

① 五脏抟(tuán　团)精之本　"抟"原作"专"，今改。按"专"，通"抟"。结聚。《吕氏春秋·辩土》："树肥无使扶疏，树墝不欲专生而族居。"俞樾平议："专读为抟……不欲专生者，不欲聚生也。""五脏抟精之本"，谓五脏之精聚而生神，为神之本。

② 离宫　"离"为八卦之一，卦形为☲，象征火；又为六十四卦之一，离上离下。《周易·说卦》："离为火，为日，为电。""离宫"，火之居，用喻心脏属火，为阳脏。

③ 两精相搏　谓男女之精两相交合。按"搏"，交合。《灵枢经·本神》："故生之来谓之精，两精相搏谓之神。"张景岳注："搏者，交结也。"又，"搏"当为"抟"。聚合。《广雅·释诂三》："抟，著也。"王念孙疏证："抟者，聚之著也。"

④ 任物　谓受承外物。按"任"，担当，承受。《广韵·侵韵》："任，当也。"

气通于舌，舌和则能审五味矣。心在窍为耳，夫心者火也，肾者水也，水火相济，心气通于舌，舌非窍也，其通于窍者，寄见于耳①，左耳丙，右耳丁，循环炎宫，上出唇口，知味，荣华于耳，外主血，内主五音。心重十二两，中有三毛七孔，盛精汁三合，神名呴呴，主藏神，号五神居②，随节应会。故云：心藏脉，脉舍神，在气为吞，在液为汗。心气虚则悲不已，实则笑不休。心气虚则梦救火阳物，得其时则梦燔灼，心气盛则梦喜笑及恐畏。厥气③客于心，则梦丘山烟火。

凡心脏象火，与小肠合为腑，其经手少阴，与太阳为表里，其脉洪，相于春，旺于夏。夏时万物洪盛，垂枝布叶，皆下垂如曲，故名曰钩。心脉洪大而长，洪则卫气实，实则气无从出，大则荣气萌，萌洪相薄，可以发汗，故名曰长，长洪相得，即引水浆溉灌经络，津液皮肤。太阳洪大，皆是母躯幸得戊己，用牢根株。阳气上出，汗见于头，五内干枯，胞中空虚，医又下之④，此为重虚。脉浮有表无里，阳无所使，不但危身，并中其母。

夏脉如钩，夏脉心也，南方火也，万物之所以盛长也，故其气来盛去衰，故曰钩，反此者病。何如而反，其气来盛去亦盛，此谓太过，病在外；其来不盛去反盛，此谓不及，病在内。太过则令人身热而肤痛，为浸淫；不及则令人烦心，上见咳唾，下为气泄。

心脉来累累如连珠，如循琅玕⑤，曰平，夏以胃气为本。心脉

---

① 寄见于耳　谓心气附通于耳窍。按“寄”，依，附。《广雅·释诂四》：“寄，依也。”

② 五神居　谓心藏神，为五脏之神所藏之处。按“五神”，五脏之神。《老子》第六章：“谷神不死。”河上公注：“神谓五脏之神也。肝藏魂，肺藏魄，心藏神，肾藏精，脾藏志。五脏尽伤，则五神去矣。”

③ 厥气　逆乱之气。《素问·痹论》：“厥气上则恐。”王冰注：“逆气上乘于心则恐畏也。”

④ 医又下之　孙本、元本、道藏本、四库本“又”并作“反”。

⑤ 如循琅玕　犹若抚摩琅玕之状。按“循”，抚摩。《汉书·李广传附李陵》：“即目视陵，而数数自循其刀环。”颜师古注：“循，谓摩顺也。”“琅玕”，形状如珠的美玉或美石。《说文解字·玉部》：“琅，琅玕，似珠者。”《广韵·唐韵》：“琅，琅玕，玉名。”

来喘喘连属，其中微曲，曰心病。心脉来前曲后居，如操带钩，曰心死。

真心脉至，坚而搏，如循薏苡子累累然，色赤黑不泽，毛折乃死。夏胃微钩曰平，钩多胃少曰心病，但钩无胃曰死，胃而有石曰冬病，石甚曰今病。

心藏脉，脉舍神，怵惕思虑则伤神，神伤则恐惧自失，破䐃脱肉，毛悴色夭，死于冬。

手少阴气绝则脉不通，少阴者心脉也，心者脉之合也，脉不通则血不流，血不流则发色不泽，面黑如漆柴者，血先死，壬笃癸死，水胜火也。

心死脏，浮之实如豆麻击手，按之益躁疾者死。夏心火旺，其脉浮大而散一作洪曰平。反得弦细而长者，是肝之乘心，母之归子，为虚邪，虽病易治；反得大而缓者，是脾之乘心，子之乘母，为实邪，虽病自愈；反得沉濡而滑者，是肾之乘心，水之克火，为贼邪，大逆，十死不治；反得微涩而短者，是肺之乘心，金之陵火，为微邪，虽病即瘥。肾乘心必癃。

左手关前寸口阴绝者，无心脉也，苦心下热痛，掌中热，时时善呕，口中伤烂，刺手少阳，治阳；左手关前寸口阴实者，心实也，是心下有水气，忧恚发之，刺手心主，治阴。

心脉来累累如贯珠滑利，再至曰平，三至曰离经病，四至脱精，五至死，六至命尽，手少阴脉也。

心脉急甚为瘛疭，微急为心痛引背，食不下；缓甚为狂笑，微缓为伏梁在心下，上下行，有时唾血；大甚为喉介，微大为心痹引背，善泪出；小甚为善哕，微小为消瘅；滑甚为善渴，微滑为心疝引脐，少腹鸣；涩甚为喑，微涩为血溢维厥①，耳鸣癫疾。心脉搏坚而长，当病舌卷不能言；其濡而散者，当病痟渴自已。渴一作环。

---

① 维厥　谓四肢厥冷。《灵枢经·邪气脏腑病形》："心脉……涩甚为喑，微涩为血溢，维厥，耳鸣，颠疾。"张景岳注："维厥者，四维厥逆也。以四支为诸阳之本而血衰气滞也。"

赤脉之至也，喘而坚，诊曰有积气在中，时害于食，名心痹①，得之外疾思虑而心虚，故邪从②之。

扁鹊曰：心有病，则口生疮腐烂。心在声为笑，在变动为忧，在志为喜。喜伤心，精气并于心则喜。心虚则悲，悲则忧，实则笑，笑则喜。

时主夏病者，时间时甚，知其源，取其输，观其应，审其害。

病先发于心者，心痛，一日之肺，喘咳；三日之肝，胁痛支满；五日之脾，闭塞不通，身痛体重。三日不已死，冬夜半，夏日中。

病在心，日中慧③，夜半甚，平旦静。

假令心病，北行若食豚鱼得之，不者当以冬时发，得病以壬癸日也。

凡心病之状，胸内痛，胁支满，两胁下痛，膺背肩胛间痛，两臂内痛，虚则胸腹大，胁下与腰背相引而痛，取其经手少阴太阳舌下血者，其变病刺郄中血者。

心脉沉之小而紧，浮之不喘④，苦心下聚气而痛，食不下，喜咽唾，时手足热，烦满，时忘不乐，喜太息，得之忧思。

心病，其色赤，心痛短气，手掌烦热，或啼笑骂詈，悲思愁虑，面赤身热，其脉实大而数，此为可治，宜服阙宜服者药，春当刺中冲，夏刺劳宫，季夏刺大陵，皆补之，秋刺间使，冬刺曲泽，皆泻之，此是手心主心胞络经。又当灸巨阙五十壮，背第五椎百壮。

邪在心，则病心痛善悲，时眩仆，视有余不足而调之其输。

---

① 心痹　病名。因脉痹日久不已，重感外邪，或思虑伤心，心气痹阻，脉道不通而致。症见心烦，气喘，善噫易恐等。详参《素问·五脏生成》、《素问·痹论》。

② 从　侵袭。《素问·生气通天论》："开阖不得，寒气从之，乃生大偻。"王冰注："开阖失宜，为寒所袭，内深筋络，结固虚寒，则筋络拘緛，形容偻俯矣。"

③ 慧　（病情）差减。《方言》卷三："南楚病愈者谓之差……或谓之慧。"

④ 浮之不喘　谓浮取脉不疾数。按"喘"，急促呼吸。《说文解字·口部》："喘，疾息也。"此谓脉来疾数。

愁忧思虑则伤心，心伤则苦惊，喜忘善怒。

心中风者，翕翕①发热，不能起，心中饥而欲食，食则呕。

心中寒者，其人病心如啖蒜齑状，剧者心痛彻背，背痛彻心，如蛊注，其脉浮者自吐乃愈。

心伤，其人劳倦，头面赤而下重，心中痛彻背，自烦发热，当脐跳手，其脉弦，此为心脏伤所致也。

邪哭使魂魄不安者，血气少也，血气少者属于心，心气虚者其人即畏，合目欲眠，梦远行而精神离散，魂魄妄行。阴气衰者即为癫，阳气衰者即为狂。五脏者魂魄之宅舍，精神之所依托也。魂魄飞扬者，其五脏空虚也，即邪神居之，神灵所使鬼而下之，脉短而微，其脏不足则魂魄不安，魂属于肝，魄属于肺，肺主津液，即为涕泣出，肺气衰者即泣出，肝气衰者魂则不安，肝主善怒，其声呼。

心水者，其人身体肿一作重而少气不得卧，烦而躁，其阴大肿。

真心痛，手足清②至节，心痛甚，旦发夕死，夕发旦死。

心腹痛，懊侬发作，肿聚往来上下行，痛有休作，心腹中热，善渴涎出者，是蛔咬也，以手聚而坚持之，无令得移，以大针刺之，久持之，虫不动乃出针。肠中有虫蛔咬，皆不可取以小针。

心胀者，烦心，短气，卧不安。

凡心脉急，名曰心疝，少腹当有形③，其以心为牡脏④，小肠为之使，故少腹当有形。

诊得心积，沉而芤，时上下无常处，病胸满悸，腹中热，面赤咽干，心烦，掌中热，甚则唾血，身瘛疭，主血厥，夏瘥冬剧，色赤也。

---

① 翕翕　炽盛貌。《方言》卷十二："翕，炽也。"

② 清　冰凉。《素问·五脏生成》："腰痛，足清，头痛。"王冰注："清，亦冷也。"

③ 少腹当有形　谓少腹当有病状显现。按"形"，病形，病状。《素问·脉要精微论》："病名心疝，少腹当有形也。"王冰注："形，谓病形也。"

④ 牡脏　性质属阳的脏器。按"牡"，本指雄性兽类，引为雄性者，阳性者。《说文解字·牛部》："牡，畜父也。"

心之积名曰伏梁，起于脐上，上至心，大如臂，久久不愈，病烦心心痛，以秋庚辛日得之。何也，肾病传心，心当传肺，肺适以秋旺，旺者不受邪，心复欲还肾，肾不肯受，因留结为积，故知伏梁以秋得之。

心病烦闷，少气大热，热上汤心①，呕咳吐逆，狂语，汗出如珠，身体厥冷，其脉当浮，今反沉濡而滑，其色当赤而反黑者，此是水之克火，为大逆，十死不治。

徵音人②者，主心声也。心声笑，其音竽③，其志喜，其经手少阴。厥逆太阳则荣卫不通，阴阳反错，阳气外击，阴气内伤，伤则寒，寒则虚，虚则惊掣心悸，定心汤主之，方在第十四卷中。语声前宽后急，后声不续，前混后浊，口㖞冒昧，好自笑，此为厉风入心，荆沥汤主之，方在第八卷中。心虚风寒，半身不遂，骨节离解，缓弱不收，便痢无度，口面㖞邪，姜附汤主之，方在第八卷中，此病不盈旬日，宜急治之。又笑而呻，呻而反忧，此为水克火，阴击阳，阴起而阳伏，伏则实，实则伤热，热则狂，闷乱冒昧，言多谬误，不可采听，此心已伤，若其人口唇正赤可疗，其青黄白黑不可疗也。

心病为疟者，令人心烦甚，欲得清水，反寒多不甚热，方在第十卷中。若其人本来心性和雅，而忽弊急反于常，白术酒主之，方在第八卷中。或言未竟便住，以手剔脚爪，此人必死，祸虽未及，名曰行尸。此心病声之候也，虚则补之，实则泻之，不可治者明而察之。

赤为心，心合脉，赤如鸡冠者吉。心主舌，舌是心之余。其人

---

① 热上汤心　热上冲心。按“汤”，冲。《敦煌曲校录·剑器词》：“闻贼勇勇勇，拟欲向前汤。”又，孙本“汤”作“荡”。

② 徵（zhǐ　旨）音人　即火音之人。按“徵”，五音之一，在五行属火，在五脏为心，在时为夏，应于南方。《素问·金匮真言论》：“在言为徵。”王冰注：“徵为火音，和而美也。”

③ 其音竽　谓心脏在五音为竽。按“竽”，簧管乐器，形似笙而略大，为琴竽鼓磬瑟五音之一，在五行属火，与心脏相配。

火形相，比于上徵①，赤色广䏖②，锐面小头③，好肩背髀腹，小手足，行安地，疾行摇肩背，肉满，有气轻财，少信多虑，见事明了，好顾急心，不寿暴死，耐春夏不耐秋冬。秋冬感而中病，主手少阴，窍窍然。髑骬长短倾正则心应之，正赤色。小理者则心小，小则邪弗能伤，易伤以忧；粗理者则心大，大则虚，虚则寒，寒则忧不能伤，易伤于邪。无髑骬者则心高，高则实，实则热，热则满于肺中，闷而善忘，难开以言；髑骬小短举者则心下，下则脏外易伤于寒，易恐以言；髑骬长者则心坚，坚则脏安守固；髑骬弱以薄者则心脆，脆则善病消瘅热中；髑骬直下不举者则心端正，端正则和利难伤；髑骬向一方者则心偏倾，偏倾则操持不一，无守司也。一云：若髑骬小短薄弱而下则心下，下则虚，虚则伤寒，病忧恚内损，心暴痛而好唾清涎，口臭虫齿，痛侵唇齿；若髑骬高起则心高，高则实，实则热，热则满于心，闷而善忘恐悸，喉燥口痛，牙痈舌伤，小儿则便秘，口重舌鹅口，声嘶。方在头面篇中。凡人部分陷起者，必有病生。小肠太阳为心之部，其处陷起即病生矣。脏舍内外，部亦内外，沉浊属内，浮清居外。若外病内入，小腹满起；内病里出，所部陷没。外入内，前治阳后补阴；内出外，前补阴后泻阳。阳则实热，阴则虚寒。在阳主外，在阴主内。凡人死生休咎④，则脏神前变形于外。人心前病，则口为之开张；若心前死，则枯黑，语声不转；若天中等分，墓色应之，必死不治。看应增损，斟酌赊促，赊则不出四百日内，促则不延旬月之间。心病少愈而卒死，何以知之。曰：赤黑色黯点如簙棋，见颜度年，上此必卒死。心

① 上徵　喻火形之人中禀气最全者。详参《灵枢经·阴阳二十五人》。

② 广䏖（yǐn　引）　谓背脊肌肉宽阔丰厚。按“䏖”，背脊肌肉。《玉篇·肉部》：“䏖，脊肉也。”

③ 锐面小头　“锐”原作“兑”，今改。按“兑”，与“锐”同。尖削。《淮南子·坠形》：“南方阳气之所积，暑湿居之，其人修形兑上。”“锐面小头”，谓火形之人颜面瘦尖而头颅尖小。

④ 死生休咎　谓死亡与生存，健康与疾病。按“咎”，灾祸。《说文解字·人部》：“咎，灾也。”此谓疾病。卷十一肝脏、卷十五脾脏、卷十七肺脏作“死生休否”，卷十九肾脏作“生死休否”，意并同，可互参。

绝一日死，何以知之。两目回回直视，肩息，立死。凡面赤目白，忧恚思虑，心气内索①，面色反好，急求棺椁，不过十日死。又面黄目赤不死，赤如衃血死。吉凶之色，若在于分部朏朏②而现，赤黑入口，此必死，不出其年，名曰行尸，若年上无应，三年之中病必死矣。

夏火心脉色赤，主手太阳也，夏取盛经分腠。夏者火始治，心气始长，脉瘦气弱，阳气留溢，热熏分腠，内至于经，故取盛经分腠，绝肤而病去者，邪居浅也。所谓盛经者，阳脉也。其脉本在外踝之后，应在命门之上三寸，命门者在心上一寸也；脉根在少泽，少泽在手小指端。其筋起于小指之上，结于腕上，循臂内廉，结肘内兑骨之后，弹之应小指之上，入结腋下，其支者后走腋后廉，上绕肩胛，循颈出足太阳之筋前，结于耳后完骨，其支者入耳中，直出耳上，下结于颔上，属目外眦。其脉起于小指之端，循手外侧上腕，出踝中直上，循臂骨下廉，出肘内侧两骨之间，上循臑外后廉，出肩解，绕肩胛，交肩上，入缺盆，向腋络心，循咽下膈，抵胃属小肠。其支者从缺盆循颈上颊，至目锐眦，却入耳中，其支者别颊，上䪼抵鼻，至目内眦，斜络于颧，合手少阴为表里。少阴本在兑骨之端，应在背后，同会于手太阴。其手太阳之别名曰支正，上腕五寸，内注少阴，其别者上走肘，络肩髃。主心生病，病实则小肠热，热则节弛③，弛则阳病，阳脉大，反逆于寸口再倍，病则嗌痛颔肿，耳聋目黄，卧不能言，闷则急坐；虚则小肠寒，寒则生疣④，疣则阴病，阴脉反小于寸口过于一倍，病则短气，百节痛，筋急颈痛，转顾不能。此尽是手太阳小肠经筋脉支别为病，今取心主包络少阴心经附于后。

---

① 索　离散，消散。《玉篇·索部》："索，散也。"

② 朏朏（fěi fěi　匪匪）　隐约渐明。按"朏"，月未盛之明。《文选·谢庄·月赋》："朏魄示冲。"李善注："朏，月未成光。"

③ 节弛　谓骨节弛缓。按"节"，骨节，关节。《韩非子·解老》："人身之三百六十节、四肢、九窍，其大具也。"

④ 疣　原作"肬"，今改。按"肬"，与"疣"同。疣赘。桂馥《札朴·览古·食肬》："肬、疣古今字，谓赘肬也。"

手心主之别名曰内关，去腕五寸《甲乙》作二寸，出于两筋间，循经以上系于心，包络心系。气实则心痛，虚则为烦心，取之两筋间。手心主之脉起于胸中，出属心包，下膈，历络三焦，其支者循胸出胁，下腋三寸，上抵腋，下循臑内，行太阴少阴之间，入肘中，下臂，行两筋之间，入掌中，循中指出其端，其支者别掌中，循小指次指出其端。是动则病手心热，肘臂挛急，腋肿，甚则胸胁支满，心中澹澹大动，面赤目黄，善笑不休，是主脉所生病者，烦心心痛，掌中热。为此诸病，盛则泻之，虚则补之，热则疾之，寒则留之，陷下则灸之，不盛不虚以经取之。盛者则寸口大一倍于人迎，虚者则寸口反小于人迎。

手少阴之别名曰通理，在腕后一寸别而上行，循经入咽中，系舌本，属目系，其实则支膈①，虚则不能言，取之掌后一寸，别走太阳。

手少阴之脉起于心中，出属心系，上膈，络小肠，其支者从心系上夹咽，系目系，系目系一作循胸出胁。其直者复从心系却上肺，出腋下，下循臑内后廉，行太阴心主之后，下肘内廉，循臂内后廉，抵掌后兑骨之端，入掌后内廉，循小指之内出其端。是动则病嗌干心痛，渴而欲饮，是为臂厥。是主心所生病者，目黄，胁满痛，臑臂内后廉痛，厥，掌中热痛。为此诸病，盛则泻之，虚则补之。盛者则寸口大再倍于人迎，虚者则寸口反小于人迎。

手少阴之脉独无输，何也。曰：少阴者心脉也，心者五脏六腑之大主也，为帝王，精神之所舍，其脏坚固，邪不能容，容之则伤心，心伤则神去，神去则身死矣。故诸邪在于心者，皆在心之包络，包络者心主之脉也，故少阴无输也。少阴无输，心不病乎。曰：其外经腑病，脏不病，故独取其经于掌后兑骨之端也。夏三月，心主小肠赤脉攢病也，其源从少阴太阳之气相搏而停，则荣卫不通，皮肉痛起。太阳动发少阴，淫邪之气因而作，则脏腑随时受夏疫病也，

---

① 支膈　“支”原作“大”，据《灵枢经·经脉》改。按“支”，支撑。《尔雅·释言》：“支，载也。”“支膈”，谓胸膈支撑闷满。

其病相反①。若腑虚则为阴邪气所伤②,身战脉掉,捉所不禁;若脏实则为阳毒所侵,肉热,口开舌破,咽塞声嘶,故曰赤脉攒病,方在伤寒卷中。

扁鹊云:灸肾肝心三输,主治丹一作痹毒病,当依源为治,表治阴阳,调和脏腑,疾不生矣。

心虚实第二心小肠俱虚实附③脉四条　方十一首　灸法一首

心实热

左手寸口人迎以前脉阴实者,手少阴经④也,病苦闭,大便不利,腹满,四肢重,身热,名曰心实热也。

治心热实或欲吐,吐而不出,烦闷喘息,头痛,**石膏汤**方

石膏一斤　地骨皮五两　栀子仁三七枚　淡竹叶一升　茯苓三两　小麦三升　香豉一升

上七味㕮咀,先以水一斗五升煮小麦竹叶,取八升,澄清,下诸药,煮取二升,去滓,分三服。《外台》名泻心汤。

治老小下痢,水谷不消,肠中雷鸣,心下痞满,干呕不安,**泻心汤**方

人参一两　半夏三两　黄连二两　黄芩　甘草各一两　干姜一两半　大枣十二枚

上七味㕮咀,以水八升煮取二升半,分三服。并治霍乱,若寒,加附子一枚;若渴,加栝楼根二两;呕,加橘皮一两;痛,加当归一

---

① 其病相反　"反"字原脱,据卷十一肝脏、卷十五脾脏、卷十七肺脏、卷十九肾脏文例补。

② 腑虚则为阴邪气所伤　"为"字原脱,据元本、道藏本、四库本补。

③ 心小肠俱虚实附　原无,据本书目录补。

④ 手少阴经　《脉经》卷二·平人迎神门气口前后脉"少阴"作"厥阴"。此下"心虚寒"候同。

两;客热,以生姜代干姜。

心小肠俱实

左手寸口人迎以前脉阴阳俱实者,手少阴与巨阳经①俱实也,病苦头痛身热,大便难,心腹烦满,不得卧,以胃气不转,水谷实也,名曰心小肠俱实也。

治心实热,惊梦,喜笑恐畏,悸惧不安,**竹沥汤**方

淡竹沥一升　石膏八两　芍药　白术　栀子仁　人参各三两　知母　茯神　赤石脂　紫菀各二两　生地黄汁一升

上十一味㕮咀,以水九升煮十味,取二升七合,去滓,下竹沥,更煎取三升。若须利,入芒消二两,去芍药,分三服。

治心实热,口干烦渴,眠卧不安,**茯神煮散**方

茯神　麦冬门各三十六铢　通草　升麻②各三十铢　紫菀　桂心各十八铢　知母一两　赤石脂四十二铢　大枣二十枚　淡竹茹鸡子大一枚

上十味治下筛,为粗散,以帛裹方寸匕,井华水二升半煮取九合,时动裹子③,为一服,日再。

泻心汤　治心气不定,吐血衄血方。

大黄二两　黄连　黄芩各一两

上三味㕮咀,以水三升煮取一升,服之。亦治霍乱。

治心热满,烦闷惊恐,**安心煮散**方

远志　白芍药　宿姜各二两　茯苓　知母　紫菀　赤石脂　石膏　麦冬门各四十二铢　桂心　麻黄　黄芩各三十铢　萎蕤三十六铢　人参二十四铢　甘草十铢

① 巨阳经　即太阳经。《素问·热论》:"巨阳者,诸阳之属也。"王冰注:"巨,大也。太阳之气,经络气血荣卫于身,故诸阳气皆所宗属。"

② 升麻　原作"昇麻",据孙本、明本、道藏本、四库本改。按"昇",同"升"。《广韵·蒸韵》:"昇,日上。本亦作升。"

③ 裹子　用布帛包裹药物而成的囊袋。按"裹",包缠。《诗经·大雅·公刘》:"乃裹餱粮。"郑玄注:"乃裹粮食於囊橐之中,弃其余而去。"

上十五味治下筛，为粗散，先以水五升、淡竹叶一升煮取三升，去滓，煮散一方寸匕，牢以绢裹，煮时动之，煎取八合，为一服，日再。

不能食，胸中满，膈上逆气闷热　灸心输二七壮，小儿减之。

心虚寒

左手寸口人迎以前脉阴虚者，手少阴经也，病苦悸恐不乐，心腹痛，难以言，心如寒恍惚，名曰心虚寒也。

治心气不足，善悲愁恚怒，衄血，面黄，烦闷，五心热，或独语不觉，喉咽痛，舌本强，冷涎出一作汗出，善忘恐，走不定，妇人崩中，面色赤，**茯苓补心汤**方

茯苓四两　桂心二两　大枣二十枚　紫石英一两　甘草二两　人参一两　赤小豆一十四枚　麦门冬三两

上八味㕮咀，以水七升煮取二升半，分三服。

治心虚寒，心中胀满，悲忧，或梦山丘平泽，**半夏补心汤**方

半夏六两　宿姜五两　茯苓　桂心　枳实　橘皮各三两　术四两　防风　远志各二两

上九味㕮咀，以水一斗煮取三升，分三服。

牛髓丸　通治百病虚瘠羸乏等方。

牛髓　羊髓　白蜜　酥　枣膏各一升　茯苓一云茯神　麦门冬　芎䓖　桂心　当归　甘草　羌活各二十铢　干姜　干地黄各二十六铢　人参　五味子　防风各一两　细辛十八铢　白术四十二铢

上十九味，切捣十四味，再筛别研，枣膏和散，次与诸髓蜜和散，搅令相得，纳铜钵中，于釜汤中铫①之，取堪为丸，酒服丸如梧子大三十丸，稍加至四十丸，日再服。

---

① 铫　一种大口、有柄、有流的烹煮器。《说文解字·金部》："铫，温器也。"此用如动词，蒸煮。又，元本、明本、道藏本"铫"并作"煎"。

心小肠俱虚

左手寸口人迎以前脉阴阳俱虚者，手少阴与巨阳经俱虚也，病苦洞泄，若寒少气，四肢厥，肠澼，名曰心小肠俱虚也。

大补心汤 治虚损不足，心气弱悸，或时妄语，四肢损，变气力，颜色不荣方。

黄芩 附子各一两 甘草 茯苓 桂心各三两 石膏 半夏 远志各四两 生姜六两 大枣二十枚 饴糖一斤 干地黄 阿胶 麦门冬各三两

上十四味㕮咀，以水一斗五升煮取五升，分四服，汤成下糖。

补心丸 治脏虚，善恐怖如魇①状，及女人产后余疾，月经不调方。

当归 防风 芎䓖 附子 芍药 甘草 蜀椒 干姜 细辛 桂心 半夏 厚朴 大黄 猪苓各一两 茯苓一方用茯神 远志各二两

上十六味末之，蜜丸如梧子。酒服五丸，日三，不知，加至十丸，冷极加热药。

心劳第三论一首 方一首

论曰：心劳病者，补脾气以益之，脾旺则感于心矣。人逆夏气则手太阳不长②，而心气内洞③。顺之则生，逆之则死；顺之则治，逆之则乱。反顺为逆，是谓关格，病则生矣。治心劳热，口为生疮，大便苦难，闭涩不通，心满痛，小肠热，**大黄泄热汤**方

---

① 魇(yǎn 演) 梦中惊骇，恶梦。《广韵·叶韵》："魇，恶梦。"《篇海类编·人物类·鬼部》："魇，睡中魇也，气窒心惧而神乱则魇。"

② 长 盛，旺盛。《素问·四气调神大论》："逆夏气则太阳不长，心气内洞。"王冰注："长，谓外茂也。"

③ 心气内洞 谓心气虚衰于内。按"洞"，中空。《素问·四气调神大论》："逆夏气则太阳不长，心气内洞。"王冰注："洞，谓中空也。"

大黄　泽泻　黄芩　栀子仁　芒消各三两　桂心二两　石膏八两　甘草一两　通草二两　大枣二十枚

上十味㕮咀，以水九升，先以水一升别渍大黄一宿，以余八升水煮诸药，取二升五合，去滓，下大黄煮两沸，去滓，下芒消令烊，分三服。

脉极第四论一首　方一首　灸法二首

论曰：凡脉极者，主心也。心应脉，脉与心合，心有病从脉起。又曰：以夏遇病为脉痹，脉痹不已，复感于邪，内舍于心，则食饮不为肌肤，咳，脱血，色白不泽，其脉空虚，口唇现赤色。凡脉气衰，血焦发堕，以夏丙丁日得之于伤风，损脉为心风，心风之状，多汗恶风。若脉气实则热，热则伤心，使人好怒，口为色赤，甚则言语不快，血脱，色干燥不泽，食饮不为肌肤①；若脉气虚则寒，寒则咳，咳则心痛，喉中介介如哽，甚则咽肿喉痹。故曰：心风虚实候也。若阳经脉病治阴络，阴络脉病治阳经，定其血气，各守其乡②，脉实宜泻，气虚宜补，善治病者，定其虚实，治之取痊。病在皮毛肌肤筋脉则全治之，若至六腑五脏则半死矣。扁鹊云：脉绝不治三日死，何以知之。脉气空虚，则颜焦发落，脉应手少阴，手少阴气绝则脉不通，血先死矣。

治脉热极则血气脱，色白干燥不泽，食饮不为肌肤，**生地黄消热止极强胃气煎**方

生地黄汁　赤蜜各一升　人参　茯苓　芍药　白术各三两　甘草二两　生麦门冬一升　石膏六两　生萎蕤四两　干地黄三两　莼心一升，一作豉　远志二升

上十三味㕮咀，以水一斗二升煮十一味，取二升七合，去滓，下

---

① 食饮不为肌肤　谓饮食不能充养肌肤。

② 各守其乡　谓各自司守本经之气位。按“乡”，本经之气位。《素问·阴阳应象大论》：“定其血气，各守其乡。”王冰注：“乡，谓本经之气位。”

地黄蜜，更煎取三升五合，分四服。

胸中痛引腰背心下，呕逆，面无滋润　灸上门，随年壮，穴在夹巨阙两边相去各半寸一云一寸。

颜色焦枯，劳气失精，肩臂痛不得上头　灸肩髃百壮，穴在肩外头近后，以手按之有解①，宛宛中。

脉虚实第五论一首　方三首　针灸法二首

论曰：凡脉虚者好惊跳不定，脉实者洪满。凡脉虚实之应，主于心小肠，若其腑脏有病，从热生则应脏，寒则应腑也。

治脉虚惊跳不定，乍来乍去，主小肠腑寒，**补虚调中防风丸**方

防风　桂心　通草　茯神　远志　甘草　人参　麦门冬　白石英各三两

上九味末之，白蜜和，丸如梧子大。酒服三十丸，日再，加至四十丸。

治脉实洪满，主心热病，**升麻汤**方

升麻　栀子仁　子芩②　泽泻　淡竹叶　芒消各三两　生地黄切，一升

上七味㕮咀，以水九升煮取三升，去滓，下芒消，分二服。

治心脉厥大寸口，小肠热，齿龋嗌痛，**麻黄调心泄热汤**方

麻黄　生姜各四两　细辛　子芩　茯苓　芍药各五两　白术二两　桂心一两　生地黄切，一升

上九味㕮咀，以水九升煮取三升，去滓，分三服。须利，加芒消三两。

脉不出　针不容，穴在幽门两旁各一寸五分。

---

① 解（xiè　谢）　关节。《汉书·贾谊传》："（屠牛坦）所排击剥割，皆众理解也。"颜师古注，"解，支节也。音胡懈反。"

② 子芩　即黄芩之形圆者。《证类本草》卷八·草品中部之上引陶隐居云："（黄芩）圆者名子芩，为胜。"

心闷痛,上气牵引小肠　灸巨阙二七壮。

心腹痛第六论二首　方二十九首　蒸熨法一首　灸法二十五首

论曰:寒气卒客于五脏六腑,则发卒心痛胸痹。感于寒,微者为咳,甚者为痛为泄。厥心痛①,与背相引,善瘛,如物从后触其心,身伛偻②者,肾心痛也;厥心痛,腹胀满,心痛甚者,胃心痛也;厥心痛,如以针锥刺其心,心痛甚者,脾心痛也;厥心痛,色苍苍如死灰状,终日不得太息者,肝心痛也;厥心痛,卧若从心间痛,动作痛益甚,色不变者,肺心痛也。真心痛③,手足清至节,心痛甚,旦发夕死,夕发旦死。蛔心痛④,心腹中痛发作,肿聚往来上下行,痛有休止,腹中热,善涎出,是蛔咬也,以手按而坚持之,勿令得移,以大针刺之,久持之,虫不动乃出针,心下不可刺,中有成聚,不可取于输,肠中有虫蛔咬,皆不可取以小针。

治寒气卒客于五脏六腑中则发心痛方

大黄　芍药　柴胡各四两　升麻　黄芩　桔梗　朱砂各三两　鬼箭羽　鬼臼　桂心　朴消各二两

上十一味㕮咀,以水九升煮取二升七合,分三服,先分朱砂作

---

① 厥心痛　病名。因五脏气机逆乱,上扰于心而致,症见心痛彻背,如有物从后触其心,或痛如锥刺等。可表现为胃心痛、肾心痛、肺心痛等类型。《灵枢经·厥病》张景岳注:“五脏逆气上干于心而为痛者,谓之厥心痛。”

② 伛偻　曲背之疾。《礼记·问丧》:“伛者不袒。”郑玄注:“伛,曲背也。”《汉书·蔡仪传》:“行步俯偻。”颜师古注:“偻,曲背也。”

③ 真心痛　病证名。因风冷邪气乘犯心脏正经而致,症见心胸剧痛,憋气,手足逆冷,汗出,昏厥,甚则旦发夕死,夕发旦死等。详参《灵枢经·厥病》、《诸病源候论》卷十六·心痛候。

④ 蛔心痛　“蛔”原作“蚘”,今改。按“蚘”,同“蛔”。蛔虫。《集韵·灰韵》:“蛕,或作蚘、蛔。”蛔心痛,病证名。因蛔虫聚于心腹而致。症见心腹中痛,痛有休止,呕涎等。详参《灵枢经·厥病》、《诸病源候论》卷十八·蛔虫候。

三分，一服纳朱一分，搅令匀服之。得快利，痛不止，宜服后方

赤芍药六两　桔梗　杏仁各五两

上三味㕮咀，以水六升煮取三升，分三服。

九痛丸　治九种心痛，一虫心痛，二注心痛，三风心痛，四悸心痛，五食心痛，六饮心痛，七冷心痛，八热心痛，九去来心痛①，此方悉主之，并疗冷冲上气，落马堕车血疾等方。

附子　干姜各二两　巴豆　人参　吴茱萸②各一两　生狼毒四两

上六味末之，蜜和，空腹服如梧子一丸。卒中恶，腹胀痛，口不能言者，二丸，日一服；连年积冷，流注心胸者，亦服之，好好将息，神验。

治九种心痛方　取当太岁上新生槐枝一握，去两头，㕮咀，以水三升煮取一升，顿服。

治心中痞，诸逆悬痛，**桂心三物汤**方

桂心二两　胶饴半斤　生姜二两

上㕮咀，以水六升煮取三升，去滓纳饴，分三服。仲景用枳实五枚，不用胶饴；《肘后》用枳实五枚、白术二两，为五味。

治心痛彻背，背痛彻心，**乌头丸**方

乌头六铢　附子　蜀椒各半两　赤石脂　干姜各一两

上五味末之，蜜丸。先食服如麻子三丸，日三，不知，稍增之。范汪不用附子，服如梧子三丸；崔氏用桂半两，为六味。

治心痛方　桃白皮煮汁，空腹以意服之。崔氏用疗疰心痛。

治暴心痛，或如中恶，口中涎出，不可禁止，回回欲吐方　苦参十斤以水一石煮取二斗，去滓，下苦酒二斗，更煎取五升，纳大豆黄末熬和汁中，煎取可丸，并手丸如梧子大。酒一升进三四十丸，日一服。当倒腹吐，不吐下利，更酒渍二斤苦参进丸，弥佳。非止腹

---

① 去来心痛　孙本“去”作“生”。

② 吴茱萸　道藏本、四库本并同，孙本、《外台秘要》卷七·九种心痛方并作“食茱萸”。

痛，心暴痛，骭骨等痛，凡是腹中之疾皆悉主之，又治冷血宿结阴癖①，频用有效，非复一条，大良。

治中恶，心痛腹胀，大便不通，**走马汤**方

巴豆两粒　杏仁二枚

上二味绵裹，椎②令细，以热汤二合著小杯中，以两指搦取白汁令尽，顿服，一食顷下去即愈，老小量之。亦治卒疝，飞尸鬼击。

治卒中恶，心痛方　苦参三两㕮咀，以好醋一升半煮取八合，强人顿服，老小二服。

又方　桂心八两㕮咀，以水四升煮取一升半，分二服。

论曰：心腹中痛发作，肿聚往来上下，痛有休止，多热，喜涎出，是蛔虫咬也，并宜温中当归汤，服两三剂后，若不效有异，宜改方增损，服取瘥。

温中当归汤方

当归　人参　干姜　茯苓　厚朴　木香　桂心　桔梗　芍药　甘草各二两

上十味㕮咀，以水八升煮取三升，分温五服，日三。不耐木香者，以犀角一两代之。

增损当归汤方

当归三两　黄芩　朴消　桔梗　柴胡各四两　升麻三两　芍药一两半

上七味㕮咀，以水八升煮取二升半，分二服。一方有厚朴一两。

治虫心痛方　鹤虱末之，蜜和梧子大，服四十丸，日三服，慎酒肉，蜜汤下，可加至五十丸。

又方　鹤虱一两末之，空腹温醋一盏和服之，虫当吐出。

又方　服漆一合，方在第二十七卷养生服饵篇中，凡虫心痛皆用漆主之。

---

① 阴癖　原作“瘸澼”，据孙本、明本、道藏本、四库本改。

② 椎　原作“推”，据文义改。按“椎”，与“捶”同。敲击。《战国策·齐策四》：“君王后引椎椎破之。”

治心腹冷痛，**五辛汤**方

蜀椒　细辛　桂心　干姜　吴茱萸　芍药　防风　苦参　干地黄　甘草　当归各一两　栀子　乌梅　大枣各二七枚

上十四味㕮咀，以水九升煮取三升，分四服。

治久心痛腹痛，积年不定，不过一时间还发，甚则数日不能食，又便出干血，穷天下方不能瘥，甄立言[①]处此方，数日即愈，**犀角丸**方

犀角　麝香　雄黄　桔梗　莽草[②]　鬼臼　桂心　芫花各半两　附子六铢　甘遂一两半　光明砂六铢　赤足蜈蚣一枚　贝齿五枚　巴豆二十枚

上十四味末之，蜜丸如梧子。饮服一丸，日二，渐加至三丸，以微利为度。《古今录验》无雄黄。

治卒心腹绞痛如刺，两胁支满，烦闷不可忍，**高良姜汤**方

高良姜五两　厚朴二两　当归　桂心各三两

上四味㕮咀，以水八升煮取一升八合，分三服，日二。若一服痛止，便停，不须更服。若强人为二服，劣人分三服。

治心腹绞痛，诸虚冷气满痛，**当归汤**方

当归　芍药　厚朴　半夏各二两　桂心　甘草　黄芪　人参各三两　干姜四两　蜀椒一两

上十味㕮咀，以水一斗煮取三升二合，分四服，羸劣人分六服。《小品方》云：大冷加附子一枚。

治心腹蕴蕴然痛方

芍药六两　黄芩　朴消　桔梗　柴胡各四两　当归　升麻各三两

上七味㕮咀，以水八升煮取二升半，分三服。

治虚冷腹痛，不下饮食，食复不消，胪胀，**当归汤**方

当归　茯苓各五分　黄芪　紫菀各四分　高良姜　干姜各六分

---

① 甄立言　唐代医家。许州扶沟（今河南扶沟）人。与兄甄权俱以医术闻名当世，尤长于本草。撰有《本草音义》、《本草药性》等，均佚。

② 莽草　孙本作“蔄草”。

肉苁蓉　鹿茸　桂心　昆布　橘皮各三分　甘草二两　桃仁一百枚　地骨皮　法曲　大麦蘖各一升　乌头一两　大枣四十枚

上十八味㕮咀，以水一斗五升煮取四升二合，分为五服。下利，加赤石脂龙骨各三分；渴，加麦门冬一升。

治腹冷绞痛，**羊肉当归汤**方

当归四分　干姜　橘皮　黄芪　芍药　芎䓖　桂心　独活　防风各一分　人参　吴茱萸　甘草　干地黄　茯苓各一分　生姜六分　大枣三十枚　羊肉半斤

上十七味㕮咀，以水一斗半煮肉，取一斗二升，出肉纳诸药，煮取三升，分三服，日三，覆取温暖。

治寒冷腹中痛，**当归汤**方

当归二两　吴茱萸二升　甘草　人参　桂心各一两　生姜五两　半夏　小麦各一升

上八味㕮咀，以水一斗五升煮取三升，分三服，日三。亦治产后虚冷。《小品》名吴茱萸汤。

治腹痛，脐下绞结，绕脐不止，**温脾汤**方

当归　干姜各三两　附子　人参　芒消各二两　大黄五两　甘草二两

上七味㕮咀，以水七升煮取三升，分服，日三。

治冷气胁下往来冲胸膈，痛引胁背，闷，**当归汤**方

当归　吴茱萸　桂心　人参　甘草　芍药　大黄各二两　茯苓　枳实①各一两　干姜三两

上十味㕮咀，以水八升煮取二升半，分三服，日三。治尸疰亦佳。《外台》、《仲景方》无茯苓枳实。

治久寒疾，胸腹中痛，时下痢，**当归汤**方

当归二两　甘草　柑皮各二两　附子一两　干姜四两

上五味㕮咀，以水八升煮取二升，分三服，日三。

治久寒宿疾，胸腹中痛，短气，时滞下痢，**当归汤**方

---

① 枳实　孙本作“枳壳”。

当归　桂心各三两　干姜四两　附子五两

上四味㕮咀，以水八升煮取二升，分三服，日三。范汪无附子，用甘草二两，云：虚冷激痛甚者，加黄芪芍药各二两。

治胸腹中卒痛，**生姜汤**方

生姜一斤，取汁　食蜜八两　醍醐四两

上三味微火上耗令相得，适寒温服三合，日三。

凡心腹冷痛　熬盐一斗，熨。熬蚕沙，烧砖石蒸熨，取其里温暖止，蒸土亦大佳。

邪在心则病心痛，善悲，时眩仆，视有余不足而调其腧。

肾心痛　先取京骨昆仑，发针不已，取然谷。

胃心痛　取大都太白。

脾心痛　取然谷太溪。

肝心痛　取行间太冲。

肺心痛　取鱼际太渊。

心痛引腰脊，欲呕　刺足少阴。

心痛引背，不得息　刺足少阴，不已，取手少阴。

心痛腹胀，濇濇①然大便不利　取足太阴。

心痛，少腹上下无常处，溲便难　刺足厥阴。

心痛，短气不足以息　刺手太阴。

心痛不可按，烦心　巨阙主之。

心痛有三虫，多涎，不得反侧　上脘主之。

心痛身寒，难以俯仰，心疝冲冒②，死不知人　中脘主之。

心痛如针锥刺　然谷及太溪主之。

心腹中卒痛　石门主之。

心疝暴痛　取足太阴。

心懊憹微痛，烦逆　灸心输百壮。

---

① **濇濇**　不通畅貌。

② 心疝冲冒　阴寒之气积而不散，向上冲逆而干犯于心。按"冒"，干犯。《广韵·德韵》："冒，干也。"详参《诸病源候论》卷二十·心疝候。

心痛如锥刀刺，气结　灸膈输七壮。

心痛，冷气上　灸龙颔百壮，在鸠尾头上行一寸半，不可刺。

心痛，恶气上，胁急痛　灸通谷五十壮，在乳下二寸。

心痛，暴绞急绝欲死　灸神府百壮，在鸠尾正心，有忌。

心痛，暴恶风　灸巨阙百壮。

心痛，坚烦气结　灸太仓百壮。

心痛　灸臂腕横文三七壮，又灸两虎口白肉际七壮。

胸痹第七论二首　方十三首　灸法五首

论曰：胸痹之病，令人心中坚，满痞急痛，肌中苦痹，绞急如刺，不得俯仰，其胸前皮皆痛，手不得犯，胸中愊愊而满，短气，咳唾引痛，咽塞不利，习习如痒，喉中干燥，时欲呕吐，烦闷，白汗出，或彻引背痛，不治之数日杀人。论曰：夫脉当取太过与不及，阳微阴弦，即胸痹而痛，所以然者，责其极虚故也。今阳虚，知在上焦，所以胸痹心痛者，以其人脉阴弦故也。平人无寒热，短气不足以息者，实也。

治胸痹，心中痞气结在胸，胸满，胁下逆抢心，**枳实薤白桂枝汤**方

枳实四两　厚朴三两　薤白一斤　栝楼实一枚　桂枝一两

上五味㕮咀，以水七升煮取二升半，分再服。《仲景方》厚朴用四两，薤白半斤，水五升煮取二升。

胸痹之病，喘息咳唾，胸背痛，短气，寸脉沉而迟，关上小紧数，**栝楼汤**主之方

栝楼实一枚　薤白一斤　半夏半升　生姜四两　枳实二两

上五味㕮咀，以白截浆①一斗煮取四升，服一升，日三。仲景、《肘后》不用生啜枳实半夏。胸痹之候，胸中愊愊如满，噎塞，习习如痒，喉中涩燥，唾沫，宜此方

① 截(zài　在)浆　酒名。酿糟为之，略带酸味。《玉篇·酉部》："截，释米汁也。"

橘皮一斤　枳实①四枚　生姜半斤

上三味㕮咀，以水五升煮取二升，去滓，分再服。

治胸痹治中汤方　出第二十卷中。

治胸中气塞，短气，**茯苓汤**方

茯苓三两　甘草一两　杏仁五十枚

上三味㕮咀，以水一斗三升煮取六升，去滓，为六服，日三，未瘥再合服。

治胸满短气，噎塞，**通气汤**方

半复八两　生姜六两　橘皮三两　吴茱萸四十枚

上四味㕮咀，以水八升煮取三升，分三服。一方用桂二两，无橘皮。

治胸痹达背痛，短气，**细辛散**方

细辛　甘草各二两　枳实　生姜②　白术　栝楼实　干地黄各三两　桂心　茯苓各二两

上九味治下筛，酒服方寸匕，日三。

治胸痹达背，**蜀椒散**方

蜀椒　食茱萸各一两　桂心　桔梗各三两　乌头半两　豉六铢

上六味治下筛，食后酒服方寸匕，日三。

前胡汤　主胸中逆气，心痛彻背，少气不食方。

前胡　甘草　半夏　芍药各二两　黄芩　当归　人参　桂心各一两　生姜三两　大枣三十枚　竹叶一升

上十一味㕮咀，以水九升煮取三升，分四服。

又方　前胡　人参　生姜　麦门冬　饧③　半夏　甘草　芍药　茯苓各三两　桂心　黄芩　当归各一两　大枣三十枚

---

① 枳实　孙本作“枳壳”。

② 生姜　孙本作“干姜”。

③ 饧　药名，即饴糖，又名胶饴。为米、大麦、小麦等粮食经发酵糖化制成的糖类食品。性味甘温，能缓中补虚，生津润燥，主治劳倦伤脾，里急胀痛，燥咳便秘等。

上十三味㕮咀，以水一斗四升煮取三升，去滓，分为三服。

治胸背疼痛而闷，**熨背散**方

乌头　细辛　附子　羌活　蜀椒　桂心各五两　芎䓖一两六铢

上七味治下筛，帛裹，微火炙令暖，以熨背上，取瘥乃止。慎生冷如常法。

治胸腹背闭满，上气喘息，**下气汤**方

大腹槟榔二七枚　杏仁四七枚

上二味㕮咀，以童子小便三升煎取一升半，分再服。曾患气发，辄合服之。

破胸背恶气，音声塞闭，**槟榔汤**方

槟榔四枚极大者　槟榔八枚小者

上二味㕮咀，以小儿尿二升半煮减一升，去滓，分三服，频与五剂，永定。

胸痹引背，时寒　间使主之。

胸痹心痛　天井主之。

胸痹心痛不得息，痛无常处　临泣主之。

胸痹心痛　灸亶中[①]百壮，穴在鸠尾上一寸，忌针。

胸胁满，心痛　灸期门，随年壮，穴在第二肋端，乳直下一寸半。

头面风[②]第八头眩　面风　发白　生发　白赤秃[③]　方一百二首　拔白法一首

治脑风[④]头重，颈项强，眼䀮䀮，泪出，善欠，目欲眠睡，憎风，

---

① 亶中　穴名，即膻中。《素问·灵兰秘典论》："膻中者，臣使之官，喜乐出焉。"王冰注："膻中者，在胸中两乳间，为气之海。"

② 头面风　因体虚不足，风邪外袭于诸阳经脉而致的一类病证。主要表现为头部病变，如风眩等。详参《诸病源候论》卷二·头面风候。

③ 头眩……白赤秃　原无，据本书目录补。

④ 脑风　病名。因风邪循风府侵入脑中而致，症见项背怯寒，头痛不可忍等。《素问·风论》："风气循风府而上，则为脑风。"

剧者耳鸣，满眉眼疼，闷瞀[①]吐逆，眩倒不自禁，诸风乘虚经五脏六腑，皆为癫狂，诸邪病悉主之，**芎䓖酒**方

芎䓖　辛夷　天雄　人参　磁石　石膏　茵芋　桂心　秦艽　天门冬　柏子仁　山茱萸　白头翁各三两　松萝　细辛　署预　羚羊角　昌蒲　甘草各二两　云母一两，烧之令赤，末之为粉　防风四两

上二十一味㕮咀，以酒二斗渍之七日，初服二合，渐加至五合，日三。有女人少时患风眩，发则倒地，为妇积年无儿，服此酒，并将紫石门冬丸服之，眩瘥，生儿子，平复也。紫石门冬丸方出妇人方中。

治头眩屋转，眼不得开方《翼》名人参汤。

人参　当归　防风　黄芪　芍药　麦门冬各二两　独活　白术　桂心各三两

上九味㕮咀，以水一斗煮取三升，分三服。

防风汤　治风眩呕逆，水浆不下，食辄呕，起即眩倒，发有时，手足厥冷方。

防风　防己　附子　干姜　甘草各一两　蜀椒　桂心各二两

上七味㕮咀，以水四升煮取二升，分三服，日三。《古今录验》用白术一两。

治风虚眩眼暗，**茵芋汤**方

茵芋一分　人参　甘草　苁蓉　黄芪　茯苓　秦艽　厚朴各一两　防风十两　乌喙二两　松实　山茱萸各三两

上十二味㕮咀，以水一斗煮取二升半，分三服，强人令日夜尽，劣人分五服，二日尽。

治头风眩欲倒，眼旋屋转，脑痛，**防风汤**方

防风　枳实　杏仁　芎䓖各三两　茯神　麻黄　前胡　生姜　半夏各四两　细辛二两　竹沥三升

上十一味㕮咀，以水六升合竹沥煎取二升七合，分三服，频服三两剂。

---

① 闷瞀　"瞀"字原脱，据孙本补。按"瞀"，眼睛昏花。《玉篇·目部》："瞀，目不明貌。""闷瞀"，谓烦闷目昏而视物不清。

治风头眩转，面上游风，**鸱头酒**方

飞鸱头五枚　防风　芎䓖　署预　茯神各四两，一方无　葛根　桂心　细辛　人参　天雄　干姜　枳实　贯众　蜀椒各二两　麦门冬一作天门冬　石南各五两，一作石膏　山茱萸一升　独活二两

上十八味㕮咀，绢囊盛，清酒四斗渍六宿，初服二合，日再服，稍加，以知为度。

治头风眩，口㖞目斜，耳聋，**大三五七散**方

天雄　细辛各三两　山茱萸　干姜各五两　署预　防风各七两

上六味治下筛，清酒服五分匕，日再，不知稍加。《翼》云：亦治面骨疼。

治头风，目眩耳聋，**小三五七散**方

天雄三两　山茱萸五两　署预七两

上三味治下筛，以清酒服五分匕，日再，不知稍增，以知为度。

治风眩倒屋转，吐逆，恶闻人声，**茯神汤**方

茯神　独活各四两　黄芪　远志　生姜各三两　甘草　人参　当归　牡蛎　白术　苁蓉　附子各二两　防风五两

上十三味㕮咀，以劳水一斗二升煮取三升，服五合，昼夜尽。

治头面风在眉间，得热如虫行，或头眩，目中泪出，**防风散**方

防风五两　桂心　天雄　细辛　朱砂　干姜　人参　乌头　附子各二两　莽草①　茯苓　当归各二两

上十二味治下筛，酒服方寸匕，日三。

治风头眩恶风，吐冷水，心闷，**防风散**方

防风二两　泽泻一本作泽兰　细辛　附子　署预　茯苓　天雄各一两，《翼》作人参　白术二两半　桂心一两半　干姜半两

上十味治下筛，酒服方寸匕，当令酒气相接，则脱巾帽，解发梳头百过，复投一升酒，便洗手足，须臾自热，解发以粉粉之，快然便熟眠，愈。亦可洗头面汗出。《翼》云：如服寒食散法。

---

① 莽草　孙本作“茵草”。

治风眩翻倒无定①方

独活六两　枳实三两，一方用松实　石膏　蒴藋各四两

上四味㕮咀，以清酒八升煮取四升，顿服之。以药滓熨头，覆眠取汗，觉冷，又纳铛中炒令热，熨之。

治患头眩晕经久，得瘥后四体渐羸，食无味，好食黄土方

白术三斤　曲二斤

上二味末之，酒和，并手丸如梧桐子，曝干。饮服三十丸，日三，断食土为效。

治头中五十种病方

巴戟　菊花　芎䓖　干姜　防风　石南　白术　乌头　附子　细辛　署预　蜀椒　人参　桔梗　秦艽　栝楼根　泽泻　甘草　山茱萸　干地黄　天雄　羌活各等分。

上二十二味治下筛，以酒服方寸匕，日三。

治头面胀满，脑瘛偏枯，发作有时，状似刀刺，失声，阴阴然疼，面目变青，**入顶散**方

山茱萸　芎䓖　防风　独活各一两半　细辛　莽草　白术　署预　牛膝　石南甘草各一两　乌头　通草　昌蒲②　附子　麻黄　天雄　蜀椒　桔梗各一两六铢

上十九味治下筛，酒服方寸匕，日三。

治上气，头面风，头痛，胸中气满，奔豚气上下往来，心下烦热，产妇，金疮，百病，杏仁膏方　杏仁一升捣研，以水一斗滤取汁令尽，以铜器塘火③上从旦煮至日入，当熟如脂膏，下之。空腹酒服一方寸匕，日三，不饮酒者以饮服之。

治头风，大豆酒方　大豆三升炒令无声，先以一斗二升瓶盛清酒九升，乘豆热即倾著酒中，密泥头七日，温服之。

治中风，头痛发热，耳颊急方

---

① 翻倒无定　谓头目眩晕，视物旋动，不能静止。

② 昌蒲　即石菖蒲。

③ 塘火　灰火。《龙龛手鉴·火部》："塘，灰火也。"

麻黄　葛根　石膏　桂心各三两　附子　芍药　甘草　秦艽　防风各二两　生姜五两

上十味㕮咀，以水一斗煮取三升，分三服，覆取汗。

治头目有风，牵引目睛疼痛，偏视不明，**署预散**方

署预三两　细辛一两半　秦艽　天雄各二两　独活　桂心　山茱萸各二两半

上七味治下筛，酒服方寸匕，日三服。

治头中痛，身热，风热方

竹沥二升　升麻　生姜　杏仁各三两　芍药　柴胡各四两　石膏　生葛根各八两

上八味㕮咀，以水六升合竹沥煮取二升七合，分三服。

治头面游风，**菊花散**方

菊花一两　细辛　附子　桂心　干姜　巴戟　人参　石南　天雄　茯苓　秦艽　防己各二两　防风　山茱萸　白术　署预各三两　蜀椒五合

上十七味治下筛，酒服方寸匕，日三。

治头风方　服荆沥，不限多少，取瘥止。

又方　捣蒴藋根一升，酒二升渍服，汗出止。

又方　末蔓荆子二升，酒一斗绢袋盛浸七宿，温服三合，日三。

又方　腊月乌鸡屎一升炒令黄，末之，绢袋盛，以酒三升浸，温服任性，常令醺酣①。

又方　七月七日麻勃三斗、麻子一石末，相和蒸之，沸汤一石五斗三遍淋之，煮取一石，神曲二十斤渍之令发，以黍米两石五斗酿之，熟，封三七日。服清一升，百日身中涩皮八风胸膈五脏骨髓伏风百病悉去。

治头中五十种病，**摩头散**方

蔄茹　半夏　蜀椒各六分　乌头八分　莽草四分　桂心七分

① 醺酣　饮酒尽兴而带醉意。按“醺”，酒醉。《说文解字·酉部》：“醺，醉也。”“酣”，饮酒尽兴。《说文解字·酉部》：“酣，酒乐也。”

附子　细辛各一两

上八味治下筛，以大醋和，摩头，记日数，三日头肤痛，四五日后一著药如前，十日以醋浆洗头，复摩药，即愈。若生息肉，并喉咽中息肉大如枣欲塞，以药摩之，即愈，耳鼻齿有疾，并用之良。

头风散方

附子一枚中形者　盐如附子大

上二味治下筛，沐头竟，以方寸匕摩顶上，日三。

治头面上风方

松脂　石盐①　杏仁　蜜蜡②各一两　薰陆香二两　萆麻仁三两

上六味熟捣作饼，净剃百会上发，贴膏，膏上安纸，三日一易，若痒刺药上，不久风定。

治卒中恶风头痛方　捣生乌头，以大醋和，涂故布上，薄痛上，须臾痛止，日夜五六薄，逐痛处薄之。去皮捣乌头。

又方　油二升，盐一升末，油煎一宿令消尽，涂头。石盐尤良。

又方　芥子末醋和，敷头一周时。

治肺劳热，不问冬夏老少，头生白屑，搔痒不堪，然肺为五脏之盖，其劳损伤肺，气冲头顶，致使头痒，多生白屑，搔之随手起，人多患此，皆从肺来，世呼为头风也，**沐头汤**方

大麻子　秦椒各三升　皂荚屑五合

上三味熟研，纳泔中一宿渍，去滓，木匕搅百遍，取劳乃用沐头发际，更别作皂荚汤濯之，然后敷膏。《肘后》无皂荚。

又方　菊花　独活　茵芋　防风　细辛　蜀椒　皂荚　杜蘅　莽草　桂心各等分

上十味可作汤沐及熨之。

---

① 石盐　即戎盐。为卤化物类矿物石盐的结晶。性味咸寒。能凉血，明目，主治尿血，吐血，目赤痛，牙痛等。又为光明盐，系天然食盐结晶。性味咸平，能祛风明目，主治头面诸风，目赤痛等。

② 蜜蜡　原作"蜜腊"，据道藏本、四库本改。按"蜜蜡"为蜜蜂科昆虫中华蜜蜂等工蜂分泌的蜡质。性味甘淡平，能解毒生肌，定痛，主治急心痛，泻痢，疮痈等。

风头沐汤方

猪椒根三两　麻黄根　防风各二两　细辛　茵芋各一两

上五味㕮咀，以水三斗煮取一斗，去滓，温以沐头。

又方　葶苈子煮沐，不过三四度，愈。

又方　蜀椒二升以水煮取汁，沐发，良。

又方　以桑灰汁沐头，去白屑，神良。

治头项强，不得顾视方　蒸好大豆一斗令变色，纳囊中枕之。

又方　常以九月九日取菊花，作枕袋枕头，良。

又方　八月后取荆芥铺床，又作枕枕头，立春日去之。

又方　穿地作小坑，烧令赤，以水沃之令小冷，纳生桃叶满，其上布席卧之，令项当药上，以衣著项两边，令气蒸病上，汗出良久，愈。若病大者，作地坑亦大。

治风毒热，头面肿，**犀角汤**方

犀角　生姜各二两　栝楼根　苦参各一两　石膏六两　竹叶两撮　黄芩　升麻　青木香各三两　防已一两半　防风一两

上十一味㕮咀，以水七升煮取二升，分三服，相去十里久，内消不利。

治头面遍身风肿，**防风散**方

防风二两　白芷一两　白术三两

上三味治下筛，酒服方寸匕，日三服。

治卒中风，头面肿方　捣杏仁如膏，以鸡子黄合捣令相得，敷帛上，厚裹之，自干，不过八九敷，瘥。

令白发还黑方　乌麻九蒸九曝，末之，以枣膏丸，久服之，佳。

又方　陇西白芷　旋复花　秦椒各一升　桂心一尺

上四味治下筛，以井花水服方寸匕，日三，三十日白发还黑。禁房室。

治头发落不止，石灰酒方　石灰三升细筛，水拌令湿，极熟蒸之，炒令至焦，以木札①投之火即著为候，停冷，取三升绢袋贮之，

---

① 木札　古时书写用的小木片。《说文解字·木部》："札，牒也。"段玉裁注："长大者曰椠，薄小者曰札。"

以酒三斗渍三宿。初服半合，日三四夜二，稍加至一合，甚神验。

治脉极虚寒，鬓发堕落，令发润泽，沐头方　桑根白皮切三升，以水五升淹渍，煮五六沸，去滓，洗沐发，数数为之，自不复落。

又方　麻子三升，碎　白桐叶切，一把

上二味以米泔汁二斗煮五六沸，去滓，以洗沐，则鬓不落而长，甚有验。

鬓发堕落，令生长方

生柏叶切，一升　附子四枚　猪膏三升

上三味末之，以膏和为三十丸，用布裹一丸，纳煎沐头泔汁中，沐发长不落。其药密收贮，勿令泄气。

又方　麻叶　桑叶

上二味以泔煮，去滓，沐发七遍，长六尺。

又方　羊粪灰淋汁，洗之，三日一洗，不过十洗，大生。

治头中二十种病，头眩，发秃落，面中风，以膏摩之方

蜀椒　莽草各二两　桂心　蔄茹　附子　细辛各一两半　半夏　干姜各一两

上八味㕮咀，以猪生肪二十两合捣，令肪消尽药成。沐头令净，以药摩囟上，日一，即愈。如非十二月合，则用生乌麻油和，涂头皮，沐头令净，乃揩之，一顿生如昔也。《必效方》无蜀椒莽草半夏干姜。

治头中风痒白屑，生发膏方

蔓荆子　附子　细辛　续断　皂荚　泽兰　零陵香①　防风　杏仁　藿香　白芷各二两　松叶　石南各三两　莽草一两　松膏　马猪膏　猪脂各二升　熊脂二升

上十八味㕮咀，以清醋三升渍药一宿，明旦以马鬐膏等微火煎，三上三下，以白芷色黄膏成，用以泽②发。

---

① 零陵香　药名。《山海经》名熏草，《名医别录》名蕙草。为报春花科植物灵香草的带根全草。性味辛甘温，能祛风寒，除秽浊，主治伤寒，头痛，胸腹胀满，下痢，遗精等。

② 泽　滋润。《庄子·逍遥游》："时雨降矣，而犹浸灌，其于泽也，不亦劳乎。"

治头风痒白屑，**生发膏**方

乌喙三两　莽草　石南　细辛　续断　皂荚　泽泻　白术　辛夷　防风　白芷各二两　竹叶　松叶　柏叶各半升　猪脂四升

上十五味㕮咀，以清醋三升渍一宿，明旦微火以脂煎，三上三下，白芷色黄膏成，去滓滤取，沐发了涂之。一方用生油三大升。《千金翼》无石南，用杏仁，不用白芷，灰汁洗头，去白屑，神良。

生发膏方

丁香　甘松香各一两　零陵香　吴藿香　细辛　蜀椒各二两　白芷　泽兰　大麻子　桑白皮　桑寄生　牡荆子　苜蓿　辛夷仁　杏仁　芎䓖　防风　莽草各一两　胡麻油一升　竹叶　松叶　柏叶各半升　腊猪膏一升　乌鸡肪　雁肪各一合

上二十五味㕮咀，以醋渍一宿，纳油膏中，微火三上三下，白芷色黄膏成，去滓，涂头上，发生，日二夜一。

鬓发堕落，令生长方

附子　蔓荆子　柏子仁各三分

上三味以乌鸡膏和，捣三千杵，贮新瓷器中，封百日出，以马鬐膏和，以敷头讫，巾裹之，勿令见风，日三，即生。《肘后》不用柏子仁，以酒渍，泽沐。

发鬓秃落，**生发膏**方

莽草一两　防风　升麻　白芷　荠苨各二两　蜣螂四个　驴鬐膏　豹膏一作狗膏　马鬐膏　熊膏一作雄鸡膏　猪膏

上十一味，诸膏成煎各半升，合煎诸药，沸则下停冷，复上火，三五沸止，绞去滓，敷头，当泽用之。

发落生发方

白芷　附子　防风　芎䓖　莽草　辛夷　细辛　黄芩　当归各一两　大黄一两半　蔓荆子一升　蜀椒一两

上十二味㕮咀，以马鬐膏五合、腊月猪膏三升合诸药，微火煎，白芷色黄膏成，先洗头，后用膏敷如常泽法，勿近面，面生毛也，亦治眉落。

治风头毛发落不生方　铁上生衣研，以腊月猪脂和，涂之，日三。亦治眉毛落。

发落不生令长方　麻子一升熬黑，压取脂，以敷头，长发妙。

又方　雁肪敷之。

又方　多取乌麻花，瓷瓮盛，密盖，深埋之，百日出，用涂发，令发易长而黑。

生眉毛方

墙上青衣　铁生衣

上二味等分末之，以水和涂，即生。

又方　七月乌麻花阴干，末之，以生乌麻油渍之，二日一涂。

眉毛鬓发火烧疮瘢毛不生方　蒲灰正月狗脑和敷，即生。

治秃顶方　芜菁子末醋和，敷之，日三。

又方　东行枣根长三尺，以中央安甑中心蒸之，以器承两头汁，涂头，发即生。《肘后》作桑根。

又方　麻子三升熬焦，末之，以猪脂和，涂之，发生为度。

拔白发良日

正月四日　二月八日　三月十二日　四月十六日　五月二十日　六月二十四日　七月二十八日　八月十九日　九月二十五日一作十五日　十月十日　十一月十日　十二月十日

上并以日正午拔之，当日不饮酒食肉五辛，经一拔黑者更不变。

令发不生方　除日自拔毛，以鳖脂涂之。

又　猪狗胆涂之。

又　狗乳亦涂之。

又方　用白蜜敷发孔，即不复生也。

又方　蚌灰[1]鳖脂相和，新拔毛即涂毛孔上，永不生。

染须发方

胡粉三两　石灰六两，绢筛，火熬令黄

---

[1] 蚌灰　即蚌粉，也作蚌蛤灰，用蚌科动物背角无齿蚌等的贝壳煅制而成的灰。

上二味，以榆皮作汤，和之如粉。先以皂荚汤洗发令极净，不得令有腻气，好曝干，夜即以药涂发上令匀，讫，取桑叶相缀，著头巾上，遍以裹发一夜，至旦取醋浆热暖，三遍净洗发，又以醋泔热暖洗发，又取生胡麻苗，捣取三升汁，和水煮一二沸，净滤以濯发，讫，又用油汤濯之，百日黑如漆。

又方　生油渍乌梅，常用敷头，良。

又方　黑椹水渍之，涂发令黑。

又方　以盐汤洗沐，生麻油和蒲苇灰，敷之。

发黄方　腊月猪脂和羊屎灰蒲灰等分，封头，三日一为之。

又方　大豆五升，醋浆水二斗煮取五升，沐之。

治鬓发黄赤方　烧梧桐作灰，用乳汁和，涂敷鬓并肤肉，发鬓即黑。

鬓黄方　剪爪甲，搔令毛孔少血出，以蜜涂之，生黑毛。

治头疮及白秃①，**松沥煎**方②

松沥七合　丹砂　雄黄　水银研，各二两　矾石一两，一云峭粉　黄连三两

上六味治下筛，纳沥中搅研令调，以涂之，先以泔清洗发及疮，令无痂，然后敷药，二日一敷，三敷后当更作脓，脓讫更洗之，凡经三度，脓出讫，以甘草汤洗去药毒，前后十度许洗，即瘥。

治白秃发落，生白痂，终年不瘥方

五味子　蛇床子　远志各三分　菟丝子五分　苁蓉　松脂各二分　雄黄　雌黄　白蜜各一分　鸡屎白半分

上十味治下筛，以猪膏一升二合先纳雄黄，次纳雌黄，次纳鸡屎白，次纳蜜松脂，次纳诸药煎之，膏成，先以桑灰洗头，燥敷之。

---

① 白秃　病名，即白秃疮，又名瘌痢。由风邪外袭，聚结腠理，营卫失和而致，症见头皮出现灰白色屑斑，大如钱币，渐蔓延成片，伴瘙痒，脱发等。详参《诸病源候论》卷二十七及卷五十·白秃候、《刘涓子鬼遗方》及《外科正宗》。

② 松沥煎方　孙本无丹砂水银，有丹参水精峭粉，为七味。

治白秃及头面久疮，去虫止痛，**王不留行汤**方

王不留行　桃东南枝　东引茱萸根皮各五两　蛇床子　牡荆子　苦竹叶　蒺藜子各三升　大麻仁一升

上八味㕮咀，以水二斗半煮取一斗，洗疮，日再。并疗痈疽妬乳月蚀疮烂。

治白秃及痈疽百疮，**松脂膏**方

松脂六两　矾石　杜蘅一作牡荆　雄黄　附子　大黄　石南　秦艽　真朱　苦参　水银　木兰各一两

上十二味㕮咀，以醋渍一宿，猪膏一斤半煎之，以附子色黄去滓，乃纳矾石雄黄水银，更著火三沸，安湿地待凝，以敷上，日三。

白秃方　羊肉湿脯炙令香，及热速搭[1]上，不过三四度，痒勿搔之，牛肉亦得。

又方　新破猪肚去粪，及热速搭上，痒慎勿搔，当缚两手，日中卧，半日去之。

又方　皂荚汤净洗干拭，以陈久油滓涂之，日三。

又方　盐汤洗之，生油和故蒲苇灰，敷之，日三。

治白秃方　煮桃皮汁，饮之并洗。

又方　曲豆豉两种治下筛，醋和薄上。

又方　炒大豆令焦，末之，和腊月猪脂，热暖匙抄封上遍，即裹著，勿见风。

又方　桃花末之，和猪脂封上。《必效方》与桑椹末同和敷之。

秃无发者方　黑熟椹二升纳罂中，日中曝三七日，化为水，洗疮上，三七日发生，神效。

治赤秃[2]方　捣黑椹，取三升服之，日三。

---

① 搭　孙本作“搨”。按“搭”，同“搨”。蒙覆。《集韵·合韵》：“搨，冒也。一曰摹也。或作搨、搭。”

② 赤秃　病名。因头疮不愈或虫食发根而致，症见头发秃落，头皮色赤而瘙痒，有渗液浸淫等。详参《诸病源候论》卷二十七·赤秃候及卷五十·头疮候。

又方　桑灰汁洗头，捣椹封之，日中曝头睡。

又方　烧牛角灰，和猪脂敷。

又方　马蹄灰末，腊月猪脂和敷之。

治鬼舐头①方　烧猫儿屎，腊月猪脂和敷。

又方　猫儿毛灰膏和敷之。

又方　砖末和蒜捣敷，日一。

（焦振廉）

① 鬼舐头　病名，后称油风。因风邪外袭，或血虚化燥生风而致，症见突然出现成片脱发，无痛无痒等。详参《诸病源候论》卷二十七·鬼舐头候及《外科正宗》。

备急千金要方校释卷第十四小肠腑

朝奉郎守太常少卿充秘阁校理判登闻检院上
护军赐绯鱼袋臣林亿等校正

小肠腑脉论第一

论曰：小肠腑者，主心也，舌是其候也，心合于小肠。小肠者，受盛之腑也，号监仓吏，重二斤十四两，长二丈四尺，广二寸四分，《难经》、《甲乙》云：长二丈二尺，大二寸半，径八分分之少半。后附脊，左回叠积，其注于回肠者，外附①脐上，回运环返十六曲，常留水谷二斗四升，其一斗二升是水，一斗二升是谷，应主二十四气也。《难经》云：十六曲，盛谷二斗四升，水六升三合合之太半。《甲乙》云：受三斗三合合之太半。唇厚，人中长，以候小肠。

小肠病者，少腹痛，腰脊控睾而痛②，时窘之后③，耳前热，若寒

---

① 附　原作“傅”，今改。按“傅”，通“附”。《说文通训定声·豫部》：“傅，假借为附。”

② 腰脊控睾而痛　谓腰脊疼痛而牵引睾丸。按“控”，牵掣。《素问·刺腰痛篇》：“腰痛引少腹控眇，不可以仰。”王冰注：“控，通引也。”

③ 时窘之后　“后”原作“复”，据孙本、《灵枢经·邪气脏腑病形》改。按“窘”，窘迫。《说文解字·穴部》：“窘，迫也。”“之”，前往。《尔雅·释诂上》：“之，往也。”

甚，独肩上热，及手小指次指之间热，若脉滑者①，《脉经》作陷，《甲乙》同此其候也。

少腹控睾引腰脊，上冲心，邪在小肠者，连睾系，属于脊，贯肝肺，络心系。气盛则厥逆，上冲肠胃，动肝肺，散于肓，结于脐，故取之肓原以散之，刺太阴以与之，取厥阴以下之，取巨虚下廉以去之，按其所过之经以调之。

左手关前寸口阳绝者，无小肠脉也，苦脐痹，小腹中有疝瘕，主月②即冷上抢心，刺手心主，治阴，心主在掌后横纹中入一分。左手关前寸口阳实者，小肠实也，苦心下急，热痹，小肠内热，小便赤黄，刺手太阳，治阳，手太阳在手小指外侧本节陷中。

小肠有寒，其人下重，便脓血，有热，必痔。

小肠有宿食，常暮发热，明日复止。

小肠胀者，少腹䐜胀③，引腹而痛④。

心前受病，移于小肠。心咳不已，则气与咳俱出。

厥气客于小肠，梦聚邑街衢。

心应皮⑤，皮厚者脉厚，脉厚者小肠厚；皮薄者脉薄，脉薄者小肠薄；皮缓者脉缓，脉缓者小肠大而长；皮薄而脉冲小⑥者，小肠小而短；诸阳经脉皆多纡屈⑦者，小肠结。

扁鹊云：手少阴与太阳为表里，所以表清里浊，清实浊虚，故食

---

① 若脉滑者　孙本、《灵枢经·邪气脏腑病形》、《脉经》卷六·小肠手太阳经病证“滑”并作“陷”。

② 主月　元本、道藏本、四库本、《脉经》卷二·平三关阴阳二十四气脉“主”并作“王”，孙本作“五”。

③ 䐜胀　隆起胀满。按“䐜”，隆起。《说文解字·肉部》：“䐜，起也。”

④ 引腹而痛　《灵枢经·胀论》、《甲乙经》卷八·五脏六腑胀“腹”并作“腰”。

⑤ 心应皮　孙本、道藏本、四库本并同，《灵枢经·本脏》“皮”作“脉”。

⑥ 脉冲小　谓脉形细小。《资治通鉴·陈宣帝太建十二年》胡三省注：“冲，亦幼也。”此谓形小而细。

⑦ 纡屈　曲屈。按“纡”，曲折。《玉篇·糸部》：“纡，曲也，诎也。”

下肠实而胃虚，故腑实而不满。实则伤热，热则口张，口为之生疮；虚则伤寒，寒则便泄脓血，或发里水，其根在小肠，先从腹起，方在治水篇中。

小肠绝不治，六日死。何以知之，发直如干麻，不得屈伸，白汗不止。

手太阳之脉，是动则嗌痛颔肿，不可以顾，肩似拔，臑似折。是主液所生病者，耳聋目黄，颊颔肿，颈肩臑肘臂外后廉痛。经脉支别已见心脏部中。

小肠虚实第二脉二条　方三首　灸法三首

小肠实热

左手寸口人迎以前脉阳实者，手太阳经也，病苦身热来去，汗不出，心中烦满，身重，口中生疮，名曰小肠实热也。

治小肠热胀，口疮，**柴胡泽泻汤**方

柴胡　泽泻　橘皮一方用桔梗　黄芩　枳实　旋复花　升麻　芒消各二两　生地黄切，一升

上九味㕮咀，以水一斗煮取三升，去滓，下芒消，分三服。

大黄丸　调小肠热结满不通方。

大黄　芍药　葶苈各二两　大戟　朴消各三两　杏仁五十枚　巴豆七枚

上七味末之，蜜和丸。饮服如梧子大，大人七丸，小儿二三丸，日二。热去，日一服。

小肠热满　灸阴都，随年壮，穴夹中脘两边相去一寸。

小肠泄痢脓血　灸魂舍一百壮，小儿减之，穴在夹脐两边相去各一寸《翼》云：相去一寸。

又　灸小肠俞七壮。

小肠虚寒

左手寸门人迎以前脉阳虚者，手太阳经也，病苦颅际偏头痛，

耳颊痛,名曰小肠虚寒也。

小肠虚寒,痛下赤白,肠滑,肠中懊憹,补之方

干姜三两　当归　黄檗　地榆各四两　黄连　阿胶各二两　石榴皮三枚

上七味㕮咀,以水七升煮取二升五合,去滓下胶,煮取胶烊尽,分三服。

舌论第三

论曰:凡舌者,心主小肠之候也。舌重十两,长七寸,广二寸半,善用机衡①,能调五味也。凡有所啖,若多食咸,则舌脉凝而变色;多食苦,则舌皮槁而外毛焦枯;多食辛,则舌筋急而爪枯干;多食酸,则舌肉肥而唇揭②;多食甘,则舌根痛而外发落。又曰:心欲苦,肺欲辛,肝欲酸,脾欲甘,肾欲咸,此五味内合五脏之气也。若脏热,则舌生疮,引唇揭赤;若腑寒,则舌本缩,口噤,唇青。寒宜补之,热宜泻之,不寒不热依脏腑调之。舌缩,口噤,唇青,升麻煎主之,方在第六卷中。

风眩第四

前卷既有头面风方,风眩不当分出。思邈盖以此是徐嗣伯方,不可以余方相思杂,故此特立风眩方条,专出徐氏方焉。叙论三首　方十首　灸禁法二首

徐嗣伯曰:余少承家业,颇习经方,名医要治,备③闻之矣。自谓风眩④多途,诸家未能必验。至于此术,鄙意偏所究也,少来用

① 机衡　政权的枢要机关。《古文苑·刘歆·遂初赋》章樵注:"机衡,皆北斗星,比喻政之机要。"此谓舌为重要官窍。

② 唇揭　谓唇之皮膜裂而外翻。按"揭",外翻。《素问·五脏生成》:"多食酸,则肉胝䐢而唇揭。"王冰注:"唇皮揭举也。"

③ 备　尽,皆。《广韵·至韵》:"备,咸也,皆也。"

④ 风眩　病名,又名风头眩。因血气亏虚,风邪入脑,牵引目系而致,症见目眩头晕,反目痉挛,惊悸郁闷等。详参《诸病源候论》卷二·风头眩候。

之，百无遗策。今年将衰暮，恐奄忽①不追，故显明证论，以贻②于后云尔。

夫风眩之病，起于心气不定，胸上蓄实，故有高风面热之所为也。痰热相感而动风，风心相乱则闷瞀③，故谓之风眩。大人曰癫，小儿则为痫，其实是一。此方为治，万无不愈④，但恐证候不审，或致差违。大都忌食十二属肉。而奔豚为患，发多气急，气急则死，不可救。故此一汤是轻重之宜，勿因此便谓非患所治。风眩汤散丸煎凡有十方，凡人初发，宜急与续命汤也，困急时但度灸穴，便火针针之，无不瘥者，初得，针竟便灸，最良。灸法次列于后。余业之以来三十余年，所救活者数十百人，无不瘥矣。后人能晓得此方，幸勿参以余术焉。

治风眩发则烦闷无知，口沫出，四体角弓，目反上，口噤不得言，**续命汤**方

竹沥一升二合　生地黄汁一升　龙齿　生姜　防风　麻黄各四两　防己三两　附子三分　石膏七两　桂心二两

上十味㕮咀，以水一斗煮取三升，分三服。有气，加附子成一两、紫苏子五合、橘皮半两。已服续命汤，口开，四肢尚未好定而心中尚不除者，紫石汤主之，方在下第五篇，紫石煮散是也。

治气奔急欲绝者，**奔豚汤**方

吴茱萸一升　桂心　芍药　生姜各四分　石膏　人参　半夏　芎䓖各三分　生葛根　茯苓各六分　当归四两　李根皮一斤

上十二味㕮咀，以水七升、清酒八升煮取三升，分作三服。

治语狂错⑤，眼目霍霍⑥，或言见鬼，精神昏乱，**防己地黄**

---

① 奄忽　急遽，突然。《楚辞·九辩》："白露既下百草兮，奄离披此梧楸。"洪兴祖补注："奄，忽也，遽也。"

② 贻　遗留，留给。《尚书·五子之歌》："有典有则，贻厥子孙。"孔安国传："贻，遗也。"

③ 闷瞀　烦闷目眩。按"瞀"，眼目昏花。《正字通·目部》："瞀，视眩易也。"

④ 万无不愈　"万"原作"方"，据孙本、元本、明本、四库本改。

⑤ 语狂错　此上孙本、元本、四库本并有"言"字。

⑥ 霍霍　闪动貌。《宋诗钞·屏山集钞·谕俗》："乞灵走群祀，晚电明霍霍。"

汤方

防已二两　生地黄五斤,别切,勿合药渍,疾小轻,用二斤　甘草二两　桂心　防风各三两

上五味㕮咀,以水一升渍之一宿,绞汁著①一面,取其滓著竹箦②上,以地黄著药滓上,于三斗米下蒸之,以铜器承取汁,饭熟,以向前药汁合绞取之,分再服。

治心中惊悸而四肢缓,头面热,心胸痰满,头目眩冒,如欲摇动者,**署预汤**方

署预　人参　麦门冬各四两　前胡　芍药　生地黄各八分　枳实　远志　生姜各三分　茯苓六分　半夏五分　甘草　黄芩　竹叶各一分　茯神六分　秫米三合

上十六味㕮咀,取江水,高举手扬三百九十下,量取三斗,煮米减一斗,纳半夏,复减九升,去滓,下药煮取四升,分四服。无江水处,以千里东流水代之,挍手令上头也。秦中无江,泾渭可用,诸葛灌剑③,犹尚取之④。

服前汤后,四体尚不凉冷,头目眩动者,防风汤主之。此汤大都宜长将服,但药中小小消息之,随冷暖耳,仍不除瘥者,依此方

防风　赤石脂　石膏　人参　生姜　白石脂　寒水石　龙骨　茯苓各三分　桂心二分　紫石⑤一分

上十一味㕮咀,以水八升煮取三升,分三服。凡用井华水者,取清净也。今用江水,无泥又无砂秽,源泉远涉,顺势归海,不逆上流,用以治头,必归于下故也。

---

① 著(zhāo　招)　放置。《齐民要术·种蘘荷》引《葛洪方》:"取蘘荷叶著病人卧席下。"

② 竹箦　竹床。《说文解字·竹部》:"箦,床栈也。"

③ 诸葛灌剑　"葛"原作"旧",据孙本、元本、明本、道藏本、四库本改。按"灌",铸。《文选·张协·七命》李善注:"灌,谓铸之。""灌剑",谓铸剑。

④ 犹尚取之　"犹"原作"曰",据孙本改。

⑤ 紫石　即紫石英。

署预煎方

署预二十分　甘草十四分　泽泻　人参　黄芩各四分　当归　白蔹　桂心　防风　麦门冬各三分　大豆黄卷　桔梗　芍药　山茱萸　紫菀　白术　芎䓖　干姜　蜀椒　干地黄各二分，以上二十味捣筛　生地黄十八斤　捣绞取汁，煎令余半　麻子仁三升，研　大枣八十枚　蜜三升　獐鹿杂髓八两　鹿角胶八两　桑根皮五升，忌岗上自出土者，大毒，大忌近篱屋垣墙下沟渎边者，皆不中用

上二十七味，以清酒二斗四升煮桑白皮麻子枣，得一斗，去滓，乃下地黄汁胶髓蜜，煎减半，纳前诸药末煎之，令可丸如鸡子黄。饮服一枚，日三，稍加至三丸。

治头目眩冒，心中烦郁，惊悸狂癫，**署预丸**方

署预二十八分　桂心　大豆黄卷　鹿角胶各七分　当归　神曲　人参　干地黄各十分　防风　黄芩　麦门冬　芍药　白术各六分　甘草二十分　柴胡　桔梗　茯苓　杏仁　芎䓖各五分　白蔹　干姜各三分　大枣一百枚，取膏

上二十二味末之，合白蜜枣膏，丸如弹丸。先食服一丸，日三服。

治头目眩晕，屋转旋倒者，**天雄散**方

天雄　防风　芎䓖　人参　独活　桂心　葛根各三分　白术　远志　署预　茯神　山茱萸各六分　莽草四分

上十三味治下筛，先食以菊花酒服方寸匕，日二，渐加至三匕，以知为度。

菊花酒法　九月九日取邓州甘菊花①，曝干作末，以米馈中蒸作酒。

治心中时恍惚不定者，**人参丸**方

---

① 邓州甘菊花　邓州出产的甘菊花。按《本草纲目·草部·菊》："……大抵惟以单叶味甘者入药。《菊谱》所载甘菊，邓州黄、邓州白者是矣。""邓州"，州名。隋文帝开皇七年（公元587年）改荆州而置，治所穰县（今河南邓县）。

上党人参　铁精　牛黄　丹砂　雄黄　昌蒲　防风　大黄各一两　赤足蜈蚣　蜥蜴各一枚　鬼臼一两

上十一味末之，蜜丸如梧子。一服七丸，日三夜一，稍增之。合药皆忌见妇人青衣[①]人犬鼠，勿用青纸，凡合药皆忌浊秽鸡犬六畜，丧孝不具足人见之。用前菊花酒下，佳。

灸法　以绳横度口至两边，既得口度之寸数，便以其绳一头更度鼻，尽其两边两孔间，得鼻度之寸数，中屈之取半，合于口之全度，中屈之，先觅头上迴发，当迴发灸之，以度度四边，左右前后，当绳端而灸，前以面为正，并依年壮多少，一年凡三灸，皆须疮瘥又灸，壮数如前。若连灸，火气引上其数处迴发者，则灸其近当鼻也。若迴发近额者，亦宜灸。若惜面为瘢[②]，则缺其面处，然病重者亦不得计此也。

食禁　虎兔龙蛇马羊猴鸡犬猪鼠牛。

上十二相属肉物皆不得食及以为药，牛黄龙骨齿用不可废。

嗣伯启：嗣伯于方术岂有效益，但风眩最是遇患小瘥者[③]，常自宝秘[④]，誓不出手，而为作治，亦不令委曲得法[⑤]。凡有此病是嗣伯所治，未有不瘥者，若有病此而死，不逢嗣伯故也。伏愿问人，立知非嗣伯之自夸。殿下既须此方，谨封上呈。嗣伯鄙志尚存，谨自书写，年老目暗[⑥]，多不成字，伏愿恕亮[⑦]。谨启。

---

① 青衣　黑衣，即丧服。按“青”，黑色。《尚书·禹贡》：“（梁州）厥土青黎，厥田惟下土。”孔颖达疏：“王肃曰：青，黑色。”

② 惜面为瘢　“惜”原作“指”，据孙本改。

③ 遇患小瘥者　“遇患”原作“愚衷”，据孙本改。

④ 宝秘　谓珍视秘藏。

⑤ 不令委曲得法　谓依法制作而不苟且草率。按“委曲”，屈身折节。《汉书·严彭祖传》：“何可委曲从俗，苟求富贵乎？”此谓苟且草率。

⑥ 暗　原作“闇”，今改。按“闇”，通“暗”。《六书故·工事一》：“闇，与暗通。”

⑦ 恕亮　宽恕原谅。按“亮”，原谅。王安石《与章参政书》：“书不逮意，想蒙恕亮。”

风癫[1]第五狂邪针灸图诀附[2]论六首　方三十四首　针灸法四十八首

论曰：黄帝问曰：人生而病癫疾者，安所得之。岐伯对曰：此得之在腹中时其母有所数[3]大惊也，气上而不下，精气并居，故令子发为癫疾。病在诸阳脉，且寒且热，诸分且寒且热，名曰狂，刺之虚脉，视分尽热病已而止。病癫初发，岁一发，不治月一发，不治四五日一发，名曰癫疾，刺诸分，其脉尤寒者，以针补之，病已止。癫疾始生，先不乐，头重直视，举目赤，其作极已而烦心，候之于颜，取手太阳阳明太阴，血变而已。癫疾始发而反强，因而脊痛，候之足太阳阳明太阴手太阳，血变而已。癫疾始作而引口啼呼《甲乙》作喘悸者[4]，候之手阳明太阳，右强者攻其左，左强者攻其右，血变而止。治癫疾者，常与之居，察其所当取之处，病至视之，有过者即泻之，置其血于瓠壶[5]之中，至其发时，血独动矣，不动，灸穷骨二十壮。穷骨者，尾骶[6]也。骨癫疾[7]者，颔齿诸输[8]分肉皆满而骨倨强直[9]，汗出烦闷，呕多涎沫，气下泄，不疗；筋癫疾[10]者，身

① 风癫　病证名，即癫疾，类似后世痫病。其成因或为七情郁结，或为六淫所伤，致经脉闭塞，心窍迷阻，表现有阳癫、阴癫等不同类型。详参《灵枢经·癫狂》、《诸病源候论》卷二及卷三十七有关各候。

② 狂邪针灸图诀附　原无，据本书目录补。

③ 数　屡次，频频。《广韵·觉韵》："数，频数。"郝懿行《尔雅义疏·释诂上》："数者，与屡同意，今人曰数数，犹言屡屡也。"

④ 引口啼呼……者　《灵枢经·癫狂》"呼"下有"喘悸"二字。

⑤ 瓠(hú　胡)壶　瓦壶。按"瓠"，瓦壶。《尔雅·释器》郭璞注："瓠，壶也。"

⑥ 尾骶　《灵枢经·癫狂》作"骶骨"。

⑦ 骨癫疾　病证名。因病邪深在于骨而致的癫证，症见汗出烦闷，呕吐涎沫等。《灵枢经·癫狂》张景岳注："骨癫疾者，病深在骨也。"

⑧ 颔齿诸输　《灵枢经·癫狂》"颔"作"顑"，"输"作"腧"。

⑨ 骨倨强直　《灵枢经·癫狂》作"骨居"二字。按"倨"，直。《大戴礼记·劝学》王聘珍解诂："倨，直也。""骨倨强直"，谓骨节强直，屈伸不利。

⑩ 筋癫疾　病证名。因病邪及于筋脉而致的癫证，症见身挛急，脉大等。《灵枢经·癫狂》马莳注："筋癫疾者，癫病成于筋也。"

拳[①]挛急,脉大,刺项大经之本杼[②],呕多涎沫,气下泄,不疗;脉癫疾[③]者,暴仆,四肢之脉皆胀而纵[④],满脉[⑤]尽刺之出血,不满,夹项灸太阳,又灸带脉于腰,相去三寸诸分肉本输,呕多涎沫,气下泄,不疗。治癫者,病发而狂,面皮厚敦敦者,死不疗。凡癫发则卧地,吐涎沫,无知,若强掠起如狂及遗粪者,难疗。癫疾脉搏大滑,久自已;脉沉小急实,死不疗;小牢急,亦不可治。脉虚可疗,实则死矣。

厥成为癫疾,五脏不平,六腑闭塞之所生也。厥成为癫,故附厥于此条也。阴衰发热厥[⑥],阳衰发寒厥[⑦]。论曰:黄帝问曰:厥之寒热者何也。岐伯对曰:阳气衰于下,则为寒厥;阴气衰于下,则为热厥。问曰:热厥必起于足下者何也。对曰:阳气起于足五指[⑧]之表,集于足下而聚于足心[⑨],故阳胜则足下热也。问曰:寒厥必起于五指而上于膝者何。对曰:阴气起于五指之里,集于膝下[⑩]而聚于膝上,故阴气胜则从五指至膝上寒。其寒也,不从外,皆从内也。

---

① 身拳　《灵枢经·癫狂》作“身倦”。

② 本杼　《灵枢经·癫狂》作“大杼”。

③ 脉癫疾　病证名。因病邪侵入经脉而致的癫证,症见突然昏仆,脉胀等。详参《灵枢经·癫狂》。

④ 胀而纵　“纵”原作“从”,据《灵枢经·癫狂》改。按“从”,通“纵”。《论语·八佾》:“从之纯如也。”邢昺疏:“从,读曰纵。”

⑤ 满脉　《灵枢经·癫狂》作“脉满”。

⑥ 热厥　病证名。因醉酒或饱食后行房,阴衰阳盛而致,症见腹满,或暴不知人,手足热等。《素问·厥论》张景岳注:“厥之将发,手足皆热者,是为热厥。”详参《诸病源候论》卷十二·寒热厥候。

⑦ 寒厥　病证名。因秋冬伤及阳气,阴气上逆,阳衰阴盛而致,症见腹满,或暴不知人,手足寒等。详参《素问·厥论》、《诸病源候论》卷十二·寒热厥候。

⑧ 足五指　元本、四库本“指”并作“趾”。

⑨ 集于足下而聚于足心　此上《素问·厥论》、《甲乙经》卷七·阴衰发热厥阳衰发寒厥并有“阴脉者”三字。

⑩ 集于膝下　“下”字原脱,据《素问·厥论》、《甲乙经》卷七·阴衰发热厥阳衰发寒厥补。

厥或令人腹满,或令人暴不知人,或至半日远至一日乃知人者何也。阴气盛于上则下虚,下虚则腹满,腹满①则下气重上而邪气逆,逆则阳气乱,乱则不知人。巨阳之厥,肿首头重,足不能行,发为眴仆②;阳明之厥,癫疾欲走呼,腹满不得卧,面赤而热,妄见而妄言;少阳之厥,暴聋,颊肿而热,胁痛,髀不可以运;太阴之厥,腹满䐜胀,后不利③,不欲食,食则呕,不得卧;少阴之厥,舌干溺赤,腹满心痛;厥阴之厥,少腹肿痛,腹胀,泾溲不利④,好卧屈膝,阴缩肿,胻内一作外热。盛则泻之,虚则补之,不盛不虚,以经取之。上寒下热,先刺其项太阳,久留之,已则火熨项与肩胛,令热下冷乃止,所谓推而上之者也;上热下寒,视其虚脉而陷下于经络者取之,气下而止,所谓引而下之者也。刺热厥者,留针反为寒;刺寒厥者,留针反为热。刺热厥者,二阴一阳;刺寒厥者,二阳一阴。所谓二阴者,二刺阴也;所谓二阳者,二刺阳也。

论曰:温病热入肾中亦为痉,小儿病痫热盛亦为痉。凡风喑暴尸厥及鬼魇不寤⑤皆相似,宜积察之⑥。故经言久厥则成癫,是以知似也。

论曰:癫病有五,一曰阳癫,发时如死人,遗溺,有顷乃解;二曰阴癫,坐初生小时脐疮未愈,数洗浴,因此得之;三曰风癫,发时眼目相引牵,纵反急强,羊鸣,食顷方解,由执作汗出当风,因以房室

① 腹满 《素问·厥论》作“阳气盛于上”五字。

② 眴仆 因目眩而倒下。按“眴”,头目眩动。《集韵·谆韵》:“眴,目眩也。”“仆”,跌倒。《集韵·屋韵》:“仆,僵也。”

③ 后不利 谓大便不利。按“后”,大便。《素问·厥论》:“太阴之厥,则腹满䐜胀,后不利。”张景岳注:“逆气在脾,故后便不利。”

④ 泾溲不利 谓大小便不利。《素问·调经论》:“形有余则腹胀,泾溲不利。”王冰注:“泾,大便;溲,小便也。”

⑤ 暴尸厥及鬼魇不寤 “及”原作“叁”,“鬼”原作“服”,并据孙本、元本、明本、道藏本、四库本改。

⑥ 宜积察之 “宜”原作“甲”,“积”原作”粉”,并据孙本改。元本、明本、道藏本、四库本并作“宜精察之”。

过度，醉饮饱满行事，令心气逼迫，短气脉悸得之；四曰湿癫，眉头痛，身重，坐热沐发，湿结脑，汗未止得之；五曰马癫，发时反目口噤，手足相引，身皆热，坐小时膏气，脑热不和得之。

治五癫方

铜青　雄黄　空青　水银各一两　石长生　茯苓　猪苓　白芷　白蔹　白薇　人参各二两　卷柏　乌扇①各半两　硫黄一两半　东门上鸡头一两

上十五味末之，以青牛胆和，著铜器中，于甑中五斗大豆上蒸之，药成。服如麻子三十丸，日再夜一，服者先食。

治风癫掣疭，口眼张大，口中出白沫，或作声，或死不知人，**虎睛丸**方

虎睛一具，酒浸一宿，炙之　防风　秦艽　防葵　龙齿　黄芩　雄黄　防己　山茱萸　茯苓　铁精　鬼臼　人参　干地黄一方云干姜　大黄　银屑　牛黄各四分　独活　远志　细辛　贯众　麝香　白蔹一作白薇　升麻　白鲜皮各三两　茯神　石膏　天雄各五两　鬼箭羽　露蜂房各二分　寒水石六分　蛇蜕一尺

上三十二味末之，蜜和。酒服十五丸梧子大，日再，稍加至二十五丸，神方。千金药名大镇心丸，主诸痫所不疗者。

凡癫发之候，其状多端，口边白沫，动无常者方

秦艽　人参　防葵一作防风　茯神一作牡丹　甘草各二两　铅丹二两　贯众一枚

上七味㕮咀，以水九升煮取三升半，分三服。

治风癫失性，颠倒欲死，五癫惊痫，**雄雌丸**方

雄黄　雌黄　真珠各一两　铅二两，熬令成屑　丹砂一分　水银八分

上六味末之，以蜜捣三万杵，丸如胡豆。先食服二丸，日二，稍加，以知为度。《古今录验》云：疗五癫，牛癫则牛鸣，马癫则马鸣，狗癫则狗鸣，羊癫则羊鸣，鸡癫则鸡鸣。病五癫狂病者，腑脏相引，盈气起，寒厥不识人，气静瘛

① 乌扇　即射干。

疭吐沫，久而得苏者。

续命风引汤 治中风癫眩，不知人，狂言，舌肿出方。

麻黄 芎䓖 石膏 人参 防风各三两 甘草 桂心 独活各二两 防己 附子 当归各一两 杏仁三十枚 陈姜五两，一本无陈字

上十三味㕮咀。以酒三升、水一斗合煎取四升，分四服，日三夜一。

紫石煮散 治大人风引，小儿惊痫瘛疭，日数十发，医所不药者方。

紫石英 滑石 白石脂 凝水石 石膏 赤石脂各六两 大黄 龙骨 干姜各四两 甘草 桂心 牡蛎各三两

上十二味治下筛，为粗散，盛以韦囊，悬于高凉处，欲用取三指撮，以新汲井水三升煮取一升二合，大人顿服，未百日儿服一合，未能者绵沾著口中，热多者日四五服，以意消息之。《深师方》只龙骨干姜牡蛎滑石白石脂五味。

治百二十种风，癫痫惊狂，及发即吐沫不识人者，四月五月宜服煮散方

紫石英 芍药 龙骨一本用黄芩 麻黄 青石脂 当归 甘草 桂心 人参 栝楼根 白鲜皮各二两 牡蛎三两 大黄五两

上十三味治下筛，为粗散，分作七裹，每以大枣十枚、水三升煮取二升半，下一裹大枣汁中，煎取一升，去滓顿服，相去七日一服，服讫即瘥。

治癫痫厥时发作方

防葵 代赭 人参 铅丹 钓藤① 茯神 雷丸 虎骨 远志 桂心 防风 白僵蚕 生猪齿各六分 卷柏 莨菪子 光明砂 升麻 附子 牡丹 龙齿各一分，牛黄二分 蚱蝉十四枚 蛇蜕皮 白马眼睛各一具 白敛四分

上二十五味治下筛，酒服方寸匕，日二，亦可为丸服，良验。

---

① 钓藤 即钩藤。

芎䓖汤 治风癫引胁牵痛，发作则吐，耳如蝉鸣方。

芎䓖 藁本 䕡茹各五两

上三味㕮咀，纳酒一斗煮取三升，顿服之，羸者分再服，取大汗。

治风癫方

葶苈子 铅丹 栝楼根 虎掌① 乌头各三分 白术一分 蜀椒 大戟 甘遂 天雄各二分 䴔头一枚 铁精 䕡茹各一两

上十三味末之，蜜丸如梧子。服二丸，日三，汤酒下之。《经心录》名䴔头丸。

治癫痫瘛疭方

飞䴔头二枚 铅丹一斤

上二味末之，蜜丸。先食服三丸，日三，剧者夜一，稍加之。

治风癫方 莨菪子三升捣筛，酒一斗渍半日，绞去之，汤中煎之可丸。先食服如小豆二丸，加至梧子二丸，以知为度。额上手中从纹理中赤起，是知也，无此候且服。病日发者三日愈，间日发者十日愈，五日发者二十日愈，半岁发者一月愈。

又方 天门冬十斤 地黄三十斤

上二味捣，取汁作煎，服之瘥。

天门冬酒 通治五脏六腑大风，洞泄虚弱，五劳七伤，癥结滞气，冷热诸风，癫痫，恶疾，耳聋，头风，四肢拘挛，猥退历节，万病皆主之，久服延年轻身，齿落更生，发白更黑方。天门冬与百部相似，天门冬味甘，两头方；百部细长而味苦，令人利。捣绞取汁一斗，渍曲二升，曲发，以糯米二斗准家酝法造酒，春夏极冷下饭，冬秋温如人肌，酘之。酒熟，取清服一盏，常令酒气相接，勿至醉吐。慎生冷醋滑鸡猪鱼蒜，特慎鲤鱼，亦忌油腻。此是一斗汁法，余一石二石，亦准此以为大率。服药十日，觉身体隐疹大痒，二十日更大痒，三十日乃渐止，此皆是风气出去故也，四十日即觉身心朗然大快，似有所得，五十日更觉大快，当风坐卧觉风不著人，身中诸风悉尽。

---

① 虎掌 即天南星。

用米法：先净淘米，曝炕令干，临欲用时，更别取天门冬汁渍米，干漉炊之，余汁拌饭，甚宜密封。取天门冬汁法：净洗天门冬，去心皮，干漉去水，切捣，压取汁三四遍，令滓干如草乃止。此酒初熟味酸，仍作臭泔腥气，但依式服之，久停则香美，余酒皆不及也。封四七日佳。凡八月九月即少少合，至十月多合，拟到来年五月三十日以来相续服之，春三月亦得合，入四月不得合。服酒时若得散服，得力更倍速。

散方如下。天门冬去心皮，曝干，捣筛作末，以上件酒服方寸匕，日三，加至三匕，久服长生，凡酒亦得服。

大人癫，小儿惊痫　灸背第二椎及下穷骨两处，以绳度，中折，绳端一处是脊骨上也，凡三处，毕，复断绳作三折，令各等而参合如厶字，以一角注中央，灸下二角，夹脊两边便灸之，凡五处也，故画图法，以丹注所灸五处，各百壮。削竹皮为度，胜绳也。

卒癫　灸阴茎上宛宛中三壮，得小便通即瘥。《千金翼》云：当尿孔上是穴。

又　灸阴茎头三壮。

又　灸足大指上聚毛中七壮。

又　灸囊下缝二七壮。

又　灸两乳头三壮。

又　灸督脉三十壮，三报，穴在直鼻中上入发际。

又　灸天窗百会，各渐灸三百壮，炷惟小作。

又　灸耳上发际各五十壮。

论曰：黄帝问曰：有病怒狂者，此病安生。岐伯对曰：生于阳。曰：阳何以使人狂。曰：阳气因暴折如难决①，故善怒，病名曰阳厥。问曰：何以知之。对曰：阳明常动，太阳少阳不动，不动而动大疾，此其候也。曰：治之奈何。曰：衰其食即已②。夫食入於阴，长

---

① 阳气因暴折如难决　谓阳气因被郁遏而难以通畅。按“折”，阻，挫。《汉书·蒯通传》：“折北不救。”颜师古注：“折，挫也。”“决”疏通。《说文解字·水部》：“决，行流也。”又，《素问·病能论》“如”作“而”。

② 衰其食即已　《素问·病能论》“衰”作“夺”。

气于阳，故夺之食即已，使之服以生铁落为后饭①，夫生铁落者下气疾。

论曰：凡发狂则欲走，或自高贤，称神圣，皆须备诸火灸，乃得永瘥耳。若或悲泣呻吟者，此为邪，非狂，自依邪方治之。邪入于阳则为狂，邪入于阴则为血痹②。邪入于阳，传即为癫痉；邪入于阴，传则为痛喑。阳入于阴病静，阴入于阳病怒。

鼍甲汤 治邪气，梦寐寤时涕泣，不欲闻人声，体中酸削，乍寒乍热，腰脊强痛，腹中拘急，不欲饮食，或因疾病之后劳动疲极，或触犯忌讳，众诸不节，妇人产生之后月经不利，时下青赤白，肌体不生，肉虚羸瘦，小便不利，或头身发热，旋复解散，或一度交接，弥日困极，药皆主之方。

鼍甲七枚 甘草 白薇一作白芷 贝母 黄芩各二两 防风三两 麻黄 芍药 白术各二两半 凝水石 桂心 茯苓 知母各四两 石膏六两

上十四味㕮咀，以水二斗煮取四升，温服一升，日三夜一。

治男子得鬼魅欲死，所见惊怖欲走，时有休止，皆邪气所为，不能自绝，**九物牛黄丸**方

牛黄土精，一云火精 荆实人精 曾青苍龙精 玉屑白虎精 雄黄地精 空青天精 赤石脂朱雀精 玄参玄武精 龙骨水精，各一两

上九味名曰九精，上通九天，下通九地。下筛，蜜和。服如小豆，先食吞一丸，日三服，稍加，以知为度。《千金翼》云：凡邪病当服五邪汤、九精丸瘥。

十黄散 治五脏六腑血气少，亡魂失魄，五脏觉不安，忽忽喜悲，心中善恐怖，如有鬼物，此皆发于大惊，及当风从高堕下落水所

① 为后饭 《素问·病能论》作"为饮"二字，《甲乙经》卷十一·阳厥大惊发狂痫作"为后饮"。

② 血痹 病证名。因体虚风寒湿邪侵入阴经，入于血分而致，症见形体如被微风吹或身体不仁，脉微涩等。详参《金匮要略》卷上·血痹虚劳病脉证并治、《诸病源候论》卷一·血痹候。

致，悉主之方。

雄黄　人参各五分　黄芩　大黄　桂心　黄芪　黄檗　细辛各三分　黄连　黄昏①　蒲黄　麻黄各一分　黄环　泽泻　山茱萸各二分

上十五味治下筛，未食温酒服方寸匕，日三，不知，加至二匕，羸劣者更加人参五分合十分。一方有生黄二分。崔氏有蜀椒五分、干姜四分。

别离散　治男女风邪，男梦见女，女梦见男，悲愁忧恚，怒喜无常，或半年数月　一发动者方。

桑上寄生　白术各三两　桂心　茵芋　天雄　菖蒲　细辛　茜根　附子　干姜各一两

上十味治下筛，酒服方寸匕，日三。合药勿令妇人鸡犬及病者家人知见，令邪气不去，禁之为验。

治鬼魅，**四物鸢头散**方

东海鸢头是由跋根　黄牙石一名金牙　莨菪子　防葵各一分

上四味治下筛，酒服方寸匕。欲令病人见鬼，加防葵一分；欲令知鬼主者，复增一分，立有验。防葵莨菪并令人迷惑，恍惚如狂，不可多服。

五邪汤　主邪气啼泣，或歌或哭方。

禹余粮　防风　桂心　芍药　远志　独活　甘草　白术　人参　石膏　牡蛎　秦艽各二两　防己　昌蒲　雄黄深师作黄丹　茯神　蛇蜕各一两

上十七味㕮咀，以水二斗煮取四升，分四服，亦可如煮散法服之。

茯神汤　主五邪气入人体中，见鬼妄语，有所见闻，心悸跳动，恍惚不定方。

茯神　人参　昌蒲　茯苓各三两　赤小豆四十枚

---

① 黄昏　药名，《神农本草经》名合欢。为豆科植物合欢的树皮。性味甘平，能解郁消痈，主治心神不宁及肺痈等。

上五味㕮咀，以水一斗煮取二升半，分三服。

人参汤 主风邪鬼气往来发作，有时或无时节方。

人参 防风 乌头 干姜 泽泻 狗脊 远志 附子 栝楼根《千金翼》作桔梗 黄芩 独活各五分 秦艽 牡蛎 五味子 前胡 细辛 石膏 芎䓖 蜀椒 牛膝 甘草 石南 桂心 麻黄 竹皮 白术 山茱萸 橘皮 桑根白皮各十八铢 茯苓 鬼箭各十二铢，《千金翼》作泽兰 大枣十六枚

上三十二味㕮咀，以水六升、酒六升合煮取四升，分五服，日三夜二。

虎睛汤 主狂邪发无常，披头①大唤，欲杀人，不避水火方。

虎睛一具 茯苓 桂心 防风各三两 独活 甘草 人参 天雄各一两 露蜂房一具 鸱头一具 石长生十分 枫上寄生五分

上十二味㕮咀，以水一斗二升煮取三升，分四服，日三夜一。

又方 防葵 人参 贯众各五两 防风 桂心各三两

上五味㕮咀，以水一斗煮取三升，分四服，亦可稍服。

又方 单服苦参五斤，蜜和，丸如酸枣，十丸酒下②。

治风邪方 商陆根三十斤去皮细切，以水八斗东向灶煎减半，去滓，更煎令可丸，服如梧子一丸，勿令一切人见合时。莨菪方亦良。又服大豆紫汤，汗出佳。莨菪方出此篇前，紫汤方出第八卷中。

又方 烧虾蟆末，水服方寸匕，日三。

又方 烧人屎灰，酒服，慎生冷醋滑猪鸡鱼蒜等。

又方 以水服伏龙肝方寸匕，日三。

治百邪鬼魅方 服头垢小豆大。

治魅方 水服鹿角末方寸匕，日三。

又 水服獭肝末，日三。

---

① 披头 “披”原作“被”，今改。按“被”，与“披”同。披散，散开，《论语·宪问》：“微管仲，吾其被发左衽矣。”“披头”，披散头发。

② 十丸酒下 “酒下”二字原脱，据孙本补。

治狐狸诸色精魅[①]与人作种种恶怪，令人恐怖，狂癫风邪方

雄黄六斤　油一斗二升

上二味，破雄黄如棋子大，铛中以盆合头作灶，微火九日九夜煎之，不得少时火绝，亦不得火冷火热，火微不绝，神验。

治卒发狂方　卧其人著地，以冷水淋其面，终日淋之，良。

治诸横邪癫狂针灸图诀

论曰：凡诸百邪之病，源起多途。其有种种形相，示表癫邪之端而见其病，或有默默而不声，或复多言而谩说[②]，或歌或哭，或吟或笑，或眠坐沟渠，啖食粪秽，或裸形露体，或昼夜游走，或嗔骂无度，或是飞蛊精灵，手乱目急，如斯种类癫狂之人，今针灸与方药并主治之。凡占风之家，亦以风为鬼断。

扁鹊曰：百邪所病者，针有十三穴也。凡针之体，先从鬼宫起，次针鬼信，便至鬼垒，又至鬼心，未必须并针，止五六穴即可知矣。若是邪蛊之精，便自言说，论其由来，往验有实，立得精灵，未必须尽其命，求去与之，男从左起针，女从右起针，若数处不言，便遍穴针也，依诀而行，针灸等处并备主之，仍须依掌诀捻目治之，万不失一。黄帝掌诀别是术家秘要，缚鬼禁劾，五岳四渎[③]，山精鬼魅，并悉禁之，有目在人两手中十指节间。第一针人中，名鬼宫，从左边下针，右边出；第二针手大指爪甲下，名鬼信，入肉三分；第三针足大指爪甲下，名鬼垒，入肉二分；第四针掌后横纹，名鬼心，入半寸；即太渊穴也。第五针外踝下白肉际足太阳，名鬼路，火针七锃，锃三下；即申脉穴也。第六针大椎上入发际一寸，名鬼枕，火针七锃，锃三下；第七针耳前发际宛宛中，耳垂下五分，名鬼床，火针七锃，锃三

---

① 诸色精魅　谓各类精灵鬼怪。按“色”，种类。《北史·长孙道生传》：“雍间欲勿与，谬曰：客内无此色人。”“魅”，旧时以为物老变成的精怪。《说文解字·鬼部》：“彪，老精物也。魅，或从未声。”

② 谩说　虚妄之言。按“谩”，欺骗。《说文解字·言部》：“谩，欺也。”此谓虚妄。

③ 四渎　古时对四条独流入海的大川的总称。《尔雅·释水》：“江淮河济为四渎。四渎者，发源注海者也。”

下;第八针承浆,名鬼市,从左出右;第九针手横纹上三寸两筋间,名鬼路;即劳宫穴也。第十针直鼻上入发际一寸,名鬼堂,火针七锃,锃三下;即上星穴也。第十一针阴下缝,灸三壮,女人即玉门头,名鬼藏;第十二针尺泽横纹外头接白肉际,名鬼臣,火针七锃,锃三下,此即曲池;第十三针舌头一寸当舌中下缝,刺贯出舌上,名鬼封,仍以一板横口吻,安针头,令舌不得动。以前若是手足皆相对针两穴,若是孤穴即单针之。

邪鬼妄语　灸悬命十四壮,穴在口唇裹中央弦弦者是也,一名鬼禄。又用刚力决断弦弦乃佳。

邪病卧瞑瞑,不自知　风府主之,一名鬼穴。

邪病大唤骂詈走　灸十指端去爪一分,一名鬼城。

邪病鬼癫,四肢重　囟上主之,一名鬼门。

邪病大唤骂走远　三里主之,一名鬼邪。

邪病,四肢重痛,诸杂候　尺泽主之,尺中动脉,一名鬼受。

邪病语不止及诸杂候　人中主之,一名鬼客厅,凡人中恶,先压鼻下是也。仓公法

狂痫不识人,癫病眩乱　灸百会九壮。

狂走掣疭,灸玉枕上三寸,一法顶后一寸灸百壮。

狂走癫疾　灸顶后二寸十二壮。

狂邪鬼语　灸天窗九壮。

狂痫哭泣　灸手逆注三十壮,穴在左右手腕后六寸。

狂走惊痫　灸河口五十壮,穴在腕后陷中动脉是,此与阳明同也。

狂癫风痫吐舌　灸胃脘百壮,不针。

狂走癫疾　灸大幽百壮。

狂走癫痫　灸季肋端三十壮。

狂言恍惚　灸天枢百壮。

狂邪发无常,披头大唤,欲杀人,不避水火及狂言妄语　灸间使三十壮,穴在腕后五寸臂上两骨间。亦灸惊恐歌哭。

狂走喜怒悲泣　灸巨觉一作巨搅,随年壮,穴在背上胛内侧,反

手所不及者，骨芒穴上，捻之痛者是也。

狂邪鬼语　灸伏兔百壮。

悲泣鬼语　灸天府五十壮。

悲泣邪语，鬼忙歌哭　灸慈门五十壮。

狂邪惊痫病　灸承命三十壮，穴在内踝后上行三寸动脉上。亦灸惊狂走。

狂癫风惊，厥逆心烦　灸巨阳五十壮。

狂癫鬼语，灸足太阳四十壮。

狂走，惊，恍惚　灸足阳明三十壮。

狂癫痫易疾　灸足少阳，随年壮。

狂走，癫厥如死人　灸足大指三毛中九壮。《翼》云：灸大敦。

狂走易骂　灸八会，随年壮，穴在阳明下五分。

狂癫惊走，风恍惚，嗔喜骂笑，歌哭鬼语　悉灸脑户风池手阳明太阳太阴足阳明阳跻少阳太阴阴跻足跟，皆随年壮。

惊怖心忪，少力　灸大横五十壮。

狂风骂詈挝斫人①，名为热阳风　灸口两吻边燕口处赤白际各一壮，又灸阴囊缝三十壮，令人立，以笔正注，当下已卧核卵上灸之，勿令近前中卵核，恐害阳气也。

狂走刺人，或欲自死，骂詈不息，称神鬼语　灸口吻头赤白际一壮，又灸两肘内屈中五壮，又灸背胛中间三壮，报灸之。

仓公法神效。

卒狂言鬼语　以甑带急合缚两手大指，便灸左右胁下，对屈肋头，两处火俱起，各七壮，须臾鬼自道姓名，乞去，徐徐问之，乃解其手焉。

卒中邪魅，恍惚振噤②　灸鼻下人中及两手足大指爪甲本，令

---

① 骂詈(lì　立)挝斫人　谓谩骂、击打、用刀斧砍击他人。按“詈”，责骂。《说文解字·网部》：“詈，骂也。”“挝”，击打。《集韵·麻韵》：“挝，击也。”“斫”，用刀斧砍击。《说文解字·斤部》：“斫，击也。”段玉裁注：“击者，攴也。凡斫木、斫地、斫人，皆曰斫矣。”

② 恍惚振噤　谓神志不清，身振口噤。按“恍惚”，又作恍忽，神志不清貌。《文选·宋玉·神女赋》：“精神恍忽，若有所喜。”

艾丸半在爪上，半在肉上，各七壮，不止，十四壮，炷如雀屎大。

卒狂鬼语　针其足大拇指爪甲下，入少许即止。

风邪　灸间使，随年壮，又灸承浆七壮，又灸心输七壮，及灸三里七壮。

鬼魅　灸入发一寸百壮，又灸间使手心各五十壮。

狐魅　合手大指缚指，灸合间三七壮，当狐鸣即瘥。

风虚惊悸第六方二十三首

远志汤　主心气虚，惊悸喜忘，不进食，补心方。

远志　干姜　铁精　桂心　黄芪　紫石各三两　防风　当归　人参　茯苓　甘草　芎䓖　茯神　羌活各二两　麦门冬　半夏各四两　五味子二合　大枣十二枚

上十八味㕮咀，以水一斗三升煮取三升半，分五服，日三夜一。

远志汤　治中风，心气不足，惊悸，言语谬误，恍惚愦愦，心烦闷，耳鸣方。

远志　黄芪　茯苓　甘草　芍药　当归　桂心　麦门冬　人参各二两　独活四两　生姜五两　附子一两

上十二味㕮咀，以水一斗二升煮取四升，服八合，人羸可服五合，日三夜一。一方无桂。

茯神汤　治风经五脏，大虚惊悸，安神定志方。

茯神　防风各三两　人参　远志　甘草　龙骨　桂心　独活各二两　细辛　干姜各六两　白术一两　酸枣一升

上十二味㕮咀，以水九升煮取三升，分三服。

治风虚满，颈项强，心气不定，不能食，**茯神汤**方

茯神　麦门冬各四两　人参　羌活　远志　当归　甘草　紫石　五味子各一两　半夏　防风　黄芪各三两　生姜五两　酸枣三升

上十四味㕮咀，以水一斗三升煮酸枣，取一斗，去枣纳余药，煎取三升半，一服七合，日三夜二。

补心汤　主心气不足，其病苦惊悸汗出，心中烦闷，短气，喜

怒悲忧悉不自知,常苦咽喉痛,口唇黑,呕吐血,舌本强,不通水浆方。

紫石英　茯苓　人参　远志　当归　茯神深师作桂　甘草　紫菀各二两　麦门冬一升　赤小豆三合　大枣三十枚

上十一味㕮咀,以水一斗二升煮取三升,分三服。

补心汤　主心气不足,多汗心烦,喜独语,多梦不自觉,咽喉痛,时吐血,舌本强,水浆不通方。

紫石英研　茯苓　人参　桂心各二两　麦门冬三两　紫菀　甘草各一两　赤小豆二十四枚　大枣七枚

上九味㕮咀,以水八升煮取二升半,分三服,春夏服之佳。

补心汤　治奄奄忽忽,朝瘥暮剧,惊悸,心中憧憧①,胸满不下食,阴阳气衰,脾胃不磨,不欲闻人声,定志下气方。

人参　甘草　枳实　当归　龙齿　桔梗各三两　半夏　桂心各五两　黄芪四两　生姜六两　茯神二两　大枣二十枚　茯苓　远志各三两

上十四味㕮咀,以水一斗二升先煮粳米五合令熟,去滓纳药,煮取四升,分服八合,日三夜二。

补心汤　主心气不足,心痛惊恐方。

远志　蒲黄一方用昌蒲　人参　茯苓各四两

上四味㕮咀,以水一斗煮取三升半,分三服。

伤心汤　治心气不足,腹背相引痛,不能俯仰方。

茯神　黄芩　远志　干地黄各三两　甘草　阿胶　糖各一两　半夏　附子　桂心　生姜各二两　石膏　麦门冬各四两　大枣三十枚

上十四味㕮咀,以水一斗煮取三升,去滓,纳糖阿胶,更煎取二升二合,分三服。此方与前卷心虚实篇大补心汤方相重,分两不同。

小定心汤　治虚羸,心气惊弱,多魇方。

茯苓四两　桂心三两　甘草　芍药　干姜　远志　人参各二两　枣十五枚

---

① 憧憧　意不定貌。《说文解字·心部》:"憧,意不定也。"

上八味㕮咀，以水八升煮取二升，分四服，日三夜一。

大定心汤 治心气虚悸，恍惚多忘，或梦寤惊魇，志少不足方。

人参 茯苓 茯神 远志 龙骨 干姜 当归 甘草 白术 芍药 桂心 紫菀 防风 赤石脂各二两 大枣二十枚

上十五味㕮咀，以水一斗二升煮取二升半，分五服，日三夜二。

治惊劳失志方

甘草 桂心各二两 龙骨 麦门冬 防风 牡蛎 远志各一两 茯神五两 大枣二十枚

上九味㕮咀，以水八升煮取二升，分二服，相去如行五里许。

治心虚惊悸不定，羸瘦病，服**荆沥方**

荆沥二升 白鲜皮 茯神各三两 人参二两 白银十两，以水一斗煮取三升

上五味㕮咀，以荆沥银汁中煮取一升四合，分三服，相去如人缓行十里，更进一服。

又方 荆沥二升缓火煎之，取一升六合，分温一服四合，日三夜一。

镇心汤 主风虚劳冷，心气不足，喜忘恐怖，神志不定方。

防风 当归 大黄各五分 泽泻四分 白敛四分，一云三两 昌蒲 人参 桔梗各三分 白术 甘草各十分 紫菀 茯苓各二分，一云各三两 秦艽六分 桂心 远志 署预 石膏各三分 大豆卷四分 麦门冬五分，一云五两 粳米五合 大枣十五枚 干姜二分 附子 茯神各二两

上二十四味㕮咀，以水一斗二升先煮粳米令熟，去滓纳药，煮取四升，分服八合，日三夜一。《翼》不用粳米，蜜丸，酒服梧子大十丸，加至二十丸。

大镇心散 治心虚惊悸，梦寤恐畏方。

紫石英 茯苓 防风 人参 甘草 泽泻各八分 秦艽 白术 署预 白敛各六分 麦门冬 当归各五分 桂心 远志 大黄 石膏 桔梗 柏子仁各四分 蜀椒 芍药 干姜 细辛各三分 黄芪六分 大豆卷四分

上二十四味㕮治下筛，酒服二方寸匕，日三服。一方无紫石茯苓泽泻干姜，有大枣四分，蜜丸如梧子，酒下十五丸，日三。

天镇心散 治风虚心气惊弱，恍惚失常，忽嗔恚悲，志意不乐方。

紫石英 白石英 朱砂 龙齿 人参 细辛 天雄 附子 远志 干姜 干地黄一本无 茯苓 白术 桂心 防风各二两

上十五味治下筛，酒服两方寸匕，日三。

小镇心散 治心气不足，虚悸恐畏，悲思恍惚，心神不定，惕惕然①而惊方。

人参 远志 白术 附子 桂心 黄芪 细辛 干姜 龙齿 防风 昌蒲 干地黄 赤小豆各二两 茯苓四两

上十四味治下筛，酒服二方寸匕，日三。

镇心丸 治男子妇人虚损，梦寤惊悸，或失精神，妇人赤白注漏，或月水不利，风邪鬼注，寒热往来，腹中积聚，忧恚结气，诸病皆悉主之方。

紫石英 茯苓 昌蒲 苁蓉 远志 大黄 大豆卷 麦门冬 当归 细辛 卷柏 干姜各三分 防风 人参 泽泻 秦艽 丹参各六分 石膏 芍药 柏子仁各三分 乌头 桂心 桔梗 甘草 署预各七分 白敛 铁精 银屑 前胡 牛黄各二分 白术 半夏各八分 干地黄十二分 䗪虫十二枚 大枣五十枚

上三十五味末之，蜜枣和捣五千杵，酒服如梧子五丸，日三，加至二十丸。一本无大豆卷大枣。

大镇心丸 所治与前方大同，凡是心病皆悉主之方。

干地黄六分 牛黄五分，一方用牛膝 杏仁 蜀椒各五分 泽泻 黄芪 茯苓 大豆卷 署预 茯神 前胡 铁精 柏子仁各二分 羌活 桂心 秦艽 芎䓖 人参 麦门冬 远志 丹砂 阿胶 甘草 大黄 银屑各八分 桑螵蛸十二枚 大枣四十枚 白敛 当归 干姜 紫石英 防风各八分

---

① 惕惕然 戒惧貌。《玉篇·心部》："惕，惧也。"

上三十二味末之，白蜜枣和丸。酒服七丸，日三，加至二十丸。

小镇心丸 治心气少弱，惊虚振悸，胸中逆气，魇梦参错，谬忘恍惚方。

紫石英 朱砂 茯神 银屑 雄黄 昌蒲 人参 桔梗 干姜 远志 甘草 当归 桂心各二两 防风 细辛 铁精 防己各一两

上十七味末之，蜜丸。饮服十丸如大豆，日三，渐加至二十丸。一方用茯苓二分，为十八味。

定志小丸 主心气不定，五脏不足，甚者忧愁悲伤不乐，忽忽喜忘，朝瘥暮剧，暮瘥朝发，狂眩方。

昌蒲 远志各二两 茯苓 人参各三两

上四味末之，蜜丸。饮服如梧子大七丸，日三。加茯神为茯神丸，散服亦佳。

紫石酒 主久风虚冷，心气不足，或时惊怖方。

紫石英一斤 钟乳四两 麻黄 茯苓 白术各三两 防风 远志 桂心各四两 甘草三两

上九味㕮咀，以酒三斗渍，春三日服四合，日三，亦可至醉，常令有酒气。

好忘第七方十六首

孔子大圣智①枕中方

龟甲 龙骨 远志 昌蒲

上四味等分，治下筛，酒服方寸匕，日三，常服令人大聪。《翼》云：食后水服。

令人不忘方

昌蒲二分 茯苓 茯神 人参各五分 远志七分

---

① 大圣智 “智”原作“知”，今改。按“知”，同“智”。《集韵·寘韵》：“智，或作知。”“大圣智”，谓大圣大智，聪慧，明睿。

上五味治下筛，酒服方寸匕，日三夜一，五日后知，神良。

又方　苁蓉　续断各一分　远志　昌蒲　茯苓各三分

上五味治下筛，酒服方寸匕，日三，至老不忘。

开心散　主好忘方。

远志　人参各四分　茯苓二两　昌蒲一两

上四味治下筛，饮服方寸匕，日三。

昌蒲益智丸方

昌蒲　远志　人参　桔梗　牛膝各五分　桂心三分　茯苓七分　附子四分

上八味末之，蜜丸如梧子。一服七丸，加至二十丸，日二夜一。主治喜忘恍惚，破积聚，止痛，安神定志，聪明耳目。禁如药法。

养命开心益智方

干地黄　人参　茯苓各二两　苁蓉　远志　菟丝子各三两　蛇床子二分

上七味治下筛，服方寸匕，日二。忌兔肉，余无忌。

北平太守八味散方

天门冬六分　干地黄四分　桂心　茯苓各一两　昌蒲　五味子　远志　石韦各三分

上治下筛，酒水任服方寸匕，后食服，三十日力倍，六十日气力强，志意足。

治健忘方

天门冬　远志　茯苓　干地黄等分

上四味末之，蜜丸。酒服二十丸如梧子，日三服，加至三十丸，常服之勿绝。

治好忘，久服聪明益智方

龙骨　虎骨　远志各等分

上三味治下筛，食后服方寸匕，日二。

又方　七月七日取昌蒲，酒服三方寸匕，饮酒不醉。

又方　常以甲子日①取石上昌蒲一寸九节者，阴干百日，治合下筛，服方寸匕，日三，耳目聪明，不忘。出衢州②石桥寺南山。

又方　七月七日麻勃一升、人参二两末之，蒸令气遍，夜欲卧服一刀圭，尽知四方之事。

又方　戊子日取东边桃枝二七枚，缚著卧床中枕之，不忘。

又方　常以五月五日取东向桃枝，日未出时作三寸木人，著衣带中，令人不忘。

又方　丁酉日自至市买远志，裹著衣中角头还，末服之，不复忘。

治人心昏塞，多忘喜误方　七月七日取蜘蛛网，著衣领中，勿令人知，不忘。

（焦振廉）

---

① 甲子日　古人以十天干与十二地支相配为六十甲子，用以纪日，每六十日一次循环。"甲子日"，即天干首位甲与地支首位子所配的日子。此下"戊子日"、"丁酉日"与此义同。

② 衢州　地名。唐高祖武德四年置，因州西有三衢山而得名。地在今浙江西部。

备急千金要方校释卷第十五上 脾脏上

朝奉郎守太常少卿充秘阁校理判登闻检院上
护军赐绯鱼袋臣林亿等校正

脾脏脉论第一

论曰：脾主意，脾脏者，意之舍。意者，存忆之志也，为谏议大夫①，并四脏之所受。心有所忆谓之意，意之所存谓之志，因志而存变谓之思，因思而远慕谓之虑，因虑而处物谓之智。意者，脾之藏也；口唇者，脾之官。脾气通于口，口和则能别五谷味矣。故云口为戊，舌唇为己，循环中宫，上出颐颊，次候于唇，下回脾中，荣华于舌，外主肉，内主味。脾重二斤三两，扁广三寸，长五寸，有散膏②半斤，主裹血，温五脏，神名俾俾，主藏营一作意，秩禄③号为意脏，随节应会，故曰脾脏营，营舍意。在气为噫，在液为涎。脾气虚则四肢不用，五脏不安；实则腹胀，泾溲④不利。脾气虚则梦食饮

---

① 谏议大夫　官名。秦置谏大夫掌论议，无定员，多至数十人。东汉改为谏议大夫，历代因之。唐属门下省、中书省。

② 散膏　指分布在脾脏周围的一种脂膜组织。《难经·四十二难》："脾重二斤三两，扁广三寸，长五寸，有散膏半斤。"

③ 秩禄　官吏的俸禄。此谓职位、品级。

④ 泾溲　大小便。《素问·调经论》王冰注："泾，大便；溲，小便也。"

不足，得其时则梦筑垣盖屋；脾气盛则梦歌乐，体重手足不举。厥气客于脾，则梦丘陵大泽，坏屋风雨。凡脾脏象土，与胃合为腑，其经足太阴，与阳明为表里，其脉缓，相于夏，旺于季夏。脾者土也，敦而福。敦者厚也，万物众色不同，故名曰得福者广。万物悬根住茎，其叶在巅，蜎蜚①蠕动，蚑蠷②喘息，皆蒙土恩。德则为缓，恩则为迟，故令太阴缓而迟，尺寸不同。酸咸苦辛，大妙而生，互行其时，而以各行，皆不群行，尽可常服。土寒则温，土热则凉，土有一子，名之曰金，怀挟抱之，不离其身。金乃畏火，恐热来熏，遂弃其母，逃于水中。水为金子，而藏火神，闭门塞户，内外不通，此谓冬时，土失其子，其气衰微，水为洋溢，浸渍其地，走击皮肤，面目浮肿，归于四肢。愚医见水，直往下之，虚脾空胃，水遂居之，肺为喘浮，肝反畏肺，故下沉没，下有荆棘，恐伤其身，避在一边，以为水流。心衰则伏，肝微则沉，故令脉伏而沉。上医远一作来占，因转孔穴，利其溲便，遂通水道，甘液下流，停其阴阳，喘息则微，汗出正流。肝著其根，心气因起，阳行四肢，肺气亭亭③，喘息则安。肾为安声，其味为咸，倚坐母败，污臭如腥。土得其子，即成为山，金得其母，名曰丘矣。

四时之序，逆顺之变异也。然脾脉独何主？脾脉者土也，孤脏以灌四旁者也。其善者不可得见，恶者可见。恶者何如，其来如水之流者，此谓太过，病在外；如鸟之喙者，此谓不及，病在中。太过则令人四肢沉重不举，不及则令人九窍壅塞不通，名曰

---

① 蜎（yuān　冤）蜚（fěi　匪）　小虫。按“蜎”，孑孓。蚊子的幼虫。又名蚟。《广雅》：“孑孓，蜎也。”“蜚”，草螽，又名负蠜，昆虫名。《说文·虫部》：“蜚，负蠜也。”

② 蚑（jí　及）蠷（qú　渠）　水蛭、蠷螋虫之类。按“蚑”，水蛭。《本草纲目·虫部·水蛭》：“蚑……大者名马蜞、马蛭、马蟥、马鳖。”“蠷”，虫名。亦作“蠷螋”。《幼幼新书·蠷螋尿疮》：“蠷螋虫长寸许，身有毛如毫，长五六分，脚多而细，处屋壁间游走。”

③ 亭亭　耸立，高远貌。曹丕《杂诗》：“西北有浮云，亭亭如车盖。”注：“亭亭，迥远无依之貌。”

重强。

脾脉来而和柔，相离如鸡践地曰平。长夏以胃为本，脾脉来实而盈数，如鸡举足，曰脾病。脾脉来坚锐如鸡之喙鸡一作鸟，如鸟之距，如屋之漏，如水之流，曰脾死。

真脾脉至，弱而乍疏乍散正作数，色黄青不泽，毛折乃死。

长夏胃微濡弱曰平，弱多胃少曰脾病，但代无胃曰死，濡弱有石曰冬病，石甚曰今病。

脾藏营，营舍意，愁忧不解则伤意，意伤则闷乱，四肢不举，毛悴色夭，死于春。

足太阴气绝，则脉不营其口唇。口唇者，肌肉之本也，脉弗营则肌肉濡，肌肉濡则人中满，人中满则唇反，唇反者肉先死，甲笃乙死，木胜土也。

脾死脏，浮之大缓一作坚，按之中如覆杯絜絜，状如摇者死。

六月季夏建未也，坤未之间，土之位。脾旺之时，其脉大阿阿而缓曰平，反得浮大而洪者，是心之乘脾，母之归子，为虚邪，虽病易治；反得微涩而短者，是肺之乘脾，子之乘母，为实邪，虽病自愈；反得弦而长者，是肝之乘脾，木之克土，为贼邪，大逆，十死不治；反得沉濡而滑者，是肾之乘脾，水之陵土，为微邪，虽病即瘥。

右手关上阴绝者，无脾脉也，苦少气下利，腹满身重，四肢不欲动，善呕，刺足阳明，治阳。

右手关上阴实者，脾实也，苦肠中伏伏如坚状，大便难，刺足太阴，治阴。

脾脉长长而弱，来疏去概[1]正作数。再至曰平，三至曰离经病，四至脱精，五至死，六至命尽，足太阴脉也。

脾脉急甚为瘛疭，微急为膈中满，食饮入而还出，后沃沫[2]；缓

---

① 概（jì　既）　稠密。《说文解字·禾部》："概，稠也。"

② 沃沫　泡沫状物。按"沃"，泡沫。《素问·五常政大论》王冰注："沃，沫也。"

甚为痿厥①微缓为风痿②，四肢不用，心慧然若无疾；大甚为击仆③，微大为脾疝④，气裹大脓血在肠胃之外；小甚为寒热，微小为消瘅，滑甚为㿉癃⑤，微滑为虫毒⑥蛔，肠鸣热；涩甚为肠㿉⑦，微涩为内溃，多下脓血。

脾脉抟坚而长，其色黄，当病少气，其软而散，色不泽者，当病足骭肿⑧若水状。

黄脉之至也，大而虚，有积气在腹中，有厥气，名曰厥疝⑨，女子同法。得之疾，使四肢汗出当风。

扁鹊曰：脾有病则色萎黄，实则舌本强直，虚则多癖，善吞注利，其实若阳气壮，则梦饮食之类。

脾在声为歌，在变动为噫⑩，在志为思。思伤脾，精气并于脾则饥，音主长夏，病变于音者取之经。恐惧而不解则伤精，精伤则

---

① 痿厥　病名。因外伤湿邪或精气损伤而致，症见四肢痿弱寒冷，不能行走等。《素问·阴阳别论》王冰注："痿，无力也；厥，足冷即气逆也。"

② 风痿　病名。因脾土虚弱，风邪伤及经络而致，症见四肢痿弱无力等。《灵枢经·邪气脏腑病形》："脾脉……微缓为风痿，四肢不用，必慧然若无病。"

③ 击仆　症名。卒然仆倒。《医学纲目》卷十："其卒然仆倒者，经称为击仆。"

④ 脾疝　《脉经》卷三·脾胃部第三作"痞"一字。

⑤ 㿉（tuí　颓）癃　病名。症见阴囊肿大，小便癃闭等。《灵枢经·邪气脏腑病形》："脾脉……滑甚为㿉癃。"马莳注："脾得滑脉而甚，则为㿉疝，为癃溺。"

⑥ 虫毒　孙本、明本"虫"并作"蛊"。

⑦ 肠㿉　病名，即脱肛。《太素》作"肠颓"。杨上善注："脉涩，气少血多而寒，故冷气冲下，广肠脱出，名曰肠颓"。

⑧ 足骭（gàn　干）肿　足胫肿。按"骭"，胫骨。《广韵·谏韵》："骭，胫骨。"

⑨ 厥疝　病名。指因肝木乘脾，其气上逆而致的腹中逆气上冲，胃脘作痛，足冷，呕吐，不能进食，少腹痛引睾丸等病症。《诸病源候论》卷二十·七疝候："厥逆心痛足寒，诸饮食吐不下，名曰厥疝。"

⑩ 噫（ài　爱）　即嗳气。《景岳全书·杂证谟》："嗳者，饱食之息，即嗳气也。"

骨酸痿厥，精时自下则病精。是故五脏主藏精者也，不可伤，伤则守失而阴虚，虚则无气，无气则死。

病先发于脾，闭塞不通，身痛体重，一日之胃而腹胀，二日之肾，少腹腰脊痛，胫酸，三日之膀胱，背膂筋痛，小便闭，十日不已死，冬人定①，夏晏食②。

病在脾，日昳③慧，平旦甚，日中持，下晡静。《素问》作日出甚。王冰云：日中持者，缪也。

假令脾病东行，若食雉兔肉及诸木果实得之，不者，当以春时发，得病以甲乙日也。

凡脾病之状，必身重，善饥，足痿不收。《素问》作善肌肉痿，足不收。《甲乙》作苦饥，肌肉痿，足不收。行善瘛，脚下痛。虚则腹满肠鸣飧泄④，食不化。取其经，足太阴阳明少阴血者。

脾脉沉之而濡，浮之而虚，苦腹胀烦懑，胃中有热，不嗜食，食而不化，大便难，四肢苦痹，时不仁，得之房内，月使不来，来而频并。脾病其色黄，饮食不消，腹苦胀满，体重节痛，大便不利，其脉微缓而长，此为可治，宜服平胃丸泻脾丸茱萸丸附子汤。春当刺隐白，冬刺阴陵泉，皆泻之。夏刺大都，季夏刺公孙，秋刺商丘，皆补之。又当灸章门五十壮，背第十一椎百壮。

邪在脾胃，肌肉痛。阳气有余阴气不足，则热中⑤，善饥；阳气不足阴气有余，则寒中⑥，肠鸣腹痛；阴阳俱有余若俱不足，则有寒

---

① 人定　亥时。即下午九时至十一时，《素问·标本病传论》张景岳注："人定在亥。"

② 晏食　晚饭。按"晏"，晚。《小尔雅·广言》："晏，晚也。"

③ 日昳　未正之时。即下午二时左右。《素问·标本病传论》王冰注："日昳谓午后八刻未正时也。"

④ 飧(sūn　孙)泄　病名，泄泻见完谷不化者。《素问·四气调神大论》王冰注："飧泄者，食不化而泄出也。"

⑤ 热中　病证名，症见身热、消谷善饥，多饮多尿等。《素问·腹中论》王冰注："多饮数溲谓之热中。"

⑥ 寒中　病名，指寒邪侵犯脾胃而致的脘腹疼痛，肠鸣腹泻一类病证。《灵枢经·五邪》："阴气有余，则寒中，肠鸣腹痛。"

有热，皆调其三里。

有所击仆若醉饱入房，汗出当风则伤脾，脾伤则中气阴阳离别，阳不从阴，故以三分候死生。

脾中风者，翕翕发热，形如醉人，腹中烦重，皮肉瞤瞤而短气也。

脾中寒

脾水者，其人腹大，四肢苦重，津液不生，但苦少气，小便难。

脾胀者，善哕，四肢急一作实，体重不能衣一作收。

趺阳脉浮而涩，浮则胃气强，涩则小便数，浮涩相搏，大便则坚，其脾为约。脾约①者，其人大便坚，小便利而反不渴。

脾气弱，病利下白肠垢②，大便坚，不能更衣，汗出不止，名曰脾气弱，或五液注下青黄赤白黑。

寸口脉弦而滑，弦则为痛，滑则为实，痛即为急，实即为踊，痛踊相搏，即胸胁抢急。

趺阳脉浮而涩，浮即胃气微，涩即脾气衰，微衰相搏，即呼吸不得，此为脾家失度。

寸口脉双紧即为入，其气不出，无表有里，心下痞坚。

趺阳脉微而涩，微即无胃气，涩则伤脾，寒在于膈，而反之下，寒积不消，胃微脾伤，谷气不行，食已自噫。寒在胸膈，上虚下实，谷气不通，为秘塞之病。

寸口脉缓而迟，缓则为阳，其气长，迟则为阴，荣气促。一云不足。荣卫俱和，刚柔相得，三焦相承，其气必强。

趺阳脉滑而紧，滑即胃气实，紧即脾气伤，得食而不消者，此脾不治也。能食而腹不满，此为胃气有余。腹满而不能食，心下如

---

① 脾约　病名，指因脾虚津少，肠液干燥以致大便坚硬难出的病症。《注解伤寒论》："约者，俭约之约，又约束之约。胃强脾弱，约束津液，不得四布，但输膀胱，致小便数，大便难也。"

② 下白肠垢　泻下白色黏液或脓状物。按"肠垢"，肠道所分泌的黏液或脓状物。《诸病源候论》卷十七·下痢便肠垢候："肠垢者，肠间津液垢腻也。"

饥,此为胃气不行,心气虚也。得食而满者,此为脾家不治。

病人鼻下平者,胃病也。微赤者病发痈,微黑者有热,青者有寒,白者不治。唇黑者胃先病,微燥而渴者可治,不渴者不可治。脐反出者,此为脾先落。一云先终。

凡人病脉已解而反暮微烦者,人见病者瘥安而强与谷,脾胃气尚弱,不能消谷,故令微烦,损谷则愈。

诊得脾积①脉浮大而长,饥则减,饱则见䐜起,与谷争减,心下累累如桃李起见于外,腹满呕泄肠鸣,四肢重,足胫肿厥不能卧,是主肌肉损,色黄也。

脾之积名曰痞气,在胃脘覆大如盘,久久不愈,病四肢不收,黄瘅,食饮不为肌肤,以冬壬癸日得之。肝病传脾,脾当传肾,肾适以冬旺,旺者不受邪,脾复欲还肝,肝不肯受,因留结为积,故知痞气以冬得之。

脾病其色黄,体青,失溲,直视,唇反张,爪甲青,饮食吐逆,体重节痛,四肢不举,其脉当浮大而缓,今反弦急,其色当黄而反青者,此是木之克土,为大逆,十死不治。

宫音②人者,主脾声也。脾声歌,其音鼓,其志愁。其经足太阴,厥逆阳明则荣卫不通,阴阳翻祚③,阳气内击,阴气外伤。伤则寒,寒则虚,虚贝举体消瘦,语音沉涩,如破鼓之声,舌强不转,而好咽唾,口噤唇黑,四肢不举,身重如山,便利无度,甚者不可治,依源麻黄汤主之,方在第八卷中。又言声忧惧,舌本卷缩,此是木克土,阳击阴,阴气伏,阳气起。起则实,实则热,热则闷乱,体重不能转侧,语声拖声,气深不转而心急。此为邪热伤脾,甚则不可治。若唇虽萎黄,语音若转,可治。

脾病为疟者,令人寒,腹中痛,热则肠中鸣,鸣已汗出,恒山丸

---

① 脾积　病名,即“痞气”。《难经·五十六难》:“脾之积名曰痞气,在胃脘,覆大如盘。久不愈,令人四肢不收,发黄疸,饮食不为肌肤。”

② 宫音　五音之一。《素问·阴阳应象大论》王冰注:“宫,谓土音,大而和也。”

③ 翻祚(zuò　作)　易位,颠倒。按“祚”,位。《广韵·暮韵》:“祚,位也。”

主之，方在第十卷中。若其人本来少于瞋怒，而忽反常，瞋喜无度，正言而鼻笑，不答于人，此脾病声之候也。不盈旬月，祸必至矣。阴阳之疾，经络之源，究寻其病，取其所理，然后行治，万无遗一也。

黄为脾，脾合肉，黄如鳝腹者吉。腹主口唇，唇是脾之余，其人土形相，比于上宫①，黄色，大头圆面，美肩背，大腹，好股胻，小手足，多肉，上下相称，行安地举足，心平，好利人，不喜权势，喜附人，耐秋冬不耐春夏，春夏感而生病，主足太阴敦敦然。脾应月，月有亏盈，脾小大随人唇大小。上唇厚，下唇薄，无腭龈，唇缺破，此人脾不正；揭耸唇者②则脾高，高则实，实则热，热则季胁痛满；唇垂而大不坚者则脾下，下则虚，虚则危，危则寒，寒则身重，不能行步；唇坚者则脾坚，坚则脏安，安则不病；唇上下好者则脾端正，端正则脾胃和，利人无病；唇偏举者，则脾偏痛好胀。凡人分部中陷起者，必有病生，胃阳明为脾之部而脏气通于内，外部亦随而应之。沉浊为内，浮清为外。若表病外入，所部则起，起则前泻阳，后补阴。若里病内出，所部则陷，陷则前治阴，后治阳。阳则实热，阴则虚寒。寒主外，热主内。凡人死生休否，则脏神前变形于外，人脾前病，唇则焦枯无润。若脾前死，唇则干青白，渐缩急，齿噤不开。若天中等分墓色应之，必死不治。看色厚薄，决判赊促。赊则不盈四百日内，促则旬朔之间。脾病少愈而卒死，何以知之？曰：青黑如拇指　点见颜颊上，此必卒死。脾绝十二日死，何以知之？口冷足肿，腹热胪胀，泄利不觉其出时，一曰五日死，面青目黄者，五日死。病人著床，心痛气短，脾竭内伤，百日复愈，欲起彷徨，因坐于地，其亡倚床，能治此者，可谓神良。又面黄目赤不死，黄如枳实死。吉凶之色，在于分部，霏霏③而见。黑黄入唇必病，不出其年。其穴在鼻上当

① 上宫　体质类型之一。特点是肤色黄，大头圆脸，肩背胸腹娇美，肌肉丰满，上下均称，不喜权势，助人为乐。详参《灵枢经·阴阳二十五人》。

② 揭耸唇者　口唇翘起外翻的人。按"揭"，反。《战国策·韩策二》："唇揭者其齿寒。"注："揭，反也。"

③ 霏霏　云气盛貌。《楚辞·九叹·远逝》："云霏霏而陨集。"此谓病色之浓。

两眼，是其分部位也，若年上不应，三年之内，祸必应也。

季夏土，脾脉色黄，主足太阴脉也，其脉本在中封前上四寸之中，应在背俞与舌本。中封在内踝前一寸大筋里宛宛中，脉本从中封上四寸是也。其脉根于隐白，隐白在足大指端内侧是也。

其筋起于足大指之端内侧，上结于内踝。其直者上结于膝内辅骨上，循阴股结于髀，聚于阴器，上腹结于脐，循腹里结于胁，散于胸中，其内者著于脊。

其脉起于足大指之端，循指内侧白肉际，过核骨①后内踝前廉，上腨②内循胻骨后，交出厥阴之前，上循膝股内前廉入腹，属脾络胃，上膈夹咽，连舌本，散舌下。其支者，复从胃别上膈注心中，合足阳明为表里。阳明之本，在厉兑足趺上大指间上三寸骨解中也，同会于手太阴。

其足太阴之别名曰公孙，去本节后一寸，别走阳明。其别者入络肠胃，主脾生病。实则胃热，热则腹中切痛，痛则阳病，阳脉反大于寸口三倍，病则舌强筋转，卵缩牵阴股引髀痛，腹胀身重，食饮不下，烦心，心下急，注脾。脾病，虚则胃寒，寒则腹中鼓胀，胀则阴病，阴脉反小于寸口一倍，病则泄水，不能卧而烦，强立股膝内痛，若筋折纽③之。纽之者，脉时缀缀动也。发动甚者，死不治。

四季之月，各余十八日，此为四季之余日，主脾胃，黄肉随病也。一作内阳病，其源从太阴阳明相格，节气相移，三焦寒湿不调，四时关格而起，则脏腑伤疴，随时受疠，阳气外泄，阴气内伏，其病相反。若腑虚则阴邪所加，头重颈直，皮肉强痹。若脏实则阳疫所伤，蕴而结核，起于喉颈之侧，布毒热于皮肤分肉之

---

① 核骨　足大趾本节后内侧突起的圆骨。《灵枢经·经脉》张景岳注："核骨，即大指(趾)本节后内侧圆骨也。"

② 腨　腓肠肌。俗称小腿肚子。《说文解字·肉部》："腨，腓肠也。"

③ 纽　用同"扭"。《农桑辑要·栽桑·桑杂类》："椹子煎，采熟椹盆内微研，以布纽汁。"

中，上散入发际，下贯颞颥①，隐隐而热，不相断离，故曰黄肉随病也。

扁鹊曰：灸肝脾二俞，主治丹毒。四时随病，当依源补泻。虚实之疴，皮肉随热，则须镰破②，薄贴方咒促治，疾无逃矣。

脾虚实第二 脾胃俱虚实　消食附③论一首　脉四条　方二十三首　灸法一首

脾实热

右手关上脉阴实者，足太阴经也，病苦足寒胫热，腹胀满，烦扰不得卧，名曰脾实热也。

治舌本强直，或梦歌乐而体重不能行，宜**泻热汤**方。

前胡　茯苓　龙胆　细辛　芒消各三两　杏仁四两　玄参　大青各二两　苦竹叶切一升

上九味㕮咀，以水九升煮取三升，分三服，食后服。

射干煎方　主治同前。

射干八两　大青三两　石膏十两，一作一升　赤蜜一升

上四味㕮咀，以水五升煮取一升五合，去滓下蜜，煎取二升，分三服。

治脾热面黄目赤，季胁痛满方

半夏八两　枳实　栀子　茯苓　芒消各三两　细辛五两　白术　杏仁各四两　生地黄切，一升　淡竹叶切，一升　母姜八两

上十一味㕮咀，以水九升煮取三升，去滓，下芒消，分三服。

治脾横方　若赤黑发如瓜大，煎羊脂摩之。

又方　末赤小豆，和鸡子白敷之。

---

① 颞颥　颞骨。在顶骨下两侧，两耳上前方的部分。《广韵·叶韵》："颞，颞颥，鬓骨"。

② 镰(lián　连)破　划破。

③ 脾胃……消食附　原无，据本书目录补。

四肢寒热，腰疼不得俯仰，身黄，腹满食呕，舌根直　灸第十一椎上及左右各一寸五分三处各七壮。

脾胃俱实

右手关上脉阴阳俱实者，足太阴与阳明经俱实也，病苦脾胀，腹坚抢，胁下痛，胃气不转，大便难，时反泄利，腹中痛，上冲肺肝，动五脏，立喘鸣，多惊，身热汗不出，喉痹精少，名曰脾胃俱实也。

泻热方

大黄　麻黄　黄芩各四两　杏仁　赤茯苓　甘草　橘皮　芒消　泽泻各三两

上九味㕮咀，以水九升煮取三升，绞去滓，纳大黄煮两沸，去滓下芒消，分三服。

治脾脉厥逆，大腹中热，切痛，舌强腹胀，身重，食不下，心注，脾急痛，**大黄泻热汤**方

大黄三两，细切，水一升半别渍一宿　泽泻　茯苓　黄芩　细辛　芒消各二两　甘草三两　橘皮二两

上八味㕮咀，以水七升煮取三升三合，去滓下大黄，更煎两沸，去滓下芒消，分三服。

治脾热胁痛，热满不歇，目赤不止，口唇干裂方

石膏一斤，碎　生地黄汁　赤蜜①各一升　淡竹叶切，五升

上四味，先以水一斗二升煮竹叶，取七升，去滓澄清煮石膏，取一升五合，去滓下地黄汁两沸，次下蜜煎取三升，细细服之。

治脾热偏一边痛，胸满胁偏胀方

茯苓　橘皮　泽泻各三两　芍药　白术各四两　人参　桂心各二两　石膏八两　半夏六两　生姜切，一升　桑根白皮一升

上十一味㕮咀，以水一斗二升煮取三升，去滓，分三服。若须利下，加芒消二两佳。

---

① 赤蜜　蜂蜜之色泽较深，呈琥珀色或深红色者。

脾虚冷

右手关上脉阴虚者，足太阴经也，病苦泄注，腹满气逆，霍乱呕吐，黄瘅，心烦不得卧，肠鸣，名曰脾虚冷也。

治虚胀，胁痛肩息，有时发作，悉补之方

五加根皮一斤　猪椒根皮①二斤　丹参　橘皮各一斤　地骨皮　干姜　白术各八两　干地黄　芎䓖　附子各五两　桂心　桔梗各四两　大枣五十枚　甘草三两

上十四味㕮咀，以酒四斗渍五七日，服七八合，加至一升，日再服。

治脾寒，饮食不消，劳倦，气胀噫满，忧恚不乐，**槟榔散**方

槟榔八枚，皮子并用　人参　茯苓　陈曲　厚朴　麦糵　白术　吴茱萸各二两

上八味治下筛，食后酒服二方寸匕，日再。一方用橘皮一两半。

温脾丸　治久病虚羸，脾气弱，食不消，喜噫方。

黄檗　大麦糵　吴茱萸　桂心　干姜　细辛　附子　当归　大黄　曲　黄连各一两

上十一味末之，蜜丸如梧子。每服十五丸，空腹酒服，日三。

麻豆散　主脾气弱，不下食，饵此以当食方。

大豆黄二升　大麻子三升，熬令香

上二味治下筛，饮和服一合，日四五，任情多少。

脾胃俱虚

右手关上脉阴阳俱虚者，足太阴与阳明经俱虚也，病苦胃中如空状，少气不足以息，四逆寒，泄注不已，名曰脾胃俱虚也。

---

① 猪椒根皮　药名。猪椒又名蔓椒、入地金牛，为芸香科植物两面针的根或枝叶。性味辛苦温，有小毒，能祛风通络消肿止痛，主治风湿骨痛，喉痹瘰疬胃痛牙痛，跌打损伤，汤火烫伤等。

治腹胀善噫，食则欲呕，泄澼溏下，口干，四肢重，好怒，不欲闻人声，忘误，喉痹，补之方

黄连一两　禹余粮二两　白术三两　大麻子五两　干姜三两　桑白皮八两　大枣二十枚

上七味㕮咀，以水一斗二升煮取二升，分四服。

治脾胃俱虚，苦饥寒痛方

人参　当归　桂心　茯苓　桔梗　芎䓖各五两　厚朴　甘草　橘皮　吴茱萸各二两　白术五两　麦蘖一升

上十二味㕮咀，以水一斗二升煮取三升，分三服。

治脾胃俱虚冷，**白术散**方

白术　厚朴　人参　吴茱萸　茯苓　麦蘖　曲　芎䓖各三两

上八味治下筛，酒服方寸匕，食后，日三。一方加大腹橘皮。

凡身重不得食。食无味，心下虚满，时时欲下，喜卧者，皆针胃脘太仓①，服建中汤及服此平胃丸方建中汤方出第十九卷中。

杏仁五十枚　丹参三两　苦参　葶苈　玄参各二两　芎䓖　桂心各一两

上七味末之，蜜丸如梧子。酒服五丸，日三，以知为度。

崔文行平胃丸　治丈夫小儿食实不消，胃气不调，或温壮热结，大小便不利者。有病冷者，服露宿丸，热药后当进此丸调胃方

大黄二两　小草　甘草　芍药　芎䓖　葶苈各一两　杏仁五十枚

上七味末之，蜜丸。饮服如梧子五丸，日三，一岁儿二丸，渐加之。《千金翼》有菖蒲当归干姜茯苓麦门冬细辛，为十三味，无杏仁。

论曰：凡病宿食，在上脘当吐之。脉数而滑者，实也，有宿食不消，下之愈。胃中有澼②，食冷物即痛，不能食，有热物即欲食。大腹有宿食，寒栗发热如疟状，宿食在小腹者，当暮发热，明旦复止。寸脉紧即头痛风寒，或腹中宿食不化。寸口脉紧者如转索，左右无

---

① 太仓　经穴名，即中脘穴。

② 澼　肠间水。《集韵·昔韵》："澼，肠间水。"此谓胃中有水浆样物积聚。

常，脾胃中有宿食不消。寸口脉浮而大，按之反涩，尺中微而涩，故知宿食。

大曲糵丸 主消谷断下，温和，又寒冷者长服，不患霍乱方。

大麦糵 曲各一升 附子 干姜 当归 人参各三两 赤石脂一两 桔梗 女萎各二两 吴茱萸 皂荚各五两 蜀椒二两半 乌梅五十枚

上十三味末之，蜜醋中半渍梅一宿，蒸三斗米下，去核捣如泥，和药，蜜和捣三千杵，服十丸，日三。下甚者，加龙骨阿胶艾各三两。

消食断下丸 寒冷者常服之方。

曲 大麦糵各一升 吴茱萸四两

上三味末之，蜜和。服十五丸如梧子，日三。

干姜散 治不能食，心意冥然①忘食方。

法曲 干姜 豉 蜀椒 大麦糵各一升

上五味合治下筛，食后服五方寸匕②，日三，以能食为度。

消食丸 治数年不能食方。

小麦糵 曲各一升 干姜 乌梅各四两

上四味末之，蜜和。服十五丸，日再，加至四十九。寒在胸中及反胃翻心者，皆瘥。

曲糵散 主消谷能食，除肠中水气，胪胀方。

法曲 杏仁 麦糵各五两

上三味治下筛，食后酒服一合，日三。

脾劳第三 论一首 方二首

论曰：凡脾劳病者，补肺气以益之，肺王则感于脾。是以圣人

① 冥然 即冥冥然，晦暗、昏昧貌。《诗经·小雅·无将大车》："无将大车，惟尘冥冥。"

② 五方寸匕 孙本、元本、道藏本、四库本"五"并作"三"。

春夏养阳气,秋冬养阴气,以顺其根本矣。肝心为阳,脾肺肾为阴,逆其根则伐其本。阴阳四时者,万物之终始也。

治脾劳实,四肢不用,五脏乖反,胀满肩息,气急不安,承气泄实热,**半夏汤**方

半夏　宿姜各八两　茯苓　白术　杏仁各三两　竹叶切,一升　橘皮　芍药各四两　大枣二十枚

上九味㕮咀,以水一斗煮取三升,分四服。

治脾虚寒劳损,气胀噫满,食不下,通噫消食,**膏酒**方

猪膏三升　宿姜汁,五升　吴茱萸一升　白术一斤

上四味,捣茱萸术等二物,细细下筛为散,纳姜汁膏中煎取六升,温清酒一升进方寸匕,日再。

肉极第四　论一首　方六首

论曰:凡肉极者主脾也,脾应肉,肉与脾合①,若脾病则肉变色。又曰至阴遇病为肌痹②,肌痹不已,复感于邪,内舍于脾,体痒淫淫,如鼠走其身上,津液脱,腠理开,汗大泄,鼻端色黄,是其相也。凡风气藏于皮肤,肉色则败,以季夏戊己日伤于风为脾风。脾风之状,多汗,阴动伤寒,寒则虚,虚则体重怠堕,四肢不欲举,不嗜饮食,食则咳,咳则右胁下痛,阴阴引肩背,不可以动转,名曰厉风,里虚外实。若阳动伤热,热则实,实则人身上如鼠走,唇口坏,皮肤色变,身体津液脱,腠理开,汗大泄,名曰恶风。而须决其纲纪,知其终始,阴阳动静,肉之虚实,实则泻之,虚则补之。能治其病者,风始入肉皮毛肌肤筋脉之间,即须决之,若入六腑五脏,则半死矣。

扁鹊曰:肉绝不治五日死,何以知之。皮肤不通,外不得泄。凡肉应足太阴,太阴气绝则脉不营其肌肉,唇反者气尽则肉先死,

---

① 肉与脾合　原作"肉多肌合",据孙本、元本、道藏本、四库本改。

② 肌痹　病名,以肌肤麻木、疼痛为主要症状的痹证。《素问·长刺节论》:"病在肌肤,肌肤尽痛,名曰肌痹。"

使良医妙药终不治也。

治肉热极，肌痹淫淫，如鼠走身上，津液脱，腠理开，汗大泄，为脾风。风气藏于皮肤，肉色败，鼻见黄色，麻黄止汗通肉**解风痹汤**方

麻黄　枳实　细辛　白术　防己各三两，一作防风　生姜　附子各四两　甘草　桂心各二两　石膏八两

上十味㕮咀，以水九升煮麻黄，去沫，下诸药煮取三升，分三服。

治肉极虚热，肌痹淫淫，如鼠走身上，津液开泄，或痹不仁，四肢急痛，**西州续命汤**方

麻黄　生姜各三两　当归　石膏各二两　芎䓖　桂心　甘草　黄芩　防风　芍药各一两　杏仁四十枚

上十一味㕮咀，以水九升先煮麻黄，除沫，下诸药煮取三升，去滓，分四服，日再。

治肉极热则身体津液脱，腠理开，汗大泄，厉风气，下焦脚弱，**越婢汤**　方出第七卷中。

治肉热极则体上如鼠走，或如风痹，唇口坏，皮肤色变，**石南散**　主诸风大病方

石南三十铢　署预　天雄　桃花一作桃仁　甘菊花　芍药各一两，一本作甘草　黄芪十八铢　山茱萸一两十八铢　真珠十八铢　石膏二两　升麻　萎蕤各一两半

上十二味治下筛，酒服方寸匕，日再，食后服。

治肉极虚寒为脾风，阴动伤寒，体重怠堕，四肢不欲举，关节疼痛，不嗜饮食，虚极所致，**大黄芪酒**方

黄芪　桂心　巴戟天　石斛　泽泻　茯苓　柏子仁　干姜　蜀椒各三两　防风　独活　人参各二两　天雄　芍药　附子　乌头　茵芋　半夏　细辛　白术　黄芩　栝楼根　山茱萸各一两

上二十三味㕮咀，绢袋贮，以清酒三斗渍之，秋冬七日，春夏三日，初服三合，渐渐加，微痹为度，日再。

治肉极虚寒，卒中风，口噤不能言，四肢缓纵，偏挛急痛，注五

脏，恍惚，喜怒无常，手脚不随①方

独活　茵芋　黄芩各三两　甘草　防风　芍药　芎䓖　麻黄　葛根各二两　人参一两　乌头三枚

上十一味㕮咀，以水一斗、竹沥四升合煮取四升，分四服，日三夜一。

肉虚实第五 论一首　方二首

论曰：夫肉虚者，坐不安席，身危变动。肉实者，坐安不动，喘气。肉虚实之应主于脾，若其腑脏有病从肉生，热则应脏，寒则应腑。

治肉虚，坐不安席，好动，主脾病，寒气所伤，**五加酒**方

五加皮　枸杞皮各二升　干地黄　丹参各八两　杜仲　石膏各一斤，一方作石床　干姜四两　附子三两

上八味㕮咀，以清酒二斗渍三宿，一服七合，日再。

治肉实，坐安席不能动作，喘气，主脾病，热气所加，关格，**半夏汤**除喘方

半夏　宿姜各八两　杏仁五两　细辛　橘皮各四两　麻黄一两　石膏七两　射干二两

上八味㕮咀，以水九升煮取三升，分三服。须利，下芒消三两。

秘涩第六大便失禁　大小便不通附②　论一首　方四十一首　灸法十五首

论曰：有人因时疾瘥后，得秘塞不通，遂致夭命，大不可轻之，所以备述。虽非死病，凡人不明药饵者，拱手待毙，深可痛哉。单复诸方，以虞仓卒耳。凡大便不通，皆用滑腻之物及冷水并通也。

---

① 手脚不随　即手脚不遂。按“随”，听使唤。也作“遂”。《诸病源候论》卷一·风病诸候上：“半身不随者，脾胃气弱，血气偏虚，为风邪所乘故也。”

② 大便失禁……不通附　原无，据本书目录补。

凡候面黄者，即知大便难。

趺阳脉浮而涩，浮则胃气强，涩则小便数，浮涩相搏，大便则坚，其脾为约。脾约者，其人大便坚，小便利而不渴，**麻子仁丸**方

麻子仁二升　枳实八两　杏仁一升　芍药八两　大黄一斤　厚朴一尺

上六味末之，蜜丸如梧子。饮服五丸，日三，渐加至十丸。《肘后》、《外台》无杏仁。

治关格大便不通方

芒消二两　乌梅　桑白皮各五两　芍药　杏仁各四两　麻仁二两　大黄八两

上七味㕮咀，以水七升煮取三升，分三服。一本无乌梅，加枳实干地黄各二两。

治大便秘塞不通神方　猪羊胆无在，以筒灌三合许，令深入即出矣。出不尽，须臾更灌。一方加冬葵子汁和之，亦妙。又椒豉汤五升，和猪膏三合灌之，佳。临时易可得即用之。又煎蜜成煎如人指大，深纳谷道，佳。又无灰浓酒半升，盐三钱匕，炼成如上法。

三黄汤　治下焦热结，不得大便方。

大黄三两　黄芩二两　甘草一两　栀子二七枚

上四味㕮咀，以水五升煮取一升八合，分三服。若大秘，加芒消二两。

淮南五柔丸①　治秘涩及虚损不足，饮食不生肌肤，三焦不调，和荣卫，利腑脏，补三焦方。

大黄一升，蒸三斗米下　前胡二两　半夏　苁蓉　芍药　茯苓　当归　葶苈　细辛各一两

上九味末之，蜜和，合捣万杵，为丸梧子大。食后服十五丸，稍增之，日再。崔氏云：令人喜饭，消谷益气。有忧者加松实半两、菴蕳半两服之缓中，不如意便服之。又有黄芩一两。

---

① 淮南五柔丸　“丸”原作“元”，据孙本、明本改。按“元”系避讳字，避宋钦宗赵桓讳。

大五柔丸　主脏气不调，大便难，通荣卫，利九窍，消谷，益气力方。

大黄　芍药　枳实　苁蓉　葶苈　甘草　黄芩　牛膝各二两　桃仁一百枚　杏仁四十枚

上十味末之，蜜和，丸如梧子。一服三丸，日三，加至二十丸，酒下。

濡脏汤　主大便不通六七日，腹中有燥屎，寒热烦迫，短气汗出，胀满方。

生葛根二升　猪膏二升　大黄一两

上三味㕮咀，以水七升煮取五升，去滓，纳膏煎取三升，澄清，强人顿服，羸人再服。亦治大小便不通。

治大便不通方

商陆　牛膝各三斤　大戟一斤　大豆五升

上四味㕮咀，以水五升煮取二升，以大豆五升煎令汁尽，至豆干，初服三枚，以通为度。

又方　蜜和胡燕屎，纳大孔中，即通。

又方　水四升、蜜一升合煮熟，冷，灌下部中，一食顷即通。

又方　盐半合蜜三合，合煎如饧，出之著冷水中，丸如槟榔，形如指许大，深纳下部中，立通。

治大便难方　单用豉清酱清羊酪土瓜根汁灌之，立通。

又方　以酱清渍乌梅，灌下部中。

又方　桑根白皮　榆根白皮各一把

上二味㕮咀，以水三升煮取一升半，分三服。

又方　桃皮三升、水五升煮取一升，顿服。

又方　水一升煮羊蹄根一把，取半升，顿服。

又方　常煮麻子，取汁饮。

又方　常服蜜煎五合

又方　猪脂和陈葵子末，为丸如梧子，每服十丸，通即止。

又方　水服桃花方寸匕。无桃花，白皮亦得。

又方　常服车前子及叶，并良。

又方　捣葵根汁，生服。

又方　好胶三寸　葱白一把

上二味以水四升煮取一升半，顿服之，即下。

又方　葵子　牛酥各一升，猪脂亦用得

上二味，以水三升煮葵子，取一升，纳酥煮一沸，待冷分二服。

又方　葵子汁和乳汁等分服之，立出。

又方　酱清三升　麻油二升　葱白三寸

上三味合煮令黑，去滓，待冷顿服之。一方不用酱清。

芒消丸　治胀满不通方。

芒消　芍药各一两半　黄芩一两六铢　杏仁　大黄各二两

上五味末之，蜜丸如梧子。饮服十五丸，加至二十丸，取通利为度，日三。

又方　通草　朴消各四两　郁李仁　黄芩　瞿麦各三两　车前子五合，一方六两，一方二升

上六味㕮咀，以水八升煮取二升半，分二服。一方用绢袋盛煮，顿服二升。

又方　独头蒜烧熟去皮，绵裹纳下部中，气立通。又削姜裹盐导之，及干姜盐杏仁捣丸导之，并佳。

治胀满闭不下方

吴茱萸一升　干姜　大黄　当归　桂心　芍药　甘草　芎䓖各二两　人参　细辛各一两　桃白皮一把　真朱半两　雄黄十八铢

上十三味㕮咀，以水一斗煮取三升，去滓，纳雄黄真朱末，酒一升微火煮三沸，服一升，得下即止。

走马汤　主一切卒中恶，心痛腹胀，大便不通。方出第十三卷心腹痛篇。

巴豆丸　主寒癖宿食，久饮饱不消，大秘①不通方。巴豆仁一升，清酒五升煮三日三夕碎，大熟，合酒微火煎，令可丸如胡豆，欲取吐下者，服二丸。

---

① 大秘　大便秘结。

练中丸 主宿食不消，大便难方。

大黄八两 葶苈 杏仁 芒消各四两

上四味末之，蜜丸如梧子。食后服七丸，日二，稍加。《肘后》名承气丸。

大便难 灸第七椎两旁各一寸七壮。

又 灸承筋二穴各三壮，在腨中央陷内。

大便不通 灸夹玉泉相去各二寸，名曰肠遗①，随年壮。一云二寸半。

又 灸大敦四壮，在足大指聚毛中。

大便闭塞，气结心坚满 灸石门百壮。

后闭不通 灸足大都，随年壮。

治老人小儿大便失禁 灸两脚大指去甲一寸三壮。

又 灸大指奇间各三壮。

治大小便不通方

葵子末，一升 青竹叶一把

上二味以水三升煮五沸，顿服。

又方 葵子一升 榆皮切，一升

上二味以水五升煮取二升，分三服。

又方 葵子一升以水三升煮取一升，去滓，纳猪脂一升，空腹分二服。

又方 甑带煮取汁，和蒲黄方寸匕，日三服。

又方 猪脂一斤以水二升煮三沸，饮汁立通。

治大小便不利方

葵子一升 消石二两

上二味以水五升煮取二升，分再服。

治小儿大小便不通方 捣白花胡葵子②末，煮汁服之。

---

① 肠遗 经外奇穴名。出《千金要方》。在中极穴旁开二寸半。

② 白花胡葵子 药名，一名蜀葵子，为绵葵科植物蜀葵的种子。性味甘寒，能利水通淋，滑肠，主治便秘水肿，疮疥淋病等。

又方　末鸡屎白，服一钱匕。

大小便不利，欲作腹痛　灸荣卫四穴百壮，穴在背脊四面各一寸。

腹热闭，时大小便难，腰痛连胸　灸团冈[①]百壮，穴在小肠俞下二寸，横三间寸灸之。

大小便不通　灸脐下一寸三壮。

又　灸横纹百壮。

大小便不利　灸八窌百壮，穴在腰目下三寸，夹脊相去四寸，两边各四穴，计八穴，故名八窌音辽。

小儿大小便不通　灸口两吻各一壮。

小便不利，大便数注　灸屈骨端五十壮。

小便不利，大便注泄　灸天枢百壮，穴在夹脐相去三寸。魂魄之舍不可针，大法在脐旁一寸，合脐相去可三寸也。

（苏　礼）

① 团冈　经外奇穴名。穴在骶部，当小肠俞直下二寸处。主治大小便不通，腰痛等。

备急千金要方校释卷第十五下脾脏下①

朝奉郎守太常少卿充秘阁校理判登闻检院上
护军赐绯鱼袋臣林亿等校正

热痢第七论一首　脉证二十四条　方二十六首　灸法十首

论曰：余立身以来，二遭热痢②，一经冷痢，皆日夜百余行，乃至移床就厕，其困笃如此，但率意自治者，寻手皆愈，乃知此疾天下易治。但中性之徒，率情骄倨，良药苦口，不能克己早饵，朝遇暮过，望其自瘥，疾势日增，胃气渐弱，心力俱微，食饮与药皆不能进，既不时愈，便称痢病难治，斯皆自误也，学者须深达斯旨。然此病随宜服一物，皆得瘥之，惟须力意苦己服食，以瘥为限，则无不愈也。又大须慎口味，重者瘥后百日，次者一月日。所以常哀骄恣者，不能自慎，兴言于此，以为至慨矣。古今痢方千万首，不可具载，此中但撮其效者七八而已。虽然，弘之在人也。何则，陟厘丸乌梅丸松皮散等，暴痢服之，何有不瘥；其温脾汤建脾丸方出下冷痢篇，久下得之，焉能不愈。大凡痢有四种，谓冷热疳蛊。冷则白，热则赤，疳则赤白相杂，无复节度，多睡眼涩，蛊则纯痢瘀血。热则多益黄连，去其干姜，冷则加以热药，疳则以药吹灌下部，蛊毒则以蛊法治之。药既主对相当，痢者复自勉励服饵，焉有不愈

---

① 脾脏下　原缺，据本卷文例补。

② 二遭热痢　孙本、元本、道藏本、四库本“二”并作“三”。

者也。

凡服止痢药，初服皆剧，愚人不解，即止其药不服，此特不可。但使药与病源的相主对，虽剧但服，不过再三服，渐渐自知，惟非其主对者，本勿服也。

凡痢病，通忌生冷醋滑猪鸡鱼油乳酪酥干脯酱粉咸，所食诸食，皆须大熟烂为佳。亦不得伤饱，此将息之大经[①]也。若将息失所，圣人不救也。

下利脉滑而数，有宿食，当下之。

下利脉迟而滑者，实也，利为未止，急下之。

下利脉反滑，当有所去，下乃愈。

下利不欲食者，有宿食，当下之。

下利而腹痛满，为寒实，当下之。

下利腹中坚者，当下之。

下利而谵语者，腹内有燥屎，宜下之。

下利，三部皆平一作浮，按其心下坚者，急下之。

下利瘥，至其年月日时复发者，此为下不尽，更下之，愈。

风寒下者，不可下，下之后，心下坚痛，脉迟一作浮，此为寒，但当温之，脉沉紧，下之亦然。脉大浮弦，下之当已。下利脉浮大，此为虚，以强下之故也，设脉浮革者，因尔肠鸣，当温之。

下利，脉迟紧为痛，未欲止，当温之。得冷者，满而便肠垢。

下利身躯疼痛，急救里，诸温之属，可与理中四逆附子汤热药辈。

下利大孔痛者，当温暖之。

下利腹胀满，身体疼痛者，先温其里，乃攻其表。

下利清谷，不可攻其表，汗出必胀满。

下利气者，当利其小便。

---

① 大经　大法，常规。《左传·昭公十五年》："礼，王之大经也。"

下利，脉反浮数，尺中自涩，其人必圊脓血①。

下利，脉数而渴者，令自愈②，设不瘥，必清脓血，有热故也。

下利脉沉弦者，下重，其脉大者为未止，脉微弱数者为欲自止，虽发热不死。

下利，脉沉而迟，其人面少赤，身有微热，下利清谷，必郁冒③汗出而解，病人必微厥。所以然者，面戴阳④，下虚故也。

下利，有微热而渴，脉弱者，令自愈。

下利，脉数有微热汗出，令自愈。设脉紧，为未解。

下利，脉反弦，发热身汗者，自愈。

下利，脉大浮弦，下当已。

下利，舌黄燥而不渴，胸中实，下不止者，死。

下利后脉绝，手足厥冷，晬时脉还，手足温者生，不还不温者死。

下利，手足厥冷无脉者，灸之不温；若脉不还，反微喘者死；少阴负趺阳者为顺。

凡六腑气绝于外者，手足寒，上气脚缩；五脏气绝于内者，下不自禁。下甚者，手足不仁也。细寻取之，万不失一。下病体略例如此耳。

《素问》曰：春伤于风，夏为脓血。凡下，多滞下也。夏伤于风，秋必洞泄，秋多下水也。患是冷也。夫积冷积热及水谷实而下者，以大黄汤下之，强人勿过两剂，皆消息五六日，更进一剂。其补涩汤不效者，三两日可进一剂。

---

① 圊脓血　泄利脓血。“圊”原作“清”，今改。按“清”，通“圊”。厕。此谓泄利。《释名·释宫室》：“厕，或曰圊。”毕沅疏证：“圊亦俗字，据《一切经音义》、《御览》引皆作清。”

② 令自愈　“令”原作“今”，据道藏本、四库本改。

③ 郁冒　指郁闷昏冒一类证候。《素问·气交变大论》：“郁冒蒙昧，心痛暴喑。”

④ 戴阳　病证名。即下有真寒而上见假热之证，症见面红如妆，口燥齿浮，足胫逆冷，脉微细欲绝等。详参《伤寒论》辨厥阴病脉证并治。

陟厘丸　治百病下痢及伤寒身热，头痛目赤，四肢烦疼不解，协热下痢，或医已吐下之，腹内虚烦，欲得冷饮，饮不能消，腹中急痛，温食则吐，乍热乍冷，状如温疟，或小便不利，气满呕逆，下痢不止方。

水中陟厘①五两　汉中木防己六两　紫石英三两　厚朴一两　陇西当归四两　黄连二两　三岁醇苦酒五升　上好豉三升

上八味皆取真新者，以苦酒二升渍防己，极令润出之，留苦酒置，以利刀切防己，厚令一分，使厚薄悉等，以板瓦覆著炭火上，以厚纸藉瓦上，布成，切防己著纸上讫，从头依次反，周而复始，令色槁燥，复渍向余苦酒中更出，著瓦上熬之，如此尽苦酒止，勿令火猛，徐徐熬，令极燥，各捣下筛毕，都合捣千杵。以余二升苦酒渍豉一宿，明旦以瓦盆盛之，以一盆覆之，蒸五升土下，须土气通流，熟出之，于盆中研豉，以新布绞取其浓汁，如枣膏法，以和药捣三千杵，顿为丸②，皆如水中鸡头子大，分著数囊中，悬令阴干取燥，乃更盛著，亟以蜡密封其际，勿令见风尘。此药以三丸为一剂，平旦以井华水服一剂，昼服一剂，暮服一剂，皆以水服之。初服宁少食，当铺食水飧③。欲服药，若食饮消，腹中调和者，日可一服。若已瘥者，二三日可一服，消息以意。若病重药力未行者，但益服之，日可四五剂。或时下不止者，当复更增，令腹中有药力，饮食消，是其效也。新服药未安调，当水飧助药力。心中了然，然后可作羹臛，但当冷食之耳。若有时不喜冷食者，正是药力尽耳，复益服药至一宿许，则复欲进冷也。若欲不复药者，但稍温食，药力自尽矣。服药不必须强多饮水也，自随体调耳。久下虚，服之如法，禁热食生鱼猪肉蒜生菜酒。缘酒发药力，令病者烦热也。又禁辛物及诸肥

---

① 水中陟厘　药名。按《周礼·醢人》注，系水中苔类植物。性味甘温，能温中消谷，强胃气，止泻痢，主治心腹寒证，心闷，消渴，丹毒等。

② 为丸　“为”字原脱，据元本、道藏本、四库本补。

③ 铺食水飧(sūn　孙)　晚饭吃水泡饭。按“铺食”，晚饭。《说文解字·食部》：“铺，日加申时食也。”“飧”，水泡饭。《玉篇·食部》：“飧，水和饭也。”

腻难消物，皆勿食也。若有风病，加防风一两；人虚羸，可加石斛一两；若宿有下痢，肠胃损弱者，可加太一余粮二两半，取石中黄软香者；若妇人产后疾，加石硫黄二两；小便黄赤不利，加蒲黄一两。依方消息之，无不得效也。胡洽云：旧有五石，赤石脂白石英钟乳矾石并禹余粮各四两，常以二月合之。

下痢热，诸治不瘥方

乌梅一升　黄连一斤金色者

上二味末之，蜜和。服如梧子二十丸，日三夜二，神妙。

治积久三十年常下痢神方　赤松皮去上苍皮，切一斗为散，面粥和一升服之，日三，瘥即止，不过服一斗永瘥。三十年痢服之，百日瘥。

治热毒痢，**苦参橘皮丸**方

苦参　橘皮　独活　阿胶　蓝青①　黄连　鬼臼一作鬼箭羽　黄檗　甘草

上九味等分末之，以蜜烊胶和，并手丸之如梧子，干之。饮服十丸，日三，稍加之。

卒下注痢②者大良。

治诸热毒下黄汁，赤如烂血，滞如鱼脑，腹痛壮热方

黄檗　黄芩　升麻　石榴皮各六分　白头翁　寄生　当归　牡蛎　犀角　甘草各一两　黄连二两　艾叶二分

上十二味㕮咀，以水六升煮取二升，分三服。

龙骨丸　主下血痢腹痛方。

龙骨　当归　龙胆　附子　干姜　黄连　羚羊角各三十铢　赤石脂　矾石各一两半　犀角　甘草　熟艾各十八铢

上十二味末之，蜜和。先食服如小豆十五丸，日三，加至二十丸。

---

① 蓝青　药名，即蓝靛，为十字花科植物菘蓝等汁所制的染料，亦即制造青黛时的沉淀物。

② 注痢　即久痢。《肘后备急方》卷二：“若注痢不止，而转筋入腹欲死。”

又方　牛角䚡　当归　龙骨　干姜　熟艾各三两　附子　黄檗　赤石脂　芎䓖　阿胶　厚朴　甘草　橘皮　芍药　石榴皮各二两　大枣二十枚　黄连五合　升麻一两半　蜀椒一两

上十九味㕮咀，以水一斗三升煮取四升，去滓，纳牛角䚡末阿胶消，以绵绞去滓，分七服，日四夜三。《千金翼》无橘皮。

治血痢方

蒲黄三合　干地黄　桑耳　甘草　芒消　茯苓　人参　柏叶　阿胶　艾叶各二两　赤石脂五分　禹余粮　黄连各一两　生姜二两

上十四味㕮咀，以水一斗煮取四升，分温五服，神效。

治下杂血方

干蓝①　犀角　地榆各二两　蜜二合

上四味㕮咀，以水五升煮取一升半，去滓，下蜜煎取五合，分三服。此治热毒蛊，妙。

治热毒下黑血，五内②绞切痛，日夜百行，气绝欲死方

黄连一升　龙骨　白术各二两　阿胶　干姜　当归　赤石脂各三两　附子一两

上八味㕮咀，以水一斗煮取五升，分五服。余以贞观③三年七月十二日忽得此热毒痢，至十五日，命将欲绝，处此方药，入口即定。

治下血，日夜七八十行方

黄连　黄檗各四两

上二味㕮咀，淳醋五升煮取一升半，分再服。

白头翁汤　治赤滞下血，连月不瘥方

白头翁　厚朴　阿胶　黄连　秦皮　附子　黄檗　茯苓　芍药各二两　干姜　当归　赤石脂　甘草　龙骨各三两　大枣三十枚

---

① 干蓝　药名，即大青叶，为蓼科植物蓼蓝的叶或全草。

② 五内　又称“五中”，即“五脏”。

③ 贞观　“贞”原作“正”，据四库本改。按“正”为避讳字，避宋仁宗赵祯之讳。“贞观”为唐太宗李世民年号（公元627—649年）。

粳米一升

上十六味㕮咀，以水一斗二升先煮米令熟，出米纳药，煮取三升，分四服。

治下赤连年方

地榆　鼠尾草各一两

上二味㕮咀，以水二升煮取一升，分二服。如不止，取屋尘水渍去滓，一升分二服。《古今录验》方云：服屋尘汁一小杯。

又方　鼠尾草　蔷薇根　秦皮如无，用槲皮代之

上三味等分，㕮咀，以水淹煎，去滓，铜器重釜煎成，丸如梧子。服五六丸，日三，稍增，瘥止，亦可浓汁服半升。

治大热毒纯血痢，不可瘥者方　黄连六两㕮咀，以水七升煮取二升半，夜露著星月下，旦起空腹顿服之，卧将息即止。不瘥，加黄芩二两更作服之。仍不瘥者，以痟痢法治之。

治下久赤白连年不止，及霍乱，脾胃冷实不消，**温脾汤**方

大黄四两　人参　甘草　干姜各二两　附子一枚，大者

上五味㕮咀，以水八升煮取二升半，分三服。临熟下大黄，与后温脾汤小异。须大转泻者，当用此方，神效。

治热痢水谷方

黄连　阿胶各二两　乌梅四十枚　黄檗一两　栀子三十枚

上五味㕮咀，以水五升煮取二升半，分三服。亦治䘌[①]，神良。

治下痢绞痛，肠滑不可瘥方

黄连六两　阿胶　鼠尾草　当归　干姜各三两

上五味㕮咀，若大冷白多，以清酒一斗煮取三升，分三服。若热及不痛者，去干姜当归，以水煮之。

黄连汤　治赤白痢方。

黄连　黄檗　干姜　石榴皮　阿胶各三两　当归二两　甘草一两

上七味㕮咀，以水七升煮取三升，分三服。

---

① 䘌（ní　泥）　虫食病。《广韵·职韵》："䘌，虫食病……"

茯苓汤 治因下空竭欲死①，滞下脓血，日数十行，羸笃垂死，老少并宜服方。

茯苓 黄檗 黄连 龙骨 人参 干姜 黄芩 桂心 芍药 当归 栀子仁 甘草各半两 赤石脂一两 大枣十二枚

上十四味㕮咀，以水五升煮取二升，分再服，不瘥，满三剂。此方主风虚冷痢，最佳。

女萎丸 治热病时气下，赤白痢，遂成䘌方。

女萎三分 乌头 桂心各四分 黄连 云实②各二分 藜芦三分 代赭一分

上七味末之，蜜和为丸，如梧子大，服二丸。大下痢，宿勿食，清旦以冷水服之，勿饮食，至日中过后乃饮食。若得药力，明旦更服如前，亦可长服。虚羸，昼夜百行脓血亦瘥。亦名云实丸。

治赤白下痢，大孔虫生，悉皆瘥，此名**圣汤**方

鼠尾草二两 豉一升 生姜 栀子仁各六两 桃皮一握

上五味㕮咀，以水七升煮取二升半，分三服。一本单用桃皮，以酒煮服之。

治赤白滞下方

成煎猪膏三合，清酒五合

上二味缓火煎十沸，适寒温顿服之，取瘥止。

又方 酒四升煮钱四十文，取二升，分三服。

又方 乱发鸡子大烧末，水服，不过三服。

治冷热不调，或水或脓，或五色血者方 醋石榴五枚合壳子捣，绞取二升汁，服五合，瘥止。

泄痢，食不消，不作肌肤 灸脾俞，随年壮。

泄注五痢，便脓血，重下腹痛 灸小肠俞百壮。

---

① 治因下空竭欲死 孙本、元本、道藏本、四库本“因”并作“困”。

② 云实 药名，为豆科植物云实的种子。性味辛温，能清热除湿，杀虫，主治痢疾，疟疾，消渴，小儿疳积等。

泄痢久下，失气劳冷　灸下腰百壮，三报，穴在八魁①正中央脊骨上，灸多益善也，三宗骨②是，忌针。

泄痢不禁，小腹绞痛　灸丹田百壮，三报，穴在脐下二寸，针入五分。

泄痢不嗜食，食不消　灸长谷五十壮，三报，穴在夹脐相去五寸，一名循际。

泄痢赤白漏　灸足太阴五十壮，三报。

久泄痢，百治不瘥　灸足阳明下一寸，高骨之上陷中，去大指歧三寸，随年壮。

又　屈竹量正当两胯脊上点讫，下量一寸，点两旁各一寸，复下量一寸，当脊上合三处，一灸三十壮，灸百壮以上，一切痢皆断。亦治湿䘌冷，脊上当胯点处，不灸。

又　灸脐中，稍稍二三百壮。

又　灸关元三百壮，十日灸，并治冷痢腹痛，在脐下三寸也。

赤白下　灸穷骨，惟多为佳。

冷痢第八论一首　方三十二首

论曰：旧治痢于贵胜，用建脾丸多效。今治积久冷痢，先以温脾汤下讫，后以建脾丸补之，未有不效者。贫家难以克办③，亦无可将息也。

温脾汤　治积久冷热赤白痢者方。

大黄　桂心各三两　附子　干姜　人参各一两

上五味㕮咀，以水七升煮取二升半，分三服。与前温脾汤小异。

---

① 八魁　经穴名，即八窌。

② 三宗骨　经外奇穴下腰穴的别名。位于第二骶骨棘突与第三骶骨棘突之间处。《针灸集成》："下腰一穴，在八㾬正中央脊骨上，名三宗骨。"

③ 克办　能办。按"克"，能。《诗经·大雅·荡》："靡不有初，鲜克有终。"郑玄注："克，能也。"

建脾丸 治虚劳羸瘦,身体重,脾胃冷,饮食不消,雷鸣腹胀,泄痢不止方。

钟乳粉三两 赤石脂 好曲 大麦蘖 当归 黄连 人参 细辛 龙骨 干姜 茯苓 石斛 桂心各二两 附子一两 蜀椒六两

上十五味末之,白蜜丸如梧子,酒服十丸,日三,加至三十丸,弱者饮服。此方通治男女。《集验》无细辛龙骨。

增损建脾丸 治丈夫虚劳,五脏六腑伤败受冷,初作滞下,久变五色,赤黑如烂肠,极臭秽者方。

钟乳粉 赤石脂各三两 礜石一方用矾石 干姜 苁蓉 桂心 石斛 五味子 泽泻 远志 寄生 柏子仁 人参 白头翁 天雄 当归 石榴皮 牡蛎 龙骨 甘草各二两

上二十味末之,蜜丸。酒服二十丸,日三,加至四十丸。此二方止痢神验。

驻车丸 治大冷洞痢肠滑,下赤白如鱼脑,日夜无节度,腹痛不可堪忍者方。

黄连六两 干姜二两 当归 阿胶各三两

上四味末之,以大醋八合烊胶和之,并手丸如大豆许,干之。大人饮服二十丸,小儿百日以还三丸,期年①者五丸,余以意加减,日三服。

大桃花汤 治冷白滞痢腹痛方。

赤石脂 干姜 当归 龙骨 牡蛎各三两 附子二两 白术一升 甘草 芍药各一两 人参一两半

上十味㕮咀,以水一斗二升煮术,取九升,纳诸药,煮取二升,分三服。脓者加厚朴三两,呕者加橘皮三两。

又方 龙骨六两 厚朴 当归各二两 赤石脂五两

上四味㕮咀,以水七升煮取二升半、分三服。热加白头翁二两半,牡蛎三两。

---

① 期年 一年,一岁。《庄子·德充符》:“不至乎期年,而寡人信之。”

桃花丸 治下冷，脐下搅痛方。

赤石脂 干姜各十两

上二味蜜丸如豌豆，服十丸，日三服，加至二十丸。

仓米汤 治小腹冷气积聚，结成冷痢，日夜三四十行方。

仓粳米半升，净淘干漉 薤白一握，去青切细 羊脂一升，熬 香豉三升，以水一斗煎取五升，澄清

上四味，先以羊脂煎薤白令黄，并米纳豉汁中煎取四升，旦空腹温服一升，如行十里更进一升，得快利止。若利不止，更服如前。利后进粳米豉粥。若复作，更服一剂，永瘥。

附子汤 治暴下积日不住及久痢方。

龙骨 甘草 芍药 干姜 黄连各一两 石榴皮一具，大者 阿胶二两 附子一枚 黄芩半两 粳米三合

上十味㕮咀，以水八升煮取三升，分三服。

治卒下痢汤方

黄连五两 生姜一斤

上二味㕮咀，以水五升煮取一升，顿服，未止更合服，必定。

治久冷痢下纯白者，此由积卧冷处，经久病发，遂令脾胃俱冷，日夜五六十行，大小腹痛不可忍，凡白痢属冷，赤痢属热方 好曲末①五升微熬令香，粥清淳酒令热，和曲末一升，空腹顿服之，日三服。若至食时，捣蒜一升，令至熟，下姜椒末，调和如常食之法，惟须稠，勿加盐，以水和曲二升，作馃饼②极烂煮之，干漉，热纳蒜齑臼中相和，一顿食之，少与余食。至饥时，仍准前食曲末酒，此至瘥来，少食余食。以此法治，不过两日，无有不瘥。

治久冷，或痢不痢，但患腰腹苦冷方 上新蜀椒三升醋宿渍之，以麴三升和椒一升，紧拌煮作粥，空腹顿服之，加葱豉盐任性调和，不瘥更作，以瘥为限，不过三升椒即愈。此不但治冷，大治诸虚损冷极，有所益，久当自知耳。

---

① 好曲末 “末”原作“米”，据元本、道藏本、四库本改。

② 馃饼 面饼。

马蔺子丸 治积冷痢下白脓方。

马蔺子①一升，熟熬之 附子二两 干姜 甘草各二两半 神曲 麦蘖 阿胶各五两

黄连三两 蜀椒五合

上九味末之，蜜丸如梧子。服二十丸，日二，以知为度。酒调散服方寸匕，亦佳。

治三十年痢不止**厚朴汤**方

厚朴 干姜 阿胶各二两 黄连五两 石榴皮 艾叶各三两

上六味㕮咀，以水七升煮取二升，分再服。

四续丸 治三十年注痢，骨立痿黄，肠滑不瘥方，一名蜡煎丸。

云实五合，熬令香 龙骨三两 附子 女萎各二两 白术二两半

右五味末之，以蜡煎烊，以丸药如梧子大。服五丸，日三，不过五六服瘥。

椒艾丸 治三十年下痢，所食之物皆不消化，或青或黄，四肢沉重，起即眩倒，骨肉消尽，两足逆冷，腹中热，苦筋转，起止须扶，阴冷无子方。

蜀椒三百粒 熟艾一升 干姜三两 赤石脂二两 乌梅一百枚

上五味，椒姜艾下筛，梅著一斗米下蒸令饭熟，去核，纳姜椒末，合捣三千杵，蜜和，丸如梧子。服十丸，日三服，不瘥至二十丸，加黄连一升。

下痢丸 治数十年痢，下气消谷，令人能食，夏月长将服之不霍乱方。

法曲一升 附子 干姜 黄连 黄檗 桂心各三两 蜀椒半两 乌梅二升半 大麦蘖一升 吴茱萸四两

上十味末之，蜜和。食后服如梧子十丸，日三，加至二十丸，三食三服，亦可至四十丸。

---

① 马蔺子 药名，为鸢尾科植物马蔺的种子。性味甘平，能清热利湿，止血解毒，主治黄疸泻痢，吐血衄血，血崩白带，喉痹痈肿等。

曲蘖丸 治数十年下痢不止，消谷下气，补虚羸方。

好曲 大麦蘖各一升 附子 当归 桂心各二两 蜀椒一两 黄连 吴茱萸 乌梅肉 干姜各四两

上十味末之，蜜丸如梧子。食已服二十丸，日三服。

乌梅丸 治久痢诸药不瘥，数十年者，消谷下气补虚方。

乌梅肉四两 当归三两 桂心二两 黄连 吴茱萸 干姜各四两 蜀椒一两半

上七味末之，蜜丸如梧子。食后服十丸，日三。

治下痢肠滑，饮食及服药俱完出，**猪肝丸**方

猪肝一斤，熬令干 黄连 乌梅肉 阿胶各二两 胡粉七棋子

上五味末之，蜜丸如梧子。酒服二十丸，日三，亦可散服方寸匕。

乌梅丸 治冷痢久下方。

乌梅三百枚 干姜 黄连各十两 当归 蜀椒各四两 细辛 附子 桂心 黄檗一方用麦蘖 人参各六两

上十味末之，以苦酒渍乌梅一宿，去核，蒸五升米下，别捣如泥，盘中搅令相得，蜜和捣二千杵，食前服如梧子十丸，日三服，稍增至二十丸。

七味散 治痢下久不瘥，神验方。

黄连八分 龙骨 赤石脂 厚朴各二分 乌梅肉二分 甘草一分 阿胶三分

上治下筛，浆水服二方寸匕，日二，小儿一钱匕。

羊脂煎 大治诸久痢不瘥方。

乱发灰汁洗去垢腻，烧末 黄连末，各一升 乌梅肉二两 醋七合，煎取稠 白蜡两棋子 羊脂一棋子 蜜七合，煎取五合

上七味合纳铜器中，汤上煎之，搅可丸，饮服如梧子大三十丸，日三。棋子大小如方寸匕。

又方 黍米二升 蜡 羊脂 阿胶各二两

上四味合煮作粥，一服令尽，即瘥。

治大下后腹中空竭，胸中虚满，不下食方

芍药　甘草　半夏各一两　厚朴　当归各三两　生姜五两　桂心三两

上七味㕮咀，以水八升煮取三升，分三服，服二剂最佳。

治下痢，心胸满不快，腹中雷鸣，或呕吐方

黄连五两　橘皮　甘草各二两　龙骨三两　大枣十五枚　人参一两　生姜　半夏各三两

上八味㕮咀，以水一斗先煮水一大沸，乃纳药煮取三升，分四服，并妊身良。

断痢汤　治胸心下伏水方。

半夏一升　生姜五两　茯苓　甘草　龙骨各二两　附子一两　人参　黄连各三两　大枣十二枚

上九味㕮咀，以水八升煮取三升，分三服。

治下后烦气暴上，**香苏汤**方

香豉五两　生苏①一把，冬用苏子三两

上二味以水五升煮取二升，顿服之。

治卒大下痢热，唇干燥，呕逆引饮，**泻心汤**方

人参　甘草　黄芩　橘皮　栝楼根各一两　黄连二两　半夏三两　干姜一两半

上八味㕮咀，以水六升煮取二升，分三服。胡洽云：治老小利，水谷不化，腹中雷鸣，心下痞满，干呕不安，无橘皮栝楼。若寒，加附子一枚；渴，加栝楼一两；呕，加橘皮一两，痛，加当归一两。仲景用大枣十二枚。

治夏月暴冷，忽则壮热泄痢，引饮热汤，下断变通身浮肿，成冷下结，脉沉细小数方

泽漆一两半　吴茱萸　茯苓　白术　桔梗　当归　犀角　青木香　海藻　芍药　大黄各二两

上十一味㕮咀，以水九升煮取三升，分三服。下后消息五六日许，可与女曲散。

女曲散　治利后虚肿水肿者，服此药小便利得止，肿亦消方。

---

① 生苏　即紫苏叶。

女曲一升　干姜　细辛　椒目　附子　桂心各一两

右六味治下筛，酒服方寸匕，不知，加至二三匕，日三，产后虚满者大良。

治卒暴冷下，下部疼闷方　烧砖令热，大醋沃之，三重布覆坐上即瘥。

疳湿痢第九月蚀疮附①　论二首　方十首

论曰：凡疳湿②之病，皆由暑月多食肥浓油腻，取冷眠睡之所得也，《礼》云：君子盛暑之月，薄滋味，无食肥浓煮饼。此时以不利人也，养生者宜深戒之，不尔，多患疳湿耳。

凡所患处，或着口龈咽喉下部疳与月蚀，并不痛，令人不觉。其治用五月五日虾蟆角蒿③救月木④，寒食泔淀⑤，但得一事单用之，烧作灰，和腊月猪脂敷之，逐手便瘥，极须慎口味耳。

凡疳在，慎盐酱醋酥油枣等，一切皆忌，惟白饭豉苜蓿苦苣芜菁不在禁限。

凡吹药入下部，没中指许深即止。

治疳湿下黑，医不能治，垂死者方

---

① 月蚀疮附　原无，据本书目录补。

② 疳湿　元本、道藏本、四库本"湿"下并有"痢"字。

③ 角蒿　药名，为紫葳科植物角蒿的全草。性味辛苦平，有小毒，主治口疮，齿龈溃烂，风湿痹痛等。

④ 救月木　疑即"救月杖"《本草纲目》卷三十八引陈藏器曰："即月食时救月击物木也。"

⑤ 寒食泔淀　谓寒食日的淘米水。按"寒食"，节令名。在农历清明前一或二日。宗懔《荆楚岁时记》："去冬节一百五日，即有疾风甚雨，谓之寒食，禁火三日，造饧大麦粥。""泔淀"，淘洗粟米所得的泔水。《本草拾遗》："泔主霍乱，新研米清水和滤取汁服，亦主转筋入腹。酸泔，洗皮肤疮疥，服主五野鸡病及消渴。下淀酸者，杀虫及恶疮。和臭樗皮煎服主疳痢。"

髑髅灰①　熏黄　朱砂　青黛　石盐　丁香　麝香　矾石　栀子　莨菪子　铁衣　干姜　故靴底灰　干虾蟆五月五日者　细辛　土瓜根　芥子　蜀椒　葶苈　菖蒲各等分

上二十味治下筛，以竹筒吹杏仁大著大孔②中，所有患疳疮上悉敷之。其丁香麝香别研，著药中合之。一方有寒食泔淀救月木楸叶，为二十三味，若病大者，用灌方如下：

麝香　丁香　甘草　犀角各三分

上四味治下筛，合和，以盐三合、蜀椒三合、豉二合，以水二升煮取一升，去滓，纳四味散合和，分作二分，灌大孔，旦一灌，酉一灌之。凡久下一月不瘥成疳候，大孔必宽者是，以此主之。凡下血者是蛊也，以八物茜根汤主之，在蛊方中。

治疳湿久下痢赤白，百疗不瘥者方

兔头骨　蛇头　菥蓂子　故绯并灰　葶苈子　狸骨一作狐骨　蜣螂　百草五月五日收　倒挂草　床中桃木　青黛　晚蚕蛾　青矾　丁香　蝎虫屎　麝香　苦参　黄檗　干姜　角蒿　朱砂　印成盐　救月木　桂心　铁衣　芒消　虾蟆　黄檗　荏子各等分

上二十九味治下筛，以筒子纳下部吹著，日一二度，神方。

治疳湿不能食，身重心热脚冷，百节疼痛方

黄芩　芍药　苦参　甘草　当归　蜀椒　甘松一作甘淀　青黛　熏黄　豉各二两　葱白一握　东引桃根一握　盐一合　麝香半两　猪胆二枚

上十五味㕮咀，以水一斗八升煮取四升，分为二分，一度灌一分，汤如人体，然后著麝香猪胆一枚，即灌，灌了作葱豉粥食之，后日更将一分如前灌之。七日忌生冷毒物等，但是油腻酱乳醋，三十日忌之，大佳。

治疳蚀人诸处，但是赤血痢久不瘥，立著即瘥，秘之方

---

① 髑（dū　都）髅（lóu　楼）灰　死人的头骨灰。按“髑髅”，头骨，一般指死人的头骨。《说文解字·骨部》：“髑，髑髅顶也。”

② 大孔　肛门。

五月五日虾蟆一枚，作灰末　金银土埚　人屎灰各五两，一作发灰　麝香一分　银末小豆许

上五味治下筛，敷疮上，即瘥。三七日忌如前，痢者吹下部。

治疳痢不止方

苦参　甘草　熏黄各二两　豉一升半　葱白五茎　蜀椒三十粒

上六味，以苦参等三物各捣下筛，以水五升煮葱白豉椒，取三升，以三指撮苦参末等各一撮纳内汁中，冷暖如人体，先饮少许豉汁，食一口饭，乃侧卧，徐徐灌之讫，多时卧，不出为佳。大急，乃出之于净地，当有疳湿虫如白马尾状，头黑，是其效也。其重者，肛大难瘥，当取桃枝绵裹头，用前件汁，适寒温烙之，近脊烙之，一上三十度烙乃瘥，神验。

又方崔氏云：晋代之地多五疳，蚀人五脏，通见脊骨，下脓血，手足烦疼，四肢无力，夜卧烦躁不安，面失血色，肩胛疼，面及手足有浮气，或下血乃死，治之方。

雄黄　青葙各二两　苦参三两　矾石　雌黄　铁衣　藜芦各一两　麝香二分，别研

上八味治下筛，以竹管纳大孔中酸枣许，吹纳下部中，日一，不过三，小儿以大豆许。此方极救死。

又方　大麻子　胡麻各一升半

上二味并熬令黄，以三升瓦瓶泥表上，厚一寸，待泥干，纳大麻等令满，以四五枚苇管插口中，密泥之，掘地作灶。倒立灶口，底著瓦器承之，密填灶孔中，地平聚炭瓶四面，著墼①垒之，日没放火烧之，至明旦开取，适寒温，灌疳湿者下部中一合，寻觉咽中有药气者为佳。亦不得过多，多则伤人，隔日一灌之，重者再三灌之，旦起灌至日夕，极觉体中乏力，勿怪也。非但治疳湿，凡百异同疮疥癣，并洗涂之。

论曰：凡日月蚀时，忌食饮。腹中生䘌虫，及房室生子不具足，

---

① 墼（jí　击）　砖坯、土砖。杨慎《丹铅续录拾遗·周约筑墼》："《字林》：砖未烧曰墼。《埤苍》：形土为方曰墼。今之土砖也，以木为模，实其中。"

必患月蚀疮。亦不得与儿乳,日月生后乃不忌。令人口臭,齿龈宣露,常有血出,舌上生疮者,皆由犯此所致耳。日月蚀时须救,不救,出行逢暴雨,其救月杖须收取,治䘌之神药,预备患此者施之救疗。

治月蚀恶疮瘜肉方

硫黄　蕳茹　斑猫各等分

上三味治下筛,敷疮上。干者以猪脂和敷之,日三夜一。

又方　吴茱萸根　蔷薇根　地榆根各三两

上三味治下筛,以盐汤洗疮,敷之,日三。

小儿痢第十　方三十七首

温中汤　治小儿夏月积冷,洗浴过度,及乳母亦将冷洗浴,以冷乳饮儿,儿壮热,忽值暴雨,凉加之,儿下如水,胃虚弱,则面青肉冷,眼陷干呕者,宜先与此,调其胃气,下即止方。

干姜　厚朴各一分　当归　桂心　甘草各三分　人参　茯苓　白术　桔梗各二分

上九味㕮咀,以水二升煮取九合,六十日至百日儿一服二合半,余皆随儿大小。

温中大黄汤　治小儿暴冷水谷下,或乳冷,下青结不消,或冷实吐下,干呕烦闷,及冷滞赤白,下者良。若已服诸利汤去实,胃中虚冷,下如水,干呕眼陷,烦扰,不宜利者,可除大黄;若中乳①,乳母洗浴,水气未消饮儿,为霍乱者,但用大黄也。小儿诸霍乱宜利者,便用大黄;不须利宜温和者,则除之方。

干姜　桂心　厚朴　甘草各一分　当归　人参　茯苓　白术各二分　大黄六分　桔梗三分

上十味㕮咀,以水二升半煮取八合,凡儿三十日至六十日,一服二合,七十日至一百日一服二合半,二百日以来一服三合。

---

① 中乳　即伤乳。按“中”,伤害。《后汉书·王充传》李贤注:“中,伤也。”

黄檗汤 治小儿夏月伤暴寒，寒折大热，热入胃，下赤白滞如鱼脑，壮热头痛，身热手足烦，此太阳之气外伤寒，使热气便入胃也，服此方良。若误以利药下之或以温脾汤下之，则热剧①，以利药下之，便数去赤汁如烂肉者；或下之不瘥，后以涩热药断之，下既不止，倍增壮热者，服之即效；或是温病热盛，复遇暴寒折之，热入腹中，下血如鱼脑者，服之良方。

黄檗　黄连　白头翁一作白蔹　升麻　当归　牡蛎　石榴皮　黄芩　寄生　甘草各二分　犀角　艾叶各一分

上十二味㕮咀，以水三升煮取一升二合，百日儿至二百日，一服三合，二百余日至期岁，一服三合半②。

治中结阳丸 断冷滞下赤白青色如鱼脑，脱肛出，积日腹痛，经时不断者方。

赤石脂五分　吴茱萸三分　干姜　附子　当归　厚朴　白术　木兰皮　白头翁　黄连　黄檗　石榴皮各一分

上十二味末之，蜜丸如大豆。三岁儿服五丸，三岁以上服十丸，十岁以上二十丸，暴下者服少许便瘥，积下者尽一剂，更合之。

治少小热痢不止，**栀子丸**方

栀子七枚　黄檗三分　黄连五分　矾石四分　大枣四枚，炙令黑

上五味末之，蜜丸如小豆大。服五丸，日三夜二服，不知，稍加至十丸。

治少小泄清痢③，**藜芦丸**方

藜芦二分　黄连二分　附子一分

右三味末之，蜜丸如麻子大。以粥饮服二丸，立验。

治少小泄注，**四物粱米汤**方

粱米　稻米　黍米各三升　蜡如弹丸大

---

① 热剧　“剧”原作“痢”，据元本、明本、道藏本、四库本改。

② 三合半　“三”原作“二”，据道藏本、四库本改。

③ 清痢　冷痢。按“清”，寒凉，冷。《素问·五脏生成》王冰注：“清，亦冷也。”

右四味，以水五升东向灶煮粱米三沸，去滓，复以汁煮稻米三沸，去滓，复以汁煮黍米三沸，去滓，以蜡纳汁中和之，蜡消取以饮之。数试有效。

治少小壮热，渴引饮，下痢，**龙骨汤**方

龙骨　甘草　大黄　赤石脂　石膏　桂心　寒水石　栝楼根各二两

上八味治下筛，以酒水各五合煮散二合二沸，去滓，量儿大小服之。

治少小下痢，若热不食，伤饱不乳，**大黄汤**方

大黄　甘草　麦门冬各一两

上三味㕮咀，以水二升煮取一升，二三岁儿分三四服。

生金牛黄汤　主小儿积下不止，因发痫方。

生金二铢，一方用六铢，无生金用熟金亦得，法应作屑，今方用成器者　牛黄三铢　干姜一分　细辛半分　人参一分　麻黄二分　黄连一分　甘草一分

上八味㕮咀，以水一升六合煮取八合，去滓，临服，研牛黄以煮汤中。嫌儿热者，用生姜代干姜。今世乏生金，但用成器金亦善，二三两皆得用也。

泽漆茱萸汤　治小儿夏月暴寒，寒入胃则暴下如水，四肢被寒所折，则壮热经日，热不除经月许日，变通身虚满腹痛，其脉微细，服此汤一剂，得数后渐安神方。

泽漆　海藻　青木香各二分　吴茱萸三分　茯苓　白术　桔梗　芍药　当归各五分　大黄一分

上十味㕮咀，以水四升煮取一升半，二百日至一岁儿一服二合半，一岁以上至二岁一服四合。

治少小久痢淋沥，水谷不调，形羸不堪大汤药者，宜此**枳实散**方　枳实二两治下筛，三岁以上饮服方寸匕，若儿小以意服，日三。

治少小洞注下痢方　蒺藜子二升捣汁，温服，以瘥为度。

又方　木瓜取汁饮之。

又方　炒仓米，末，饮服之。

又方　酸石榴烧灰，末，服半钱匕，日三服。

又方　狗头骨灰，水和服之。

又方　羊骨灰　鹿骨灰

上二味并水和服之，随得一事，即用之。

又方　炒豉令焦，水淋汁服之，神验，冷则酒淋服。

又方　五月五日百草末，吹下部。

治小儿赤白滞下方

薤白一把　豉一升

上二味以水三升煮取二升，分三服。

又方　柏叶一升　麻子末一升

上二味以水五升煮取三沸，百日儿每服三合。

又方　捣石榴汁，服之。

又方　乱发灰　鹿角灰等分

上二味三岁儿以水和服三钱匕，日三。

又方　牛角䚡灰，水和服三方寸匕。

又方　烧蜂房灰，水和服之。

治小儿赤白痢方

白蘘荷根汁　生地黄汁各五合

上二味微火上煎一沸，服之。

又方　单服生地黄汁一合。

又方　五月五日虾蟆灰，饮服半钱匕。

治小儿热痢方　煮木瓜叶，饮之。

治小儿冷痢方　蓼菜①捣汁，量大小饮之。一作芥菜。

又方　捣蒜，薄两足下。

治小儿暴痢方　小鲫鱼一头烧末，服之。亦治大人。

---

① 蓼菜　药名，即水蓼，为蓼科植物水蓼的全草。性味辛平，能化湿行滞，祛风消肿，主治痧秽腹痛，吐泻转筋等。《本草纲目》："古人种蓼为蔬。故名。"

又方　烧鲤鱼骨,末,服之。一方作龙骨。

又方　赤小豆末,酒和涂足下,日三。油和亦得。

治小儿蛊毒痢方　蓝青汁一升二合,分为四服。

治小儿渴痢方　单捣冬瓜汁,饮之。

（苏　礼）

备急千金要方校释卷第十六胃腑

朝奉郎守太常少卿充秘阁校理判登闻检院上
护军赐绯鱼袋臣林亿等校正

胃腑脉论第一

论曰：胃腑者，主脾也。口唇者，是其候也，脾合气于胃。胃者，水谷之腑也，号仓库守内啬吏，重二斤十四两，迂曲屈伸长二尺六寸，大一尺五寸，径五寸，受水谷三斗五升，其中当留谷二斗，水一斗五升。广胲①大颈张胸，五谷乃容而满。上焦泄气，出其精微，剽悍滑疾；下焦下溉，泄诸小肠，此肠胃所受水谷之数也。平人则不然，胃满则肠虚，肠满则胃虚。更满更虚，气得上下，五脏安定，血脉和利，精神乃居。故神者，水谷精气也。五脏不足，调于胃。故肠胃之中，当留谷二斗四升、水一斗一升。故人一日再至后《甲乙》作圊，后二升半，一日中五升，七日，五七三斗五升，而留水谷尽。故平人不饮不食，七日而死者，水谷精气津液皆尽，故七日而死矣。

---

① 胲（gǎi　改）　脸颊。《汉书·东方朔传》："臿齿牙，树颊胲，吐唇吻，擢项颐。"颜师古注："颊肉曰胲。"

右手关上阳绝者，无胃脉也，苦吞酸，头痛，胃中有冷，刺足太阴，治阴，在足大指本节后一寸①。右手关上阳实者，胃实也，苦肠中伏伏一作愊愊，不思食，得食不能消，刺足阳明，治阳，在足上动脉②。

脉浮而芤，浮则为阳，芤则为阴，浮芤相搏，胃气生热，其阳则绝。

趺阳脉浮大者，此胃家微虚烦，圊必日再行，动作头痛重，热气朝者，属胃。

胃脉搏坚而长，其色赤，当病折髀③，其软而散者，当病食痹④髀痛⑤。病先发于胃，胀满，五日之肾，少腹腰脊痛，胫酸。三日之膀胱，背膂筋痛，小便闭。五日上之心脾，心痛闭塞不通，身痛体重《灵枢》云：上之心。三日不已死，冬夜半后，夏日昳。

胃病者，腹䐜胀，胃脘当心而痛，上支两胁膈咽不通，饮食不下，下取三里。

饮食不下，膈塞不通，邪在胃脘，在上脘则抑而刺之，在下脘则散而去之。

胃胀者，腹满，胃脘痛，鼻闻焦臭，妨于食，大便难。

胃疟，令人旦病也，善饥而不能食，食而支满腹大，刺足阳明太

---

① 足太阴……一寸　此下《脉经》卷二·平三关阴阳二十四气脉林亿注："即公孙穴也"。

② 足阳明……动脉　此下《脉经》卷二·平三关阴阳二十四气脉林亿注："即冲阳穴也"。

③ 折髀　股部疼痛如折断的病证。见《素问·脉要精微论》。髀为足阳明经循行之部，胃脉搏坚而长乃脏气窒塞为患，气机壅塞则经脉流行因之而滞，故病"折髀"。《类经》卷六·搏坚软散为病不同："胃脉搏坚，土乘木也，加之色赤，则阳明火盛，木火交炽，胃经必伤。阳明下行者，从气冲下髀抵伏兔，故病髀如折也。"

④ 食痹　病名。因胃气上逆所致，症见胸膈闷痛，饮食不下等。《素问·至真要大论》："食痹而吐。"王冰注："食痹，谓食已心下痛阴阴然，不可名也，不可忍也，吐出乃止。此为胃气逆而不下流也。"《太素》卷十五·五脏脉诊杨上善注："胃虚不消水谷，故食积胃中，为痹而痛。"

⑤ 髀痛　《太素》卷十五·五脏脉诊作"髌痛"。

阴横脉出血。

胃中有澼,食冷物者,痛不能食,食热则能食。脾前受病,移于胃,脾咳不已,呕吐长虫。

厥气客于胃,则梦饮食。

诊得胃脉病形何如?曰:胃脉实则胀,虚则泄。脾应肉䐃①,肉䐃坚大者胃厚,肉䐃麽②者胃薄,肉䐃小而麽者胃不坚,肉䐃不称其身者胃下,胃下者脘约,肉䐃不坚者胃缓,肉䐃无小果累标紧者胃急,肉䐃多小果累者胃结,胃结者胃上脘约不利。

扁鹊云:足太阴与阳明为表里。脾胃若病实则伤热,热则引水浆常渴;虚则伤寒,寒则苦饥常痛。发于风水,其根在胃,先从四肢起,腹满大,通身肿。方在治水篇中。

胃绝不治,五日死,何以知之?舌肿,溺血,大便赤泄。

足阳明之脉,起于鼻,交頞③中,旁约太阳之脉,下循鼻外,入上齿中,还出夹口,环唇,下交承浆,却循颐后下廉,出大迎,循颊车,上耳前,过客主人④,循发际至额颅。其支者从大迎前下人迎,循喉咙,入缺盆,下膈,属胃络脾。其直者从缺盆下乳内廉,下夹脐,入气街⑤中。其支者起胃下口,循腹里,下至气街中而合,以下髀关⑥,抵伏兔⑦,下膝入髌中,下循胻外廉,下足跗,入中指内间。

---

① 肉䐃(jùn 俊) 肌肉隆起部。《素问·玉机真脏论》:"身热,脱肉破䐃,真脏见,十月之内死。"王冰注:"䐃,谓肘膝后肉如块者。"

② 麽(mó 膜) 细。《字鉴·果韵》:"麽,《说文》:细也。"

③ 頞(è 厄) 鼻梁。《说文解字·页部》:"頞,鼻茎也。"

④ 客主人 经穴名。即上关。《甲乙经》卷三·耳前后凡二十穴:"上关,一名客主人。"

⑤ 气街 经穴名,即气冲。《素问·气府论》:"足阳明脉气所发者六十八穴……气街,动脉各一。"王冰注:"气街,穴名也。在归来下鼠鼷上同身寸之一寸。"《铜人腧穴针灸图经》作气冲。

⑥ 髀关 经穴名。位于膝上,伏兔后交分中,在缝匠肌与阔筋膜张肌之间。

⑦ 伏兔 经穴名。位于膝上六寸起肉间,即股直肌的肌腹中,形似一兔伏卧,故名。

其支者下膝三寸而别，以下入中指外间。其支者，别跗上[1]入大指间，出其端。是动则病凄凄振寒，善伸数欠，颜黑，病至恶人与火，闻木音则惕然而惊，心动，欲独闭户牖而处，甚则欲上高而歌，弃衣而走，贲响腹胀，是为骭厥[2]。是主血所生病者，狂疟，温淫汗出，鼽衄，口㖞，唇紧，颈肿，喉痹，大腹水肿，膝髌肿痛，循膺乳、气街[3]、股、伏兔、骭外廉、足跗上皆痛，中指不用。气盛则身以前皆热，其有余于胃，则消谷善饥，溺色黄；气不足，则身以前皆寒栗，胃中寒则胀满，盛者则人迎大三倍于寸口，虚者则人迎反小于寸口。

胃虚实第二脉二条　方三首　灸方一首

胃实热

右手关上脉阳实者，足阳明经也，病苦头痛《脉经》作腹中坚痛而热，汗不出如温疟，唇口干善哕，乳痈，缺盆腋下肿痛，名曰胃实热也。

泻胃热汤方

栀子仁　射干　升麻　茯苓各二两　芍药四两　白术五两　生地黄汁　赤蜜各一升

上八味㕮咀，以水七升煮取一升半，去滓，下地黄汁煮两沸，次下蜜煮取三升，分三服，老小以意加减。

胃中热病　灸三里三十壮，穴在膝下三寸。

胃虚冷

右手关上脉阳虚者，足阳明经也，病苦胫寒，不得卧，恶风寒洒洒，目急，腹中痛，虚鸣《外台》作耳虚鸣，时寒时热，唇口干，面目浮肿，名曰胃虚冷也。

---

① 别跗上　“别”字原脱，据《灵枢经·经脉》补。
② 骭厥　病名。足阳明经经气逆乱之病。《类经》卷十四·十二经病：“贲响，肠胃雷鸣也。骭，足胫也。阳明之脉自膝膑下胫骨外廉，故为胫骭厥逆。”
③ 气街　“气”字原脱，据《灵枢经·经脉》补。

治少气口苦，身体无泽，**补胃汤**方

防风　柏子仁　细辛　桂心　橘皮各二两　芎䓖　吴茱萸　人参各三两　甘草一两

上九味㕮咀，以水一斗煮取三升，分为三服。

补胃虚寒，身枯绝，诸骨节皆痛，**人参散**方

人参　甘草　细辛各六两　麦门冬　桂心　当归各七分　干姜二两　远志一两　吴茱萸二分　蜀椒三分

上十味治下筛，食后温酒服方寸匕。

喉咙论第三

论曰：喉咙者，脾胃之候也，重十二两，长一尺二寸，广二寸，其层围十二重，应十二时，主通利水谷之道，往来神气。若脏热，喉则肿，塞气不通，乌翣膏主之，方在第六卷中。若腑寒，喉则耿耿如物常欲窒，痒痹涎唾。热则开之，寒即通之，不热不寒，依脏调之，其方具第六卷中。

反胃第四醋咽附①　脉三条　方十六首　灸法三首

寸紧尺涩，其人胸满，不能食而吐，吐出者②，为下之，故不能食。设言未止者，此为胃反，故尺为之微涩。

趺阳脉浮而涩，浮即为虚，涩即伤脾，脾伤即不磨，朝食暮吐，暮食朝吐，宿谷不化，名为胃反③。趺阳脉紧而涩，其病难治。

治胃虚反食，下喉便吐方。

---

① 醋咽附　原缺，据本书目录补。

② 吐出者　元本、道藏本、四库本、《脉经》卷八·平呕哕下痢脉证“出”并作“止”。

③ 胃反　病名，又称反胃，翻胃。因脾胃虚冷，命门火衰，不能运化水谷而致，症见朝食暮吐或暮食朝吐等。详参《金匮要略》卷中·呕吐哕下利病脉证治。

人参一两　泽泻　甘草　桂心各二两　橘皮　干姜各三两　茯苓四两　青竹茹五两　大黄六两

上九味㕮咀，以水八升煮取三升，一服七合，日三夜一。已利者，去大黄。

治反胃而渴方

茯苓　泽泻　半夏各四两　桂心　甘草各三两

上五味㕮咀，以水五升煮取二升，分三服。一方入生姜四两。

治胃反吐逆，不消食，吐不止方

人参　泽泻　桂心各二两　茯苓四两　橘皮　甘草　黄芪各三两　大黄一两半　生姜八两　半夏一升　麦门冬三升

上十一味㕮咀，以水一斗二升煮取三升二合，一服八合，日三夜一，羸人六合，已利去大黄。

治胃反，朝食暮吐，食讫腹中刺痛，此由久冷方

橘皮三两　甘草　厚朴　茯苓　桂心　细辛　杏仁　竹皮各二两　槟榔十枚　前胡八两　生姜五两　人参一两

上十二味㕮咀，以水一斗三升煮取三升，分三服。一方有甘皮二两。

又方　橘皮三两　白术　人参各二两　蜀椒一百二十粒　桂心一两　薤白一握

上六味㕮咀，以水二升渍一宿，纳羊肚中缝合，以三升水煮，水尽出之，决破去滓，分三服。

治反胃大验方

前胡　生姜各四两　阿胶一两　大麻仁五合　橘皮三两　吴茱萸四合　桂心三寸　甘草五寸　大枣十枚

上九味㕮咀，以水三升、酒二升煮取一升七合，分二服。

华佗治胃反，胃反为病，朝食暮吐，心下坚如杯升，往来寒热，吐逆不下食，此为关上寒澼所作，将成肺痿，治之方

真珠　雄黄　丹砂各三两　朴消五两　干姜十累

上五味末之，蜜丸，先食服如梧子三丸。若小烦者，饮水即解，然无所忌，神良无比。一方用桂心一两。

治胃反，食即吐方　捣粟米作面，水和作丸如楮子大七枚，烂

煮，纳醋中细细吞之，得下便已。面亦得用之。

治胃反，不受食，食已即呕吐，**大半夏汤**方

半夏三升　人参二两　白蜜一升　白术一升　生姜三两

上五味㕮咀，以水五升和蜜扬之二三百下，煮取一升半，分三服。

治胃反，食即吐出，上气方

芦根　茆根各二两，细切

右二味，以水四升煮取二升，顿服之，得下良。

又方　烧先死鸡肶胵灰，酒服，男雄女雌。

又方　饮白马尿，即止。

又方　淘小芥子曝干为末，酒服方寸匕，日三。

反胃，食即吐出上气　灸两乳下各一寸，以瘥为度。

又　灸脐上一寸二十壮。

又　灸内踝下三指，稍斜向前有穴，三壮。《外台秘要》三指作一指。

治醋咽方

曲末一斤　地黄三斤

上二味合捣，日干，以酒服三方寸匕，日三服。

治噫酢咽方

吴茱萸半斤　生姜三两　人参二两　大枣十二枚

上四味㕮咀，以水六升煮取二升，先食服一升，日再。

治食后吐酸水，**治中散**方

干姜　食茱萸各二两

上二味治下筛，酒服方寸匕，日二。胃冷服之立验。

呕吐哕[①]逆第五恶心附[②]　脉一条　论一首　方二十七首　灸法十五首

夫吐家，脉来形状如新卧起，阳紧阴数，其人食已即吐。阳浮

---

① 哕　即干呕。《医林绳墨》卷四："盖哕者，有声无物之谓，乃干呕也。"

② 恶心附　原缺，据本书目录补。

而数，亦为吐。寸口脉紧而芤，紧即为寒，芤即为虚，寒虚相搏，脉为阴结而迟，其人即噎。关上数，其人则吐。趺阳脉微而涩，微即下利，涩即吐逆，谷不得入。趺阳脉浮者，胃气虚，寒气在上，忧气在下，二气并争，但出不入，其人即呕而不得食，恐怖如死，宽缓即瘥。呕而脉弱，小便复利，身有微热，见厥难治。

论曰：凡服汤呕逆不入腹者，先以甘草三两水三升煮取二升，服之得吐，但服之不吐益佳，消息定，然后服余汤，即流利更不吐也。凡呕者多食生姜，此是呕室圣药。

半夏汤 主逆气，心中烦闷，气满呕吐，气上方。

半夏一升 生姜一斤 茯苓 桂心各五两

上四味㕮咀，以水八升煮取二升半，分三服。若少气，加甘草二两。一名小茯苓汤。

前胡汤 主寒热呕逆少气，心下结聚，彭亨满，不得食，寒热消渴，补不足方。

前胡 生姜各二两 甘草 朴消各二两 大黄别浸，各二两 茯苓 麦门冬 当归 半夏 芍药 滑石 石膏 栝楼根 黄芩 附子 人参各一两

上十六味㕮咀，以水一斗二升煮取六升，分四服。

治呕吐，四肢痹冷，上气腹热，三焦不调方

前胡 芎䓖 甘草 当归 石膏 人参 桂心 橘皮各二两 芍药三两 半夏四两 生姜五两 大枣三十枚

上十二味㕮咀，以水一斗三升下黄芩三两合煮，取三升，分三服。一方不用黄芩。

治呕吐不止，**小麦汤**方

小麦一升 人参 厚朴各四两 甘草一两 生姜汁三合 青竹茹二两半 茯苓三两

上七味㕮咀，以水八升煮取三升，去滓，分三服。

治呕而膈上寒，**猪苓散**方

猪苓 茯苓 白术各三两

上三味治下筛，以饮服方寸匕，日三。渴者，多饮水。

治呕逆，胃气虚，邪风热，不下食，**犀角人参饮子**方

犀角　人参各三两　薤白五两　粟米一合

上四味㕮咀，以水四升半煮取一升七合，下米煮令米熟①，分四服，相去七里久进一服。

治春夏时行伤寒，寒伤于胃，胃冷变啘方

白茅根一升　橘皮　桂心　葛根各二两

上四味㕮咀，以水六升煮取三升，分三服，数进服，尽更合。有热去桂。

治诸呕哕，心下坚痞，鬲间有水，痰眩悸者，**小半夏加茯苓汤**方出第十八卷中。

治呕哕方

人参一两　胡麻仁八合　橘皮一分　枇杷叶八两

上四味㕮咀，以水一斗煮枇杷叶，取五升，下药煮取三升，纳麻仁，稍饮之。

治气厥呕哕不得息方

豉一升　半夏八两　生姜二两　人参　前胡　桂心　甘草各一两

上七味㕮咀，以水九升煮取三升，分三服。

又方　大枣十五枚　橘皮二两　豉一升　附子一枚　生姜　甘草各一两

上六味㕮咀，以水九升煎取二升，分三服，日三。

治呕哕方　芦根切三升，以水一斗煮取四升，分四服。

治卒呕哕厥逆方　饮新汲冷水三升，佳。

治干呕哕，若手足厥冷者，**橘皮汤**方

橘皮四两　生姜半斤

上二味㕮咀，以水七升煮取三升，分三服，不止更合服之。

治伤寒后哕，干呕，不下食方

生芦根切，一升　青竹茹一升　粳米三合　生姜一两

① 熟　原作"孰"，今改。按"孰"，同"熟"。《说文解字·丮部》"孰，食饪也。"段玉裁注："后人乃分别熟为生熟，孰为谁孰矣。"

上四味㕮咀，以水五升煮取二升，分三服不止服三剂。

又方　通草　橘皮各二两　生芦根切，一升　粳米三合

上四味㕮咀，以水四升煮取一升半，分三服。

治干呕吐逆，涎沫出者方

半夏　干姜各等分

上二味㕮咀，以浆水一升半煮取七合，顿服之，日三。

治病人干呕方　取羊乳汁饮一杯。

治干呕方　酒浸马屎一宿，取汁服之。

干呕不止，粥食汤药皆吐不停　灸手间使三十壮。若四厥，脉沉绝不至者，灸之便通，此起死人法。

干呕　灸心主尺泽，亦佳。

又　灸乳下一寸三十壮。

治哕方　煮豉三升，饮汁，佳。

又方　空腹饮姜汁一升。

又方　浓煮芦根汁饮之。

哕　灸承浆七壮，炷如麦大。

又　灸脐下四指七壮。

治恶心方　苦瓠穰并子一升碎，以酒水三升煮取一升，顿服，须臾吐并下如蛤蟆衣三升。

又方　服小便百日，佳。

又方　麻子一升熬令香熟，捣，取酒三升熟研，滤取一升，饮尽，日二服，尽一石瘥。一切病自能食饮，不能酒，任性多少。

治食已吐其食方

大黄四两　甘草二两

上二味㕮咀，以水三升煮取一升半，分再服。

治食饮辄吐方　顿服生熟汤三升，即止。

吐逆，呕不得食　灸心俞百壮。

吐呕逆，不得下食，今日食，明日吐者　灸膈俞百壮。

吐变不得下食　灸胸堂百壮。

吐逆，不得食　灸巨阙五十壮。

吐逆，食不住　灸胃脘百壮，三报。

吐逆，饮食却出　灸脾募百壮，三报。章门穴也。

吐呕，宿汁吞酸　灸神光，一名胆募百壮，三报。《甲乙经》云：日月胆募也，在期门下五分。

吐逆，霍乱吐血　灸手心主五十壮。

噫哕，膈中气闭塞　灸腋下聚毛下附肋宛宛中五十壮。

哕噫呕逆　灸石关百壮。

噎塞①第六哽附②论一首　方二十八首

五噎丸　主胸中久寒，呕逆，逆气，食饮不下，结气不消方。《古今录验》云：五噎者，气噎忧噎劳噎食噎思噎。气噎者，心悸，上下不通，噫哕不彻，胸胁苦痛；忧噎者，天阴苦厥逆，心下悸动，手足逆冷；劳噎者，苦气膈，胁下支满，胸中填塞，令手足逆冷，不能自温；食噎者，食无多少，惟胸中苦塞常痛，不得喘息；思噎者，心悸动，喜忘，目视𥉂𥉂。此皆忧恚嗔怒，寒气上入胸胁所致也。

干姜　蜀椒　食茱萸　桂心　人参各五分　细辛　白术　茯苓　附子各四分　橘皮六分

右十味末之，蜜和，丸如梧子大。以酒服三丸，日三服，不知，稍加至十丸。

五噎丸　主五种之气皆令人噎方。

人参　半夏　桂心　防风一作防葵　小草③　附子　细辛　甘草各二两　紫菀　干姜　食茱萸　芍药　乌头各六分　枳实一两

上十四味末之，蜜丸。以酒服如梧子五丸，日三，不知，加至十五丸。乌头半夏相反，但去一味合之。

竹皮汤　治噎声不出方。

---

① 噎塞　病名，即噎膈。《医贯》卷五："噎膈者，饥欲得食，但噎塞迎逆于咽喉胸膈之间，在胃口之上，未曾入胃即带痰涎而出。"

② 哽附　原缺，据本书目录补。

③ 小草　药名，又名细草，为远志科植物细叶远志的茎叶。主益精，补阴气，止虚损，梦泄。

竹皮一方用竹叶　细辛各二两　甘草　生姜　通草　人参　茯苓　麻黄　桂心　五味子各一两

上十味㕮咀，以水一斗煮竹皮，减二升，去竹皮下药，煮取三升，分三服。

干姜汤　主饮食辄噎方

干姜　石膏各四两　栝楼根《集验》作桔梗　人参　桂心各二两　半夏一升　吴茱萸二升　小麦一升　甘草一两　赤小豆三十粒

上十味㕮咀，以酒五升、水一斗煮枣二十枚，去滓，合煮取三升，分三服。《集验》名半夏汤。

通气汤　主胸满气噎方。

半夏八两　生姜六两　桂心三两　大枣三十枚

上四味㕮咀，以水八升煮取三升，分五服，日三夜二服。

羚羊角汤　治气噎不通，不得食方。

羚羊角　通草　橘皮各二两　厚朴　干姜　吴茱萸各三两　乌头五枚

上七味㕮咀，以水九升煮取三升，分三服，日三。

又方　杏仁　桂心各三两

上二味末之，蜜丸如枣大。稍稍咽之，临食先含弥佳。

治卒噎方　满口著蜜食之，即下。

又方　捻取饭盆边零饭一粒食之，即下。

又方　刮舂杵头细糠含之，即下，神验。

治诸噎方　常食干粳米饭，即不噎。

又方　末火炭，蜜丸如弹子大，含，少少咽，即下。

又方　老牛涎枣核大，水中饮之，终身不复噎。

论曰：凡疗病者，皆以其类。至如治哽之法，岂宜以鸬鹚主骨哽，狸虎治鱼哽耶。至于竹篾薤白嚼筋①绵蜜等事，乃可通为诸哽用耳。

治诸哽方　取鹿筋渍之令濡，合而萦之，大如弹丸，以线系之，持筋端吞之入喉，推至哽处，徐徐引之，哽著筋出。

---

① 嚼筋　“嚼”原作“爵”，据明本、道藏本、四库本改。

又方　作竹篾刮令滑，绵裹纳咽中，令至哽处，可进退引之，哽即随出。

又方　用绵二两，以蜜煎使热的的[①]尔，从外薄哽所在处，灼瓠以熨绵上。若故未出，复煮一段绵以代前，并以皂荚屑少少吹鼻中，使得嚏，哽出。《肘后方》云：治哽百日不出者。

又方　煮薤白令半熟，小嚼之，以线系薤中央，捉线吞薤下喉至哽处，牵引，哽即出矣。

治哽咽方　以虎骨末若狸骨，服方寸匕。

又方　瞿麦末，服方寸匕。

治鱼骨哽方　鸬鹚屎服方寸匕。

又方　口称鸬鹚鸬鹚，则下。

又方　服橘皮汤。

又方　服沙糖水。

又方　烧鱼网灰，服方寸匕。《必效方》云：取鱼网覆头立下。

治骨鲠在喉，众治不出方　取饴糖丸如鸡子黄，吞之，不去更吞，渐大作丸，可至十丸止。

又方　烧虎狼屎，服之。

又方　吞猪膏如鸡子，不瘥更吞，瘥止。

治食中吞发，咽不去绕喉方　取乱发烧末，酒服一钱匕。

治吞钱方　艾蒿五两以水五升煮取一升，顿服之，即下。

又方　末火炭，酒服方寸匕，水服亦得。

又方　服蜜二升，即出。

治吞金银镮及钗方　白糖二斤一顿渐渐食之，多食益佳也。

又方　吞水银一两，再服之。

误吞镮及指彄[②]方　烧雁毛二七枚末，服之。鹅羽亦得。

---

① 的的　象声词。此喻煎蜜之声。韩偓《夜坐》诗："格是厌厌饶酒病，终须的的学渔歌。"

② 彄（kōu　抠）　环类。《西京杂纪》卷一："戚姬以百炼金为彄环，照见指骨。"

误吞钗方　曝韭令萎，蒸熟勿切，食一束即出。或生麦叶筋缕如韭法，皆可用，但力意多食自消。

误吞铜铁而哽者方　烧铜弩牙令赤，纳酒中，饮之，立愈。

误吞钉针及箭镞等方　但多食脂肥肉令饱，自裹出。

治误吞针方　取悬针磁石末，饮服方寸匕，即下。《古今录验》云：今吞针在喉中，而服磁石末入腹，若含磁石口中或吸针出耳。

胀满第七论一首　方八首　灸法十一首

论曰：病者腹满，按之不痛者为虚，按之痛者为实也。夫腹中满不减，减不惊人，此当下之。舌黄未下者，下之黄自去。腹满时减，复如故，此为寒，当得温药。腹满，口中苦干燥，腹间有水，是饮。趺阳脉微弦，法当腹满，不满者，必下部闭塞，大便难，两胠①下疼痛，此虚寒气从下向上，当以温药服之取瘥。腹满转痛，来趣②少腹，为欲自下利也。一云：腹中痛，若转气下趣少腹，为欲自利。

温胃汤　主胃气不平，时胀咳，不能食方。

附子　当归　厚朴　人参　橘皮　芍药　甘草各一两　干姜五分　蜀椒三合

上九味㕮咀，以水九升煮取三升，分三服。

大半夏汤　主胃中虚冷，腹满塞，下气方。

半夏一升　大枣二十枚　甘草　附子　当归　人参　厚朴各二两　桂心五两　生姜八两　茯苓　枳实各二两　蜀椒二百粒

上十二味㕮咀，以水一斗煮取三升，分三服。

附子粳米汤　主腹中寒气，胀满肠鸣切痛，胸胁逆满，呕吐方。

附子一枚　半夏　粳米各半升　甘草一两　大枣十枚

右五味㕮咀，以水八升煮米熟，去滓，一服一升，日三。《集验》

---

① 胠(qū　屈)　腋下。《玉篇·肉部》："胠，腋下。"

② 趣(qù　去)　趋向。《篇海类编·人事部·走部》："趣，趣向也。"

加干姜二两。

厚朴七物汤 治腹满气胀方。 仲景云:治腹满发热数十日,脉浮数,饮食如故者。

厚朴半斤 甘草 大黄各三两 大枣十枚 枳实五枚 桂心二两 生姜五两

上㕮咀,以水一斗煮取五升,去滓,纳大黄煮取四升,服八合,日三。呕逆者,加半夏五合;利者,去大黄;寒多者,加生姜至半斤。

厚朴三物汤 治腹满发热数十日,脉浮而数,饮食如故方。

厚朴半斤 大黄四两 陈枳实大者五枚

上㕮咀,以水一斗二升煮取五升,纳大黄煎取三升,去滓,服一升。腹中转动者勿服,不动者更服。一方加芒消二两。

治久寒,胸胁逆满,不能食,**吴茱萸汤**方

吴茱萸 半夏 小麦各一升 甘草 人参 桂心各一两 大枣二十枚 生姜八两

上八味㕮咀,以酒五升、水三升煮取三升,分三服。

治虚羸胸膈满,**大桂汤**方

桂心一斤 半夏一升 生姜一斤 黄芪四两

上四味㕮咀,以水一斗半煮取五升,分五服,日三夜二。

治男子卒劳内伤,汗出中风,腹胀大饥食不下,心痛,小便赤黄时白,大便不利方

大黄 葶苈 寒水石 栝楼根 苦参 黄连各等分

上六味末之,蜜丸。以豉汁和饮服如梧子二丸,日三,加至十丸。

胪胀胁腹满 灸膈俞百壮,三报。

胸满心腹积聚痞痛 灸肝俞百壮,三报。

胀满水肿 灸脾俞,随年壮,三报。

腹中气胀引脊痛,食饮多,身羸瘦,名曰食晦 先取脾俞,后取季肋。

脏腑积聚胀满,羸瘦不能饮食 灸三焦俞输,随年壮。

胀满雷鸣 灸大肠俞百壮,三报。

胀满气聚寒冷　灸胃脘百壮，三报，穴在鸠尾下三寸。

腹胀满，绕脐结痛，坚不能食　灸中守百壮，穴在脐上一寸。一名水分。

胀满瘕聚，滞下疼冷　灸气海百壮，穴在脐下一寸。忌不可针。

胀满气如水肿状，小腹坚如石　灸膀胱募百壮，穴在中极脐下四寸。

胀满肾冷，瘕聚泄利　灸天枢百壮，穴在脐旁相对，横去脐两旁各二寸。

痼冷①积热②第八寒疝　骨蒸附③论四首　方三十首　灸法一首

论曰：凡人中寒者，喜欠，其人清涕出，发热，色和者善嚏。凡瞻病者，未脉望之，口燥，清涕出，善嚏欠，此人中寒，其人下利，以里虚故也。欲嚏不能，此人腹中痛，凡寒脉沉弦，脉双弦者，寒也。弦脉状如张弓弦，按之不移。脉数弦者，当下其寒。脉双弦而迟者，心下坚。脉大而紧者，阳中有阴，可下之。右手寸口脉弦者，即胁下拘急而痛，其人濇濇恶寒。师曰：迟者为寒，涩为无血，寸口脉微，尺中紧而涩，紧即为寒，微即为虚，涩即为血不足，故知发汗而复下之。大露宿丸　主寒冷百病，方在第十七卷中。

---

① 痼冷　病证名。谓真阳不足，阴寒之邪久伏体内所致的病证，以昼夜恶寒，手足厥冷为主症。《三因极一病证方论》卷八·痼冷积热证治："痼冷者，中寒也。多因真气既微，胃气不实，复啖生冷冰雪之属，致肠胃虚寒。阴既停凝，阳不能正，大便洞泄，小便频并，鼻多清涕，呕吐涎沫，水谷不化，洒洒淅淅，皆阳虚阴盛之所为也。"

② 积热　病证名。谓邪热蕴积于肠胃，脏腑燥热的病证。《三因极一病证方论》卷八·痼冷积热证治："积热者，脏腑燥也。多因精血致衰，三焦烦壅，复饵丹石酒炙之属，致肠胃蕴毒。阳既炽盛，阴不能制，大便秘涩，小便赤淋，口苦咽干，涎稠眵泪，饮食无度，烨烨熇熇，皆阴虚阳盛之所为也。"

③ 寒疝……附　原缺，据本书目录补。

匈奴露宿丸 治寒冷积聚方。

礜石 桂心 附子 干姜各二两

上四味末之，蜜丸如梧子。一服十丸，日三服，稍加之。

露宿丸 主遇冷气心下结紧，呕逆，寒食不消，并主伤寒，晨夜触寒冷恶气方。

附子 乌头 桂心 礜石各四两

上四味末之，蜜丸。以酒服如胡豆三丸，日三，加至十丸。药耐寒冷，忌热食近火，宜冷食饮。

治痼冷风眩，寒中，手足冷，胃口寒，脐下冷，百病五劳七伤，第一令人能食，二强盛，三益气，四有子，神验方

生地黄十五斤，取汁 乌头一百五十枚 大豆三升半

上三味，以除日㕮咀乌头，以酒一斗半和地黄汁浸乌头至破日，绞去滓，纳豆药汁中，至除日出曝之，有汁更浸而曝之，至汁尽，药成。初服从二豆起，可至二十豆，酒服之。有病空腹服，无病食后服。四时合，并得二月、三月为上时。药令人能食，益气强盛有子，发白更黑，齿落更生。先病热人不可服。

治心腹痼冷，百治不瘥方

曲末三升 白术五两 干姜 桂心各三两 吴茱萸 蜀椒各二两

上六味治下筛，以米饮服方寸匕，日二，不过五剂，诸冷顿愈。无忌空腹服之。

治积年冷病方

蜀椒二两 香豉一升

上二味，捣椒为末，和豉更捣三千杵，酒服如弹丸大七丸，日一服，食前服。

治诸冷极，医所不治方 马蔺子九升净治去土，空腹服一合，日三，饮及酒下之，服讫须臾以食压之，服取瘥乃止。

赤丸 主寒气厥逆方。

茯苓 桂心各四两 细辛一两 乌头 附子各二两 射罔加大枣一枚①

① 加大枣一枚 “加”当作“如”。

上六味末之，纳真朱为色，蜜丸如麻子。空腹酒服一丸，日再，夜一服，不知，加至二丸，以知为度。一方用半夏四两，而不用桂。

治胸满有气，心腹中冷，**半夏汤**方

半夏一升　桂心四两　生姜八两

上三味㕮咀，以水七升煮取二升，一服七合，日三服。

温中下气，**生姜汤**方

生姜一斤　甘草三两　桂心四两

上三味㕮咀，以水六升煮取一升半，服五合，日三服。

甘草汤　主虚羸，惙惙气欲绝方。

甘草　生姜　五味子各二两　人参一两　吴茱萸一升

上五味㕮咀，以水四升煮茱萸令小沸，去滓纳药，煮取一升六合，分二服，服数剂佳。

茱萸消石汤　主久寒不欲饮食，数十年澼饮方。

吴茱萸八合　消石一升　生姜一斤

上三味，以酒一斗水解令得二斗，煮药取四升，服二升，病即下，去勿更服也。初下如泔，后如污泥，若如沫滓吐者，更可服之。养如乳妇法。

大建中汤　主心胁中大寒大痛，呕不能饮食，饮食下咽自知偏从一面下流，有声决决然，若腹中寒气上冲，皮起出见有头足，上下而痛，其头不可触近方。

蜀椒二合　干姜四两　人参二两　饴糖一升

上四味㕮咀，以水四升煮取二升，去滓纳糖，微火煮，令得一升半，分三服。服汤如炊三斗米久，可饮粥二升许。更服当一日食糜，温覆之。

大黄附子汤　治胁下偏痛，发热，其脉紧弦，此寒也，当以温药下之方。

大黄三两　附子三枚　细辛三两

上三味㕮咀，以水五升煮取二升，分再服。

论曰：寸口脉弦而紧，弦即卫气不行，卫气不行即恶寒；紧则不欲饮食，弦紧相搏，即为寒疝[①]。趺阳脉浮而迟，浮即为风，虚迟即为寒疝。凡瘦人绕脐痛，必有风冷，谷气不行而反下之，其气必冲。不冲者，心下则痞。

寒疝，绕脐苦痛，发即白汗出，手足厥寒，其脉沉弦，**大乌头汤**主之方

乌头十五枚，熬黑不切，以水三升煮取一升，去滓，纳白蜜二斤，煎令水气尽，得二升，强人服七合，羸人五合。一服未瘥，明日更服，日止一服，不可再也。仲景名二物乌头煎

乌头桂枝汤 主大寒疝，腹中痛，逆冷，手足不仁，若一身尽痛，灸刺诸药不能治方。

秋干乌头实中者五枚，除去角 白蜜一斤

右二味，以蜜煎乌头，减半去滓，以桂枝汤五合解之，令得一升许，初服二合，不知，更进三合，复不知，加至五合。其知者如醉状，得吐者为中病也。其桂枝汤方在伤寒中。《外台》方云：以水二升半煮桂取一升，以桂汁和蜜煎合煎之，得一升许，服。又云：《范汪方》云：以桂枝汤合前乌头煎服。

论曰：凡人患大热，皆须候脉。若大大热者，不得一准[②]方用药，皆准病用药。大热不可那者[③]当两倍三倍，大大热者乃至十倍用之，乃可制之尔。有人苦热不已，皆由服石所致，种种服饵，不能制止，惟朴消煎可以定之。武德中有贵高人师市奴，谓之金石凌[④]，非也。此方直用二消寒水石石膏可也，即不劳金。有金者，

---

① 寒疝 病名。谓因内脏虚寒，复感风寒而致的剧烈腹痛。《诸病源候论》卷二十·寒疝候："寒疝者，阴气积于内，则卫气不行，卫气不行，则寒气盛也。故令恶寒不欲食，手足厥冷，绕脐痛，自汗出，遇寒即发，故云寒疝也。"

② 准 依照，依据。《说文广义校订》："准，有准则可以依从，故以为依准字。"

③ 不可那者 谓不可奈者。按"那"，犹"奈"。《经传释词》卷六："那者，奈之转也。"

④ 凌 欺侮。《吕氏春秋·不侵》："立千乘之义，而不可凌。"高诱注："凌，侮。"

贵高人所加也。

朴消煎方

朴消一斤　芒消八两　寒水石四两　石膏二两　金二两

上五味，先纳二消于八升汤中搅之令消，以纸密封一宿，澄取清，纳铜器中，别捣寒水石石膏碎如豆粒，以绢袋盛之，纳汁中，以微火煎之，候其上有漠起，以箸投中，著箸如凌雪凝白，急下泻著盆中，待凝取出，烈日曝干。积热困闷不已者，以方寸匕白蜜一合和，冷水五合搅和令消，顿服之，日三，热定即止。

五石汤　主胃间热，热病后不除，烦闷，口中干渴方。

寒水石　消石　赤石脂　龙骨　牡蛎　甘草　黄芩　栝楼根各五分　知母　桂心　石膏各三分　大黄二分

上十二味㕮咀，以水七升煮取三升，分四服，日三夜一。诸本只有四石。

竹叶汤　主五心热，手足烦疼，口干唇燥，胸中热方。

竹叶　小麦各一升　知母　石膏各三两　黄芩　麦门冬各二两　人参一两半　生姜五两　甘草　栝楼根　半夏各一两　茯苓二两

上十二味㕮咀，以水一斗二升煮竹叶小麦，取八升，去滓，纳药煮取三升，分三服，老小五服。

半夏汤　主胸中客热，心下烦懑，气上，大小便难方。

半夏一升　生姜八两　前胡四两　茯苓五两　甘草一两　黄芩　人参各二两　杏仁　枳实各三两　白术五两

上十味㕮咀，以水九升煮取三升，分三服。胸中大热者，沉冷服之。大小便涩，加大黄三两。一方用栀子仁二两，为十一味。

承气汤　主气结胸中，热在胃脘，饮食呕逆，渴方。

前胡　枳实　桂心　大黄　寒水石　知母　甘草各一两　消石　石膏　栝楼根各二两

上十味㕮咀，以水一斗煮取三升，分三服。

治热气，手足心烦热如火方

竹叶二升　枳实三两　青葙子　白前各一两　吴茱萸　黄芩各二分

栝楼根　麦门冬各二两　生姜六两　前胡一作芍药　半夏各五两

上十一味㕮咀，以水八升煮取二升，分三服。

地黄煎　主热方。

地黄汁四升三合　茯神　知母　萎蕤各四两　栝楼根五两　竹沥三合，一方用竹叶　生姜汁　白蜜　生地骨皮切，各二升　石膏八两　生麦门冬汁，一升

上十一味㕮咀，以水一斗二升先煮诸药，取汁三升，去滓，下竹沥地黄麦门冬汁，微火煎四五沸，下蜜姜汁，微火煎取六升，初服四合，日三夜一，加至六七合。四月五月作散服之。

治积热方

枳实　黄芩　大黄　黄连各三两　芒消二两

上五味末之，蜜丸。空心酒服如梧子大三十丸，加至四十丸，日一服。

治膈上热方

苦参十两　玄参五两　麦门冬三两　车前子二两

上四味末之，以蜜丸如梧子。一服十五丸，日二服。

细丸　主客热结塞不流利方。

大黄　葶苈各三两　香豉三合　杏仁　巴豆各三分

上五味末之，蜜丸。饮服如梧子二丸，日一服，以利为度。

治骨蒸①热，羸瘦，烦闷短气，喘息鼻张，日西即发方

龙胆　黄连　栝楼根各四分　芒消二分　栀子十枚　苦参　大黄　黄芩　芍药　青葙子各二两

十味末之，蜜丸。饮服如梧子二丸，日二，以知为度。一方无苦参以下，止五味。张文仲为散，饮服方寸匕。

治骨蒸方　天灵盖如梳大，炙令黄碎，以水五升煮取二升，分三服。起死人神方。

---

① 骨蒸　病名，谓其发热如自骨髓蒸发而出，故名。多因阴虚内热而致，常见于痨瘵等病。症见日起体凉，日晚即热，常伴有盗汗，遗精，梦交，或月经失调等。详参《诸病源候论》卷四·虚劳骨蒸候。

又方　水服芒消一方寸匕，日二服，神良。

又方　取人屎灰，以酒服方寸匕，日二服。

五脏热及身体热，脉弦急者　灸第十四椎与脐相当五十壮，老小增损之。若虚寒至百壮，横三间寸灸之。

（李培振）

备急千金要方校释卷第十七肺脏

朝奉郎守太常少卿充秘阁校理判登闻检院上
护军赐绯鱼袋臣林亿等校正

肺脏脉论第一

论曰：肺主魄，魄脏者，任物之精也，为上将军，使在上行，所以肺为五脏之华盖。并精出入谓之魄，魄者，肺之藏也。鼻者肺之官，肺气通于鼻，鼻和则能知香臭矣。循环紫宫，上出于颊，候于鼻下，回肺中，荣华于发①，外主气，内主胸，与乳相当，左乳庚，右乳辛。肺重三斤三两，六叶两耳，凡八叶，有十四童子七女子守之，神名鸟鸿②，主藏魄，号为魄脏，随节应会。故云：肺藏气，气舍魄，在气为咳，在液为涕。肺气虚则鼻息不利③，少气，实则喘喝④，胸

---

① 荣华于发　“华”原作“叶”，“发”原作“鬓”，并据道藏本、四库本改。

② 鸟鸿　元本、明本、道藏本、四库本并作“鸿鸿”。

③ 虚则鼻息不利　“不”字原脱，据《灵枢经·本神》、《甲乙经》卷一·精神五脏论补。又，《灵枢经·本神》“息”作“塞”。

④ 喘喝（hè　贺）　气喘作声。按“喝”，嘘气作声。《素问·生气通天论》：“烦则喘喝，静则多言。”王冰注：“喝，谓大呵出声也。”

凭①仰息。肺气虚则梦见白物,见人斩血藉藉②,得其时则梦见兵战,肺气盛则梦恐惧哭泣。厥气客于肺,则梦飞扬,见金铁之器奇物③。

凡肺脏象金,与大肠合为腑,其经手太阴,与阳明为表里,其脉浮,相于季夏,旺于秋④。秋时万物之所终,宿叶落柯,萋萋枝条⑤,其杌然⑥独在。其脉为微浮,卫气迟,荣气数,数则在上,迟则在下,故名曰毛。阳当陷而不陷,阴当升而不升,为邪所中,二气感激,故为风寒所中。阳中邪则卷,阴中邪则紧,卷则恶寒,紧则为栗,寒栗相搏,故名曰疟。弱则发热,浮乃来出,旦中旦发,暮中暮发。脏有远近,脉有迟疾,周有度数,行有漏刻。迟在上伤毛采⑦,数在下伤下焦。中焦有恶则见,有善则匿。阳气下陷,阴气则温,阳反在下,阴反在巅,故名曰长而且留。

秋脉如浮,秋脉肺也,西方金也,万物之所以收成也,故其气来轻虚而浮,来急去散故曰浮,反此者病。何如而反,其气来毛,而中央坚两旁虚,此谓太过,病在外;其气来毛而微,此谓不及,病在中。太过则令人气逆而背痛,愠愠然⑧;不及则令人喘,呼吸少气而咳,

---

① 胸凭　胸满。按"凭",满。《广雅·释诂一》:"凭,满也。"又,《灵枢经·本神》"凭"作"盈"。

② 藉藉　梦死状。《素问·方盛衰论》:"是以肺气虚则使人梦见白物,见人斩血藉藉。"王冰注:"藉藉,梦死状也"。

③ 金铁之器奇物　《灵枢经·淫邪发梦》"之"下无"器"字。

④ 旺于秋　谓肺气盛于秋。"旺"原作"王",今改。按"王",通"旺"。《说文通训定声·壮部》:"王,假借为暀(旺)。"

⑤ 宿叶落柯,萋萋枝条　谓木叶零落,枝茎犹盛茂繁多。按"柯",草木的枝茎。《广雅·释木》:"柯,茎也。""萋萋",茂盛貌。《诗经·周南·葛覃》:"维叶萋萋。"毛传:"萋萋,茂盛貌。"

⑥ 杌(wù　误)然　"杌"原作"巩",据元本、明本、道藏本、四库本改。按"杌",摇动貌。《篇海类编·花木类·木部》:"杌,摇也。"

⑦ 伤毛采　损伤毫毛的光彩。按"采",光彩。嵇康《琴赋》:"华容灼爚,发采阳明,何其丽也。"

⑧ 愠愠然　郁结貌。《集韵·迄韵》:"愠,心所郁积也。"《素问·玉机真脏论》:"太过则令人逆气而背痛,愠愠然。"张隐菴集注:"愠愠,忧郁不舒之貌。"

上气见血,下闻病音。

肺脉来厌厌聂聂①如落榆荚,曰肺平,秋以胃气为本。肺脉来不上不下,如循鸡羽,曰肺病。《巢源》无不字。肺脉来如物之浮,如风吹毛,曰肺死。

真肺脉至,大而虚,如以毛羽中人肤,色白赤不泽,毛折乃死。秋胃微毛曰平,毛多胃少曰肺病,但毛无胃曰死,毛而有弦曰春病,弦甚曰今病。

肺藏气,气舍魄,喜乐无极则伤魄,魄伤则狂,狂者意不存人,皮革焦,毛悴色夭,死于夏。手太阴气绝则皮毛焦,太阴者,行气温皮毛者也,气弗营②则皮毛焦,皮毛焦则津液去,津液去则皮节伤,皮节伤者则爪一作皮枯毛折,毛折者则气先死③,丙笃丁死,火胜金也。

肺死脏,浮之虚,按之弱如葱叶,下无根者死。秋金肺王,其脉微涩而短曰平④。反得大而缓者,是脾之乘肺,母之归子,为虚邪,虽病易治;反得沉濡而滑者,是肾之乘肺,子之乘母,为实邪,虽病自愈;反得浮大而洪者,是心之乘肺,火之克金,为贼邪,大逆,十死不治;反得弦细而长者,是肝之乘肺,木之凌金,为微邪,虽病即瘥。肝乘肺必作虚。

右手关前寸口阴绝者,无肺脉也,苦短气咳逆,喉中塞,噫逆,刺手阳明,治阳;右手关前扣阴实者,肺实也,苦少气,胸中满膨膨,与肩相引,刺手太阴,治阴。

肺脉来泛泛轻如微风吹鸟背上毛,再至曰平,三至曰离经病,四至脱精,五至死,六至命尽,手太阴脉也。

肺脉急甚为癫疾,微急为肺寒热,怠堕,咳唾血,引腰背胸,若

---

① 厌厌聂聂　树叶微动貌。比喻脉来轻虚而浮之象。《素问·平人气象论》:"平肺脉来,厌厌聂聂,如落榆荚。"吴昆注:"厌厌聂聂,翩翻之状,浮薄而流利也。"

② 气弗营　《灵枢经·经脉》、《难经·二十四难》"营"并作"荣"。

③ 气先死　《灵枢经·经脉》、《难经·二十四难》"气"并作"毛"。

④ 其脉微涩而短曰平　《诸病源候论》·卷十五·肺病候"微"作"浮"。

鼻瘜肉①不通；缓甚为多汗，微缓为痿漏风②一作偏风，头以下汗出不可止；大甚为胫肿，微大为肺痹，引胸背起腰内③；小甚为飧泄④，微小为消瘅⑤；滑甚为息贲⑥上气，微滑为上下出血；涩甚为呕血，微涩为鼠瘘⑦，在颈肢腋之间，下不胜其上，其态⑧喜酸。肺脉搏坚而长，当病唾血；其濡而散者，当病漏一作灌汗⑨，至今不复散发。

白脉之至也，喘而浮，上虚下实，惊有积气在胸中；喘而虚，名曰肺痹寒热，得之醉而使内也。

黄帝问曰：经脉十二，而手太阴之脉独动不休何也。手太阴本在寸口中。岐伯对曰：足阳明，胃脉也，胃者五脏六腑之海，胃脉在足趺上，大指间上行三寸，骨解中是。其精气上清注于肺，肺气从太阴而行之，其行之也，以息往来，故人一呼脉再动，一吸脉亦再动，呼吸不

---

① 瘜肉　“瘜”原作“息”，今改。按“息”，通“瘜”。《说文解字·肉部》：“腥，星见食豕，令肉中生小息肉也。”段玉裁注：“息，当作瘜。《疒部》曰：瘜，寄肉也。”

② 痿漏风　《灵枢经·小针解》作“痿瘘偏风”四字。

③ 腰内　《灵枢经·小针解》作“恶日光”三字。

④ 飧泄　《灵枢经·小针解》作“泄”一字，按“飧泄”，病症名，指泄泻完谷不化。《素问·四气调神大论》：“冬为飧泄。”王冰注：“飧泄者，食不化而泄出也。”

⑤ 消瘅　病名，即消渴。因久食肥甘，积热耗阴而致，以多饮、多食、多尿为其临床特点。《素问·奇病论》：“此肥美之所发也，此人必数食甘美而多肥也，肥者令人内热，甘者令人中满，故其气上溢，转为消渴。”

⑥ 息贲　病证名。属于肺的积病。症见气急上逆，奔迫急促，右胁下有块如覆杯状，发热恶寒，胸闷呕逆，咳吐脓血，久之可发为肺痈。参见《素问·阴阳别论》、《灵枢经·本脏》。

⑦ 鼠瘘　病名。瘰疬破溃流脓，经久不愈，因其漏口形如鼠穴，塞一漏一，故名。《灵枢经·寒热》：“鼠瘘之本，皆在于脏。其末上出于颈腋之间，其浮于脉中而未内著于肌肉，而外为脓血者，易去也。”

⑧ 态　原作“能”，今改。按“能”，通“态”。《荀子·天论》：“耳目鼻口形能，各有接而不相能也。夫是之谓天官。”王念孙杂志：“形能当连读，能读为态。”

⑨ 漏汗　证名，又作灌汗。指汗出如水，漏泄不止。多因阳虚而致。

已，脉动不止。黄帝问曰：气口何以独为五脏主。岐伯曰：胃者水谷之海，六腑胃居其大，五味入于口，藏于胃，以养五脏气。气口者，太阴是也，脏腑之气味皆出于胃，变见于气口，气口属腑脏主，即呼寸口者也。

扁鹊曰：肺有病则鼻口张，实热则喘逆，胸凭仰息，其阳气壮则梦恐惧等，虚寒则咳息下利少气，其阴气壮则梦涉水等。肺在声为哭，在变动为咳，在志为忧。忧伤肺，精气共于肺则悲。味主秋，结满而血者，病在胸，及以饮食不节得病者，取之合，故命曰味主合。

病先发于肺，喘咳，三日之肝①，胁痛支满；一日之脾，闭塞不通，身痛体重；五日之胃，腹胀②。十日不已死，冬日入，夏日出。

病在肺，下晡③慧，日中甚，夜半静。

假令肺病，南行若食马肉及獐肉得之，不者当以夏时发，得病以丙丁日也，宜赤药。

凡肺病之状，必喘咳逆气，肩息背痛④，汗出，尻阴股膝挛⑤，髀腨胻足皆痛，虚则少气不能报息，耳聋嗌干，取其经手太阴足太阳之外，厥阴内少阴血者⑥。

肺脉沉之而数，浮之而喘，苦洗洗寒热，腹满，肠中热，小便赤，肩背痛，从腰以上汗出，得之房内汗出当风。

肺病，其色白，身体但寒无热，时时咳，其脉微迟为可治，宜服

---

① 之肝　谓到达肝脏。按“之”，往，到……去。《尔雅·释诂上》：“之，往也。”

② 五日之胃，腹胀　《素问·标本病传论》“腹”作“而”。

③ 下晡（bū　逋）　申后五刻，相当于下午五时三刻。《素问·标本病传论》：“夏下晡。”王冰注：“下晡，日下于晡时，申之后五刻也。”按“晡”，申时，即午后三时至五时。《广韵·模韵》：“晡，申时。”

④ 肩息背痛　《素问·脏气法时论》、《诸病源候论》卷十五·肺病候“肩”下并无“息”字。

⑤ 尻阴股膝挛　《素问·脏气法时论》、《诸病源候论》卷十五·肺病候“膝”下并无“挛”字。

⑥ 厥阴内少阴血者　《素问·脏气法时论》“内”下无“少阴”二字。

五味子大补肺汤、泻肺散，春当刺少商，夏刺鱼际，皆泻之，季夏刺太渊，秋刺经渠，冬刺尺泽，皆补之。又当灸膻中百壮，背第三椎二十五壮。

邪在肺，则皮肤痛，发寒热，上气，气喘汗出，咳动肩背，取之膺中外腧，背第三椎之旁，以手痛按之[①]快然，乃刺之，取之缺盆中以越之。

形寒寒饮则伤肺，以其两寒相感，中外皆伤，故气逆而上行。肺伤，其人劳倦则咳唾血，其脉细紧浮数，皆吐血，此为躁扰嗔怒得之，肺伤气拥所致也。

肺中风者，口燥而喘，身晕而重，冒而肿胀。

肺中寒者，其人吐浊涕。

肺水者，其人身体肿而小便难，时时大便鸭溏。

肺胀者，虚而满，喘咳，目如脱状，其脉浮大。

趺阳脉浮缓，少阳脉微紧[②]，微为血虚，紧为微寒，此为鼠乳[③]。

诊得肺积，脉浮而毛[④]，按之辟易[⑤]，胁下时时痛，逆背相引痛[⑥]，少气善忘，目瞑，结痈，皮肤寒，秋愈夏剧，主皮中时痛如虱缘之状[⑦]，甚者如针刺之状，时痒，色白也。肺之积名曰息贲，在右胁

---

① 以手痛按之　《灵枢经·五邪》、《甲乙经》卷九·邪在肺五脏六腑受病发咳逆上气“痛”并作“疾”。

② 少阳脉微紧　《外台秘要》卷十·肺痈方“阳”作“阴”。

③ 鼠乳　病名。因风邪搏于肌肤而致，症见身面忽生肉刺状突起，以其状如鼠之乳头而得名。类似于今之传染性软疣。详参《诸病源候论》卷三十一·鼠乳候。

④ 脉浮而毛　“毛”原作“手”，据元本、道藏本、四库本、《诸病源候论》卷十九·积聚候改。

⑤ 按之辟易　谓脉形按之益弱。按“辟易”，退却，逃避。《史记·项羽本纪》：“赤泉侯人马俱惊，辟易数里。”此谓脉势虚弱。

⑥ 胁下时时痛，逆背相引痛　《诸病源候论》卷十九·积聚候“时时痛”作“气”一字，从下读。

⑦ 虱缘之状　谓如虱虫移行感。按“缘”，攀援。《孟子·梁惠王上》：“以若所为，求若所欲，犹缘木而求鱼也。”此谓虱虫移行。

下，覆大如杯，久久不愈，病洒洒①寒热，气逆喘咳，发肺痈。以春甲乙日得之。何也，心病传肺，肺当传肝，肝适以春王，王者不受邪，肺复欲还心，心不肯受，因留结为积，故知息贲以春得之。

肺病身当有热，咳嗽短气，唾出脓血，其脉当短涩，今反浮大，其色当白而反赤者，此是火之克金，为大逆，十死不治。

商音②人者，主肺声也。肺声哭，其音磬③，其志乐，其经手太阴。厥逆阳明则荣卫不通，阴阳反祚④，阳气内击，阴气外伤，伤则寒，寒则虚，虚则厉风所中，嘘吸颤掉⑤，语声嘶塞而散下，气息短惫，四肢僻弱，面色青葩，遗失便利，甚则不可治，依源麻黄续命汤主之，方在第八卷中。又言音喘急，短气好唾，此为火克金，阳击阴，阴气沉，阳气升，升则实，实则热，热则狂，狂则闭眼悸言，非常所说，口赤而张，饮无时度，此热伤肺，肺化为血，不治。若面赤而鼻不攲⑥，可治也。

肺病为疟者，令人心寒，寒甚则热，热间善惊，如有所见者，恒山汤主之，方在第十卷中。若其人本来语声雄烈，忽尔不亮，拖气用力方得出言，而反于常，人呼共语，直视不应，虽曰未病⑦，势当不久。此则肺病声之候也，察观疾病，表里相应，依源审治，乃不失也。

---

① 洒洒　恶寒貌。《素问・疏五过论》："病深无气，洒洒然时惊。"王冰注："洒洒，寒貌。"

② 商音　五音之一。五行属金，在时配秋。《素问・金匮真言论》："其音商。"王冰注："商，金声也。"

③ 磬（qìng　庆）　打击乐器。用石、玉或金属制成。《说文解字・石部》："磬，乐石也。古者母句氏作磬。"

④ 阴阳反祚（zuò　作）　谓阴阳逆乱。按"祚"，原指帝位，此处指阴阳之位。《广韵・暮韵》："祚，位也。""反祚"，即颠倒而逆乱。

⑤ 颤掉　"掉"原作"棹"，据明本、道藏本、四库本改。"颤掉"，谓头部或肢体不自主地摇晃、震颤。

⑥ 攲（qī　期）　倾斜不正《新语・怀虑》："故管仲相桓公，诎节事君，专心一意，身无境外之交，心无攲斜之虑。"

⑦ 虽曰未病　"未"原作"末"，据道藏本、四库本改。

白为肺，肺合皮，白如豕膏者吉。肺主鼻，鼻是肺之余。其人金形相，比于上商①，白色小头方面，小肩背小腹小手足，发动身轻，精瘦②急，心静悍，性喜为吏，耐秋冬③不耐春夏。春夏感而生病，主手太阴，廉廉然④。肩膺厚薄正竦则肺应之，正白色。小理者则肺小，小则少饮，不病喘喝；粗理者则肺大，大则虚，虚则寒，喘鸣多饮，善病胸喉痹，逆气。巨肩反膺陷喉者则肺高，高则实，实则热，上气肩息⑤，咳逆；合腋张胁者则肺下，下则逼贲⑥迫肝，善胁下痛，鼻塞或壅而涕，生瘜肉；好肩背厚者则肺坚，坚则不病咳上气；肩背薄者则肺脆，脆则易伤于热，喘息鼻衄⑦；肩膺好者则肺端正，端正则和利难伤；膺偏攲者则肺偏倾，偏倾则病胸偏痛，鼻亦偏疾。凡人分部陷起者，必有病生。大肠阳明为肺之部，而脏气通于内，外部亦随而应之。沉浊为内，浮清为外。若外病内入，则所部起；内病里出，则所部陷。外入，前治阳后治阴；内出，前治阴后治阳。实泻虚补，阳主外阴主内。凡人死生休否，则脏神前变形于外。人肺前病，鼻则为之孔开焦枯；若肺前死，鼻则为之梁折孔闭青黑色；若天中等分，墓色应之，必死不治。看色深浅，斟酌赊促，远不出一

---

① 上商　体质类型之一。特点为肤色白，头小脸方，身材小，肌肉不丰满，性情急躁等。详参《灵枢经·阴阳二十五人》、《灵枢经·五音五味》等篇。

② 精瘦　元本、明本、道藏本、四库本“瘦”并作“廉”。又，《灵枢经·阴阳二十五人》作“如骨发踵外，骨轻，身清廉”十字。

③ 耐秋冬　“耐”原作“治”，据元本、明本、道藏本、四库本、《灵枢经·阴阳二十五人》改。

④ 主手太阴，廉廉然　“手”原作“壬”，据元本、明本、道藏本、四库本改。按“廉廉然”，瘦削貌。《灵枢经·逆顺肥瘦》：“瘦人者皮薄色少，肉廉廉然。”丹波元简注：“廉廉然，瘦臞而见骨骼。廉，棱也。”又，张隐菴注：“廉廉，瘦洁貌。”

⑤ 肩息　“息”原作“急”，据元本、《灵枢经·本脏》改。

⑥ 逼贲(fèn　奋)　逼迫膈肌。按“贲”，膈肌。《灵枢经·经筋》：“手太阴之筋……散贯贲，合贲，下抵季胁。”杨上善注：“贲谓膈也。”

⑦ 脆则易伤于热，喘息鼻衄　《灵枢经·本脏》作“脆则苦病消瘅，易伤”八字。

年，促不延时月。肺疾少愈而卒死，何以知之。曰：赤黑如拇指黡点见颜颊上，此必卒死。肺绝三日死，何以知之。口张，但气出而不还，面白目青，是谓乱经。饮酒当风，风入肺经，胆气妄泄，目则为青，虽有天救，不可复生。面黄目白如枯骨，死。吉凶之色，在于分部顺顺而见①，赤白入鼻必病，不出其年，若年上不应，三年之中祸必应也。

秋金肺脉色白，主手太阴脉也，秋取经腧②。秋者金始治，肺将收杀，金将胜火，阳气在合，阴气初胜，湿气及体，阴气未盛，未能深入，故取腧以泻阴邪，取合以虚阳邪，阳气始衰，故取于合。其脉本在寸口之中，掌后两筋间二寸中，应在腋下动脉，其脉根于太仓，太仓在脐上三寸，一夫是也。其筋起于手大指之上，循指上行，结于鱼后，行寸口外侧，上循臂，结肘中，上臑内廉，入腋下，上出缺盆，结肩髃前，上结缺盆，下结胸里，散贯贲，下抵季胁。其脉起于中焦，下络大肠，还循胃口，上膈属肺，从肺系横出腋下，下循臑内，行少阴心主之前，下肘中后循臂内上骨下廉，入寸口，上鱼循鱼际，出大指之端。其支者从腕后直次指内廉，出其端，合手阳明为表里。阳明之本在肘骨中，同会于手太阴。

太阴之别名列缺，起于脘上分间③，并太阴之经直入掌中，散入于鱼际，别走手阳明。主肺生病，病实则大肠热，热则手兑掌起，起则阳病，阳脉反逆大于寸口三倍，病则咳，上气喘喝④，烦心胸满。臑臂内前廉痛，掌中热，气盛有余则肩背痛风，汗出中风；虚则大肠寒，寒则欠**㰦**⑤，小便遗数，数则阴病，阴脉反小于寸口一倍，病则肩背寒痛，少气不足以息，季胁空痛，尿色变，卒遗失无度。

---

① 顺顺而见　“而”原作“面”，据元本、明本、道藏本、四库本改。

② 经腧　五腧穴之经穴和腧穴。

③ 起于脘上分间　“脘上”原作“腋下”，据《灵枢经·经脉》、《甲乙经》卷二·十二经脉络脉支别改。

④ 上气喘喝　元本、道藏本、四库本“喝”并作“渴”。

⑤ 欠**㰦**　呵欠。《说文解字·欠部》：“欠，张口气悟也。”段玉裁注：“《通俗文》曰：张口运气谓之欠……。欠**㰦**，古有此语，今俗曰呵欠。”又，元本、明本、道藏本、四库本“**㰦**”并作“咳”。

秋三月者，主肺大肠白气狸病也，其源从太阳击手太阴，太阴受淫邪之气则经络拥滞，毛皮紧竖，发泄邪生则脏腑伤温，随秋受厉，其病相反。若腑虚则为阴邪所伤，乍寒乍热，损肺伤气，暴嗽呕逆；若脏实则为阳毒所损，体热生斑，气喘引饮，故曰白气狸病也。

扁鹊云：灸心肺二俞，主治丹毒白狸病，当依源为疗，调其阳，理其阴，则脏腑之病不生矣。

肺虚实第二肺与大肠俱虚俱实附①脉四条　方一十首　灸法二首

肺实热

右手寸口气口以前脉阴实者，手太阴经也，病苦肺胀，汗出若露，上气喘逆，咽中塞如欲呕状，名曰肺实热也。

治肺实热，胸凭仰息，泄气除热方

枸杞根皮切，二升　石膏八两　白前　杏仁各三两　橘皮　白术各五两　赤蜜七合

上七味㕮咀，以水七升煮取二升，去滓，下蜜煮三沸，分三服。

治肺热，言音喘息短气，好唾脓血方

生地黄切，二升　石膏八两　麻黄五两　杏仁四两　淡竹茹鸡子大一枚　升麻　羚羊角　芒消各三两　赤蜜一升

上九味㕮咀，以水七升煮取二升，去滓下蜜，煮两沸，分三服。

治肺热闷不止，胸中喘急惊悸，客热来去，欲死不堪，服药泄胸中喘气方

桃皮　芫花各一升

上二味㕮咀，以水四斗煮取一斗五升，去滓，以故布手巾纳汁中，薄胸温四肢，不盈数日即歇。

治肺热，气上咳息，奔喘，**橘皮汤**方

橘皮　麻黄各三两　干紫苏　柴胡各二两　宿姜　杏仁各四两　石膏八两

---

① 肺与……实附　原无，据本书目录补。

上七味㕮咀，以水九升煮麻黄两沸，去沫，下诸药煮取三升，去滓，分三服。不瘥，与两剂。

治肺热喘息，鼻衄血方

羚羊角　玄参　射干　鸡苏　芍药　升麻　柏皮各三两　淡竹茹鸡子大一枚　生地黄切，一升　栀子仁四两

上十味㕮咀，以水九升煮取三升，分三服。须利者，下芒消三两，更煮三沸。

治肺热，饮酒当风，风入肺，胆气妄泄，目青气喘方

麻黄四两　五味子　甘草各三两　杏仁五十枚　母姜五两　淡竹叶切，一升

上六味㕮咀，以水七升先煮麻黄，去沫，下诸药煮取二升，去滓，分三服。

泻肺散　治酒客劳倦，或出当风，喜怒气舍于肺，面目黄肿，起即头眩，咳逆上气，时忽忽欲绝①，心下弦急，不能饮食，或吐脓血，胸痛引背，支满欲呕方。

百部　五味子各二两半　茯苓　附子　苁蓉　当归　石斛　远志　续断各一两　细辛　甘草各七分　防风　蜀椒　紫菀　桂心　款冬花　干姜各一两半　桃仁六十枚　杏仁三十枚

上十九味治下筛，以酒服方寸匕，日三，稍加至二匕。

肺胀，气抢胁下，热痛　灸阴都，随年壮，穴在夹胃脘两边相去一寸，胃脘在心下三寸。

肺胀胁满，呕吐上气等病　灸大椎并两乳上第三肋间，各止七壮②。

肺与大肠俱实

右手寸口气口以前脉阴阳俱实者，手太阴与阳明经俱实也，病

---

① 忽忽欲绝　谓心中烦闷，不能自已。按“忽忽”，不爽貌。《素问·玉机真脏论》：“忽忽眩冒而巅疾。”王冰注：“忽忽，不爽也。”

② 各止七壮　“壮”字原脱，据元本、道藏本、四库本补。

苦头痛目眩，惊狂喉痹痛，手臂卷，唇吻不收，名曰肺与大肠俱实也。

治肺与大肠俱实，令人气凭满，煮散方

茯苓　麻黄各六分　黄芪　大青　桂心各三分　细辛　杏仁各五分　石膏二两　丹参半两　五味子　甘草　贝母　橘皮　芎䓖各一两　枳实三枚

上十五味治下筛，为粗散，帛裹一方寸匕半，井花水一升五合煮取七合，为一服，日再。

肺虚冷

右手寸口气口以前脉阴虚者，手太阴经也，病苦少气不足以息，嗌干不津液，名曰肺虚冷也。

治肺虚冷，声嘶伤，语言用力，颤掉，缓弱虚瘠，风入肺方①

防风　独活　芎䓖　秦椒　干姜　黄芪各四十二铢　天雄　麻黄　五味子　山茱萸　甘草各三十六铢　秦艽　桂心　署预　杜仲　人参　细辛　防己各三十铢　紫菀　甘菊花各二十四铢　贯众二枚　附子七分

上二十二味治下筛，以酒服方寸匕，日二服。一方有石膏六分、当归五分。

治肺虚寒，厉风所伤，语声嘶塞，气息喘惫，咳唾，**酥蜜膏酒**，止气嗽通声方

酥　崖蜜　饴糖　姜汁　百部汁　枣肉　杏仁各一升，研　甘皮五具，末

上八味合和，微火煎，常搅，三上三下约一炊久，取姜汁等各减半止，温酒一升服方寸匕，细细咽之，日二夜一。

又方　猪胰三具　大枣百枚

上二味以酒五升渍之，秋冬七日，春夏五日出，布绞去滓，七日

---

① 治肺虚冷……风入肺方　《外台秘要》卷十·肺热兼咳方有石膏当归，为二十四味，名防风散方。

服尽。二七日忌盐,羊胰亦得。治咳嗽,胸胁支满,多喘上气,尤良。《肘后方》治久咳上气二十年,诸治不瘥者。

治肺寒损伤,气嗽及涕唾鼻塞方

枣肉二升,研作脂　杏仁一升,熬研为脂　酥　生姜汁　白糖　生百部汁　白蜜各一升

上七味合和,以微火煎,常搅作一炊久下之,细细温清酒服二合,日二。

补肺汤　治肺气不足,逆满上气,咽中闷塞短气,寒从背起,口中如含霜雪,言语失声,甚者吐血方。

五味子三两　干姜　桂心　款冬花各二两　麦门冬一升　大枣一百枚　粳米一合　桑根白皮一斤

上八味㕮咀,以水一斗先煮桑白皮五沸,下药煮取三升,分三服。

又方　黄芪五两　甘草　钟乳　人参各二两　桂心　干地黄　茯苓　白石英　厚朴　桑白皮　干姜　紫菀　橘皮　当归　五味子　远志　麦门冬各三两　大枣二十枚

上十八味㕮咀,以水一斗四升煮取四升,分五服,日三夜一。

补肺汤　治肺气不足,咳逆上气,牵绳而坐,吐沫唾血,不能食饮方。

苏子一升　桑白皮五两　半夏六两　紫菀　人参　甘草　五味子　杏仁各二两　射干　款冬花各一两　麻黄　干姜　桂心各三两　细辛一两半

上十四味㕮咀,以水一斗二升煮取三升半,分五服,日三夜二。

补肺汤　治肺气不足,咳逆短气,寒从背起,口中如含霜雪,语无音声而渴,舌本干燥方。

五味子　苏子各一升　白石英　钟乳各三两　竹叶　款冬花　橘皮　桂心　桑白皮　茯苓　紫菀各二两　粳米二合　生姜五两　杏仁五十枚　麦门冬四两　大枣十枚

上十六味㕮咀,以水一斗三升先煮桑白皮粳米大枣,米熟去滓,纳诸药煮取五升,分六服,日三。

补肺汤 治肺气不足，心腹支满，咳嗽喘逆上气，唾脓血，胸背痛，手足烦热，惕然自惊，皮毛起，或哭或歌或怒，干呕心烦，耳中闻风雨声，面色白方。

款冬花 桂心各二两 桑白皮一斤 生姜 五味子 钟乳各三两 麦门冬四两 粳米五合 大枣十枚

上九味㕮咀，以水一斗二升先煮粳米枣令熟，去之纳药，煎取二升，分三服，温服之。一方用白石英二两。《广济》用紫菀人参各二两，名紫菀汤。

治肺气不足，咳唾脓血，气短不得卧，**麻子汤**方

麻子一升 桂心 人参各二两 阿胶 紫菀各一两 生姜三两 干地黄四两 桑白皮一斤 饧一斤

上九味㕮咀，以酒一斗五升、水一斗五升合煮取四升，分五服。

治肺气不足，咽喉苦干，宜服饧煎方 作饧任多少，取干枣一升，去核熟捣，水五升和使相得，绞去滓，澄去上清，取浊纳饴中搅，火上煎，勿令坚。令连连服如鸡子，渐渐吞之，日三夜二。

凡肺风气痿绝，四肢满胀，喘逆胸满 灸肺俞各二壮，肺俞对乳引绳度之，在第三椎下，两旁相去各一寸五分。

肺与大肠俱虚

右手寸口气口以前脉阴阳俱虚者，手太阴与阳明经俱虚也，病苦耳鸣嘈嘈①，时妄见光明，情中不乐或如恐怖，名曰肺与大肠俱虚也。

治肺与大肠俱不足，虚寒乏气，小腹拘急，腰痛，羸瘠②百病，**小建中汤**方

大枣十二枚 生姜三两 甘草二两 桂心三两 芍药六两

---

① 嘈嘈 喧哗声。形容耳鸣有嘈杂之声。《文选·王延寿·鲁灵光殿赋》："耳嘈嘈以失听。"李善注引《埤苍》："嘈嘈，众声也。"

② 羸瘠 虚乏瘦弱。按"羸"，衰弱。《玉篇·羊部》："羸，弱也。""瘠"，瘦弱。《玉篇·疒部》："瘠，瘦也。"

上五味㕮咀，以水八升煮取三升，去滓，纳糖八两，煮三沸，分三服。《肘后》用黄芪人参各二两，名黄芪建中汤。

肺劳第三论一首　方三首　灸法一首

论曰：凡肺劳病者，补肾气以益之，肾王则感于肺矣。人逆秋气，则手太阴不收①，肺气焦满②。顺之则生，逆之则死；顺之则治，逆之则乱。反顺为逆，是谓关格，病则生矣。

肺劳实，气喘鼻张，面目苦肿，**麻黄引气汤**方

麻黄　杏仁　生姜　半夏各五分　石膏八两　紫苏四分　白前　细辛　桂心各三分　竹叶切，一升，橘皮二分

上十一味㕮咀，以水一斗煮取三升，去滓，分三服。

治肺劳，虚寒心腹冷，气逆游气，胸胁气满，从胸达背痛，忧气往来，呕逆，饮食即吐，虚乏不足，**半夏汤**方

半夏一升　生姜一斤　桂心四两　甘草　厚朴各二两　人参　橘皮　麦门冬各三两

上八味㕮咀，以水一斗煮取四升，分四服。腹痛，加当归二两。

治肺劳，风虚冷痰澼水气，昼夜不得卧，头不得近枕，上气胸满，喘息气绝，此痰水盛溢，**厚朴汤**方　厚朴　麻黄　桂心　黄芩　石膏　大戟　橘皮各二两　枳实　甘草　秦艽　杏仁　茯苓各三两　细辛一两　半夏一升　生姜十两　大枣十五枚

上十六味㕮咀，以水一斗三升煮取四升，分为五服。

喉痹，气逆咳嗽，口中涎唾　灸肺俞七壮，亦可随年壮，至百壮。

---

① 手太阴不收　谓肺气不能收敛。《素问·四气调神大论》："逆秋气，则太阴不收。"王冰注："收，谓收敛。"

② 肺气焦满　谓肺有积热，气郁胀痛。按"焦"，热。《素问·四气调神大论》："逆秋气，则太阴不收，肺气焦满。"杨上善注："焦，热也。"又，张景岳注："故逆秋气，则太阴之令不收，而肺热叶焦，为胀满也。"

气极第四 气虚实附① 论一首 方六首 灸法二首

论曰：凡气极者，主肺也。肺应气，气与肺合。又曰：以秋遇病为皮痹，皮痹不已，复感于邪，内舍于肺，则寒湿之气客于六腑也。若肺有病则先发气，气上冲胸，常欲自恚②。以秋庚辛日伤风邪之气为肺风，肺风之状多汗。若阴伤则寒，寒则虚，虚则气逆咳，咳则短气，暮则甚。阴气至，湿气生，故甚，阴畏阳气，昼日则瘥；若阳伤则热，热则实，实则气喘息上胸臆，甚则唾血也。然阳病治阴，阴是其里，阴病治阳，阳是其表，是以阴阳表里，衰王之源，故知以阳调阴，以阴调阳，阳气实则决，阴气虚则引。善治病者，初入皮毛肌肤筋脉则治之，若至六腑五脏半死矣。扁鹊曰：气绝不治，喘一作奔而冷汗出，二日死。气应手太阴，太阴气绝则皮毛焦，气先死矣。

治气极虚寒，阴畏阳气，昼瘥暮甚，气短息寒，**钟乳散**亦治百病，令人丁强③，能食饮，去风冷方。

钟乳别研　干姜　桔梗　茯苓　细辛　桂心　附子　人参各一两六铢　白术一两　防风　牡蛎　栝楼根各二两半

上十二味治下筛，以酒服方寸匕，日三，渐加至二匕，五十以上可数服，得力乃止。《千金翼》云：有冷加椒，有热加黄芩，各三两。

治气极虚寒，皮毛焦，津液不通，虚劳百病，气力损乏，**黄芪汤**方

黄芪四两　人参　白术　桂心各二两　大枣十枚　附子三十铢　生姜八两

上七味㕮咀，以水八升煮取三升，去滓，分四服。一方不用附子。

治气极虚寒，皮痹不已，内舍于肺，寒气入客于六腑，腹胀虚满，寒冷积聚百病，**大露宿丸**方

---

① 气虚实附　原无，据本书目录补。

② 自恚　谓无故发怒。按“恚”，愤怒。《说文解字·心部》：“恚，恨也。”

③ 丁强　元本、明本、道藏本、四库本“丁”并作“力”。

礜石《肘后》作矾石　干姜　桂心　皂荚　桔梗　附子各三两

上六味末之，蜜丸。酒服如梧子十丸，日三，渐加之。慎热及近火等。

治气极虚寒，澼饮，胸中痰满，心腹痛，气急，不下饮食，**硫黄丸**方

硫黄　礜石　干姜　附子　乌头　桂心　细辛　白术　桔梗　茯苓各二两

上十味末之，蜜丸如梧子。酒服十丸，日三，渐加之，以知为度。《肘后》无白术桔梗茯苓，用吴茱萸蜀椒人参皂荚当归十二种，为丸，用治人大冷，夏月温饮食，不解衣者。

治气极伤热，喘息冲胸，常欲自恚，心腹满痛，内外有热，烦呕不安，**大前胡汤**方

前胡八两　半夏　麻黄　芍药各四两　枳实四枚　生姜五两　黄芩三两　大枣十二枚

上八味㕮咀，以水九升煮取三升，去滓，分温三服。

治气极伤热，气喘，甚则唾血，气短乏，不欲食，口燥咽干，**竹叶汤**方

竹叶二升　麦门冬　小麦　生地黄各一升　生姜六两　麻黄三两　甘草一两　石膏六两　大枣十枚

上九味㕮咀，以水一斗煮取三升，去滓，分三服。

呕吐上气　灸尺泽，不三则七壮，尺泽者在腕后肘中横纹。

腹中雷鸣相逐，食不化，逆气　灸上脘下一寸名太仓七壮。

积气第五七气　五膈　奔豚附①　论二首　方五十一首　灸法二十四首

论曰：七气者，寒气热气怒气恚气喜气忧气愁气，凡七种气。积聚坚大如杯若柈②，在心下腹中，疾痛，饮食不能，时来时去，每

---

① 七气……奔豚附　原无，据本书目录补。

② 柈(pán　盘)　同"槃，(盘)"。盛物的器皿。《集韵·桓韵》："槃，《说文》：承槃也。或作柈。"

发欲死，如有祸祟，此皆七气所生。寒气，即呕逆恶心；热气，即说物不竟而迫；怒气，即上气不可忍，热痛上抢心，短气欲死不得息；恚气，即积聚在心下，不得饮食；喜气，即不可疾行，不能久立；忧气，即不可闲作①，暮卧不安；愁气，即喜忘不识人语，置物四方，还取不得去处，若闻急，即四肢胕肿②，手足筋挛，捉不能举如得病，此是七气所生。男子卒得，饮食不时所致，妇人即产后中风诸疾也。

七气丸方

乌头　大黄各七分　紫菀　半夏　前胡　细辛　丹参　茯苓　芎䓖　桃仁胡洽作杏仁　菖蒲一作芍药　石膏　吴茱萸　桂心　桔梗各三分　人参　甘草　防葵各一两　干姜　蜀椒各半两

上二十味末之，蜜丸。酒服如梧子三丸，日三，加至十丸。一方去半夏，加甘遂三分。胡洽无丹参甘草。

七气丸　主七气，七气者，寒气热气怒气恚气喜气忧气愁气，此之为病皆生积聚，坚牢如杯，心腹绞痛，不能饮食，时去时来，发则欲死。凡寒气状，吐逆心满；热气状，恍惚眩冒③，失精；怒气状，上气不可当④，热痛上荡心⑤，短气欲绝不得息；恚气状，积聚心满，不得食饮；喜气状，不可疾行久立；忧气状，不可苦作，卧不安

---

① 闲作　谓大力劳作。按“闲”，大。《广韵·山韵》：“闲，大也。”此谓大力，费力。又，元本、明本、道藏本、四库本“闲”并作“剧”，《诸病源候论》卷十三·七气候“闲”作“极”。

② 胕(fú　浮)肿　浮肿。按“胕”，浮肿。《集韵·虞韵》：“胕，肿也。”《素问·五常政大论》：“寒热胕肿。”王冰注：“胕肿谓肿满，按之不起。”

③ 眩冒　谓头目昏眩，眼前发黑欲倒。《素问·玉机真脏论》：“春脉……太过则令人善忘，忽忽眩冒而巅疾。”王冰注：“眩，谓目眩，视如转也。冒，谓冒闷也。”

④ 上气不可当　“上气”　二字原脱，据《外台秘要》卷八·七气方补。

⑤ 上荡心　向上冲逆于心。按“荡”，冲激，震动。《庄子·庚桑楚》：“此四六者不荡胸中则正。”郭象注：“荡，动也。”成玄英疏：“四六之病，不动荡于胸中，则心神平正。”

席;愁气状,平故如怒,喜忘,四肢胕肿,不得举止。亦治产后中风余疾方

大黄二两半　人参　半夏　吴茱萸　柴胡　干姜　细辛　桔梗　菖蒲各二分　茯苓　芎䓖　甘草　石膏　桃仁　蜀椒各三分,一方用桂心

上十五味末之,蜜丸如梧子大。每服酒下三丸,日进三服,渐加至十丸。《千金翼》十味,无茯苓芎䓖甘草石膏桃仁。

七气汤　主忧气劳气寒气热气愁气,或饮食为膈气,或劳气内伤,五脏不调,气衰少力方。

干姜　黄芩　厚朴深师作桂心　半夏　甘草　栝楼根深师作橘皮　芍药　干地黄各一两　蜀椒三两,深师作桔梗　枳实五枚　人参一两　吴茱萸五合

上十二味㕮咀,以水一斗煮取三升,分三服,日三。

七气汤　主虚冷,上气劳气等方。

半夏一升　人参　生姜　桂心　甘草各一两

上五味㕮咀,以水一斗煮取三升,分三服,日三。

五膈丸　治忧膈气膈食膈饮膈劳膈五病,同药服,以忧恚思虑食饮得之,若冷食及生菜便发,其病苦心满,不得气息,引背痛如刺之状,食即心下坚大如粉絮,大痛欲吐,吐即瘥,饮食不得下,甚者及手足冷,上气咳逆,喘息短气方。

麦门冬　甘草各五两　蜀椒　远志　桂心　细辛各三两　附子一两半　人参四两　干姜二两

上九味末之,蜜和丸,微使淖①。先食含如弹丸一枚,细细咽之,喉中胸中当热,药力稍尽,复含一丸,日三夜二,服药七日愈。《延年方》云:若不能含者,可分一大丸作七小丸,益服之。夏月含,益麦门冬甘草人参。胡洽云:亦可梧子大十丸,酒服之。《经心录》以吴茱萸代桂心,酒服如梧子五丸,空腹服之,治寒冷则心痛,咽中有物,吐之不出,咽之不入,食饮少者。

治结气冷癥积在胁下,及脚气上入少腹,腹中胀满,百病方

---

① 淖　湿润。《广雅·释诂一》:"淖,湿也。"

大蒜去心皮三升，捣令极熟，以水三升和令调，绞取汁，更捣余滓令熟，更以水三升和令调，绞取汁，更捣余滓令熟，更以水三升①和令调，绞取汁，合得九升，所得滓可桃颗大，弃却，以微火煎取三升，下牛乳三升，合煎取三升，旦起空腹一顿，温服之令尽，至申时食，三日服一剂，三十日服十剂止。

大蒜煎 治疝瘕积聚，冷癖痰饮，心腹胀满，上气咳嗽，刺风，风癫偏风，半身不随，腰疼膝冷，气息否塞，百病方。

蒜六斤四两，去皮切，水四斗煮取一斗，去滓 酥一升，内蒜汁中 牛乳二升 荜拨 胡椒 干姜各三两 石蜜 阿魏 戎盐各二两 石上菖蒲 木香各一两 干蒲桃四两

上十二味末之，合纳蒜汁中，以铜器微火煎取一斗，空腹酒下一两，五日以上稍加至三两，二十日觉四体安和，更加至六两，此治一切冷气甚良。

治气上下否塞，不能息，**桔梗破气丸**方

桔梗 橘皮 干姜 厚朴 枳实 细辛 亭苈各三分 胡椒 蜀椒 乌头各二分 荜拨十分 人参 桂心 附子 茯苓 前胡 防葵 芎䓖各五分 甘草 大黄 槟榔 当归各八分 白术 吴茱萸各六分

上二十四味末之，蜜丸如梧子大。酒服十丸，日三，有热者空腹服之。

治气实若积聚，不得食息，**槟榔汤**方

槟榔三七枚 细辛一两 半夏一升 生姜八两 大黄 紫菀 柴胡各三两 橘皮 甘草 紫苏冬用子 茯苓各二两 附子一枚

上十二味㕮咀，以水一斗煮取三升，分三服，相去如行十里久。若有癥结坚实如石，加鳖甲二两、防葵二两；气上，加桑白皮切二升、枳实厚朴各二两，消息气力强弱，进二剂后，隔十日，更服前桔梗破气丸。

治积年患气，发作有时，心腹绞痛，忽然气绝，腹中坚实，医所

① 水三升 “升”原作“斗”，据元本、明本、道藏本、四库本改。

不治，复谓是蛊方

槟榔大者，四七枚　柴胡三两　半夏一升　生姜八两　附子一枚　橘皮　甘草　桂心　当归　枳实各二两

上十味㕮咀，以水一斗煮取三升，分二服，五日一剂，服三剂，永除根本。

治逆气，心腹满，气上，胸胁痛，寒冷，心腹痛，呕逆及吐不下食，忧气结聚，**半夏汤**方

半夏一升　生姜　桂心各五两　橘皮四两

上四味㕮咀，以水七升煮取三升，分四服，日三夜一，人强者作三服。亦治霍乱后吐逆腹痛。

治逆气，心中烦懑，气闷不理①，气上，半夏汤　方出第十六卷呕吐篇，四味者是。

治上气，咽喉窒塞，短气不得卧，腰背痛，胸满不得食，面色萎黄，**贝母汤**方

贝母一两　生姜五两　桂心　麻黄　石膏　甘草各三两　杏仁三十枚　半夏三合

上八味㕮咀，以水一斗煮取三升，分为三服，日三。

治上气脉浮，咳逆，喉中水鸡声，喘息不通，呼吸欲死，**麻黄汤**方

麻黄八两　甘草四两　大枣三十枚　射干如博棋子二枚

上四味㕮咀，以井花水一斗煮麻黄三沸，去沫纳药，煮取四升，分四服，日三夜一。

奔气汤　治大气上奔胸膈中，诸病发时迫满，短气不得卧，剧者便悁欲死②，腹中冷湿气，肠鸣相逐，成结气方

半夏　吴茱萸各一升　生姜一斤　桂心五两　人参　甘草各二两

---

① 气闷不理　谓气息郁塞不顺。按"理"，顺。《广雅·释诂一》："理，顺也。"

② 剧者便悁（yuān　冤）欲死　"者"原作"荖"，据元本、《外台秘要》卷十二·贲豚气方改。"悁欲死"，谓忧闷莫名，烦扰欲死。《说文解字·心部》："悁，忿也……一曰忧也。"

上六味㕮咀，以水一斗煮取三升，分四服。

枳实汤 下气，治胸中满闷方。

枳实三枚 大枣十四枚 半夏五两 附子二枚 人参 甘草 白术 干姜 厚朴各二两

上九味㕮咀，以水七升煮取二升半，一服八合，日三。

治气满腹胀，下气方

半夏一升 生姜一斤 人参一两半 橘皮三两

上四味㕮咀，以水七升煮取三升，去滓，分三服，日三。一方无人参，止三味。

治气，两胁满急，风冷方

杏仁 茯苓 防葵各八分 吴茱萸 橘皮 桂心 防风 泽泻各五分 白术 射干 芍药 苏子 桔梗 枳实各六分

上十四味末之，蜜丸如梧子大。酒服十丸，日二，加至三十丸。

治气满闭塞，不能食，喘息方 诃梨勒十枚末之，蜜丸如梧子，食后服三丸，不忌，得利即止。

治上气咳逆方

苏子一升 五味子五合 麻黄 细辛 紫菀 人参 黄芩 甘草各二两 桂心 当归各一两 生姜五两 半夏三两

上十二味㕮咀，以水一斗煮取三升，分三服。

治气上不得卧，神秘方

橘皮 生姜 紫苏 人参 五味子各五两，一作桔梗

上五味㕮咀，以水七升煮取三升，分三服。

治热发，气上冲不得息，欲死，不得卧方

桂心半两 白石英 麦门冬 枳实 白鲜皮 贝母 茯神 槟榔仁 天门冬各二两半 车前子一两 人参 前胡 橘皮 白薇 杏仁各一两半 郁李仁三两 桃仁五分

上十七味末之，蜜和。以竹叶饮服十丸如梧子，日二，加至三十丸。

竹叶饮法

竹叶 紫苏子各二升 紫菀 白前各二两 百部 甘草 生姜各三两

上七味㕮咀，以水八升煮取三升，温以下前丸，药尽更合之。

安食下气，理胸胁并治客热，**人参汤**方

人参　麦门冬　干姜　当归　茯苓　甘草　五味子　黄芪　芍药　枳实各一两　桂心三两　半夏一升　大枣十五枚

上十三味㕮咀，以水九升煮取三升，去滓，一服九合，从旦至哺令尽，皆热服，慎勿冷。

治风虚支满，膀胱虚冷，气上冲肺，息奔，令咽喉气闷往来，下气**海藻橘皮丸**方

海藻　橘皮各三分　杏仁　茯苓各二分　人参　吴茱萸　白术　葶苈各一两　桑根白皮　枣肉　昆布各二两　芍药　桂心各五分　白前三分　苏子五合

上十五味末之，蜜丸。饮服如梧子大十丸，日二，加至十五丸，以利小便为度。治气上方

硇砂①　细辛　牛膝各等分

上三味末之，气发，酒服方寸匕，后三日忌酒，余禁如药法。

治上气方

上酥一升　独头蒜五颗

上二味，先以酥煎蒜，蒜黄出之，生姜汁一合共煎令熟，空腹服一方寸匕，温服之。治上气呕吐方　芥子二升末之，蜜丸，寅时井花水服如梧子七丸，日二服。亦可作散，空腹服之，及可酒浸服，并治脐下绞痛。

治劳气方　小芥子三升捣末，绢袋盛，酒三斗浸之，密封七日，去滓，温服半升，渐至一升半，得力更合，忌如药法。

治上气三十年不瘥方

大枣一百枚　豉一百二十粒　蜀椒二百粒　杏仁一百枚

上四味，先捣杏仁豉令熟，后纳枣椒更捣，作丸如枣核大，含之，稍稍咽之，日三夜一。

---

① 硇砂　药名，为卤化物类矿物硇砂的晶体。性味咸苦辛温，有毒，能消积软坚，破瘀散结，主治噎膈反胃等。

治积年上气不瘥，垂死者方

莨菪子熬色变　熟羊肝[1]薄切，曝干

上二味各捣等分，以七月七日神醋拌令相著，夜不食，空腹服二方寸匕，须拾针，两食间以冷浆白粥二匕止之，隔日一服，永瘥。四十日内得煮饭汁作芜菁羹食之，以外一切禁断。

下气方

生姜五两　小麦一升

上二味以水七升煮取一升，顿服。

又方　紫苏茎叶切，一升，大枣二七枚

上二味，以酒三升煮取一升半，分再服，水煮亦得。一方加橘皮半两。《肘后方》无枣，用橘皮。

治气方　桃皮二斤去黄者，㕮咀，以水五升煮取三升，一服一升，瘥即止。

又方　酒服驴脂二合，日二，瘥止。

又方　黄牛乳二升煎取一升，和生乳一升，空腹服之，日二。

又方　驴乳初服三合，三日后日别五合，后至七合，七日后至一升。忌葵菜猪鱼油等。

又方　空腹服尿，但尿则服之，百日止，治一切病。

又方　空腹服乌牛尿，日再，至三升止。

补气虚逆方

大枣三升　甘皮[2]去脉，十具　干地黄八两　干姜二两

上四味治下筛，酒四升渍枣三宿，漉出枣，取酒为炊汁，将枣纳甑中，微火蒸之，令枣膏入釜中酒里，煎酒令余二升许，甑中枣候皮核在止火，贮器中，将前散及热下，搅之令调，大略与糖相似，以酒服二合，日再。非止补气，亦通治一切短气，并形体瘦，甚良。

大补气方

羊肚一具，治如食法，去膏膋　羊肾一具，去膏四破　干地黄五两　甘

---

① 熟羊肝　《外台秘要》卷十·久上气方作"熟羊肺"。

② 甘皮　即柑皮。

草　秦椒各一两　白术　桂心　人参　厚朴　海藻各三两　干姜　昆布　地骨皮各四两

上十三味治下筛，纳羊肚中，合肾缝塞肚口，蒸极熟为度，及热木臼合捣，取肚肾与药为一家，曝干，更捣为散，酒服方寸匕，日二。

白石英散　治气及补五劳七伤，无所不治，明目，利小便方。

炼成白石英十两，白石英无多少，以锤子砧上细硗，向明选去黡翳色暗黑黄赤者，惟取白净者为佳，捣，绢下之，瓷器中研令极细熟，以生绢袋于铜器中水飞之，如作粉法，如此三度，研讫澄之，渐渐去水，水尽至石英，曝得干，看上有粗恶不净者去之，取中央好者，在下有恶者亦去之，更研堪用者使熟，白绢袋子盛，著瓷碗中，以瓷碗盖之，于三斗米下蒸之，饭熟讫出取，悬之使干，更以瓷器中研之为成　石斛　苁蓉各六分　茯苓　泽泻　橘皮各一两　菟丝子三两

上七味治下筛，总于瓷器中研令相得，重筛之，酒服方寸匕，日二，不得过之。忌猪鱼鹅鸭蒜冷酢滑。

补伤散　主肺伤，善泄咳，善惊恐，不能动，筋不可以远行，膝不可久立，汗出鼻干，少气喜悲，心下急痛，痛引胸中，卧不安席，忽忽喜梦，寒热，小便赤黄，目不远视，唾血方。

天门冬一升　防风　泽泻　人参各一两半　白敛一两　大豆卷　前胡　芍药　栝楼根　石膏　干姜各二两　紫菀一两　桂心　白术各四两　甘草　干地黄　署预　当归各二两半　阿胶一两半

上十九味治下筛，食上酒服方寸匕，日三。

白石英丸　补养肺气方。

白石英一作白石脂　磁石　阳起石　苁蓉　菟丝子　干地黄各二两半　石斛　白术　五味子　栝楼根各一两　巴戟天五分　桂心　人参各一两　蛇床子半两　防风五分

上十五味末之，蜜丸如梧子。酒服十五丸，加至三十丸，日二服。

治气不足，**理气丸**方

杏仁　桂心各一两　益智子　干姜各二两

上四味末之，蜜丸如梧子。未食服三丸，以知为度。

治冷气，气短方　蜀椒五两绢袋盛，以酒一斗浸之二七日，服

之任意多少。

治读诵劳极，疲乏困顿方

酥　白蜜　油　糖　酒各二升

上五味合于铜器中，微火煎二十沸，下之，准七日七夜服之令尽，慎生冷。

又方　人参　甘草　茯苓　当归各二两①　大枣二十枚　地骨皮　芎䓖　芍药　黄芪　干地黄各三两

上十味㕮咀，以水一斗煮取三升，分三服。一方用桂心三两。

治卒短气方　捣韭汁，服一升，立瘥。《肘后方》治卒上气鸣息，便欲绝。

治乏气方

枸杞叶　生姜各二两

上二味㕮咀，以水三升煮取一升，顿服。

治少年房多短气方

栀子二七枚　豉七合

上二味，以水二升煮豉，取一升半，去豉纳栀子，煮取八合，服半升，不瘥更服。

凡上气冷发，腹中雷鸣转叫，呕逆不食　灸太冲，不限壮数，从痛至不痛，从不痛至痛止。

上气厥逆　灸胸堂百壮，穴在两乳间。

胸膈中气　灸阙俞，随年壮。扁鹊云：第四椎下两旁各一寸半名阙俞。

心腹诸病，坚满烦痛，忧思结气，寒冷霍乱心痛，吐下食不消，肠鸣泄利　灸太仓百壮。

太仓一穴，一名胃募，在心下四寸，乃胃脘下一寸。

结气囊裹②，针药所不及　灸肓募，随年壮。肓募二穴，从乳

---

① 各二两　“二”字原缺，据道藏本、四库本补。

② 结气囊裹　谓气机郁滞而凝敛不舒。按“结气”，病证名。即气郁证。因思虑过度所致内气郁结不散之病证。详参《诸病源候论》卷十三·结气候。“囊”，敛藏。《管子·任法》：“皆囊于法以事其主。”尹知章注：“囊者，所以敛藏也。”

头斜度至脐，中屈去半，从乳下行，度头是穴。

下气　灸肺俞百壮。

又　灸太冲五十壮。

凡脐下绞痛，流入阴中，发作无时，此冷气　灸关元百壮，穴在脐下三寸。

短气不得语　灸天井百壮，穴在肘后两筋间。

又　灸大椎，随年壮。

又　灸肺俞百壮。

又　灸肝俞百壮。

又　灸尺泽百壮。

又　灸小指第四指间交脉上七壮。

又　灸手十指头合十壮①。

乏气　灸第五椎下，随年壮。

少年房多短气　灸鸠尾头五十壮。

又　盐灸脐孔中二七壮。

论曰：凡卒厥逆上气，气攻两胁，心下痛满，奄奄欲绝，此为奔豚气。即急作汤，以浸两手足，数数易之。

奔豚腹肿　灸章门百壮。章门一名长平，二穴，在大横外直脐季肋端。

奔豚　灸气海百壮，穴在脐下一寸半。

又　灸关元百壮，穴在脐下三寸。

奔豚抢心不得息　灸中极五十壮。中极一名玉泉，在脐下四寸。

奔豚上下，腹中与腰相引痛　灸中府百壮，穴在乳上三肋间。

奔豚　灸期门百壮，穴直两乳下第二肋端旁一寸五分。

奔豚上下　灸四满二七壮，穴夹丹田两旁相去三寸，即心下八寸，脐下横纹是也。

---

① 合十壮　《千金翼方》卷二十七·针灸中作“各十壮”。

肺痿第六论一首　方五首

论曰：寸口脉数，其人病咳，口中反有浊唾涎沫出，何也。师曰：此为肺痿之病。何从得之。师曰：病热在上焦，因咳为肺痿。或从汗出，或从呕吐，或从消渴，小便利数，或从便难，数被快药①下，重亡津液，故得肺痿。又寸口脉不出，而反发汗，阳脉早索②，阴脉不涩，三焦踟蹰③，入而不出。阴脉不涩，身体反冷，其内反烦，多唾唇燥，小便反难，此为肺痿，伤于津液，便如烂瓜，下如豚脑，但坐发汗故也。其病欲咳不得咳，咳出干沫，久久小便不利，其脉平弱。肺痿吐涎沫而不咳者，其人不渴，必遗溺，小便数，所以然者，上虚不能制下故也，此为肺中冷，必眩。师曰：肺痿咳唾，咽燥欲饮者④，自愈。自张口者，短气也。

治肺痿多涎唾，小便数，肺中冷，必眩，不渴不咳，上虚，其下不能制溲，甘草干姜汤以温其脏，服汤已小温覆之，若渴者属消渴，法

甘草干姜汤方

甘草四两　干姜二两

上二味㕮咀，以水三升煮取一升半，去滓，分二服。《集验》、《肘后》有大枣十二枚。

治肺痿涎唾多，出血，心中温温液液，**甘草汤**方《千金翼》名温液汤。甘草二两㕮咀，以水三升煮取一升半，去滓，分三服。

治肺痿　咳唾涎沫不止，咽燥而渴，**生姜甘草汤**方

---

① 快药　药性较峻猛的泻下药。

② 阳脉早索　谓阳脉之气已经消散。按“索”，消散，离散。《玉篇·索部》：“索，散也。”《素问·调经论》：“卫气得复，邪气乃索。”王冰注：“索，散尽也。”

③ 三焦踟（chí　迟）蹰（chú　除）　形容三焦气机不畅。按“踟蹰”，徘徊不进貌。《玉篇·足部》：“踟，踟蹰，行不进。”

④ 咽燥欲饮者　“饮”字原脱，据元本、道藏本、四库本、《金匮要略》卷上·肺痿肺痈咳嗽上气病脉证并治补。

生姜五两　甘草四两　人参三两　大枣十二枚

上四味㕮咀，以水七升煮取三升，去滓，分三服。

治肺痿，吐涎沫不止，**桂枝去芍药加皂荚汤**方

桂枝　生姜各三两　甘草二两　皂荚一挺　大枣十二枚

上五味㕮咀，以水七升煮取三升，去滓，分三服。

治肺胀，咳而上气，咽燥而喘，脉浮者，心下有水，**麻黄汤**方

麻黄　芍药　生姜仲景用干姜　细辛　桂心各三两　半夏　五味子各半升　石膏四两

上八味㕮咀，以水一斗煮取三升，分三服。仲景名此为小青龙加石膏汤，用甘草三两，为九味。

肺痈第七论一首　方五首

论曰：病咳唾脓血，其脉数实者属肺痈，虚者属肺痿。咳而口中自有津液，舌上苔①滑，此为浮寒，非肺痿。若口中辟辟燥，咳即胸中隐隐痛，脉反滑数，此为肺痈也。问曰：病者咳逆，师脉之，何以知为肺痈。当有脓血，吐之则死，后竟吐脓死，其脉何类，何以别之。师曰：寸口脉微而数，微则为风，数则为热，微则汗出，数则恶寒。风中于卫，呼气不入；热过于荣，吸而不出。风伤皮毛，热伤血脉。风舍于肺，其人则咳，口干喘满，咽燥不渴，多唾浊沫，时时振寒。热之所过，血为凝滞，蓄结痈脓，吐如米粥。始萌可救，脓已成则难治。寸口脉数，趺阳脉紧，寒热相搏，故振寒而咳。趺阳脉浮缓，胃气如经，此为肺痈。师曰：振寒发热，寸口脉滑而数，其人饮食起居如故，此为痈肿病，医反不知，而以伤寒治之，不应愈也。何以知有脓，脓之所在，何以别知其处。师曰：假令脓在胸中者，为肺痈，其脉数，咳唾有脓血。设脓未成，其脉自紧数，紧去但数，脓为已成也。

---

① 苔　原作“胎”，今改。按“胎”，通“苔”。《伤寒论》卷五·辨阳明病脉证并治：“阳明病……舌上白胎者，可与小柴胡汤。”

治咳，胸中满而振寒，脉数，咽干而不渴，时时出浊唾腥臭，久久吐脓如粳米粥，是为肺痈，**桔梗汤**方

桔梗三两，《集验》用二两，《古今录验》用一枚　甘草二两

上二味㕮咀，以水三升煮取一升，去滓，分二服，必吐脓血也。一方有款冬花一两半。治肺痈，喘不得卧，**葶苈大枣泻肺汤**方

葶苈三两，末之　大枣二十枚

上二味，先以水三升煮枣，取二升，去枣，纳药一枣大，煎取七合，顿服令尽，三日服一剂，可服三四剂。

治肺痈胸胁胀，一身面目浮肿，鼻塞清涕出，不闻香臭，咳逆上气，喘鸣迫塞，葶苈大枣泻肺汤主之。用前方先服小青龙汤一剂，乃进之。小青龙汤方出第十八卷咳嗽篇中。

治咳有微热，烦懑，胸心甲错，是为肺痈，黄昏汤方　黄昏手掌大一片，是合昏皮也，㕮咀，以水三升煮取一升，分二服。

又方　苇茎切，二升，以水二斗煮取五升，去滓　薏苡仁半升　瓜瓣半升　桃仁三十枚

上四味㕮咀，纳苇汁中煮取二升，服一升，当有所见，吐脓血。

飞尸鬼疰第八论一首　方四十五首　灸法十二首

论曰：凡诸心腹痛，服众方，热药入腹，寂然不动①，但益气息急者，此尸疰病也。宜先服甘草汁一升，消息少时，服瞿麦汤尽剂，得下便觉宽也。并暴癥坚结宿食，及女人血坚痛，发作无定者，神良。

五疰汤　治卒中贼风，遁尸鬼邪，心腹刺痛，大胀急方。

大黄　甘草各三两　当归　芍药各二两　乌头十枚　生姜　蜜各一斤　桂心四两

上八味㕮咀，别渍大黄，以水九升煮取三升，乌头别纳蜜中煎，令得一升，投汤中，去滓，分服三合，如人行二十里久更进一服，日

① 寂然不动　谓用药后全然无效，毫无反应。

三，不知，加至四合。

蜈蚣汤 治恶疰邪气往来，心痛彻背，或走入皮肤，移动不定，苦热，四肢烦疼，羸乏短气方。

蜈蚣一枚 牛黄一分 大黄二两 丹砂 人参各三分 细辛 鬼臼 当归 桂心 干姜各一两 黄芩 麝香各半两 附子四枚

上十三味㕮咀，以水一斗煮取三升，去滓，下牛黄麝香末，分三服。

治卒中恶，贼风寒冷入腹便绞痛，或飞尸遁尸，发作无时，抢心，胸满胁痛如刀刺，口噤者①方

甘草 干姜 干地黄 茯苓 羊脂 当归 细辛各一两 芍药 吴茱萸 桂心各二两 栀子仁十五枚

上十一味㕮咀，以水八升煮取三升，去滓，纳脂烊尽，分三服。欲利者，加大黄二两。

治卒中恶风，角弓反张，或飞尸遁尸，心腹绞痛者方

茯苓 芎䓖 当归 干地黄 甘草各一两 桂心 吴茱萸 干姜 芍药各二两 栀子仁十四枚

上十味㕮咀，以水八升煮取三升，分三服。痛甚者，加羊脂三两、当归人参芍药各一两；心腹坚急，加大黄三两。

桃皮汤 治中恶气，心腹痛，胸胁胀满，短气方。

桃白皮一握，东引者 真朱 附子各一两 栀子仁十四枚 当归三两 豉五合 桂心二两 吴茱萸五合

上八味㕮咀，以水五升煮取二升，去滓，纳真朱末，分作二服。一方无当归以下四味。

桃奴汤 治中恶毒气，蛊疰②，心腹卒绞痛方。

桃奴 当归 人参 干姜各二两 芎䓖 甘草各三两 丹砂 麝香 茯苓 犀角 鬼箭羽 桂心各一两

---

① 口噤者 "噤"原作"禁"，据明本、道藏本、四库本改。

② 蛊疰 病名。因中恶毒邪气而致，症见心腹刺痛，身体羸瘦，死后转易他人。详参《诸病源候论》卷二十四·蛊注候、卷四十七·蛊注候。

上十二味㕮咀，以水九升煮取二升半，去滓，分三服，未食服。大便不通，腹满者，加大黄三两、芒消二两。胡洽有雄黄一两，无丹砂芎䓖。

治卒中风寒冷，温气入腹，虚胀急满，抢心，胸胁又痛，气息不通，脉弦紧，汗不出，及得伤寒方

吴茱萸　当归　麻黄　独活　甘草　桔梗　茯苓各二两　桂心　青木香　石膏　大黄　犀角各二两

上十二味㕮咀，以水九升煮取六升，分三服，日三。

治风冷气入腹，忽然绞痛坚痛急如吹[1]，大小便闭，小腹有气结如斗大，胀满起，其脉弦，老者沉迟方

瞿麦　当归　鬼箭羽　猪苓　桔梗　防己　海藻　吴茱萸　芎䓖各二两　桂心　大黄各三两

上十一味㕮咀，以水九升煮取三升，分三服。亦可用犀角二两。

治诸杂疰相连续死，亦治三十年众疰方　桃根白皮一斤㕮咀，以水二斗煮取一斗，去滓，分八九服，二日服之令尽。崔氏用桃根白皮治疰在心腹，痛不可忍者。

又方　捣桃仁二七枚，研酒服之。

又方　小芥子末之，鸡子白和敷。

尸疰鬼疰者，即五尸之中尸疰，又挟诸鬼邪为害者也。其变动乃有三十六种至九十九种。大略令人寒热淋沥，沉沉默默[2]，不的[3]知其所苦，而无处不恶[4]，累年积月，渐就顿滞[5]，以至于死，死

---

① 急如吹　谓腹痛急迫如冷风疾吹。

② 沉沉默默　“默默”原作“嘿嘿”，据明本、道藏本、四库本改。按“嘿”，同“默”。沉默。《玉篇·口部》：“嘿，与默同。”

③ 不的　不确实。按“的”，确实。《正字通·白部》：“的，实也。”

④ 无处不恶　谓周身无处不觉苦痛。按“恶”，不适，不快。《晋书·王羲之传》：“中年以来伤于哀乐，与亲友别，辄作数日恶。”

⑤ 顿滞　谓病重经久而致困顿不起。按“顿”，衰坏，困顿。慧琳《一切经音义》卷二十二引《文字集略》曰：“顿，损也。”

后复注易旁人①,乃至灭门,觉如此候者,宜急疗之方　獭肝一具阴干,治下筛,水服一方寸匕,日三。如一具不瘥,更作。

小附著散　治飞尸贼风,发时急痛,不在一处,针则移,发一日半日乃瘥,须臾复发方。

细辛　天雄　甘草各一分,作莽草　桂心三分　附子一两　乌头一两　干姜一两　雄黄　真珠各半两

上九味治下筛,酒服方寸匕,不知稍增,以知为度。胡洽有蜀椒四分,不用桂心附子。

大附著散　治五尸疰忤,与前状同方。

黄芩　由跋各一两　金牙　犀角　麝香　牛黄各一分　天雄　桂心各半两　椒目　细辛　雄黄　干姜　黄连各一两　真朱三分　蜈蚣一枚

上十五味治下筛,酒服一钱匕,日三,以知为度。

大金牙散　主一切疰,方在第十二卷中。

金牙散　主鬼疰风邪,鬼语尸疰,或在腰脊胸胁,流无常处,不喜见人,志意不定,面目脱色,目赤鼻张,唇干甲黄方。

金牙一分　蜈蚣　蜥蜴　附子各一枚　蜣螂　亭长各七枚　元青　徐长卿　斑猫各十四枚　贝母二枚　人参　狼牙各四分　雄黄　铁精　野葛　芎䓖　大黄　甘草　蛇蜕皮　露蜂房　曾青　真珠　丹砂　**䕡茹**　干漆各一分　桔梗　鬼臼　石长生　椒目　乌头　狼毒　芫荑　鬼督邮　鬼箭羽　藜芦　狸骨一作鹳骨　雷丸　鳖甲　滑石各二分,一作消石　毒公三分　石膏五分　寒水石　桂心各四分　牛黄　胡燕屎各二分

上四十五味治下筛,先食以酒服一刀圭,日再,不知渐加之,虫随大小便出。崔氏名蜀金牙散。

白术散　治风入脏腑,闷绝,常自躁痛,或风疰入身,冷疰②

---

① 旁人　“旁”原作“傍”,今改。按“傍”,同“旁”。《广韵·唐韵》:“傍,亦作旁。”

② 冷疰　“冷”原作“令”,据明本、道藏本、四库本改。

鬼疰飞尸，恶气肿起，或左或右，或前或后，或内或外，针灸流移，无有常处，惊悸腹胀气满，叉心头痛，或恍惚悲惧，不能饮食，或进或退，阴下湿痒，或大便有血，小便赤黄，房中劳极方。

白术十四枚　附子　秦艽　人参　牡蛎　蜀椒　细辛　黄芩　芎䓖　牛膝各三分　干姜　桂心　防风各五分　茯苓　桔梗　当归　独活　柴胡各四分　乌头　甘草　麻黄　石南　莽草　栝楼根　天雄　杜仲各二分

上二十六味治下筛，平旦酒服五分匕讫，如人行七里久，势欲解，更饮酒五合为佳。

太乙备急散　治卒中恶客忤，五尸入腹，鬼刺鬼痱，及中蛊疰，吐血下血，及心腹卒痛，腹满，伤寒，热毒病六七日方。

雄黄　桂心　芫花各二两　丹砂　蜀椒各一两　藜芦　巴豆各一分　野葛三分　附子五分

上九味，巴豆别治如脂，余合治下筛，以巴豆合和更捣，合和调置铜器中，密贮之勿泄。有急疾，水服钱五匕，可加至半钱匕，老少半之。病在头当鼻衄，在膈上吐，在膈下利，在四肢当汗出。此之所为，如汤沃雪，手下皆愈，方宜秘之，非贤不传。

龙牙散　治百疰邪气飞尸，万病方。

龙牙　茯苓各二两半　雄黄　枣膏　芍药各五分　干地黄　石斛　胡燕屎各三分　铜镜鼻　甘草　橘皮　芎䓖　鬼督邮　远志　鳖甲各半两　狸阴二具　蜈蚣一枚　鬼箭羽　乌头　羌活　露蜂房　曾青　真珠　桂心　杏仁　防风　桃奴　鬼臼　鹳骨各一两　人参　大黄各一两半　苏子四合　白术二两

上三十三味治下筛，酒服一刀圭，以知为度，当有虫从便出。

治鬼疰蛊疰，毒气变化无常方

鲛鱼皮　犀角　麝香　丹砂　雄黄　蜈蚣　丁香　蘘荷根　鹿角　龙骨　蜀椒　干姜各一分　贝子十枚

上十三味治下筛，酒服方寸匕，加至二匕，日三。

备急散　主卒中恶风，气忤，迷绝不知人，方出第十二卷。三味备急丸是。

治暴心痛，面无颜色，欲死者方　以布裹盐如弹丸大，烧令赤，置酒中消，服之，利即愈①

治蛊疰方　烧猫儿屎灰，水服之，用雄猫儿。

治卒得恶疰，腹胀，**墨奴丸**方

釜下墨一合　盐二合

上二味合治下，以水一升半煮取八合，一服使尽，须臾吐下，即瘥。

治哭疰方　梳齿间刮取垢，水服之。

又方　腊月猪脂一合　乱发一两

上二味，煎发令消，烊服之，虫死矣。

又方　熬大豆，帛裹熨之。

治一切病食疰方　釜下土鸡子大末之，醋泔清一升和服，行五十步，吐即瘥。

治凡食上得病，名为食疰方　还取本食，种数多少相似，各少许和合，布裹烧灰，取杏仁大，水服之。

鹳骨丸　主遁尸飞尸，积聚，胸痛连背，走无常处，或在脏，或肿在腹，或奄奄然而痛方。

鹳骨三寸　雄黄　莽草　丹砂一作丹参　牡蛎各四分，一作牡丹　藜芦　桂心　野葛各二分　斑猫十四枚　巴豆四十枚　蜈蚣一枚　芫青十四枚

上十二味末之，蜜丸。服如小豆大二丸，日三，以知为度。

蜥蜴丸　主癥坚水肿，飞尸，遁尸，寒尸，丧尸，尸注，骨血相注，恶气鬼忤蛄毒，邪气往来，梦寤存亡，流饮结积，虎狼所啮，猘犬所咋②，鸩毒③入人五脏，服药以杀④其毒，毒即消，妇人邪鬼忤，亦

---

① 利即愈　“利”原作“痢”，据元本、明本、道藏本，四库本改。

② 咋(zé　则)　咬。《正字通·口部》：“咋，啖也，啮也。”

③ 鸩(zhèn　震)毒　鸩羽之毒。按“鸩”，毒鸟。雄的叫运日，雌的叫阴谐。用其羽毛泡酒能毒杀人。《说文解字·鸟部》：“鸩，毒鸟也。”《楚辞·离骚》王逸注：“鸩，羽有毒，可杀人。”

④ 杀　消除，消灭。《庄子·大宗师》：“杀生者不死，生生者不生。”成玄英疏：“杀，灭也。”

能遣之方。

蜥蜴二枚　地胆五十枚　䗪虫四十枚　杏仁三十枚　蜣螂十四枚　虻虫三十枚　朴消七分　泽漆二分　芍药五分　虎骨六分　甘草一两　桃奴二分　犀角二分　巴豆七分　鬼督邮二分　干姜四分　桑赤鸡二分　款冬花三分　甘遂五分　蜈蚣二枚

上二十味，别治巴豆杏仁如膏，纳诸药末研调，下蜜，捣二万杵，丸如麻子大。食前服三丸，日一，不下加之，不取吐下者一丸，旦服。有人风冷注癖坚二十年，得愈。与积聚篇重。

治诸疰病，毒疰，鬼疰，食疰，冷疰，痰饮宿食不消，酒癖，**桔梗丸**

桔梗　藜芦　皂荚　巴豆　附子各二两

上五味末之，蜜和，捣万杵，宿不食，旦起饮服二丸如梧子大，仰卧服，勿眠，至食时膈上吐，膈下下，去恶物如蝌蚪①虾蟆子，或长一二尺，下后当大虚，口干，可作鸡羹，饮五合，大极饮一升，食粥三四日，病未尽更服。忌如药法。

十疰②丸　主十种疰，气疰，劳疰，鬼疰，冷疰，生人疰，死人疰，尸疰，食疰，水疰，土疰等方。

雄黄　巴豆各二两　人参　甘草　细辛一作藁本　桔梗　附子　皂荚　蜀椒　麦门冬各一两

上十味末之，蜜丸。空腹服如梧子大五丸，日二，稍加，以知

---

① 蝌蚪　原作"科斗"，据文义改。

② 十疰　谓十种疰病。按"疰"，亦作"注"，指病情久延，反复发作，邪气停著不去之病。尤怡《金匮翼·诸疰》："疰者，住也，邪气停住而为病也。"亦指病患注易他人，取水流灌注之意。《广雅·释诂一》："疰，病也。"王念孙疏证："疰者，郑注《周官·疡医》云：注，读如注病之注。《释名》注：病，一人死，一人复得，气相灌注也。注与疰通。"十疰以病因论，有气疰、劳疰、鬼疰、食疰等；以病机论，有冷注，水疰等；以传染性论，有生人疰、死人疰、尸疰等。本篇所论尚有走疰、癞疰、五毒疰、恶疰、蛊疰等，俱属疰病范围。古时并有三十六注、九十九注之说，今多不用。详参《诸病源候论》卷二十四·注病诸候。

为度。

太一神明陷冰丸 主诸病，破积聚，心下支满，寒热鬼疰，长病咳逆唾噫，避除众恶鬼，逐邪气鬼击，客忤中恶，胸中结气，咽中闭塞，有进有退，绕脐绞痛恻恻，随上下按之挑手，心中愠愠如有虫状，毒注相染灭门方。

雄黄二两　元青五枚　桂心二两　真珠一两半　麝香　人参　犀角　鬼臼各一两　附子一两半　蜈蚣一枚　乌头八枚　杏仁三十枚　射罔一两　丹砂二两　蜥蜴一枚　斑猫七枚　藜芦　矾石各二两，一作礜石　樗鸡七枚　地胆七枚　牛黄一两　当归三两　巴豆一分　大黄二两

上二十四味末之，以蜜和捣三万杵，丸如小豆大。先食服二丸，日再，不知稍增。以药二丸著门上，令众邪不近；伤寒，服之无不愈；若至病家及视病人，夜行独宿，服二丸，众鬼不能近也。胡洽无元青桂心真珠麝香人参犀角乌头射罔蜥蜴樗鸡牛黄当归，只十二味。与积聚篇重。

江南度世丸 主万病，癥结积聚，伏尸长病，寒热疰气，流行皮中，久病著床，肌肉消尽，四肢烦热，呕逆不食，伤寒时气恶疰，汗出，口噤不开，心痛方。

蜀椒三两　人参　细辛　甘草各二两　茯苓　真珠　大黄　干姜　丹砂　野葛　桂心　雄黄　鬼臼　麝香各一两　乌头　牛黄各二分　附子　紫菀各六分　巴豆六十枚　蜈蚣二枚

上二十味末之，蜜丸。饮服小豆大二丸，加至四丸，日一。加獭肝一具，尤良。

大度世丸 主万病，与前状同方。

牛黄　大黄　雄黄　细辛　附子　真珠　甘草　人参　射罔　丹砂　鬼臼　莽草各一两　蜀椒　麝香　鬼箭羽　茯苓　桂心　紫菀各二两　干姜三两　野葛一尺　蜥蜴　蜈蚣各一枚　巴豆仁八十枚　地胆五十枚　元青二十枚　樗鸡二十枚

上二十六味末之，蜜丸。以饮服如小豆二丸，日二，先食服之。

治疰病相染易，及霍乱中恶，小儿客忤长病方

獭肝一具　雄黄　莽草　丹砂　鬼臼　犀角　巴豆各一两　麝

香一分　大黄　牛黄各一两　蜈蚣一枚

上十一味末之，蜜丸。空腹服如麻子大二丸，加至三丸，以知为度。

雷氏千金丸　主行诸气，宿食不消，饮食中恶①，心腹痛如刺，及疰方。

大黄五分　巴豆仁六十枚　桂心　干姜各二两　消石三分

上五味末之，蜜丸，捣三千杵，服如大豆二丸，神验无比，已死者折齿灌之。

治卒得尸疰，毒痛往来方

乱发灰　杏仁

上二味等分，研如脂，酒服梧子三丸，日三。姚氏以猪膏和丸。

治遁尸尸疰，心腹刺痛不可忍者方

桂心　干姜各一两　巴豆仁二两

上三味治下筛，以上醋和如泥，敷病上，干即易之。

芥子薄　主遁尸飞尸，又主暴风毒肿，流入四肢头面方。白芥子一升蒸熟，捣，以黄丹二两搅之，分作两分，疏布袋盛之，更蒸使热，以薄痛上。当更迭蒸袋，常使热薄之，如此三五度即定。

治遁尸尸疰，心腹及身有痛处，不得近方　取艾小挼令碎，著痛上厚一寸余，热汤和灰令强，热置艾上，冷即易，不过二三度瘥。

治人皮肤中痛，名曰癥疰方　醋和燕窠土，敷之。

治走疰方　烧车釭令热，暂入水，以湿布裹，熨病上。

治三十年气疰方

豉心半升　生椒一合

上二味以水二升煮取半升，适寒温，用竹筒缩取汁，令病者侧卧，手擘大孔射灌之，少时当出恶物，此法垂死悉治，得瘥百千，不可具说。

凡五尸者，飞尸遁尸风尸沉尸尸疰也，今皆取一方兼治之。其

① 饮食中恶　“食”原作“实”，据元本、道藏本、四库本改。

状腹痛胀急，不得气息，上冲心胸，旁攻两胁，或累块踊起①，或挛引腰背，治之法　灸乳后三寸，男左女右，可二七壮，不止者多其壮，取愈止。

又　灸两手大拇指头各七壮。

又　灸心下三寸十壮。

又　灸乳下一寸，随病左右，多其壮数。

又　以细绳量患人两乳头内，即裁断中屈之，又从乳头向外量，使当肋罅②于绳头，灸三壮或七壮，男左女右。

卒疰忤攻心胸　灸第七椎，随年壮。

又　灸心下一寸三壮。

又　灸手肘纹，随年壮。

一切病食疰　灸手小指头，随年壮，男左女右。

五毒疰，不能饮食，百病　灸心下三寸胃脘十壮。

水疰，口中涌水，经云肺来乘肾，食后吐水　灸肺俞。

又　灸三阴交。

又　灸期门，期门在乳下二肋间，泻肺补肾也，各随年壮。

一切疰无新久　先仰卧，灸两乳边斜下三寸，第三肋间，随年壮，可至三百壮。又治诸气，神良。一名注市。

（任娟莉）

---

① 累块踊起　谓病状若堆积的土块鼓出胀起。按“累”，堆积，重叠。《庄子·骈拇》：“骈于辩者，累瓦结绳。”“块”，土块。《尔雅·释言》：“块，堛也。”郭璞注：“土块也。”

② 肋罅（xià　下）　“罅”原作“**䖘**”，据道藏本改。按“罅”，缝隙。《广韵·祃韵》：“罅，孔罅。”“肋罅”，谓肋间空隙。

备急千金要方校释卷第十八大肠腑

朝奉郎守太常少卿充秘阁校理判登闻检院上
护军赐绯鱼袋臣林亿等校正

大肠腑脉论第一

论曰：大肠腑者，主肺也，鼻柱中央是其候①也。肺合气于大肠，大肠者，为行道②传泻之腑也，号监仓掾③，重二斤十二两，长一丈二尺，广六寸，当脐右回叠积，还反十二曲，贮水谷一斗二升，主十二时，定血脉，和利精神。《千金》、《明堂》、《外台》同。《难经》云：长二丈一尺，大四寸，径一寸之少半，十六曲，盛谷一斗，水七升半。鼻遂④以长，以候大肠。

右手关前寸口阳绝者，无大肠脉也，苦少气，心下有水气，立秋节即咳，刺手太阴，治阴，在鱼际间。右手关前寸口阳实者，大肠实

① 候　征象。《字汇·人部》："候，证候。"此谓色诊部位。

② 行道　通行疏导。按"道"，疏通。《左传·襄公三十一年》："大决所犯，伤人必多，吾不克救也。不如小决使道。"杜预注："道，通也。"

③ 监仓掾(yuàn　愿)　监督仓库的官员。按"掾"，历代属官的通称。《玉篇·手部》："掾，公府掾吏也。"

④ 鼻遂　鼻孔。按"遂"，道路，通道。《说文通训定声·履部》："遂，道也。"

也，苦肠中切痛如针刀所刺，无休息时，刺手阳明，治阳，在手腕中泻之。

大肠病者，肠中切痛而鸣濯濯①，冬日重感于寒则泄，当脐而痛，不能久立，与胃同候，取巨虚上廉。

肠中雷鸣，气上冲胸，喘，不能久立，邪在大肠，刺肓之原巨虚上廉三里。

大肠胀者，肠鸣而痛，寒则泄，食不化。

大肠有寒，鹜溏②，有热，便肠垢③。

大肠有宿食，寒栗发热有时，如疟状。

肺前受病，移于大肠，肺咳不已，咳则遗失便利。

厥气客于大肠，则梦田野。

肺应皮，皮厚者大肠厚，皮薄者大肠薄，皮缓腹裹大者大肠缓而长，皮急者大肠急而短，皮滑者大肠直，皮肉不相离者大肠结。

扁鹊云：　手太阴与阳明为表里，大肠若病实则伤热，热则胀满不通，口为生疮。食下入肠，肠实而胃虚，食下胃，胃实而肠虚，所以实而不满，乍实乍虚，乍来乍去。虚则伤寒，寒则肠中雷鸣，泄青白之利而发于气水，根在大肠，方在治水篇中。

大肠绝不治，何以知之。泄利无度，利绝则死。

手阳明之脉起于大指次指之端外侧，循指上廉，出合谷两骨之间，上入两筋之中，循臂上廉，上入肘外廉，循臑外前廉上肩，出髃骨之前廉，上出柱骨之会上，下入缺盆络肺，下膈属大肠。其支者，从缺盆直而上颈贯颊，入下齿缝中，还出夹口交人中，左之右，右之

---

① 濯濯　水声。《素问·气厥论》："水气客于大肠，疾行则鸣濯濯，如囊裹浆水之病也。"王冰注："故其疾行则肠鸣而濯濯有声，如囊裹浆而为水病也。"

② 鹜溏　病证名，又名鹜泄。症见水粪杂下，色青黑如鸭屎白。《金匮要略》卷中。五脏风寒积聚病脉证并治："大肠有寒者，多鹜溏。"

③ 便肠垢　病证名，又名肠垢。因热痢毒邪蕴积肠间，肠间虚滑而致，症见下痢腐浊垢腻之物等。详参《诸病源候论》卷十七·下痢便肠垢候。

左，上夹鼻孔。是动则病齿痛颊肿①。是主津所生病者，目黄口干，鼽衄喉痹，肩前臑痛，大指次指痛不用。气盛有余，则当脉所过者热肿，虚则寒栗不复，盛者则人迎大三倍于寸口，虚者则人迎反小于寸口也。

大肠虚实第二脉二条　方二首　灸法七首

大肠实热

右手寸口气口以前脉阳实者，手阳明经也，病苦肠满，善喘咳，面赤身热，喉咽中如核状，名曰大肠实热也。

治大肠实热，腹胀不通，口为生疮者，**生姜泄肠汤**方

生姜②　橘皮　青竹茹　黄芩　栀子仁　白术各三两　桂心一两　茯苓　芒消各三两　生地黄十两　大枣十四枚

上十一味㕮咀，以水七升煮取三升，去滓，下芒消，分二服。

肠中胪胀不消　灸大肠俞四十九壮。

大肠有热，肠鸣腹满，夹脐痛，食不化，喘，不能久立　巨虚上廉主之。

大肠虚冷

右手寸口气口以前脉阳虚者，手阳明经也，病苦胸中喘，肠鸣，虚渴唇干，目急善惊，泄白，名曰大肠虚冷也。

治大肠虚冷，痢下青白，肠中雷鸣相逐③，**黄连补汤**方

黄连四两　茯苓　芎䓖各三两　酸石榴皮五片　地榆五两　伏龙肝鸡子大一枚

① 颊肿　元本、道藏本、四库本、《脉经》卷六·大肠手阳明经病证“颊”并作“颇”。又，《灵枢经·经脉》“颊”作“颈”。

② 生姜　《医心方》卷六·治大肠病方作“宿姜”。

③ 肠中雷鸣相逐　谓腹中鸣响如雷而连属不绝。按“逐”，随。《玉篇·辵部》：“逐，从也。”

上六味㕮咀，以水七外煮取二升半，去滓，下伏龙肝末，分三服。

肠中雷鸣相逐，痢下　灸承满五十壮，穴在夹巨阙相去五寸，巨阙在心下一寸，灸之者，夹巨阙两边各二寸半。

食饮不下，腹中雷鸣，大便不节，小便赤黄　阳纲[1]主之。

腹胀肠鸣，气上冲胸，不能久立，腹中痛濯濯，冬日重感于寒则泄，当脐而痛，肠胃间游气切痛[2]，食不化，不嗜食，身肿，夹脐急　天枢主之。

肠中常鸣，时上冲心　灸脐中。

肠鸣而痛　温留主之。

肛门论第三

论曰：肛门者，主大行道，肺大肠候也，号为通事令史[3]，重十二两，长一尺二寸，广二寸二分，应十二时。若脏[4]伤热则肛门闭塞，大行不通，或肿，缩入生疮；若腑伤寒则肛门开，大行洞泻[5]，肛

---

① 阳纲　穴名，属足太阳膀胱经，位在第十椎下两旁各三寸凹陷中。主治肠鸣，腹泄，腹痛，黄疸等。

② 肠胃间游气切痛　谓肠胃间郁气奔突而致急痛。按“切”，急。《素问·调经论》：“必切而出，大气乃屈。”王冰注：“切，谓急也。”

③ 通事令史　官名。汉末曹操为魏王，置秘书令。魏文帝黄初初改为中书令，置监及通事郎。后或称通事，或称通事舍人，掌诰命及呈奏案章。按“令史”，汉设有兰台令史、尚书令史，掌文书。隋唐以后令史无品秩，变为三省、六部及御史台的低级事务员。此谓以通事令史之官职比喻肛门的解剖位置及生理功能。

④ 脏　原作“藏”，据道藏本、四库本改。按“藏”，与“脏”同。《周礼·天官·疾医》：“参之以九藏之动。”郑玄注：“正藏五，又有胃、膀胱、大肠、小肠。”贾公彦疏：“正藏五者，谓五藏，肺、心、肝、脾、肾，五气之所藏。”

⑤ 大行洞泻　谓大便通泄无度，不能自制。按“大行”，即大便。“泻”原作“写”，今改。按“写”，同“泻”。泄泻。《说文解字注·宀部》：“写，俗作泻。”

门凸出，良久乃入。热则通之，寒则补之，虚实和平，依经调之，方在第二十四卷中。

皮虚实第四论一首　方二首

论曰：夫五脏六腑者，内应骨髓，外合皮毛肤肉。若病从外生，则皮毛肤肉关格强急①；若病从内发，则骨髓痛疼。然阴阳表里，外皮内髓，其病源不可不详之也。皮虚者寒，皮实者热。凡皮虚实之应，主于肺大肠，其病发于皮毛，热则应脏，寒则应腑。

治皮虚，主大肠病，寒气关格，**蒴藋蒸汤**方

蒴藋根叶切，三升　昌蒲叶切，二升　桃叶皮枝剉，三升　细糠一斗　秫米三升

上五味以水一石五斗煮，取米熟为度，大盆器贮之，于盆上作小竹床子罩盆，人身坐床中，四面周回将席荐②障风，身上以衣被盖覆，若气急时，开孔对中泄气，取通身接汗③，可得两食久许。如此三日蒸，还温药足汁用之。若盆里不过热，盆下安炭火，非但治寒，但是皮肤一切劳冷悉皆治之。

治皮实，主肺病热气，**栀子煎**方

栀子仁　枳实　大青　杏仁　柴胡　芒消各二两　生地黄　淡竹叶切，各一升　生玄参五两　石膏八两

上十味㕮咀，以水九升煮取三升，去滓，下芒消，分为三服。

---

① 皮毛肤肉关格强急　谓因外邪侵袭而致肤腠营卫凝滞不畅，皮肉拘急不舒。按“关”、“格”，俱阻隔不通意。慧琳《一切经音义》卷十三引《考声》：“关，隔也，碍也。”《字汇·木部》：“格，沮隔不行。”

② 荐　草垫。《广雅·释器》：“荐，席也。”王念孙疏证：“《释名》云：荐，所以自荐藉也。”

③ 通身接汗　谓全身持续汗出。按“接”，持续。《广雅·释诂二》：“接，续也。”

咳嗽第五论二首　证七条　方六十首　灸法十四首

论曰:经云五脏六腑皆令咳,肺居外而近上,合于皮毛,皮毛喜受邪,故肺独易为咳也。邪客于肺则寒热,上气喘,汗出,咳动肩背,喉鸣,甚则唾血,肺咳经久不已,传入大肠,其状咳则遗粪;肾咳者,其状引腰背痛,甚则咳涎,肾咳经久不已,传入膀胱,其状咳则遗尿;肝咳者,其状左胁痛①,甚者不得转侧,肝咳经久不已,传入胆,其状咳则清苦汁出②;心咳者,其状引心痛,喉中介介③如梗,甚者喉痹咽肿,心咳经久不已,传入小肠,其状咳则失气④;脾咳者,其状右胁痛,阴阴⑤引肩背,甚者不得动,动则咳剧,经久不已,传入胃,其状咳而呕,呕甚则长虫出。久咳不已,三焦受之,三焦咳之状,咳而腹满,不能食饮。此皆聚于胃,关于肺,使人多涕唾而面浮肿,气逆也。右顺时有风寒冷,人触冒解脱⑥,伤皮毛间入腑脏,为

---

① 左胁痛　《素问·咳论》、《诸病源候论》卷十四·咳嗽候、《医心方》卷九·治咳嗽方"左"并作"两"。

② 清苦汁出　谓呕出清冷味苦之汁。按"清",冷,凉。《素问·五脏生成》:"腰痛,足清,头痛。"王冰注:"清,亦冷也。"又,"清",通"青"。谓青色。《释名·释言语》:"清,青也。去浊远秽,色如青也。"王先谦《释名疏证补》引叶德炯曰:"清、青古通。"

③ 介介　阻隔貌。《汉书·翼奉传》:"前乡崧高,后介大河。"颜师古注:"介,隔也,碍也。"

④ 失气　即矢气。《素问·咳论》:"心咳不已,则小肠受之,小肠咳状,咳而失气,气与咳俱失。"王冰注:"咳则小肠气下奔,故失气也。"张隐菴注:"失气,后气也。"

⑤ 阴阴　深慢痛貌。《素问·咳论》:"脾咳之状,咳则右胁下痛,阴阴引肩背,甚则不可以动,动则咳剧。"王冰注:"脾气主右,故右胠下阴阴然,深慢痛也。"

⑥ 触冒解脱　谓衣服解脱不当而致为风寒冷气所伤犯。按"触"、"冒",俱冲撞、冒犯意。《篇海类编·鸟兽类·角部》:"触,犯也。"《广韵·德韵》:"冒,干也。"

咳上气，如此也，有非时忽然暴寒，伤皮肤中与肺合则咳嗽上气，或胸胁又痛。咳唾有血者，是其热得非时之寒暴搏之，不得渐散，伏结深，喜肺痈也。因咳服温药，咳尤剧，及壮热，吐脓血，汗出恶寒是也。天有非时寒者，急看四时方也。

问曰：咳病有十，何谓也。师曰：有风咳，有寒咳，有支咳，有肝咳，有心咳，有脾咳，有肺咳，有肾咳，有胆咳，有厥阴咳。问曰：十咳之证，以何为异。师曰：欲语，因咳言不得竟，谓之风咳；饮冷食寒，因之而咳，谓之寒咳；心下坚满，咳则支痛①，其脉反迟，谓之支咳；咳则引胁下痛，谓之肝咳；咳而唾血，引手少阴，谓之心咳；咳而涎出，续续不止，引少腹，谓之脾咳；咳引颈项而唾涎沫，谓之肺咳；咳则耳无所闻，引腰并脐中，谓之肾咳；咳而引头痛，口苦，谓之胆咳；咳而引舌本，谓之厥阴咳。风咳者，不下之②；寒咳支咳肝咳，刺足太冲；心咳，刺手神门；脾咳，刺足太白；肺咳，刺手太渊③；肾咳，刺足太溪；胆咳，刺足阳陵泉；厥阴咳；刺手大陵。

夫久咳为痳④，咳而时发热，脉在九菽一作卒弦者，非虚也，此为胸中寒实所致也，当吐之。夫咳家其脉弦，欲行⑤吐药，当相⑥人强弱而无热，乃可吐耳。咳家其人脉弦，为有水，可与十枣汤下之，方见下。不能卧出者，阴不受邪故也。留饮咳者，其人咳不得卧，

---

① 咳则支痛　《诸病源候论》卷十四·咳嗽候、《医心方》卷九·治咳嗽方“支”并作“引”。

② 不下之　《外台秘要》卷九·十咳方作“下之”二字。

③ 太渊　“渊”原作“泉”，今改。按“泉”，为“渊”之避讳字，系唐人为避唐高祖李渊名讳而改。

④ 痳(shuì　税)　《外台秘要》卷九·十咳方“痳”作“水”。按“痳”，水肿病。《集韵·至韵》：“痳，肿病。”《灵枢经·四时气》：“风痳肤胀。”马莳注：“脛，即水。以水为疾，故加以疾之首。”

⑤ 行　用，施行。《周易·系辞上》：“推而行之谓之通。”孔颖达疏：“因推此以可变而施行之，谓之通也。”

⑥ 相　省视，诊察。《说文解字·目部》：“相，省视也。”段玉裁注：“《释诂》、《毛传》皆云：相，视也。此别之云省视，谓察视也。”

引项上痛，咳者如小儿掣纵状。夫酒客咳者，必致吐血，此坐①久极饮过度所致也，其脉沉者不可发汗。久咳数岁，其脉弱者可治，实大数者死，其脉虚者必善冒②，其人本有支饮在胸中故也，治属饮家。上气汗出而咳，属饮家，咳而小便利若失溺，不可发汗，汗出即厥逆冷。夫病吐血，喘咳上气，其脉数，有热不得卧者死。寒家咳而上气，其脉数者死，为③其人形损故也。脉大而散，散者为气实而血虚，名曰有表无里，上气，面胕肿，肩息，其脉浮大不治，加痢尤甚。上气，躁而喘者，属肺胀，欲作风水，发汗愈。

咳逆倚息不得卧，**小青龙汤**主之方

麻黄　芍药　细辛　桂心　干姜　甘草各三两　五味子　半夏各半升

上八味㕮咀，以水一斗先煮麻黄，减二升，去上沫，乃纳诸药，煮取三升，去滓，分三服，弱者服半升。若渴，去半夏，加栝楼根三两；若微痢，去麻黄，加荛花如鸡子大；若食饮噎者，去麻黄，加附子一枚；若小便不利，小腹满者，去麻黄，加茯苓四两；若喘者，去麻黄，加杏仁半升。

青龙汤下已，多唾口燥，寸脉沉，尺脉微，手足厥冷，气从少腹上冲胸咽，手足痹，其面翕热如醉状④，因复下流阴股，小便难，时复冒者，与**茯苓桂心甘草五味子汤**，治其气冲方

茯苓四两　桂心　甘草各三两　五味子半升

上四味㕮咀，以水八升煮取三升，去滓，分温三服。

---

① 坐　由……而获罪。玄应《一切经音义》卷二："坐，罪也。谓相缘罪也。"此谓由……而发病。

② 冒　郁冒，郁闷昏冒。《素问·至真要大论》："暴喑心痛，郁冒不知人。"

③ 为　原作"谓"，今改。按"谓"通"为"。因为。王引之《经传释词》卷二引王念孙："谓，犹为也……《盐铁论·忧边篇》曰：有一人不得其所，则谓之不乐。谓之，为之也。"

④ 其面翕热如醉状　谓病者耳面翕然发热如醉酒之状，为胃热上冲耳面而致。

冲气即低而反①，更咳胸满者，用茯苓甘草五味子去桂加干姜细辛，以治其咳满方

茯苓四两　甘草　干姜　细辛各三两　五味子半升

上五味㕮咀，以水八升煮取三升，去滓，温服半升，日三。

咳满即止而更复渴，冲气复发者，以细辛干姜为热药也，服之当遂渴而渴反止者，为支饮也。支饮法当冒，冒者必呕，呕者复纳半夏，以去其水方

半夏半升　茯苓四两　细辛　干姜　甘草各二两　五味子半升

上六味㕮咀，以水八升煮取三升，去滓，温服半升，日三服。

水去呕止，其人形肿者，应纳麻黄，以其人遂痹，故不纳麻黄，纳杏仁方

杏仁　半夏　五味子各半升　茯苓四两　细辛　干姜　甘草各三两

上七味㕮咀，以水一斗煮取三升，去滓，温服半升，日三。若逆而纳麻黄者，其人必厥，所以然者，以其人血虚，麻黄发其阳故也。

若面热如醉，此为胃热上冲熏耳面，加大黄利之方

大黄　干姜　细辛　甘草各三两　茯苓四两　五味子　半夏　杏仁各半升

上八味㕮咀，以水一斗煮取三升，去滓，温服半升，日三。

咳而上气，肺胀，其脉浮，心下有水气，胁下痛引缺盆，设若有实者必躁，其人常倚伏，**小青龙加石膏汤**主之方

石膏　干姜　桂心　细辛各二两　麻黄四两　芍药　甘草各三两　五味子一升　半夏半升

上九味㕮咀，以水一斗先煮麻黄，减二升，下药煮取二升半，强人服一升，羸人减之，小儿四合。仲景用治肺胀，咳而上气，烦躁而喘，脉浮者，心下有水。《外台》同。

夫上气，其脉沉者，**泽漆汤**方

泽漆三斤，细切，以东流水五斗煮取一斗五升，去滓澄清　半夏半升　紫

---

① 冲气即低而反　《外台秘要》卷九·十咳方“低”作“抵”。

菀一作紫参　生姜　白前各五两　甘草　黄芩　桂心　人参各三两

上九味㕮咀，内泽漆汁中煮取五升，一服五合，日三夜一。

大逆上气，咽喉不利，止逆下气，**麦门冬汤**方

麦门冬汁三升　半夏一升　人参　甘草各三两　粳米二合　大枣二十枚

右六味㕮咀，以水一斗二升煮取六升，去滓，服半升，日三夜一。

咳而上气，喉中如水鸡声，**射干麻黄汤**主之方

射干　紫菀　款冬花各三两　麻黄　生姜各四两　细辛三两　半夏　五味子各半升　大枣七枚

上九味㕮咀，以东流水一斗二升先煮麻黄，去上沫，纳药煮取三升，去滓，分三服，日三。

咳而大逆上气，胸满，喉中不利如水鸡声，其脉浮者，**厚朴麻黄汤**方

厚朴五两　麻黄四两　细辛　干姜各二两　石膏三两　杏仁　半夏　五味子各半升　小麦一升

上九味㕮咀，以水一斗二升煮小麦熟，去麦纳药，煮取三升，去滓，分三服，日三。

治上气胸满者，**麻黄石膏汤**方

麻黄四两　石膏一枚，如鸡子大　小麦一升　杏仁半升　厚朴五两

上五味㕮咀，以水一斗先煮小麦熟，去之，下药煮取三升，去滓，分三服。《深师方》用治久逆上气，喉中如水鸡鸣，名小投杯汤。咳者加五味子半夏各半升、干姜三累。

咳逆上气，时时唾浊，但坐不得卧，**皂荚丸**方　皂荚八两末之，蜜和，丸如梧子大，以枣膏和汤服三丸，日三夜一。《必效》以酥炙皂荚。

夫有支饮家，咳烦胸中痛者，不卒死，至一百日一岁，可与**十枣汤**方

甘遂　大戟　芫花各等分

上三味捣为末，以水一升五合煮大枣十枚，取八合，去滓纳药

末,强人一钱匕,羸人半钱,顿服之。平旦服而不下者,明旦更加药半钱,下后自补养。

咳而引胁下痛者　亦十枣汤主之,用前方。

食饱而咳,**温脾汤**主之方

甘草四两　大枣二十枚

上二味㕮咀,以水五升煮取二升,分三服,温服之。若咽中痛,声鸣者,加干姜二两。

治嗽日夜不得卧,两眼突出,**百部根汤**方

百部根　生姜各半斤　细辛　甘草各三两　贝母　白术　五味子各一两　桂心四两　麻黄六两

上九味㕮咀,以水一斗二升煮取三升,去滓,分三服。《古今录验》用杏仁四两、紫菀三两。咳而下利,胸中痞而短气,心中时悸,四肢不欲动,手足烦①,不欲食,肩背痛,时恶寒,**海藻汤**主之方

海藻四两　半夏　五味子各半升　细辛二两　杏仁五十枚　生姜一两　茯苓六两

上七味㕮咀,以水一斗煮取三升,去滓,分三服,日三。一方无五味子生姜。

白前汤　治水,咳逆上气,身体肿,短气胀满,昼夜倚壁不得卧,咽中作水鸡鸣方。

白前　紫菀　半夏　大戟各二两

上四味㕮咀,以水一斗浸一宿,明旦煮取三升,分三服。

治九种气嗽欲死,百病方

干姜　半夏　细辛　紫菀　吴茱萸　荛花②一作芫花　茯苓　甘草　甘遂　防葵　人参　乌头　大黄　杏仁各一分　葶苈二分　巴豆　厚朴　白薇各三分　五味子　远志　前胡　菖蒲　枳实　蜀椒　皂荚　当归　大戟　桂心各半分

① 手足烦　谓手足疲劳不任。按“烦”,疲劳。曹植《洛神赋》:“日既西倾,车殆马烦。”《广雅·释诂一》:“烦,劳也。”

② 荛花　《外台秘要》卷九·咳嗽短气方作“芫花”。

上二十八味末之，蜜丸。先食服如梧子大二丸，日三服，以知为度，不知增之。

麻黄散 主上气嗽方。

麻黄半斤 杏仁百枚 甘草三两 桂心一两

上四味治下筛，别研杏仁如脂，纳药末和合，临气上时服一方寸匕。食久气未下，更服一方寸匕，日至三匕，气发便服，即止。一方去桂心甘草。

太医令[1]王叔和所撰，御服[2]甚良，**蜀椒丸**，治上气咳嗽方

蜀椒[3]五分 乌头 杏仁 菖蒲 皂荚 礜石各一分，一云矾石 细辛 款冬花 紫宛[4] 干姜各三分 吴茱萸 麻黄各四分

上十二味末之，蜜丸，暮卧吞二丸如梧子。治二十年咳，不过三十丸。

通气丸 主久上气咳嗽，咽中腥臭，虚气搅心痛冷疼[5]，耳中嘈嘈[6]，风邪毒注时气，食不生肌，胸中隔塞，呕逆，多唾恶心，心下坚满，饮多食少，恶疰淋痛病方。

饴糖三斤 蜀椒二升 乌头七分 桂心六分 干姜 人参各四分 杏仁一升 天门冬十分 蜈蚣五节 大附子五枚

上十味末之，别治杏仁如脂，稍稍纳药末，捣千杵，烊糖，乃纳药末中令调和，含如半枣一枚，日六七夜三四服，以胸中温为度。若梦与鬼交通及饮食者，全用蜈蚣；食不消，加杏仁五合；少腹急，

---

① 太医令 官名。秦置太医令丞，掌医药。汉沿置，初属太常，后改属少府。此后各代沿置，隋改为太医署。

② 御服 谓进献于上而用服。按“御”，进献。《诗经·小雅·六月》：“饮御诸友。”毛传：“御，进也。”

③ 蜀椒 即花椒。按《证类本草》卷十四·木部下品引陶隐居云：“（蜀椒）出蜀都北部，人家种之，皮肉厚，腹里白，气味浓。”

④ 紫宛 即紫菀。

⑤ 冷疼 元本、道藏本、四库本“冷”并作“眼”。

⑥ 嘈嘈 声众貌。《文选·王延寿·鲁灵光殿赋》：“耳嘈嘈以失听。”李善注：“《埤苍》曰：“嘈嘈，声众也。”

腰痛，加天门冬杜仲；有风，加乌头三枚、附子一枚，立夏后勿加也；有留饮，加葶苈一两。

治咳嗽上气方

麦门冬十分　昆布　海藻　干姜　细辛各六分　海蛤　蜀椒　桂心各四分

上八味末之，蜜丸。饮服如梧子十丸，加至二十丸，日三服。有人风虚中冷，胸中满，上气，喉中如吹管声，吸吸气上欲咳，服此方得瘥。

治咳嗽，胸胁支满，多唾上气方

蜀椒五合　干姜五分　吴茱萸四分　款冬花　紫菀　杏仁各三分　细辛　黄环①各二分

礜石一作矾石　乌头一方不用　菖蒲各一分

上十一味末之，蜜丸。著牙上一丸如梧子，咽汁，日五六服，剧者常含不止。

又方　酒一升半浸肥皂荚两挺，经宿煮取半升，分三服。七日忌如药法，若吐多，以醋饭②三四口止之。

又方　姜汁一升半　沙糖五合

上二味，煎姜汁减半，纳糖更煎，服之。

又方　白糖五合　皂荚末，方寸匕

上二味，先微暖③糖令消，纳皂荚末合和相得，先食服如小豆二丸。

又方　巴豆炮，去皮，勿伤破肉，白饮吞之，初日二枚，二日三枚。

---

① 黄环　药名。性味苦平，有毒，主治蛊毒，鬼疰，鬼魅，邪气在脏中，并除咳逆寒热。详参《千金翼方》卷三·木部下品及《证类本草》卷十四·木部下品。

② 醋饭　酸味饭食。

③ 暖　原作"煖"，今改。按"煖"，同"暖"。《说文解字·火部》："煖，温也。"朱骏声通训定声："煖，字亦作暖。"

又方　服豆子①七丸，以油酒下之。

射干煎　治咳嗽上气方。

生射干　款冬花各二两　紫菀　细辛　桑白皮　附子　甘草各二分　饴糖五两　生姜汁一升，一云干姜五两　白蜜一升　竹沥一升

上十一味，以射干先纳白蜜并竹沥中，煎五六沸去之，㕮咀六物，以水一升合浸一宿，煎之七上七下，去滓，乃合饴姜汁煎如铺②。服如酸枣一丸，日三，剧者夜二，不知加之，以知为度。

治冷嗽上气，鼻中不利，**杏仁煎**方

杏仁五合　五味子　款冬花各三合　紫菀二两　甘草四两　干姜二两　桂心二两　麻黄一斤

上八味，以水一斗煮麻黄，取四升，治末诸药，又纳胶饴半斤、白蜜一斤，合纳汁中搅令相得，煎如饴。先食服如半枣，日三服，不知加之，以知为度。

治上气咳嗽，**苏子煎**方

苏子　白蜜　生姜汁　地黄汁　杏仁各二升

上五味，捣苏子，以地黄汁姜汁浇之，以绢绞取汁，更捣，以汁浇，又绞令味尽，去滓，熬杏仁令黄黑，治如脂，又以向汁浇之，绢绞往来六七度，令味尽，去滓，纳蜜合和，置铜器中，于汤上煎之令如饴。一服方寸匕，日三夜一。崔氏无地黄汁。

又方　干姜三两，末之　胶饴一斤

上二味和令调，蒸五升米下，冷以枣大含，稍稍咽之，日五夜二。

治忽暴嗽失声，语不出，**杏仁煎**方

杏仁　蜜　沙糖　姜汁各一升　桑根白皮五两　通草　贝母各四两　紫菀　五味子各三两

上九味㕮咀，以水九升煮取三升，去滓，纳杏仁脂姜汁蜜糖和

---

① 豆子　元本、道藏本、四库本并作“芥子”。

② 铺(bù　不)　用糖渍的干果。《释名·释饮食》：“铺，哺也，如饧之浊可哺也。”

搅，微火煎取四升，初服三合，日再夜一，稍稍加之。

通声膏方

五味子　通草　款冬花各三两　人参　细辛　桂心　青竹皮　菖蒲各二两　酥五升　枣膏三升　白蜜二升　杏仁　姜汁各一升

上十三味㕮咀，以水五升微火煎，三上三下，去滓，纳姜汁枣膏酥蜜，煎令调和，酒服枣大二丸。

治暴热嗽，**杏仁饮子**方

杏仁四十枚　柴胡四两　紫苏子一升　橘皮一两

上四味㕮咀，以水一斗煮取三升，分三服，常作饮服。

芫花煎　治新久嗽方。

芫花　干姜各二两　白蜜一升

上三味末之，纳蜜中令相和，微火煎令如糜。一服如枣核一枚，日三夜一，以知为度，欲利①者多服。深师以治冷饮嗽，又治三十年嗽者，以水五升煮芫花，取三升，去滓，纳姜加蜜，合煎如糜，服之。

治新久嗽，**款冬煎**方

款冬花　干姜　紫菀各三两　五味子二两　芫花一两，熬令赤

上五味㕮咀，先以水一斗煮三味，取三升半，去滓，内芫花干姜末，加蜜三升，合投汤中令调，于铜器中微火煎令如糖。一服半枣许，日三。

治三十年咳嗽，或饮或咳，寒气，嗽虽不同，悉主之方

细辛　款冬花　防风　紫菀各三两　藜芦二两　蜀椒五合

上六味㕮咀，取藜芦先著铜器中，次紫菀，次细辛，次款冬，次椒，以大枣百枚间著诸药间，以水一斗二升微火煮令汁尽，出枣曝令燥，鸡鸣时取半枣，不知，明旦服一枚，以胸中温温为度。若强人欲嗽吐者，可小增服之，便吐脓囊裹结②，吐后勿冷饮食，咳愈止药，药势静乃食，不尔，令人吐不已。

治三十年嗽方　百部根二十斤捣取汁，煎如饴。服一方寸匕，

---

① 利　原作“痢”，据道藏本、四库本改。

② 脓囊裹结　调脓痰稠浊凝结，犹若囊裹。

日三服。《外台》和饴一斤，煎成煎，以点摩饮调下。《深师方》以白蜜二升更煎五六沸，服三合。

治三十年咳嗽方

白蜜一斤　生姜二斤，取汁

上二味，先秤铜铫知斤两讫，纳蜜复秤知数，次纳姜汁，以微火煎令姜汁尽，惟有蜜斤两在止。旦服如枣大含一丸，日三服。禁一切杂食。

治三十年嗽方

紫菀二两　款冬花三两

上二味治下筛，先食以饮服一方寸匕，日三服，七日瘥。

治久嗽不瘥方

兔屎四十九枚　胡桐律①一分　硇砂二分

上三味末之，蜜和。服如梧子大三丸，以粥饮下，日三，吐令物尽②，即瘥。

治积年咳嗽，喉中呀声③，一发不得坐卧方

紫菀　桑根白皮　贝母　半夏　五味子　射干　百部各五分　款冬花　皂荚　干姜　橘皮　鬼督邮　细辛各四分　杏仁　白石英各八分　蜈蚣二枚

上十六味末之，蜜丸。饮服十丸如梧子大，日再，稍加至二十丸。崔氏无半夏射干干姜橘皮鬼督邮细辛白石英，用麻黄二两、芫根白皮二两半，以煮枣汤送之。

款冬丸　治三十年上气嗽，咳唾脓血，喘息不得卧方。

款冬花　干姜　蜀椒　吴茱萸　桂心　菖蒲各三分　人参　细辛　荛花　紫菀　甘草　桔梗　防风　芫花　茯苓　皂荚各三分

上十六味末之，蜜丸。酒服如梧子三丸，日三。

---

① 胡桐律　药名，即胡桐泪，为杨柳科植物胡杨的树脂在土中存留多年而成。性味咸苦大寒，能清热，化痰，软坚，主治咽喉肿痛，齿痛，亦可用于咳嗽等。

② 吐令物尽　元本、道藏本、四库本“令”并作“冷”。

③ 呀声　描摹喉中鸣声。按“呀”，象声之词。

又方　款冬花　紫菀　细辛　石斛　防风　芎䓖　人参　当归　藁本　甘草　蜀椒　白术　半夏　天雄　菖蒲　钟乳　桂心　麻黄各三两　独活二两　桃仁二十枚　大枣二十五枚　芫花　附子　乌头各一两

上二十四味末之，蜜丸。酒服如梧子大二十丸，日二服，不知加之，酒渍服亦得。

又方　蜀椒五合　吴茱萸六合　款冬花　干姜　桂心　紫菀各三分　杏仁　皂荚　礜石一作矾石　菖蒲　乌头各一分　细辛二分

上十二味末之，蜜丸。以酒服如梧子大五丸，日三夜一。二十年嗽不过五十日愈，患咳嗽，喉鸣上气，服一剂永瘥。

治肺伤，咳唾脓血，肠涩背气，不能食，恶风，目暗䀮䀮，足胫寒方

白胶五两　干地黄切，半升　桂心二两　桑白皮切，二升　芎䓖　大麻仁　饴糖各一升　紫菀二两　大枣二十枚　人参二两　大麦二升　生姜五两

上十二味㕮咀，以水一斗五升煮麦，取一斗，去麦下药，煮取三升，分五服。

治唾中有脓血，牵胸胁痛，**五味子汤**方

五味子　桔梗　紫菀　甘草　续断各二两　地黄　桑根白皮各五两　竹茹三两　赤小豆一升

上九味㕮咀，以水九升煮取二升七合，分为三服。

竹皮汤　治咳逆，下血不息方。

生竹皮三两　紫菀二两　饴糖一斤　生地黄切，一升①

上四味㕮咀，以水六升煮取三升，去滓，分三服。

百部丸　治诸嗽不得气息，唾脓血方。

百部根三两　升麻半两　桂心　五味子　甘草　紫菀　干姜各一两

上七味末之，蜜和。服如梧子大三丸，日三，以知为度。

治上气，咳嗽喘息，喉中有物，唾血方

---

① 一升　“一”字原缺，据道藏本、四库本补。

杏仁　生姜汁各二升　糖　蜜各一升　猪膏二合

上五味，先以猪膏煎杏仁黄，出之，以纸拭令净，捣如膏，合姜汁蜜糖等合煎令可丸。服如杏核一枚，日夜六七服，渐渐加之。

治一切肺病，咳嗽脓血及唾血不止方　好酥三十斤三遍炼，停取凝，当出醍醐，服一合，日三服，瘥止。一切药皆不出①此，神方。

又方　三炼酥如鸡子黄，适寒温灌鼻中，日再夜一。

吸散，治寒冷咳嗽，上气胸满，唾脓血，钟乳七星散方。

钟乳　矾石　款冬花　桂心各等分

上四味治下筛，作如大豆七，聚七星形，以小筒吸取，酒送之，先食服之，日三，不知加之，数试大验。又云临井吸服之。

又方　细辛　天雄　紫菀　石膏　钟乳　款冬花各等分

上六味治下筛，取如大豆七，聚如前吸之，日二，只得食粥，七日嗽愈乃止。若大豆聚不知，小益之，勿大多。

治三十年咳嗽，**七星散**方

桑根白皮　款冬花　紫菀　代赭　细辛　伏龙肝各一两

上六味治下筛，作七星聚，聚如藊豆者，以竹筒口当药上，一一吸咽之，令药入腹中，先食，日三丸，服四日，日复作七星聚，以一脔肉②炙令熟，以转展药聚上，令药悉遍在肉上，仰卧咀嚼肉，细细咽汁，令药力歆歆割割然毒气入咽中，药力尽，总咽即取瘥止，未瘥，作之如初。羊牛鹿肉皆可，勿用猪肉。

治嗽熏法　以熟艾薄薄布纸上，纸广四寸，后以硫黄末薄布艾上，务令调匀，以荻③一枚如纸长卷之，作十枚，先以火烧缠，下去荻，烟从孔出，口吸烟，咽之取吐止，明旦复熏之如前，日一二止，自

---

① 出　超过，逾越。《正字通·凵部》："出，特也，过人之称。"

② 脔肉　肉块。按"脔"，把肉切成块状。《说文解字·肉部》："脔，切肉脔也。"因指肉块。《淮南子·说林》："尝一脔肉，而知一镬之味。"

③ 荻　谓荻秆。按"荻"，禾本科多年生草本植物，状似芦苇，生长水边。《南史·隐逸传下·陶弘景》："恒以荻为笔，画灰中学书。"

然瘥。得食白粥，余皆忌之，恐是熏黄如硫黄，见火必焰矣。

又方　熏黄研令细一两，以蜡纸并上熏黄，令与蜡相入，调匀卷之如前法，熏之亦如上法，日一二止，以吐为度，七日将息后，以羊肉羹补之。

又方　烂青布广四寸，布上布艾，艾上布青矾末，矾上布少熏黄末，又布少盐，又布少豉末，急卷之，烧令著，纳燥罐中，以纸蒙头，更作一小孔，口吸取烟，细细咽之，以吐为度。若心胸闷时略歇，烟尽止，日一二用，用三卷不尽瘥。三七日慎油腻。

论曰：凡上气，多有服吐药得瘥，亦有针灸得除者，宜深体悟之。

嗽　灸两乳下黑白际各百壮，即瘥。

又　以蒲当乳头周匝围身，令前后正平，当脊骨解中灸十壮。

又　以绳横量口中，折绳从脊，灸绳两头边各八十壮，三报之，三日毕，两边者是口合度，灸从大椎数下行，第五节下第六节上，穴在中间，随年壮。并主上气。此即神道穴。

上气咳嗽，短气气满，食不下　灸肺募五十壮。

上气，咳逆短气，风劳百病　灸肩井二百壮。

上气，短气咳逆，胸背痛　灸风门热府百壮。

上气，咳逆短气，胸满多唾，唾恶冷痰①　灸肺俞五十壮。

上气气闭，咳逆咽冷②，声破喉猜猜　灸天瞿五十壮。一名天突。

上气胸满，短气咳逆　灸云门五十壮。

上气咳逆，胸痹背痛　灸胸堂百壮，不针。

上气咳逆　灸膻中五十壮。

上气咳逆，胸满短气，牵背痛　灸巨阙期门各五十壮。

嗽　灸手屈臂中有横纹，外骨捻头得痛处十四壮，良。

逆气虚劳，寒损忧恚，筋骨挛痛，心中咳逆，泄注腹满，喉痹，

---

① 唾恶冷痰　《千金翼方》卷二十七·大肠病“恶”作“血”。

② 咽冷　《千金翼方》卷二十七·大肠病“冷”作“塞”。

颈项强，肠痔逆气，痔血阴急，鼻衄骨痛，大小便涩，鼻中干，烦懑，狂走易气①，凡二十二病，皆灸绝骨五十壮，穴在外踝上三寸宛宛中。

痰饮第六论一首　方四十一首　灸法一首

论曰：夫饮有四，何谓。师曰：有痰饮，有悬饮，有溢饮，有支饮。问曰：四饮之证，何以为异。师曰：其人素盛今瘦，水走肠间，沥沥有声，谓之痰饮；饮后水流在胁下，咳唾引痛，谓之悬饮；饮水过多，水行归于四肢，当汗出而汗不出，身体疼重，谓之溢饮；其人咳逆倚息，短气不得卧，其形如肿，谓之支饮。

凡心下有水者，筑筑②而悸，短气而恐，其人眩而癫，先寒即为虚，先热即为实。故水在于心，其人心下坚，筑筑短气，恶水而不欲饮；水在于肺，其人吐涎沫，欲饮水；水在于脾，其人少气，身体尽重；水在于肝，胁下支满，嚏而痛；水在于肾，心下悸。

夫病人卒饮水多，必暴喘满。凡食少饮多，水停心下，甚者则悸，微者短气。脉双弦者，寒也，皆大下后喜虚耳。脉偏弦者，饮也。肺饮不弦，但喜喘短气。支饮亦喘而不能眠，加短气，其脉平也。留饮形不发作，无热脉微，烦懑不能食，脉沉滑者，留饮病。病有留饮者，胁下痛引缺盆，嗽转甚③，其人咳而不得卧，引项上痛，咳者如小儿掣疭状。夫胸中有留饮，其人短气而渴，四肢历节痛，其脉沉者，有留饮也。心下有留饮，其人背寒冷大如手，病人肩息上引，此皆有溢饮在胸中，久者缺盆满，马刀肿有剧时，此为气饮所致也。膈上之病，满喘咳吐，发则寒热背痛，恶寒，目泣自出，其人振振身瞤剧，必有伏饮。病人一臂不随，时复转移在一臂，其脉沉细，此非风也，必有饮在上焦。其脉虚者为微劳，荣卫气

---

① 狂走易气　《千金翼方》卷二十七·大肠病作“狂易走气”。

② 筑筑　捣动貌。《广雅·释诂一》：“筑，刺也。”

③ 嗽转甚　《金匮要略》卷中·痰饮咳嗽病脉证并治“转甚”作“辄已”。

不周故也，冬自瘥。一本作久久自瘥。病痰饮者，当以温药和之。病心腹虚冷，游痰气上，胸胁满，不下食，呕逆，胸中冷者，**小半夏汤**主之方

半夏一升　生姜一斤　橘皮四两

上三味㕮咀，以水一斗煮取三升，分三服。若心中急及心痛，纳桂心四两；若腹满痛，纳当归三两；羸弱及老人尤宜服之。一方用人参二两。仲景无橘皮人参。

又方　半夏一升　生姜一斤　桂心三两　甘草一两

上四味㕮咀，以水七升煮取二升半，分三服。

心下痰饮，胸胁支满，目眩，**甘草汤**主之方

甘草二两　桂心　白术各三两　茯苓四两

上四味㕮咀，以水六升宿渍，煮取三升，去滓，服一升，日三，小便当利。

病悬饮者，十枣汤主之，方在咳嗽篇中。上气，汗出而咳者，此为饮也，十枣汤主之。若下后，不可与也。病溢饮者，当发其汗，小青龙汤主之，方在咳嗽篇中。范汪用大青龙汤。

膈间有支饮，其人喘满，心下痞坚，面黧黑，其脉沉紧，得之数十日，医吐下之不愈，**木防己汤**主之方

木防己三两　桂心二两　人参四两　石膏鸡子大十二枚

上四味㕮咀，以水六升煮取二升，分二服。虚者即愈，实者三日复发，发则复与，若不愈，去石膏，加茯苓四两、芒消三合，以水六升煮取二升，去滓，下消令烊，分二服，微下利即愈。一方不加茯苓。

夫酒客咳者，必致吐血，此坐久饮过度所致也，其脉虚者必冒，其人本有支饮在胸中也。

支饮胸满，**厚朴大黄汤**主之方

厚朴一尺　大黄六两　枳实四两

上三味㕮咀，以水五升煮取二升，分为二服，温服之。

支饮不得息，葶苈大枣泻肺汤主之　方在肺痈篇中。

呕家不渴①，渴者为欲解，本渴今反不渴，心下有支饮故也，小半夏汤主之，宜加茯苓者，是先渴却呕，此为水停心下，小半夏加茯苓汤主之。卒呕吐，心下痞，膈间有水，目眩悸，**小半夏加茯苓汤**主之方

半夏一升　生姜半斤　茯苓三两

上三味㕮咀，以水七升煮取一升五合，去滓，分温再服。胡洽不用茯苓，用桂心四两。假令瘦人脐下有悸者，吐涎沫而癫眩②，水也五苓散主之，方在第九卷中。

腹满，口干燥，此肠间有水气，**椒目丸**主之方

椒目　木防己　大黄各一两　葶苈二两

上四味末之，蜜丸如梧子大。先食饮服一丸，日三，稍增，口中有津液止。渴者，加芒消半两。

病者脉伏，其人欲自利，利者反快，虽利心下续坚满，此为留饮欲去故也，**甘遂半夏汤**主之方

甘遂大者，三枚　半夏十二枚，水一升煮取半升　芍药三枚　甘草一枚如指大，水一升煮取半升

上四味，以蜜半升纳二药汁，合得一升半，煎取八合，顿服之。

大茯苓汤　主胸中结痰饮僻结③，脐下弦满④，呕逆不得食，亦主风水方。

茯苓　白术各三两　当归　橘皮　附子各二两　生姜　半夏　桂心　细辛各四两，一作人参

上九味㕮咀，以水一斗煮取三升，去滓，分三服，服三剂，良。

茯苓汤　主胸膈痰满方。

---

① 呕家不渴　《金匮要略》卷中·痰饮咳嗽病脉证并治、《脉经》卷八·平肺痿肺痈咳逆上气痰饮脉证"不"并作"本"。

② 癫眩　当作"颠眩"，谓头目昏眩。按"颠"，头顶。《尔雅·释言》："颠，顶也。"郭璞注："头上。"

③ 僻结　道藏本、四库本"僻"并作"澼"。

④ 脐下弦满　谓脐下拘急胀满。按"弦"，拘急。《文选·任昉·王文宪集序》李善注："弦，弓弦，喻急也。"

茯苓四两　半夏一升　生姜一斤　桂心八两

上四味㕮咀，以水八升煮取二升半，分四服。冷极者，加大附子四两；若气满者，加槟榔三七枚。此方与第十六卷呕吐篇方相重，分两加减法不同。

大半夏汤　主痰冷澼饮，胸膈中不理方。

半夏一升　白术三两　生姜八两　茯苓　人参　桂心　甘草　附子各二两

上八味㕮咀，以水八升煮取三升，分三服。

半夏汤　主痰饮澼气①，吞酸方。

半夏　吴茱萸各三两　生姜六两　附子一枚

上四味㕮咀，以水五升煮取二升半，分三服，老小各半，日三。

干枣汤　主肿及支满澼饮方。

芫花　荛花各半两　甘草　大戟　甘遂　大黄　黄芩各一两　大枣十枚

上八味㕮咀，以水五升煮取一升六合，分四服，空心服，以快下为度。

治留饮，宿食不消，腹中积聚转下，**当归汤**方

当归　人参　桂心　黄芩　甘草　芍药　芒消各二两　大黄四两　生姜　泽泻各三两

上十味㕮咀，以水一斗煮取三升，分三服。

治痰饮，饮食不消，干呕方

泽泻　白术　杏仁　枳实各一两　茯苓　柴胡　生姜　半夏　芍药各三两　人参　旋复花　橘皮　细辛各一两

上十三味㕮咀，以水九升煮取二升七合，分三服，日三。

治胸中痰饮，肠中水鸣，食不消，呕吐水方

槟榔十二枚　生姜　杏仁　白术各四两　半夏八两　茯苓五两　橘皮三两

上七味㕮咀，以水一斗煮取三升，去滓，分三服。

---

① 澼气　"澼"原作"辟"，据元本、明本、道藏本、四库本改。

治胸中积冷，心中嘈①，烦懑汪汪，不下饮食，心胸应背痛，**吴茱萸汤**方

吴茱萸三两　半夏四两　桂心　人参各二两　甘草一两　生姜三两　大枣二十枚

上七味㕮咀，以水九升煮取三升，去滓，分三服，日三。

治胸膈心腹中痰水冷气，心下汪洋嘈烦，或水鸣多唾，口中清水自出，胁肋急胀痛，不欲食，此皆胃气弱，受冷故也，其脉喜沉弦细迟，悉主之方

旋复花　细辛　橘皮　桂心　人参　甘草　桔梗各二两　茯苓四两　生姜五两　芍药三两　半夏五两

上十一味㕮咀，以水一斗煮取三升，分三服。病先有时喜水下者，用白术三两，去旋复花；若欲得利者，加大黄二两；须微调者，用干地黄。

治冷热久澼实，不能饮食，心下虚满，如水状方

前胡　生姜　茯苓　半夏各四两　甘草　枳实　白术各三两　桂心二两

上八味㕮咀，以水八升煮取三升，分三服。

前胡汤　治胸中久寒澼实，隔塞②胸痛，气不通利，三焦冷热不调，食饮损少无味，或寒热身重，卧不欲起方。

前胡三两　黄芩　麦门冬　吴茱萸各一两　生姜四两　大黄　防风各一两　人参　当归　甘草　半夏各二两　杏仁四十枚

上十二味㕮咀，以水一斗煮取三升，去滓，分三服。《深师方》云：若胁下满，加大枣十二枚，此利水亦佳。

旋复花汤　主胸膈痰结，唾如胶，不下食者方。

旋复花　细辛　前胡　甘草　茯苓各二两　生姜八两　半夏一升　桂心四两　乌头三枚

---

① 心中嘈（cáo　曹）　心中烦乱貌。按“嘈”，声音繁杂。《集韵·号韵》：“嘈，喧也。”

② 隔塞　四库本“隔”作“膈”。

上九味㕮咀，以水九升煮取三升，去滓，分三服。

姜椒汤 主胸中积聚痰饮，饮食减少，胃气不足，咳逆呕吐方。

姜汁七分　蜀椒三合　半夏三两　桂心　附子　甘草各一两　橘皮　桔梗　茯苓各二两

上九味㕮咀，以水九升煮取二升半，去滓，纳姜汁煮取二升，分三服，服三剂，佳。若欲服大散诸五石丸，必先服此汤，及进黄芪丸，佳。一方不用甘草。

姜附汤 主痰冷澼气，胸满短气，呕沫头痛，饮食不消化方。

生姜八两　附子四两，生用，四破

上二味㕮咀，以水八升煮取二升，分四服。亦主卒风。

撩膈散 主心上结痰饮实，寒冷心闷方。

瓜丁二十八枚　赤小豆二七枚　人参　甘草各一分

上四味治下筛，酒服方寸匕，日二。亦治诸黄。

断膈汤 主胸中痰澼方。

恒山三两　甘草　松萝各一两　瓜蒂二十一枚

上四味㕮咀，以水酒各一升半煮取一升半，分三服，后服渐减之，得快吐后，须服半夏汤。半夏汤方见前篇。

松萝汤 治胸中痰积热皆除方。

松萝二两　乌梅　栀子各十四枚　恒山三两　甘草一两

上五味㕮咀，以酒三升浸药一宿，平旦以水三升煮取一升半，去滓，顿服之，亦可分二服，一服得快吐即止。

杜蘅汤 主吐百病方。

杜蘅　松萝各三两　瓜丁三七枚

上三味㕮咀，以酒一升五合渍二宿，去滓，分二服。若一服即吐者止，未吐者更服，相去如行十里久，令药力尽，服一升稀糜即定，老小用之亦佳。

蜜煎 主寒热方。

恒山　甘草各一两

上二味㕮咀，以水一斗煮取二升，去滓，纳蜜五合，温服七合，吐即止，不吐更服七合，勿与冷水。一方用甘草半两服。

又方　蜜二合　醋八合

上二味调和，平旦顿服，须臾猥猥然欲吐，擿之①。若意中不尽，明旦更服，无不大呕，安稳。

卒头痛如破，非中冷又非中风，其痛是胸膈中痰厥气上冲所致，名为厥头痛，吐之即瘥方　单煮茗作饮二三升许，适冷暖饮二升，须臾擿即吐，吐毕又饮，如此数过，剧者须吐胆乃止，不损人而渴则瘥。

葱白汤　治冷热膈痰，发时头痛闷乱，欲吐不得者方。

葱白二七茎　乌头　甘草　真朱　恒山各半两　桃叶一把，一作枇杷叶

上六味㕮咀，以水酒各四升和煮取三升，去滓纳朱，一服一升，吐即止。

大五饮丸　主五种饮，一曰留饮，停水在心下；二曰澼饮，水澼在两胁下；三曰痰饮②，水在胃中；四曰溢饮，水溢在膈上五脏间；五曰流饮，水在肠间，动摇有声。夫五饮者，由饮酒后及伤寒饮冷水过多所致方。

远志　苦参　乌贼骨　藜芦　白术　甘遂　五味子　大黄　石膏　桔梗　半夏　紫菀　前胡　芒消　栝楼根　桂心　芫花　当归　人参　贝母　茯苓　芍药　大戟　葶苈　黄芩各一两　恒山　署预　厚朴　细辛　附子各三分　巴豆三十枚　苁蓉一两　甘草三分

上三十三味末之，蜜和，丸梧子大。饮服三丸，日三，稍稍加之，以知为度。

旋复花丸　治停痰澼饮，结在两胁，腹胀满，羸瘦不能食，食不消化，喜唾干呕，大小便或涩或利，腹中动摇作水声，腹内热，口

---

① 擿(tī　梯)之　谓探吐。按"擿"，探。《法言·修身》："擿埴索途，冥行而已矣。"李轨注："埴，土也，盲人以杖擿地而求道。"

② 痰饮　"痰"原作"淡"，据道藏本、四库本改。按"淡"，通"痰"。《说文通训定声·谦部》："阮孝绪《文字集略》：淡，胸中液也……今字作痰，从疒。"

干，好饮水浆，卒起头眩欲倒，胁下痛方。

旋复花　桂心　枳实　人参各五分　干姜　芍药　白术各六分　茯苓　狼毒　乌头　礜石各八分　细辛　大黄　黄芩　葶苈　厚朴　吴茱萸　芫花　橘皮各四分　甘遂三分

上二十味末之，蜜丸。酒服如梧子大五丸，日二，加之，以知为度。《延年方》无白术狼毒乌头礜石细辛黄芩厚朴吴茱萸芫花橘皮甘遂，有皂荚附子各二分、蜀椒防葵杏仁各三两、干地黄四分。

中军侯黑丸　主澼饮停结，满闷目暗方。黑又作里。

芫花三两　巴豆八分　杏仁五分　桂心　桔梗各四分

上五味末之，蜜丸。服如胡豆三丸，日一，稍增，得快下止。

顺流紫丸　主心腹积聚，两胁胀满，留饮痰癖①，大小便不利，小腹切痛，膈上塞方。

石膏五分　代赭　乌贼骨　半夏各三分　桂心四分　巴豆七枚

上六味末之，蜜丸。平旦服一丸如胡豆，加至二丸。胡洽有苁蓉藜芦当归各三分。《范汪方》无石膏半夏，有当归一分、茯苓三分、苁蓉二分、藜芦五分。

治停痰澼饮，结在两胁，腹满羸瘦，不能饮食，食不消，喜唾干呕，大小便或涩或利方

旋复花　大黄　附子　茯苓　椒目　桂心　芫花　狼毒　干姜　芍药　枳实　细辛各八两

上十二味末之，蜜丸。饮下如梧子三丸，日三服，渐增之。

治风气，膈上痰饮方　不开口苦瓠汤煮五沸，以物裹，熨心膈上。

结积留饮，澼囊胸满，饮食不消　灸通谷五十壮。

九虫第七湿䘌附②论三首　方四十五首

论曰：人腹中有尸虫，此物与人俱生而为人大害。尸虫之形，状似大马尾或如薄筋，依脾而居，乃有头尾，皆长三寸。又有九虫，

① 痰癖　道藏本、四库本"癖"并作"澼"。

② 湿䘌附　原无，据本书目录补。

一曰伏虫，长四分；二曰蛔虫，长一尺；三曰白虫，长一寸；四曰肉虫，状如烂杏；五曰肺虫，状如蚕；六曰胃虫，状如虾蟆；七曰弱虫，状如瓜瓣；八曰赤虫，状如生肉；九曰蛲虫，至细微，形如菜虫状。伏虫则群虫之主也；蛔虫贯心则杀人；白虫相生，子孙转多，其母转大，长至四五丈①，亦能杀人；肉虫令人烦懑；肺虫令人咳嗽；胃虫令人呕吐，胃逆喜哕；弱虫又名膈虫，令人多唾；赤虫令人肠鸣；蛲虫居胴肠之间，多则为痔，剧则为癞，因人疮痍，即生诸痈疽癣瘘㾀疥龋。虫无所不为，人亦不必尽有，有亦不必尽多，或偏有或偏无，类②妇人常多，其虫凶恶，人之极患也。常以白筵草沐浴佳，根叶皆可用，既是香草，且是尸虫所畏也。

论曰：凡欲服补药及治诸病，皆须去诸虫并痰饮宿澼，醒醒③除尽，方可服补药，不尔，必不得药力。

治肝劳，生长虫在肝为病，恐畏不安，眼中赤方

鸡子五枚，去黄　干漆四两　蜡　吴茱萸东行根皮各二两　粳米粉半斤

上五味，捣茱萸皮为末，和药铜器中煎，可丸如小豆大。宿勿食，旦饮服一百丸，小儿五十丸，虫当烂出。《集验方》无茱萸根，名鸡子丸。

治心劳热，伤心，有长虫名曰蛊④，长一尺，贯心为病方⑤

雷丸　橘皮　石蚕⑥　桃仁各五分，一作桃皮　狼牙六分　贯

---

① 长至四五丈　《诸病源候论》卷十八·九虫候“丈”作“尺”。

② 类　大率，大抵。《汉书·尹翁归传》：“类常如翁归言，无有遗脱缓于小弱。”颜师古注：“类，犹率也。”

③ 醒醒　消除。按“醒”，消除。孟郊《答李员外小榼味》：“试啜月入骨，再衔愁尽醒。”

④ 蛊　《外台秘要》卷二十六·五脏虫方作“蛔蛊”二字。

⑤ 治心劳热……为病方　《外台秘要》卷二十六·五脏虫方无石蚕吴茱萸根皮，为十味。

⑥ 石蚕　药名，为石蚕科昆虫石蛾或其近缘昆虫的幼虫。性味咸寒，能除热解结。按《证类本草》卷二十二·虫鱼部下品引陶隐居云：“李(当之)云江左无识此者，谓为草根，其实类虫，形如老蚕，生附石，伧人得而食之，味咸而微辛。”

众二枚　僵蚕三七枚　吴茱萸　根皮十分　芜荑　青葙　干漆各四分　乱发如鸡子大，烧

上十二味末之，蜜丸。饮若酒空腹服如梧子七丸，加至二七丸，日二服。一方无石蚕。

治脾劳热，有白虫在脾中为病，令人好呕，茱萸根下虫方

东引吴茱萸根大者，一尺　大麻子八升　橘皮二两

上三味㕮咀，以水煎服，临时量之。凡合禁声，勿语道作药，虫当闻便不下，切忌之。

治肺劳热，生虫在肺为病方

狼牙三两　东行桑根白皮切，一升　东行吴茱萸根白皮五合

上三味㕮咀，以酒七升煮取一升，平旦顿服之。

治肾劳热，四肢肿急，蛲虫如菜中虫在肾中为病方

贯众三枚　干漆二两　吴茱萸五十枚　杏仁四十枚　芜荑　胡粉　槐皮各一两

上七味治下筛，平旦井花水服方寸匕，加至一匕半，以瘥止。

治蛲虫方　以好盐末二两、苦酒半升合铜器中煮数沸，宿不食，空心顿服之。

又方　真朱二两　乱发鸡子大，烧末

上二味治下筛，以苦酒调，旦起顿服之。《肘后》以治三虫。

蘼芜丸　治少小有蛔虫，结在腹中，数发腹痛，微下白汁，吐闷寒热，饮食不生肌，皮肉痿黄，四肢不相胜举方。

蘼芜　贯众　雷丸　山茱萸　天门冬　狼牙各八分　雚芦　甘菊花各四分

上八味末之，蜜丸如大豆。三岁饮服五丸，五岁以上以意加之，渐至十丸。加雚芦六分，名雚芦丸，治老小及妇人等万病，腹内冷热不通，急满痛，胸膈坚满，手足烦热，上气，不得饮食，身体气肿，腰脚不遂，腹内状如水鸡鸣，妇人月经不调，无所不治。

治蛔虫方　雚芦末以饮臛①和，服方寸匕，不觉加之。《备急》以

---

① 饮臛　《外台秘要》卷二十六·蛔虫方“饮”作“饼”。

治蛲虫。

治热，患有蛔虫，懊憹方

藋芦十分　干漆　萹竹各二分

上三味治下筛，米饮和一合服之，日三。

治蛔虫在胃中，渐渐羸人方

醇酒　白蜜　好漆各一升，《外台》作好盐

上三味纳铜器中，微火煎之令可丸，如桃核一枚温酒中，宿勿食，旦服之，虫必下，未下更服。《外台》治蛲虫。

又方　取楝实，淳苦酒[1]中浸再宿，以绵裹纳谷道中入三寸，一日易之。《集验方》用治长虫。

治蛔虫攻心，腹痛方　薏苡根二斤剉之，以水七升煮取三升，先食服之，虫即死出。

又方　苦酒空腹服方寸匕鹤虱，佳。

又方　七月七日采蒺藜子，阴干烧灰，先食服方寸匕，日三，即瘥。

治寸白虫方　榧子四十九枚去皮，以月上旬旦空腹服七枚，七日服尽，虫消成水，永瘥。

又方　吴茱萸细根一把，熟捣　大麻子三升，熬，捣末

上二味以水三升和，搦取汁，旦顿服之，至巳时与好食令饱，须臾虫出。不瘥，明旦更合服之。不瘥，三日服。《肘后》治三虫，以酒渍取汁服。

又方　取吴茱萸北阴根，干，去土，切一升，以酒一升浸一宿，平旦分二服。凡茱萸皆用细根，东引北阴者良，若如指以上大，不任用。

又方　用石榴根如茱萸法，亦可水煮。

又方　芜荑六分　狼牙四分　白敛二分

上三味治下筛，以苦酒二合和一宿，空腹服之。

---

① 淳苦酒　味浓厚的醋。按“淳”，味道浓厚。玄应《一切经音义》卷七引《三苍》曰：“淳，浓也。”“苦酒”，即醋。

又方 研大麻取汁五升,分五服。亦治小儿蛔虫。

又方 以好油麻二升煎令熟,纳葱白三寸,葱白黑便熟,冷,顿服之。

又方 熬饧令速速燥,作末,羊肉臛,以药方寸匕内臛中服。

又方 桑根白皮切三升,以水七升煮取二升,宿勿食,空腹顿服之。《肘后》云:卒大行中见,是腹中已多虫故也,宜速理之。

又方 胡麻一升 胡粉一两

上二味为末,明旦空腹,以猪肉臛汁啖尽之,即瘥。

又方 槟榔二七枚治下筛,以水二升半先煮其皮,取一升半,去滓纳末,频服暖卧,虫出,出不尽,更合服,取瘥止,宿勿食,服之。

论曰:凡得伤寒及天行热病,腹中有热,又人食少,肠胃空虚,三虫行作求食,蚀人五脏及下部,若齿龈无色,舌上尽白,甚者唇里有疮,四肢沉重,忽忽喜眠,当数看其上唇,内有疮,唾血,唇内如粟疮者,心内懊憹痛闷,此虫在上蚀其五脏,下唇内生疮者,其人喜眠,此虫在下蚀其下部,人不能知,可服此蚀虫药,不尔,䘌虫杀人。又曰:凡患湿䘌者,多是热病后,或久下不止,或有客热结在腹中,或易水土,温凉气著,多生此病。亦有干䘌,不甚泄痢,而下部疮痒。不问干湿,久则杀人。凡湿得冷而苦痢,单煮黄连及艾叶苦参之属,皆可用之。若病人齿龈无色,舌上白者,或喜眠烦愦,不知痛痒处,或下痢,急治下部。不晓此者,但攻其上,不以下部为意,下部生虫,虫蚀其肛,肛烂见五脏便死,烧艾于竹筒熏之。

治伤寒䘌病方 取生鸡子,小头叩出白,入漆一合,熟和搅令极调,当沫出,更纳著壳中,仰吞之,食顷或半日乃吐下,虫剧者再服,虫尽热除病愈。

治湿䘌方

黄连 生姜各十两 艾叶八两 苦参四两

上四味㕮咀,以水一斗煮取三升,分三服,久者服三剂,良。

懊憹散 主湿䘌疮烂,杀虫除䘌方。

萹竹半两　藿芦　雷丸　青葙　女青　桃仁各三两

上六味治下筛，粥汁服方寸匕，日三，加至二匕，亦酒服。

青葙散　主热病有䘌，下部生疮方。

青葙子一两　藿芦四两　狼牙三分　橘皮　萹竹各二两　甘草一分

上六味治下筛，米饮和一合服之，日三，不知，稍加之。《小品》无甘草。

治湿䘌，**姜蜜汤**方

生姜汁五合　白蜜三合　黄连三两

上三味，以水二升别煮黄连，取一升，去滓，纳姜蜜更煎取一升二合，五岁儿平旦空腹服四合，日二。

治䘌虫蚀下部痒，谷道中生疮方

阿胶　当归　青葙子各二两　艾叶一把

上四味㕮咀，以水八升煮取二升半，去滓，分三服。

治䘌，**杏仁汤**方

杏仁五十枚　苦酒二升　盐一合

上三味和煮取五合，顿服之，小儿以意量服。

治蛲虫蛔虫及痔，䘌虫食下部生疮，**桃皮汤**方

桃皮　艾叶各一两　槐子三两　大枣三十枚

上四味㕮咀，以水三升煮取半升，顿服之，良。

猪胆苦酒汤　主热病有䘌，上下攻移，杀人方。猪胆一具，苦酒半升和之，火上煎令沸，三上三下，药成放温，空腹饮三满口，虫死便愈。

治温病下部有疮，虫蚀人五脏方

雄黄　皂荚各一分　麝香　朱砂各二分

上四味末之，蜜和，捣万杵。初得病，酒服如梧子大一丸，日二；若下部有疮，取如梧子，末，纳下部，日二。

治下部生疮方　浓煮桃皮煎如糖，以纳下部。口中有疮，含之。

治湿䘌方

青黛二两　黄连　黄檗　丁香各一两　麝香二分

上五味治下筛，以小枣大纳下部中，日一。重者，枣大和车脂二三合，灌下部中，日二。

治时气病䘌，下部生疮，**雄黄兑散**方

雄黄半两　桃仁一两　青葙子　黄连　苦参各三两

上五味末之，绵裹如枣核大，纳下部，亦可枣汁服方寸匕，日三。

治病䘌虫方　烧马蹄作灰末，以猪脂和，敷绵绳上，以纳下部中，日四五度。

治大孔虫痒方　蒸大枣取膏，以水银和，捻长三寸以绵裹，宿纳大孔中，明旦虫皆出。水银损肠，宜慎之。

治虫蚀下部方

胡粉　雄黄

上二味各等分末，著谷道中，亦治小儿。

治湿䘌方　取生姜刮去皮，断理切之，极熟研，取汁一升半，又以水一升半合和相得，旦空腹服之。仍削生姜二枚如茧大，以楸叶若桃叶数重裹之，于煻灰火中烧之令极热，纳下部中食顷。若湿盛者频三，且作之①，无有不瘥者。

治伤寒热病多睡，变成湿䘌，四肢烦疼，不得食方　羊桃②十斤切捣令熟，暖汤三斗淹浸之，日正午时入中坐一炊久，不过三度瘥。

治热病蛄毒，令人喜寐，不知痛处，面赤如醉，下利脓血，当数视其人下部，大小之孔稷稷然一云搜搜然，则䘌疮者也，剧因杀人，见人肝肺，服药不瘥，可熏之方　以泥作小罂，令受一升，竹筒一枚如指大，以竹筒一头横穿入罂腹中，一头入人谷道中，浅入，可取熟艾

① 频三，且作之　元本、道藏本、四库本并作"频服，三旦作之"六字。

② 羊桃　药名。性味苦寒，有毒，主治疡热，身暴赤色，风水，积聚，恶疡，并除小儿热。详参《千金翼方》卷三·草部下品之下及《证类本草》卷十一·草部下品之下。

如鸡子大,著罂中燃之,于罂口吹烟,令入人腹,艾尽乃止。大人可益艾,小儿减之,羸者不得多,多亦害人,日再熏,不过三作,虫则死下断。亦可末烧雄黄,如此熏之。

(任娟莉)

备急千金要方校释卷第十九肾脏

朝奉郎守太常少卿充秘阁校理判登闻检院上
护军赐绯鱼袋臣林亿等校正

肾脏脉论第一

论曰：肾主精，肾者，生来精灵之本①也，为后宫内官则为女主②。所以天之在我者德也，地之在我者气也，德流气薄而生者也。故生之来谓之精，精者肾之藏也，耳者肾之官，肾气通于耳，耳和则能闻五音矣，肾在窍为耳，然则肾气上通于耳，下通于阴也。左肾壬，右肾癸③，循环玄宫，上出耳门，候闻四

---

① 生来精灵之本　谓肾藏先天之精，为人生机灵性之本源。《灵枢经·经脉》："人始生，先成精，精成而脑髓生。"

② 为后宫内官则为女主　喻肾为阴脏，主藏真精，为封藏之本。按"后宫"，宫中妃嫔所居之处："内官"，宫廷女官、妃嫔之类；"女主"，王后或太后，多指临朝执政者。

③ 左肾壬，右肾癸　谓左肾属壬，右肾属癸。壬、癸为天干第九、第十两位，在五行属水，与肾脏相配。《素问·脏气法时论》："肾主冬，足少阴太阳主治，其日壬癸。"王冰注："壬癸为水，北方干也。"

远①,下回玉海②,夹脊左右,与脐相当,经于上焦,荣于中焦,卫于下焦。外主骨,内主膀胱。肾重一斤一两,有两枚,神名漸漸,主藏精,号为精脏,随节应会,故云肾藏精,精舍志,在气为欠,在液为唾。肾气虚则厥逆,实则胀满,四肢正黑。虚则使人梦见舟船溺人,得其时梦伏水中,若有畏怖。肾气盛则梦腰脊两解不相属,厥气客于肾则梦临渊,没居水中。

凡肾脏象水,与膀胱合为腑,其经足少阴,与太阳为表里,其脉沉,相于秋,旺于冬,冬时万物之所藏,百虫伏蛰,阳气下陷,阴气上升,阳气中出,阴气冽为霜,遂不上升,化为霜雪,猛兽伏蛰,蜾虫③匿藏,其脉为沉,沉为阴在里,不可发汗,发汗则蜾虫出见其霜雪。阴气在表,阳气在脏,慎不可下,下之者伤脾,脾土弱即水气妄行,下之者如鱼出水,蛾入汤,重客在里,慎不可熏,熏之逆客,其息则喘,无持客热,令口烂疮,阴脉且解④,血散不通,正阳遂厥⑤,阴不往从,客热狂入,内为结胸⑥,脾气遂弱,清溲痢通。冬脉如营⑦,冬脉者,肾也,北方水也,万物之所以合藏也。故其气来沉以搏,故曰营,反此者病。何如而反。其气来如弹石者,此谓太过,病在外;其去如数

---

① 候闻四远　谓察听四方之声。按“候”,察探。《说文解字·人部》:“候(候),伺望也。”

② 玉海　膀胱之别名。

③ 蜾虫　当作“倮虫”。体表无毛羽鳞甲的动物。《素问·五运行大论》:“其虫倮。”王冰注:“倮露皮革,无毛介也。”

④ 阴脉且解　谓阴脉之气行将离散。按“解”,离散,涣散。《广雅·释诂三》:“解,散也。”

⑤ 正阳遂厥　谓火阳之气厥逆无制。按“正阳”,火阳之气。《素问·五常政大论》:“升明之纪,正阳而治。”张景岳注:“火主南方,故曰正阳。”

⑥ 结胸　病证名。因邪热与水饮互结于胸中而致,症见心下痛,按之硬满等。出《伤寒论·辨太阳病脉证并治》。

⑦ 冬脉如营　谓冬季脉象沉实,犹如营垒。《素问·玉机真脏论》:“冬脉如营,何如而营……其气来沉以搏,故曰营。”高士宗注:“营,犹石也,深藏之义也。”

者,此谓不及,病在中。太过则令人解㑊①,脊脉痛而少气,不欲言,不及则令人心悬如病饥,䏚中清②,脊中痛,少腹满,小便变赤黄③。

肾脉来喘喘累累如钩④,按之而坚曰平;冬以胃气为本,肾脉来如引葛⑤,按之益坚曰肾病;肾脉来发如夺索⑥,辟辟⑦如弹石曰肾死。

真肾脉至搏而绝,如以指弹石辟辟然,色黄黑不泽,毛折乃死。冬胃微石曰平,石多胃少曰肾病,但石无胃曰死,石而有钩曰夏病,钩甚曰今病。凡人以水谷为本,故人绝水谷则死,脉无胃气亦死,所谓无胃气者,但得真脏脉不得胃气也,所谓脉不得胃气者,肝不弦肾不石也。

肾藏精,精舍志,盛怒不止则伤志,志伤则善忘其前言,腰脊痛⑧,不可以俯仰屈伸,毛悴色夭,死于季夏。

足少阴气绝则骨枯,少阴者,冬脉也,伏行而濡滑骨髓者也,故

---

① 解㑊　病证名。症见肢体困倦,消瘦,少气懒言,筋骨懈怠等。《素问·平人气象论》:"尺缓脉涩,谓之解㑊。"张隐菴集注:"解㑊,懈惰也。此脾脏之为病也。"张景岳注:"解㑊者,身体困倦。"

② 䏚(miǎo　秒)中清　季胁下空软部分清冷。按"䏚",季胁下方挟脊两旁空软部分。《素问·玉机真脏论》:"其不及,则令人心悬如病饥,䏚中清。"王冰注:"䏚者,季胁之下,侠脊两旁空软处也。肾外当䏚,故䏚中清冷也。""清",寒凉。《素问·五脏生成》:"腰痛,足清,头痛。"王冰注:"清,亦冷也。"

③ 小便变赤黄　《素问·玉机真脏论》"变"下无"赤黄"二字。

④ 喘喘累累如钩　"钩"原作"句",今改。按"句",同"钩"。曲钩。《文子·自然》:"若夫规矩句尺,巧之具也。"　谓脉象急促圆滑,来盛去衰,势如曲钩。按"喘喘",脉来急促而连续不断貌。《说文解字·口部》:"喘,疾息也。""累累",脉来圆滑如串珠不绝貌。《汉书·五行志下之下》:"明年,中国诸侯果累累从楚而围蔡。"颜师古注:"累,读曰纍纍,不绝之貌。"

⑤ 来如引葛　谓脉来如手牵葛藤,坚牢而实。按"引",拉,牵挽。《韩非子·人主》:"夫马之所以能任重引车致远道者,以筋力也。"

⑥ 发如夺索　谓脉来绷急,犹如牵紧的绳索。《素问·平人气象论》:"死肾脉来,发如夺索,辟辟如弹石,曰肾死。"吴崑注:"两人争其索,引长而坚劲也。"

⑦ 辟辟　促而坚貌。《素问·平人气象论》:"死肾脉来,发如夺索,辟辟如弹石,曰肾死。"王冰注:"……辟辟如弹石,言促又坚也。"

⑧ 腰脊痛　《灵枢经·本神》"脊"下无"痛"字。

骨不濡则肉不能著骨也，骨肉不相亲，即肉濡而却，肉濡而却故齿长而垢，发无泽，发无泽者骨先死，戊笃己死，土胜水也。

肾死脏①，浮之坚，按之乱如转丸，益下入尺中者死。

冬肾水旺，其脉沉濡而滑曰平；反得微涩而短者②，是肺之乘肾，母之归子，为虚邪，虽病易治；反得弦细而长者，是肝之乘肾，子之乘母，为实邪，虽病自愈；反得大而缓者③，是脾之乘肾，土之克水，为贼邪，大逆，十死不治；反得浮大而洪者，是心之乘肾，火之凌水，为微邪，虽病即瘥。

左手关后尺中阴绝者，无肾脉也，苦足下热，两髀里急，精气竭少，劳倦所致，刺足太阳，治阳。左手关后尺中阴实者，肾实也，苦恍惚健忘，目视䀮䀮，耳聋怅怅④善鸣，刺足少阴，治阴。右手关后尺中阴绝者，无肾脉也，苦足逆冷，上抢胸痛，梦入水见鬼，善魇寐，黑色物来掩人上，刺足太阳，治阳。右手关后尺中阴实者，肾实也，苦骨疼腰脊痛，内寒热，刺足少阴，治阴。

肾脉沉细而紧，再至曰平，三至曰离经病⑤，四至脱精，五至死，六至命尽，足少阴脉也。

肾脉急甚，为骨痿⑥癫疾，微急为奔豚⑦，沉厥⑧，足不收不得

---

① 肾死脏　谓肾脏精气衰竭，真脏脉现，为死候不治，故名。

② 微涩而短者　《诸病源候论》卷十五·肾病候“微”作“浮”。

③ 大而缓者　此上《诸病源候论》卷十五·肾病候有“浮”字。

④ 怅怅　又作“伥伥”，迷茫无知貌。《玉篇·人部》：“伥，失道貌。”《荀子·成相》：“人主无贤，如瞽无相何伥伥。”杨倞注：“伥伥，无所往貌。”

⑤ 离经病　谓脉搏背离常度，为病脉。按“经”，常法，常度。《周易·颐卦》：“六五，拂经。”孔颖达疏：“拂，违也；经，义也。”详参《难经·十四难》。

⑥ 骨痿　病证名，为痿证之一，因邪热伤肾，髓虚骨枯而致，症见腰脊酸软，下肢痿弱，面黑齿枯等。出《素问·痿论》。

⑦ 奔豚　病名，五积之一，为肾之积。多由肾脏阴寒之气上逆或肝经气火冲逆而致，症见气从少腹上冲胸咽，如豚之奔突等。详参《难经·五十六难》、《金匮要略》卷上·奔豚气病脉证并治。

⑧ 沉厥　病名。以下肢沉重厥冷为主症。《灵枢经·邪气脏腑病形》杨上善注：“微急者肾冷，发沉厥之病，足脚沉重，逆冷不收。”

前后；缓甚为折脊，微缓为洞下，洞下者，食不化，入咽还出；大甚为阴痿，微大为石水①起脐下，以至少腹肿垂垂然，上至胃脘，死不治；小甚为洞泄，微小为消瘅②；滑甚为癃癀，微滑为骨痿，坐不能起，目无所见，视见黑花；涩甚为大痈；微涩为不月水，沉痔③。肾脉搏坚而长，其色黄而赤，当病折腰，其耎而散者，当病少血。黑脉之至也，上坚而大，有积气在少腹与阴，名曰肾痹④，得之沐浴清水而卧。

扁鹊曰：肾有病则耳聋，肾在窍为耳，然则肾气上通于耳，五脏不和，则九窍不通，阴阳俱盛，不得相营，故曰关格。关格者，不得尽期而死也。

肾在声为呻，在变动为栗，在志为恐，恐伤肾，精气并于肾则恐。藏主冬病，在藏者取之井。

病先发于肾，少腹腰脊痛，胫酸；一日之膀胱，背膂筋痛，小便闭；二日上之心，心痛；三日之小肠，胀；四日不已，死。冬大晨⑤夏晏晡⑥。

病在肾，夜半慧，日乘⑦，四季甚，下晡⑧静。

---

① 石水　病名。因阴盛阳虚，水气内聚而致的水肿病，以少腹水肿为主症。详参《素问·阴阳别论》、《素问·大奇论》、《金匮要略》卷中·水气病脉证并治。

② 消瘅　即消渴。

③ 沉痔　经久不愈的痔。《灵枢经·邪气脏腑病形》丹波元简注："沉痔，盖谓痔之沉滞不已者。"

④ 肾痹　病证名，为内脏痹证之一。因骨痹日久不愈，复感外邪，邪气入肾而致，症见善腹胀，足挛急，身蜷曲等。出《素问·痹论》。

⑤ 大晨　天大亮时。《素问·标本病传论》王冰注："大晨谓寅后九刻，大明之时也。"

⑥ 晏晡　"晡"原作"脯"，据明本、道藏本、四库本、《灵枢经·病传》改。按"晏晡"，黄昏。《素问·标本病传论》王冰注："晏晡，谓申后九刻，向昏之时也。"

⑦ 日乘　谓白天病情加重。按"乘"，增加。贾谊《论积贮疏》："兵旱相乘，天下大屈。"

⑧ 下晡　谓申后五刻，即下午五时三刻。《素问·标本病传论》王冰注："下晡，谓日下于晡时，申之后五刻也。"

假令肾病中央，若食牛肉及诸土中物得之，不者，当以长夏时发，得病以戊己日也。

凡肾病之状，必腹大胫肿痛[1]，喘咳身重，寝汗出，憎风，虚即胸中痛，大腹小腹痛，清厥，意不乐，取其经足少阴太阳血者。

肾脉沉之而大坚，浮之而大紧[2]，苦手足骨肿，厥而阴不兴，腰脊痛少腹肿，心下有水气，时胀闭时泄，得之浴水中，身未干而合房内，及劳倦发之。

肾病其色黑，其气虚弱，吸吸少气，两耳苦聋，腰痛，时时失精，饮食减少，膝以下清，其脉沉滑而迟[3]，为可治，宜服内补散建中汤肾气丸地黄煎。春当刺涌泉，秋刺伏留，冬刺阴谷，皆补之。夏刺然谷，季夏刺太溪，皆泻之。又当灸京门五十壮，背第十四椎百壮。

邪在肾，则骨痛阴痹[4]，阴痹者，抚之而不得，腹胀腰痛，大便难，肩背颈项强痛，时眩，取之涌泉昆仑，视有血者尽取之。

有所用力举重，若入房过度，汗出如浴水则伤肾。

肾中风缺。

肾中寒缺。

肾水者，其人腹大脐肿，腰痛不得溺，阴下湿如牛鼻头汗，其足逆寒，大便反坚。一云面反瘦。

肾胀[5]者，腹满引背央央然，腰髀痹并痛。

---

① 胫肿痛　《甲乙经》卷六·五味所宜五脏生病大论同，《素问·脏气法时论》“肿”下无“痛”字。

② 沉之而大坚，浮之而大紧　谓沉取坚实，浮取紧急。“沉”、“浮”，谓诊脉指力之轻重。《素问·大奇论》：“偃刀者，浮之小急，按之坚大急。”马莳注：“故其脉举指浮之则小急，重指而按之则坚大且急。”

③ 脉沉滑而迟　“迟”下原衍“少”字，据《脉经》卷六·肾足阴经病证删。元本、道藏本、四库本“少”并作“此”，从下读。

④ 阴痹　病名，即寒痹。因感受寒邪，表现以疼痛为主的痹证。《素问·四时刺逆从论》：“厥阴有余病阴痹……”王冰注：“痹谓痛也，阴谓寒也。”《灵枢经·五邪》：“阴痹者，按之而不得，腹胀腰痛，大便难，肩背颈项痛，时眩。”

⑤ 肾胀　病名。因肾虚气逆而致，症见腹满引背，腰髀疼痛等。详参《灵枢经·胀论》。

肾著①之病，其人身体重，腰中冷如水状，一作如水洗状，一作如坐水中，形如水状。反不渴，小便自利，食饮如故，是其证也。病属下焦，从身劳汗出，衣里冷湿，故久久得之。

肾著之为病，从腰以下冷，腰重如带五千钱。

诊得肾积②，脉沉而急，苦脊与腰相引痛，饥则见，饱则减，少腹里急，口干咽肿伤烂，目䀮䀮，骨中寒，主髓厥善忘，色黑也。

肾之积名曰奔豚，发于少腹，上至心下，如豚奔走之状，上下无时，久久不愈。病喘逆骨痿少气，以夏丙丁日得之，何也。脾病传肾，肾当传心，心适以夏旺，旺者不受邪，肾复欲还脾，脾不肯受，因留结为积，故知奔豚以夏得之。肾病，手足逆冷，面赤目黄，小便不禁，骨节烦疼，少腹结痛，气冲于心，其脉当沉细而滑，今反浮大，其色当黑而反黄，此是土之克水，为大逆，十死不治。

羽音人者，主肾声也，肾声呻，其音瑟③，其志恐，其经足少阴，厥逆太阳则荣卫不通，阴阳翻祚④，阳气内伏，阴气外升，升则寒，寒则虚，虚则厉风⑤所伤，语音謇吃不转，偏枯，脚偏跛蹇，若在左则左肾伤，右则右肾伤，其偏枯风体，从鼻而分半边至脚，缓弱不遂，口亦㖞，语声混浊，便利仰人，耳偏聋塞，腰背相引，甚则不可治，肾沥汤主之，方在第八卷中。又呻而好恚，恚而善忘，恍惚有所思，此为土克水，阳击阴，阴气伏而阳气起，起则热，热则实，实则

---

① 肾著　病名。因肾气虚弱，寒湿内著而致，以腰部冷痛重着，遇阴雨加重为主症。详参《金匮要略》卷中·五脏风寒积聚病脉证并治。

② 肾积　病名，即奔豚。《灵枢经·邪气脏腑病形》："微急为沉厥奔豚。"张景岳注："《五十六难》曰：肾之积名曰奔豚，发于少腹，上至心下，若豚状，或上或下无时。其义本此。"

③ 其音瑟　谓肾脏在五音为瑟。按"瑟"，拨弦乐器，形似古琴，为琴竽鼓磬瑟五音之一，在五行属水，与肾脏相配。

④ 阴阳翻祚（zuò　作）　谓阴阳逆乱颠倒。按"祚"，原指帝位，此谓阴阳之位。《广韵·暮韵》："祚，位也。"

⑤ 厉（lài　赖）风　病名，亦称疠风，类似后世所称麻风。因邪风侵入经脉，营气郁热不清而致，症见初起寒热，日渐肌肉溃烂，鼻柱塌坏等。见《素问·风论》、《灵枢经·四时气》。

怒，怒则忘，耳听无闻，四肢满急，小便赤黄，言音口动而不出，笑而看人，此为邪热伤肾，甚则不可治。若面黑黄耳不应，亦可治。

肾病为疟者，令人悽悽然①，腰脊痛宛转，大便难，目眴眴然②，身掉不定，手足寒，恒山汤主之，方在第十卷中，若其人本来不吃，忽然謇吃而好嗔恚，反于常性，此肾已伤，虽未发觉，已是其候见，人未言而前开口笑，还闭口不声，举手栅腹，一作把眼。此肾病声之候也，虚实表里，浮沉清浊，宜以察之，逐以治之。

黑为肾，肾合骨，黑如乌羽者吉。肾主耳，耳是肾之余，其人水形相比于上羽③，黑色大头曲面广颐，小肩大腹，小手足，发行摇身下，尻长背延延④也，不敬畏，善欺绐⑤，人戮死，耐秋冬不耐春夏，春夏感而生病，主足少阴汙汙⑥然。耳大小高下厚薄偏圆，则肾应之。正黑色小理者，则肾小，小即安，难伤；粗理者则肾大，大则虚，虚则肾寒，耳聋或鸣，汗出，腰痛不得俯仰，易伤以邪；耳高者则肾高，高则实，实则肾热，背急缀痛⑦，耳脓血出，或生肉塞耳；耳后陷者则肾下，下则腰尻痛，不可以俯仰，为狐疝⑧；耳坚者则肾坚，坚

---

① 悽悽然　寒冷貌。《汉书·王褒传》："袭貂狐之煗者，不忧至寒之悽怆"颜师古注"悽怆，寒冷也。"又，《素问·刺疟》作"洒洒"。

② 目眴眴然　目眩貌。按"眴"，目眩。《集韵·谆韵》："悽，目眩也。"

③ 上羽　羽音的五种类型之一。指代水形人中禀气最全的一种类型。详参《灵枢经·阴阳二十五人》。该篇以五行、五音归纳分述二十五种人的不同生理及病理特点。

④ 延延　长貌。《广雅·释训》："延延，长也。"

⑤ 欺绐　"绐"原作"殆"，据元本、道藏本、四库本、《灵枢经·阴阳二十五人》改。按"欺绐"，欺骗。《抱朴子·微旨》："欺绐诳诈，好说人私。"

⑥ 汙汙　《灵枢经·阴阳二十五人》作"汗汗"。按"汗汗"，当作"汙汙"，卑下貌。张隐菴注："汗汗然者，卑下之态，如川泽之纳污也。"

⑦ 背急缀痛　谓背部拘急掣痛。按"缀"，牵引，牵制。《后汉书·吴汉传》："贼若出兵缀公，以大众攻（刘）尚，尚破，公即败矣。"

⑧ 狐疝　病名。类似现代医学的"腹股沟疝"，病发时部分肠段滑入阴囊，阴囊时大时小，胀痛俱作，如狐之出没无常，故名。见《灵枢经·本脏》、《灵枢经·五色》。

则肾不受病，不病腰痛；耳薄者则肾脆，脆则伤热，热则耳吼闹，善病消瘅；耳好前居牙车者则肾端正，端正则和利难伤；耳偏高者则肾偏攲，偏攲则善腰尻偏痛。凡人分部①骨陷者，必死不免，夹膀胱并太阳为肾之部，骨当其处陷也，而脏气通于内，外部亦随而应之，沉浊为内，浮清为外。若色从外走内者，病从外生，部处起；若色从内出外者，病从内生，部处陷。内病前治阴，后治阳；外病前治阳，后治阴。阳主外，阴主内。凡人生死休否②，则脏神前变形于外③，人肾前病，耳则为之焦枯；若肾前死，耳则为之黯黑焦癖④；若天中等分，墓色应之，必死不治。看应增损，斟酌赊促，赊不出四百日内，促则旬月之间。肾病少愈而卒死，何以知之。曰：黄黑色黶点如拇指应耳，此必卒死。肾绝四日死，何以知之。齿为暴黑，面为正黑，目中黄，腰中欲折，白汗出如流，面黑目青一作白，肾气内伤，病因留积，八日当亡，是死变也。面黄目黑不死，黑如炱死，吉凶之色，天中等分左右发，色不正，此是阴阳官位，相法若不遭官事而应死也。其人面目带黄黑连耳左右，年四十以上，百日死。若偏在一边，最凶必死，两边有，年上无，三年之内，祸必至矣。

冬水肾脉色黑，主足少阴脉也，少阴何以主肾。曰：肾者主阴，阴水也，皆生于肾，此脉名曰太冲。凡五十七穴，冬取其井荥，冬者，水始治，肾方闭，阳气衰少，阴气坚盛，太阳气伏沉，阳

---

① 分部　谓各脏腑在皮肤之分属部位。《素问·皮部论》："余闻皮有五部，脉有经纪。"张景岳注："人身皮肤之外，上下前后，各有其位。"

② 生死休否　谓生存与死亡，健康与疾病。按"休"，美好，此谓健康。《尔雅·释诂下》："休，美也。""否"，困阻，此谓疾病。《广雅·释诂一》："否，隔也。"

③ 脏神前变形于外　谓脏腑精气先行显露征兆于外表。按"前"，先。《正字通·刀部》："前，先也。"

④ 黯(àn　案)黑焦癖　"黯"原作"黵"，今改。按"黵"，同"黯"，深黑色。《六书故·天文下》："黯，深黑也。别作黵。"黯黑焦癖，谓黯黑焦枯。

脉乃去,故取井以下。阴气逆取荥以通《素问》作实阳气,其脉本在内踝下二寸,应舌下两脉,其脉根于涌泉。涌泉在脚心下,大拇指筋是。

其筋起于小指之下,入足心,并太阴之筋而斜走内踝之下,结于踵,与太阳之筋合而上结于内辅①下,并太阴之筋而上循阴股,结于阴器,循脊内夹膂,上至项,结于枕骨,与太阳之筋合。

其脉起于小指之下,斜趣足心②,出然骨③之下,循内踝之后,别入跟中以上腨内,出腘中内廉,上股内后廉,贯脊属肾络膀胱。其直者,从肾上贯肝膈入肺中,循喉咙,夹舌本。其支者,从肺出络心,注胸中。合足太阳为表里,太阳本在跟以上五寸中,同会于手太阴。

其足少阴之别,名曰大钟,当踝后绕跟,别走太阳。其别者,并经上走于心包,下贯腰脊。主肾生病,病实则膀胱热,热则闭癃,癃则阳病,阳脉反逆大于寸口再倍,其病则口热舌干,咽肿上气,嗌干及痛,烦心心痛,黄瘅④肠澼⑤,脊股内后廉痛,痿厥嗜卧,足下热而痛,灸则强食而生灾⑥,缓带被发,大杖重履而步。虚则膀胱寒,寒则腰痛,痛则阴脉反小于寸口,其病则饥而不欲食,面黑如炭色,咳唾则有血,喉鸣而喘,坐而欲起,目䀮䀮无所见,心悬若病饥状,气不足则善恐,心惕惕若人将捕之,是为骨厥。

冬三月者,主肾膀胱,黑骨温病也,其源从太阳少阴相搏,蕴积三焦,上下拥塞,阴毒内行,脏腑受客邪之气,则病生矣,其病相反。

---

① 内辅　即内辅骨。膝部内侧辅骨,即股骨下端内侧隆起处。《灵枢经·骨度》张景岳注:“内辅,膝骨内侧大骨也,亦曰辅骨。”

② 斜趣足心　斜出走向足心。按“趣”,趋向。《篇海类编·人事类·走部》:“趣,趣向也。”

③ 然骨　位于足内踝前下的舟骨。其下凹陷处,为足少阴经然谷穴所在。

④ 黄瘅　即黄疸。

⑤ 肠澼　病名,即痢疾。按“澼”,谓垢腻粘滑似涕似脓的液体,因自肠排出,澼澼有声,故名。详参《素问·通评虚实论》。

⑥ 灸则强食而生灾　《灵枢经·经脉》作“灸则强食生肉”六字。

若腑虚则为阴毒①所伤，里热外寒，意欲守火而引饮，或腰中痛欲折；若脏实则阳温②所损，胸胁切痛，类如刀刺，不得动转，热彭彭③。若服冷药过差④而便洞泻，故曰黑骨温病也。扁鹊曰：灸脾肝肾三俞，主治丹金毒黑温之病，当依源为理，调脏理腑，清浊之病不生矣。

肾虚实第二 肾与膀胱俱虚实附⑤ 脉四条 方四首 灸法一首

肾实热

左手尺中神门⑥以后脉阴实者，足少阴经也，病苦舌燥咽肿，心烦嗌干，胸胁时痛，喘咳汗出，小腹胀满，腰背强急，体重骨热，小便赤黄，好怒好忘，足下热疼，四肢黑，耳聋，名曰肾实热也。《脉经》云：肾实热者，病苦膀胱胀闭，少腹与腰脊相引痛也。右手尺中神门以后脉阴实者，足少阴经也，病苦痹，身热心痛，脊胁相引痛，足逆热烦，名曰肾实热也。

治肾实热，小腹胀满⑦，四肢正黑，耳聋，梦腰脊离解及伏水等，气急，**泻肾汤**方

芒消三两 大黄切，一升水密器中宿渍 茯苓 黄芩各三两 生地黄汁 菖蒲各五两 磁石⑧八两，碎如雀头 玄参 细辛各四两 甘

---

① 阴毒 谓阴寒邪毒之气。

② 阳温 谓阳热邪毒之气。

③ 热彭彭 热盛貌。按“彭彭”，盛多貌。《广雅·释训》：“彭彭，盛也。”

④ 过差 谓超过限度。按“差”，限度。嵇康《与山巨源绝交书》：“至性过人，与物无伤，唯饮酒过差耳。”

⑤ 肾与……实附 原无，据本书目录补。

⑥ 神门 即神门脉。三部九候诊法诊脉部位之一，为手少阴心经神门穴处动脉，位于掌后锐骨端陷中的动脉处。《素问·至真要大论》：“神门绝，死不治。”

⑦ 小腹胀满 《医心方》卷六·治肾病方“胀”上无“小腹”二字。

⑧ 磁石 《医心方》卷六·治肾病方作“葱白”。

草二两

上十味㕮咀，以水九升煮七味，取二升半，去滓，下大黄，纳药汁中更煮，减二三合，去大黄纳地黄汁，微煎一两沸，下芒消，分三服。

治肾热，好怒好忘，耳听无闻，四肢满急，腰背转动强直方

柴胡　茯神《外台》作茯苓　黄芩　泽泻　升麻　杏仁各一两　磁石四两，碎　羚羊角一两　地黄　大青　芒消各三两　淡竹叶切，一升

上十二味㕮咀，以水一斗煮取三升，去滓下芒消，分三服。

治肾热，小便黄赤不出，如栀子汁或如黄檗汁，每欲小便即茎头痛方

榆白皮切，一升　滑石八两，碎　子芩　通草　瞿麦各三两　石韦四两　冬葵子一升　车前草切，一升

上八味㕮咀，以水二斗①先煮车前草，取一斗，去滓，澄清取九升，下诸药煮取三升五合，去滓，分四服。

肾膀胱俱实

左手尺中神门以后脉阴阳俱实者，足少阴与太阳经俱实也，病苦脊强反折，戴眼，气上抢心②，脊痛不能自反侧，名曰肾膀胱俱实也。右手尺中神门以后脉阴阳俱实者，足少阴与太阳经俱实也，病苦癫疾，头重与目相引，痛厥欲走③，反眼，大风④多汗，名曰肾膀胱俱实也。

---

① 以水二斗　“二”原作“一”，据元本、道藏本、四库本、《外台秘要》卷十六·肾热方改。

② 气上抢心　谓邪气向上冲逆心胸。按“抢”，冲撞。《广韵·阳韵》：“抢，突也。”

③ 痛厥欲走　谓疼痛剧烈，四肢逆冷，意欲奔跑以求缓解。按“走”，跑。《释名·释姿容》：“徐行曰步，疾行曰趋，疾趋曰走。”

④ 大风　即风邪。《素问·骨空论》：“大风颈项痛，刺风府……大风汗出。”张隐菴注：“此言风邪入于经也。”

肾虚寒

左手尺中神门以后脉阴虚者，足少阴经也，病苦心中闷，下重，足肿不可以按地，名曰肾虚寒也。右手尺中神门以后，脉阴虚者，足少阴经也，病苦足胫小弱，恶寒，脉代绝，时不至，足寒，上重下轻，行不可按地，小腹胀满，上抢胸痛引胁下，名曰肾虚寒也。

治肾气虚寒，阴痿[①]，腰脊痛，身重缓弱，言音混浊，阳气顿绝方

生干地黄五斤　苁蓉　白术　巴戟天　麦门冬　茯苓　甘草　牛膝　五味子　杜仲各八两　车前子　干姜各五两

上十二味治下筛，食后酒服方寸匕，日三服。

治肾风虚寒　灸肾俞百壮，对脐两边，向后夹脊相去各一寸五分。

肾膀胱俱虚

左手尺中神门以后脉阴阳俱虚者，足少阴与太阳经俱虚也，病苦小便利，心痛背寒，时时少腹满，名曰肾膀胱俱虚也。右手尺中神门以后，脉阴阳俱虚者，足少阴与太阳经俱虚也，病苦心痛，若下重，不自收篡[②]，反出，时时苦洞泄，寒中泄，肾心俱痛，名曰肾膀胱俱虚也。

肾劳第三论一首　方五首

论曰：凡肾劳病者，补肝气以益之，肝旺则感于肾矣。人逆冬

---

① 阴痿　即阳痿。《素问·阴阳应象大论》张景岳注："阴痿，即阳不举。"

② 不自收篡　谓二阴不能自行收篡。按"篡"，会阴部。《素问·骨空论》王冰注："督脉别络，自溺孔之端分而各行，下循阴器，乃合篡间也。所谓间者，谓在前阴后阴之两间也。"

气，则足少阴不藏，肾气沉浊，顺之则生，逆之则死，顺之则治，逆之则乱，反顺为逆，是谓关格①，病则生矣。

治肾劳实热，小腹胀满，小便黄赤，末有余沥，数而少，茎中痛，阴囊生疮，**栀子汤**方

栀子仁　芍药　通草　石韦各三两　石膏五两　滑石八两　子芩四两　生地黄　榆白皮　淡竹叶切，各一升

上十味㕮咀，以水一斗煮取三升，去滓，分三服。

治肾劳热，阴囊生疮，**麻黄根粉**方

麻黄根　石硫黄各三两　米粉五合

上三味治下筛，安絮如常用粉法搭疮上，粉湿更搭之。

治肾劳热，妄怒，腰脊不可俯仰屈伸，煮散方

丹参　牛膝　葛根　杜仲　干地黄　甘草　猪苓各二两半　茯苓　远志　子芩各一两十八铢　石膏　五加皮各三两　羚羊角　生姜　橘皮各一两　淡竹叶鸡子大

上十六味治下筛，为粗散，以水三升煮两方寸匕，帛裹之，时时动，取八合为一服，日二服。

治虚劳，阴阳失度，伤筋损脉，嘘吸②短气，漏溢③泄下，小便赤黄，阴下湿痒，腰脊如折，颜色随一云堕落方

生地黄　萆薢　枣肉　桂心　杜仲　麦门冬各一斤

上六味㕮咀，以酒一斗五升渍三宿，出曝干复渍，如此候酒尽，取干治下筛，食后酒服方寸匕，日三。

治肾劳虚冷，干枯忧恚内伤，久坐湿地则损肾方

秦艽　牛膝　芎䓖　防风　桂心　独活　茯苓各四两　杜仲　侧子各五两　石斛六两　丹参八两　干姜一作干地黄　麦门冬　地骨

---

① 关格　谓人之活动与四时之气相悖，逆阻而生病。按“关”、“格”，并为阻隔不顺之意。慧琳《一切经音义》卷十三引《考声》：“关，隔也，碍也。”《字汇·木部》：“格，沮隔不行。”

② 嘘吸　气息缓弱貌。按“嘘”，呼气。《玉篇·口部》：“嘘，吹嘘。《声类》曰：出气急曰吹，缓曰嘘。”

③ 漏溢　谓遗精滑泄。

皮各三两　五加皮十两　薏苡仁一两　大麻子二升

上十七味㕮咀，以酒四斗渍七日，服七合，日二服。

精极第四精虚实附①　论一首　方十九首　灸法十二首

论曰：凡精极②者，通主五脏六腑之病候也，若五脏六腑衰则形体皆极，眼视而无明，齿焦而发落，身体重则肾水③生，耳聋，行步不正，凡阳邪害五脏，阴邪损六腑，阳实则从阴引阳，阴虚则从阳引阴，若阳病者主高，高则实，实则热，眼视不明，齿焦发脱，腹中满，满则历节痛④，痛则宜泻于内；若阴病者主下，下则虚，虚则寒，体重则肾水生，耳聋，行步不正，邪气入内，行于五脏则咳，咳则多涕唾，面肿气逆，邪气逆于六腑，淫虚厥于五脏，故曰精极也。所以形不足温之以气，精不足补之以味。善治精者，先治肌肤筋脉，次治六腑，若邪至五脏，已半死矣。扁鹊曰：五阴气俱绝，不可治，绝则目系转，转则目精夺，为志先死，远至一日半日，非医所及矣。宜须精研，以表治里，以左治右，以右治左，以我知彼，疾皆瘥矣。

治精极实热，眼视无明，齿焦发落，形衰体痛，通身虚热，**竹叶黄芩汤**方

竹叶切，二升　黄芩　茯苓各三两　甘草　麦门冬　大黄各二两　生地黄切，一升　生姜六两　芍药四两

上九味㕮咀，以水九升煮取三升，去滓，分三服。

---

① 精虚实附　原无，据本书目录补。

② 精极　病证名。虚劳病六极之一，系因肾脏受损而引致脏腑俱伤的病证，症见瘦弱无力，皮肤不润泽，目黯无光，毛发脱落，头晕耳鸣，腰痛遗精等。详参《诸病源候论》卷三·虚劳候。

③ 肾水　病名。因肾气虚寒，不能温化水液而致，症见腹大脐肿，腰痛，足逆冷等。详参《金匮要略》卷中·水气病脉证并治。

④ 历节痛　谓骨节疼痛，遍历诸节，游走不定。《尚书·盘庚下》蔡沈注："历，尽也。"

治精极，五脏六腑俱损伤，虚热，遍身烦疼，骨中痟痛①，烦闷方

生地黄汁二升　麦门冬汁　赤蜜各一升　竹沥一合　石膏八两　人参　芎䓖　桂心　甘草　黄芩　麻黄各三两　当归四两

上十二味㕮咀，以水七升先煮八味，取二升，去滓，下地黄等汁煮取四升，分四服，日三夜一。

治五劳六极，虚羸心惊，尪弱，多魇忘②汤方

茯苓四两　甘草　芍药　桂心　干姜各三两　大枣五枚　远志　人参各二两

上八味㕮咀，以水八升煮取三升，分三服。

治虚劳少精方　鹿角末，白蜜和，为丸如梧子大。每服七丸，日三，十日大效。

又方　浆水煮蒺藜子令熟，取汁洗阴，二十日知。

棘刺丸　治虚劳，诸气不足，梦泄失精方

棘刺③　干姜　菟丝子各二两　天门冬　乌头　小草　防葵　署预　石龙芮　枸杞子　巴戟天　萆薢　细辛　萎蕤　石斛　厚朴　牛膝　桂心各一两

上十八味末之，蜜丸如梧子大。酒服五丸，日三。《深师方》以蜜杂鸡子白各半和丸，若患风痿痹气，体不便，热烦懑，少气，消渴，加萎蕤天门冬菟丝子；身黄汗，小便赤黄不利，加石龙芮枸杞子；关节腰背痛，加萆薢牛膝；寒中气胀，时泄，数唾吐呕，加厚朴干姜桂心；阴囊下湿，精少，小便余沥，加石斛，以意增之。《古今录验》以干地黄代干姜，以麦门冬代天门冬，以杜仲代署预，以柏子仁代枸杞子，以苁蓉代萎蕤，用治男子百病，小便过多，失精。

治梦中泄精，尿后余沥，及尿精方

---

① 骨中痟痛　谓骨节酸痛。按“痟”，骨节酸痛。《玉篇·疒部》：“痟，骨节痛。”《集韵·先韵》：“痟，骨酸也。”

② 多魇忘　谓夜多噩梦，昼多忘误。按“魇”，缘恶梦而惊骇。《广韵·叶韵》：“魇，恶梦。”《集韵·琰韵》：“魇，惊梦。”

③ 棘刺　药名，即棘针，为鼠李科植物酸枣的棘刺。性味辛寒，无毒，能消肿，溃脓，止痛，主治痈肿有脓，心腹痛，尿血，喉痹等。

人参　麦门冬　赤石脂　远志　续断　鹿茸各一两半　茯苓　龙齿　磁石　苁蓉各二两　丹参　韭子　柏子仁各一两六铢　干地黄三两

上十四味末之,蜜丸如梧子。酒服二十丸,日再,稍加至三十丸。

治虚损,小便白浊,梦泄方

韭子　菟丝子　车前子各一升　附子　芎䓖各二两　当归　矾石各一两　桂心一两

上八味末之,蜜丸如梧子。酒服五丸,日三。

又方　黄芪　人参　甘草　干姜　当归　龙骨　半夏　芍药各二两　大枣五十枚　韭子五合

右十味末之,蜜丸如梧子。酒服五丸,日三服。

治小便失精及梦泄精,**韭子散**方

韭子　麦门冬各一升　菟丝子　车前子各二合　芎䓖三两　白龙骨三两

上六味治下筛,酒服方寸匕,日三,不知稍增,甚者夜一服。《肘后》用泽泻一两半。

枣仁汤　治大虚劳,梦泄精,茎核微弱①,血气枯竭,或醉饱伤于房室,惊惕忪悸②,小腹里急方。

枣核仁二合　人参二两　芍药　桂心各一两　黄芪　甘草　茯苓　白龙骨　牡蛎各二两　生姜二斤　半夏一升　泽泻一两

上十二味㕮咀,以水九升煮取四升,一服七合,日三。若不能食,小腹急,加桂心六两。

韭子丸　治房室过度,精泄自出不禁,腰背不得屈伸,食不生肌,两脚苦弱方。

---

① 茎核微弱　谓阳痿无力,不能行房。按"茎",阴茎。《灵枢经·刺节真邪》:"茎垂者,身中之机,阴精之候,津液之道也。""核",果实,此谓睾丸。

② 惊惕忪(zhōng　中)悸　心中惊悸。按"忪",心跳,惊惧。《玉篇·心部》:"忪,心动不定,惊也。"

韭子一升　甘草　桂心　紫石英　禹余粮　远志　山茱萸　当归　天雄　紫菀　署预　天门冬　细辛　茯苓　昌蒲　僵蚕　人参　杜仲　白术　干姜　芎䓖　附子　石斛各一两半　苁蓉　黄芪　菟丝子　干地黄　蛇床子各二两　干漆四两　牛髓四两　大枣五十枚

上三十一味末之，牛髓合白蜜枣膏合擣三千杵，空腹服如梧子大十五丸，日再，可加至二十丸。

治梦泄失精方　韭子一升治下筛，酒服方寸匕，日再，立效。

治虚劳尿精方

韭子二升　稻米三升

上二味，以水一斗七升煮如粥，取汁六升，为三服，精溢同此。

又方　石榴皮《外台》作柘白皮　桑白皮切，各五合

上二味以酒五升煮取三升，分三服。

又方　干胶三两末之，以酒二升和，分温为三服，瘥止。一方用鹿角胶。

又方　新韭子二升，十月霜后来者，好酒八合渍一宿，明旦日色好，童子向南擣一万杵，平旦温酒五合服方寸匕，日二。

禁精汤　治失精羸瘦，酸削少气，目视不明，恶闻人声方。

韭子二升　粳米一合

上二味合于铜器中熬之，米黄黑及热以好酒一斗投之，绞取汁七升，每服一升，日三，尽二剂。

羊骨汤　治失精多睡，目䀮䀮方。

羊骨一具①　生地黄　白术各三斤　桂心八两　麦门冬　人参　芍药　生姜　甘草各三两　茯苓四两　厚朴　阿胶　桑白皮各一两　大枣二十枚　饴糖半斤

上十五味㕮咀，以水五斗煮羊骨，取三斗汁，去骨煮药取八升，汤成，下胶饴令烊，平旦服一升，后旦服一升。

虚劳尿精　灸第七椎两旁各三十壮。

---

① 羊骨一具　“一”字原缺，据道藏本、四库本补。

又　灸第十椎两旁各三十壮。

又　灸第十九椎两旁各二十壮。

又　灸阳陵泉阴陵泉，各随年壮。

梦泄精　灸三阴交二七壮，梦断神良。内踝上大脉，并四指是。

丈夫梦失精，及男子小便浊难　灸肾俞百壮。

男子阴中疼痛，溺血精出　灸裂缺①五十壮。

失精，五脏虚竭　灸屈骨端五十壮。阴上横骨中央，宛曲如却月中央是也，此名横骨。

男子虚劳失精，阴上缩，茎中痛　灸大赫三十壮，穴在夹屈骨端三寸②。

男子腰脊冷疼，溺多白浊　灸脾募百壮。

男子失精，膝胫疼痛冷　灸曲泉百壮，穴在膝内屈纹头。

男子虚劳失精，阴缩　灸中封五十壮。

骨极第五论一首　方一首　灸法二首

论曰：骨极者，主肾也，肾应骨，骨与肾合。又曰以冬遇病为骨痹③，骨痹不已，复感于邪，内舍于肾，耳鸣，见黑色，是其候也。若肾病则骨极，牙齿苦痛，手足痟疼，不能久立，屈伸不利，身痹，脑髓痠。以冬壬癸日中邪伤风，为肾风，风历骨④，故曰骨极。若气阴，阴则虚，虚则寒，寒则面肿垢黑，腰脊痛不能久立，屈伸不利。其气衰则发堕齿槁，腰背相引而痛，痛甚则咳唾甚；若气阳，阳则

---

① 裂缺　即列缺穴。

② 穴在夹屈骨端三寸　“夹”字原脱，据《外台秘要》卷十六·虚劳失精方补。按“屈骨端”，经穴名，即曲骨，属任脉，在脐下五寸，当耻骨联合上方之凹陷处。

③ 骨痹　病名。因冬季伤于风寒湿气，邪入骨髓关节而致，症见骨及关节沉重酸痛，全身寒冷等。详参《素问·痹论》。

④ 风历骨　谓风邪尽伤全身骨节。按“历”，逐个干犯。《大戴礼记·子张问入官》卢辩注：“历，历乱也。”

实，实则热，热则面色炱，隐曲①膀胱不通，牙齿脑髓苦痛，手足酸痟，耳鸣色黑，是骨极之至也。须精别阴阳，审其清浊，知其分部，视其喘息。善治病者，始于皮肤筋脉，即须治之，若入脏腑，则半死矣。

扁鹊云：骨绝不治，痟而切痛，伸缩不得，十日死。骨应足少阴，少阴气绝则骨枯，发无泽，骨先死矣。

治骨极，主肾热病，则膀胱不通，大小便闭塞，颜焦枯黑，耳鸣虚热，**三黄汤**方

大黄切，别渍水一升　黄芩各三两　栀子十四枚　甘草一两　芒消二两

上五味㕮咀，以水四升先煮三物，取一升五合，去滓下大黄，又煮两沸，下芒消，分三服。

腰背不便，筋挛痹缩，虚热闭塞　灸第二十一椎两边相去各一寸五分，随年壮。

小便不利，小腹胀满，虚乏　灸小肠俞，随年壮。

骨虚实第六论一首　方六首　灸法一首

论曰：骨虚者，酸疼不安，好倦；骨实者，苦烦热。凡骨虚实之应，主于肾膀胱，若其腑脏有病从骨生，热则应脏，寒则应腑。

治骨虚，酸疼不安，好倦，主膀胱寒，虎骨酒方　虎骨一具通炙，取黄焦汁尽，碎之如雀头大，酿米三石，曲四斗，水三石，如常酿酒法。所以加水曲者，其骨消曲而饮水，所以加之也。酒熟封头，五十日开，饮之。

治骨实，苦酸疼烦热，煎方

葛根汁　生地黄汁　赤蜜各一升　麦门冬汁五合

---

① 隐曲　隐蔽委曲之处。此喻性机能。《素问·风论》王冰注："隐曲者，谓隐蔽委曲之处也。肾藏精，外应交接，今脏被风薄，精气内微，故隐蔽委曲之事不通利所为也。"

上四味相和搅调,微火上煎之三四沸,分三服。

治骨髓中疼方

芍药一斤　生干地黄五斤　虎骨四两

上三味㕮咀,以清酒一斗渍三宿,曝干,复入酒中,如此取酒尽为度,捣筛,酒服方寸匕,日三。

治骨髓冷疼痛方　地黄一石取汁,酒二斗相搅重煎,温服,日三,补髓。

治虚劳冷,骨节疼痛无力方

豉二升　地黄八斤

上二味再遍蒸,曝干为散,食后以酒一升进二方寸匕,日再服之。亦治虚热。

又方　天门冬为散,酒服方寸匕,日三,一百日瘥。

骨髓冷疼痛　灸上廉七十壮,三里下三寸是穴。

腰痛第七论一首　方十八首　导引法一首　针灸法七首

论曰:凡腰痛有五,一曰少阴,少阴肾也,十月万物阳气皆衰,是以腰痛;二曰风痹,风寒著腰,是以腰痛;三曰肾虚,役用伤肾,是以腰痛;四曰臂腰①,坠堕伤腰,是以腰痛;五曰取寒眠地,地气所伤,是以腰痛,痛不止,引牵腰脊痛。

治肾脉逆小于寸口,膀胱虚寒,腰痛,胸中动,通四时用之,**杜仲酒**方

杜仲　干姜各四两,一云干地黄　萆薢　羌活　天雄　蜀椒　桂心　芎䓖　防风　秦艽　乌头　细辛各三两　五加皮　石斛各五两　续断　栝楼根　地骨皮　桔梗　甘草各一两

上十九味㕮咀,以酒四斗渍四宿,初服五合,加至七八合下,日再。通治五种腰痛。

---

① 臂(guì　贵)腰　腰部突然作痛。按“臂”,腰部忽痛。《广韵·队韵》:“臂,腰忽痛也。”详参《诸病源候论》卷五·臂腰候。

又方　桑寄生　牡丹皮　鹿茸　桂心

上四味等分，治下筛，酒服方寸匕，日三。

又方　单服鹿茸与角，亦愈。

治肾虚腰痛方

牡丹皮二分　萆薢　桂心　白术各三分

上四味治下筛，酒服方寸匕，日三。亦可作汤服，甚良。

又方　牡丹皮　桂心各一两　附子二分

上三味治下筛，酒服一刀圭，日再，甚验。

肾著之为病，其人身体重，腰中冷如水洗状，不渴，小便自利，食饮如故，是其证也。从作劳汗出，衣里冷湿，久久得之，腰以下冷痛，腹重如带五千钱，**肾著汤**主之方

甘草二两　干姜三两　茯苓　白术各四两

上四味㕮咀，以水五升煮取三升，分三服，腰中即温。《古今录验》名甘草汤。

肾著散方

桂心三两　白术　茯苓各四两　甘草　泽泻　牛膝　干姜各二两　杜仲三两

上八味治下筛，为粗散，一服三方寸匕，酒一升煮五六沸，去滓顿服，日再。

治腰疼不得立方

甘遂　桂心一作附子　杜仲　人参各二两

上四味治下筛，以方寸匕纳羊肾中，炙之令熟，服之。

杜仲丸　补之方。

杜仲二两　石斛二分　干地黄　干姜各三分

上四味末之，蜜丸如梧子。酒服二十丸，日再。

治腰痛并冷痹，**丹参丸**方

丹参　杜仲　牛膝　续断各三两　桂心　干姜各二两

上六味末之，蜜丸如梧子。服二十丸，日再夜一。禁如药法。

治腰痛方

萆薢　杜仲　枸杞根各一斤

上三味㕮咀，好酒三斗渍之，纳罂中密封头，于铜器中煮一日，服之无节度，取醉。

腰背痛者，皆是肾气虚弱，卧冷湿当风所得也，不时速治，喜流入脚膝，或为偏枯冷痹，缓弱疼重，若有腰痛挛脚重痹，急宜服独活寄生汤　方在第八卷中。

治腰脊苦痛不遂方　大豆三斗，熬一斗，煮一斗，蒸一斗，酒六斗，瓮一口，蒸令极热，豆亦热，纳瓮中封闭口，秋冬二七日，于瓮下作孔出取，服五合，日夜二三服之。

又方　地黄花末，酒服方寸匕，日三。

又方　鹿角去上皮取白者，熬令黄，末之，酒服方寸匕，日三。特禁生鱼，余不禁。新者良，陈者不任服，角心中黄处亦不中服，大神良。

又方　羊肾作末，酒服二方寸匕，日三。

又方　三月三日收桃花，取一斗一升，井花水三斗，曲六升，米六斗，炊之一时，酿熟去糟。一服一升，日三服。若作食饮用河水，禁如药法，大神良。

治丈夫腰脚冷不随，不能行方　上醇酒三斗，水三斗合著瓮中，温渍脚至膝，三日止。冷则瓮下常著灰火，勿使冷。手足烦者，小便三升，盆中温渍手足。

腰背痛导引法　正东坐，收手抱心，一人于前据蹑其两膝①，一人后捧其头，徐牵令偃卧，头到地，三起三卧，止便瘥。

腰背痛　宜针决膝腰勾画中青赤路脉②，出血便瘥。

腰痛不得俯仰者　令患人正立，以竹柱地度至脐，断竹，乃以度度背脊，灸竹上头处，随年壮，灸讫藏竹，勿令人得知。

腰痛　灸脚跟上横纹中白肉际十壮，良。

又　灸足巨阳七壮，巨阳在外踝下。

---

① 据蹑其两膝　手按或足踩病人两膝。按“据”，按。《广雅·释诂三》：“据，按也。”“蹑”，踩，踏。《说文解字·足部》：“蹑，蹈也。”

② 青赤路脉　谓浮现于表的脉络。

又　灸腰目窌七壮，在尻上约[1]左右是。

又　灸八窌及外踝上骨约中。

腰卒痛　灸穷骨上一寸七壮，左右一寸各灸七壮。

补肾第八论一首　方五十九首　灸法一首

论曰：补方通治五劳六极七伤虚损，五劳五脏病，六极六腑病，七伤表里受病。五劳者，一曰志劳；二曰思劳；三曰忧劳；四曰心劳；五曰疲劳。六极者，一曰气极；二曰血极；三曰筋极；四曰骨极；五曰髓极；六曰精极。七伤者，一曰肝伤，善梦；二曰心伤，善忘；三曰脾伤，善饮；四曰肺伤，善痿；五曰肾伤，善唾；六曰骨伤，善饥；七曰脉伤，善嗽。凡远思强虑伤人，忧恚悲哀伤人，喜乐过度伤人，忿怒不解伤人，汲汲[2]所愿伤人，戚戚[3]所患伤人，寒暄失节伤人。故曰五劳六极七伤也。论伤甚众，且言其略，此方悉主之也。

建中汤　治五劳七伤，小腹急痛，膀胱虚满，手足逆冷，食饮苦吐酸痰呕逆，泄下少气，目眩耳聋口焦，小便自利方。

胶饴半斤　黄芪　干姜　当归各三两　大枣十五枚　附子一两　人参　半夏　橘皮　芍药　甘草各二两

上十一味㕮咀，以水一斗煮取三升半，汤成下胶饴烊沸，分四服。深师有桂心六两、生姜一斤，无橘皮干姜。

建中汤　治虚损少气，腹胀内急，拘引小腹至冷，不得屈伸，不能饮食，寒热头痛，手足逆冷，大小便难，或复下痢，口干，梦中泄

---

① 约　纹。《灵枢经·本脏》："爪直色白无约者，胆直。"丹波元简注："约，纹也。"

② 汲汲　急迫貌。《庄子·天地》："汲汲然唯恐其似己也。"成玄英疏："汲汲，匆迫貌。"

③ 戚戚　忧惧貌。《论语·述而》："小人长戚戚。"集解："郑曰："长戚戚，多忧惧。"

精，或时吐逆恍惚，面色枯瘁①，又复微肿，百节疼酸方。

人参　甘草　桂心　茯苓　当归各二两　黄芪　龙骨　麦门冬各三两　大枣三十枚　芍药四两　附子一两　生地黄一斤　生姜六两　厚朴一两　饴糖八两

上十五味㕮咀，以水一斗二升煮取四升，去滓纳饴糖，服八合，日三夜一。咳者加生姜一倍。

建中汤　治五劳七伤，虚羸不足，面目黧黑，手足疼痛，久立腰疼，起则目眩，腹中悬急而有绝伤，外引四肢方。

生姜　芍药　干地黄　甘草　芎䓖各五两　大枣三十枚

上六味㕮咀，以水六升渍一宿，明旦复以水五升，合煮取三升，分三服。药入四肢百脉似醉状，是效。无生姜，酒渍干姜二两一宿用之，常行此方，神妙。

大建中汤　治虚劳寒澼②，饮在胁下，决决③有声，饮已，如从一边下决决然也，有头并冲皮起引两乳，内痛里急，善梦失精，气短，目𥆨𥆨，忽忽④多忘方。

甘草二两　人参三两　半夏一升　生姜一斤　蜀椒二合　饴糖八两

上六味㕮咀，以水一斗煮取三升，去滓纳糖消，服七合。里急拘引，加芍药桂心各三两；手足厥，腰背冷，加附子一枚；劳者，加黄芪一两。

大建中汤　治五劳七伤，小腹急，脐下彭亨⑤，两胁胀满，腰

---

① 枯瘁　枯槁。按"瘁"，枯槁。《诗经·雨无正》："曾我暬御，憯憯日瘁。"

② 虚劳寒澼　谓因劳损而致阳气虚乏，水饮内停。按"澼"，肠间水。《集韵·昔韵》："澼，肠间水。"

③ 决决　水流貌。《广雅·释训》："决决，流也。"王念孙疏证："《说文》：决，行流也。重言之则曰决决。"

④ 忽忽　迷貌。《老子》第十四章："是谓无状之状，无物之象，是为忽恍。"河上公注："一忽忽恍恍者，若存若亡，不可见之也。"

⑤ 脐下彭亨　谓脐下胀满。按"彭亨"，胀满。高湛《养生论》："寻常饮食，每令得所，多餐令人彭亨短气，或至暴疾。"

脊相引，鼻口干燥，目暗䀮䀮，愦愦①不乐，胸中气急逆，不下食饮，茎中策策痛②，小便黄赤，尿有余沥，梦与鬼神交通，去精，惊恐虚乏方。

饴糖半斤　黄芪　远志　当归《千金翼》无　泽泻各三两　芍药　人参　龙骨　甘草各二两　生姜八两　大枣二十枚

上十一味㕮咀，以水一斗煮取二升半，汤成，纳糖令烊，一服八合，消息又一服。深师无饴糖远志泽泻龙骨，有桂心六两、半夏一升、附子一枚。

凡男女因积劳虚损，或大病后不复，常苦四体沉滞，骨肉疼酸，吸吸少气，行动喘惙③，或少腹拘急，腰背强痛，心中虚悸，咽干唇燥，面体少色，或饮食无味，阴阳废弱，悲忧惨戚，多卧少起，久者积年，轻者百日，渐致瘦削，五脏气竭，则难可复振，治之以**小建中汤**方

甘草一两　桂心三两　芍药六两　生姜三两　大枣十二枚　胶饴一升

上六味㕮咀，以水九升煮取三升，去滓纳胶饴，一服一升，日三。间三日复作一剂，后可将诸丸散。仲景云：呕家不可服。《肘后》云：加黄芪人参各二两为佳；若患痰满及溏泄，可除胶饴。《胡洽方》有半夏六两、黄芪三两。《古今录验》名芍药汤。

前胡建中汤　治大劳虚劣，寒热呕逆，下焦虚热，小便赤痛，客热上熏，头痛目疼，骨肉痛，口干方。

前胡二两　黄芪　芍药　当归　茯苓　桂心各二两　甘草一两　人参　半夏各六分　白糖六两　生姜八两

上十一味㕮咀，以水一斗二升煮取四升，去滓纳糖，分四服。

---

① 愦愦　忧闷貌。慧琳《一切经音义》五十五："愦愦，忧闷也。"《说文解字·心部》："愦，乱也。从心贵声。"

② 茎中策策痛　谓阴茎之中刺涩疼痛。按"策策"，当作"莿莿"。《尔雅·释草》："莿，刺。"郭璞注："草刺针也。关西谓之刺，燕北朝鲜之间曰莿，见《方言》。""莿莿"，刺痛貌。

③ 行动喘惙　谓动则气喘虚乏。按"惙"，疲乏。《玉篇·心部》："惙，疲也。"

治虚劳里急诸不足，**黄芪建中汤**方

黄芪　桂心各三两　甘草二两　芍药六两　生姜三两　大枣十二枚　饴糖一升

上七味㕮咀，以水一斗煮取二升，去滓，纳饴令消，温服一升，日三，间日可作。呕者，倍生姜；腹满者，去枣，加茯苓四两佳。仲景、《集验》、《古今录验》并同。深师治虚劳腹满，食少，小便多者，无饴糖，有人参二两、半夏二升；又治大虚不足，小腹里急，劳寒拘引脐，气上冲胸，短气，言语谬误，不能食，吸吸气乏，闷乱。《必效方》治虚劳，下焦虚冷，下甚渴，小便数者，有人参当归各二两；若失精，加龙骨白敛各一两。《古今录验》治虚劳里急，小腹急痛，气引胸胁痛，或心痛短气者，以干姜代生姜，加当归四两。

黄芪汤　治虚劳不足，四肢烦疼，不欲食，食即胀，汗出方。

黄芪　芍药　桂心　麦门冬各三两　五味子　甘草　当归　细辛　人参各一两　大枣二十枚　前胡六两　茯苓四两　生姜　半夏各八两

上十四味㕮咀，以水一斗四升煮取三升，每服八合，日二服。《深师方》治虚乏，四肢沉重，或口干，吸吸少气，小便利，诸不足者，无麦门冬五味子细辛前胡，有桑螵蛸一十枚。治丈夫虚劳风冷少损，或大病后未平复而早牵劳，腰背强直，脚中疼弱，补诸不足者，无五味子细辛，有远志橘皮各二两、蜀椒一两、乌头三枚。《小品方》治虚劳少气，小便过多者，无五味子细辛人参前胡茯苓半夏，有黄芩一两、地黄二两，以水九升煮取三升；治虚劳，胸中客气，塞冷癖痞，宿食不消，吐噫，胁间水气或流饮肠鸣，食不生肌肉，头痛，上重下轻，目䀮䀮，忽忽去来，躁热，卧不得安，小腹急，小便赤余沥，临事不起，阴下湿，或小便白浊，伤多者，无麦门冬五味子当归细辛前胡茯苓半夏，有厚朴二两。《胡洽方》治五脏内伤者，无麦门冬五味子当归细辛前胡状苓，名大黄芪汤。《延年秘录方》主补虚损，强肾气者，无麦门冬五味子细辛前胡，有防风芎䓖各三两。

乐令黄芪汤　治虚劳少气，胸心痰冷，时惊惕，心中悸动，手脚逆冷，体常自汗，补诸不足，五脏六腑虚损，肠鸣风湿，荣卫不调百病，又治风里急方。

黄芪　人参　橘皮　当归　桂心　细辛　前胡　芍药　甘草　茯苓　麦门冬各一两

生姜五两　半夏二两半　大枣二十枚

上十四味㕮咀，以水二斗煮取四升，一服五合，日三夜一服。

《深师方》无橘皮细辛前胡甘草麦门冬，有乌头三两、蜀椒二两、远志二两。胡洽崔氏有蜀椒一两、乌头五枚。崔氏名乐令大黄芪汤。

治虚劳损羸乏，咳逆短气，四肢烦疼，腰背相引痛，耳鸣，面黧黯，骨间热，小便赤黄，心悸目眩，诸虚乏，**肾沥汤**方

羊肾一具　桂心一两　人参　泽泻　甘草　五味子　防风　芎䓖　黄芪　地骨皮　当归各二两　茯苓　玄参　芍药　生姜各四两　磁石五两

上十六味㕮咀，以水一斗五升先煮肾，取一斗，去肾入药，煎取三升，分三服。可常服之。《广济方》治虚劳百病者，无人参甘草芎䓖当归芍药生姜玄参，有苁蓉三两、牛膝五加皮各二两。胡洽治大虚伤损，梦寤惊悸，上气肩息，肾中风湿，小腹里急引腰脊，四肢常苦寒冷，大小便涩利无常，或赤或白，足微肿，或昏僻善忘者，无泽泻防风黄芪玄参磁石地骨皮，有黄芩一两、麦门冬干地黄远志各三两、大枣二十枚。崔氏治肾脏虚劳所伤，补益者，无芎䓖玄参磁石地骨，有黄芩远志各二两、干地黄三两、麦门冬四两、大枣二十枚。治五劳六极八风十二痹，补诸不足者，无泽泻甘草五味子防风芍药生姜玄参地骨，有附子牡丹皮各一两、干地黄一两半、牡荆子昌浦桑螵蛸各二两。《经心录》治肾气不足，耳无所闻者，无泽泻甘草五味子防风黄芪芍药生姜玄参地骨，有附子牡丹皮牡荆子各一两、干地黄三两、大枣十五枚，名羊肾汤。《近效方》除风下气，强腰脚，明耳目，除痰饮，理荣卫，永不染时疾，诸风著，无当归芍药磁石，有独活牛膝各一两半、麦门冬二两、丹参五两为煮散，都分二十四贴，每贴入生姜一分、杏仁十四枚，水三升煮取一升。

又方　羖①羊肾一具，切，去脂，以水一斗六升煮取一斗三升　大枣二十枚　桑白皮六两　黄芪　五味子　苁蓉　防风　秦艽　泽泻　巴戟天　人参　桂心　署预　丹参　远志　茯苓　细辛　牛膝各三两　石斛　生姜各五两　杜仲　磁石各八两

上二十二味㕮咀，纳肾汁中，煮取三升，分三服，相去如人行五里，再服。

增损肾沥汤　治大虚不足，小便数，嘘吸，焦烁②引饮，膀胱

---

① 羖　黑色的公羊。

② 焦烁　热盛津伤。按“焦”，干燥。马弟伯《封禅仪记》：“初止此道，行十余步一休，稍疲，咽唇焦。”“烁”，火行。《集韵·萧韵》：“烁，火行。”

满急，每年三伏中常服此三剂，于方中商量用之。

羊肾一具　人参　石斛　麦门冬　泽泻　干地黄　栝楼根　地骨皮各四两　远志　生姜　甘草　当归　桂心　五味子　桑白皮一作桑寄生　茯苓各二两　大枣三十枚

右十七味㕮咀，以水一斗五升先煮肾，取一斗二升，去肾内药，煮取三升，去滓，分三服。《小品方》无石斛栝楼地骨桑皮茯苓，有芎䓖黄连龙骨各二两、螵蛸二十枚。又治肾气不足，消渴引饮，小便过多，腰背疼痛者，无石斛栝楼地骨桑白皮甘草，有芎䓖二两、黄芩芍药各一两、桑螵蛸二十枚、鸡肶胵黄皮一两。崔氏治脏损虚劳，李子豫增损者，无石斛栝楼地骨桑白皮，有黄耆黄芩芍药防风各二两。

治左胁气冲，膈上满，头上有风如虫行，手足顽痹，鼻塞，脚转筋，伸缩不能，两目时肿痛方

猪肾一具　防风　芎䓖　橘皮　泽泻　桂心　石斛各一两　生姜　丹参　茯苓　通草　半夏各二两　干地黄三两

上十三味㕮咀，以水一斗半煮肾减三升，去肾下药，煮取二升七合，去滓，分三服。

五补汤　治五脏内虚竭短气，咳逆伤损，郁悒不足①，下气通津液方。

桂心　甘草　五味子　人参各二两　麦门冬　小麦各一升　枸杞根白皮②一斤　薤白一斤　生姜八两　粳米三合

上十味㕮咀，以水一斗二升煮取三升，每服一升，日三。口燥者，先煮竹叶一把，水减一升，去叶，纳诸药煮之。《千金翼》无生姜。

凝唾汤　治虚损短气，咽喉凝唾不出，如胶塞喉方。

茯苓　人参各半两　前胡三两　甘草一两　大枣三十枚　麦门冬五两　干地黄　桂心　芍药各一两

---

① 郁悒不足　"悒"原作"邑"，今改。按"邑"，通"悒"，愁闷不乐貌。《说文通训定声·临部》："邑，假借为悒。"《楚辞·离骚》："忳郁邑余侘傺兮，吾独穷困乎此时也！""足"，已，止。《老子》第二十八章河上公注："足，止也。""郁悒不足"，谓郁抑忧闷，不能自已。

② 枸杞根白皮　即地骨皮。

上九味㕮咀，以水九升煮取三升，分温三服。一名茯苓汤。

补汤方

防风　桂心各二两　车前子二两　五加皮三两　丹参　鹿茸　巴戟天　干地黄　枸杞皮各五两

上九味㕮咀，以水八升煮取三升，去滓，分三服。

人参汤①　治男子五劳七伤，胸中逆满，害食②，乏气呕逆，两胁下胀，少腹急痛，宛转欲死，调中平脏，理绝伤方。

人参　麦门冬　当归　芍药　甘草　生姜　白糖各二两　前胡　茯苓　蜀椒　五味子　橘皮各一两　桂心二两　大枣十五枚　枳实三两

上十五味㕮咀，取东流水一斗半渍药半日，用三岁陈芦梢以煎之，取四升，纳糖复上火煎，令十沸。年二十以上，六十以下，一服一升；二十以下，六十以上，服七八合；虽年盛而久羸者，亦服七八合，日三夜一。不尔，药力不接，则不能救病也。要用劳水陈芦，不则水强火盛猛，即药力不出也。贞观初，有人久患羸瘦殆死③，余处此方一剂则瘥，如汤沃雪，所以录记之，余方皆尔，不能一一具记。

内补散　治男子五劳六绝。其心伤者，令人善惊，妄怒无常；其脾伤者，令人腹满喜噫，食竟欲卧，面目痿黄；其肺伤者，令人少精，腰背痛，四肢厥逆；其肝伤者，令人少血，面黑；其肾伤者，有积聚，少腹腰背满痹，咳唾，小便难。六绝之为病，皆起于大劳脉虚，外受风邪，内受寒热，令人手足疼痛，膝以下冷，腹中雷鸣，时时泄痢，或闭或痢，面目肿，心下愦愦，不欲语，憎闻人声方。

干地黄五分　巴戟天半两　甘草　麦门冬　人参　苁蓉　石斛　五味子　桂心　茯苓　附子各一两半　菟丝子　山茱萸各五分　远志半两　地麦五分

上十五味治下筛，酒服方寸匕，日三，加至三匕，无所禁。

---

① 人参汤　“人参”原作“人三”，据元本、明本、道藏本、四库本改。

② 害食　谓饮食受碍而不利。按“害”，妨碍。《字汇·宀部》：“害，妨也。”

③ 殆死　谓濒临死亡。按“殆”，几乎，近乎。《字汇·歹部》：“殆，将也。”

石斛散 治大风,四肢不收,不能自反覆,两肩中疼痛,身重胫急筋肿,不可以行,时寒时热,足腨如似刀刺,身不能自任,此皆得之饮酒中大风,露卧湿地,寒从下入,腰以下冷,不足无气,子精虚,众脉寒,阴下湿,经①消,令人不乐,恍惚时悲。此方除风,轻身益气,明目强阴,令人有子,补不足方。

石斛十分 牛膝二分 附子 杜仲各四分 芍药 松脂 柏子仁 石龙芮 泽泻 萆薢 云母粉 防风 山茱萸 菟丝子 细辛 桂心各三分

上十六味治下筛,酒服方寸匕,日再。阴不起,倍菟丝子杜仲;腹中痛,倍芍药;膝中疼,倍牛膝;背痛,倍萆薢;腰中风,倍防风,少气,倍柏子仁;蹶不能行,倍泽泻。随病所在,倍三分,亦可为丸,以枣膏丸如梧子,酒服七丸。

肾沥散 治虚劳百病方。

羖羊肾一具,阴干 茯苓一两半 五味子 甘草 桂心 巴戟天 石龙芮 牛膝 山茱萸 防风 干姜 细辛各一两 人参 石斛 丹参 苁蓉 钟乳粉 附子 菟丝子各五分 干地黄二两

上二十味治下筛,令钟乳粉和搅,更筛令匀,平旦清酒服方寸匕,稍加至二匕,日再。

肾沥散 治男子五劳七伤,八风②十二痹,无有冬夏,悲忧憔悴,凡是病皆须服之方。

羊肾一具,阴干 厚朴 五味子 女萎 细辛 芍药 石斛 白敛 茯苓 干漆 矾石 龙胆 桂心 芎䓖 苁蓉 蜀椒 白术 牡荆子 菊花 续断 远志 人参 黄芪 巴戟天 泽泻 萆薢 石龙芮 黄芩 山茱萸各一两 干姜 附子 防风 昌蒲

---

① 经 原作"坙",今改。按"坙","经"的古文。《说文古籀补·巛部》:"坙,古文以为经字。"又,元本、明本、道藏本、四库本并作"茎"。

② 八风 八方之风,此谓各类风病。《素问·八正神明论》王冰注:"八风者,东方婴儿风,南方大弱风,西方刚风,北方大刚风,东北方凶风,东南方弱风,西南方谋风,西北方折风也。"

牛膝各一两半　桔梗二两半　署预　秦艽各二两

上三十七味治下筛，酒服方寸匕，日三。忌房室。

又方　石龙芮　续断　桔梗　干姜　山茱萸　昌蒲　茯苓各二两　蜀椒　芍药　人参　龙胆　女萎　厚朴　细辛　巴戟天　萆薢　附子　石斛　黄芪　芎䓖　白敛　乌头　天雄　桂心　肉苁蓉各一两半　秦艽　五味子　白术　礜石一作矾石　牡荆子　菊花　牛膝各一两　远志二两半　羊肾一具，阴干　署预一两半　干漆三两

上三十六味治下筛，酒服方寸匕，日三。此方比前方无泽泻黄芩防风，有乌头天雄各一两半，余并同。

署预散　补丈夫一切病，不能具述方。

署预　牛膝　菟丝子各一两　苁蓉一两　巴戟天　杜仲　续断各一两，一方用远志　五味子二分　荆实一两，一方用枸杞子　山茱萸一分，一方用防风　茯苓一两，一方用茯神　蛇床仁二分

上十二味治下筛，酒服方寸匕，日二夜一。惟禁醋蒜，自外无忌。服后五夜知觉，十夜力生，十五夜力壮如盛年，二十夜力倍。若多忘，加远志茯苓；体涩，加柏子仁，服三两剂，益肌肉。亦可丸，一服三十丸，日二夜一，以头面身体暖为度。其药和平不热，调五脏，久服健力不可当，妇人服者，面生五色。

治五劳六极七伤，虚损方

苁蓉　续断　天雄　阳起石　白龙骨各七分　五味子　蛇床子　干地黄　牡蛎①　桑寄生　天门冬　白石英各二两　车前子　地肤子　韭子　菟丝子各五合　地骨皮八分

上十七味治下筛，酒服方寸匕，日三服。

补五劳方　五月五日采五加茎，七月七日采叶，九月九日取根，治下筛，服方寸匕，日三，长服去风劳，妙。

地黄散　主益气调中补绝，令人嗜食，除热方。生地黄三十斤细切曝干，取生者三十斤捣取汁，渍之令相得，出曝干，复如是九反曝捣末，酒服方寸匕，食后服，勿令绝。

---

① 牡蛎　原作“牡砺”，据明本、道藏本、四库本改。

钟乳散 治五劳七伤,虚羸无气力,伤极方。

钟乳六两 无问粗细,以白净无赤黄黑为上,铜铛中可盛三两斗,并取粟粗糠二合许,纳铛中煮五六沸,乃纳乳煮,水欲减,添之如故,一晬时出,以暖水净淘之,曝干玉硾研,不作声止,重密绢水下,澄取之用 铁精一两 鹿角一两,白者 蛇床仁三两 人参 磁石 桂心 僵蚕 白马茎别研 硫黄别研 石斛各一两

上十一味末之,以枣膏和捣三千杵,酒服三十丸如梧子,日再。慎房及生冷醋滑鸡猪鱼陈败。

寒食钟乳散 治伤损乏少气力,虚劳百病,令人丁强饮食,去风冷,方在第十七卷气极篇中。

三石散 主风劳毒冷,百治不瘥,补虚方。

钟乳 紫石英 白石英各五分 人参 栝楼根 蜀椒 干姜 附子 牡蛎 桂心 杜仲 细辛 茯苓各十分 白术 桔梗 防风各五分

上十六味治下筛,酒服方寸匕,日三。行十数步至五十步以上,服此大佳。少年勿用之,自余补方,通用老少,皆宜冬服之。《千金翼》名更生散,用赤石脂,不用紫石英蜀椒杜仲茯苓,为十三味。

黄帝问五劳七伤于高阳负,高阳负曰:一曰阴衰,二曰精清,三曰精少,四曰阴消,五曰囊下湿,六曰腰一作胸胁苦痛,七曰膝厥痛冷,不欲行,骨热,远视泪出,口干,腹中鸣,时有热,小便淋沥,茎中痛,或精自出。有病如此,所谓七伤。一曰志劳,二曰思劳,三曰心劳,四曰忧劳,五曰疲劳,此谓五劳。黄帝曰:何以治之。高阳负曰:**石韦丸**主之方

石韦 蛇床子 肉苁蓉 山茱萸 细辛 礜石 远志 茯苓 泽泻 柏子仁 昌蒲 杜仲 桔梗 天雄 牛膝 续断 署预各二两 赤石脂 防风各三两

上十九味末之,枣膏若蜜和丸。酒服如梧子三十丸,日三,七日愈,二十日百病除,长服良。崔氏无礜石茯苓泽泻桔梗署预,有栝楼根二两半,云白水侯方。

五补丸 治肾气虚损,五劳七伤,腰脚酸疼,肢节苦痛,目暗

𥇦𥇦，心中喜怒①，恍惚不定，夜卧多梦，觉则口干，食不得味，心常不乐，多有恚怒，房室不举，心腹胀满，四体疼痹，口吐酸水，小腹冷气，尿有余沥，大便不利，方悉主之，久服延年不老，四时勿绝，一年万病除愈方。

人参　五加皮　五味子　天雄　牛膝　防风　远志　石斛　署预　狗脊各四分　苁蓉　干地黄各十二分　巴戟天六分　茯苓　菟丝子各五分　覆盆子　石龙芮各八分　萆薢　石南　蛇床子　白术各二分　天门冬七分　杜仲六分　鹿茸十五分

上二十四味末之，蜜丸如梧子。酒服十丸，日三。有风，加天雄芎䓖当归黄芪五加皮石南茯神独活柏子仁白术各三分；有气，加厚朴枳实橘皮各三分；冷，加干姜桂心吴茱萸附子细辛蜀椒各三分；泄精，加韭子白龙骨牡蛎鹿茸各三分；泄痢，加赤石脂龙骨黄连乌梅肉各三分。春依方服，夏加地黄五分、黄芩三分、麦门冬四分，冷则去此，加干姜桂心蜀椒各三分。若不热不寒，亦不须增损，直尔②服之。三剂以上，即觉庶事悉佳。慎醋蒜鲙陈臭大冷醉吐，自外百无所慎，稍加至三十丸，不得增，常以此为度。

治诸虚劳百损，无比**署预丸**方

署预二两　苁蓉四两　五味子六两　菟丝子　杜仲各三两　牛膝　泽泻　干地黄　山茱萸　茯神一作茯苓　巴戟天　赤石脂各一两

上十二味末之，蜜丸如梧子。食前以酒服二十丸至三十丸，日再。无所忌，惟禁醋蒜陈臭之物。服之七日后令人健，四体润泽，唇口赤，手足暖，面有光悦，消食，身体安和，音声清明，是其验也。十日后长肌肉，其药通中③，入脑鼻必酸疼，勿怪。若求大肥，加燉煌④石膏二两；失性健忘，加远志一两；体少润泽，加柏子

---

① 喜怒　元本、道藏本、四库本“怒”并作“忘”。

② 直尔　直接，径直。《词诠》卷五：“直，表态副词，径也，今语言径直。”

③ 通中　谓药性通利，善能入中。

④ 燉煌　亦作“敦煌”。郡名。汉武帝元鼎六年分酒泉郡而置，郡治燉煌县，地在今甘肃敦煌西。

仁一两。《古今录验》有白马茎二两，共十六味，治丈夫五劳七伤，头痛目眩，手足逆冷，或烦热有时，或冷痹肩疼，腰髋不随，食虽多不生肌肉，或少食而胀满，体涩无光泽，阳气衰绝，阴气不行。此药能补十二经脉，起阴阳，通内制外，安魂定魄，开三焦，破积气，厚肠胃，销五痞邪气，除心内伏热，强筋练骨，轻身明目，除风去冷，无所不治，补益处广，常须服饵为佳。七十老人服之尚有非常力，况少者乎。

大署预丸 主男子女人虚损伤绝，头目眩，骨节烦痛，饮食微少，羸瘦百病方。

署预 人参 泽泻 附子各八分，《古今录》作茯苓 黄芩 天门冬 当归各十分 桔梗 干姜 桂心各四分 干地黄十分 白术 芍药 白敛《古今录》作防风 石膏 前胡各三分 干漆 杏仁 阿胶各二分 五味子十六分 大豆卷五分，《古今录》作黄芪 甘草二十分 大枣一百枚 大黄六分

上二十四味末之，蜜和枣膏捣三千杵，丸如梧子。酒服五丸，日三，渐增至十丸。张仲景无附子黄芩石膏干漆五味子大黄，有神曲十分、芎䓖防风各六分，茯苓三分，丸如弹丸，每服一丸，以一百丸为剂。

肾气丸 治虚劳，肾气不足，腰痛阴寒，小便数，囊冷湿，尿有余沥，精自出，阴痿不起，忽忽悲喜方。

干地黄八分 苁蓉六分 麦门冬 远志 防风 干姜 牛膝 地骨皮 萎蕤 署预 石斛 细辛 甘草 附子 桂心 茯苓 山茱萸各四分 钟乳粉十分 羖羊肾一具

上十九味末之，蜜丸。以酒服如梧子十五丸，日三，稍加至三十丸。《古今录验》无远志防风干姜牛膝地骨萎蕤甘草钟乳，有狗脊一两、黄芪四两、人参三两、泽泻干姜各二两、大枣一百枚。

肾气丸 主男子妇人劳损虚羸，伤寒冷乏少，无所不治方。

石斛二两 紫菀 牛膝 白术各五分 麻仁一分 人参 当归 茯苓 芎䓖 大豆卷 黄芩 甘草各六分 杏仁 蜀椒 防风 桂心 干地黄各四分 羊肾一具

上十八味末之，蜜丸。酒服如梧子十丸，日再，渐增之。一方有苁蓉六分。

肾气丸 胜胡公肾气丸及五石丸方。

干地黄 茯苓 玄参各五两 山茱萸 署预 桂心 芍药各四两

附子三两　泽泻四两

上九味末之，蜜丸。酒服如梧子二十丸，加至三十丸，以知为度。《千金翼》有牡丹皮四两，为十味。

八味肾气丸　治虚劳不足，大渴欲饮水，腰痛，小腹拘急，小便不利方。

干地黄八两　山茱萸　署预各四两　泽泻　牡丹皮　茯苓各三两　桂心　附子各三两

上末之，蜜丸如梧子。酒下十五丸，日三，加至二十五丸。仲景云：常服去附子加五味子。姚公云：加五味子三两、苁蓉四两。张文仲云：五味子苁蓉各四两。《肘后方》云：地黄四两、附子泽泻各一两，余各二两。

肾气丸　主肾气不足，羸瘦日剧，吸吸少气，体重，耳聋眼暗，百病方。

桂心四两　干地黄一斤　泽泻　署预　茯苓各八两　牡丹皮六两　半夏二两

上七味末之，蜜丸如梧子大。酒服十丸，日三。

黄芪丸　治五劳七伤，诸虚不足，肾气虚损，目视䀮䀮，耳无所闻方。

黄芪　干姜　当归　羌活一作白术　芎䓖　甘草　茯苓　细辛　桂心　乌头　附子　防风　人参　芍药　石斛　干地黄　苁蓉各二两　羊肾一具　枣膏五合

上十九味末之，以枣膏与蜜为丸。酒服如梧子十五丸，日二，加至三十丸。一方无干姜当归羌活芎䓖，止十四味。《古今录验》无羊肾，有羌活钟乳紫石英石硫黄赤石脂白石脂矾石各二分，名五石黄芪丸。

黄芪丸　疗虚劳方。

黄芪　鹿茸　茯苓　乌头　干姜各三分　桂心　芎䓖　干地黄各四分　白术　菟丝子　五味子　柏子仁　枸杞白皮各五分　当归四分　大枣三十枚

上十五味末之，蜜丸如梧子。旦酒服十丸，夜十丸，以知为度。禁如药法。

神化丸　主五劳七伤，气不足，阴下湿痒或生疮，小便数，有余沥，阴头冷疼，失精自出，少腹急绕脐痛，膝重不能久立，目视漠漠，见风泪出，胫酸，精气衰微，卧不欲起，手足厥冷，调中利食方。

苁蓉　牛膝　署预各六分　山茱萸　续断　大黄各五分　远志　泽泻　天雄　人参　柏子仁　防风　石斛　杜仲　黄连　菟丝子　栝楼根　白术　甘草　礜石　当归各一两　桂心　石南　干姜　萆薢　茯苓　蛇床子　细辛　赤石脂　昌蒲　芎䓖各二分

上三十一味末之，蜜丸梧子大。酒服五丸，日三，加至二十丸。

三仁九子丸　主五劳七伤，补益方。

酸枣仁　柏子仁　薏苡仁　菟丝子　菊花子　枸杞子　蛇床子　五味子　菴蕳子　地肤子　乌麻子　牡荆子　干地黄　署预　桂心各二两　苁蓉三两

上十六味末之，蜜丸如梧子。酒服二十丸，日二夜一。

填骨丸　主五劳七伤，补五脏，除万病方。

石斛　人参　巴戟天　当归　牡蒙　石长生　石韦　白术　远志　苁蓉　紫菀　茯苓　干姜　天雄　蛇床子　柏子仁　五味子　牛膝　牡蛎　干地黄　附子　牡丹　甘草　署预　阿胶各二两　蜀椒三两

上二十六味末之，白蜜和，丸如梧子大。酒服三丸，日三。

通明丸　主五劳七伤六极，强力行事举重，重病后骨髓未满房室，所食不消，胃气不平方。

麦门冬三斤　干地黄　石韦各一斤　紫菀　甘草　阿胶　杜仲　五味子　肉苁蓉　远志　茯苓　天雄各半斤

上十二味末之，蜜丸如梧子。食上饮若酒服十丸，日再，加至二十丸。

补虚益精大通丸　主五劳七伤，百病方。

干地黄八两　天门冬　干姜　当归　石斛　肉苁蓉　白术　甘草　芍药　人参各六两　麻子仁半两　大黄　黄芩各五两　蜀椒三升　防风四两　紫菀五两　茯苓　杏仁各三两　白芷一两

上十九味末之，白蜜枣膏丸如弹子。空腹服一丸，日三，十日效①。

赤石脂丸 主五劳七伤，每事不如意，男子诸疾方。

赤石脂 山茱萸各七分 防风 远志 栝楼根 牛膝 杜仲 署预各四分 蛇床仁六分 柏子仁 续断 天雄 菖蒲各五分 石韦二分 肉苁蓉二分

上十五味末之，蜜枣膏和，丸如梧子。空腹服五丸，日三，十日知。久服不老，加菟丝子四分佳。

鹿角丸 补益方。

鹿角 石斛 署预 人参 防风 白马茎 干地黄 菟丝子 蛇床子各五分 杜仲 泽泻 山茱萸 赤石脂 干姜各四分 牛膝 五味子 巴戟天各六分 苁蓉七分 远志 石龙芮各三分 天雄二分

上二十一味末之，酒服如梧子三十丸，日二。忌米醋，一方无干姜五味子。

治五脏虚劳损伤，阴痹，阴下湿痒或生疮，茎中痛，小便余沥，四肢虚吸，阳气绝，阳脉伤，**苁蓉补虚益气**方

苁蓉 署预各五分 远志四分 蛇床子 菟丝子各六分 五味子 山茱萸各七分 天雄八分 巴戟天十分

上九味末之，蜜丸如梧子。酒服二十丸，日二服，加至二十五丸。

治五劳七伤六极，脏腑虚弱，食饮不下，颜色黧黯，八风所伤，干地黄补虚益气，能食，资颜色，长阳方

干地黄七分 蛇床子六分 远志十分 茯苓七分 苁蓉十分 五味子四分 麦门冬五分 杜仲十分 阿胶八分 桂心五分 天雄七分 枣肉八分 甘草十分

上十三味末之，蜜丸如梧子。酒下二十丸，日再，加至三十丸，常服尤佳。

治虚劳不起，囊下痒，汗出，小便淋沥，茎中数痛，尿时赤黄，甚

① 十日效 “十”字原缺，据元本、道藏本、四库本补。

者失精,剧苦溺血,目视𥆨𥆨,得风泪出,茎中冷,精气衰,两膝肿不能久立,起则目眩,补虚方

蛇床子　细辛　天雄　大黄　杜仲　柏子仁　菟丝子　茯苓　防风　萆薢　昌蒲　泽泻各四两　栝楼根三分　桂心　苁蓉　署预　山茱萸　蜀椒　石韦　白术各三分　远志　牛膝各六分

上二十二味末之,蜜丸如梧子。酒服十五丸,日再,渐加至五十丸,十五日身体轻,三十日聪明,五十日可御五女。

覆盆子丸　主五劳七伤羸瘦,补益,令人充健方。

覆盆子十二分　苁蓉　巴戟天　白龙骨　五味子　鹿茸　茯苓　天雄　续断　署预　白石英各十分　干地黄八分　菟丝子十二分　蛇床子五分　远志　干姜各六分

上十六味末之,蜜丸如梧子。酒服十五丸,日再,细细加至三十丸。慎生冷陈臭。《张文仲方》无龙骨鹿茸天雄续断石英,有石斛白术桂心枸杞子仁参柏子仁泽泻各六分、牛膝四分、山茱萸五分、赤石脂甘草各八分、细辛四分。

治五劳七伤,虚羸无气力,伤极方

菟丝子　五味子各二两　蛇床子一两

上三味末之,蜜丸如梧子。一服三丸,日三。禁如常法。

补益方

干漆　柏子仁　山茱萸　酸枣仁各四分

上四味末之,蜜丸如梧子大。服二七丸,加至二十丸,日二。

曲囊丸　治风冷,补虚弱,亦主百病方。

干地黄　蛇床子　署预　牡蛎　天雄　远志　杜仲　鹿茸　五味子　桂心　鹿药草　石斛　车前子　菟丝子　雄鸡肝　肉苁蓉　未连蚕蛾

上十七味各等分,欲和任意捣末,蜜丸如小豆大。酒服三丸,加至七丸,日三夜一。禁如常法,须常有药气,大益人,服药十日以后,少少得强。

翟平世治五劳七伤方

钟乳粉　萆薢各一分　干姜三分,一作干地黄　巴戟天　菟丝子　苁蓉各二分

上六味末之，蜜丸如梧子。酒服七丸，日三，服讫行百步，服酒三合，更行三百步，胸中热定，即食干饭，牛羊兔肉任为羹，去肥腻，余不忌。

明目益精，长志倍力，久服长生耐老方

远志　茯苓　细辛　木兰　菟丝子　续断　人参　昌蒲　龙骨　当归　芎䓖　茯神

上十二味各五分末之，蜜丸如梧子。服七丸至十丸，日二夜一，满三年益智。

磁石酒　疗丈夫虚劳冷，骨中疼痛，阳气不足，阴下疥一作痛热方。

磁石　石斛　泽泻　防风各五两　杜仲　桂心各四两　桑寄生　天雄　黄芪　天门冬各三两　石南二两　狗脊八两

上十二味㕮咀，酒四斗浸之，服三合，渐加至五合，日再服。亦可单渍磁石服之。

石英煎　主男子女人五劳七伤，消枯羸瘦，风虚痼冷，少气力，无颜色，不能动作，口苦咽燥，眠中不安，恶梦惊惧，百病方。

紫石英　白石英各一斤，碎如米，以醇酒九升，铜器中微火煎取三升，以竹篦搅勿住手，去滓澄清　干地黄一斤　石斛五两　柏子仁　远志各一两　茯苓　人参　桂心　干姜　白术　五味子　苁蓉　甘草　天雄　白芷　细辛　芎䓖　黄芪　山茱萸　麦门冬　防风　署预各二两　白蜜三斤　酥一升　桃仁三升

上二十四味治下筛，纳煎中，如不足加酒取足为限，煎之令可丸，丸之。酒服三十丸如梧子，日三，稍加至四十丸为度。无药者可单服煎，令人肥白充实。

麋角丸方　取当年新角连脑顶者为上，看角根有斫痕处亦堪用，退角根下平者是不堪。诸麋角丸方，凡有一百一十方，此特出众方之外，容成子羔服而羽化①。夫造此药，取角五具，或四具三

① 羽化　谓飞升成仙。《晋书·许迈传》："玄自后莫测所终，好道者皆谓之羽化矣。"

具两具一具为一剂，先去尖一大寸，即各长七八寸，取势截断，量把镑得，即于长流水中以竹器盛悬，浸可十宿。如无长流水处，即于净盆中满著水浸，每夜易之，即将出，削去皴皮，以利镑①镑取白处，至心即止，以清粟米泔浸之，经两宿，初经一宿即干，握去旧水，置新绢上曝干净择，去恶物粗骨皮及镑不匀者，即以无灰美酒于大白磁器中浸经两宿，其酒及器物随药多少，其药及酒俱入净釜中，初武火煮一食久后，即又著火微煎，如蟹目沸，以柳木篦，长四尺阔三指徐搅之，困即易人，不得住，时时更添美酒，以成煎为度。煎之皆须平旦下手，不得经两宿，仍看屑消似稀②胶，即以牛乳五大升，酥一斤，以次渐下后药。

秦艽　人参　甘草　肉苁蓉　槟榔　麋角一条，炙令黄为散，与诸药同制之　通草　菟丝子酒浸两宿待干，别捣之，各一两

上捣为散，如不要补，即不须此药共煎。又可一食时，候药似稠粥即止，火少时歇热气，即投诸药散相和，搅之相得，仍待少时渐稠，堪作丸，即以新器中盛之，以众手一时丸之如梧子大，若不能众手丸，旋暖渐丸亦得。如粘手，著少酥涂手。其服法：空腹取三果浆③以下之，如无三果浆，酒下亦得。初服三十丸，日加一丸，至五十丸为度，日二服。初服一百日内忌房室。服经一月，腹内诸疾自相驱逐，有微痢，勿怪，渐后多泄气，能食，明耳目，补心神，安脏腑，填骨髓，理腰脚，能久立，发白更黑，貌老还少。其患气者，加枳实青木香，准前各一大两；若先曾服丹石等药，即以三黄丸食上压令宣泄；如饮酒食面，口干，鼻中气粗，眼涩，即以蜜浆饮之，即止。如不止，加以三黄丸使微利。诸如此一度发动以后，方始调畅。服至

---

① 利镑　锋利的铲。按“镑”，铲的别名。《农政全书·农器·图谱一》：“铲，俗又名镑……其刃如锄而阔。”

② 稀　原作“希”，今改。按“希”，与“稀”同。《文选·曹植·朔风诗》李善注：“希，与稀同，古字通也。”

③ 三果浆　用三种果品酿制的微带酸味的饮料。按“浆”，酸味饮料。《周礼·天官·酒正》：“辨四饮之物：一曰清，二曰医，三曰浆，四曰酏。”郑玄注：“浆，今之截浆也。”

二百日，面皱自展光泽；一年，齿落更生，强记身轻，若风日行数百里；二年，常令人肥饱少食，七十以上却成后生；三年，肠作筋髓，预见未明；四年，常饱不食，自见仙人，三十以下服之不辍，颜一定。其药合之时，须净室中，不得令鸡犬女人孝子等见。妇人服之亦佳。五脏虚劳，小腹弦急胀热　灸肾俞五十壮，老小损之。若虚冷，可至百壮，横三间寸灸之。

（任娟莉）

备急千金要方校释卷第二十 膀胱腑

朝奉郎守太常少卿充秘阁校理判登闻检院上
护军赐绯鱼袋臣林亿等校正

膀胱腑脉论第一

论曰：膀胱者，主肾也，耳中是其候也。肾合气于膀胱，膀胱者，津液之腑也，号水曹掾①，名玉海，重九两二铢，左回叠积上下，纵广九寸，受津液九升九合，两边等，应二十四气。鼻空②在外，膀胱漏泄。

黄帝曰：夫五脏各一名一形，肾乃独两，何也？岐伯曰：膀胱为腑有二处，肾亦二形，应腑有二处。脏名一，腑名二，故五脏六腑也。一说肾有左右，而膀胱无二，今用当以左肾合膀胱，右肾合三焦。

左手关后尺中阳绝者，无膀胱脉也，病苦逆冷，妇人月使不调，旺月则闭，男子失精，尿有余沥，刺足少阴经，治阴，在足内踝下动

① 水曹掾　专门管理水务的小官。按"曹掾"，分曹治事的属吏。贾至《赠陕掾梁宏》诗："白头仍作功曹掾，禄薄难供沽酒钱。"

② 鼻空　鼻孔。按"空"，孔，穴。《说文解字·穴部》："空，窍也。"段玉裁注："今俗语所谓孔也。"

脉是也。

右手关后尺中阳绝者，无子户脉也，病苦足逆寒，绝产带下，无子，阴中寒，刺足少阴经治阴。

左手关后尺中阳实者，膀胱实也，病苦逆冷，胁下邪气相引痛，刺足太阳经，治阳，在足小指外侧，本节后陷中。

右手关后尺中阳实者，膀胱实也，病苦少腹满，腰痛，刺足太阳经，治阳。

病先发于膀胱者，背膂筋痛，小便闭；五日之肾，少腹腰脊痛，胫酸；一日之小肠，胀；一日之脾，闭塞不通，身痛体重。二日不已死，冬鸡鸣，夏下晡。一云日夕。

膀胱病者，少腹偏肿而痛，以手按之，则欲小便而不得，肩上热，若脉陷及足小指外侧及胫踝后皆热，若脉陷，取委中。

膀胱胀者，少腹满而气癃。

肾前受病，传于膀胱，肾咳不已，咳则遗溺。

厥气客于膀胱，则梦游行。

肾应骨，密理厚皮者，三焦膀胱厚；粗理薄皮者，三焦膀胱薄；腠理疏者，三焦膀胱缓；急皮而无毫毛者，三焦膀胱急；毫毛美而粗者，三焦膀胱直；稀毫毛者，三焦膀胱结也。

扁鹊云：六腑有病彻面形，肾膀胱与足少阴太阳为表里，膀胱总通于五脏，所以五脏有疾即应膀胱，膀胱有疾即应胞囊。伤热则小便不通，膀胱急，尿苦黄赤。伤寒则小便数，清白，或发石水。根在膀胱，四肢小，其腹独大也，方在治水篇中。

骨绝不治，齿黄落，十日死。

足太阳之脉起于目内眦，上额交巅上①。其支者，从巅至耳上角。其直者，从巅入络脑，还出别下项，循肩髆内，夹脊抵腰中，入循膂②，络肾，属膀胱。其支者，从腰中下会于后阴，下贯臀，入腘

---

① 交巅上　交会于头顶正中最高处，相当于百会穴部位。

② 膂（lǚ　旅）　脊椎骨。《说文解字·吕部》："膂，脊骨也。膂，篆文吕，从肉，从旅。"

中。其支者，从膊内左右，别下贯胂①一作髋，过髀枢②，循髀外后廉，下合腘中，以下贯腨内，出外踝之后，循京骨③至小指外侧。

是动则病冲头痛，目似脱，项似拔，脊痛，腰似折，髀不可以曲一作回，腘如结，腨如裂④，是为踝厥⑤。是主筋所生病者，痔疟狂癫疾，头脑项痛，目黄泪出，鼽衄项背腰尻⑥腘腨脚皆痛，小指不用，盛者则人迎大再倍于寸口；虚者则人迎反小于寸口也。

膀胱虚实第二脉四条　方六首　灸法一首

膀胱实热

左手尺中神门以后脉阳实者，足太阳经也，病苦逆满，腰中痛，不可俯仰劳也，名曰膀胱实热也。

右手尺中神门以后脉阳实者，足太阳经也，病苦胞转，不得小便，头眩痛，烦满，脊背强，名曰膀胱实热也。

治膀胱实热方

石膏八两　栀子仁一作瓜子仁　茯苓　知母各三两，蜜五合　生地黄　淡竹叶各切一升

上七味㕮咀，以水七升煮取二升，去滓下蜜，煮二沸，分三服。须利，加芒消三两。

治膀胱热不已，舌干咽肿方

升麻　大青各三两　蔷薇根白皮　射干　生玄参　黄檗各四两

---

① 胂（shēn　申）　夹于脊柱两侧的肌肉。《说文解字·肉部》："胂，夹脊肉也。"

② 髀（bì　必）枢　髋关节部。髀指股骨，枢指转动处。《太素》卷八杨上善注："髀枢，谓髀骨、尻骨（当指髋骨）相抵相入转动处也。"

③ 京骨　足小趾本节后外侧隆起的高骨，即第五蹠骨粗隆。

④ 裂　原作"列"，今改。按"列"同"裂"。《荀子·哀公问》："两骖列两服入厩。"杨倞注："列与裂同。"

⑤ 踝厥　病证名。由足太阳膀胱经气逆乱而致，症见头痛，项背腰脊痛，下肢活动受限等。

⑥ 尻（kāo　考）　臀部。《说文解字·尸部》："尻，臀也。"

蜜七合

上七味㕮咀，以水七升煮取一升，去滓下蜜，煮二沸，细细含之。

膀胱虚冷

左手尺中神门以后脉阳虚者，足太阳经也，病苦脚中筋急，腹中痛引腰背不可屈伸，转筋，恶风，偏枯，腰痛，外踝后痛，名曰膀胱虚冷也。

右手尺中神门以后脉阳虚者，足太阳经也，病苦肌肉振动，脚中筋急，耳聋，忽忽不闻，恶风，飕飕作声，名曰膀胱虚冷也。

治膀胱虚冷，饥不欲饮食，面黑如炭，腰胁疼痛方

磁石六两　黄芪　茯苓各三两　杜仲　五味子各四两　白术　白石英各五两

上七味㕮咀，以水九升煮取三升，分三服。

治膀胱冷，咳唾则有血，喉鸣喘息方

羊肾一具　人参　玄参　桂心　芎藭　甘草各三两　茯苓四两　地骨皮　生姜各五两　白术六两　黄芪三两

上十一味㕮咀，以水一斗一升先煮肾，减三升，去肾下药，煮取三升，去滓，分为三服。

龙骨丸　治膀胱肾冷，坐起欲倒，目𥆨𥆨，气不足，骨痿方。

龙骨　柏子仁　甘草　防风　干地黄各五分　桂心　禹余粮　黄芪　茯苓　白石英各七分　人参　附子　羌活　五味子各六分　玄参　芎藭　山茱萸各四分　磁石　杜仲　干姜各八分

上二十味末之，蜜丸如梧子。空腹酒服三十丸，日二，加至四十丸。

治膀胱寒，小便数，漏精稠厚如米白泔方

赤雄鸡肠两具　鸡肶胵两具　干地黄三分　桑螵蛸　牡蛎　龙骨　黄连各四分　白石脂五分　苁蓉六分　赤石脂五分

上十味治下筛，纳鸡肠及肶胵中缝塞，蒸之令熟，曝干，合捣为散，以酒和方寸匕，日三服。

治膀胱　灸之如肾虚法。

胞囊论第三论一首　方十六首　灸法八首

论曰：胞囊者，肾膀胱候也，贮津液并尿。若脏中热病者，胞涩，小便不通，尿黄赤；若腑有寒病，则胞滑，小便数而多白，若至夜则尿偏甚者，夜则内阴气生故。热则泻之，寒则补之，不寒不热，依经调之，则病不生矣。

凡尿不在胞中，为胞屈僻，津液不通　以葱叶除尖头，纳阴茎孔中深三寸，微用口吹之，胞胀，津液大通便愈。

治肾热应胞囊涩热，小便黄赤，苦不通，**榆皮通滑泄热煎**方

榆白皮　葵子各一升[①]　车前子五升　赤蜜一升　滑石　通草各三两

上六味㕮咀，以水三斗煮取七升，去滓下蜜，更煎取三升，分三服。妇人难产，亦同此方。

治膀胱急热，小便黄赤，**滑石汤**方

滑石八两　子芩三两　榆白皮四两　车前子　冬葵子各一升

上五味㕮咀，以水七升煮取三升，分三服。

治虚劳，尿白浊方　榆白皮切二斤，水二斗煮取五升，分五服。

又方　捣干羊骨末，服方寸匕，日二。

虚劳尿白浊　灸脾俞一百壮。

又　灸三焦俞百壮。

又　灸肾俞百壮。

又　灸章门百壮，在季肋端。

凡饱食讫忍小便，或饱食走马，或忍小便大走及入房，皆致胞转[②]，脐下急满不通，治之方　乱发急缠如两拳大，烧末，醋四合和二方寸匕服之讫，即炒熟黑豆叶蹲坐上。

---

① 各一升　"一"字原脱，据道藏本、四库本补。

② 胞转　病名，即转胞。多因强忍小便（忍尿疾走，忍尿入房，饱食忍尿等），或寒热所迫，或因虚劳、孕妇中气虚弱，胎元下坠，或惊忧暴怒，气迫膀胱，使膀胱屈戾不舒而致，症见脐下急痛，小便不通等。

治胞转方

榆白皮一升　石韦一两　鬼箭三两　滑石四两　葵子　通草　甘草各一两

上七味㕮咀，以水一斗煮取三升，分三服。

治丈夫妇人胞转，不得小便八九日方

滑石　寒水石各一斤　葵子一升

上三味㕮咀，以水一斗煮取五升，分三服。

治胞转，小便不得方

葱白四七茎　阿胶一两　琥珀三两　车前子一升

上四味㕮咀，以水一斗煮取三升，分三服。

又方　阿胶三两水二升煮取七合，顿服之。

又方　豉五合以水三升煮数沸，顿服之。

又方　麻子煮取汁，顿服之。

又方　连枷关烧灰，水服之。

又方　笔头灰，水服之。

又方　纳白鱼子茎孔中。

又方　烧死蜣螂二枚末，水服之。

又方　酒和猪脂鸡子大，顿服之。

腰痛，小便不利，苦胞转　灸玉泉七壮，穴在关元下一寸。大人从心下度取八寸是玉泉穴，小儿斟酌以取之。

又　灸第十五椎五十壮。

又　灸脐下一寸。

又　灸脐下四寸，各随年壮。

三焦脉论第四

论曰：夫三焦者，一名三关也。上焦名三脘反射，中焦名霍乱，下焦名走哺，合而为一，有名无形，主五脏六腑往还神道，周身贯体，可闻不可见，和利精气，决通水道，息气肠胃之间，不可不知也。三焦名中清之腑，别号玉海。水道出属膀胱合者，虽合而不同。上中下三焦同号为孤腑，而荣出中焦，卫出上焦。荣者，络脉之气道也；卫者，经脉之气道也。其三焦形相厚薄大小并同膀胱之形云。

三焦病者，腹胀气满，小腹尤坚，不得小便，窘急，溢则为水，留则为胀，候在足太阳之外大络，在太阳、少阳之间，亦见于脉，取委阳。

小腹肿痛，不得小便，邪在三焦，约取太阳大络，视其结脉，与厥阴小络结而血者，肿上及胃脘，取三里。

三焦胀者，气满于皮肤壳壳而不坚疼。一云壳壳而坚。

久咳不已，传之三焦，咳而腹满，不欲饮食也。

手少阳之脉，起于小指次指之端，上出两指之间，循手表腕，出臂外两骨之间，上贯肘，循臑①外上肩而交出足少阳之后，入缺盆，交膻中，散络心胞，下膈，遍属三焦。其支者，从膻中上出缺盆，上项，夹耳后，直上出耳上角，以屈下额至䪼②。其支者，从耳后，入耳中，出走耳前，过客主人前交颊，至目锐眦。

是动则病耳聋烨烨焞焞③，嗌④肿，喉痹。是主气所生病者，汗出，目锐眦痛，颊肿，耳后、肩、臑、肘臂外皆痛，小指次指不用。为此诸病，盛则泻之，虚则补之，热则疾之，寒则留之，陷下则灸之，不盛不虚，以经取之。盛者，人迎大再倍于寸口，虚者人迎反小于寸口也。

三焦虚实第五论三首　方十八首　灸法七首

论曰：夫上焦如雾雾者，霏霏起上也。其气起于胃上脘《难经》《甲乙》《巢源》作上口，并咽以上贯膈布胸中，走腋，循足太阴之分而行，还注于手阳明，上至舌，下注足阳明，常与荣卫俱行于阳二十五度，

① 臑（rú　如）　肱骨。《集韵·虞韵》："韵，肱骨也。"

② 䪼（zhuō　捉）　颧骨。《广韵·薛韵》："䪼，面秀骨。"《集韵·没韵》："䪼，面颧。"

③ 烨烨焞焞　形容听觉失聪，闻声不清晰。《灵枢经·经脉》作"浑浑焞焞"，本书卷三十·头面、《太素》卷八·经脉之一并作"浑浑淳淳"，义同。杨上善注："浑浑淳淳，耳聋声也。"

④ 嗌（yì　义）　咽喉。《说文解字·口部》："嗌，咽也。"

行于阴二十五度，为一周，日夜五十周身，周而复始，大会于手太阴也①。主手少阳心肺之病，纳而不出。人有热，则饮食下胃，其气未定，汗则出，或出于面，或出于背，身中皆热。不循卫气之道而出者何？此外伤于风，内开腠理，毛蒸理泄，卫气走之，固不得循其道。此气慓悍滑疾，见开而出，故不得从其道，名曰漏气②。其病则肘挛痛，食先吐而后下，其气不续，膈间厌闷，所以饮食先吐而后下也。寒则精神不守，泄下便痢，语声不出。若实，则上绝于心；若虚，则引气于肺也。

治上焦饮食下胃，胃气未定，汗出面背，身中皆热，名曰漏气，通脉泻热**泽泻汤**方

泽泻　半夏　柴胡　生姜各三两　地骨皮五两　石膏八两　竹叶五合　蓴心一升　茯苓　人参各二两　甘草　桂心各一两

上十二味㕮咀，以水二斗煮取六升，分五服。一云水一斗煮取三升，分三服。

治上焦热，腹满而不欲食，或食先吐而后下，肘挛痛，**麦门冬理中汤**方

麦门冬　生芦根　竹茹　廪米各一升　生姜四两　白术五两　莼心五合　甘草　茯苓各二两　橘皮　人参　萎蕤各三两

上十二味㕮咀，以水一斗五升煮取三升③，分三服。

胸中膈气聚痛好吐　灸厥阴俞，随年壮，穴在第四椎两边，各相去一寸五分，灸随年壮。

治上焦虚寒，短气不续，语声不出，**黄耆理中汤**方

黄芪　桂心各二两　丹参　杏仁各四两　桔梗　干姜　五味子　茯苓　甘草　芎䓖各三两

上十味㕮咀，以水九升煮取三升，分为三服。

---

① 常与荣卫……手太阴也　《灵枢经·营卫生会》无"卫"字。

② 漏气　病名。因风邪内干肠胃而致，症见饮食入胃，先吐而后下。《三因极一病证方论》卷十一："病者身背皆热，肘臂挛痛，其气不续，膈间厌闷，食入则先吐而后下，名曰漏气。此因上焦伤风，开其腠理，上焦之气，慓悍滑疾，遇开即出，经气失道，邪气内着，故有是证。"

③ 煮取三升"煮"字原脱，据道藏本、四库本补。

治上焦冷，下痢，腹内不安，食好注下，**黄连丸**方

黄连　乌梅肉各八两　桂心二两　干姜　附子　阿胶各四两　榉皮[①]　芎䓖　黄檗各三两

上九味末之，蜜丸如梧子大。饮下二十丸，加至三十丸。

治上焦闭塞，干呕，呕而不出，热少冷多，好吐白沫清涎，吞酸，**厚朴汤**方

厚朴　茯苓　芎䓖　白术　玄参各四两　生姜八两　吴茱萸八合　桔梗　附子　人参　橘皮各三两

上十一味㕮咀，以水二斗煮取五升。分五服。

论曰：中焦如沤沤者，在胃中如沤也，其气起于胃中脘《难经》作中口。《甲乙》《巢源》作胃口，在上焦之后。此受气者，主化水谷之味，泌糟粕[②]，蒸津液，化为精微，上注于肺脉，乃化而为血，奉以生身，莫贵于此。故独得行于经隧，名曰营气。主足阳明，阳明之别号曰丰隆，在外踝上，去踝八寸，别走太阴，络诸经之脉，上下络太仓，主腐熟五谷，不吐不下。实则生热，热则闭塞不通，上下隔绝；虚则生寒，寒则腹痛洞泄，便痢霍乱，主脾胃之病。夫血与气，异形而同类，卫气是精，血气是神，故血与气异名同类焉。而脱血者无汗，此是神气；夺汗者无血，此是精气。故人有两死《删繁》作一死而无两生[③]犹精神之气隔绝也。若虚则补于胃，实则泻于脾，调其中，和

---

① 榉皮　药名，即榉树皮，为榆科植物大叶榉树或其同属植物的树皮。性味苦大寒，无毒。能清热，利水。主治时行头痛，热结在肠胃，水肿等。

② 泌糟粕　"泌"原作"秘"，据《灵枢经·营卫生会》、《甲乙经》卷一·阴阳清浊精气津液血脉改。

③ 人有两死而无两生　《类经》卷八·营卫三焦："营卫之气，虽分清浊，然皆水谷之精华，故曰营卫者精气也。血由化而赤，莫测其妙，故曰血者神气也。然血化于液，液化于气，是血之与气，本是同类，而血之与汗，亦非两种。但血主营，为阴为里，汗属卫，为阳为表，一表一里，无可并攻，故夺血者无取其汗，夺汗者无取其血。若表里俱夺，则不脱于阴，必脱于阳，脱阳亦死，脱阴亦死，故曰人生有两死。然而人之生也，阴阳之气皆不可无，未有孤阳能生者，亦未有孤阴能生者，故曰无两生也。"

其源，万不遗一也。

治中焦实热闭塞，上下不通，隔绝关格，不吐不下，腹满膨膨，喘急，开关格，通隔绝，**大黄泻热汤**方

蜀大黄切，以水一升浸　黄芩　泽泻　升麻　芒消各三两　羚羊角　栀子各四两　生玄参八两　地黄汁一升

上九味㕮咀，以水七升煮取二升三合，下大黄更煮两沸，去滓下消，分三服。

治中焦热，水谷下痢①。**蓝青丸**方

蓝青汁三升　黄连八两　黄檗四两　乌梅肉　白术　地榆　地肤子各二两　阿胶五两

八味末之，以蓝青汁和，微火煎，丸如杏仁大，饮服三丸，日二，七月七日合大良，当并手丸之。

治中焦寒，洞泄②下痢，或因霍乱后，泻黄白无度，腹中虚痛，**黄连煎**方

黄连　酸石榴皮　地榆　阿胶各四两　黄檗　当归　厚朴　干姜各三两

上八味㕮咀，以水九升煮取三升，去滓，下阿胶更煎取烊，分三服。

四肢不可举动，多汗洞痢　灸大横，随年壮，穴在夹脐两边各二寸五分。

论曰：下焦如渎渎者，如沟水决泄也，其气起胃下脘，别回肠，注于膀胱而渗入焉。故水谷者，常并居于胃中，成糟粕而俱下于大肠。主足太阳，灌渗津液；合膀胱，主出不主入；别于清浊，主肝肾之病

---

① 水谷下痢　即水谷痢，又名飧泄。因脾胃虚弱，或内伤七情，或风寒湿热诸邪客犯肠胃而致，症见泻下完谷不化等。详参《诸病源候论》卷十七·水谷痢候。

② 洞泄　病名。谓肠如空洞，下利无度，而且泄多如水，泻下如注。详参《诸病源候论》卷十七·水谷痢候。

候也。若实则大小便不通利，气逆不续，呕吐不禁，故曰走哺①；若虚则大小便不止，津液气绝。人饮酒入胃，谷未熟而小便独先下者何？盖酒者，熟谷之液也，其气悍以滑，故后谷入而先谷出也。所以热则泻于肝，寒则补于肾也。

治下焦热，大小便不通，**柴胡通塞汤**方

柴胡　黄芩　橘皮　泽泻　羚羊角各三两　生地黄一升　香豉一升，别盛　栀子四两　石膏六两　芒消二两

上十味㕮咀，以水一斗煮取三升，去滓纳芒消，分三服。

治下焦热或下痢脓血，烦闷恍惚，**赤石脂汤**方

赤石脂八两　乌梅二十枚　栀子十四枚　白术　升麻各三两　廪米一升　干姜二两

上七味㕮咀，以水一斗煮米取熟，去米下药煮取二升半，分为三服。

治下焦热，气逆不续，呕吐不禁，名曰走哺，**止呕人参汤**方

人参　萎蕤②　黄芩　知母　茯苓各三两　白术　橘皮　生芦根　栀子仁各四两　石膏八两

上十味㕮咀，以水九升煮取三升，去滓，分三服。

治下焦热毒痢③，鱼脑杂痢④赤血，脐下少腹绞痛不可忍，欲痢不出，**香豉汤**方

香豉　薤白各一升　栀子　黄芩　地榆各四两　黄连　黄檗

---

① 走哺　病名。谓因下焦实热而致二便不通，呕吐不停者。《张氏医通》卷四："下焦实热，其气内结，不下泌糟粕，而淤浊反蒸于胃，故二便不通，气逆不续，呕逆不禁，名曰走哺。"

② 萎蕤　"萎"原作"委"，据道藏本、四库本改。

③ 热毒痢　病名。谓痢疾之因骤受暑湿热毒而致者。《医门法律》卷五："又有骤受暑湿之毒，水谷倾囊而出，一昼夜七八十行，大渴引水自救，百杯不止，此则肠胃为热毒所攻。"

④ 鱼脑杂痢　古病名，即鱼脑痢。谓赤白痢之下如鱼脑状者。《诸病源候论》卷十七·赤白痢候："白脓上有赤脉薄血，状如鱼脂脑，世谓之鱼脑痢也。"

白术　茜根各三两

上九味㕮咀，以水九升煮取三升，分三服。

膀胱三焦津液下大小肠中，寒热赤白泄痢，及腰脊痛，小便不利，妇人带下　灸小肠俞五十壮。

治下焦虚冷，大小便洞泄不止，**黄檗止泄汤**方

黄檗　人参　地榆　阿胶各三两　黄连五两　茯苓　榉皮各四两　艾叶一升

上八味①㕮咀，以水一斗煮取三升，去滓，下胶消尽，分三服。

治下焦虚寒，津液不止，短气欲绝，**人参续气汤**方

人参　橘皮　茯苓　乌梅　麦门冬　黄芪　干姜　芎䓖各三两　白术　厚朴各四两　桂心二两　吴茱萸三合

上十二味㕮咀，以水一斗二升煮取三升，分三服。

治下焦虚寒损，腹中瘀血，令人喜忘，不欲闻人语，胸中噎塞而短气，**茯苓丸**方

茯苓　干地黄　当归各八分　甘草　人参　干姜各七分　杏仁五十枚　厚朴三分　桂心四分　黄芪六分　芎䓖五分

上十一味末之，蜜丸如梧子。初服二十丸，加至三十丸为度，日二，清白饮下之。

治下焦虚寒损，或先见血后便转，此为近血，或利不利，**伏龙肝汤**方

伏龙肝五合，末　干地黄五两，一方用黄檗　阿胶三两　发灰二合　甘草　干姜　黄芩　地榆　牛膝各三两，一作牛蒡根

上九味㕮咀，以水九升煮取三升，去滓，下胶煮消，下发灰，分为三服。

治下焦虚寒损，或先便转后见血，此为远血，或利或不利，好因劳冷而发，宜续断止血方②

---

① 八味　“八”原作“九”，据道藏本、四库本改。

② 续断止血方　《外台秘要》卷六·下焦虚寒方作“续断止利汤方”六字。

续断　当归　桂心各一两　干姜　干地黄各四两　甘草二两　蒲黄　阿胶各一两

上八味㕮咀，以水九升煮取三升半，去滓，下胶取烊，下蒲黄，分三服。

治三焦虚损，或上下发泄，吐唾血，皆从三焦起，或热损发①，或因酒发，宜**当归汤**方

当归　干姜　干地黄　柏枝皮　小蓟　羚羊角　阿胶各三两　芍药　白术各四两　黄芩　甘草各二两　蒲黄五合　青竹茹半升　伏龙肝一鸡子大　发灰一鸡子

上十五味㕮咀，以水一斗二升煮取三升半，去滓，下胶取烊，次下发灰及蒲黄，分三服。

五脏六腑心腹满，腰背疼，饮食吐逆，寒热往来，小便不利，羸瘦少气　灸三焦俞，随年壮。

腹疾腰痛，膀胱寒澼饮注下　灸下极俞，随年壮。

三焦寒热　灸小肠俞，随年壮。

三焦膀胱肾中热气　灸水道，随年壮，穴在夹屈骨相去五寸，屈骨在脐下五寸。屈骨端水道夹两边各二寸半。

霍乱第六论二首　证四条　方二十八首　灸法十八首

论曰：原夫霍乱②之为病也，皆因食饮，非关鬼神。夫饱食豚③脍，复餐乳酪，海陆百品，无所不啖，眠卧冷席，多饮寒浆，胃中诸

---

① 或热损发　此下《外台秘要》卷六·下焦虚寒方有"或虚寒损发，或因劳发"九字。

② 霍乱　病名。泛指突然剧烈吐泻，心腹绞痛的疾患。多因饮食不节，或感受邪气，致清浊相干，气机逆乱，脾胃伤损，运化失司，而猝然发病。以其发病急遽，顷刻之间，挥霍缭乱，因此为名。详参《诸病源候论》卷二十二·霍乱候。

③ 豚　原作"肫"，今改。按"肫"，同"豚"。小猪。《集韵·魂韵》："豥，《说文》：小豕也。或作豚。通作肫。"

食,结而不消,阴阳二气,拥而反戾,阳气欲升,阴气欲降,阴阳乖隔,变成吐痢。头痛如破,百节如解,遍体诸筋,皆为回转,论时虽小①,卒病之中,最为可畏,虽临深履危②,不足以谕之也。养生者宜达其旨趣,庶可免于夭横矣。

凡霍乱务在温和将息,若冷即遍体转筋③。凡此病定一日不食为佳,仍须三日少少吃粥,三日以后,可恣意食息,七日勿杂食为佳,所以养脾气也。

大凡霍乱,皆中食脍酪及饱食杂物过度,不能自裁,夜卧失覆,不善将息所致,以此殒命者众。人生禀命,以五脏为主。夫五脏者,即是五行,内为五行,外为五味,五行五味,更宜扶抑。所以春夏秋冬,逆理之食,啖不可过度。凡饮食与五脏相克者为病,相生无他。经曰:春不食辛,夏无食咸,季夏无食酸,秋无食苦,冬无食甘。此不必全不食,但慎其太甚耳。谚曰:百病从口生,盖不虚也。四时昏食不得太饱,皆生病耳。从夏至秋分,忌食肥浓,然热月人自好冷食,更与肥浓,兼食果菜无节,极遂逐冷眠卧,冷水洗浴,五味更相克贼,虽欲无病,不可得也。所以病苦人自作之,非关运也。书曰:非天夭人,人中自绝命,此之谓也。

凡诸霍乱忌与米饮,胃中得米,即吐不止,但与厚朴葛根饮若冬瓜叶饮沾渍咽喉,而不可多与。若服汤时,随服吐者,候吐定乃止,诊脉绝不通,以桂合葛根为饮。吐下心烦,内热汗不出,不转筋,脉急数者,可犀角合葛根为饮。吐下不止,发热心烦,欲饮水,可少饮米粉汁为佳,若不止,可与葛根荠苨饮服之。

问曰:病有霍乱者何?师曰:呕吐而利,此为霍乱。

---

① 论时虽小　元本、道藏本、四库本"时"并作"证"。

② 临深履危　喻谨慎戒惧。《诗经·小旻》:"战战兢兢,如临深渊,如履薄冰。"

③ 转筋　病证名。谓肢体筋脉牵掣拘挛,痛如扭转。常发于小腿肚,甚则牵掣腹部拘急。此谓霍乱转筋,因吐利频作,津液大耗,筋失濡养,加之风冷寒湿,击动其筋,因而筋转拘急,腹中挛痛。详参《诸病源候论》卷二十二·霍乱转筋候。

问曰:病者发热头痛,身体疼痛,恶寒而复吐利,当属何病?师曰:当为霍乱,霍乱吐利,止而复发热也。伤寒其脉微涩,本是霍乱,今是伤寒,却四五日,至阴经上,转入阴必利。本呕,下利者,不可治也。霍乱吐多者,必转筋不渴,即脐上筑①。霍乱而脐上筑者,为肾气动,当先治其筑,治中汤主之,去术加桂心。去术者,以术虚故也;加桂者,恐作奔豚也。霍乱而脐上筑,吐多者,若下多者,霍乱而惊悸,霍乱而渴,霍乱而腹中痛,呕而吐利,呕而利,欲得水者,皆用治中汤主之。

治中汤② 主霍乱吐下,胀满,食不消,心腹痛方。

人参 干姜 白术 甘草各三两

上四味㕮咀,以水八升煮取三升,分三服,不瘥频服三两剂。远行防霍乱,依前作丸如梧子,服三十丸,如作散,服方寸匕,酒服亦得。若转筋者,加石膏三两。仲景云:若脐上筑者,肾气动也,去术,加桂心四两;吐多者,去术,加生姜三两;下多者,复用术;悸者,加茯苓二两;渴欲得水者,加术合前成四两半;腹中痛者,加人参合前成四两半;若寒者,加干姜合前成四两半;腹满者,去术,加附子一枚。服汤后一食顷,服热粥一升,微自温,勿发揭衣被也。

吐利止,而身体痛不休者,当消息和解其外,以桂枝汤小和之方见伤寒中。

四顺汤 治霍乱转筋,肉冷汗出,呕啘者方。

人参 干姜 甘草各三两 附子一两

上四味㕮咀,以水六升煮取二升,分三服。《范汪》云:利甚,加龙骨二两,妙。

四逆汤 主多寒,手足厥冷,脉绝方。

吴茱萸二升 生姜八两 当归 芍药 细辛 桂心各三两 大枣二十五枚 通草 甘草各二两

---

① 脐上筑 谓自觉脐上跳动不定,有如物捣。《说文解字·木部》:"筑,捣也。"

② 治中汤 《伤寒论》卷七·辨霍乱病脉证并治作"理中丸",《外台秘要》卷六·霍乱脐上筑方作"理中汤"。

上九味㕮咀，以水六升、酒六升合煮取五升，分五服。旧方用枣三十枚，今以霍乱病法多痞，故除之。如退枣入葛根二两，佳。霍乱四逆，加半夏一合，附子小者一枚，恶寒，乃与大附子。

吐下而汗出，小便复利或下利清谷，里寒外热，脉微欲绝，或发热恶寒，四肢拘急，手足厥，**四逆汤**主之方

甘草二两　干姜一两半　附子一枚

上三味㕮咀，以水三升煮取一升二合，温分再服。强人可与大附子一枚，干姜至三两。《广济方》若吐之后，吸吸少气及下而腹满者，加人参一两。

吐利已断，汗出而厥，四肢拘急不解，脉微欲绝。**通脉四逆汤**主之方

大附子一枚　甘草一两半　干姜三两，强人四两

上三味㕮咀，以水三升煮取一升二合，分二服，脉出即愈。若面色赤者，加葱白九茎；腹中痛者，去葱，加芍药二两；呕逆，加生姜二两；咽痛，去芍药，加桔梗一两；利止脉不出者，去桔梗，加人参二两，皆与方相应乃服之。仲景用通脉四逆加猪胆汁汤。

霍乱吐利，已服理中四顺，热不解者，以**竹叶汤**主之方

竹叶一握　生姜十累　白术三两　小麦一升　橘皮　当归　桂心各二两　甘草　人参　附子　芍药各一两

上十一味㕮咀，以水一斗半先煮竹叶小麦，取八升，去滓下药，煮取三升，分三服。

上气者，加吴茱萸半升即瘥。理中四顺皆大热，若有热宜竹叶汤。《古今录验》无芍药。

治妇人霍乱，呕逆吐涎沫，医反下之，心下即痞，当先治其涎沫，可服小青龙汤，涎沫止，次治其痞，可服**甘草泻心汤**方

甘草四两　半夏半升　干姜　黄芩各三两　黄连一两　大枣十二枚

上六味㕮咀，以水一斗煮取六升，分六服。

治妇人霍乱，呕吐，小青龙汤方　出第十八卷。

霍乱四逆，吐少呕多者，**附子粳米汤**主之方

中附子一枚　粳米五合　半夏半升　干姜　甘草各一两　大

枣十枚

上六味㕮咀，以水八升煮药取米熟，去滓，分三服。仲景无干姜。

治年老羸劣，冷气恶心，食饮不化，心腹虚满，拘急短气，霍乱呕逆，四肢厥冷，心烦气闷流汗，**扶老理中散**方

麦门冬　干姜各六两　人参　白术　甘草各五两　附子　茯苓各三两

上七味治下筛，以白汤三合服方寸匕。常服将蜜丸，酒服如梧子二十丸。

人参汤　主毒冷霍乱，吐利烦呕，转筋肉冷汗出，手足指肿，喘息垂死，绝语音不出，百方不效，脉不通者，服此汤取瘥乃止，随吐续更服勿止，并灸之方。

人参　附子　厚朴　茯苓　甘草　橘皮　当归　葛根　干姜　桂心各一两

上十味㕮咀，以水七升煮取二升半，分三服。

霍乱蛊毒，宿食不消，积冷，心腹烦满，鬼气方　极咸盐汤三升热饮一升，刺口令吐宿食使尽，不吐更服，吐讫复饮，三吐乃住静止。此法大胜诸治，俗人以为田舍浅近法鄙而不用，守死而已，凡有此病，即须先用之。

治霍乱方

藊豆①一升　香薷一升

上二味以水六升煮取二升，分服，单用亦得。

霍乱洞下不止者方　艾一把水三升煮取一升，顿服之，良。

又方　香葇②一把，水四升煮取一升，顿服之。青木香亦佳。

霍乱吐下腹痛方　以桃叶冬用皮煎汁，服一升，立止。

霍乱引饮，饮辄干呕方　生姜五两㕮咀，以水五升煮取二升半，分二服。高良姜大佳。

---

① 藊豆　药名，即扁豆。

② 香葇（róu　柔）　药名。即香薷。

治霍乱**杜若**①**丸**,久将远行防备方

杜若　藿香　白术　橘皮　干姜　木香　人参　厚朴　瞿麦　桂心　葤荷　女萎　回香②　吴茱萸　鸡舌香

上十五味等分末之,蜜丸如梧子,酒下二十丸。

治霍乱,使百年不发,丸方

虎掌　薇衔③各二两　枳实　附子　人参　槟榔　干姜各三两　厚朴六两　皂荚三寸　白术五两

上十味末之,蜜丸如梧子。酒下二十丸,日三。武德中,有德行尼名净明,患此已久,或一月一发,或一月再发,发即至死,时在朝大医蒋许甘巢之徒亦不能识,余以霍乱治之,处此方得愈,故疏而记之。

凡先服石人,因霍乱吐下,服诸热药,吐下得止,因即变虚,心烦手足热,口干燥欲得水,呕逆迷闷④,脉急数者,及时行热病后毒未尽,因霍乱吐下仍发热,心胸欲裂者,以此解之方

荠苨　人参　厚朴　知母　栝楼根　茯苓　犀角　蓝子　枳实　桔梗　橘皮　葛根　黄芩　甘草各一两

上十四味㕮咀,以水一斗煮取三升,分三服。

中热,霍乱暴利,心烦脉数,欲得冷水者方　新汲井水顿服一升,立愈。先患胃口冷者,勿服之。

治霍乱医所不治方　童女月经衣合血烧末,酒服方寸匕。秘之,百方不瘥者用之。

治霍乱转筋方　蓼一把去两头,以水二升煮取一升,顿服之。一方作梨叶。

又方　烧故木梳灰,末之,酒服一枚小者,永瘥。

---

① 杜若　道藏本、四库本并作"杜仲"。

② 回香　药名,即茴香。

③ 薇衔　药名,又名麋衔,性味苦平,主治风湿痹历节痛,惊痫吐舌,悸气贼风,鼠瘘痈肿等。

④ 迷闷　"迷"原作"遂",据元本、道藏本、四库本改。

又方　车毂中脂,涂足心下,瘥。

治霍乱转筋,入腹不可奈何者方　极咸作盐汤,于槽中暖渍之。

又方　以醋煮青布拓之,冷复易之。

治转筋不止者方　若男子以手挽其阴牵之,女子挽其乳近左右边。

论曰:凡霍乱灸之,或时虽未立瘥,终无死忧,不可逆灸,或但先腹痛,或先下后吐,当随病状灸之。

若先心痛及先吐者　灸巨阙七壮,在心下一寸。不效,更灸如前数。

若先腹痛者　灸太仓二七壮,穴在心厌下四寸,脐上一夫①。不止,更灸如前数。

若先下利者　灸谷门二七壮,在脐傍二寸,男左女右,一名大肠募。不瘥,更灸如前数。

若吐下不禁,两手阴阳脉俱疾数者　灸心蔽骨②下三寸,又灸脐下三寸,各六七十壮。

若下不止者　灸大都七壮,在足大指本节内侧白肉际。

若泄利所伤,烦欲死者　灸慈宫二十七壮,在横骨两边各二寸半,横骨在脐下横门骨是。

若干呕者　灸间使各七壮,在手腕后三寸两筋间。不瘥,更灸如前数。

若呕啘者　灸心主各七壮,在掌腕上约中。吐不止,更灸如前数。

若手足逆冷　灸三阴交各七壮,在足内踝直上三寸廉骨际。未瘥,更灸如前数。

转筋在两臂及胸中者　灸手掌白肉际七壮,又灸亶中中府巨

---

① 一夫　道藏本、四库本"夫"并作"寸"。

② 心蔽骨　即胸骨剑突,又名鸠尾骨、蔽心骨。《医宗金鉴》刺灸心法要诀:"鸠尾者,即蔽心骨也。其质系脆骨,在胸骨之下,歧骨之间。"

阙胃脘尺泽，并治筋拘头足，皆愈。

走哺转筋　灸踵踝白肉际各三七壮，又灸小腹下横骨中央，随年壮。

转筋四厥　灸两乳根黑白际各一壮。

转筋　灸涌泉六七壮，在足心下当拇指大筋上，又灸足大指下约中一壮。

转筋不止　灸足踵聚筋上白肉际七壮，立愈。

转筋入腹，痛欲死　四人持手足，灸脐上一寸十四壮，自不动，勿复持之，又灸股里大筋去阴一寸。

霍乱转筋　令病人合面正卧，伸两手着身，以绳横量两肘尖头，依绳下夹脊骨两边相去各一寸半，灸一百壮，无不瘥。《肘后》云：此华佗法。

霍乱已死，有暖气者　灸承筋，取绳量围足从指至跟匝，捻取等折一半以度，令一头至跟踏地处，引线上至度头即是穴，灸七壮，起死人。又以盐纳脐中，灸二七壮。

杂补第七论一首　方三十首

论曰：彭祖①云，使人丁壮不老，房室不劳损，气力颜色不衰者，莫过麋角。其法刮之为末十两，用生附子一枚合之，酒服方寸匕，日三，大良。亦可熬令微黄，单服之，亦令人不老，然迟缓不及附子者。又以雀卵和为丸，弥佳，服之二十日大有效。

琥珀散　主虚劳百病，除阴痿精清力不足，大小便不利如淋状，脑门受寒，气结在关元，强行阴阳，精少余沥，腰脊痛，四肢重，咽干口燥，食无常味，乏气力，远视䀮䀮，惊悸不安，五脏虚劳，上气满闷方。

琥珀研，一升　松子　柏子　荏子各三升　芜菁子　胡麻子

---

① 彭祖　传说中的人物，为颛顼帝玄孙陆终氏的第三子，姓钱名铿，因封于彭城，故称。善养生，有导引之术，寿八百余岁。详参刘向《列仙传·彭祖》

车前子　蛇床子　菟丝子　枸杞子　菴䕡子　麦门冬各一升　橘皮　松脂　牡蛎　肉苁蓉各四两　桂心　石韦　石斛　滑石　茯苓　芎䓖　人参　杜蘅　续断　远志　当归　牛膝　牡丹各三两　通草十四分

上三十味各治下筛，合捣二千杵，盛以韦囊，先食服方寸匕，日三夜一。用牛羊乳汁煎令熟，长服令人志性强，轻体益气消谷，能食耐寒暑，百病除愈，可御十女不劳损，令精实如膏，服后七十日可得行房，久服老而更少，发白更黑，齿落重生。

苁蓉散　主轻身益气强骨，补髓不足，能使阴气强盛方。

肉苁蓉一斤　生地黄三十斤，取汁　慎火草二升，切　楮子二升　干漆二升　甘草一斤　远志　五味子各一斤

上八味以地黄汁浸一宿，出曝干，复渍令汁尽，为散，酒服方寸匕，空腹服，日三，三十日力倍常，可御十女。

秃鸡散方

蛇床子　菟丝子　远志　防风　巴戟　五味子　杜仲　苁蓉各二两

上八味治下筛，酒下方寸匕，日二，常服勿绝，无室勿服。

治五劳七伤，阴痿不起，衰损，**天雄散**方

天雄　五味子　远志各一两　苁蓉十分　蛇床子　菟丝子各六两

上六味治下筛，以酒下方寸匕，日三，常服勿止。

治阴下湿痒生疮，失精阴痿方

牡蒙　菟丝子　柏子仁　蛇床子　苁蓉各二两

上五味治下筛，以酒下方寸匕，日三，以知为度。

治阴痿精薄而冷方

苁蓉　钟乳　蛇床子　远志　续断　署预　鹿茸各三两

上七味治下筛，酒下方寸匕，日二服。欲多房室，倍蛇床；欲坚，倍远志；欲大，倍鹿茸；欲多精，倍钟乳。

治五劳七伤，庶事衰恶方

署预　巴戟天　天雄　蛇床子各二分　雄蚕蛾十枚　石斛　五

味子　苁蓉各三分　菟丝子　牛膝　远志各二分

上十一味治下筛，以酒服方寸匕，日三。

石硫黄散　极益房，补虚损方。

石硫黄　白石英　鹿茸　远志　天雄　僵蚕　女萎　蛇床子　五味子　白马茎　菟丝子各等分

上十一味治下筛，酒服方寸匕，日三。无房禁服。

又方　萝摩六两　五味子　酸枣仁　柏子仁　枸杞根皮　干地黄各三两

上六味治下筛，酒服方寸匕，日三。

又方　车前子茎叶根，治下筛，服方寸匕，强阴益精。

常饵补方

苁蓉　石斛　干姜各八两　远志　菟丝子　续断各五两　枸杞子一斤　天雄三两　干地黄十两

上九味治下筛，酒服方寸匕，日二服。不忌，服药十日，候茎头紫色，乃可行房。

治男子阴气衰，腰背痛，苦寒，茎消少精，小便余沥出，失精，囊下湿痒，虚乏，令人充实肌肤肥悦方

巴戟天　菟丝子　杜仲　桑螵蛸　石斛

上五味等分治下筛，酒服方寸匕，日一，常服佳。

又方　署预　丹参　山茱萸　巴戟　人参各五分　蛇床子　五味子各四分　天雄　细辛各三分　桂心二分　干地黄七分

上十一味治下筛，酒服方寸匕，日二夜一服。

又方　五味子　蛇床子各二两　续断　牛膝各三两　苁蓉　车前子各四两

上六味治下筛，酒服方寸匕，日二。

治男子羸瘦短气，五脏痿损，腰痛不能房室，益气补虚，**杜仲散**方

杜仲　蛇床子　五味子　干地黄各六分　木防己五分　菟丝子十分　苁蓉八分　巴戟天七分　远志八分

上九味治下筛，食前酒服方寸匕，日三，长服不绝佳。

治阳气不足，阴囊湿痒，尿有余沥，漏泄虚损，云为不起，**苁蓉补虚益阳方**

苁蓉　续断各八分　蛇床子九分　天雄　五味子　署预各七分　远志六分　干地黄　巴戟天各五分

上九味治下筛，酒服方寸匕，日三。凡病皆由醉饱之后，并疲极而合阴阳，致成此病也。

白马茎丸　主空房独怒，见敌不兴，口干，汗出，失精，囊下湿痒，尿有余沥，卵偏大引疼，膝冷胫酸，目中䀮䀮，少腹急，腰脊强，男子百病方。

白马茎　赤石脂　石韦　天雄　远志　山茱萸　昌蒲　蛇床子　署预　杜仲　肉苁蓉　柏子仁　石斛　续断　牛膝　栝楼根　细辛　防风各八分

上十八味末之，白蜜丸如梧子大。酒服四丸，日再服，七日知，一月日百病愈，加至二十丸。

治阴痿方

雄鸡肝一具　鲤鱼胆四枚

上二味阴干百日末之，雀卵和，吞小豆大一丸。

又方　菟丝子一升　雄鸡肝二具，阴干百日

上二味末之，雀卵和丸，服如小豆一丸，日三。

又方　干漆　白术　甘草　菟丝子　巴戟天　五味子　苁蓉　牛膝　桂心各三两　石南　石龙芮各一两　干地黄四两

上十二味末之，蜜和，丸如梧桐子。酒服二十丸，日三。

治阳不起方　原蚕蛾未连者一升阴干，去头足毛羽，末之，白蜜丸如梧子，夜卧服一丸①。可行十室，昌蒲酒止之。

又方　蛇床子　菟丝子　杜仲各五分　五味子四分　苁蓉八分

上五味末之，蜜丸如梧子。酒服十四丸，日二夜一。

又方　磁石五斤研，清酒三斗渍二七日，一服三合，日三②

---

① 服一丸　此上道藏本、四库本并有“盐汤下”三字。

② 日三　“三”字原脱，据元本、道藏本、四库本补。

夜一。

又方　常服天门冬，亦佳。

又方　五味子一斤新好者治下筛，酒服方寸匕，日三，稍加至三匕。无所慎，忌食猪鱼大蒜大醋。服一斤尽，即得力，百日以上可御十女，服药常令相续不绝，四时勿废，功能自知。

又方　菟丝子　五味子　蛇床子各等分

上三味末之，蜜丸如梧子。饮服三丸，日三。

壮阳道方

蛇床子末，三两　菟丝汁，二合

上二味相合涂，日五遍。

冷暖适性方

苁蓉　远志各三分　附子一分　蛇床子三分

上四味末之，以唾和，丸如梧子，安茎头纳玉泉中。

一行当百思想不忘方

蛇床子三分　天雄　远志各二分　桂心一分　无食子一枚

上五味末之，唾丸如梧子，涂茎头纳玉泉中，稍时遍体热。

阴痿不起方　蜂房灰，夜卧敷阴上，即热起。无妇不得敷之。

（李培振）

备急千金要方校释卷第二十一消渴　淋闭　尿血　水肿

朝奉郎守太常少卿充秘阁校理判登闻检院上
护军赐绯鱼袋臣林亿等校正

消渴第一消中　强中　渴利　不渴而利　渴兼他病①　论六首　方五十三首　灸法六首

论曰：凡积久饮酒未有不成消渴②，然则大寒凝海而酒不冻，明其酒性酷热，物无以加，脯炙盐咸，此味酒客耽③嗜，不离其口，三觞④之后，制不由己，饮啖无度，咀嚼鲊酱⑤，不择酸咸，积年长

① 消中……渴兼他病　原无，据本书目录补。

② 消渴　病名，又称"消瘅"。以多饮、多食、多尿，久则消瘦，尿有甜味为主症。本书宗《小品方》、《诸病源候论》将其概分为内消、消渴渴利三证。内消，症见不渴，小便自利；消渴，症见渴，小便不利；渴利症见随饮随溲。对其病因病机，治法慎护，多有阐发。指出饮酒为其病因之要，虚热为病理之枢，首论与平人夏月喜渴、冬月溲多之鉴别，并强调慎忌甚于医药，告诫患病百日以上者，不得灸刺。对变生痈疽，亦有方治。

③ 耽(dān　丹)　沉溺，迷恋。《汉书·王嘉传》："耽于酒色，损德伤年。"

④ 觞(shāng　伤)　盛满酒的酒杯。也泛指酒器。《玉篇·角部》："觞，饮器也。"

⑤ 鲊(zhǎ　眨)酱　鲁酱。按"鲊"，用腌糟等方法加工的鱼类食品。《晋书·列女传》："侃(陶侃)少为寻阳县吏，尝监鱼梁，以一坩鲊遗母。"又，孙本、《医心方》卷十二·治消渴方并作"酢酱"。

夜,酣兴不解[①],遂使三焦猛热,五脏干燥。木石犹且焦枯,在人何能不渴。治之愈否,属在病者。若能如方节慎,旬月而瘳;不自爱惜,死不旋踵[②]。方书医药,实多有效,其如[③]不慎者何。其所慎者有三:一饮酒,二房室,三咸食及面。能慎此者,虽不服药而自可无他;不知此者,纵有金丹亦不可救,深思慎之。

又曰:消渴之人,愈与未愈,常须思虑有大痈,何者,消渴之人,必于大骨节间发痈疽而卒,所以戒之在大痈也,当预备痈药以防之。

有人病渴利[④],始发于春,经一夏服栝楼豉汁,得其力,渴渐瘥,然小便犹数甚,昼夜二十余行,常至三四升,极瘥不减二升也,转久便止。渐食肥腻,日就羸瘦,喉咽唇口焦燥,吸吸少气,不得多语,心烦热,两脚酸,食乃兼倍于常,故[⑤]不为气力者。然此病皆由虚热所为耳。治法:栝楼汁可长将服以除热,牛乳杏酪善于补,此法最有益。

治消渴,除肠胃热实方

麦门冬　茯苓　黄连　石膏　萎蕤各八分　人参　龙胆　黄芩各六分　升麻四分　枳实五分　枸杞子[⑥]《外台》用地骨皮　栝楼根　生姜屑,各十分

---

① 不解(jiě　姐)　不止,不罢休。《汉书·五行志上》:"归狱不解,兹谓追非,厥水寒,杀人。"颜师古注引张晏曰:"谓释有罪之人而归无辜者也。解,止也。"又,《外台秘要》卷十一·消渴方"解"作"懈",义同。

② 旋踵　掉转脚跟。喻时间短促。《韩诗外传》卷十:"夫天怨不全日,人怨不旋踵。"

③ 其如　怎奈。刘长卿《硖石遇雨宴前主簿从兄子英宅》诗:"虽欲多留此,其如归限催。"

④ 渴利　病证名。消渴病之一。因少服石药,房室过度而致,症见口干烦,随饮小便,多发痈疽等。详参《诸病源候论》卷五·渴利候。

⑤ 故　反而。《经传释词》卷五:"故,又作顾。"按,顾与反同义。《韩非子·内储说下》:"燕人无惑,故浴狗矢。"陈奇猷校注:"故与顾同,反也。"

⑥ 枸杞子　《外台秘要》卷十一·消渴方作"地骨白皮"四字。

上十三味末之，蜜丸如梧子大。以茆根①粟米汁服十丸，日二。若渴，则与此饮至足，大麻亦得，饮方如下。

茆根切，一升，粟米三合

上二味以水六升煮，取米熟，用下前药。

又方　栝楼根　生姜各五两　生麦门冬用汁　芦根切，各二升　茆根切，三升

上五味㕮咀，以水一斗煮取三升，分三服。

治胃腑实热，引饮常渴，泄热止渴，**茯神汤**方

茯神二两《外台》作茯苓　栝楼根　生麦门冬各五两　生地黄②六两　萎蕤四两　小麦二升　淡竹叶切，三升　大枣二十枚　知母四两

上九味㕮咀，以水三斗煮小麦竹叶，取九升，去滓下药，煮取四升，分四服，服不问早晚，但渴即进。非但正治胃渴，通治渴患，热即主之。

猪肚丸③治消渴方。

猪肚一枚，治如食法　黄连　粱米④各五两　栝楼根　茯神各四两　知母三两　麦门冬二两

上七味为末，纳猪肚中缝塞，安甑中蒸之极烂，接热及药木臼中捣可丸，若强⑤，与蜜和之，丸如梧子，饮服三十丸，日二，加至五十丸，随渴即服之⑥。

又方　栝楼根　麦门冬　铅丹各八分　茯神一作茯苓　甘草各六分

上五味治下筛，以浆水服方寸匕，日三服。《外台》无茯神

又方　黄芪　茯神　栝楼根　甘草　麦门冬各三两　干地黄五两

上六味㕮咀，以水八升煮取二升半，去滓，分三服，日进一剂，服十剂佳。

---

① 茆根　《外台秘要》卷十一·消渴方作“茅根”。

② 生地黄　孙本作“生姜”二字。

③ 猪肚丸　《千金翼方》卷十九·消渴第一无粱米茯神，为五味。

④ 粱米　药名，即粟米。性味咸微寒，无毒，主养肾气，去胃脾中热，益气。

⑤ 强　干硬。按《玉篇·弓部》：“彊，坚也。强，同上。”

⑥ 服之　此下孙本有“非但治胃热”五字。

治消渴，**浮萍丸**方

干浮萍　栝楼根等分

上二味末之，以人乳汁和，丸如梧子。空腹饮服二十丸，日三。三年病者三日愈，治虚热大佳。

治消渴，日饮一石水者方

栝楼根三两　铅丹二两　葛根三两　附子一两

上四味末之，蜜丸如梧子。饮服十丸，日三。渴则服之，春夏减附子。

治渴，**黄连丸**方

黄连一斤　生地黄一斤　张文仲云十斤

上二味，绞地黄取汁浸黄连，出曝之，燥复纳之，令汁尽干之，捣末，蜜丸如梧子，服二十丸，日三。食前后无在，亦可为散，以酒服方寸匕。

栝楼粉治大渴秘方　深掘大栝楼根，厚削皮至白处止，以寸切之，水浸一日一夜易水，经五日取出，烂捣碎研之，以绢袋滤之，如出粉法干之，水服方寸匕，日三四，亦可作粉粥乳酪中食之，不限多少，取瘥止。

治渴方　栝楼粉和鸡子曝干，更杵为末，水服方寸匕，日三，丸服亦得。

又方　水和栝楼散，服方寸匕。亦可蜜丸，服三十丸，如梧子大。

又方　取七家井索近桶口结，烧作灰，井花水服之，不过三服必瘥。

又方　取豉渍汁，任性多少饮之。

又方　浓煮竹根，取汁饮之，以瘥止。

又方　以青粱米①煮取汁饮之，以瘥止。

---

①青粱米　药名，为禾本科植物粟的一种青粱的种仁。性味甘微寒，无毒，能益气补中，主治消渴，烦热，泻痢，泄精，胃痹等。

论曰：寻夫内消①之为病，当由热中所作也。小便多于所饮，令人虚极短气。夫内消者，食物消作小便也，而又不渴。贞观十年，梓州刺史李文博先服白石英久，忽然房道强盛，经月余渐患渴，经数日小便大利，日夜百行以来，百方治之，渐以增剧，四体羸惙，不能起止，精神恍惚，口舌焦干而卒。此病虽稀，甚可畏也。利时脉沉细微弱，服枸杞汤即效，但不能长愈，服铅丹散亦即减，其间将服除热宣补丸。

枸杞汤方

枸杞枝叶一斤　栝楼根　石膏　黄连　甘草各三两

上五味㕮咀，以水一斗煮取三升，分五服，日三夜二，剧者多合，渴即饮之。

铅丹散　主消渴，止小便数，兼消中②方。

铅丹　胡粉各二分　栝楼根　甘草各十分　泽泻　石膏　赤石脂　白石脂各五分，《肘后》作贝母

上八味治下筛，水服方寸匕，日三，壮人一匕半。一年病者一日愈③，二年病者二日愈。渴甚者，夜二服；腹痛者，减之。丸服亦佳，一服十丸，伤多④令人腹痛。张文仲云：腹中痛者，宜浆水汁下之。《备急方》云：不宜酒下，用麦汁下之。《古今录验方》云：服此药了，经三两日，宜烂煮羊肝肚，空腹服之，或作羹亦得，宜伤淡食之，候小便得咸，更即宜服苁蓉丸兼煮散将息。苁蓉丸及煮散方出《外台》第十一卷中。

茯神丸方

茯神　黄芪　栝楼根　麦门冬　人参　甘草　黄连　知

---

① 内消　病证名，消渴证之一。因少服五石，石热结于肾而致，症见不渴而小便多等。详参《诸病源候论》卷五·渴利候。

② 消中　病证名，消渴证之一。因热积中焦，津液耗伤而致，症见身体消瘦，不渴而多溲等。

③ 一年病者一日愈　《外台秘要》卷十一·消中消渴肾消方作“患病一年者服之一日瘥”十字，《医心方》卷十二作“得病一年服药一日愈”九字。

④ 伤多　谓太多，过多。按“伤”，太，过度。杜甫《曲江》诗之一：“且看欲尽花经眼，莫厌伤多酒入唇。”

母各三两　干地黄　石膏各六两　菟丝子三合　苁蓉四两

上十二味末之，以牛胆三合和，蜜丸如梧子。以茆根汤服三十丸，日二服，渐加至五十丸。《集验》名宣补丸，治肾消渴小便数者。

口含酸枣丸　治口干燥内消方。

酸枣一升五合　醋安石榴子①五合干子　葛根　覆盆子各三两　乌梅五十枚　麦门冬四两　茯苓　栝楼根各三两半　桂心一两六铢　石蜜②四两半

上十味末之，蜜丸。含如酸枣许，不限昼夜，以口中津液为度。尽复更合，无忌③。消中，日夜尿七八升方　鹿角炙令焦，末，以酒服五分匕，日二，渐加至方寸匕。

又方　沤麻汁服一升佳。

又方　葵根如五升盆大两束《外台》云五大斤，以水五斗煮取三斗，宿不食，平旦一服三升。

论曰：强中④之病者，茎长兴盛，不交⑤精液自出也。消渴之后，即作痈疽，皆由石热⑥。凡如此等，宜服猪肾荠苨汤，制肾中石热也。又宜服白鸭通汤⑦。方见下解石毒篇。

猪肾荠苨汤方

猪肾一具　大豆一升　荠苨　石膏各三两　人参　茯神一作茯苓

---

① 醋安石榴子　药名，为石榴科植物石榴的种子。性味甘酸温，无毒，主治滑泻久痢，崩漏带下等。

② 石蜜　药名。即蜂蜜。

③ 无忌　《外台秘要》卷十一·消渴口干燥方作“忌大醋生葱”五字。

④ 强中　病证名。因服食五石，火毒内盛，或肾气衰弱，虚火妄动而致，症见阳兴不痿，不能泄精或精液自出等。详参《诸病源候论》卷五·强中候。

⑤ 不交　孙本作“不萎”，《外台秘要》卷十一·强中生诸病方作“不痿”，从上读。

⑥ 石热　病证名，指汉魏至唐初时期，士大夫们为求长生不老，恣服钟乳石硫黄紫石英等热性矿物药组成的钟乳石散、五石散等而致的种种证候。

⑦ 白鸭通汤　孙本、《外台秘要》卷十一·强中生诸病方“汤”并作“丸便瘥”三字。

磁石绵裹　知母　葛根　黄芩　栝楼根　甘草各二两

上十二味㕮咀，以水一斗五升先煮猪肾大豆，取一斗，去滓下药，煮取三升，分三服，渴乃饮之。下焦热者，夜辄合一剂，病势渐歇即止。

增损肾沥汤　治肾气不足，消渴，小便多，腰痛方。

羊肾一具　远志　人参　泽泻　干地黄　桂心　当归　茯苓　龙骨　黄芩　甘草　芎䓖各二两　生姜六两　五味子五合　大枣二十枚　麦门冬一升

上十六味㕮咀，以水一斗五升煮羊肾，取一斗二升，下药，取三升，分三服。

治下焦虚热注脾胃，从脾注肺，好渴利方

小麦　地骨白皮各一升　竹叶切，三升　麦门冬　茯苓各四两　甘草三两　生姜　栝楼根各五两　大枣三十枚

上九味㕮咀，先以水三斗煮小麦，取一斗，去滓澄清，取八升，去上沫，取七升煮药取三升，分三服。

治渴利虚热，引饮不止，消热止渴方

竹叶切，二升　地骨皮　生地黄切，各一升　石膏八两　茯神一作茯苓　萎蕤　知母　生姜各四两　生麦门冬一升半　栝楼根八两

上十味㕮咀，以水一斗二升下大枣三十枚并药，煮取四升，分四服。

治面黄手足黄，咽中干燥短气，脉如连珠，除热止渴利，补养**地黄丸**方

生地黄汁　生栝楼根汁各二升　牛羊脂三升　白蜜四升　黄连一斤，末之

上五味合煎令可丸，饮服如梧子大五丸，日二，加至二十丸。若苦冷而渴，渴瘥即别服温药也。

治渴，小便数方

贝母六分，一作知母　栝楼根　茯苓各四分　铅丹一分　鸡肶胵中黄皮十四枚

上五味治下筛，饮服方寸匕，日三。瘥后常服甚佳，去铅丹，以

蜜丸之，长服勿绝，以麦饮服。

治渴利方　生栝楼根三十斤切，以水一石煮取一斗半，去滓，以牛脂五合煎取水尽，以温酒先食服①如鸡子大，日三服。

治渴，小便利复非淋方　榆白皮二斤切，以水一斗煮取五升，一服三合，日三。

又方　小豆藿一把，捣取汁，顿服三升。

又方　蔷薇根，水煎服之佳。《肘后》治睡中遗尿。

又方　三年重鹊巢烧末，以饮服之。《肘后》治睡中遗尿。

又方　桃胶如弹丸含之，咽津。

又方　蜡如鸡子大以醋一升煮之二沸，适寒温，顿服之。

论曰：凡人生放恣者众，盛壮之时，不自慎惜，快情纵欲，极意房中，稍至年长，肾气虚竭，百病滋生。又年少惧不能房②，多服石散，真气既尽，石气孤立，惟有虚耗，唇口干焦，精液自泄。或小便赤黄，大便干实；或渴而且利，日夜一石；或渴而不利；或不渴而利；所食之物，皆作小便，此皆由房室不节之所致也。

凡平人夏月喜渴者，由心旺也。心旺便汗，汗则肾中虚燥，故渴而小便少也。冬月不汗，故小便多而数也。此为平人之证也。名为消渴，但小便利而不饮水者，肾实也。经云：肾实则消。消者，不渴而利是也。所以服石之人于小便利者，石性归肾，肾得石则实，实则能消水浆，故利，利多则不得润养五脏，脏衰则生诸病。张仲景云：热结中焦③则为坚，热结下焦则为溺血，亦令人淋闭不通。明知不必悉患小便利，信矣。内有热者则喜渴，除热则止。渴兼虚者，须除热补虚则瘥矣。

治不渴而小便大利，遂至于死者方　牡蛎五两以患人尿三升煎取二升，分再服，神验。

治小便不禁多日，便一二斗，或如血色方

---

① 先食服　《外台秘要》卷十一·渴利虚经脉涩成痈脓方“服”上有“后”字。

② 房　指性行为。《论衡·谢短》：“康王德缺于房。”

③ 中焦　孙本作“上焦”。

麦门冬　干地黄各八两　干姜四两　蒺藜子　续断　桂心各二两　甘草一两

上七味㕮咀，以水一斗煮取二升五合，分三服。《古今录验》云：治消肾脚瘦细数小便。

九房散　主小便多或不禁方。

菟丝子　黄连　蒲黄各三两　消石一两　肉苁蓉二两

上五味治下筛，并鸡肶胵中黄皮三两同为散，饮服方寸匕，日三，如人行十里，更服之。《千金翼》有五味子三两，每服腹空进之。

又方　鹿茸二寸　踯躅　韭子各一升　桂心一尺　附子大者三枚　泽泻三两

上六味治下筛，浆服五分匕，日三，加至一匕。

黄芪汤　治消中，虚劳少气，小便数方。

黄芪　芍药　生姜　桂心　当归　甘草各二两　麦门冬　干地黄　黄芩各一两　大枣三十枚

上十味㕮咀，以水一斗煮取三升，分三服，日三。

棘刺丸　治男子百病，小便过多，失精方。

棘刺　石龙芮　巴戟天各二两　麦门冬　厚朴　菟丝子　萆薢《外台》作草鞋　柏子仁　萎蕤　小草　细辛　杜仲　牛膝　苁蓉　石斛　桂心　防葵　干地黄各一两　乌头三两

上十九味末之，蜜和，更捣五六千杵，以饮服如梧子十丸，日三，加至三十丸，以知为度。

治尿数而多方　羊肺一具作羹，纳少羊肉和盐豉如食法，任性食，不过三具。

治消渴，阴脉绝，胃反而吐食方

茯苓八两　泽泻四两　白术　生姜　桂心各三两　甘草一两

上六味㕮咀，以水一斗煮小麦三升，取三升，去麦下药，煮取二升半，服八合，日再服。

又方　取屋上瓦三十年者，碎如雀脑三升，东流水二石煮取二斗，纳药如下：

生白术　干地黄　生姜各八两　橘皮　人参　甘草　黄芪

远志各三两　桂心　当归　芍药各二两　大枣三十枚

上十二味㕮咀，纳瓦汁中煮取三升，分四服。单饮瓦汁亦佳。

治热病后虚热渴，四肢烦疼方

葛根一斤　人参　甘草各一两　竹叶一把

上四味㕮咀，以水一斗五升煮取五升，渴即饮之，日三夜二。

治虚劳渴无不效，**骨填煎**方

茯苓　菟丝子　山茱萸　当归　牛膝　附子　五味子　巴戟天　麦门冬　石膏[1]各三两　石韦　人参　桂心　苁蓉各四两《外台》作远志　大豆卷一升　天门冬五两

上十六味为末，次取生地黄栝楼根各十斤，捣绞取汁，于微火上煎之减半，便作数分，纳药并下白蜜二斤、牛髓半斤，微火煎之令如糜，食如鸡子黄大，日三服，亦可饮服之。

治虚热四肢羸乏，渴热不止，消渴补虚，**茯神煮散**方

茯神　苁蓉　萎蕤各四两　生石斛　黄连各八两　栝楼根　丹参各五两　甘草　五味子　知母　人参　当归各三两　麦蘖三升《外台》作小麦

上十三味治下筛，以三方寸匕水三升煮取一升，以绢袋盛煮之，日二服，一煮为一服。

治虚劳口中苦渴，骨节烦热或寒，**枸杞汤**方

枸杞根白皮，切，五升　麦门冬三升　小麦二升

上三味，以水二斗煮麦熟，药成去滓，每服一升，日再。

巴郡太守奏**三黄丸**　治男子五劳七伤，消渴，不生肌肉，妇人带下，手足寒热者方。

春三月　黄芩四两　大黄三两　黄连四两

夏三月　黄芩六两　大黄一两　黄连七两

秋三月　黄芩六两　大黄二两　黄连三两

冬三月　黄芩三两　大黄五两　黄连二两

上三味随时和捣，以蜜为丸如大豆。饮服五丸，日三，不知，稍

---

① 石膏　孙本作"石斛"。

加至七丸，取下而已。服一月病愈，久服走逐奔马，常试有验。一本云：夏三月不服。

治热渴头痛壮热，及妇人血气上冲闷不堪方　茅根切二升，三捣取汁令尽，渴即饮之。

治岭南山瘴风热毒气入肾中，变寒热脚弱，虚满而渴方

黄连不限多少　生栝楼根汁　生地黄汁　羊乳汁

上四味，以三汁和黄连末为丸，空腹饮服三十丸如梧子大，渐加至四十丸，日三。重病五日瘥，小病三日瘥。无羊乳，牛乳人乳亦得。若药苦难服，即煮小麦粥饮服之亦得，主虚热大佳。张文仲名黄连丸。一名羊乳丸。

阿胶汤[①]　治虚热小便利而多，服石散人虚热，当风取冷，患脚气喜发动，兼消渴[②]，肾[③]脉细弱，服此汤立减方。

阿胶二梃　干姜二两　麻子一升　远志四两　附子一枚

上五味㕮咀，以水七升煮取二升半，去滓纳胶令烊，分三服。说云：小便利多白，日夜数十行至一石，五日频服良。

论曰：凡消渴病经百日以上者，不得灸刺，灸刺则于疮上漏脓水不歇，遂致痈疽羸瘦而死。亦忌有所误伤，但作针许大疮，所饮之水皆于疮中变成脓水而出，若水出不止者必死，慎之慎之。初得患者，可如方灸刺之佳。

消渴咽喉干　灸胃脘下俞三穴各百壮，穴在背第八椎下横三寸，间寸灸之。

消渴口干不可忍者　灸小肠俞百壮，横三间寸灸之。

消渴咳逆　灸手厥阴，随年壮。

消渴咽喉干　灸胸堂五十壮，又灸足太阳五十壮。

消渴口干烦闷　灸足厥阴百壮，又灸阳池五十壮。

---

① 阿胶汤　孙本、《外台秘要》卷十一·消中消渴肾消方并有人参一两、甘草三两，为七味。

② 消渴　原作"渴消"，据元本、道藏本、四库本、《外台秘要》卷十一·消中消渴肾消方乙正。

③ 肾　此下《外台秘要》卷十一·消中消渴肾消方有"消"字。

消渴小便数　灸两手小指头及足两小指头，并灸项椎佳。

又　灸当脊梁中央解间一处与腰目上灸两处，凡三处。

又　灸背上脾俞下四寸，当夹脊梁灸之两处。凡诸灸，皆当随年壮。

又　灸肾俞二处。

又　灸腰目，在肾输下三寸，亦夹脊骨两旁各一寸半左右，以指按取关元一处，又两旁各二寸二处，阴市二处，在膝上当伏兔上行三寸，临膝取之。或三二列灸，相去一寸，名曰肾系者《黄帝经》云：伏兔下一寸，曲泉、阴谷、阴陵泉，复留此诸穴断小行最佳，不损阳气，亦云止遗溺也。太溪、中封、然谷、太白、大都、趺阳、行间，大敦、隐白、涌泉，凡此诸穴各一百壮，腹背两脚凡四十七处，其肾俞、腰目、关元、水道，此可灸三十壮，五日一报之，各得一百五十壮佳。涌泉一处，可灸十壮，大敦、隐白、行间，此处可灸三壮，余者悉七壮，皆五日一报之，满三灸可止也。若发如此灸诸阴而不愈，宜灸诸阳，诸阳在脚表，并灸肺俞募按流注孔穴，壮数如灸阴家法。

小便数而少且难用力　辄失精者令其人舒两手合掌，并两大指令齐，急逼之令两爪甲相近，以一炷灸两爪甲本肉际，肉际方后自然有角，令炷当角中，小侵入爪上，此两指共用一炷也。亦灸脚大指，与手同法，各三炷而已，经三日又灸之。

淋闭第二遗尿　失禁　尿床附①　论一首　证二条　方五十三首　灸法十五首

论曰：热结中焦则为坚，热结下焦则为溺血②，令人淋闭③不通。此多是虚损之人，服大散，下焦客热所为，亦有自然下焦热者，

① 遗尿……尿床附　原无，据本书目录补。

② 溺血　病证名，即尿血。

③ 淋闭　病证名，又称淋閟、淋秘，淋与癃闭的总称。小便滴沥涩痛谓之淋，小便急满不通谓之闭。

但自少,可善候之。

凡气淋①之为病,溺难涩,常有余沥。石淋②之为病,茎中痛,溺不得卒出,治之如气淋也。膏淋③之为病,尿似膏自出,治之如气淋也。劳淋④之为病,劳倦即发,痛引气冲下,治与气淋同。热淋⑤之为病,热即发,甚则尿血,余如气淋方。

凡人候鼻头色黄,法小便难也。

治下焦结热,小便赤黄不利,数起出少⑥,茎痛或血出,温病后余热及霍乱后当风取凉⑦,过度饮酒,房劳,及行步冒热,冷饮逐热,热结下焦及散石热动,关格⑧,小腹坚,胞胀如斗,诸有此淋,皆悉治之立验,**地肤子汤**方

地肤子三两　知母　黄芩　猪苓　瞿麦　枳实⑨一作松实　升麻　通草　葵子　海藻各二两

上十味㕮咀,以水一斗煮取三升,分三服。大小便皆闭者,加

---

① 气淋　病证名。由肾虚膀胱热,气滞而致,症见膀胱小腹皆满,尿涩常有余沥等。详参《诸病源候论》卷十四·气淋候及卷四十九·气淋候。

② 石淋　病名。因湿热蕴结下焦,使尿中杂质凝结而致,症见小便涩痛,尿出砂石等。详参《诸病源候论》卷十四·石淋候。

③ 膏淋　病名。因肾虚不固,或湿热蕴蒸下焦而致,症见小便混浊如米泔,或如膏脂之物,尿出不畅等。

④ 劳淋　病名。因劳伤肾气,生热而致,症见尿频而不利,尿留茎内,引小腹痛,劳倦即发等。详参《诸病源候论》卷十四·劳淋候。

⑤ 热淋　病名。因湿热蕴结下焦而致,症见小便赤涩、频数、热痛,并可伴有寒热,腰痛,小腹拘急胀痛,烦渴等,甚则尿血。

⑥ 数起出少　谓小便频数而量少。

⑦ 当风取凉　"凉"原作"热",据孙本改。按"当",对着。《说文解字·田部》:"当,田相值也。"此谓逢遇。"取",受。《广韵·麌韵》:"取,受也。""当风取凉",谓因遇风而感受寒凉之邪。

⑧ 关格　病证名,症见大小便俱不通。《诸病源候论》卷十四·关格大小便不通候:"关格者,大小便不通也。大便不通,谓之内关;小便不通,谓之外格;二便俱不通,为关格也。"

⑨ 枳实　孙本作"枳壳"。

大黄三两;女人房劳,肾中有热,小便难不利,小腹满痛,脉沉细者,加猪肾一具。崔氏云:若加肾,可用水一斗半先煮肾,取一斗汁,然后纳药煎之。《小品方》不用枳实。

治百种淋,寒淋热淋劳淋,小便涩,胞中满,腹急痛方①。

通草　石韦　王不留行　甘草各二两　滑石　瞿麦　白术　芍药　冬葵子各三两

上九味㕮咀,以水一斗煎取三升,分五服。《古今录验》有当归二两,治下筛,以麦粥清服方寸匕,日三。

又方　栝楼根　滑石　石韦各二两

上三味治下筛,大麦饮服方寸匕,日三。

治诸种淋方

葵根八两　大麻根②五两　甘草一两　石首鱼头石③三两　通草二两　茆根三两　贝子五合

上七味㕮咀,以水一斗二升煮取五升,分五服,日三夜二。亦主石淋。

又方　细白沙三升熬令极热,以酒三升淋取汁,服一合。

又方　榆皮一斤　车前子　冬瓜子各一升　鲤鱼齿　桃胶　通草　地脉各二两　瞿麦四两

上八味㕮咀,以水一斗煮取三升,分三服,日三。

治淋痛方

滑石四两　贝子七枚,烧碎　茯苓　白术　通草　芍药各二两

上六味治下筛,酒服方寸匕,日二,十日瘥。

又方　葵子五合　茯苓　白术　当归各二两

上四味㕮咀,以水七升煮取二升,分三服,日三。

又方　猪脂酒服三合,日三,小儿服一合,腊月者。

治小便不利,茎中疼痛,小腹急痛方

---

① 治百种淋……痛方　《外台秘要》卷三十七・劳淋方有当归二两,为十味。

② 大麻根　元本、道藏本、四库本并作“天麻根。”

③ 石首鱼头石　药名,即鱼脑石,为石首鱼科动物大黄鱼或小黄鱼头骨中的耳石。性味咸平,能化石,通淋,主治石淋,小便不利,脑漏等。

通草　茯苓各三两　葶苈二两

上三味治下筛，以水服方寸匕，日三服。

又方　蒲黄　滑石等分

上二味治下筛，酒服方寸匕，日三服。

治小便不通利，膀胱胀，水气流肿方　水上浮萍曝干，末，服方寸匕，日三服。

治小便不通方

滑石三两　葵子　榆白皮各一两

上三味治下筛，煮麻子汁一升半，取一升，以散二方寸匕和，分二服，即通。

又方　水四升洗甑带取汁，煮葵子，取二升半，分三服。

又方　胡燕屎豉各一合和捣，丸如梧子，服三丸，日三服。

又方　发去垢烧末一升，葵子一升，以饮服方寸匕，日三服。

又方　石首鱼头石末，水服方寸匕，日三。

又方　石槽塞灰匕许①，井华水服之，日三。

又方　鲤鱼齿烧灰，末，酒服方寸匕，日三。

又方　服车前子末方寸匕，日三，百日止。

治卒不得小便方

车前草一把　桑白皮半两

上二味㕮咀，以水三升煎取一升，顿服之。

又方　吞鸡子白，立瘥。《葛氏》云：吞黄。

治妇人卒不得小便方　杏仁二七枚熬末，服之，立下。

又方　紫菀末，井华水服三指撮，立通，血出，四五度服之。

治黄疸后小便淋沥方

猪肾一具，切　茯苓一斤　瞿麦六两　车前根切，三升　黄芩三两　泽泻　地肤子各四两　椒目三合，绵裹

上八味㕮咀，以水二斗煮车前，取一斗六升，去滓下肾，煮取一斗三升，去肾下药，煮取三升，分三服。

---

① 匕许　原作“土”一字，据孙本改。

治气淋方　水三升煮缸底苔如鸭子大，取二升，顿服。

又方　水三升煮豉一升，一沸去滓，纳盐一合，顿服。亦可单煮豉汁服。

又方　水一斗煮比轮钱三百文，取三升，温服之。

又方　捣葵子末，汤服方寸匕。

又方　空腹单茹[①]蜀葵一满口，止。

又方　熬盐热熨少腹，冷复易。亦治小便血。《肘后方》治小便不通。

又方　脐中著盐，灸之三壮。《葛氏》云：治小便不通。

气淋　灸关元五十壮，又灸夹玉泉相去一寸半三十壮。

治石淋方　车前子二升绢袋盛，水九升煮取三升，顿服之，石即出。先经宿不得食。《备急方》云：治热淋。

又方　取浮石使满一手，下筛，以水三升、醋一升煮取二升，澄清服一升，不过三服石出。亦治嗽，淳酒煮之。

又方　桃胶枣许大，夏以三合冷水、冬以三合汤和一服，日三，当下石子如豆，卵石尽，止。亦治小便出血。

石淋，脐下三十六种病，不得小便　灸关元三十壮，又灸气门三十壮。

石淋，小便不得　灸水泉三十壮，足大敦是也。

治膏淋方　捣葎草[②]汁二升、醋二合和，空腹顿服之，当尿小豆汁也[③]。又浓煮汁饮，亦治淋沥。《苏澄》用疗尿血。

治五劳七伤八风十二痹结以为淋，劳结为血淋[④]，热结为肉淋[⑤]，小便不通，茎中痛及小腹痛不可忍者方

---

① 茹（rú　如）　吃。《方言》卷七：“茹，食也。”

② 葎草　药名，为桑科植物葎草的全草。性味甘苦寒，无毒，能清热利尿，消瘀解毒，主治五淋，小便不利，疟疾，腹泻痢疾癞疮痔疮痈毒瘰疬等。

③ 当尿小豆汁也　《外台秘要》卷二十七·膏淋方作“当如小豆汁下”。

④ 血淋　病名。因湿热蕴于下焦，热伤血络而致，症见小便涩痛有血。《诸病源候论》卷十四·血淋候：“血淋者，是热淋之甚者，则尿血，谓之血淋……其热甚，血则散失其常经，溢渗入胞，而成血淋也。”

⑤ 肉淋　病名，即膏淋。参见本篇前“膏淋”条注释。

滑石　王不留行　冬葵子　桂心　通草　车前子各二分　甘遂一分　石韦四分

上八味治下筛，服方寸匕，以麻子饮五合和服，日三，尿沙石出也。一方加榆白皮三分。

劳淋　灸足太阴百壮，在内踝上三寸，三报之。

治热淋方

葵根一升，冬用子，夏用苗，切　大枣二七枚

上二味以水三升煮取一升二合，分二服。热，加黄芩一两；出难，加滑石二两；末血者，加茜根三两；痛者，加芍药二两。加药，水亦加之。

又方　白茆根切四斤，以水一斗五升煮取五升，服一升，日三夜二。

又方　常煮冬葵根作饮服之。

治血淋，小便碜痛方①

鸡苏②二两　滑石五两　生地黄半斤　小蓟根一两　竹叶一把　通草五两

上六味㕮咀，以水九升煎取三升，去滓，分温三服不利③。

治血淋，**石韦散**方

石韦　当归　蒲黄　芍药各等分

上四味治下筛，酒服方寸匕，日三服。

又方　以水五升煮生大麻根④十枚，取二升，顿服之。亦治小便出血。

---

① 治血淋，小便碜痛方　《外台秘要》卷二十七·血淋方有石膏五两，为七味。

② 鸡苏　药名，即水苏，为唇形科植物水苏的全草。性味辛微温，能疏风理气，止血消炎，主治血淋，吐血，衄血，血崩，头风目眩，口臭，咽痛，痧症，肺痿，肺痈，痢疾，跌打损伤等。

③ 不利　元本、明本、道藏本、四库本并无此二字。

④ 大麻根　药名，又称麻根，为桑科植物大麻的根。能去瘀，止血，主治淋病血崩，带下难产，胞衣不下，跌打损伤等。

又方　以水四升煮大豆叶一把，取二升，顿服之。

又方　以水三升煮葵子一升，取汁，日三服。亦治虚劳尿血。

血淋　灸丹田，随年壮，又灸伏留五十壮，一云随年壮。

五淋，不得小便　灸悬泉十四壮，穴在内踝前一寸斜行小脉上，是中封之别名。

五淋　灸大敦三十壮。

卒淋　灸外踝尖七壮。

淋病，不得小便，阴上痛　灸足太冲五十壮。

淋病，九部诸疾　灸足太阳五十壮。

腹中满，小便数数起　灸玉泉下一寸，名尿胞，一名屈骨端，灸二七壮。小儿以意减之。

治遗尿，小便涩方

牡蛎　鹿茸各四两　桑耳三两　阿胶二两

上四味㕮咀，以水七升煮取二升，分二服，日二。《古今录验》云：无桑耳。

又方　防己　葵子　防风各一两

上三味㕮咀，以水五升煮取二升半，分三服。散服亦佳。

遗溺　灸遗道夹玉泉五寸，随年壮，又灸阳陵泉，随年壮，又灸足阳明，随年壮。

遗溺失禁，出不自知　灸阴陵泉，随年壮。

治小便失禁方　以水三升煮鸡肠，取一升，分三服。

小便失禁　灸大敦七壮，又灸行间七壮。

治失禁不觉尿方　豆酱汁和灶突墨如豆大，纳尿孔中。《范汪方》治胞转，亦治小儿。

治尿床方　取羊肚系盛水令满，线缚两头熟煮，即开取中水顿服之，立瘥。

又方　取鸡肶胵一具并肠烧①末，酒服，男雌女雄②。

---

① 烧　《外台秘要》卷二十七·尿床方作“曝干”二字。

② 男雌女雄　孙本作“男雄女雌”。

又方　取羊胞盛水满中，炭火烧之尽，肉空腹食之①，不过四五顿，瘥。

又方　以新炊热饭一盏，写尿床处②拌之，收与食之，勿令知，良。

尿床　垂两手两髀上，尽指头上有陷处灸七壮。

又　灸脐下横纹七壮。

尿血第三方十三首

治房损伤中尿血方

牡蛎　车前子　桂心　黄芩等分

上四味治下筛，以饮服方寸匕，稍加至二匕，日三服。

治小便血方

生地黄八两　柏叶一把　黄芩　阿胶各二两

上四味㕮咀，以水八升煮取三升，去滓下胶，分三服。一方加甘草二两。

又方　蒲黄　白芷　荆实　菟丝子　干地黄　芎䓖　葵子　当归　茯苓　酸枣③各等分，《小品》作败酱。

上十味末之，蜜丸。服如梧子，饮送五丸，日三，稍加至十丸。

治溺血方

戎盐六分　甘草　蒲黄　鹿角胶　芍药各二两　矾石三两　大枣十枚

上七味㕮咀，以水九升煮取二升，分三服。

又方　胡麻三升捣细末，以东流水二升渍一宿，平旦绞去滓，煮两沸，顿服之。

---

① 肉空腹食之　孙本“肉”作“旦”。

② 写尿床处　置于尿床处。按“写”，放置。《说文解字·宀部》：“写，置物也。”

③ 酸枣　孙本作“酸浆”。

治小便去血方　龙骨细末之，温水服方寸匕，日五六服。张文仲云：酒服。

又方　捣荆叶取汁，酒服二合。

又方　酒三升煮蜀当归四两，取一升，顿服之。

治小便出血方　煮车前根叶子，多饮之为佳。

又方　刮滑石末，水和敷，绕少腹及绕阴际，佳。葛氏云：治小便不通。

又方　豉二升，酒四升煮取一升，顿服。

又方　酒服乱发灰。苏澄用水服。

又方　酒服葵茎灰方寸匕，日三。

水肿第四论一首　证八条　方四十九首　灸法二首

论曰：大凡水病难治，瘥后特须慎于口味。又复病水人多嗜食不廉[①]，所以此病难愈也。代有医者，随逐时情，意在财物，不本性命，病人欲食肉，于贵胜之处，劝令食羊头蹄肉，如此者未见有一愈者。又此病百脉之中，气水俱实，治者皆欲令泻之使虚，羊头蹄极补，那得瘳愈。所以治水药，多用葶苈子等诸药。《本草》云：葶苈久服，令人大虚。故水病非久虚，不得绝其根本。又有蛊胀，但腹满不肿；水胀，胀而四肢面目俱肿大。有医者不善诊候，治蛊以水药，治水以蛊药，或但见胀满，皆以水药。如此者，仲景所云：愚医杀之。今录慎忌如下：其治蛊方具在杂方篇第二十四卷中。

丧孝　产乳　音乐　房室　喧戏　一切鱼　一切肉　生冷醋滑　蒜　粘食　米豆　油腻

上以前并禁不得食之，及不得用心，其不禁者，并具本方之下。其房室等，犹三年慎之，永不复重发。不尔者，瘥而更发，重发不可更治也。古方有十水丸，历验多利大便而不利小便，所以不能述

---

① 嗜食不廉　谓贪吃，饮食没有节制。按“不廉”，贪得。《史记·樗里子甘茂列传》：“（史举）以苟贱不廉闻于世，甘茂事之顺焉。”

录也。

黄帝问岐伯曰：水[①]与肤胀、鼓胀[②]、肠覃[③]、石瘕[④]何以别之？岐伯曰：水之始起也，目裹上微肿《灵枢》、《太素》作微拥，如新卧起之状，颈脉动，时咳，阴股间寒，足胫肿，腹乃大[⑤]，其水已成也。以手按其腹，随手而起，如裹水之状，此其候也。肤胀何以候之？肤胀者，寒气客于皮肤之间，壳壳[⑥]然而坚《太素》、《外台》作不坚，腹大，身尽肿，皮厚，按其腹，陷《太素》作胁而不起，腹色不变，此其候也。鼓胀如何？鼓胀者，腹胀身肿大，大与肤胀等，其色苍黄，腹脉起，此其候也。肠覃何如？肠覃者，寒气客于肠外，与胃《太素》作卫气相薄，正气不得荣，因有所系，瘕而内著，恶气乃起，瘜肉乃生。始也如鸡卵，稍以益大，至其成也，若怀子之状，久者离岁月[⑦]，按之即坚，推之则移，月事时下，此其候也。石瘕如何？石瘕者，生于胞中，寒气客于子门，子宫闭塞，气不得通，恶血当泻不泻，衃以留止，

---

① 水　此谓水胀。胀病之一。《灵枢经·五癃津液别》："阴阳气道不通，四海闭塞，三焦不泻，津液不化，水谷并行肠胃之中，别于回肠，留于下焦，不得渗膀胱，则下焦胀，水溢则为水胀。"《金匮翼》胀满统论："脾土受湿，不能制水。水渍于肠胃，而溢于皮肤，漉漉有声，怔忡喘息，即为水胀是也。"

② 鼓胀　病证名。腹皮绷急如鼓，中满臌胀疾患的统称。后世亦作臌胀。多因情志郁结，饮食不节，嗜酒过度，或虫积日久，肝脾受损，气滞血瘀，水湿不行而致。亦有由癥瘕、积聚发展而成。因病因及证候不同，有气鼓、血鼓、水鼓、虫鼓、食鼓等。

③ 肠覃（xùn　训）　病名。谓女子腹内有块，始如鸡卵，渐至如怀子之状，其块按之则坚，推之则移，月事仍以时下的病证。

④ 石瘕　病名，指胞宫生块如石的病变。因月经期间，寒气入侵，恶血停积而致。症见胞宫内有肿块形成，日渐增大，如怀孕状，月经不行。

⑤ 腹乃大　"乃"原作"仍"，据《灵枢经·水胀》《太素》卷二十九·水论改。按"仍"通"乃"。《国语·吴语》："边遽乃至。"《左传·哀公十三年》孔颖达疏引"乃"作"仍"。

⑥ 壳壳　中空貌。此形容腹胀如鼓。

⑦ 离岁月　经年累月。按"离"，经历。《史记·苏秦列传》："我离两周而触郑，五日而国举。"张守节正义："离，历也。"

日以益大，状如怀子，月事不以时下，皆生于女子，可导而下之。曰：肤胀鼓胀可刺耶？曰：先泻其腹之血络，后调其经，刺去其血脉。

师曰：病有风水①、有皮水②、有正水③、有石水、有黄汗。风水，其脉自浮，外证骨节疼痛，其人恶风；皮水，其脉亦浮，外证浮肿，按之没指，不恶风，其腹如鼓《要略》、《巢源》作如女，不满④不渴，当发其汗；正水，其脉沉迟，外证自喘；石水，其脉自沉，外证腹满《脉经》作痛不喘；黄汗，其脉沉迟，身体发热，胸满，四肢头面并肿，久不愈，必致痈脓。

心水⑤者，其人身体重一作肿而少气，不得卧，烦而躁，其人阴大肿；肝水⑥者，其人腹大，不能自转侧，而胁下腹中痛，时时津液微生，小便续通；脾水⑦者，其人腹大，四肢苦重，津液不生，但苦少气，小便难也；肺水⑧者，其人身体肿而小便难，时时鸭溏；肾

---

① 风水　病名。水肿病之一。因风邪侵袭，肺失宣降，不能通调水道，水湿滞留体内而致，症见发热恶，头面先肿，继而全身浮肿，小便不利，脉浮等。详参《金匮要略》卷中·水气病脉证并治及《诸病源候论》卷二十一·水肿候。

② 皮水　病名，因脾虚湿重，水溢皮肤而致，症见全身水肿，按之没指，四肢重而不恶风，其腹如故而不满，无汗，不渴，脉浮等。详参《金匮要略》卷中·水气病脉证并治及《诸病源候论》卷二十一·皮水候。

③ 正水　病名，水肿病之一，因脾肾阳虚，水停于里，上迫于肺而致，症见全身浮肿，腹满，喘急，脉沉迟等。

④ 不满　《金匮要略》水气病脉证并治无此二字。

⑤ 心水　病名，五脏水肿病之一，见《金匮要略》卷中·水气病脉证并治。多因心阳虚而水气凌心而致。

⑥ 肝水　病名，五脏水肿病之一，见《金匮要略》卷中·水气病脉证并治。多因水气凌肝，肝失疏泄而致。

⑦ 脾水　病名，五脏水肿病之一，见《金匮要略》卷中·水气病脉证并治。多因脾阳虚，不能运化水湿而致。

⑧ 肺水　病名，五脏水肿病之一，见《金匮要略》卷中·水气病脉证并治。多因肺失宣肃，不能通调水道，下输膀胱而致。

水①者，其人腹大，脐肿腰痛，不得溺，阴下湿如牛鼻上汗，足为逆冷，其面反瘦。

师曰：治水者，腰以下肿当利小便，腰上肿当发汗即愈。

问曰：有病下利后，渴饮水，小便不利，腹满因肿，何故？师云：此法当病水，若小便自利及汗出者，自当愈。一作满月当愈。

凡水病之初，先两目上肿起如老蚕色，夹颈脉动，股间冷，胫中满，按之没指，腹内转侧有声，此其候也。不即治之，须臾身体稍肿，腹中尽胀，按之随手起，水为已成，犹可治也，此病皆从虚损。

大病或下利后，妇人产后，饮水不即消，三焦决漏，小便不利，仍相结，渐渐生聚，遂流诸经络故也。

水有十种，不可治者有五：第一唇黑伤肝；第二缺盆平，伤心；第三脐出，伤脾；第四背平，伤肺；第五足下平满，伤肾。此五伤，必不可治。

凡水病忌腹上出水，出水者月死②，大忌之。

中军侯黑丸　治胆玄水，先从头面至脚肿，头眩痛，身虚热，名曰玄水③，体肿，大小便涩，宜此方。方出第十八卷中。

治小肠水，少腹满，暴肿，口苦干燥方　巴豆三十枚和皮㕮咀，水五升煮取三升，绵纳汁中，拭肿上，随手减矣，日五六拭，莫近目及阴。《集验》治身体暴肿如吹。

治大肠水，乍虚乍实，上下来去方

赤小豆五升　桑白皮切，二升　鲤鱼重四斤　白术八两

上四味㕮咀，以水三斗煮取鱼烂，去鱼食取尽，并取汁四升许细细饮下，鱼勿用盐。

---

① 肾水　病名，五脏水肿病之一，见《金匮要略》卷中·水气病脉证并治。多因肾阳虚不能化气行水而致。

② 月死　此上孙本、明本、道藏本、四库本并有“一”字。

③ 玄水　古病名，亦称悬水。指因胆经病变所致水肿，先从头面起，渐及下肢的水肿。《华氏中藏经》论水肿脉证生死候：“玄水者，其根起于胆，其状先从头面起，肿而至足者，是也。”可兼见头眩痛，身虚热，大小便涩少等。

又方　羊肉一斤　当陆[1]切，一升

上二味，以水二斗煮令当陆烂，去滓，下肉为臛，葱豉醋事事如臛法。《肘后》云：治卒肿满身面洪大。

治膀胱石水，四肢瘦，腹肿方

桑白皮　榖白皮[2]　泽漆叶各三升　大豆五升　防己　射干　白术各四两

上七味㕮咀，以水一斗五升煮取六升，去滓纳好酒三升，更煮取五升，每日二服，夜一服，余者明日更服。《集验》无泽漆防己射干，只四味。

又方　桑白皮六两　射干　黄芩　茯苓　白术各四两　泽泻三两　防己二两　泽漆切，一升　大豆三升

上九味㕮咀，以水五斗煮大豆，取三斗，去豆澄清，取汁一斗，下药煮取三升，空腹分三服。

治胃水[3]四肢肿，腹满方

猪肾一具　茯苓四两　防己　橘皮　玄参　黄芩　杏仁　泽泻一作泽漆　桑白皮各二两　猪苓　白术各三两　大豆三升

上十二味㕮咀，以水一斗八升煮肾桑白皮大豆泽泻取一斗，澄清去滓，纳药煮取三升，分三服。若咳，加五味子三两。凡服三剂，间五日一剂，常用有效。

有人患气虚损久不瘥[4]，遂成水肿，如此者众，诸皮中浮水攻面目，身体从腰以上肿，皆以此汤发汗悉愈方

麻黄四两　甘草二两

---

① 当陆　药名，即商陆，为商陆科植物商陆的根。性味苦寒，有毒，能通二便，泻水，散结，主治水肿胀满，脚气，喉痹，痈肿恶疮等。

② 榖（gǔ　古）白皮　药名，即楮树白皮。按“榖”，木名，又称“楮”，即构树。《说文解字·木部》：“榖，楮也。”楮树白皮为桑科植物构树皮的韧皮部。性味甘平。能行水，止血，主治水肿气满，气短咳嗽，肠风血痢，妇女血崩等。

③ 胃水　孙本作“肾水”。

④ 气虚损久不瘥　孙本、元本、道藏本、四库本“虚损”并作“急积”。

上二味㕮咀，以水五升煮麻黄，再沸去沫，纳甘草取三升，分三服，取汗愈，慎风冷等。

治面肿，小便涩，心腹胀满方

茯苓　杏仁各八分　橘皮　防己　葶苈各五分　苏子三合

上六味末之，蜜丸如小豆。以桑白皮汤送十丸，日二，加至三十丸。

治面目手足有微肿，常不能好者方　楮叶切二升，以水四升煮取三升，去滓，煮米作粥，食如常作勿绝。冬则预取叶干之，准法作粥，周年永瘥，慎生冷一切食物。

治大腹水肿，气息不通，命在旦夕者方

牛黄二分　昆布　海藻各十分　牵牛子　桂心各八分　葶苈子六分　椒目三分

上七味末之，别捣葶苈如膏，合和，丸之如梧子。饮服十丸，日二，稍加，小便利为度，大良。正观九年汉阳王患水，医所不治，余处此方，日夜尿一二斗，五六日即瘥，瘥后有他犯，因尔殂矣。计此即是神方。《崔氏》云：蜜和为丸，蜜汤服。

有人患水肿，腹大四肢细，腹坚如石，小劳苦足胫肿，小饮食便气急，此终身疾，不可强治①，徒服利下药，极而不瘥，宜服此药，将以微除风湿，利小便，消水谷，岁久服之，乃可得力耳。瘥后可长服之方

丹参　鬼箭羽　白术　独活各五两　秦艽　猪苓各三两　知母　海藻　茯苓　桂心各二两

上十味㕮咀，以酒三斗浸五日，服五合，日三，任性量力渐加之。

治水肿，利小便，酒客虚热，当风饮冷水，腹肿阴胀满方

当陆四两　甘遂一两　芒消　吴茱萸　芫花各二两

上五味末之，蜜丸。服如梧子，饮服三丸，日三。一方有大黄荛花各二两，无茱萸，加麝香猪苓各一两。

治久水腹肚如大鼓者方　乌豆一斗熬令香，勿令大熟，去皮为

---

① 强治　孙本“治”作“利”。

细末，筛下，饧粥皆得服之，初服一合，稍加之。若服初多后即嫌臭，服尽则更造，取瘥止。不得食肥腻，渴则饮羹汁，慎酒肉猪鸡鱼生冷醋滑房室。得食浆粥牛羊兔鹿肉，此据大饥渴得食之，可忍，亦勿食也。此病难治，虽诸大药丸散汤膏，当时虽瘥，过后发，唯此大豆散瘥后不发，终身服之，终身不发矣。其所禁之食，常须少啖，莫恣意咸物诸杂食等。

又方　葶苈末二十匕　苍耳子灰二十匕

上二味调和，水服之，日二。

又方　椒目水沉者，取熬之，捣如膏，酒服方寸匕。

又方　水煮马篼零①服之。

治水气肿，鼓胀，小便不利方

莨菪子一升　羖羊肺一具，青羊亦佳

上二味，先洗羊肺，汤微渫②之，薄切，曝干作末，以三年大醋渍莨菪子一晬时，出，熬令变色，熟捣如泥，和肺末，蜜合，捣三千杵作丸。食后一食久以麦门冬饮服如梧子四丸日三，以喉中干，口粘浪语为候，数日小便大利，佳。山连疗韦司业得瘥，司业侄云表所送，云数用神验。

麦门冬饮方

麦门冬二十五个　米二十五粒③

上二味，以水一升和煮，米熟去滓，以下前丸药，每服即作之。

徐王煮散　治水肿，服辄利小便方。

防己　羌活　人参　丹参　牛膝　牛角鳃　升麻　防风　秦艽　榖皮　紫菀　杏人　生姜屑　附子　石斛各三两　橘皮一两　桑白皮六两　白术　泽泻　茯苓　猪苓　黄连　郁李仁各一两

---

① 马篼零　药名，即马兜铃。

② 渫(zhá　闸)　把食物放在沸水中涮熟。贾思勰《齐民要术·种胡荽》："作胡荽菹法，汤中渫出之。著大瓮中，以暖盐水经宿浸之。"石声汉注："在沸水中煮叫渫，在沸油中煎叫炸。"

③ 二十五粒　"粒"原作"元"，据孙本、道藏本、四库本改。

上二十三味治下筛，为粗散，以水一升五合煮三寸匕，取一升，顿服，日再，不能者但一服。二三月以前可服，主利多而小便涩者，用之大验。

褚澄汉防己煮散 治水肿上气方。

汉防己　泽漆叶　石韦　泽泻各三两　白术　丹参　赤茯苓　橘皮　桑根白皮　通草各三两　郁李仁五合　生姜十两

上十二味治下筛，为粗散，以水一升半煮散三方寸匕，取八合，去滓，顿服，日三，取小便利为度。

治水肿**茯苓丸** 甄权为安康公处者方。

茯苓　白术　椒目各四分　木防己　葶苈　泽泻各五分　甘遂十一分　赤小豆　前胡　芫花　桂心各二分　芒消七分，别研

上十二味末之，蜜和，蜜汤服如梧子五丸，日一，稍加，以知为度。

治水肿，利小便方

大黄　白术一作葶苈　木防已各等分

上三味末之，蜜丸。饮下如梧子十丸，利小便为度，不知加之。

又方　葶苈四两，生用　桂心一两

上二味末之，蜜丸。饮下如梧子大七丸，日二，以知为度。

又方　牵牛子末之，水服方寸匕，日一，以小便利为度。

又方　郁李仁末　面各一升

上二味和作饼子七枚，烧熟，空腹热食四枚，不知更加一枚，不知加之至七枚。

又方　水银三两，三日三夜煮　葶苈子　椒目各一升　衣鱼[1]二十枚　水萍　瓜蒂　滑石上一两　芒消三两

上八味，捣葶苈令细，下水银更捣，令不见水银止，别捣椒目令细，捣瓜蒂水萍，下筛，合和余药，以蜜和，更捣三万杵成丸。初服一丸如梧子，次服二丸，次服三丸，次服四丸，次服五丸，次服六丸，

① 衣鱼　药名。为衣鱼科昆虫衣鱼的全虫。性味咸温，功能利尿，通淋，祛风，解毒。主治淋病，小便不利，小儿惊痫，疮疖，目翳等。

至七日还从一丸起，次服二丸，如是每至六丸，还从一丸起。始服药当咽喉上有疬子①肿起，颊车肿满，齿龈皆肿，唾碎血出，勿怪也，不经三五日即消，所苦皆瘥，亦止服药。若下多，停药以止利，药至五下止。病未瘥更服，病瘥止。此治诸体肉肥厚，按之不陷，甚者臂粗，著衣袖不受，及十种大水医不治者悉主之，神良。《深师》、《集验》、《陶氏》、《古今录验》无衣鱼水萍瓜蒂滑石。

泽漆汤 治水气通身洪肿，四肢无力，或从消渴，或从黄疸，支饮②，内虚不足，荣卫不通，气不消化，实皮肤中，喘息不安，腹中响响③胀满，眼不得视方。

泽漆根十两 鲤鱼五斤④ 赤小豆二升 生姜八两 茯苓三两 人参 麦门冬 甘草各二两

上八味㕮咀，以水一斗七升先煮鱼及豆，减七升，去之，纳药煮取四升半，一服三合，日三，人弱服二合，再服气下喘止，可至四合，晬时小便利，肿气减，或小溏下。若小便大利，还从一合始，大利便止。若无鲤鱼，鲖鱼亦可用。若水甚不得卧，卧不得转侧，加泽漆一斤；渴，加栝楼根二两；咳嗽，加紫菀二两，细辛一两，款冬花一合，桂三两，增鱼汁二升。《胡洽》无小豆麦门冬，有泽泻五两，杏仁一两。《古今录验》无小豆，治水在五脏令人咳逆喘上气，腹大响响，两脚肿，目下有卧蚕状，微渴，不得安卧，气奔短气，有顷乃复，小便难，少而数，肺病胸满隐痛，宜利小便，水气迫肿，翕翕寒热。

猪苓散 主虚满，通身肿，利三焦，通水道方。

猪苓 葶苈 人参 玄参 五味子 防风 泽泻 桂心 狼毒 椒目 白术 干姜 大戟 甘草各二两 苁蓉二两半 女曲⑤三合

---

① 疬子 原作“历子”，据明本、道藏本、四库本改。

② 支饮 病证名。因饮邪停留于胸膈之间，上迫于肺，使肺失肃降而致，症见胸闷短气，咳逆倚息不能平卧，外形如肿等。

③ 响响 犹言“膨膨”，形容腹胀如鼓。

④ 五斤 此下孙本有“净去肠”三字。

⑤ 女曲 药名，以完小麦为饭，和成罨之，待生黄衣，晒干即成。性味甘温，主消食下气，止泄痢，下胎，破冷血。

赤小豆二合

一十七味治下筛，酒服方寸匕，日三夜一，老小一钱匕，以小便利为度。

治水气，通身洪肿，百药治之不瘥，待死者方

大麻子一石，皆取新肥者佳　赤小豆一石，不得一粒杂

上二味皆以新精者净拣择，以水淘洗，曝干，蒸麻子使熟，更曝令干，贮于净器中。欲服，取五升麻子熬令黄香，唯须缓火，勿令焦，极细作末，以水五升搦①取汁令尽净，密器贮之，明旦欲服，今夜以小豆一升净淘浸之，至旦干漉②去水，以新水煮豆，未及好熟，即漉出令干，纳麻子汁中，煮令大烂熟为佳，空腹恣意食之，日三服，当小心闷，少时即止。五日后小便数或赤而唾粘口干，不足怪之。服讫常须微行，未得即卧。十日后针灸三里绝骨下气，不尔，气不泄尽。服药后五日逆不可下者，取大鲤鱼一头先死者去鳞尾等，以汤脱去滑，净洗开肚去脏，以上件麻汁和小豆完煮令熟作羹，葱豉橘皮生姜紫苏调和食之，始终一切断盐，渴即饮麻汁，秋冬暖饮，春夏冷饮，常食不得至饱，止得免饥而已。慎房室瞋恚，大语高声，酒面油醋生冷菜茹，一切鱼肉盐酱五辛。治十十差，神验，并治一切气病，服者皆瘥。凡作一月日服之，麻子熟时多收，新瓮贮，拟施人也。

又方　吴茱萸　荜拨　昆布　杏仁　葶苈各等分

上五味末之，蜜丸如梧子。气急服五丸，勿令饱食，食讫饱闷气急，服之即散。

苦瓠丸　主大水，头面遍身大肿胀满方。苦瓠白穰实捻如大豆，以面裹煮一沸，空腹吞七枚，至午当出水一升，三四日水自出不止，大瘦乃瘥，三年内慎口味也。苦瓠须好无黶翳细理研净者，不

① 搦（nuò　懦）　按压。《说文解字·手部》："搦，按也。"段玉裁注："按者，抑也。"贾思勰《齐民要术》杂说："河东染御黄法，碓捣地黄根，令熟，灰汁和之，搅令匀，搦取汁。"

② 漉（lù　卢）　过滤。曹植《七步诗》："煮豆持作羹，漉豉以为汁。"

尔有毒,不堪用。崔氏用子作馄饨,服二七枚。若恐虚者,牛乳服之。如此隔日作服,渐加至三七枚,以小便利为度。小便若太多,即一二日停。

治水通身肿方　煎猪椒枝叶如饧,空腹服一匕,日三。痒,以汁洗之。

又方　苦瓠膜二分　葶苈子五分

上二味合捣为丸,服如小豆大五丸,日三。

又方　煎人尿令可丸,服如小豆大,日三。

又方　葶苈　桃仁各等分

上二味皆熬,合捣为丸,服之利小便。一方用杏仁。

又方　大枣肉七枚,苦瓠膜如枣核大,捣丸,一服三丸,如行十五里久①,又服三丸,水出更服一丸,即止。

又方　葶苈子生捣,醋和服之,以小便数为度。

又方　烧姜石令赤,纳黑牛尿中令热,服一升,日一。

又方　单服牛尿大良。凡病水,服无不瘥。服法先从少起,得下为度。

水通身肿　灸足第二指上一寸,随年壮,又灸两手大指缝头七壮。

麻黄煎　主风水,通身肿欲裂,利小便方。

麻黄　茯苓各四两　防风　泽漆　白术各五两　杏仁　大戟　清酒各一升　黄芪　猪苓各三两　泽泻四两　独活八两　大豆二升,水七升煮取一升

上十三味㕮咀,以豆汁、酒及水一斗合煮取六升,分六七服,一日一夜令尽,当小便极利为度。

大豆汤　治风水通身大肿,眼合不得开,短气欲绝方。

大豆　杏仁　清酒各一升　麻黄　防风　木防己　猪苓各四两　泽泻　黄芪　乌头各三两　生姜七两　半夏六两　茯苓　白术各五两　甘遂　甘草各二两

上十六味㕮咀,以水一斗四升煮豆,取一斗,去之,纳药及酒,

---

① 如行十五里久　原作"十五里"三字,据元本、明本、道藏本、四库本补。

合煮取七升，分七服，日四夜三，得小便快利为度，肿消停药，不必尽剂。若不利小便者，加生大戟一升、葶苈二两，无不快利，万不失一。《深师方》无猪苓泽泻乌头半夏甘遂。

治风水肿方

大豆三升　桑白皮五升，以水二斗煮取一斗，去滓纳后药　茯苓　白术各五两　防风　橘皮　半夏　生姜各四两　当归　防己　麻黄　猪苓各三两　大戟一两　葵子一升　鳖甲三两

上十五味[①]㕮咀，纳前汁中，煮取五升，一服八合，日三服，每服相去如人行十里久。

麻子汤　治遍身流肿方。

麻子五升　当陆一斤　防风三两　附子一两　赤小豆三升

上五味㕮咀，先捣麻子令熟，以水三斗煮麻子，取一斗三升，去滓，纳药及豆煮取四升，去滓，食豆饮汁。

治男子女人新久肿得，暴恶风入腹，妇人新产上圊，风入脏，腹中如马鞭者，嘘吸短气咳嗽，大豆煎方　大豆一斗净择，以水五斗煮取一斗五升，澄清纳釜中，以一斗半美酒纳中，更煎取九升，宿勿食，旦服三升，温覆取汗，两食顷当下，去风气肿减，慎风冷，十日平复也。除日合服之，若急不可待，逐急合服。肿不尽，加之；肿瘥，更服三升；若醒醒瘥，勿服之。亦可任性饮之，常使酒气相接。《肘后》云：肿瘥后渴，慎勿多饮。

又方　楮皮枝叶[②]一大束切，煮取汁，随多少酿酒，但服醉为佳，不过三四日肿减，瘥后可常服之。一方用猪椒皮枝叶。

又方　鲤鱼长一尺五寸以尿渍令没一宿，平旦以木从口中贯至尾[③]，微火炙令微熟，去皮，宿勿食，空腹顿服之，不能者分再服，勿与盐。

---

① 十五味　“五”原作“三”，据元本、明本、道藏本、四库本改。

② 楮皮枝叶　《千金翼方》卷十九·水肿作“楮皮叶”三字，《外台秘要》卷二十·男女新久肿方作“楮枝皮”三字。

③ 以木从口中贯至尾　孙本、《外台秘要》卷二十·水病杂疗方“木”并作“水”，“贯”并作“灌”。

凡肿病须百方内外攻之，不可一概，摩膏主表方

生当陆一斤　猪膏一斤，煎，可得二升

上二味和煎令黄，去滓，以摩肿。亦可服少许，并涂以纸覆之，燥辄敷之，不过三日瘥。

治妇人短气虚羸，遍身浮肿，皮肤急，人所稀见，**麝香散**方

麝香三铢　雄黄六铢　芫花　甘遂各二分

上四味治下筛，酒服钱五匕，老小以意增减，亦可为丸，强人小豆大，服七丸。《小品》无雄黄。《深师》以蜜丸如大豆，服二丸，日三，治三焦决漏，水在胸外，名曰水病，腹独大，在腹表，用大麝香丸。《华佗方》、《肘后》有人参二分，为丸服。

虚劳浮肿　灸太冲百壮，又灸肾俞①。

（李培振）

① 肾俞　此下孙本有“百壮，穴在第十四椎”八字。

备急千金要方校释卷第二十二疔肿　痈疽

朝奉郎守太常少卿充秘阁校理判登闻检院上
护军赐绯鱼袋臣林亿等校正

疔肿第一论一首　证十五条　方二十九首　灸法一首

论曰：夫禀形之类，须存摄养，将息失度，百病萌生。故四时代谢，阴阳递兴。此之二气，更相击怒，当是时也，必有暴气。夫暴气者，每月之中必有。卒然大风大雾大寒大热，若不时避，人忽遇之，此皆入人四体，顿折皮肤，流注经脉，遂使腠理①拥隔，荣卫结滞，阴阳之气不得宣泻，变成痈疽疔毒恶疮诸肿。至于疔肿，若不预识，令人死不逮辰。若著讫乃欲求方，其人已入木②矣。所以养生

① 腠理　“腠”原作“凑”，今改。按“凑”，通“腠”。《素问·生气通天论》：“气血以流，凑理以密。”“腠理”，泛指皮肤、肌肉、脏腑的纹理及皮肤、肌肉间隙交结处的结缔组织。分皮腠、肌腠、粗理、细理、小理、膲理等。是渗泄体液，流通气血的门户，有抗御外邪内侵的功能。

② 入木　装殓入棺，指死亡。按“木”，棺木。《左传·僖公二十三年》：“我二十五年矣，又如是而嫁，则就木焉。”《礼记·檀弓下》郑玄注：“木，椁材也。”

之士，须早识此方，凡是疮痍无所逃矣。凡疗疔肿，皆刺中心至痛，又刺四边十余下令血出，去血敷药，药气得入针孔中佳。若不达疮里，疗不得力。又其肿好著口中颊边舌上，看之赤黑如珠子，碜痛①应心是也。是秋冬寒毒久结皮中，变作此疾。不即疗之，日夜根长，流入诸脉数道，如箭入身捉人不得动摇。若不慎口味房室，死不旋踵。经五六日不瘥，眼中见火光，心神昏，口干，心烦，即死也。

一曰麻子疔，其状肉上起头，大如黍米，色稍黑，四边微赤多痒，忌食麻子，及衣麻布②并入麻田中行。二曰石疔，其状皮肉相连，色乌黑如黑豆，甚硬，刺之不入，肉内隐隐微疼，忌瓦砾砖石之属。三曰雄疔，其状疱头黑黡，四畔仰，疮疱浆起，有水出色黄，大如钱孔形高，忌房事。四曰雌疔，其状疮头稍黄向里黡亦似灸疮，四畔疱浆起，心凹色赤，大如钱孔，忌房事。五曰火疔，其状如汤火烧灼，疮头黑黡，四边有疱浆，又如赤粟米，忌火炙烁③。六曰烂疔，其状色稍黑，有白斑，疮中溃溃有脓水流出，疮形大小如匙面，忌沸热食烂臭物。七曰三十六疔，其状头黑浮起，形如黑豆，四畔起大赤色，今日生一，明日生二，至三日生三乃至十，若满三十六药所不能治，如未满三十六者可治，俗名黑疱。忌嗔怒蓄积愁恨。八曰蛇眼疔，其状疮头黑，皮上浮，生形如小豆，状似蛇眼，大体硬，忌恶眼人看之，并嫉妒人见及毒药。九曰盐肤疔，其状大如匙面，四边④皆赤，有黑粟粒起，忌咸食。十曰水洗疔，其状大如钱形，或如钱孔大，疮头白，里黑黡，汁出中硬，忌饮浆水水洗渡河。十一曰刀镰疔，其状疮阔狭如薤叶大，长一寸，左侧肉黑如烧烁，忌刺及刀镰切割，铁刃所伤，可以药治。十二曰浮沤疔，其状疮体曲圆少许不

---

① 碜（chěn　趁上）痛　剧痛。按“碜”，很，表示程度加深。《宝剑记》第五十一出：“师父，你看那壁厢离梅轩颇远，有几竿竹子，比梅花又瘦的碜。”

② 衣麻布　“麻”字原脱，据孙本、《外台秘要》卷三十·十三种疔肿方补。

③ 忌火炙烁　此下《外台秘要》卷三十·十三种疔肿方有“食炙煿等物”五字。

④ 四边　孙本、《外台秘要》卷三十·十三种疔肿方并作“遍疮”。

合，长而狭如薤叶大，内黄外黑，黑处刺不痛，内黄处刺之则痛。十三曰牛拘疔，其状肉疱起，掐不破。

上十三种疮，初起必先痒后痛，先寒后热，热定则寒，多四肢沉重，头痛，心惊眼花。若大重者则呕逆，呕逆者难治。其麻子疔一种，始末惟痒。所录忌者不得犯触，犯触者即难疗。其浮沤疔牛拘疔两种，无所禁忌，纵不疗亦不能杀人，其状寒热与诸疔同，皆以此方疗之，万不失一。欲知犯触，但脊强，疮痛极甚不可忍者，是犯之状也。

治十三种疔方　用枸杞，其药有四名：春名天精，夏名枸杞，秋名却老，冬名地骨。春三月上建日采叶，夏三月上建日采枝，秋三月上建日采子，冬三月上建日采根。凡四时初逢建日，取枝叶子根等四味，并曝干。若得五月五日午时合和，大良。如不得依法采者，但得一种亦得。用绯缯一片以裹药，取匝为限，乱发鸡子大，牛黄梧子大，反钩棘针二十七枚末，赤小豆七粒末，先于绯上薄布乱发，以牛黄末等布发上，即卷绯缯作团，以发作绳十字缚之。熨斗中急火熬之令沸，沸定后自干。即刮取捣作末，绢筛，以一方寸匕，取枸杞四味合捣，绢筛取二匕，和合前一匕，共为三匕，令相得，又分为二分，早朝空腹酒服一分，日三。

治凡是疔肿皆用之，此名**齐州荣姥方**

白姜石一斤，软黄者　牡蛎九两，烂者　枸杞根皮二两　钟乳二两　白石英一两　桔梗一两半

上六味各捣，绢筛之，合和令调，先取伏龙肝九升末之，以清酒一斗二升搅令浑浑然，澄取清二升，和药捻作饼子，大六分厚二分，其浊滓仍置盆中，布饼子于笼上，以一张纸藉盆上，以泥酒气蒸之，仍数搅令气散发，经半日药饼子干，乃纳瓦坩中，一重纸一重药遍布，勿令相著，密以泥封三七日，干以纸袋贮之，干处举之。用法：以针刺疮中心，深至疮根，并刺四畔令血出，以刀刮取药如大豆许，纳疮上。若病重困，日夜三四度著。其轻者一二度著，重者二日根始烂出，轻者半日一日烂出。当看疮浮起，是根出之候。若根出已烂者，勿停药仍著之。药甚安稳，令生肌易。其病在口咽及胸腹中

者，必外有肿异相也。寒热不快，疑是此病，即以饮或清水和药如二杏仁许服之，日夜三四服，自然消烂，或以物剔吐①，根出即瘥，若根不出亦瘥，当看精神自觉醒悟。合药以五月五日为上时，七月七日次，九月九日、腊月腊日并可合。若急须药，他日亦得，要不及良日也。合药时须清净烧香，不得触秽，毋令孝子不具足人产妇六畜鸡犬等见之②。凡有此病，忌房室猪鸡鱼牛生韭蒜葱芸薹胡荽酒醋面葵等。若犯诸忌而发动者，取枸杞根汤和药服，并如后方。其二方本是一家，智者评论以后方③最是真本。

赵娆方

姜石④二十五两　牡蛎十两，崔氏七两　枸杞根皮四两　茯苓三两

上四味各捣筛，合和，先取新枸杞根合皮切六升，水一斗半煎取五升，去滓，纳狗屎崔氏云尿二升搅令调，澄取清和前药，熟捣，捻作饼子，阴干。病者以两刃针当头直刺疮，痛彻拔出针，刮取药末塞疮孔中，拔针出即纳药，勿令歇气，并遍封疮头上，即胀起，针挑根出。重者半日以上即出，或已消烂，挑根不出亦自差，勿忧之。其病在内者，外当有肿相应，并皆恶寒发热。疑有疮者，以水半盏，刮取药如桐子大五枚，和服之，日夜三度服，即自消也。若须根出，服药经一日，以鸡羽剔吐，即随吐根出。若不出根，亦自消烂。在外者，亦日夜三度敷药，根出后常敷勿住，即生肉易瘥。若犯诸忌而发动者，取枸杞根合皮骨切三升，以水五升煎取二升，去滓，研药

---

① 剔吐　吐法之一。以手指或筷子、鹅毛、鸭毛等刺激咽喉以引起呕吐的方法。

② 毋令孝子……等见之　“毋令”二字原脱，据道藏本、四库本、《外台秘要》卷三十·十三种疔肿方补。

③ 后方　“方”字原脱，据孙本、元本、道藏本、四库本、《外台秘要》卷三十·十三种疔肿方补。

④ 姜石　药名，为碳酸盐类矿物钟乳石的矿石。钟乳石由于形状不同，在《本草》中有不同的名称。当碳酸钙液从洞顶下滴，逐渐凝结下垂而成冰檐状物，其附于石上的粗大根盘，称为殷孽。其状盘结如姜，故名姜石。性味辛温，主治烂伤瘀血，癥瘕结气，腰脚冷痹，筋骨弱，泄痢，鼠瘘痔瘘等。

末一钱匕，和枸杞汁一盏服之，日二三服，并单饮枸杞汁两盏弥佳。又以枸杞汁搅白狗屎，取汁服之更良。合讫即用，不必待干。所言白狗屎，是狗食骨，其屎色如石灰，直言狗白屎也。如预造，取五月五日、七月七日、九月九日、腊月腊日造者尤良，神验。或有人急患喉中痛，乍寒乍热者，即是其病，当急以此药疗之。无故而痛①，恶寒发热者，亦是此病，但依前服之，立瘥。前后二方同是一法，用一同，亦主痈疽，甚效。

治疔肿病，忌见麻勃，见之即死者方

胡麻　烛烬②　针沙各等分

上三味末之，以醋和敷之。

又方　针刺四边及中心，涂雄黄末，立可愈，神验。一云涂黄土。

又方　马齿菜二分　石灰三分

上二味捣，以鸡子白和敷之。

又方　鼠新坌土和小儿尿敷之。

又方　铁衣末和人乳汁，敷之，立可。

又方　以小豆花为末敷之瘥。

又方　以人屎尖敷之立瘥。

又方　以四神丹一枚当头上安，经宿即根出矣。方在第十二卷中。

治一切疔肿方　苍耳根茎苗子但取一色烧为灰，醋泔淀和如泥，涂上，干即易之，不过十度，即拔根出，神良。余以贞观四年忽口角上生疔肿，造甘子振母为帖药，经十日不瘥，余以此药涂之得愈。以后常作此药以救人，无有不瘥者，故特论之以传后嗣也。疔肿方殆有千首，皆不及此方，齐州荣姥方亦不胜此物造次易得也。

---

① 无故而痛　此上孙本、《外台秘要》卷三十·十三种丁肿方并有“腹中”二字。

② 烛烬　药名，烛心的灰烬。古人用烛烬配合其他药物，外敷以治疗疔肿、九漏（狼漏、鼠漏、脓漏、蝼蛄漏、蜂漏、蜈蚣漏、蛴螬漏、瘰疬漏、转脉漏）。

又方　取铁浆[①]每饮一升，立瘥。

又方　面和腊月猪脂封上，立瘥。

又方　蒺藜子一升烧为灰，酽醋和封上，经宿便瘥，或针破头封上更佳。

又方　皂荚子取仁作末敷之，五日内瘥。

贞观初，衢州徐使君访得治疗肿人玉山韩光方　艾蒿一担烧作灰，于竹筒中淋取汁，以一二合和石灰如面浆，以针刺疮中至痛，即点之，点三遍，其根自拔，亦大神验。贞观中治得三十余人瘥，故录之。

鱼脐疔疮，似新火针疮，四边赤中央黑色，可针刺之，若不大痛即杀人，治之方　以腊月鱼头灰和发灰等分，以鸡溏屎和敷上。此疮见之甚可[②]而能杀人。《外台》不用发灰，以鸡子清和涂。

又方　以寒食汤敷之良，又硬者烧灰涂帖即瘥。

治鱼脐疮，其头白似肿，痛不可忍者方　先以针刺疮上四畔作孔，捣白苣[③]取汁，滴著疮孔内。

又方　敷水獭屎，大良。

治赤根疔方　熬白粉令黑，蜜和敷之良。

又方　以新坌鼠壤[④]水和涂之，热则易之。

又方　捣马牙齿末，腊月猪脂和敷之，拔根出，亦烧灰用。

犯丁疮方

芜菁根　铁生衣[⑤]

---

① 铁浆　药名，为生铁浸于水中生锈后所成的一种溶液。性味甘涩平，能镇心定痫，解毒敛疮，主治癫痫狂乱，疔疮肿毒等。

② 见之甚可　《外台秘要》卷三十·鱼脐疮方作“见不足言”。

③ 白苣　药名，为菊科植物白莴笋的茎叶。性味苦寒，主治热毒，疮肿，燥渴等。又，《外台秘要》卷三十·鱼脐疮方作“白芷”。

④ 新坌（bèn　笨）鼠壤　老鼠新刨的壤土。按“坌”，吴方言指刨（地），翻（土）。如坌土，坌地。古人用水或小儿尿和鼠壤外涂以治疗疔肿。鼠壤袋盛，蒸热，热熨患部以治中风筋骨不随，冷痹骨节痛，手足拘急疼痛，偏枯肌肉萎弱。

⑤ 铁生衣　药名，为铁露置空气中氧化后生成的褐色锈衣。性味辛苦寒，能清热解毒，镇心清肝，主治疔疮肿毒，门疮重舌，疥癣烫伤，毒虫螫伤，痫病等。

上二味各等分和捣，以大针刺作孔，复削芜菁根如针大，以前铁生衣涂上刺孔中，又涂所捣者封上，仍以方寸匕，绯帛涂帖上，有脓出易之，须臾拔根出，立瘥。忌油腻生冷醋滑五辛陈臭粘食。

又方　刺疮头及四畔令汁极出，捣生栗黄敷上，以敷围之勿令黄出，从旦至午根拔出矣。

又方　以面围疮如前法，以针乱刺疮，铜器煮醋令沸，泻著面围中令容一盏，冷则易之，三度即拔根出。

又方　取蛇蜕皮如鸡子大，以水四升煮三四沸，去滓，顿服立瘥。

又方　烧蛇蜕皮灰，以鸡子清和涂之，瘥。

又方　取苍耳苗捣，取汁一二升饮之，滓敷上，立瘥。

疔肿　灸掌后横纹后五指，男左女右，七壮即瘥，已用得效。疔肿灸法虽多，然此一法甚验，出于意表也。

痈疽第二毒肿　石痈附①脉七条　论一首　方八十七首　禁法二首　灸法三首

脉数，身无热，即内有痈。

诸浮数脉，当发热，而反洗洗恶寒，若有痛处，当结为痈。

脉微而迟，必发热，脉弱而数，此为振寒，当发痈肿。

脉浮而数，身体无热，其形默默，胃中微燥，不知痛处，其人当发痈肿。

脉滑而数，滑则为实，数则为热，滑即为荣，数即为卫，荣卫相逢，即结为痈，热之所过，即为痈脓，身体有痛处，时时苦有疮。

问曰：寸口脉微而涩②，法当亡血，若汗出，设不汗者当云何？答曰：若身有疮，被刀器所伤，亡血故也。

---

① 毒肿石痈附　原无，据本书目录补。

② 脉微而涩　《金匮要略》卷中·疮痈浸淫病脉证并治“脉”下有“浮”字。

趺阳脉滑而数，法当下重，少阴脉滑而数，妇人阴中生疮。

论曰：夫痈疽初发至微，人皆不以为急，此实奇患，惟宜速治。若疗稍迟，乃即病成，以此致祸者不一。但发背，外皮薄为痈，外皮厚为疽，宜急治之。

凡痈疽始发，或似小疖，或复大痛，或复小痛，或发如米粒大白脓子。此皆微候，宜善察之。见有小异，即须大惊忙，急须攻之及断口味，速服诸汤，下去热毒。若无医药处，即灸当头百壮。其大重者，灸四面及中央二三百壮，数灸不必多①也，复薄冷药。种种救疗，必速瘥也。

凡用药帖，法皆当疮头处，其药开孔令泄热气，亦当头以火针针入四分，即瘥。

凡痈疽瘤石痈结筋瘰疬，皆不可就针角。针角者，少有不及祸也。

凡痈无问大小，亦觉即取胶如手掌大，暖水浸令软纳纳然，称大小当头上开一孔如钱孔大，帖肿上令相当，须臾干急。若未有脓者，即定不长。已作脓者，当自出。若以锋针当孔上刺至脓，大好，至瘥乃洗去胶。

凡肿，根广一寸以下名疖，一寸以上名小痈，如豆粒大者名疱子。皆始作，急服五香连翘汤下之，数剂取瘥乃止。

凡痈，高而光大者，不大热，其肉正平无尖而紫者，不须攻之，但以竹叶黄芪汤申其气耳。肉正平为无脓也。痈卒痛，以八味黄芪散敷之，大痈七日，小痈五日。其自有坚强者，宁生破。发背及发乳②若热，手不可得近者，先内服王不留行散，外摩发背膏。若背生破无苦，在乳宜令极熟，候手按之，随手即起者疮熟也。须针之，针法要得著脓，以意消息，胸背不过一寸。斟量不得脓，即与蚀

---

① 数灸不必多 《外台秘要》卷二十四·痈疽方作“壮数不虑多”。

② 发背及发乳 “发背及”三字原脱，据孙本补。按“发背”，病名。背部痈疽的统称。参见本书卷七·膏第五·“发背”条注释。“发乳”，乳痈的别名。

肉膏散①，著锐头②，纳痈口中。如体气热歇，即服木占斯散。五日后痈欲著痂者，即服排脓内塞散。

凡痈，破之后便绵惙欲死，内寒外热文阙。肿自有似痈而非者，当以手按肿上，无所连，乃是风毒耳，勿针之，宜服升麻汤，外摩膏。破痈口，当令上留三分，近下一分针之，务极令热，热便不痛。破后败坏不瘥者，作猪蹄汤洗之，日二，夏用二日，冬用六七日，用汤半剂亦可。夫痈坏后有恶肉者，宜猪蹄汤洗去秽，次敷蚀肉膏散。恶肉尽后，敷生肉膏散及摩四边，令好肉速生。当断绝房室，忌风冷，勿自劳烦，待筋脉平复，乃可任意耳。缘新肉易伤，伤则里溃，溃则重发，发即难救也。慎之慎之，白痂最忌。

凡诸暴肿，一一不同，无问近远，皆服五香连翘汤，刺去血，小豆末敷之，其间数数以针刺去血。若失疗已溃烂者，犹服五香汤及漏芦汤下之，随热多少依方用之，外以升麻汤搨洗熨之，方在丹毒篇。摩升麻膏。方在丹毒篇。若生瘜肉者，以白蔺茹散敷之，青黑肉去尽即停之。好肉生，敷升麻膏。如肌不生，敷一物黄芪散。若敷白蔺茹，青黑恶肉不尽者，可以漆头蔺茹散半钱，和三钱白蔺茹散，稍稍敷之。其散各取当色，单捣筛之，直尔成散用之。此数法，《集验》用治缓疽。

或身中忽有痛处，如似打扑之状，名曰气痛。痛不可忍，游走不住，发作有时，痛则小热，痛定则寒。此皆由冬时受温气，至春暴寒，风来折之，不成温病，乃作气痛。宜先服五香连翘汤，摩丹参膏，又以白酒煎杨柳皮及暖熨之。有赤气点点者，即刺出血也。其五香连翘汤及小竹沥汤可服数剂，勿以一剂未瘥便住，以谓无效，

---

① 蚀肉膏散　“蚀”原作“食”，今改。按“食”，通“蚀”。亏蚀，腐蚀。《易·丰》：“月盈则食。”《左传·隐公三年》：“日有食之。”《经典释文》：“食本或作蚀。”“蚀肉膏”见《刘涓子鬼遗方》卷五，组成为松脂雄黄雌黄野葛皮猪脂漆头芦茹巴豆。“蚀肉散”，即本节所述之“蚀恶肉散”。

② 著锐头　谓以食肉膏或食肉散涂着于痈疮之尖端。“锐”原作“兑”，今改。按“兑”，通“锐”。《荀子·议兵》：“兑则若莫邪之利锋，当之者溃。”杨倞注：“《新序》作锐则若莫邪之利锋也。”“锐头”，物体的尖端。

即祸至矣。中间将白薇散佳。又有气肿痛，其状如痈，肿无头，虚肿色不变，但皮急痛不得手近①，亦须服此五香汤，次白针泻之，次与蒺藜散敷之。

胸中痛短气者，当入暗室中，以手中指捺左眼，视若见光者，胸中有结痈。若不见光者，是瘭疽内发出也。

经云：寒气宿于经络中②，血气俱涩不行，拥结为痈疽也。不言热之所作，其后成痈。又阳气凑集，寒化为热，热盛则肉腐为脓也。由人体有热，被寒冷搏之而脉凝结不行，热气拥结成痈疽。方有灸法，亦有温治法，以其中冷未成热之时。其用冷药帖薄之，治热已成，以消热令不成脓也。赤色肿有尖头者，藜芦膏敷之。一云醋和蚌蛤灰涂，干则易之。

余平生数病痈疽，得效者皆即记之。考其病源，多是药气所作，或有上世服石，遂令子孙多有此疾。食中尤不宜食面及酒蒜，又慎温床厚被。能慎之者，可得终身无它。此皆躬自验之，故特论之也。

五香连翘汤 凡一切恶核瘰疬，痈疽恶肿患皆主之方。

青木香 沉香 薰陆香 丁香 麝香 射干 升麻 独活 寄生 连翘 通草各二两 大黄三两

上十二味㕮咀，以水九升煮取四升，纳竹沥二升，更煮取三升，分三服，取快利。《肘后方》有紫葛甘草，无通草。治恶肉，恶脉，恶核，风结肿气痛。《要籍喻义》有黄芪甘草芒消各六分。《千金翼》云：未瘥中间常服佳。与小儿篇方相重，小有异处。

治痈疽发背，**黄芪竹叶汤**方

黄芪 甘草 麦门冬 黄芩 芍药各三两 当归 人参 石膏 芎䓖 半夏各二两 生姜五两 生地黄八两 大枣三十枚 淡竹叶一握

上十四味㕮咀，以水一斗二升先煮竹叶，取一斗，去滓纳药，煮

---

① 不得手近 《诸病源候论》卷三十一·气肿候作“手才著便即痛”六字。

② 寒气宿于经络中 “寒”字原脱，据《灵枢经·痈疽》补。

取三升,分四服,相去如人行三十里间食,日三夜一。

八味黄芪散 敷之方。

黄芪 芎䓖 大黄 黄连 芍药 莽草 黄芩 栀子仁各等分

上治下筛,鸡子白和如泥,涂故帛上,随肿大小敷之,干则易之。若已开口,封疮上,须开头令歇气。

王不留行散 治痈肿不能溃,困苦无聊赖方。

王不留行子三合,《千金翼》作一升 龙骨二两 野葛皮半分 当归二两 干姜 桂心各一两 栝楼根六分

上七味治下筛,食讫,温酒服方寸匕,日三,以四肢习习为度,不知稍加之,令人安稳,不觉脓自溃,即著疮痂平复,神良。此浩仲堪方,隋济阇黎①所名为神散。痈肿即消,极安稳。《千金翼》云:治痈疽及诸杂肿已溃皆服之。

内补散 治痈疽发背,妇人乳痈诸疖,未溃者便消,不消者令速溃疾愈方。

木占斯② 人参 干姜一云干地黄 桂心 细辛 厚朴 败酱 防风 桔梗 栝楼根 甘草各一两

上十一味治下筛,酒服方寸匕,药入咽觉流入疮中。若痈疽灸之不能发坏者,可服之。疮未坏者去败酱,已发脓者纳败酱。服药日七八服,夜二三服,以多为善。若病在下,当脓血出,此为肠痈也。诸病在里,惟服此药,即觉其力,痛者即不痛。长服治诸疮及疽痔。疮已溃便早愈,医人不知用此药。发背无有治者惟服此耳。若始觉背上有不好而渴者,即勤服之,若药力行,觉渴止,便消散。若虽已坏,但日夜服之勿住也。服之肿自消散,不觉去时。欲长服者,当去败酱。妇人乳痈,宜速服之。一方无桂心,一名木占斯散,主痈肿坚结,若已坏者速愈,未坏者使不成痈便消。张文仲无桂心。刘涓子云:此是华佗方。

---

① 阇(shé 舌)黎 梵语。高僧,也泛指和尚。《字汇补·门部》:"阇,《释典》:僧曰阇黎。"

② 木占斯 药名。性味苦温,主治痈疽,血癥,痿躄,湿痹,腹痛,经闭不孕等。

治大疮热退，脓血不止，疮中肉虚疼痛，**排脓内塞散**方

防风　茯苓　白芷　桔梗　远志　甘草　人参　芎䓖　当归　黄芪各一两　桂心二分　附子二枚　厚朴二两　赤小豆五合，酒浸熬之

上十四味治下筛，酒服方寸匕，日三夜一。

治痈疽发背，**猪蹄汤**方

猪蹄一具，治如食法　黄芪　黄连　芍药各三两　黄芩二两　蔷薇根　狼牙根①各八两

上七味㕮咀，以水三斗煮猪蹄令熟，澄清取二斗，下诸药，煮取一斗，去滓，洗疮一食顷，以帛拭干，帖生肉膏，日二。如痛，加当归甘草各二两。

治痈疽发十指，或起膀胱，及发背后生恶肉者方

猪蹄一具，治如食法　当归　大黄　芎䓖　芍药　黄芩　独活　莽草各一两

上八味㕮咀，以水三斗煮猪蹄，取八升，去之，纳诸药煮取四升，去滓，以渍疮两食顷，洗之，拭令干，敷麝香膏。

治痈疽及发背诸恶疮，去恶肉，**麝香膏**方

麝香　雄黄　矾石　**䕡**茹各一两，一作真朱

上四味治下筛，以猪膏调如泥涂之，恶肉尽止，却敷生肉膏。

蚀恶肉膏方

大黄　芎䓖　莽草　真朱　雌黄　附子生用，各一两　白敛　矾石　黄芩　䕡茹各二两　雄黄半两

上十一味㕮咀，以猪脂一升半煎六沸，去滓，纳䕡茹矾石②末，搅调敷疮中，恶肉尽乃止。

治痈肿恶肉不尽者方

蒴藋灰一作藋灰　石灰《肘后》作白炭灰

---

① 狼牙根　药名。性味苦寒，有毒，主治痈疽发背，恶疮疥疮，痔疮，风隐疹，金疮出血，溺血，赤白痢，聤耳，妇女阴痒阴蚀，毒蛇螫伤等。

② 矾石　“矾”字原脱，据元本、道藏本、四库本补。

上二味各淋取汁，合煎如膏，膏成敷之[①]，蚀[②]恶肉，亦去黑子[③]，此药过十日后不中用。

又方　生地黄汁煎如胶，作饼子帖之，日四五度。

蚀恶肉散方

流黄[④]　马齿矾　漆头䕡茹　丹砂　麝香　雄黄　雌黄　白矾各二分

上八味治下筛，以粉之，吮蚀恶肉。《千金翼》薄帖篇无白矾雌黄，有藜芦，云亦膏和敷之。又《千金翼》处疗痈疽篇无丹砂。《广济方》疗痈肿脓溃，疮中有紫肉破不消，以此散锐头内蚀之。

又方　䕡茹　矾石　雄黄　流黄各二分

上四味治下筛，纳疮中，恶肉尽即止，不得过好肉也。

治痈疽发背坏后，**生肉膏**方

生地黄一斤　辛夷二两　独活　当归　大黄　黄芪　芎䓖　白芷　芍药　黄芩　续断各一两　薤白五两

上十二味㕮咀，以腊月猪脂四升煎，取白芷黄下之，去滓敷之，立瘥。

生肉膏　治痈疽发背，溃后令生肉方。

甘草　当归　白芷　苁蓉　蜀椒　细辛各二两　乌喙六分，生用　蛇衔一两　薤白二十茎　干地黄三两

上十味㕮咀，以醋半升渍一宿，猪膏二斤煎令沸，三上三下，膏成涂之，立瘥。

蛇衔生肉膏　主痈疽金疮败坏方。

蛇衔　当归各六分　干地黄三两　黄连　黄芪　黄芩　大黄

---

① 膏成敷之　"敷之"二字原脱，据元本、道藏本、四库本补。

② 蚀　原作"食"，今改。按"食"，同"蚀"。《洪武正韵·陌韵》："食，与蚀同。"

③ 黑子　即黡子，黑痣。《史记·高祖本纪》："左股有七十二黑子。"张守节正义："黑子者，许北人呼为黡黑子，吴楚谓之誌。""誌"，与"痣"通。

④ 流黄　药名。为天然硫黄矿的提炼加工品。味性酸温，有毒，能壮阳，杀虫，主治阳痿，虚寒泻痢，大便冷秘等；外用治疥癣，湿疡，癞疮。

续断　蜀椒　芍药　白及　芎䓖　莽草　白芷　附子　甘草　细辛各一两　薤白一把

上十八味㕮咀，醋渍再宿，腊月猪脂七升煎，三上三下，醋尽下之，去滓敷之，日三夜一。崔氏有大戟独活各一两，无地黄黄连黄芪续断白及芎䓖白芷甘草。

五香汤　主热毒气卒肿痛结作核，或似痈疖而非，使人头痛寒热气急者，数日不除杀人方。

青木香　藿香　沉香　丁香　薰陆香各一两

上五味㕮咀，以水五升煮取二升，分三服，不瘥更服之，并以滓薄肿上。《千金翼》以麝香代藿香。

漏芦汤方

漏芦　白及①　黄芩　麻黄　白薇　枳实　升麻　芍药　甘草各二两　大黄二两

上十味㕮咀，以水一斗煮取三升，分三服，快下之。无药处，单用大黄下之，良。《肘后》云：治痈疽丹疹，毒肿恶肉。《千金翼》无白薇。刘涓子无芍药，有连翘，治时行热毒，变作赤色痈疽，丹疹毒肿，及眼赤痛生瘴翳。若热盛者，可加芒消二两。《经心录》无白薇，有知母犀角芒消各二两。此方与小儿篇方相重，分两服法异。

丹参膏方

丹参　蒴藋　莽草　蜀椒　踯躅各二两　秦艽　独活　白及　牛膝　菊花　乌头　防己各一两

上十二味㕮咀，以醋二升浸一宿，夏半日，如急要便煎之，猪脂四升煎令醋气歇，慢火煎之，去滓，用敷患上，日五六度。《肘后》用防风，不用防己，治恶肉，恶核，瘰疬，风结诸肿。云此膏亦可服。

治气痛，**小竹沥汤**方

淡竹沥一升　射干　杏仁　独活　枳实　白术　防己　防风　秦艽　芍药　甘草　茵芋　茯苓　黄芩　麻黄各二两

上十五味㕮咀，以水九升煮取半，下沥煮取三升，分四服。

---

① 白及　孙本、《外台秘要》卷二十四·瘰疽方并作“白敛”。

白薇散方

白薇　防风　射干　白术各六分　当归　防己　青木香　天门冬　乌头　枳实　独活　山茱萸　萎蕤各四分　麻黄五分　柴胡　白芷各三分　莽草　蜀椒各一分　秦艽五分

上十九味治下筛，以浆水服方寸匕，日三，加至二匕。

治气肿痛，蒺藜散方　蒺藜子一升熬令黄，为末，以麻油和之如泥，炒令焦黑，以敷故熟布上，如肿大小，勿开孔帖之。无蒺藜用小豆末和鸡子如前，干易之，甚妙。

治赤色肿有尖头者，**藜芦膏**方

藜芦二分　黄连　矾石　雄黄　松脂　黄芩各八分

上六味末之，猪脂二升二合煎令烊，调和以敷上，瘑癣头疮极效，又治浅疮经年，抓搔成痒孔者。

瞿麦散　治痈排脓，止痛，利小便方。

瞿麦一两　芍药　桂心　赤小豆酒浸，熬　芎䓖　黄芪　当归　白敛　麦门冬各二两

上九味治下筛，先食酒方寸匕，日三。《千金翼》用细辛薏苡仁白芷，不用桂心麦门冬白敛，治诸痈溃及未溃，疮中疼痛，脓血不绝，不可忍者。

薏苡仁散　治痈肿令自溃长肉方。

薏苡仁　桂心　白敛　当归　苁蓉　干姜各二两

上六味治下筛，先食温酒服方寸匕，日三夜再。

痈疽溃后脓太多，虚热，**黄芪茯苓汤**方

黄芪　麦门冬各三两　芎䓖　茯苓　桂心各二两　生姜四两　五味子四合　大枣二十枚

上八味㕮咀，以水一斗半煮取四升，分六服。《千金翼》有远志当归人参各二两、甘草六两。

内消散　治凡是痈疽皆宜服此方。

赤小豆一升，醋浸，熬　人参　甘草　瞿麦　当归　猪苓　黄芩各二两　白敛　黄芪　薏苡仁各三两　防风一两　升麻四两

上十二味治下筛，以酒服方寸匕，日三夜一，长服取瘥。

治痈疽脓血内漏，诸漏坏败，男发背女乳房，及五痔，**猬皮**

散方

猬皮一具　蜂房一具　地榆　附子　桂心　当归　续断各五分　干姜　蜀椒　藁本各四分　厚朴六分

上十一味治下筛，空腹以酒服方寸匕，日三取瘥。加斑猫七枚，益良。

凡患肿皆因宿热所致，须服冷药，瘥后有患冷利不止者方

赤石脂　人参　龙骨　甘草　干姜各二两　附子一枚

上六味㕮咀，以水八升煮取二升半，分三服，每服八合。

栀子汤　主表里俱热，三焦不实，身体生疮及发痈疖，大小便不利方。

栀子仁二七枚　芒消二两　黄芩　甘草　知母各三两　大黄四两

上六味㕮咀，以水五升煮减半，下大黄，取一升八合，去滓纳芒消，分三服。

五利汤　主年四十已还强壮，常大患热，发痈疽无定处，大小便不通方。

大黄三两　栀子仁五两　升麻　黄芩各二两　芒消一两

上五味㕮咀，以水五升煮取二升四合，去滓下芒消，分四服，快利即止。刘涓子名大黄汤。

干地黄丸　壮热人长将服之，终身不患痈疽，令人肥悦耐劳苦方。

干地黄五两　芍药　甘草　桂心　黄芪　黄芩　远志各二两　石斛　当归　大黄各三两　人参　巴戟天　栝楼根各一两　苁蓉　天门冬各四两

上十五味末之，蜜丸。酒服如梧子大十丸，日三，加至二十丸。

干地黄丸　主虚热，消疮疖方。

干地黄四两　大黄六分　芍药　茯苓　王不留行　甘草　远志　麦门冬　人参　升麻　黄芩各三两　桂心六两

右十二味末之，蜜和。酒服如梧子十丸，日三，加至二十丸，长服令人肥健。一方有枳实三两。《外台》无甘草远志麦门冬人参升麻黄芩。

干地黄丸 主虚劳客热，数发痈肿疮疖，经年不除方。

干地黄四两 天门冬五两 黄芪 黄芩① 大黄 黄连 泽泻 细辛各三两 甘草 桂心 芍药 茯苓 干漆各二两 人参一两

上十四味末之，蜜丸。酒服如梧子大十丸，日三夜一，加至二十丸。久服延年，终身不发痈疽。凡方中用大黄，薄切，五升米下蒸熟，曝干用之，热多倍大黄。《要籍喻义》无泽泻。

地黄煎 补虚除热，散乳石去痈疖痔疾，悉宜服之方。生地黄随多少，三捣三压，取汁令尽，铜器中汤上煮，勿盖令泄气，得减半出之，布绞去粗碎结浊滓秽，更煎之令如饧，酒服如弹丸许，日三，勿加之，百日痈疽永不发。

枸杞煎 主虚劳，轻身益气，令人有力，一切痈疽永不发方。枸杞三十斤剉，叶生至未落可用茎叶，落至未生可用根，以水一石煮取五斗，去滓淀，将滓更入釜，与水依前煮取五斗，并前为一斛，澄之去淀，釜中煎之取二斗许，更入小铜锅子煎，令连连如饧止②，或器盛，重汤煮更好。每日早朝服一合半，日再，初服一合，渐渐加之。

主风湿体痛，不能饮食，兼痈疽后补虚羸方

蔷薇根 枸杞根各一百斤 生地黄 食蜜各十斤

上四味㕮咀，以水煮二根令味浓，取二斛去淀，纳地黄煮令烂，绞去滓，微火煎令如粥，纳蜜耗令相得，每食后服如弹丸许。

搨肿方

大黄 黄芩 白敛 芒消各三分

上四味㕮咀③，以水六升煮取三升汁，故帛四重纳汁中，以搨肿上，干即易之，无度数，昼夜为之。

治痈疽始作，肿赤焮热，长甚速方

青木香 犀角 大黄 升麻 黄芩 栀子仁 黄连 甘草

---

① 黄芩 孙本无此药，为十三味。

② 令连连如饧止 “止”原作“去”，据孙本、元本、道藏本、四库本改。

③ 㕮咀 “㕮”字原脱，据道藏本、四库本补。

芒消　射干　黄檗　紫檀香　羚羊角　白敛各二分　地黄汁五合　麝香二分，研入

上十六味㕮咀，以水五升煮取二升，小冷，故帛两重纳汤中，搨肿上，干易之，日夜数百度。

治颈项及胸背有大肿赤发，即封令不成脓方

生干地黄半斤　香豉半斤　朴消五两

上三味合捣，令地黄烂熟，敷肿上，厚二分，日三四易，至瘥止。此兼治一切肿。

治痈肿痛烦闷方　生楸叶十重帖之，以帛包令缓急得所，日二易，止痛兼消肿，蚀脓甚良，胜于众物。如冬月先收干者，用时盐汤沃润之①，亦可薄削楸皮用之。

治痈始觉肿令消方

大黄　通草　葶苈　莽草各等分

上四味为末，以水和敷上，干则易之。

又方　以莨菪末三指撮，水和服之，日三，神良。

治痈方　芫花为末，胶和如粥敷之。

治痈疽发腹背阴匿处，通身有数十痈者方　取干牛粪烧灰下筛，以鸡子白调涂之②，干复易。

若已结脓，使聚长者方　栝楼根末之，苦酒和敷上，燥复易。赤小豆亦佳。

治大人小儿痈肿方　生猪脑敷纸上帖之，干则易，日三四度。

又方　芥子末汤和敷纸上帖之。《千金翼》以猪胆和涂之。

又方　白姜石末蒜和捣，敷上瘥。

又方　马鞭草捣，敷上即头出。

大人小儿痈肿　灸两足大拇指奇中，立瘥，仍随病左右。

治疖子方　凡疖无头者，吞葵子一枚，不得多服。

---

① 盐汤沃润之　“汤沃”二字原脱，据《外台秘要》卷二十四·痈疽方补。又，《医心方》卷十五·治痈发背方“汤沃”作“汤泼”。

② 以鸡子白调涂之　“调”字原脱，据元本、道藏本、四库本补。

又方　烧葛蔓灰封上自消，牛粪灰封之亦佳。

又方　鼠粘根叶①帖之。

又方　水和雀屎敷之。

又方　生椒末　釜下土

上二味等分，醋和涂之。《千金翼》有曲末，为三味。

又方　狗头骨　云薹子

上二味等分末之，醋和敷上。

治痈有脓令溃方　鸡羽三七枚烧末，服之即溃。

又方　人乳和面敷上，比晓脓血出并尽，不用近手。

又方　箔经绳②烧末，腊月猪脂和，敷下畔，即溃，不须针灸。

治痈肿发背初作，及经十日以上，肿赤焮热毒气盛，日夜疼痛，百药不效方

鰕鸡子一枚　新出狗屎如鸡子大

上二味搅调和，微火熬令稀稠得所，捻作饼子，可肿头坚处帖之，以纸帖上，以帛抹之，时时看之，觉饼子热即易，勿令转动及歇气，经一宿定。如多日患者，三日帖之，一日一易，瘥止。此方秽恶，不可施之贵胜。然其愈疾，一切诸方皆不可及。自外诸方还复备员设仪注而已③，学者④当晓斯方，亦备诸急尔。

乌麻膏　主诸漏恶疮，一十三般疔肿，五色游肿，痈疖毒热，狐刺蛇毒，狂犬虫狼六畜所伤不可识者，二十年漏，金疮中风，皆以此膏帖之，恶脓尽即瘥，止痛生肌，一帖不换药，惟一日一度拭去膏上脓，再帖之，以至瘥乃止方。

---

① 鼠粘根叶　药名，即牛蒡茎叶，为菊科植物牛蒡的茎叶。性味甘凉，主治头风痛，烦闷，金疮乳痈，皮肤风痒等。

② 箔经绳　编织门帘用过的经线绳子。《玉篇·竹部》："箔，帘也。"

③ 备员设仪注而已　谓其他诸方只不过是虚有其方，而实无疗效。按"备员"，虚在其位，聊以充数。《史记·秦始皇本纪》："博士虽七十人，特备员弗用。""仪注"，礼仪制度。《南史·孔奂传》："奂博物强识，甄明故实，问无不知，仪注体式，笺书表翰，皆出于奂。"

④ 学者　"学"原作"觉"，据元本、道藏本、四库本改。

生乌麻油一斤　黄丹四两　蜡四分，皆大两大斤①

上三味，以腊日前一日从午，纳油铜器中，微火煎之，至明旦看油减一分，下黄丹消尽，下蜡令沫消药成，至午时下之。惟男子合之，小儿女人六畜不得见之。

治诸肿紫葛帖方

紫葛十分　大黄五分　白敛　玄参　黄芩　黄连　升麻　榆白皮　由跋各三分　赤小豆一合　青木香一分

上十一味治下筛，以生地黄汁和如泥，敷肿上，干易之。无地黄汁与米醋和之。

又帖膏方

松脂一斤　大黄一两　猪脂半斤　细辛　防风　黄芩　芎䓖　白敛　当归　白芷　芍药　莽草　黄檗　黄连各半两　白蜡四两

右十五味㕮咀，先煎脂蜡令烊，乃纳诸药，三上三下，绞以绵及布，以著水中为饼，取少许火炙之，油纸上敷之，贴疮上。《千金翼》有黄芪一两。

青龙五生膏　治痈疽，痔漏，恶疮脓血出，皆以导之方。

生梧桐白皮　生龙胆　生桑白皮　生青竹茹　生柏白皮各五两　蜂房　猬皮　蛇蜕皮各一具　雄黄　雌黄各一两　蜀椒　附子　芎䓖各五分

上十三味㕮咀，以三年苦酒二斗浸药一宿，于炭火上炙干，捣，下细筛，以猪脂二升半于微火上煎，搅令相得如饴，著新未中水白瓷器中盛。稍稍随病深浅敷之，并以清酒服如枣核，日一。

治痈疽，痔漏，恶疮，妇人妬乳②，漆疮方

野葛　芍药　薤白　当归　通草各二分　附子一分

上六味㕮咀，醋浸半日，先煎猪脂八合令烟出，纳乱发二分令消尽，下之待冷，又纳松脂八分、蜡二分，更著火上令和，即纳诸药

---

① 大两大斤　"斤"原作"升"，据元本、道藏本、四库本改。

② 妬乳　病名，即乳痈。《释名·释疾病》："乳痈曰妬。妬，褚也。气积褚不通至肿溃也。"

煎令沸,三上三下,去滓,故帛敷药帖肿上,干即易之。如春,去附子。其发须洗去垢,不尔令人疮痛。

治痈肿,**松脂膏**方

黄芩　当归　黄芪①　黄连　芍药　大黄　蜡　芎䓖各一两

上八味㕮咀,合松脂一斤半、猪脂一合半,微火煎之三上三下,绵布绞去滓,火炙敷纸上,随肿大小帖之,日三易之,即瘥。

治诸色痈肿恶疮瘥后有瘢,**灭瘢膏**方

矾石　安息香一作女萎　狼毒　乌头　羊踯躅　附子　野葛　白芷　乌贼骨　赤石脂　皂荚　干地黄　天雄　芍药　芎䓖　大黄　当归　莽草　石膏　地榆　白术　续断　鬼臼　蜀椒　巴豆　细辛各一两

上二十六味捣末,以成煎猪脂四斤和药,以此为准,煎之三上三下,以好盐一大匙下之,膏成须服者与服之,须摩者与摩之,摩之忌近眼,服之忌妊娠人。若灭瘢者,以布揩令伤敷之;鼻中瘜肉,取如大豆纳鼻中;如瘀血,酒服如枣核大;痔漏,以绵裹如梅子纳下部;若中风,摩患上取瘥;崩中,亦纳;若灭瘢,取少许和鹰屎白敷之。取腊日合之,神效。《千金翼》有礜石一两。

治脓溃后疮不合方　烧鼠皮一枚作末,敷疮孔中。

又方　熟嚼大豆以敷之。

又方　炒乌麻令黑,熟捣以敷之。

又方　以牛屎敷之,干即易之。

又方　烧破蒲席灰,腊月猪脂和,纳孔中。

治痈久不瘥方　马齿菜纳汁,煎以敷之。

治痈疖溃后脓不断,及诸物刺伤,疮不瘥方

石硫黄粉二分　箸一片,碓头碎

上二味,少湿箸,纳流黄中,以刺疮孔,疮瘥为度。

治痈肉中如眼,诸药所不效者方　取附子削令如棋子,安肿上,以唾帖之,乃炙之令附子欲焦,复唾湿之,乃重炙之,如是三度,

---

① 黄芪　孙本无此药,为七味。

令附子热气彻内，即瘥。此法极妙。

治诸疮著白痂复发方

大蒜　鼠屎　书墨

上三味等分为末，敷之，日三。

禁肿法　凡春初雷始发声时，急以两手指雷声，声止乃止，后七日勿洗手，于后有一切肿及蝎螫恶注肿疮，摩之寻手瘥。

书肿方

太乙甲乙不生　未乙一不成，壬癸死

上以丹书闭气书肿上，立瘥。

治恶毒肿或著阴卵，或著一边，疼痛挛急，引入小腹不可忍，一宿杀人方　取茴香草捣取汁，饮一升，日三四服，滓薄肿上。冬中根亦可用。此是外国神方，从永嘉①年末用之，起死人，神验。

治风劳毒肿，疼痛挛急，或牵引小腹及腰髀痛方　桃仁一升研如常法，以酒三升搅和，顿服之，厚衣盖令汗，不过三剂。

若从脚肿向上至腹者即杀人，治之方　赤小豆一斗以水三斗煮令烂，出豆，以汁浸脚至膝，每日一度，瘥止。若已入腹不须浸，但煮豆食之。忌盐菜米面等。渴饮汁，瘥乃止。

麻子小豆汤　治毒肿无定处，或赤色恶寒②，或心腹刺痛烦闷者，此是毒气深重方。

麻子　赤小豆各五升　生商陆二升　升麻四两　附子二两　射干三两

上六味㕮咀，以水四斗先煮四味，取二斗半，去滓，研麻子碎和汁煮一沸，滤去滓，取汁煮豆烂，取汁，每一服五合，日二夜一，当利小便为度，肿退即瘥，并食豆。

治一切毒肿，疼痛不可忍者方　取草麻子捣敷之，即瘥。

治痈有坚如石核者，复大色不变，或作石痈，**练石散**方

粗理黄石一斤　鹿角八两，烧　白敛三两

---

① 永嘉　西晋怀帝司马炽年号，公元307—312年。

② 赤色恶寒　《外台秘要》卷三十·疗肿方“赤色”作“啬啬”。

上三味，以醋五升，先烧石令赤，纳醋中不限数，醋半止，总捣末，以余醋和如泥，厚敷之，干则易，取消止，尽更合。诸漏及瘰疬，其药悉皆用之，仍火针针头破，敷药。又单磨鹿角，半夏末和，敷之，不如前方佳也。

治石痈①坚如石，不作脓者方　生商陆根捣敷之，干即易之，取软为度。又治湿漏诸痈疖。

又方　蜀桑根白皮阴干，捣末，烊胶，以酒和药敷肿，即拔出根。

又方　醋和莨菪子末，敷疮头上②，即拔出根矣。

又方　蛇蜕皮帖之，经宿便瘥。

又方　栎子③一枚以醋于青石上磨之，以涂肿上，干更涂，不过十度即愈。

又方　梁上尘　葵根茎灰等分

上二味醋和敷之，即瘥。

凡发肿至坚有根者，名曰石痈，治之法　当上灸之百壮，石子当碎出。如不出，益壮乃佳。

发背第三论一首　方十五首

论曰：凡发背，皆因服食④五石寒食更生散所致，亦有单服钟乳而发者，又有生平不服而自发背者，此是上代有服之者。其候率多于背两胛间起，初如粟米大，或痛或痒，仍作赤色，人皆初不以为事，日渐长大，不过十日遂至于死。其临困之时，已阔三寸高一寸，疮有数十孔，以手按之，诸孔中皆脓出，寻时失音。所以养生者小

---

① 石痈　病名。因寒邪入侵肌肉，阻滞气血而致，症见肌肤肿结，坚实有根，肿核与皮肉相粘连，寒多热少等。详参《诸病源候论》卷三十二·石痈候。

② 敷疮头上　“疮”字原脱，据元本、道藏本、四库本补。

③ 栎子　药名，为壳斗科植物麻栎的果实。性味苦涩，微温，能涩肠固脱，主治泻痢脱肛，痔血，石痈等。

④ 服食　道家养生法。指服食丹药。《文选·古诗》之十三：“服食求神仙，多为药所误。”

觉背上痒痛有异，即火急取净土，水和为泥，捻作饼子，厚二分，阔一寸半，以粗艾大作炷炙泥上，帖著疮上炙之，一炷一易饼子。若粟米大时，可炙七饼子即瘥；如榆荚大，炙七七饼炷①即瘥；如钱大，可日夜炙之，不限炷数。仍服五香连翘汤及铁浆诸药攻之，乃愈。又法，诸发背未作大脓，可以冷水射之，浸石令冷熨之，日夜莫住，瘥乃止。此病忌面酒五辛等。亦有当两肩上发者。

凡服石人皆须劳役，四体无令自安，如其不尔者，多有发动。亦不得逐便恣意取暖，称已适情，必须遗欲②以取寒冻，虽当时不宁，于后在身多有所益，终无发动之虑耳。

凡肿起背胛中，头白如黍粟，四边相连，肿赤黑，令人闷乱，即名发背也。禁房室酒肉蒜面。若不炙治，即入内杀人。若炙，当疮上七八百壮。有人不识，多作杂肿治者，皆死。

治发背及痈肿已溃未溃方　香豉三升少与水和，熟捣成强泥，可肿作饼子厚三分以上，有孔勿覆孔上，布豉饼，以艾列其上，炙之使温温而热，勿令破肉。如热痛，即急易之。患当减，快得安稳。一日二度炙之。如先有疮孔，孔中得汁出，即瘥。

治发背，背上初欲结肿，即服此方。

大黄　升麻　黄芩　甘草各三两　栀子三七枚

上五味㕮咀，以水九升煮取三升，分三服，取快利便止，不通更进。

治痈疽发背已溃未溃及诸毒肿方

栝楼根　榆白皮　胡燕窠　鼠坌土

上四味等分末之，以女人月经衣水洗取汁和如泥，封肿上，干易，溃者四面封之，亦觉即封，从一日至五日，令瘥。

内补散　治痈疽发背，已溃排脓生肉方。

当归　桂心各二两　人参　芎䓖　厚朴　防风　甘草　白芷　桔梗各一两

---

① 炙七七饼炷　《外台秘要》卷二十四·发背方"七七"作"二七"。

② 遗欲　孙本、《外台秘要》卷二十四·发背方"遗"并作"违"。

上九味治下筛，酒服方寸匕，日三夜二，未瘥更服勿绝。《外台秘要》无防风甘草白芷。

内补散 治痈疮发背方。

蜀椒① 干姜各二分 白敛一两 黄芩 人参各二分 桂心一分 甘草一两 小豆一合半 附子 防风各一两 芎䓖二两

上十一味治下筛。酒服方寸匕，日三夜二。

治痈疽发背及小小瘰疬，**李根皮散**方

李根皮一升 通草 白敛 桔梗 厚朴 黄芩 附子各一两 甘草 当归各二两 葛根三两 半夏五两 桂心 芍药各四两 芎䓖六两 栝楼根五两

上十五味治下筛，酒服方寸匕，日三，疮大困者夜再服之。曾有人患骨从疮中出，兼有三十余痈疖，服此散得瘥。

治发背痈肿经年，瘥后复发，此因大风，或结气在内，经脉闭塞，至夏月以来出攻于背，久不治，积聚作脓血，为疮内漏，**大内塞排脓散**方

山茱萸 五味子 茯苓 干姜各一分 当归 石韦 芎䓖各四分 附子二分 苁蓉 巴戟天 远志 麦门冬 干地黄各八分 桂心 芍药各三分 地胆② 菟丝子各三分 石斛 人参 甘草各五分

上二十味治下筛，酒服方寸匕，日三夜一，稍加之，长服终身不患痈疖。

治发背方 乱发灰酒服方寸匕，亦治瘭疽。

又方 饮铁浆二升，取利。

又方 三年醋滓三字微火煎令稠，和牛脂敷上，日一易。

又方 猪狗牙烧灰，醋和敷上，日三四易之。

又方 猪脂敷上，日四五，亦治发乳。《救急方》云：取猪羊脂切作片，冷水浸帖上，暖易之，五六十片差。若初帖少许即寒，寒定好眠，甚妙。

又方 蛇头灰醋和敷之，日三易。

---

① 蜀椒 《外台秘要》卷二十四·发背方作"蜀升麻"三字。

② 地胆 孙本作"地脉草"三字，《外台秘要》卷二十四·发背方作"瞿麦"。

又方　烧鹿角灰，醋和敷之，日四五。

又方　烧古蚌灰，鸡子白和敷之，日三易。

丹毒第四小儿丹附[①]　论一首　方三十八首

论曰：丹毒一名天火，肉中忽有赤如丹涂之色，大者如手掌，甚者遍身有痒有肿，无其定色。有血丹[②]者，肉中肿起，痒而复痛，微虚肿如吹状，隐疹起也。有鸡冠丹者，赤色而起，大者如连钱，小者如麻豆粒状，肉上粟粟如鸡冠肌理也，一名茱萸丹。有水丹者，由遍体热起，遇水湿搏之结丹，晃晃黄赤色，如有水在皮中，喜著股及阴处。此虽小疾，不治令人至死，治之皆用升麻膏也。

升麻膏方

升麻　白薇《肘后》作白敛　漏芦　连翘　芒消　黄芩各二两　蛇衔　枳实各三两　栀子四十枚　蒴藋四两

上十味微捣之，水三升浸半日，以猪膏五升，煎令水气尽，去滓，膏成敷，诸丹皆用之，日三，及热疮肿上。《经心录》无枳实，以治诸毒肿。

治丹毒，**升麻搨汤**方

升麻　漏芦　芒消各三两　栀子二十枚　黄芩三两　蒴藋五两

上六味㕮咀，以水一斗浸良久，煮取七升，冷，以故帛染汁搨诸丹毒上，常令湿，搨后须服饮子并漏芦汤。方并在前痈肿条中，但服之立瘥。《小品》用治丹疹，赤毒肿。

治丹毒单用药方

水苔[③]　生蛇衔　生地黄　生菘菜[④]　蒴藋叶　慎火草　五

---

① 小儿丹附　原无，据本书目录补。

② 血丹　孙本、元本、道藏本、四库本、《外台秘要》卷三十·丹毒方并作“白丹”。

③ 水苔　药名，一种蕨类植物的全草。性味甘大温，主治丹毒，赤游风，脘腹中寒，胃虚纳差，泄痢等。

④ 菘菜　药名，即白菜，为十字花科植物青菜的幼株。性味甘平，能解热除烦，通利肠胃，主治肺热咳嗽，便秘，丹毒漆疮等。

叶藤①　豆叶②　浮萍　大黄　栀子　黄芩　芒消

上十三味，但以一味单捣，涂之，立瘥。大黄以下水和用。

又方　凡天下极冷无过藻菜最冷，但有患热毒肿并丹等，取渠中藻菜细切熟捣，敷丹上，厚三分，干易之。

治诸丹神验方　以芸薹菜③熟捣厚封之，随手即消。如余热气未愈，但三日内封之，使醒醒好瘥止④，纵干亦封之勿歇，以绝本。余以贞观七年三月八日于内江县饮多，至夜睡中觉四体骨肉疼痛，比至晓头痛目眩，额左角上如弹丸大肿，痛不得手近，至午时至于右角，至夜诸处皆到，其眼遂闭合不得开，几至殒毙。县令周公以种种药治不瘥，经七日，余自处此方，其验如神，故疏之以传来世云耳。

五色油丹，俗名油肿，若犯者多致死，不可轻之方　缚母猪，枕头卧之，甚良。

又方　牛屎涂之，干易。

赤流肿丹毒方　取榆根白皮作末，鸡子白和敷之。《千金翼》又用鸡子白和蒲席灰敷。

又方　捣大麻子，水和敷之。

又方　以羊脂煎了摩之，得青羊脂最良。《集验方》云：治人面目身体卒赤黑，丹起如疥状，不治日剧，遍身即杀人。

治小儿丹毒方　捣马齿苋一握，取汁饮之，以滓薄之。

又方　捣赤小豆五合，水和取汁，饮之一合良，滓涂五心。

又方　浓煮大豆汁，涂之良，瘥亦无瘢痕。

又方　腊月猪脂和釜下土敷之，干则易。

治小儿五色丹方　捣蒴藋叶敷之。

---

① 五叶藤　药名，为葡萄科植物乌蔹莓的全草或根。性味苦酸寒，主治痈肿疔疮，痄腮丹毒，风湿，黄疸，痢疾，尿血白浊等。

② 豆叶　《外台秘要》卷三十·丹毒方作“豆豉”。

③ 芸薹菜　药名，为十字花科植物油菜的嫩茎叶。性味辛凉，能散血消肿，主治劳伤吐血，血痢丹毒，热毒疮，乳痈等。又，《外台秘要》卷三十·丹毒方有茱萸，为二味。

④ 使醒醒好瘥止　“使”原作“陵”，据元本，道藏本、四库本改。

又方　猪槽下烂泥敷之，干则易。《集验》治卒赤黑丹。

又方　服黄龙汤①二合，并敷患上。

治小儿白丹方　烧猪屎灰，鸡子白和敷之，良。

治小儿赤丹方　芸薹叶汁服三合，滓敷上良。《千金翼》云：末芸薹以鸡子白和涂之。

治小儿赤丹斑驳②方　唾和胡粉，从外向内敷之。

又方　锻铁屎③以猪脂和敷之。

又方　屋尘和腊月猪脂敷之。

治小儿火丹，赤如朱走皮中方　以醋和豉研敷之。

又方　鲤鱼血敷之，良。

又方　捣荏子④傅之，良。

又方　猪屎水和绞取汁，服少许，良。

治小儿天火丹，肉中有赤如丹色，大者如手，甚者遍身，或痛或痒或肿方　赤小豆二升末之，鸡子白和如薄泥敷之，干则易，便瘥。一切丹并用此方，皆瘥。

又方　生麻油涂之。

治小儿骨火丹，其疮见骨方　捣大小蒜厚封之，著足踝者是。

治小儿殃火丹，毒著两胁及腋下者方　伏龙肝末和油敷之，干则易。若入腹及阴，以慎火草取汁服之。

治小儿尿灶丹，初从两股起，及脐间走入阴头皆赤色者方　水二升，桑皮切二升煮取汁，浴之，良。

---

① 黄龙汤　药名，即人粪清。性味苦寒，古人用以治疗温病发狂，痈肿发背，五色游丹，诸毒，骨蒸劳热，痘疮不起，鼻衄呕血。

② 斑驳　“斑”原作“班”，今改。按“班”，通“斑”。《说文解字注·文部》：“斑者……又或假班为之。”“驳”原作“驳”，今改。按“驳”通“驳”。《说文假借义证·马部》：“驳、驳声同，形尤近，故驳可为驳之假借。”“斑驳”，色彩相杂貌。

③ 锻铁屎　“锻”原作“锏”，据孙本、元本、道藏本、四库本改。

④ 荏子　药名，为唇形科植物白苏的果实。性味辛温，能下气消痰，润肺宽肠，主治咳逆痰喘，气滞便秘，小儿火丹等。

又方　烧李根为灰，以田中流水和，敷之，良。

治小儿朱游火丹①，病一日一夜即成疮，先从背起渐至遍身，如枣大正赤色者方　浓煮棘根汁洗之。已成疮者，赤小豆末敷之。未成疮者，鸡子白和小豆末敷之。凡方中用鸡子者，皆取先破者用之，完者无力。

治小儿天灶火丹②，病从髀间起，小儿未满百日，犯行路灶君，若热流下，令阴头赤肿血出方　伏龙肝捣末，鸡子白和敷之，日三，良。

又方　鲫鱼肉剉，五合　赤小豆末五合

上二味和捣，少水和敷之，良。

治小儿野火丹，病遍身皆赤者方　用油涂之。

治小儿茱萸丹，病初从背起，遍身如细缬③，一宿成疮者方　赤小豆作末，以粉之。如未成疮者，鸡子白和敷之。

治小儿废灶火丹，初从足趺起，正赤色者方　以枣根煮汁，沐浴五六度。

隐疹④第五论一首　方二十九首　灸法一首

论曰：素问云：风邪客于肌中则肌虚，真气发散，又被寒搏皮

---

① 朱游火丹　“游”原作“田”，据孙本改。

② 天灶火丹　丹毒之发于肛门之下，两股之间者。按“天灶”，山谷之出口处。《吴子·治兵》：“无当天灶，无当龙头。天灶者，大谷之口；龙头者，大山之端。”因病发于肛门之下，两股之间，部位形似谷口，故名。详参《诸病源候论》卷三十一·天灶火丹候。

③ 细缬（xié　协）　织物上的印染花纹。《集韵·屑韵》：“缬，系也。谓系缯染为文也。”此喻茱萸丹病发早期，遍身皮肤呈花纹状。

④ 隐疹　“疹”原作“轸”，今改。按“轸”，通“疹”。《素问·四时刺逆从论》：“少阴有余，病皮痹隐轸。”“隐疹”，病名，又名风搔瘾疹、风疹块。因内蕴湿热，复感风寒，郁于皮肤腠理而发，症见皮肤出现大小不等的风团，小如麻粒，大如豆瓣，甚则成块成片，剧烈瘙痒，时隐时现。

肤，外发腠理开毫毛，淫气妄行之，则为痒也。所以有风疹搔痒，皆由于此。又有赤疹者，忽起如蚊蚋啄，烦痒剧者重沓垄起，搔之逐手起。又有白疹者亦如此。赤疹热时即发，冷即止。白疹天阴冷即发。白疹宜煮矾石汁拭之，或煮蒴藋和少酒以浴之良，姚氏治赤疹。或煮石南汁拭之良，或水煮鸡屎汁，或煮枳实汁拭之良。余一切如治丹方法。俗呼为风屎，亦名风尸。

石南汤　治六十四种风，淫液走人皮中如虫行，腰脊强直，五缓六急，手足拘挛，隐疹搔之作疮，风尸身痒，卒面目肿起，手不得上头，口噤不得言。方出第八卷中。此方但是隐疹宜服之瘥。

治风瘙隐疹，心迷闷乱方。

天雄　牛膝　桂心　知母各四分　防风六分　干姜　细辛各三分　人参二分　栝楼根　白术各五分

上十味治下筛，酒服半钱匕，加至一匕为度。

治搔痒皮中风虚方

枳实[1]三升　独活　苁蓉　黄芪　秦艽各四两　丹参　蒴藋各五两　松叶切，一升

上八味㕮咀，以酒二斗浸六宿，每服二合，日二，稍稍加之。

治风瘙隐疹方　大豆三升，酒六升煮四五沸，每服一盏，日三。

又方　牛膝为末，酒下方寸匕，日三。并治骨疽癞病及㾦瘟。

又方　芥子末，浆水服方寸匕，日三。

又方　白术末，酒服方寸匕，日三。

又方　白术三两　戎盐　矾石各半两　黄连　黄芩　细辛　芎䓖　茵芋各一两

上八味㕮咀，以水一斗煮取三升，洗之良，日五。

又方　马蔺子　蒴藋　茺蔚子　矾石　蒺藜子　茵芋　羊桃　萹竹各二两

上八味㕮咀，以浆水二斗煮取一斗二升，纳矾石洗之，日三。

又方　蒴藋　防风　羊桃　石南　茵芋　芫花　蒺藜　矾石

---

① 枳实　孙本作“枳壳”。

上八味各一两㕮咀，以浆水一斗煮取五升，去滓纳矾石，令小沸，温浴之。

治隐疹痒痛方

大黄　升麻　黄檗　当归　防风　芍药　黄芩　青木香　甘草各二两　枫香五两　芒消一两　地黄汁一升

上十二味㕮咀，以水一斗煮取三升半，去滓，下芒消令消，帛染搨病上一炊久，日四五度。

治举体痛痒如虫啮，痒而搔之，皮便脱落作疮方

蒺藜子三升　蛇床子　茺蔚子各二升　防风五两　大戟一斤　大黄二两　矾石三两

上七味㕮咀，酒四升、水七升煮取四升，去滓纳矾石，帛染拭之。

治风瘙肿疮痒在头面，**大黄搨洗方**

大黄　芒消各四分　莽草二分，一作甘草三两　黄连六分　黄芩八分　蒺藜子五合

上六味㕮咀，以水七升煮取三升，去滓下消，以帛染搨之，日一度，勿近目。

治风瘙隐疹方

蛇床子二升　防风二两　生蒺藜二斤

上三味㕮咀，以水一斗煮取五升，拭病上，日三五遍。

治身体赤隐疹而痒，搔之随手肿起方

莽草二分　当归　芎䓖　大戟　细辛　芍药　芫花　蜀椒　附子　踯躅各四分　猪膏二升半

上十一味㕮咀，以酒渍药一宿，猪膏煎之，候附子色黄膏成，去滓，以敷病上，日三。

青羊脂膏　主风热赤疹，搔之逐手作疮方。

青羊脂四两　甘草　芍药各三两　白芷　寒水石　防风　黄芩　白及　黄耆　升麻各四分　石膏一升　竹叶切，一升

上十二味㕮咀，先以水八升煮石膏竹叶，取四升，去滓，浸诸药，以不中水猪脂二升合煎，膏成敷病上良。

治风搔隐疹方　石灰淋取汁,洗之良。

又方　白芷根叶煮汁洗之。

又方　酪和盐熟煮摩之,手下即消,良妙。

治隐疹百疗不瘥者方　景天一斤,一名慎火草,细捣取汁敷上,热炙手摩之,再三度瘥。

又方　芒消八两水一斗煮取四升,适寒温,绵拭。

又方　黄连切　芒消各五两

上二味,以水六升煮取半,去滓洗之,日四五。

治风搔隐疹,心迷闷乱方　巴豆二两以水七升煮取三升,故帛染汁拭之,大人小儿加减之。

又方　矾石二两末,酒三升渍令消,帛染拭病上。

又方　吴茱萸一升、酒五升煮取一升半,帛染拭病上。

治暴气在表,攻皮上,隐疹作疮方　煮槐枝叶洗之。

治小儿患隐疹入腹,体肿强而舌干方　芜菁子末,酒服方寸匕,日三。

又方　车前子作末,粉之良。

又方　蚕沙二升、水二升煮,去滓,洗之良。

又方　盐汤洗了,以蓼子挼敷之。

举体痛痒如虫啮,痒而搔之,皮便脱落作疮　灸曲池二穴,随年壮,发即灸之,神良。

瘭疽第六

恶肉　赤脉　恶核　瘑病　附骨疽　贼风　风热毒　洪烛疮　肥疮　漫淫疮　瘑疮　胻疮　骨疽　风疽　石疽　疮因风致肿　恶露疮　反花疮　代指　指疽　逆胪　瘃　尸脚　割甲侵肉附①　论一首　证十五条　方九十四首

论曰:瘭疽者,肉中忽生点子如豆粒,小者如黍粟,剧者如梅李,或赤或黑,或青或白,其状不定,有根不浮肿,痛伤之应心,根深

① 恶肉……割甲侵肉附　原无,据本书目录补。

至肌,经久便四面悉肿,疱黯熟紫黑色,能烂坏筋骨。若毒散,逐脉入脏杀人。南人名为搨著毒。厚肉处即割去之,亦烧铁烙之,令焦如炭,或灸百壮,或饮葵根汁,或饮蓝青汁,若犀角汁,及升麻汁竹沥黄龙汤等诸单方治,专去其热取瘥。其病喜著十指,故与代指相似,人不识之,呼作代指。不急治之,亦逐脉上入脏杀人。南方人得之,皆斩去其指。初指头先作黯疱,后始肿赤黑黯,瘆痛①入心是也。

代指者,先肿脪②热痛,色不黯,缘爪甲边结脓,剧者爪皆脱落,此谓之代指病也。但得一物冷药汁搨渍之佳。若热盛,服漏芦汤及搨渍之,敷升麻膏亦可,针去血不妨洗渍涂膏也。复有恶肉病者,身上忽有肉如赤豆粒,突出便长,推出如牛马乳,上如鸡冠状,不治,自长出不止,亦不痛痒。此由春冬时受恶风入肌脉中,变成此疾。治之宜服漏芦汤,外烧铁烙之,日日为之令焦尽,即以升麻膏敷之,积日乃瘥。

又有赤脉病③,身上忽有赤脉络起,陇耸如死蚯蚓之状,看之如有水在脉中,长短皆逐脉所处。此由春冬受恶风入络脉中,其血肉瘀所作也。宜五香连翘汤,及竹沥等治之,刺去其血,仍敷丹参膏,亦用白鸡屎涂之良。

恶核病者,肉中忽有核累累如梅李核,小者如豆粒,皮肉瘆痛,壮热瘰索恶寒是也。与诸疮根瘰疬结筋相似。其疮根瘰疬因疮而生,是缓无毒。恶核病卒然而起,有毒。若不治,入腹烦闷杀人。皆由冬月受温风,至春夏有暴寒相搏,气结成此毒也。但服五香汤主之,又以小豆末敷之,亦煮汤渍时时洗之,消后以丹参膏敷之,令余核总消尽。凡恶核,初似被射工毒,无常定处,多恻恻然痛,或时不痛。人不痛者便不忧,不忧则救迟,迟治即杀人,是以宜早防之。

---

① 瘆(shēn　肿)痛　剧痛。

② 脪　原作"瘀",今改。按"瘀",同"脪"。《集韵·焮韵》:"脪,《说文》:创肉反出。一曰瘠脪,热气著肤中。或作瘀。"此谓红肿。

③ 赤脉病　《肘后备急方》卷五·治痈疽妬乳诸毒肿方、《诸病源候论》卷三十三·恶脉候"赤"并作"恶"。

尤忌牛肉鸡猪鱼马驴等肉。其疾初如粟米,或似麻子,在肉里而坚似疱,长甚速,初得多恶寒,须臾即短气。取吴茱萸五合作末,水一升和之,绞取汁顿服之,以滓敷上,须臾服此汁,令毒散止,即不入腹也。入腹则致祸矣,切慎之。

凡瘑病,喜发四肢,其状赤脉起如编绳,急痛壮热。其发于脚,喜从腨起至踝,亦如编绳,故云瘑病也。发于臂①,喜著腋下。皆由久劳热气盛,为湿凉所折,气结筋中成此病也。若不即治,其久溃脓,亦令人筋挛缩也。若不消溃,其热气不散,多作䠶病②,漏芦汤主之。泻后,锋针数针去恶血气,针泻其根,核上敷小豆末,取消为度。又用治丹法治之,亦用治痈三味甘草散敷之。若溃,敷膏散如痈法。

恶核瘑病瘭疽等多起岭表,中土鲜有。南方人所食杂类繁多,感病亦复不一。仕人往彼,深须预防之,防之无法,必遭其毒,惟须五香汤小豆散吴茱萸,皆是其要药。

凡附骨疽者,以其无破,《外台》作故。附骨成脓,故名附骨疽。喜著大节解中,丈夫产妇喜著胜中,小儿亦著脊背。大人急著者,先觉痛不得动摇,按之应骨痛,经日便觉皮肉渐急,洪肿如肥状是也。小儿才手近便大啼呼,即是肢节有痛候也。大人缓著者③,先觉肌烘烘然,经日便觉痛痹不随。小儿四肢不能动摇,亦如不随状。看肢节解中,若有肌烘烘处,不知是附骨疽,令遍身成肿不至溃,体皆有青黯。大人亦有不别,呼为贼风风肿,不知是疽也。凡人身体患热,当风取凉,风入骨解中,风热相搏,便成附骨疽,其候嗜眠沉重,忽忽耳鸣。又秋夏露卧,为冷所折,风热伏结,而作此疾。急者热多风少,缓者风多热少,小儿未知取风冷,何故而有此疾。由其血盛肌嫩,为风折之,即使凝结故也。凡初得附骨疽,即须急服漏芦汤下

---

① 发于臂 “臂”原作“肾”,据《诸病源候论》卷三十三·瘑病候改。

② 䠶病 本书考异:“䠶即肤字,与胕同,谓浮肿也。足肿之症故从足作䠶耳。”《诸病源候论》卷三十三·瘑病候“瘑病”二字作“尰”一字。《广韵·肿韵》:“尰,足肿病。”

③ 缓著者 “著”字原脱,据元本、道藏本、四库本补。

之，敷小豆散得消，可服五香连翘汤。方在痈疽条中。

凡贼风，其人体卒无热，中暴风冷，即骨解深痛不废转动，按之应骨痛也。久即结痛或结瘰疬。其附骨疽，久即肿而结脓，以此为异耳。若治附骨作贼风，则增益病深脓多。若治贼风作附骨，即加风冷，遂成瘰疬偏枯挛曲之疾也。疗之为效，都在其始耳。此非天下至精，其孰能与于此。若候附骨与贼风为异者，附骨之始，未肿但痛而已，其贼风但痛不热。附骨则其上壮热，四体乍寒乍热，小便赤，大便涩，而无汗。若得下却热并开发腠理，便得消也。纵不消尽，亦得浮浅近外。凡贼风，但夜痛骨不可按抑，不得回转，痛处不壮热，亦不乍寒乍热，多觉身体索索然冷，欲得热熨痛处即小宽，时复有汗出，此为贼风证也。宜针灸熨焫，诸服治风药即愈，方在风条中。

又有风热毒相搏为肿，其状先肿上生瘭浆如火灼处，名曰风热毒，治之一如丹法。

又有洪烛疮，身上忽生瘭浆①如沸汤洒，剧者遍头面，亦有胸胁腰腹肿缓②，通体如火汤灼熛起③者是也。治之法，急服漏芦汤下之，外以升麻膏敷之。其间敷升麻膏，若无效，一依敷丹方。

凡热疮起，便生白脓黄烂，疮起即浅，但出黄汁，名肥疮。

浸淫疮者，浅搔之，蔓延长不止，搔痒者，初如疥，搔之转生汁相连著是也。

㾓疮者，初作亦如肥疮，喜著手足，常相对生，随月生死，痛痒坼裂，春夏秋冬随瘥剧者是也。

有久痈余疮败为深疽者，在腨胫间喜生，疮中水恶露寒冻不瘥，经年成骨疽，亦名胻疮。深烂青黑，四边坚强，中央脓血汁出，百药不瘥，汁溃，好肉处皆虚肿，亦有碎骨出者，可温赤龙皮汤渍，方见下卷

---

① 瘭（biāo　标）浆　毒肿顶部含有之黄白色浆液，溃破后流出，可向身体其他部位蔓延。

② 剧者遍头面，亦有胸胁腰腹肿缓　孙本“亦”作“赤”，从上句读。

③ 熛（biāo　彪）起　“熛”原作“瘭”，据孙本改。“熛起”，喻病发迅疾。《文选·成公绥·啸赋》：“气冲郁而熛起。”李善注：“熛起，言疾。”

肠痈篇。夏月日日洗，冬天四日一洗。青肉多，可敷白蔄茹散，蚀却恶肉，可三日敷之止，后长敷家猪屎散，得瘥止。取猪屎烧作灰，末如粉，致疮中令满，白汁出吮去，随更敷之，瘥止。若更青肉，复著白蔄茹散如前法，家猪屎散①取平复。凡骨疽百疗不瘥者，可疮上以次灸之，三日三夜便瘥。如疮不瘥，瘥而复发，骨从孔中出者，名为骨疽。取先死乌雌鸡一只，去肉取骨，熬焦如炭，取三家牛棓木刮取屑，三家甑箅各一两，皆烧成炭，合导疮中，碎骨当出数片，瘥。

治瘭疽秘方　世所不传，神良无比方。

射干　甘草　枳实　干地黄　升麻　黄芩各二两　大黄十分　麝香二分　犀角六分　前胡三分

上十味㕮咀，以水九升煮取三升，下大黄一沸，去滓纳麝香，分三服，瘥止，不限剂数。《外台》无黄芩，云《翼》同，深师加黄芩麻黄白薇枳实升麻松叶。

治瘭疽诸疽，十指头焮赤痛而痒方

白芷　大黄　芎䓖　黄芩　黄连　甘草　细辛　藁本　当归　藜芦　莽草各一两

右十一味㕮咀，以水二斗煮猪蹄一具，取一斗，煮药取五升，浸疮即瘥。《千金翼》名猪蹄汤。

治瘭疽浸淫多汁，日渐大方

胡粉　甘草　蔄茹各二分　黄连二两

上四味治下筛，以粉疮上，日三四。

凡瘭疽著手足肩背，累累如米起色白，刮之汁出，瘥后复发方

黄芪六分　款冬花二分　升麻四分　附子　苦参　赤小豆各一分

上六味治下筛，酒服方寸匕，加之，日三。范汪无苦参。

又方　虎屎白者以马屎②和之，曝干，烧为灰，粉之，良。

又方　胡粉一两　青木香　滑石　龙骨③各三两　米粉一升

---

① 家猪屎散　“屎”字原脱，据元本、道藏本、四库本补。

② 马屎　《外台秘要》卷二十四·瘭疽方作“马尿”。

③ 龙骨　孙本无此药，为四味。

上五味为末，稍以粉病上，日三。

又方　灶屋尘　灶突墨　釜下土各一升

上三味合研令匀，以水一斗煮三沸，取汁洗疮，日三四度。

治瘭疽著手足肩背，忽发累累如赤豆，剥之汁出者方　芜菁子熬捣，帛裹展转敷上良。

又方　以麻子熬作末，摩上，良。

又方　酒和面敷之。

又方　鲫鱼长三寸者　乱发鸡子大　猪脂一升

右三味煎为膏，敷之。

又方　剥去疮痂，温醋泔清洗之，以胡燕窠和百日男儿屎如膏，敷之。

又方　乱发灰服方寸匕，日三。亦治发背。

又方　煮芸薹菜，取汁一升服之，并食干熟芸薹数顿，少与盐酱，冬月研其子，水和服之。

又方　以猪胆敷之，良。

又方　枸杞根葵根叶煮汁煎如糖，服之随意。

又方　腊月糖昼夜浸之，数日乃愈。

治疽溃后方　以盐汤洗拭了，烧皂荚灰粉上，良。

又方　梁上尘和车釭中脂敷之。

又方　以牛耳中垢敷之良。

又方　以生麻油滓，绵裹布疮上，虫出。

又方　以沸汤灌疮中三四遍。汤一作锡。

凡疽似痈而小有异，今日去脓了，明日还满，脓如小豆汁者方　芸薹熟捣，湿布袋盛之，埋热灰中更互熨之，即快得安，不过再三即瘥，冬用干者。

又方　皂荚煎汤洗疮拭干，以檗皮末敷，勿令作痂。

凡疽卒著五指，筋急不得屈伸者　灸踝骨中央数十壮，或至百壮。

治浸淫疮，**苦瓠散**方

苦瓠一两　蛇蜕皮　蜂房各半两　梁上尘一合　大豆半合

上五味治下筛，以粉为粥和敷纸上帖之，日三。《古今录验》无大豆。

又方　以煎饼乘热①搨之。亦治细癣。

疮表里相当，名浸淫疮方　猪牙车骨年久者，椎破烧令脂出，热涂之。

又方　取苦楝皮若枝，烧作灰敷，干者猪膏和涂。并治小儿秃疮及诸恶疮。

治瘑疮方　醋一升温令沸，以生薤②一把纳中，封疮上，瘥为度。

又方　捣桃叶和鲤鱼鲊糁③封之，亦可以鲊薄之。

又方　炒腊月糖薄之。

又方　烧故履系末敷之。

又方　烧松根取脂涂之。

治燥瘑方　醋和灰涂之。

又方　热牛屎涂之。

治湿瘑方　烧干虾蟆，猪脂和敷之。

治瘑疥百疗不瘥方

楝实一升　地榆根　桃皮④　苦参各五两

上四味㕮咀，以水一斗煮取五升，稍温洗之，日一。

治久瘑疥湿疮，浸淫日广，痒不可堪，搔之黄汁出，瘥后复发方　羊蹄根净去土，细切，熟熬，以醋和熟捣，净洗疮，敷上一时间，以冷水洗之，日一。又阴干作末，痒时搔汁出，以粉之。又以生葱根揩之。《千金翼》无葱字。

一切瘑疮　灸足大指奇间二七壮，灸大指头亦佳。

---

① 乘热　“乘”原作“承”，今改。按“承”，通“乘”。《说文通训定声·声部》：“承，假借为乘。”“乘”，趁。《字汇》：“乘，趁也。”“乘热”，趁热。

② 生薤　《外台秘要》卷三十·瘑疮方作“生韭”。

③ 鲊（zhǎ　眨）糁（shēn　身）　鱼肉经过加工制成的碎粒状食品。

④ 桃皮　药名，为蔷薇科植物桃或山桃去掉栓皮的树皮。性味苦辛平，无毒，主治水肿，痧气腹痛，肺热喘闷，痈疽瘰疬湿疮等。

治脚腨及曲䐁①中痒，搔之黄汁出，是风疽方　以青竹筒一枚，径一寸半，长三尺，当中著大豆一升，以糠马屎二物烧为火，当竹筒中烧之，以器承两头取汁，先以泔清和盐热洗疮了，即涂豆汁，不过三度，极效。

又方　嚼胡麻敷，以绵裹之，日一易之，神良。

治石疽，状如痤疖而皮厚方　捣榖子敷之。亦治金疮。

治久痈疮败坏成骨疽方　末龙骨粉疮，四面厚二分，以膏著疮中，日二易之，虫出如发，尽愈。膏方如下。

大虾蟆一枚，自死者　乱发一块，鸡子大　猪脂一斤

上三味纳脂中煎之，二物略消尽，下待冷，更纳盐一合搅和之，充前用。

治疮久不瘥，瘥而复发，骨从孔中出，名为骨疽方　以猪胆和楸叶捣封之。

又方　捣白杨叶末敷之。

又方　芜菁子捣敷之，帛裹，一日一易。

又方　穿地作坑，口小里大，深二尺，取干鸡屎二升，以艾及荆叶捣碎，和鸡屎令可然火，坑中烧之令烟出，纳疽于坑中熏之，以衣拥坑口勿泄气。半日当有虫出，甚效。

治久疽方　鲫鱼破腹勿损，纳白盐于腹中，以针缝之，于铜器中火上煎之令干，作末敷疽疮中。无脓者，以猪脂和敷之，小疼痛无怪也，十日瘥。

治附骨疽方　槲皮烧末，饮服方寸匕。

又方　新剥鼠皮如钱孔大，帖肿上，即脓出。已溃者取猪脊上脂帖之，则脓出。

附骨疽　灸间使后一寸，随年壮，立瘥。

治诸疮因风致肿方　烧白芋灰，温汤和之，厚三分，敷疮上，干即易，不过五度瘥。

又方　栎根皮三十斤剉，水三斛煮令热，下盐一把，令的的然

① 䐁（qiū　秋）　膝盖弯。《集韵·尤韵》："䐁，股胫间。"

热以浸疮,当出脓血,日日为之,瘥止。

治恶露疮方　捣薤菜敷疮口,以大艾炷灸药上,令热入内即瘥。

治反花疮并治积年诸疮方　取牛蒡根熟捣,和腊月猪脂封上,瘥止。并治久不瘥诸肿恶疮漏疮等,皆瘥。

又方　取马齿菜捣封,瘥止。

又方　取蜘蛛膜帖疮上,数易之,瘥止。

治恶疮方

矾石　蜡　松脂　乱发各二分　猪膏四两

上五味煎发消,纳矾石,次纳松脂,次纳蜡,去滓,先刮洗疮以涂之,日再三,不痛久疮、时愈新疮、迟愈瘑疥①痒疮、头秃,皆即愈生发,胜飞黄膏。

又方　烧萹竹灰和楮白汁涂之。

又方　羊屎麻根烧烟断,膏和封,有汁者干敷之。

又方　面一升作饼,大小覆疮,炙上令热,汁出尽瘥。

治恶疮似火烂洗汤方　白马屎曝干,以河水和煮十沸,绞取汁洗之。

治恶疮名曰马疥,其大如钱方　以水渍自死蛇一头,令烂去骨,以汁涂之,手下瘥。

治身疮及头疮不止方　菖蒲末敷上,日三夜二。

治疮久不瘥方

芜荑　藜芦各一两　姜黄　青矾　雄黄各一分　苦参　沙参各三分　附子一枚

上八味治下筛,先以蓝汁洗疮去痂,干拭敷之,小儿一炊久剥去之,大人半日剥之,再敷,不过三四度愈。

治恶疮十年不瘥似癞者方　蛇蜕皮一枚烧之,末下筛,猪脂和敷之,醋和亦得。

---

① 瘑疥　原作"蜗蚧",据道藏本、四库本及本卷·治瘑疥百疗不瘥方本文改。

又方　苦瓠一枚㕮咀，煮取汁洗疮，日三。又煎以涂癣，甚良。皆先以泔净洗乃涂，三日瘥。

又方　盐汤洗，捣地黄叶帖之。

又方　烧豭猪屎①敷之。

又方　烧莨菪子末敷之。

又方　烧鲫鱼灰和酱清敷之。

治诸疮久不瘥，并治六畜方　枣膏三升、水三斗煮取一斗半，数洗取愈。

乌膏②　主恶疮方。

雄黄　雌黄　芎䓖　升麻　乌头　及己　竹灰　黄连　黄檗　水银各二分　杏仁三十枚　胡粉一分　巴豆二十枚　松脂　乱发各一鸡子大　蜡三两

上十六味㕮咀，以猪膏三升急煎令发消，去滓，停小冷，以真朱二钱匕投，搅令相得以敷之。凡用膏先净疮，拭干乃敷之，敷讫以赤石脂黄连散粉之。《千金翼》无竹灰水银蜡。

乌膏　治种种诸疮不愈者方。

水银一两　黄连二两　经墨③三分

上三味治下筛，以不中水猪膏和之敷上，不过再三愈，神良。若欲多作任人。惟不治金疮，水银大须熟研。

治代指方　甘草二两㕮咀，水五升煮取一升半④渍之。若无，用芒消代之。

又方　以唾和白硇砂，搜面作碗子盛唾，着硇砂如枣许，以爪指着中，一日瘥。

---

① 豭(jiā　佳)猪屎　药名，即猪苓。

② 乌膏　《千金翼方》卷二十四·湿热疮作“乌头膏”三字，“及己”作“防己”，无竹灰水银蜡，为十三味。按“及己”，药名，为金粟兰科植物及己的根。性味苦平，有毒，能活血散瘀，主治跌打损伤，疮疥疖肿，月经闭止等。

③ 经墨　药名，为松烟和入胶汁、香料等制成的墨。性味辛平，能止血，消肿，主治吐血衄血，崩中漏下，血痢，痈肿发背等。

④ 煮取一升半　“升”原作“分”，据元本、道藏本、四库本改。

又方　以毛杂黄土作泥泥指上，令厚五分，纳煻灰中煨之，令热可忍，泥干易，不过数度瘥。

又方　刺指热饭中二七遍。

又方　以麻沸汤渍之，即愈。

又方　单煮地榆作汤，渍之半日。

又方　先刺去脓血，炙鱼鲊皮令温，以缠裹周匝，痛止便愈。

又方　以蜀椒四合、水一升煮三沸，以渍之。

又方　取萎黄葱叶煮沸渍之。

治指痛欲脱方　猪脂和盐煮令消，热纳指中，食久住。《千金翼》和干姜。

治手足指掣痛不可忍方　酱清和蜜温涂之。

又　灸指端①七壮，立瘥。

治手足指逆胪②方　此缘厕上搔头，还坐厕上，以指倒捋二七下，即瘥。

又方　青珠③一分　干姜二分

上二味捣，以粉疮上，日三。

治冻指瘃④欲堕方　马屎三升以水煮令沸，渍半日愈。

治手足皴裂，逆胪代指方　酒搦猪胰洗之，慎风冷。

治手足皴劈⑤破裂，血出疼痛方　猪脂著热酒中洗之。

治冬月冒涉冻凌，面目手足皴瘃，及始热痛欲瘃者方　取麦窠

---

① 指端　《外台秘要》卷二十九·代指方作“指头痛处”四字。

② 逆胪(lú　卢)　枯燥剥裂倒卷之表皮。《说文解字·肉部》：“胪，皮也。”

③ 青珠　药名，石类，多产山崖间，其状如笋，其质似玉，亦有生成如树，若海中之珊瑚者。性味甘平。主治手足逆胪，火疮痈疡，疥疮秃疮，浸淫疮，石淋等。又，《外台秘要》卷二十九·手足逆胪及瘃坏方作“真珠”。

④ 冻指瘃(zhú　竹)　手足冻疮。按“指”，手指，足趾。《说文解字·手部》：“指，手指也。”《左传·定公十四年》：“阖庐伤将指，取其一履。”杜预注：“其足大指见斩，遂失履，姑浮取之。”“瘃”，冻疮。《字汇·疒部》：“瘃，手足冻疮。”

⑤ 手足皴(cūn　村)劈　手足肌肤因受冻而坼裂。《唐诗纪事·雪》：“岂知饥寒人，脚手生皴劈”。

煮令浓，热洗之。

治手足皴痛方　煮茄子根洗之。

又方　芎䓖三分　蜀椒二分　白芷　防风　盐各一两

上五味㕮咀，以水四升煎浓涂之，猪脂煎更良。

治人脚无冬夏常拆裂，名曰尸脚方　鸡屎一升、水二升煮数沸，停小冷，渍半日，瘥止。亦用马屎。

又方　烊胶，胶干帛帖上。

割甲侵肉不瘥方　硇砂矾石末裹之，以瘥为候。

又方　捣鬼针草苗汁、鼠粘草根，和腊月猪脂敷之。

（李景荣）

备急千金要方校释卷第二十三痔漏

朝奉郎守太常少卿充秘阁校理判登闻检院上
护军赐绯鱼袋臣林亿等校正

九漏第一瘰疬附[③]　论一首　方八十三首　灸法十六首

论曰：夫九漏[④]之为病皆寒热，瘰疬在于颈腋者，何气使生。此皆鼠瘘，寒热之毒气也，堤留[⑤]于脉而不去者也。鼠瘘之本，皆根在于藏，其末上出于颈腋之下，其浮于脉中而未著于肌肉，而外为脓血者易去。去之奈何。曰：请从其末，引其本，可使衰去而绝其寒热，审按其道以予之，徐往来以去之，其小如麦者，一刺知，三刺已。决其死生奈何。曰：反其目视其中，有赤脉从上下贯瞳子，见一脉，一岁死；见一脉半，一岁半死；见二脉，二岁死；见二脉半，二岁半死；见三脉，三岁死。赤脉不下贯瞳子，可治。

---

① 疬疡　原作“疬易”，据孙本改。

② 白癜　原作“白殿”，据孙本改。

③ 瘰疬附　原无，据本书目录补。

④ 九漏　九种漏病的总称，即狼漏、鼠漏、蝼蛄漏、蜂漏、蚍蜉漏、蛴螬漏、浮沮漏、瘰疬漏、转脉漏。九漏皆生于颈项部，生成后疮口形成各种秽恶虫物形状。详参《诸病源候论》卷三十四·诸瘘候。

⑤ 堤留　滞留。按“堤”，滞。《说文解字·土部》：“堤，滞也。”又，《诸病源候论》卷三十四·鼠瘘候作“稽留”，《灵枢经·寒热》作“留”一字。

凡项边腋下先作瘰疬者，欲作漏也，宜禁五辛酒面及诸热食。凡漏有似石痈，累累然作疬子，有核在两颈及腋下，不痛不热，治者皆练石散敷其外，内服五香连翘汤下之。已溃者治如痈法。诸漏结核未破者，火针针使著核结中，无不瘥者。何谓九漏，一曰狼漏，二曰鼠漏，三曰蝼蛄漏，四曰蜂漏，五曰蚍蜉漏，六曰蛴螬漏，七曰浮沮漏，八曰瘰疬漏，九曰转脉漏。

治狼漏始发于颈，肿无头有根，起于缺盆之上，连延耳根肿大，此得之忧恚，气上不得下，其根在肝一作肺，空青主之，商陆为之佐，散方

空青　猬脑各二分　猬肝一具，干之　芎䓖半分　独活　乳妇蓐草　黄芩　鳖甲　斑猫　干姜　商陆　地胆　当归　茴香　矾石各一分　蜀椒三十粒

上十六味治下筛，以酒服方寸匕，日三，十五日服之。

治鼠漏始发于颈，无头尾如鼷鼠，使人寒热脱肉①，此得之食于鼠毒不去，其根在胃，狸骨主之，知母为之佐，散方

狸骨②　鲮鲤甲　知母　山龟壳③　甘草　桂心　雄黄　干姜各等分

上八味治下筛，以饮服方寸匕，日三，仍以蜜和，纳疮中，无不瘥。先灸作疮，后以药敷之，已作疮不用灸。

治蝼蛄漏始发于颈项，状如肿，此得之食瓜果实毒不去，其根在大肠，荏子主之，桔梗为之佐，丸方。

---

① 脱肉　谓肌肉瘦削如解蜕，形容明显消瘦。按“脱”，消瘦。《说文解字·肉部》：“脱，消肉臞也。”段玉裁注：“消肉之臞，臞之甚者也。今俗语谓瘦太甚者曰脱形，言其形象如解蜕也。”

② 狸骨　药名，为猫科动物豹猫的骨。性味甘温，无毒，能除风湿，开郁结，杀虫，主治痹痛，游风，疳疾，瘰疬，痔瘘，恶疮等。古人认为狸与猫同类，善食鼠，常与猫骨通用。

③ 山龟壳　山龟之甲壳。按“山龟”，当即《证类本草》所称之秦龟。按《证类本草》卷二十·秦龟条引陶隐居云：“此即山中龟不入水者，形大小无定……秦龟即蠵蠵。”《集韵·支韵》：“蠵，蠵蠵，龟属。”与习用之龟甲不同。

荏子　龙骨各半两　附子一两　蜀椒百粒　桂心　干姜　桔梗　矾石　独活　芎䓖各一分

上十味末之，以枣二十枚和捣，醋浆和，丸如大豆，温浆下五丸至十丸。

治蜂漏始发于颈，瘰疬三四处俱相连以溃，此得之饮流水，水有蜂毒不去，其根在脾，雄黄主之，黄芩为之佐，散方

雄黄　黄芩各一两　蜂房一具　鳖甲　茴香　吴茱萸　干姜各半两　蜀椒二百枚

上八味治下筛，敷疮口上，日一，十日止。

治蚍蜉漏始发于颈，初得如伤寒，此得之因食中有蚍蜉毒不去，其根在肾，礜石主之，防风为之佐，散方

礜石　防风　桃白皮　知母　雌黄　干地黄　独活　青黛　斑猫　白芷　松脂一作柏脂　芍药　海藻　当归各一分　白术　猬皮各四分　蜀椒百粒

上十七味治下筛，饮服一钱匕，日三服。

治蛴螬漏始发于颈下，无头尾，如枣核块累，移在皮中，使人寒热心满，此得之因喜怒哭泣，其根在心，矾石主之，白术为之佐，散方

矾石　白术　空青　当归各二分　细辛一两　猬皮　斑猫　枸杞　地胆各一分　干乌脑三大豆许

上十味治下筛，服方寸匕，日三，以醋浆服之。病在上侧轮卧①，在下高枕卧，使药流下。

治浮沮漏始发于颈，如两指，使人寒热欲卧，此得之因思虑忧懑，其根在胆，地胆主之，甘草为之佐，散方

地胆　雄黄　干姜　石决明　续断　菴䕡根　龙胆各三分

① 侧轮卧　谓仰卧于床边，使头朝下。按"侧"、"轮"，俱边缘意。《史记·平准准书》："公卿请令京师铸钟官赤侧。"司马贞索隐："钟官掌铸赤侧之钱。韦昭云：侧，边也。"《释名·释车》："轮，纶也，言弥纶也，周匝之言也。"

细辛二分　大黄半分　甘草一分

上十味治下筛，敷疮，日四五度。《古今录验》无雄黄，有硫黄。

治瘰疬漏始发于颈，有根，初苦痛，令人寒热，此得之因新沐湿结发汗流于颈所致，其根在肾，雌黄①主之，芍药为之佐，丸方

雌黄　茯苓　芍药　续断　干地黄　空青　礜石　干姜　桔梗　蜀椒　恒山　虎肾②　狸肉　乌脑　斑猫各一分　矾石一分　附子一两

上十七味末之，蜜丸。以酒服十丸如大豆，日二。

治转脉漏始发于颈，濯濯脉转，苦惊惕，身振寒热，此得之因惊卧失枕，其根在小肠《集验》作心，斑猫主之，白芷为之佐，丸方

斑猫　白芷　绿青　大黄各二分　人参　当归　桂心各三两　麦冬门　白术各一两　升麻　钟乳　甘草　防风　地胆③　续断　麝香　礜石各一分

上十七味末之，蜜丸。酒服十丸如大豆，日三服。勿食菜，慎房室百日。《外台》无大黄桂心麦门冬白术钟乳。

治九漏方④

空青　商陆　知母　狸骨　桔梗　防风　荏子　矾石　黄芩　白芷　芍药　甘草　雌黄　白术　礜石　地胆　斑猫　雄黄各等分

上十八味末之，蜜丸。以醋服如大豆三丸，三十日知，四十日愈，六十日平复，一百日慎房室。一方为散，醋服一刀圭，日三，老小半之。

又方　猬皮半枚　蜀椒　附子　当归　蜂房　地榆　桂心　通草　干漆　薏苡仁　牡丹　蒺藜子　漏芦一作藋芦　龙胆一作龙骨　土瓜各二分　斑猫四分　苦参　蛇床子　大黄　雄黄　蔺茹　细辛　蛇蜕皮各二分　鹤骨六分　鲮鲤甲　椁鸡各四枚　蜥蜴　蜈蚣各一枚

上二十八味治下筛，酒服五分匕，以知为度，日二服。

---

① 雌黄　孙本作“雄黄”。

② 虎肾　孙本作“虎骨”。

③ 地胆　孙本作“蛇胆”。

④ 治九漏方　孙本无黄芩甘草地胆雌黄雄黄，为十五味。

又方　斑猫七十枚　猬皮　真朱[1]　雄黄各一分

上四味治下筛，酒服半钱匕，日三。

又方　未成炼松脂填疮孔令满，日三四度，七日瘥，大有神验。

又方　斑猫二七枚　雄黄　桂心　犀角各一两

上四味治下筛，酒服一钱匕，病从小便出，日再。

又方　马齿苋阴干　腊月烛烬各等分

上二味为末，腊月猪脂和，先以暖泔清洗疮，拭干敷之，日三。

又方　干牛屎　干人屎

上二味捣，先幕[2]绵疮上，绵上著屎，虫闻屎香出，若痒即举绵去之，更别取屎绵著如前，候虫出尽乃止。

又方　苦瓠四枚大如盏者，各穿一孔如指大，置汤中煮十数沸，取一竹筒长一尺，纳一头瓠孔中，一头注疮孔上，冷则易之，遍止。

治一切漏方

斑猫四十枚　豉四十九枚　元青二十枚　地胆十枚　蜈蚣一寸半　犀角枣核大　牛黄枣核大

生大豆黄十枚

上八味末之，蜜丸。饮服如梧子二丸，须臾多作酸浆粥，冷饮之，病从小便出尿盆中，看之如有虫形状，又似胶汁，此病出也，隔一日一服，饮粥如常，小弱者隔三四日，候无虫出，疮渐瘥。特忌油腻，一切器物皆须灰洗，乃作食。崔氏云：治九漏初服药，少夜食，明旦服二丸，至七日甚虚闷，可煮食蔓菁菜羹，自余脂腻醋口味果子之类并不得食，人强隔日一服，人弱两三日一服，瘥后仍作二十日将息，不能将息便不须服。

又方　煮盐花，以面拥病上，纳盐花面框[3]中厚二寸，其下以桑叶三重藉盐，候冷热得所可忍，冷则无益，热则破肉，一日一度，候瘰疬根株势消则止。若已作疮者，捣穄谷为末，粉之。

---

① 真朱　孙本、明本、道藏本、四库本并作“真珠”。

② 幕　覆盖。《方言》卷十二：“幕，覆也。”《周易·井卦》：“上六，井收，勿幕。”王弼注：“幕，犹覆也。”

③ 框　原作“匡”，今改。按“匡”，与“框”同。《史记·天官书》：“（太极星）环之匡卫十二星，藩臣，皆曰紫宫。”

又方　槲北阴白皮三十斤剉之，以水一石煮取一斗，去滓，煎如糖，又取都厕上雌雄鼠屎各十四枚，烧令汁尽，末，纳煎中，温酒一升投煎中合搅之，羸人五合服之，当有虫出。

治漏作疮孔方　末露蜂房，腊月猪脂和，敷孔上。

治漏发心胸以下者方

武都雄黄　松脂各三两

上二味和为块，刀子刮为散，饮服一方寸匕，日二，不瘥更合。

治漏方

锻落铁屑　狗颊车连齿骨炙　虎粪　鹿皮合毛烧灰

上四味等分，治下筛，以猪膏和，纳疮中，须臾易之，日五六度。

治诸漏方　霜下瓠花曝干，末，敷之。

又方　捣土瓜根，薄之，燥则易，不限时节。

又方　死蛇去皮肉，取骨末之，合和，封疮上，大痛以杏仁膏摩之，止。

又方　死蛇和腊月猪脂合烧作灰，末之，纳孔中。

又方　烧死蜣螂，末，醋和涂。

又　死蛇灰醋和敷。

又方　故布裹盐如弹丸，烧令赤，末，酒服。

又方　服白马屎汁一升。

又方　正月雄狐屎阴干，杵末，水和服。

又方　盐面和烧灰，敷之。

又方　水研杏仁，服之。

又方　猪脂一升、酒五合煎沸，顿服之。

治一切冷瘘方　烧人吐出蛔虫为灰，先以甘草汤洗疮，后著灰，无不瘥者，慎口味。

治鼠漏疮瘥复发及不愈，出脓血不止方　以不中水猪脂，㕮咀生地黄，纳脂中，令脂与地黄足相淹和，煎六七沸，桑灰汁洗疮，去恶汁，以地黄膏敷疮上，日一易。

治鼠漏方　得蛇蚖①所吞鼠烧末，服方寸匕，日再，不过三服，

① 蚖　古代指蝾螈和蜥蜴类动物。《说文解字·虫部》："蚖，荣蚖，蛇医。"

此大验，自难遇耳，并敷疮中。

又方　死鼠一枚，中形者　乱发如鸡子大一枚

上二味，以腊月猪脂取令淹鼠发煎之，令鼠发消尽，膏成，分作二分，一分稍稍涂疮，一分稍稍以酒服之，则瘥矣，鼠子当从疮中出，良秘方。

治鼠瘘肿核痛，未成脓方　以柏叶敷著肿上，熬盐著叶上熨之，令热气下即消。

治风漏①及鼠漏方

赤小豆　白敛　黄芪　牡蛎各等分

上四味治下筛，酒服方寸匕，日三。

治蝼蛄瘘方　槲叶灰，先以泔清煮槲叶，取汁洗，拭干，纳灰疮中。

治蜂瘘初生时状如桃而痒，搔之则引大如鸡子如覆手者方　熬盐熨之三宿，四日不瘥，至百日成瘘，其状大如四五寸石，广三寸，中生蜂作孔，乃有数百。以石硫黄随多少，燃烛烧令汁出，著疮孔中，须臾间见蜂数十，惟蜂尽瘥。

治蜂瘘②方　鸦头灰敷之。

又方　人屎蛇蜕灰腊月猪膏和，敷之。

又方　蜂窠灰腊月猪膏和，敷孔中。

治蚁漏③孔容针，亦有三四孔者　猬皮肝心灰末，酒服一钱匕。

又方　死蛇腹中鼠腊月猪脂煎使焦，去滓，敷之。

又方　取大鲎鲊，烧耕垡土令赤，以苦酒浸垡土，时合壁土，故热，以鲎鲊着壁土上，展转令热，以敷疮上。

---

① 风漏　病证名，即风瘘。因风邪外袭，经络结聚而致，症见初起肿如覆手，搔之有赤汁渗出，渐生根附骨，破溃成瘘，伴寒热不适等，与九漏不同，预后较差。详参《诸病源候论》卷三十四·风瘘候。

② 蜂瘘　孙本作"蛇瘘"。

③ 蚁漏　病证名，即蚁瘘。因食饮中有蚁毒，入于五脏，流于经脉而致，症见颈项肿核聚生，渐遍于周身。详参《诸病源候论》卷二十四·蚁瘘候。

又方　鲮鲤甲①二七枚烧末，猪膏和，敷疮上。

又方　半夏一枚捣末，以鸭脂和，敷疮上。

瘰疬瘘横阔作头状若杏仁形，亦作瘰疬方　用雄鸡屎灰腊月猪脂和，封之。

治蜣螂瘘②方　牛屎灰和腊月猪脂，敷之。

又方　蜣螂丸末敷，即蜣螂所食屎也。

又方　干牛屎末敷，痒即拨却，更厚封，瘥乃止。

又方　热牛屎涂之，数数易，应有蜣螂出。

治蚯蚓瘘③方

蚯蚓屎　鸡屎

上二味末之，用社猪④下颔髓和，敷之。

治蝎瘘⑤五六孔皆相通者方　捣茅根汁，著孔中。

治虾蟆瘘⑥方　五月五日蛇头及野猪脂同水衣封之，佳。

治蛇瘘⑦方　蛇蜕皮灰腊月猪脂和，封之。

治蛙瘘⑧方　蛇腹中蛙灰封之。

---

① 鲮鲤甲　即穿山甲。

② 蜣螂瘘　病证名。因食饮中有蜣螂毒气，入于五脏，流于经脉而致，症见瘘如鼠洞，肿如覆手，瘙痒疼痛等。详参《诸病源候论》卷三十四·蜣螂瘘候。

③ 蚯蚓瘘　病证名。因食饮居处有蚯蚓之气，入于腹内，流于经脉而致，症见肿核溃漏等。详参《诸病源候论》卷三十四·蚯蚓瘘候。

④ 社猪　用来祭祀土地之神的猪。按"社"，土地之神。《吕氏春秋·季冬》："以供皇天上帝社稷之事。"高诱注："社，后土之神，谓句龙也。"

⑤ 蝎瘘　病证名。因食饮居住处有蝎虫毒气，入于脏腑，流于经脉而致，症见肿核如蝎形，生于腋下或颈边，溃而成瘘，伴恶寒发热等。详参《诸病源候论》卷三十四·蝎瘘候。

⑥ 虾蟆瘘　病证名。因食饮居住处有虾蟆毒气，入于脏腑，流于经脉而致，症见肿核溃破成瘘，寒热不适等。详参《诸病源候论》卷三十四·虾蟆瘘候。

⑦ 蛇瘘　病证名。因食饮居住处有蛇之毒气，入于脏腑，流于经脉而致，症见肿核发无定处，溃破成瘘，寒热不适等。详参《诸病源候论》卷三十四·蛇瘘候。

⑧ 蛙瘘　病证名。因食饮居住处有蛙之毒气，入于脏腑，流于经脉而成瘘。详参《诸病源候论》卷三十四·蛙瘘候。

治颠当瘘①方　捣土瓜根，敷至瘥，慎口味。

治雀瘘②方　取母猪屎灰和腊月猪膏敷，虫出如雀形。

治脓瘘③方　桃花末和猪脂封之，佳。

治石瘘④两头出者，其状坚实，令人寒热方　以大铍针⑤破之，鼠粘叶二分末，和鸡子白一枚封之。

又方　捣槐子，和井花水封之。

灸漏方

葶苈子二合　豉一升

上二味和捣令极熟，作饼如大钱，厚二分许，取一枚当疮孔上，作大艾炷如小指大，灸饼上，三炷一易，三饼九炷，隔三日复一灸之。《外台》治瘰疬。《古今录验》云：不可灸头疮，葶苈气入脑，杀人。

又方　捣生商陆根，捻作饼子如钱大，厚三分，安漏上，以艾灸上，饼干易之，灸三四升艾，瘥。《外台》灸瘰疬。

又方　七月七日日未出时取麻花，五月五日取艾，等分合捣作炷，用灸疮上百壮。《外台》灸瘰疬。

寒热，胸满颈痛，四肢不举，腋下肿，上气，胸中有音，喉中鸣　天池主之。

寒热，酸痟痛，四肢不举，腋下肿瘘马刀，喉痹，髀膝胫骨摇，酸痹不仁　阳辅主之。

---

① 颠当瘘　病证名。因食饮居住处有颠当毒气，入于脏腑，流于经脉而致，症见初起如枣核，日久溃破成瘘而流溢脓汁等。详参《诸病源候论》卷三十四·颠当瘘候。按"颠当"，虫名，土蜘蛛的别称。

② 雀瘘　病证名。因食饮居住处有雀毒气，入于脏腑，流于经脉而致，症见肿起无定处，溃而成瘘等。详参《诸病源候论》卷三十四·雀瘘候。

③ 脓瘘　病证名。因患疮日久不愈，溃破成瘘，复为热毒邪气所伤，生脓不绝，故名。详参《诸病源候论》卷三十四·脓瘘候。

④ 石瘘　病证名。症见初起两头如梅李核，坚硬按之如石，寒热不适，继而溃破成瘘。详参《诸病源候论》卷三十四·石瘘候。

⑤ 铍针　针具名，古代九针之一。《灵枢经·九针十二原》："五曰铍针，长四寸，广二分半……末如剑锋，以取大脓。"似为一种割治痈脓的刀具，俗称铍刀。

胸中满，腋下肿，马刀瘘，善自啮舌颊，天牖中肿，寒热，胸胁腰膝外廉痛　临泣主之。

寒热，颈颔肿　后溪主之。

寒热，颈腋下肿　申脉主之。

寒热，颈肿　丘墟主之。

寒热，颈瘰疬　大迎主之。

腋下肿，马刀，肩肿吻①伤　太冲主之。

九漏　灸肩井二百壮。

漏　灸鸠尾骨下宛宛中七十壮。

诸漏　灸瘘周四畔，瘥。

诸恶漏中冷，瘜肉　灸足内踝上各三壮，二年六壮。

治鼠漏及瘰疬，**五白膏**方

白马　白牛　白羊　白术　白鸡等屎各一升②　漏芦二斤

上六味各于石上烧作灰，研，绢筛之，以猪膏一升三合煎乱发一两半，令极沸消尽，乃纳诸末，微微火上煎五六沸，药成。去疮痂，以盐汤洗，新帛拭干，然后敷膏，若无痂，犹须汤洗，日再，若著膏当以帛裹上，勿令中风冷也，神验。

治寒热，瘘疬及鼠瘘，**曾青散**方

曾青　荏子　礜石一作矾石　附子各半两　当归　防风　栝楼根　芎䓖　黄芪　黄芩　狸骨　甘草　露蜂房各二两　细辛　干姜各一两　斑猫　元青各五枚

上十七味治下筛，以酒服一方寸匕，日再服。

治寒热，瘰疬散方

连翘　土瓜根　龙胆　黄连　苦参　栝楼根　芍药　恒山各一两

上八味治下筛，酒服五分匕，日三服。《千金翼》、《外台》有狸骨一枚。又《千金翼》一方有当归，无栝楼恒山。

---

① 吻　嘴唇。《说文解字·口部》："吻，口边也。"

② 各一升　"一"字原缺，据道藏本、四库本补。孙本作"各一斤"。

治身体有热气，瘰疬及常有细疮，并口中生疮，**蔷薇丸**方

蔷薇根三两　石龙芮　黄芪　鼠李根皮　芍药　黄芩　苦参　白敛　防风一作防己

龙胆　栝楼根各一两　栀子仁四两

上十二味末之，蜜丸。饮服如梧子大十五丸，日再服。《千金翼》有黄檗一两。

治瘰疬方　白僵蚕治下筛，水服五分匕，日三服，十日瘥。

又方　狸头一枚炙，捣筛，饮服方寸匕，日二。

又方　故鞋内毡替烧末，五匕和酒一升，旦向日服之，强行，须臾吐鼠出，三朝①服。《外台》不同。

又方　狸头蹄骨等炙黄，捣筛为散，饮服一钱匕，日二。

又方　猫两眼阴干，烧灰，井花水服方寸匕，日再。

又方　干猫舌末敷疮上。

又方　狼屎灰傅之。

又方　五月五日取一切种种杂草煮取汁，洗之。

又方　狐头狸头灰敷上。

又方　猫脑　莽草②

上二味等分，为末，著孔中。

灸一切瘰疬在项上及触处但有肉结凝，似作瘘及痈疖者方　以独头蒜截两头，留心大，作艾炷称蒜大小，帖疬子上灸之，勿令上破肉，但取热而已，七壮一易蒜，日日灸之，取消止。

一切瘰疬　灸两胯里患疬处宛宛中，日一壮，七日止，神验。

又　灸五里人迎各三十壮。

又　灸患人背两边腋下后纹上，随年壮。

又　灸耳后发际直脉七壮。

---

① 三朝　三日。按“朝”，日，天。《诗经·卫风·氓》：“夙兴夜寐，靡有朝矣。”郑玄笺：“无有朝者，常早起夜卧，非一朝然，言己亦不解惰。”《孟子·告子下》：“虽与之天下，不能一朝居也。”

② 莽草　药名，为木兰科植物狭叶茴香的叶。性味辛温，有毒，能祛风消肿，主治头风，痈肿，瘰疬，乳痈，喉痹等。

肠痈第二妬乳　乳痈附①　论三首　方三十三首　灸法二首

论曰:卒得肠痈而不晓其病候,愚医治之,错则杀人。肠痈之为病,小腹重而强抑②之则痛,小便数似淋,时时汗出,复恶寒,其身皮皆甲错,腹皮急如肿状,其脉数者小有脓也③,《巢源》云:洪数者已有脓也。其脉迟紧者未有脓也,甚者腹胀大,转侧闻水声,或绕脐生疮,或脓从脐中出,或大便出脓血。

问曰:官羽林④妇病,医脉之,何以知妇人肠中有脓,为下之即愈。师曰:寸口脉滑而数,滑则为实,数则为热,滑则为荣,数则为卫,卫数下降,荣滑上升,荣卫相干,血为浊败,少腹痞坚,小便或涩,或复汗出,或复恶寒,脓为已成,设脉迟紧,即为瘀血,血下则愈。

治肠痈,**大黄牡丹汤**方

大黄四两　牡丹三两　桃仁五十枚　瓜子一升　芒消二两

上五味㕮咀,以水五升煮取一升,顿服之,当下脓血。《删繁方》用芒消半合、瓜子五合。刘涓子用消石三合,云:肠痈之病,少腹痞坚,或偏在膀胱左右,其色或白,坚大如掌,热,小便欲调,时白汗出,其脉迟坚者未成脓,可下之,当有血,脉数脓成,不复可下。《肘后》名瓜子汤。

治肠痈汤方⑤

牡丹　甘草　败酱　生姜　茯苓各二两　薏苡仁　桔梗　麦门冬各三两　丹参　芍药各四两　生地黄五两

上十一味㕮咀,以水一斗煮取三升,分三服,日三。

---

① 妬乳　乳痈附　原无,据本书目录补。

② 强抑　谓用力按压。按"抑",按压。《玉篇·手部》:"抑,按也。"

③ 小有脓也　孙本"小"作"中"。

④ 羽林　皇帝卫军之称。汉武帝太初元年置建章营骑,掌宿卫侍从,后更名为羽林骑。此后历代设有羽林监。唐设左、右羽林卫,亦称羽林军,置大将军、将军等官。

⑤ 治肠痈汤方　孙本无生姜,为十味。

又方　薏苡仁一升，牡丹皮　桃仁各三两　瓜瓣仁[①]二升

上四味㕮咀，以水六升煮取二升，分再服。姚氏不用桃仁，用李仁。崔氏有芒消二两，云：腹中㽲痛，烦毒不安，或㽲胀满不思饮食，小便涩，此病多是肠痈，人多不识，妇人产后虚热者多成斯病，纵非痈疽，疑是便服此药，无他损也。

又方　雄鸡顶上毛并屎烧作末，空心酒服之。

又方　截取担头尖少许，烧作灰，水和服，当作孔出脓血，愈。

凡肠痈，其状两耳轮纹理甲错，初患腹中苦痛，或绕脐有疮如粟，皮热，便脓血出似赤白下，不治必死方　马蹄灰鸡子白和涂，即拔气，不过再。

又方　瓜子三升捣末，以水三升煮取一升五合，分三服。

又方　死人冢上土作泥，涂之。

治内痈未作头者方　服伏鸡屎，即瘥。

又方　马牙灰和鸡子涂之，干则易。

肠痈　屈两肘，正灸肘头锐骨各百壮，则下脓血，即瘥。

论曰：产后宜勤挤[②]乳，不宜令汁蓄积，蓄积不去，便结不复出，恶汁于内，引热温壮，结坚牵掣痛，大渴引饮，乳急痛，手不得近，成妬乳，非痈也。急灸两手鱼际各二七壮，断痈脉也[③]，不复恶手近乳，汁亦自出，便可手助迮捋之，则乳汁大出，皆如脓状，内服连翘汤，外以小豆薄涂之，便瘥。妇人女子乳头生小浅热疮，痒搔之黄汁出，浸淫为长，百种治不瘥者，动经年月，名为妬乳。妇人饮儿者，乳皆欲断，世谓苟抄乳是也，宜以赤龙皮汤及天麻汤洗之，敷二物飞乌及飞乌散佳。若始作者，可敷黄芩漏芦散及黄连胡粉散，并佳。

赤龙皮汤方　槲皮切三升，以水一斗煮取五升，夏冷用之，冬温用之，分以洗乳，亦洗诸深败烂久疮，洗竟，敷膏散。

---

① 瓜瓣仁　即冬瓜的子仁。按葫芦科植物冬瓜的种子入药名冬瓜子，性味甘凉。能润肺化痰，消痈利水，主治痰热咳嗽，肺痈，肠痈，水肿，脚气等。此方所用为其子仁，效用同。

② 挤　原作“济”，据《外台秘要》卷三十四·妬乳疮痛方引《集验》改。按“济”，通“挤”。《说文通训定声·履部》：“济，假借为挤。”

③ 断痈脉也　“脉”原作“状”，据孙本、元本、明本、道藏本、四库本改。

天麻汤方　天麻草[①]切五升，以水一斗半煮取一斗，随寒热分洗乳，以杀痒[②]也。此草叶如麻，冬生夏著花，赤如鼠尾花也。亦以洗浸淫黄烂热疮痒疽湿阴蚀小儿头疮，洗竟，敷膏散。

飞乌膏方

倾粉是烧朱砂作水银上黑烟也，一作湘粉　矾石各二两

上二味为末，以甲煎和如脂，以敷乳疮，日三敷。作散者不须和汁，自著者可用散，亦敷诸热疮及黄烂疮浸淫汁痒丈夫阴蚀痒湿疮小儿头疮月蚀口边肥疮㾓疮等，并敷之。

黄连胡粉散方

黄连二两　胡粉十分　水银一两

上三味，黄连为末，以二物相和，耎皮果熟搜之，自和合也，纵不得成一家，且得水银细散入粉中也，以敷乳疮诸湿疮黄烂肥疮等，若干，著甲煎为膏。

治妬乳，乳生疮方

蜂房　猪甲中土　车辙中土等分

上三味末，苦酒和，敷之。

妇人乳生疮，头汁出，疼痛欲死不可忍，**鹿角散**方

鹿角三分　甘草一分

上二味治下筛，和以鸡子黄，于铜器中置于温处，炙上敷之，日再，即愈，神验不传。

治妬乳方　取葵茎灰捣筛，饮服方寸匕，日三，即愈。《集验方》直捣为散，不为灰。

又方　烧自死蛇灰，和猪膏涂，大良。

妬乳　以蒲横度口，以度从乳上行，灸度头二七壮。

论曰：产后不自饮儿，并失儿无儿饮乳，乳蓄喜结痈，不饮儿

① 天麻草　即益母草。

② 杀痒　治痒。按“杀”，治。《太平御览》卷六百零六引《风俗通》：“刘向《别录》：杀青者，直治竹作简书之耳……吴越曰杀，亦治也。”《本草纲目·草部·青蒿》：“（青蒿）杀风毒心痛热黄。”

令乳上肿者，以鸡子白和小豆散，敷乳房令消结也。若饮儿不泄者，数捻去之，亦可令大孩子含水使口中冷，为嗽取滞乳汁，吐去之，不含水嗽去热，喜令乳头作疮，乳孔塞也。凡女人多患乳痈，年四十以下治之多瘥，年五十以上慎不治，治之多死，不治自得终天年。

治妒乳乳痈，**连翘汤**方

连翘　芒消各二两　芍药　射干　升麻　防己　杏人　黄芩　大黄　柴胡　甘草各三两

上十一味㕮咀，以水九升煮取二升五合，分三服。

治乳痈方

麦门冬一升　黄芩　芍药　茯苓各二两　饴糖八两　大枣五枚　人参　黄芪　防风　桑寄生　甘草各三两

上十一味㕮咀，以水一斗煮取三升，去滓，纳糖一沸，分四服。

乳痈先服前件汤，五日后服此丸即愈方

天门冬五两　泽兰五分　大黄十分　升麻六分　羌活　防风　人参　黄芪　干地黄　白芷　桑寄生　通草各二分　黄芩　枳实　茯神　天雄　芎䓖　当归　五味子各一两

上十九味末之，蜜丸。酒服二十丸，日二，加至四十丸。

治乳痈始作方《广济方》云：治乳痈大坚硬，赤紫色，手不得近，痛不可忍者。

大黄　楝实　芍药　马蹄

上四味等分，治下筛，饮服方寸匕，取汗出，瘥。《广济方》云：酒服方寸匕，覆取汗，当睡著觉后肿处散，不痛，经宿乃消。

排脓散　治乳痈方。

苁蓉　铁精　桂心　细辛　黄芩　芍药　防己一作防风　人参　干姜　芎䓖　当归各三分　甘草五分

上十二味治下筛，酒服方寸匕，日三夜一。服药十日，脓血出多，勿怪之，其恶肉除也。

又方　生地黄三升　芒消三合　豉一升

上三味同捣，薄之，热即易之，取瘥止，一切痈肿皆用之。一方单用地黄薄。

治妬乳乳痈肿方　取研米槌二枚，炙令热，以絮及故帛㩉①乳上，以槌更互熨之，瘥止，已用，立验。

治乳痈坚方　以水罐中盛醋泔清，烧石令热纳中，沸止更烧如前，少热纳乳渍之，冷更烧石纳渍，不过三烧石即愈。

又方　黄芩　白敛　芍药各等分

上三味为末，以浆水饮服半钱匕，日三。若左乳汁结者，即捋去右乳汁；若右乳汁结者，可捋去左乳汁。《小品》云：治妬乳。

治乳痈方

大黄　鼠屎新者，各一分　黄连二分

上三味，捣黄连大黄末，合鼠屎共治，以黍米粥清和，敷乳四边，痛止即愈。无黍米，粟米粳米亦得。

又方　取葱白捣，敷之，并绞汁一升，顿服，即愈。

治乳痈二三百日，众疗不瘥，但坚紫色，青柳根熨方　柳根削取上皮，捣令熟，熬令温，盛著练囊②中，熨乳上，干则易之，一宿即愈。

治乳痈方

大黄　莽草③　生姜各二分　伏龙肝十二分

上四味捣末，以醋和，涂乳，痛即止，有效。

又方　鹿角下筛，以猪脂上清汁服方寸匕，不过再服，亦可以醋浆水服。

妇人乳肿痛，除热**蒺藜丸**方

蒺藜子　大黄各一两　败酱一分　桂心　人参　附子　薏苡仁　黄连　黄芪　鸡骨　当归　枳实　芍药　通草各三分

上十四味末之，蜜丸。未食以饮服如梧子三丸，不知，益至五丸，日三，无所忌。一方无大黄败酱黄连通草，为散，酒服方寸匕。

---

① 㩉（dá　达）　搭，覆盖。《诸病源候论》卷六·寒食散发候："勤以布冷水淹㩉之，温复易之。"

② 练囊　用白色熟绢做成的囊袋。按"练"，已练制的白色熟绢。《急就篇》第二章："绨络缣练素帛蝉。"颜师古注："练者，煮缣而熟之也。"

③ 莽草　孙本作"茵草"，此下"治细癣方"、"九江散"并同。

五痔第三论一首　方二十六首　灸法二首

论曰：夫五痔者，一曰牡痔，二曰牝痔，三曰脉痔，四曰肠痔，五曰血痔。牡痔者，肛边如鼠乳，时时溃脓血出；牝痔者，肛肿痛生疮；脉痔者，肛边有疮痒痛；肠痔者，肛边核痛，发寒热；血痔者，大便清血，随大便污衣。又五痔有气痔，寒温劳湿即发，蛇蜕皮主之；牡痔，生肉如鼠乳在孔中，颇出见外，妨于更衣①，鳖甲主之；牝痔②《集验》作酒痔，从孔中起外肿，五六日自溃出脓血，猬皮主之；肠痔，更衣挺出，久乃缩，母猪左足悬蹄甲主之；脉痔，更衣出清血，蜂房主之。五药皆下筛等分，随其病倍其主药，为三分，旦以井花水服半方寸匕，病甚者旦暮服之，亦可四五服。禁寒冷食猪肉生鱼菜房室，惟得食干白肉，病瘥之后百日乃通房内。又用药导下部，有疮纳药疮中，无疮纳孔中。又用野葛烧末，刀圭纳药中，服药五日知，二十日若三十日愈。痔痛通忌莼菜③。

治五痔，众医所不能愈者方④

秦艽　白芷　厚朴　紫参　乱发　紫菀各一两　雷丸　藁本各二两　石南　䗪虫各半两　贯众三两　猪后悬蹄十四枚　虻虫半升

上十三味合捣下筛，以羊髓脂煎和，服如梧子，空腹饮下十五

① 更衣　入厕。按“更衣”，本为换衣。《史记·外戚世家·卫皇后》：“是日，武帝起更衣，子夫侍尚衣轩中得幸。”又指换衣休息之处。《汉书·东方朔传》：“后乃私置更衣。”颜师古注：“为休息易衣之处。”憩息处或备有厕所，宾主入厕，即托言更衣。

② 牝痔　原作“牡痔”，据元本、道藏本、四库本、《外台秘要》卷二十六·五痔方引《集验》改。孙本作“酒痔”。

③ 莼菜　睡莲科多年生水生草本植物，夏采其嫩叶作蔬菜。《诗经·鲁颂·泮水》：“薄采其茆。”毛传：“茆，凫葵也。”孔颖达疏：“陆玑云：与荇菜相似……叶可以生食，又可煮，滑美。江南人谓之莼菜，或谓之水葵，诸陂泽水中皆有。”

④ 治五痔……方　孙本无秦艽白芷厚朴，为十味。

丸,日二,若剧者夜一服。四日肛边痒止,八日脓血尽,鼠乳悉瘥,满六十日终身不复发,久服益善。忌鱼猪肉等。

槐子丸① 主燥湿痔,痔有雄雌,皆主之方。

槐子 干漆 吴茱萸根白皮各四两 秦艽 白芷 桂心 黄芩 黄芪 白敛 牡蛎 龙骨 雷丸 丁香 木香 蒺藜 附子各二两

上十六味末之,蜜丸。饮服二十丸如梧子,日三。《千金翼》无白敛。深师无黄芪,云:治苦暴有干燥肿痛者,有崩血无数者,有鼠乳附核者,有肠中烦痒者,三五年皆杀人,主忌饮酒及作劳,犯之即发。

小槐实丸 主五痔十年者方。

槐子三斤 白糖二斤 矾石 流黄各一斤 大黄 干漆② 龙骨各十两

上七味捣筛四味,其二种石及糖并细切,纳铜器中一石米下蒸之,以绵绞取汁,以和药令作丸,并手丸之,大如梧子,阴干。酒服二十丸,日三,稍增至三十丸。

槐子酒③ 主五痔十年不瘥者方。

槐东南枝细剉,一石 槐东南根剉,三石 槐子二斗

上三味以大釜中安十六斛水煮取五斛,澄取清,更煎取一石六斗,炊两斛黍米,上曲二十斤酿之,搅令调,封泥七日,酒熟取清,饮适性,常令小小醉,合时更煮滓取汁。淘米洗器不得用水,须知此事忌生水故也。

治痔,**猬皮丸**方

猬皮一具 矾石 当归 连翘 干姜 附子 续断 黄芪各三两 干地黄五两 槐子三两

---

① 槐子丸 《千金翼方》卷二十四·肠痔无白敛,为十五味。

② 干漆 药名,为漆树科植物漆树树脂经加工后的干燥品。性味辛温,有毒,能破瘀,消积,杀虫,主治妇女经闭,癥瘕,瘀血,虫积等。其性善下降而破血,逐肠胃积滞,于痔病亦有效。

③ 槐子酒 孙本有槐皮,《千金翼方》卷二十四·肠痔作槐白皮,并为四味。

上十味末之，蜜丸。饮服如梧子大十五丸，日再[①]，加至四十丸。亦治漏。《集验方》无矾石地黄。

治痔方　取槐耳赤鸡一斤为末，饮服方寸匕，日三。即是槐檽[②]也。

又方　以蒲黄水服方寸匕，日三，良妙。《外台》云：治肠痔每大便常有血者。

又方　取桑耳作羹，空腹饱食之，三日食之。

猬皮丸　主崩中及痔方。

猬皮　人参　茯苓　白芷　槐耳　干地黄　禹余粮　续断各三两　蒲黄　黄芪　当归　艾叶　橘皮　白敛　甘草各二两　白马蹄酒浸一宿，熬令黄　牛角鳃[③]各四两　鳗鲡鱼头二十枚　猪悬蹄甲二十一枚，熬

上十九味末之，蜜丸。酒服如梧子二十丸，日再，稍加。

治痔下血及新产漏下方

好矾石一两　附子一两

上二味末之，白蜜丸。酒服二丸如梧子，日三，稍加，不过数日便断，百日服之，终身不发。《崔氏方》有干姜一两。

治五痔十年不瘥方　涂熊胆，取瘥止，神良，一切方皆不及此。

又方　七月七日多采槐子，熟捣取汁，纳铜器中，重绵密盖，著宅中高门上曝之二十日以上，煎成如鼠屎大，纳谷道中，日三。亦主瘘，百种疮。

又方　取生槐白皮十两熟捣，丸如弹丸，绵裹纳下部中。此病

---

① 日再　"日"原作"亦"，据孙本、元本、道藏本、四库本、《外台秘要》卷二十六·诸痔方引《集验》改。

② 槐檽　药名，即槐耳，又名槐鸡、赤鸡。为寄生于槐树上的木耳。性味辛平，无毒。主治痔疮，便血，脱肛，崩漏等。

③ 牛角鳃　药名，又名牛角仁。参见本书卷四·赤白带下崩中漏下第三"牛角仁"条注释。

常食萹竹①叶及煮羹粥，大佳。

又方　取三具鲤鱼肠，以火炙令香，以绵裹之，纳谷道中一食久，虫当出食鱼肠，数数易之，尽三枚瘥。一方炙肠令香，坐上虫出，经用有效。

又方　虎头　犀角

上二味各末之如鸡子大，和不中水猪脂大如鸡子，涂疮上，取瘥。

治五痔及脱肛方

槐白皮二两　薰草　辛夷　甘草　白芷各半两　野葛六铢　巴豆七枚　漆子②十枚　桃仁十枚　猪脂半斤

上十味㕮咀，煎三上三下，去滓，以绵沾膏，塞孔中，日四五过，虫死瘥，止痒痛，大佳。

治外痔方

真朱　雄黄　雌黄各一两　竹茹三两　猪膏一斤

上五味末之，纳猪膏中和调，又和乱发，切半鸡子大，东向煎三上三下，发焦出，盐汤洗，拭干敷之。亦治恶疮㾐疮。

治五痔方　取槐根煮，洗之。

又方　用桃根煮洗。

又方　猬皮方三指大，切　熏黄枣大，末　熟艾鸡子大

上三味，穿地作孔，调和取便，熏之口中，熏黄烟气出为佳，火气消尽即停，停三日将息，更熏之，凡三度永瘥。勿犯风冷，羹臛将补，慎猪鸡等。

治痔下部出脓血，有虫，旁生孔窍方　槐白皮一担剉，纳釜中煮令味极出，置大盆中，适寒温坐其中如浴状，虫悉出，冷又易之，不过二三即瘥。

治谷道痒痛，绕缘肿起，里许欲生肉突出方

---

① 萹竹　即萹蓄。蓼科一年生草本植物，可食，又可全草入药。《尔雅·释草》："竹，萹蓄。"郭璞注："似小藜，赤茎节，好生道旁，可食，又杀虫。"

② 漆子　药名。为漆树科植物漆树的种子。

槐白皮三升　甘草三两　大豆三升，以水七升急火煮取四

上三味以豆汁煮取二升，浸故帛薄之，冷即易之，日三五度。

治谷道痒痛，痔疮，**槐皮膏**方

槐皮　楝实各五两，《外台》作尘豉　甘草《删繁》用蜂房　白芷各一两　桃仁六十枚　当归三两　赤小豆二合

上七味㕮咀，以成煎猪膏一斤微火煎，白芷黄药成，摩疮上，日再，并导下部。《删繁方》无当归，治肾劳虚，或酒醉当风所损，肾脏病所为肛门肿生疮，因酒劳伤，发泻清血，肛门疼痛，蜂房膏。

治谷道痛方　菟丝子熬黄黑，和鸡子黄以敷之，日二。

又方　取杏仁熬令黄，捣作脂，以敷之。

治大便孔卒痛如鸟啄方　以大小豆各一斗和捣，纳两袋中，蒸之令热，更互坐之，瘥。

久冷五痔便血　灸脊中百壮。

五痔便血失屎　灸回气百壮，穴在脊穷骨上。

疥癣第四疬疡　白癜　赤疵　疣目附①　论二首　方六十首　灸法四首

论曰：凡疮疥，小秦艽散中加乌蛇肉二两主之，黄芪酒中加乌蛇脯一尺，亦大效。《千金翼》云：黄芪酒中加乌蛇脯一尺，乌头附子茵芋石南莽草各等分，大秦艽散中加之，亦有大效。小小疥瘙，十六味小秦艽散亦相当。黄芪酒出第七卷中。

凡诸疥瘙　皆用水银猪脂研令极细，涂之。

治凡有疮疥，腰胯手足皆生疵疥者方

蔷薇根　黄连　芍药　雀李根皮　黄檗各三两　石龙芮　苦参　黄芪　黄芩各二两　大黄　当归　续断各一分　栝楼根四两

上十三味末之，蜜丸如梧子。以蔷薇饮服二十丸，日三，加至三十丸，疮疥瘥乃止。干疥白癣勿服。《千金翼》云：所长痈疽皆须服之。

---

① 疬疡……疣目附　原无，据本书目录补。

治寒热疮及风疥

千年韭根　好矾石　雄黄　藜芦　瓜蒂　胡粉各一分　水银三分

上七味，以柳木研水银使尽，用猪脂一升煮藜芦韭根瓜蒂三沸，去滓，纳诸药和调令相得即成，以敷之，神良。《救急方》用治癣疮。

茼茹膏方

茼茹　狼牙　青葙　地榆　藜芦　当归　羊蹄根　萹蓄各二两　蛇床子　白敛各六分　漏芦二分

上十一味捣，以苦酒渍一宿，明旦以成煎猪膏四升煎之，三上三下，膏成，绞去滓，纳后药如下。

雄黄　雌黄　硫黄　矾石　胡粉　松脂各二两　水银二两

上七味细研，看水银散尽即倾前件膏中，以十只箸搅数百遍止，用瓷器贮之，密举①勿令泄气。煎膏法必微火，急即不中用。一切恶疮疥癣疽漏㾮悉敷之。不可近目及阴。先研雄黄等令细，候膏小冷即和搅，敷之。

治疥疽诸疮方②

水银　胡粉各六分　黄连　黄檗各八分　姜黄十分　矾石　蛇床子　附子　苦参各三分

上九味，水银胡粉别研如泥，余为末，以成煎猪膏合，和研令调，以敷之。《千金翼》无姜黄。

治久疥癣方

丹砂　雄黄　雌黄刘涓子无　乱发　松脂　白蜜各一两　茼茹三两　巴豆十四枚　猪脂二升

上九味，先煎发消尽，纳松脂蜜，三上三下，去滓，纳诸末中，更

---

① 密举　谓闭塞器口而收藏。按"密"，闭，塞。《礼记·乐记》："使之阳而不散，阴而不密。"郑玄注："密之言闭也。""举"，没收。《周礼·地官·司关》："凡货不出于关者，举其货，罚其人。"郑玄注："辟税者，则没其财而挞其人。"此谓收藏。

② 治疥疽诸疮方　孙本、《千金翼方》卷二十四·疥癣并无姜黄，为八味。

一沸止，以敷之。《千金翼》用蜡，不用蜜。

又方　水银　礜石一作矾石　蛇床子　黄连各一两，一作雄黄

上四味为末，以猪脂七合和搅，不见水银为熟，敷之。一方加藜芦一两，又云蔺茹。

治诸疮疥癣久不瘥者方

水银一斤　腊月猪脂五斤

上二味以铁器中，垒灶，用马通火，七日七夜勿住火，出之停冷，取膏，去水银，不妨别用，以膏敷一切疮，无不应手立瘥。《千金翼》又用水银粉和猪脂，涂之。

又方　取特牛尿[①]五升　羊蹄根五升

上二味渍一宿，日曝干复纳，取尿尽止，作末，敷诸疮等。《千金翼》云：和猪脂用更精。

又方　拔取生乌头十枚，切，煮汁洗之，瘥。

论曰：凡诸疮癣，初生时或始痛痒，即以种种单方救之，或嚼盐涂之，又以榖汁敷之，又以蒜墨和敷之，《千金翼》蒜作酥。又以姜黄敷之，又以鲤鱼鲊糁敷之，又以牛李子汁敷之。若以此救不瘥，乃以前诸大方治之。

治细癣方

蛇床子　白盐一作白垩　羊蹄根各一升　赤葛根　苦参　昌蒲各半斤　黄连　莽草各三两

上八味㕮咀，以水七升煮取三升，适寒温以洗身，如炊一石米顷为佳，清澄后用，当微温之，满三日止。

又方　羊蹄根于磨石上以苦酒磨之，以敷疮上，当先刮疮，以火炙干，后敷四五过。《千金翼》云：捣羊蹄根，著瓷器中，以白蜜和之，刮疮令伤，先以蜜和者敷之，如炊一石米久拭去，更以三年大醋和涂之。若刮疮处不伤，即不瘥。

又方　羊蹄根五升以桑柴灰汁煮四五沸，洗之。凡方中用羊蹄根，皆以日未出采之佳。

---

① 特牛尿　即公牛尿。按“特”，牡牛，公牛。《说文解字·牛部》：“特，朴特，牛父也。”《玉篇·牛部》：“特，牡牛也。”孙本、《千金翼方》卷二十四·疥癣并作“㸬牛屎”。

又方　昌蒲末五斤，以酒三升渍釜中，蒸之使味出，先绝酒一日，一服一升若半升。

又方　用干荆子烧中央，承两头取汁，涂之，先刮上令伤，后敷之。

治癣方　捣刺蓟汁，服之。

又方　服地黄汁，佳。

又方　烧蛇蜕一具，酒服。

又方　服驴尿，良。

又方　捣莨菪根，蜜和敷之。《千金翼》无根字。

又方　热搨煎饼，不限多少，日一遍薄之，良。亦治浸淫疮。

又方　醋煎艾，涂之。

又方　捣羊蹄根，和乳涂之。

又方　净洗疮，取酱瓣雀屎和，敷之，瘥止。《千金翼》云：取酱瓣尿和，涂之。

又方　水银芜荑和酥，敷之。

又方　日中午捣桃叶汁，敷之。

治湿癣①肥疮方　用大麻湝②敷之，五日瘥。

治癣久不瘥者方　取自死蛇烧作灰，猪脂和涂，即瘥。

灸癣法　日中时灸病处影上三姓③灸之，咒④曰：癣中虫，毛戎戎⑤，若欲治，待日中。

又法　八月八日日出时，令病人正当东向户⑥长跪，平举两手

---

① 湿癣　病证名。因感受风毒之邪，湿多风少而致，症见局部皮肤湿痒浸淫，色赤，周边有框，搔之多汁等。详参《诸病源候论》卷三十四·湿癣候。

② 大麻湝(yì　意)　谓火烧大麻(即火麻仁)所得的汁液。按"湝"，火烧松枝所得的汁液。《集韵·霁韵》："湝，烧松枝取汁曰湝。"又，孙本"大麻湝"作"大麻蕡"。

③ 三姓　谓三姓之人。

④ 咒　祷告。《后汉书·谅辅传》："辅乃自暴庭中，慷慨咒曰……。"

⑤ 毛戎戎　《千金翼方》卷二十四·疥癣作"毛茸茸"。

⑥ 东向户　朝东的门。按"户"，单扇的门，又泛指房屋的出入口。《玉篇·户部》："户，所以出入也。一扉曰户，两扉曰门。"

持户两边，取肩头小垂际骨解宛宛中灸之，两火俱下，各三壮若七壮，十日愈。

治小儿癣方　以蛇床实捣末，和猪脂①以敷之。

治瘙痒方　以水银和胡粉②，敷之。

治身体搔痒，白如癣状方③

楮子三枚　猪胰一具　盐一升　矾石一两

上四味以苦酒一升合捣令熟，以拭身体，日三。

治疬疡④方　以三年醋磨乌贼骨，先布摩肉赤，敷之。

又方　醋磨硫黄，涂之，最上。《集验》又磨附子硫黄上使熟，将卧以布拭病上，乃以药敷之。

又方　取途中先死蜣螂捣烂，涂之，当揩令热，封之，一宿瘥。

又方　白敛　薰陆香

上二味揩上，作末水服，瘥。

又方　硫黄　水银　槲皮烧　蛇蜕一具

上四味各等分捣筛，以清漆合和之，薄涂白处，欲涂时以巴豆半截拭白处皮微破，然后敷之，不过三两度。

又方　硫黄　水银　矾石　灶墨

上四味各等分捣筛，纳坩子⑤中，以葱叶中涕和研之，临卧时敷病上。

九江散　主白癜风⑥及二百六十种大风方。

当归七分　石南六分　踯躅　秦艽　菊花　干姜　防风　雄黄　麝香　丹砂　斑猫各四两　蜀椒　鬼箭羽　连翘　石长生　知母各八分　蜈蚣三枚　虻虫　地胆各十枚　附子四两　鬼臼十一分　人

---

① 猪脂　孙本作“猪肝”，《外台秘要》卷三十六·小儿癣疮方引《集验》作“白膏”。

② 胡粉　药名，即铅粉，为用铅加工制成的碱式碳酸铅。性味甘辛寒，有毒，能消积，杀虫，解毒，主治疳积，下痢，疟疾，疹癣，痈疽等。多外用，慎内服。

③ 身体搔痒白如癣状方　孙本无矾石，为三味。

④ 疬疡　原作“疬易”，道藏本、四库本并同，据孙本改。

⑤ 坩子　陶器名。《集韵·谈韵》：“坩，土器也。”

⑥ 白癜风　原作“白殿风”，据孙本、道藏本、四库本改。

参　石斛　天雄　王不留行　乌头　独活　防己　莽草各十二分　水蛭百枚

上三十味，诸虫皆去足翅，熬炙令熟，为散，以酒服方寸匕，日再。其病入发令发白，服之百日愈，发还黑。

又方　天雄　白敛　黄芩各三两　干姜四两　附子一两　商陆　踯躅各一升

上七味治下筛，酒服五分匕，日三。

治白癜①方

矾石　硫黄

上二味各等分为末，醋和敷之。

又方　平旦以手掉取②韭头露，涂之极效。

又方　以酒服生胡麻油一合，日三，稍稍加至五合，慎生肉猪鸡鱼蒜等，百日服五斗，瘥。

又方　罗摩草③煮以拭之，亦揩令伤，擿白汁涂之。

又方　石灰松脂酒主之，方在卷末。

又方　以蛇蜕皮熬，摩之数百过，弃置草中。

又方　树空④中水洗桂，末，唾和涂之，日三。

又方　以水银拭之，令热即消瘥，数数拭之，瘥乃止。

白癜风⑤　灸左右手中指节去延外宛中三壮，未瘥报之。

凡身诸处白驳⑥渐渐长似癣，但无疮，可治之方　鳗鲡鱼取脂

---

① 白癜　原作“白殿”，据道藏本、四库本改。

② 掉取　谓振落而取之。按“掉”，振动。《广韵·啸韵》：“掉，振也。”

③ 罗摩草　药名，即萝藦草，亦即萝藦。为萝藦科植物萝藦的全草。性味甘辛平，能补益精气，通乳，解毒，主治虚损劳伤，阳痿，带下，乳汁不通，外用治丹毒，疮肿，白癜风等。

④ 树空　树孔。按“空”，孔。《说文解字·穴部》：“空，窍也。”段玉裁注：“今俗语所谓孔也。”

⑤ 白癜风　原作“白殿风”，据文义改。

⑥ 白驳　“驳”原作“駮”，今改。按“駮”，通“驳”。《说文假借义证·马部》：“驳、駮声同，形尤近；故駮可为驳之假借。”“驳”，颜色驳杂。《汉书·梅福传》：“一色成体谓之醇，白黑杂合谓之驳。”

涂之,先揩病上使痛,然后涂之。

治皮中紫赤疵痣,去黶秽方

干漆　雌黄　矾石各三两　雄黄五两　巴豆十五枚　炭皮一斤

上六味治下筛,以鸡子白和,涂故帛,帖病上,日二易。

治赤疵[①]方　用墨大蒜鳝血合涂之。

治赘疵痣方

雄黄　硫黄　真朱　矾石　巴豆　䕡茹　藜芦各一两

上七味治下筛,以真漆合和如泥,以涂点病上,须成疮,及去面䵟皮中紫。不耐漆人不得用,以鸡子白和之。

去疣目方　七月七日以大豆一合拭疣目上三遍。病疣人自种豆于南屋东头第二溜[②]中,豆生四叶,以汤沃杀,即瘥。

又方　松柏脂合和,涂之,一宿失矣。

又方　石硫黄揩六七遍。

又方　以猪脂痒处揩之,令少许血出即瘥,神验不可加。

又方　每月十五日月正中时望月,以秃条帚扫三七遍,瘥。

又方　苦酒渍石灰六七日,滴取汁点疣上,小作疮即落。

又方　杏仁烧令黑,研膏涂上。

又方　取牛口中涎,数涂自落。

疣目　着艾炷疣目上,灸之三壮,即除。

恶疾大风第五论一首　方十首

论曰:恶疾大风有多种不同,初得虽遍体无异而眉须已落,有遍体已坏而眉须俨然[③],有诸处不异好人而四肢腹背有顽处,重者

---

① 赤疵　病证名。因风邪搏于皮肤,气血不和而致,症见身面局部皮肤红赤,小如铜钱,大如人手,无痛无痒等。详参《诸病源候论》卷三十一·赤疵候。

② 溜　檐下滴水处。《说文系传·雨部》:"霤(溜),屋檐滴处。《春秋左传》曰:三进及霤。"

③ 俨然　端整貌。陶潜《桃花源记》:"屋舍俨然。"

手足十指已有堕落，有患大寒而重衣不暖，有寻常患热不能暂凉，有身体枯槁者，有津汁常不止者，有身体干痒彻骨，搔之白皮如麸，手下作疮者，《外台》作卒不作疮。有疮痍荼毒重垒而生，昼夜苦痛不已者，有直置顽钝不知痛痒者。其色亦有多种，有青黄赤白黑，光明枯暗。此候虽种种状貌不同，而难疗易疗皆在前人，不由医者。何则，此病一著，无问贤愚，皆难与语①。何则，口顺心违，不受医教，直②希望药力，不能求己，故难疗易疗属在前人，不关医药。予尝手疗六百余人，瘥者十分有一，莫不一一亲自抚养，所以深细谙委之。且共语，看觉难共语不受入，即不须与疗，终有触损，病既不瘥，乃劳而无功也。又《神仙传》有数十人皆因恶疾而致仙道，何者，皆由割弃尘累③，怀颍阳之风④，所以非止瘥病，乃因祸而取福也。故余所睹病者，其中颇有士大夫乃至有异种名人，及遇斯患，皆爱恋妻孥⑤，系著心髓，不能割舍，直望药力，未肯近求诸身。若能绝其嗜欲，断其所好，非但愈疾，因兹亦可自致神仙。余尝问诸病人，皆云自作不仁之行。久久并为极猥之业，于中仍欲更作云，为虽有悔言而无悔心。但能自新，受师教命，餐进药饵，何有不除。余以贞观年中将一病士入山，教服松脂，欲至百日，须眉皆生。由此观之，惟须求之于己，不可一仰医药者也。然有人数年患身体顽痹，羞见妻子，不告之令知，其后病成，状貌分明，乃云犯药卒患，此皆自误。然斯疾虽大，疗之于微，亦可即瘥。此疾一得，远者不过

---

① 皆难与语　孙本作“皆难有与医者”六字。

② 直　仅仅，只。《孟子·梁惠王上》：“直不百步耳，是亦走也。”杨伯峻注：“直，只是，不过。”

③ 尘累　世俗事物的牵累。《梁书·阮孝绪传》：“愿迹松子于瀛海，追许由于穹谷，庶保促生，以免尘累。”

④ 颍阳之风　谓遁世隐居。按《史记·伯夷列传》，上古有高士名许由，相传尧让以天下，不受，遁耕于箕山之下；尧又召为九州长，许由不欲闻之，洗耳于颍水之滨。张守节正义引皇甫谧《高士传》：“许由 字武仲，尧闻，致天下而让焉，乃退而遁于中岳颍水之阳，箕山之下隐。”

⑤ 妻孥　妻子与子女。按“孥”，子女。《小尔雅·广言》：“孥，子也。”

十年皆死，近者五六岁而亡，然病者自谓百年不死，深可悲悼。一遇斯疾，即须断盐，常进松脂，一切公私物务释然皆弃，犹如脱屣，凡百口味特须断除，渐渐断谷，不交俗事，绝乎庆吊，幽隐岩谷，周年乃瘥，瘥后终身慎房，犯之还发。兹疾有吉凶二义，得之修善①即吉，若还同俗类，必是凶矣。今略述其由致，以示后之学者，可览而思焉。

茵豆治恶疾方　细粒乌豆择取摩之皮不落者，取三月四月天雄乌头苗及根，净去土，勿洗，捣绞取汁，渍豆一宿，漉出曝干，如此七反始堪服。一服三枚，渐加至六七枚，日一。禁房室猪鱼鸡蒜，毕身毛发即生，犯药不瘥。

岐伯神圣散　治万病，痈疽癞疥癣②，风痿，骨肉疽败，百节痛，眉毛发落，身体淫淫跃跃痛痒，目痛眦烂，耳聋，齿龋，痔瘘方。

天雄　附子　茵芋《外台》作茵草　踯躅　细辛　乌头　石南　干姜各一两　蜀椒　防风　昌蒲各二两　白术　独活各三两

上十三味治下筛，酒服方寸匕，日三，勿增之。

治恶疾，**狼毒散**方

狼毒，秦艽等分

上二味治下筛，酒服方寸匕，日三，五十日愈。

又方　炼松脂，投冷水中二十遍，蜜丸。服二两，饥便服之，日三，鼻柱断离者二百日服之，瘥。断盐及杂食房室。

又　天门冬酒服百日，愈。

石灰酒　主生毛发眉须，去大风方。

石灰一石，拌水和湿，蒸令气足　松脂成炼十斤，末之　上曲一斗二升　黍米一石

上四味，先于大铛内炒石灰，以木札著灰中火出为度。以枸杞根剉五斗，水一石五升煮取九斗，去滓，以淋石灰三遍，澄清，以石

---

① 修善　“修”原作“脩”，据孙本改。按“脩”，通“修”。《字汇补·肉部》：“脩，与修通。”

② 疥癣　原作“疹癣”，据元本、明本、道藏本、四库本改。

灰汁和渍曲,用汁多少一如酿酒法,讫,封四七日开服,恒令酒气相及为度。百无所忌,不得触风。其米泔及饭糟一事,以上不得使人畜犬鼠食之,皆令深埋却。此酒九月作,二月止,恐热。膈①上热者,服后进三五口冷饭压之。妇人不能食饮,黄瘦积年及蓐风,不过一石即瘥。其松脂末初酘酿酒,摊饭时均散著饭上,待饭冷乃投之。此酒饭宜冷,不尔即醋,宜知之。

治大风眉须落,赤白癞病,八风十二痹,筋急,肢节缓弱,飞尸遁注,水肿,痈疽疥癣恶疮,脚挛手折,眼暗,洞泄,痰饮宿澼,寒冷方

商陆根二十五斤,马耳切之　曲二十五斤

上二味合于瓮中,水一斛渍之,炊黍米一石,酿之如家法,使曲米相淹,三酘毕,密封三七日,开看曲浮酒熟,澄清,温服三升,轻者二升,药发吐下为佳。宜食弱煮饭牛羊鹿肉羹,禁生冷醋滑及猪鸡鱼犬等。

治风身体如虫行方　盐一斗水一石煎减半,澄清,温洗浴三四遍。并疗一切风。

又方　以淳灰汁洗面,不过一日。

又方　以大豆渍饭浆水,旦旦温洗面洗头发,不净加少面,勿以水濯之,不过十度洗。

又方　成炼雄黄松脂等分,蜜和。饮服十丸如梧桐子大,日三,百日愈。慎酒肉盐豉等。

（焦振廉）

---

① 膈　原作“隔”,今改。按“隔”,同“膈”。《字汇补·阜部》:“隔,与膈同。”

备急千金要方校释卷第二十四解毒并杂治

朝奉郎守太常少卿充秘阁校理判登闻检院上
护军赐绯鱼袋臣林亿等校正

解食毒第一论一首　方三十九首

论曰：凡人跋涉山川，不谙水土，人畜饮啖，误中于毒，素不知方，多遭其毙，岂非枉横也。然而大圣久设其法，以救养①之，正为贪生嗜乐，忽而不学，一朝逢遇，便自甘心，竟不识其所以。今述神农黄帝解毒方法，好事者可少留意焉。

治诸食中毒方　饮黄龙汤及犀角汁，无不治也。饮马尿亦良。

治食百物中毒方　掘厕旁地深一尺，以水满坑中，取厕筹七枚烧令烟②，以投坑中，乃取水汁饮四五升，即愈。急者不可得，但掘地著水，即取饮之。

又方　含贝子一枚，须臾吐食物，瘥。

---

① 救养　孙本同，道藏本、四库本、《外台秘要》卷三十一·解一切食中毒方并作"救活"。

② 烧令烟　《外台秘要》卷三十一·解饮食相害成病百件引《肘后》"烟"作"燃"。

又方　服生韭汁数升。

治饮食中毒，烦懑方　苦参三两㕮咀，以酒二升半煮取一升，顿服之，取吐愈。

治食六畜肉中毒方　各取六畜干屎末，水服之，佳。若是自死六畜肉毒，水服黄檗末方寸匕，须臾复与，佳。

又方　烧小豆一升末，服三方寸匕，神良。

又方　水服灶底黄土方寸匕。

治食生肉中毒方　掘地深三尺，取下土三升，以水五升煮土五六沸，取上清饮一升，立愈。

治食牛肉中毒方　狼牙灰水服方寸匕，良。一作猪牙。

又方　温汤服猪脂，良。

又方　水煮甘草汁，饮之。

治食牛马肉中毒方　饮人乳汁，良。

治食马肉血，洞下欲死方

豉二百粒　杏仁二十枚

上二味㕮咀，蒸之五升米下，饭熟捣之，再服令尽。

又方　芦根汁饮以浴，即解。

治食狗肉不消，心中坚或腹胀，口干大渴，心急发热，狂言妄语，或洞下方　杏仁一升合皮研，以沸汤三升和，绞取汁，分三服，狗肉皆完片出，即静，良验。

治食猪肉中毒方　烧猪屎末，服方寸匕。犬屎亦佳。

治食百兽肝中毒方　顿服猪脂一斤，佳。亦治陈肉毒。

治生食马肝毒杀人方　牡鼠①屎二七枚，两头尖者是，以水研饮之，不瘥更作。

治食野菜马肝肉诸脯肉②毒方　取头垢如枣核大吞之，起

---

① 牡鼠　雄鼠。按“牡”，雄性的兽类。引申为雄性的。《广雅·释兽》：“牡，雄也。”

② 脯肉　干肉。《说文解字·肉部》：“脯，干肉也。”又，熟肉。《吕氏春秋·行论》：“昔者纣为无道，杀梅伯而醢之，杀鬼侯而脯之。”高诱注：“肉熟为脯。”

死人。

又方　烧狗屎灰，水和，绞取汁饮之，立愈。

又方　烧猪骨末之，水服方寸匕，日三服。

治漏脯毒方张文仲云：茅室漏水沾脯为漏脯。　捣韭汁服之，良。大豆汁亦得。

治郁肉湿脯毒方张文仲云：肉闭在密器中经宿者为郁肉。　烧狗屎末，水服方寸匕。凡生肉熟肉皆不用深藏，密盖不泄气，皆杀人。又，肉汁在器中密盖气不泄者，亦杀人。

治脯在黍米中毒方　曲①一两以水一升、盐两撮煮服之，良。

治中射罔②脯毒方　末贝子，水服如豆，佳，不瘥又服。食饼臛中毒亦同用之。

人以雉肉作饼③臛，因食皆吐下，治之方　服犀角末方寸匕，得静，甚良。

凡食鹅鸭肉成病，胸满面赤，不下食者，治之方　服秫米泔，良。

治食鱼中毒方　煮橘皮，停极冷饮之，立验。《肘后方》云，治食鱼中毒；面肿烦乱者。

治食鱼中毒，面肿烦乱及食鲈鱼中毒欲死者方　剉芦根舂取汁，多饮良，并治蟹毒。亦可取芦苇茸汁饮之，愈。

治食鱼鲙及生肉，住胸膈中不化，吐之不出，便成癥瘕方

厚朴三两　大黄二两

上二味㕮咀，以酒二升煮取一升，尽服立消。人强者加大黄④，用酒三升煮取二升，再服之。

---

① 曲　孙本作“面”。

② 射罔　毛茛科植物草乌头汁制成的膏剂。按《证类本草》卷十·草部下品之上引陶隐居云：“乌头……捣笮茎取汁，日煎为射罔，猎人以敷箭，射禽兽，中人亦死，宜速解之。”可参阅。

③ 饼　孙本作“面”。

④ 加大黄　孙本、《外台秘要》卷三十一·食鱼中毒及食鲙不消方“加”并作“倍”。

治食鱼鲙不消方

大黄三两，切　朴消二两

上二味以酒二升煮取一升，顿服之。《仲景方》有橘皮一两。《肘后方》云：治食猪肉遇冷不消，必成癥，下之方，亦无橘皮。

又方　舂马鞭草①，饮汁一升，即消去也。生姜亦良。《肘后方》云：亦宜服诸吐药。

又方　鲐鱼②皮烧灰，水服之，无完皮坏刀装取之。一名鲛鱼皮。《古今录验》云：治食鯸鮧鱼伤毒。

又方　烧鱼皮灰，水服方寸匕。

又方　烧鱼鳞，水服方寸匕。食诸鲍鱼中毒亦用之。

治食蟹中毒方　冬瓜汁服二升，亦可食冬瓜。

治食诸菜中毒方

甘草　贝齿　胡粉

上三种各等分，治下筛，以水和服方寸匕，小儿尿乳汁共服二升亦好。

治食山中树菌毒方　人屎汁服一升，良。

解百药毒第二论一首　解毒二十八条　方十二首

论曰：甘草解百药毒，此实如汤沃雪，有同神妙。有人中乌头巴豆毒，甘草入腹即定；中藜芦毒，葱汤下咽便愈；中野葛毒，土浆饮讫即止。如此之事，其验如反掌，要使人皆知之，然人皆不肯学，诚可叹息。方称大豆汁解百药毒，余每试之大悬绝③，不及甘草。

① 马鞭草　药名，为马鞭草科植物马鞭草的全草或带根全草。性味苦凉，能清热解毒，活血散瘀，利水消肿，主治外感发热，湿热黄疸，癥瘕，痈毒等。

② 鲐鱼　鱼名，也称鲭。背青腹白，生活海中，黄海、渤海盛产。《说文解字·鱼部》："鲐，海鱼名。"又，河豚别名。《正字通·鱼部》："鲐，河豚别名。"

③ 悬绝　谓相差极远。按"悬"、"绝"，俱为距离远。《荀子·天论》："君子小人之所以相悬者在此耳。"《史记·卫将军骠骑列传》："因前使绝国功，封骞博望侯。"

又能加之为甘豆汤，其验尤奇。有人服玉壶丸，吐呕[1]不能已，百药与之不止，蓝汁入口即定。如此之事，皆须知之，此则成规，更不须试练也。解毒方中条例极多，若不指出一二，学者不可卒知，余方例尔。

百药毒　甘草、荠苨、大小豆汁、蓝汁及实汁根汁。

石药[2]毒　白鸭屎、人参汁。

雄黄毒　防已。

礜石[3]毒　大豆汁、白鹅膏。

金银毒　服水银数两即出，鸭血及屎汁、鸡子汁及屎白，烧猪脂和服，水淋鸡屎汁，煮葱汁。

铁粉[4]毒　磁石。

防葵[5]毒　葵根汁。

桔梗毒　白粥。

甘遂毒　大豆汁。

芫花毒　防已、防风、甘草、桂汁。

大戟毒　菖蒲汁。

野葛毒　鸡子清、葛根汁、甘草汁、鸭头热血、猪膏、鸡屎、人屎。

藜芦毒　雄黄、煮葱汁、温汤。

乌头天雄附子毒　大豆汁、远志、防风、枣肉、饴糖。

---

① 吐呕　“吐”原作“治”，据孙本、《外台秘要》卷三十一·解一切食中毒方改。

② 石药　矿物类药。《左传·襄公二十三年》：“季孙之爱我，疾疢也；孟孙之恶我，药石也。美疢不如恶石。”孔颖达疏：“治病药分用石，《本草》所云钟乳、矾、磁石之类多矣。”

③ 礜石　孙本、《外台秘要》卷三十一·解金铁等毒方引《肘后备急方》并作“矾石”。

④ 铁粉　为钢铁飞炼而成的粉末，或系生铁打碎成粉，用水漂出的细粉。详参《证类本草》卷四·玉石部中品。

⑤ 防葵　孙本作“防已”。

射罔毒　蓝汁、大小豆汁、竹沥、大麻子汁、六畜[1]血、贝齿[2]屑、蚯蚓屎、藕芰汁。

半夏毒　生姜汁及煮干姜汁。

踯躅毒　栀子汁。

莨菪毒　荠苨、甘草、犀角、蟹汁、升麻。

狼毒毒　杏仁、蓝汁、白敛、盐汁、木占斯。

巴豆毒　煮黄连汁、大豆汁、生藿汁《肘后》云：小豆藿。菖蒲汁、煮寒水石汁。

蜀椒毒　葵子汁、桂汁、豉汁、人尿、冷水、土浆、蒜、鸡毛烧吸烟及水调服。

鸡子毒　淳醋。

斑猫元青毒　猪膏、大豆汁、戎盐、蓝汁、盐汤煮猪膏、巴豆。

马刀毒　清水。

杏仁毒　蓝子汁。

野芋毒　土浆、人粪汁。

诸菌毒　掘地作坑，以水沃中，搅之令浊，澄清饮之，名地浆。

解一切毒药发不问草石，始觉恶即服此方

生麦门冬　葱白各八两　豉二升

上三味㕮咀，以水七升煮取二升半，分三服。

解诸毒，**鸡肠草散**方

鸡肠草三分　荠苨　升麻各四分　芍药　当归　甘草各一分　蓝子一合　坌土[3]一分

上八味治下筛，水服方寸匕，多饮水为佳。若为蜂蛇等众毒虫

---

① 六畜　又称六牲，即牛、马，羊、猪、鸡、犬。《左传·昭公二十五年》："为六畜、五牲、三牺以奉五味。"

② 贝齿　即贝子，为宝贝科动物货贝或环纹货贝等的贝壳。详参《证类本草》卷二十二·虫鱼部下品。

③ 坌土　孙本、《外台秘要》卷三十一·解诸药草中毒方并作"坟土"。

所螫,以针刺螫上血出,著药如小豆许于疮中,令湿瘥。为射罔箭所中,削竹如钗股,长一尺五寸,以绵缠绕,水沾令湿,取药纳疮中,随疮深浅令至底止,有好血出即休。若服药有毒,水服方寸匕,毒解痛止愈。

解毒药散方

荠苨一分　蓝并花,二分

上二味,七月七日取蓝,阴干捣筛,水和服方寸匕,日三。

又方　中毒者取秦燕毛二七枚,烧灰服。

解一切毒方　母猪屎水和服之。

又　水三升三合和米粉,饮之。

解鸩毒及一切毒药不止,烦懑方

甘草　蜜各四分　粱米①粉一升

上三味,以水五升煮甘草,取二升,去滓,歇大热,纳粉汤中,搅令匀调,纳白蜜更煎令熟如薄粥,适寒温饮一升,佳。

治食茛菪,闷乱如卒中风,或似热盛狂病,服药即剧方　饮甘草汁蓝青汁,即愈。

治野葛毒,已死口噤者方　取青竹去两节,柱两胁脐上,纳冷水注之,暖即易之,须臾口开,开即服药,立活,惟须数易水。

治钩吻毒,困欲死,面青口噤,逆冷身痹方《肘后方》云:钩吻茱萸食芹相似,而所生之旁无他草,又茎有毛,误食之杀人。　荠苨八两㕮咀,以水六升煮取三升,冷如人体,服五合,日三夜二。

凡煮荠苨惟令浓,佳。

又方　煮桂汁饮之。

又方　啖葱涕,葱涕治诸毒。

治腹中有铁方　白折炭刮取末,井花水服三钱,不过再服。

服药过剂闷乱者方　吞鸡子黄　饮蓝汁　水和胡粉　地浆

---

① 粱米　即粟米。为禾本科植物粟的种仁。性味甘咸凉,能和中,益肾,除热,解毒。《证类本草》卷二十五・米谷部中品引陈藏器云:"(粟米)粉解诸毒。"

蘘荷汁　粳米沛①　豉汁　干姜　黄连　饴糖　水和葛粉。

解五石毒第三论三首　方三十五首　证二十八条

论曰：人不服石，庶事②不佳，恶疮疥癣，温疫疟疾，年年常患，寝食不安，兴居③常恶，非止己事不康，生子难育。所以石在身中，万事休泰④，要不可服五石也。人年三十以上，可服石药，若素肥充，亦勿妄服；四十以上，必须服之；五十以上，三年可服一剂；六十以上，二年可服一剂；七十以上，一年可服一剂。又曰：人年五十以上，精华消歇⑤，服石犹得其力；六十以上转恶，服石难得力。所以常须服石，令人手足温暖，骨髓充实，能消生冷，举措轻便，复耐寒暑，不著诸病⑥，是以大须服。凡石皆熟炼用之。凡石之发，当必恶寒头痛，心闷，发作有时，状如温疟，但有此兆，无过取冷水淋之，得寒乃止，一切冷食，惟酒须温。其诸解法备如后说，其发背疽肿方在第二十二卷中。又曰：凡服石人甚不得杂食口味，虽百品具陈，终不用重食其肉，诸杂既重，必有相贼⑦，聚积不消，遂动诸石。如法持心，将摄得所⑧，石药为益，善不可加。余年三十八九尝服

---

① 粳米沛　粳米汁。按“沛”，汁。《说文解字·水部》：“沛，汁也。”

② 庶事　众事。按“庶”，众多。《尔雅·释诂下》：“庶，众也。”邢昺疏：“谓众伙也。”

③ 兴居　起居。按“兴”，起身。《论语·卫灵公》：“从者病，莫能兴。”何晏集解引孔安国曰：“兴，起也。”

④ 休泰　美好。按“休”、“泰”，俱美好意。《尔雅·释诂下》：“休，美也。”晋文帝《与孙皓书》：“结欢弭兵，共为一家，惠矜吴会，施及中土，岂不泰哉。”

⑤ 消歇　谓消损而将尽。按“歇”，竭，尽。《尔雅·释诂下》：“歇，竭也。”

⑥ 不著诸病　谓不受诸邪。按“著”，受，受到。司空图《早春》：“草嫩侵沙长。冰轻著雨销。”

⑦ 相贼　谓伤害于人。按“贼”，伤害。《玉篇·戈部》：“贼，伤害人也。”

⑧ 将摄得所　谓将息摄养能合其宜。按“所”，宜，适宜。《晏子春秋·内篇问下》：“得之时其所也，失之非其罪也。”张纯一注：“所，犹宜也。”

五六两乳①,自是以来深深体悉②,至于将息节度,颇识其性,养生之士宜留意详焉。然其乳石必须土地清白光润,罗纹鸟翮一切皆成,乃可入服。其非土地者慎勿服之,多皆杀人,甚于鸩毒。紫石白石极须外内映彻,光净皎然,非此亦不可服。寒石五石更生散方,旧说此药方上古名贤无此,汉末有何侯③者行用,自皇甫士安以降有进饵者,无不发背解体而取颠覆。余自有识性以来,亲见朝野仕人遭者不一,所以宁食野葛,不服五石,明其大大猛毒,不可不慎也。有识者遇此方,即须焚之,勿久留也。今但录主对以防先服者,其方以从烟灭,不复须存,为含生害也。

钟乳对术,又对栝楼,其治主肺,上通头胸。术动钟乳,胸塞短气;钟乳动术,头痛目疼。又钟乳虽不对海蛤,海蛤能动钟乳,钟乳动则目疼短气。有时术动钟乳,直头痛胸塞,然钟乳与术为患,不过此也。虽所患不同,其治一矣,发动之始,要有所由,始觉体中有异,与上患相应,便速服此**葱白豉汤**方

葱白半斤　豉二升　甘草　人参各三两,《外台》用吴茱萸一升

上四味㕮咀,先以水一斗五升煮葱白作汤,澄取八升,纳药煮取三升,分三服。才服便使人按摩摇动,口中嚼物,然后仰卧,覆以暖衣,汗出去衣。服汤热歇,即便冷淘饭燥脯而已。若服此不解,复服。

甘草汤方

甘草三两　桂心二两　豉二升　葱白半斤

上四味合服如上法。若服此已解,肺家犹有客热余气,复服。

桂心汤方

桂心　麦门冬各三两　人参　甘草各二两　葱白半斤　豉二升

上六味合服如前法。此方与次后散发身体生疮麦门冬汤方用重,分两

---

① 乳　谓钟乳石。

② 体悉　谓亲身历验而熟习。按“体”,亲身。《后汉书·班彪传下附班固》:“体行德本,正性也。”李贤注:“体行,犹躬行也。”

③ 何侯　即何晏。字平叔,三国魏宛人。娶魏公主,好老庄之学,尚清谈,后因依附曹爽而为司马懿所杀。著有《道德论》、《无为论》等。

小异。

流黄对防风，又对细辛，其治主脾肾，通主腰脚。防风动流黄，烦热，脚疼腰痛，或嗔忿无常，或下利不禁。防风细辛能动流黄，而流黄不能动彼。始觉发，便服**杜仲汤**方

杜仲三两　枳实　甘草　李核仁各二两　栀子仁十四枚　香豉二升

上六味合服如上法，若不解，复服

大麦奴汤方

大麦奴①四两　甘草　人参　芒消　桂心各二两　麦门冬半斤

上六味合服如上法。若服此已解，脾肾犹有余热气，或冷，复服

人参汤方

人参　干姜　甘草　当归各一两　附子一枚

上五味合服如上法。

白石英对附子，其治主胃，通主脾肾。附子动白石英，烦热腹胀；白石英动附子，呕逆不得食，或口噤不开，或言语难，手脚疼痛。如觉发，宜服**生麦门冬汤**方

生麦门冬四两　甘草　麻黄各二两　豉二升

上四味合服如上法。不解，更服

大黄汤方

大黄三两　豉二升　甘草二两　栀子仁三十枚

若烦加细辛五两，右五味合服如上法，频频服之，得下便止，不下服尽。若热势未除，视瞻高而患渴，复服

栝楼根汤方

栝楼根　大麦奴各四两　甘草二两　葱白半斤　豉二升

上五味合服如上法，稍稍一两合服之，隐约得一升许，便可食少糜动口。若已解，胃中有余热，复服

---

① 大麦奴　药名，为禾本科植物大麦的果穗感染麦坚黑粉所产生的菌瘿。能解热疾，消药毒。

芒消汤方

芒消　桂心各二两　通草　甘草各三两　白术一两　李核仁二十一枚　大枣二十枚

上七味合服如上法。若腹胀，去芒消，用人参二两。

紫石英对人参，其治主心肝，通主腰脚。人参动紫石英，《外台》云：细辛人参动紫石。心急而痛，或惊悸不得眠卧，恍惚忘误，失性发狂，昏昏欲眠，或愦愦喜嗔，或瘥或剧，乍寒乍热，或耳聋目暗。又防风虽不对紫石英，紫石英犹动防风。《巢源》、《外台》云：防风虽不对紫石英，而能动紫石英，为药中亦有人参，缘防风动人参，转相发动，令人亦心痛烦热。头项强，始觉，服此**人参汤**方《外台》服麻黄汤。

人参　白术各三两　甘草《外台》无　桂心各二两　细辛一两　豉三升

上六味合服如上法。若嗔盛，加大黄黄芩栀子各三两。若忘误狂发犹未除，服

麦门冬汤方《外台》此方治礜石发。

生麦门冬半斤　甘草三两　人参一两　豉二升　葱白半斤

上五味合服如上法，温床暖覆，床下著火，口中嚼物，使遍身汗，一日便解。若心有余热气，更服

人参汤方

人参　防风　甘草各三两　桂心二两　生姜　白术各一两

上六味合服如上法。

赤石脂对桔梗，其治主心，通主胸背①。桔梗动石脂，心痛寒噤，手脚逆冷，心中烦闷；赤石脂动桔梗，头痛目赤，身体壮热。始觉发，宜温清酒饮之，随能否，须酒势行则解，亦可服大麦䵃方　大麦熬令汗出燥止，勿令大焦，舂去皮，细捣绢筛，以冷水和服之。《千金翼》云：炒，去皮净淘，蒸令熟，曝干，熬令香，乃末之。

礜石无所偏对，其治主胃，发则令人心急口噤，骨节疼强，或节节生疮，始觉发，即服**葱白豉汤**方《外台》云：服麦门冬汤。

---

① 通主胸背　“主”原作“至”，据元本、明本、道藏本、四库本改。

葱白半斤　豉二升　甘草二两

上三味以水六升煮取二升半，分三服。

若散发身体卒生疮，宜服**生麦门冬汤**方

生麦门冬五两　甘草三两　桂心二两　人参一两半　葱白半斤　豉二升

上六味服如解钟乳汤法。

术对钟乳，术发则头痛目疼，或举身壮热，解如钟乳法。附子对白石英，亦对赤石脂，附子发则呕逆，手脚疼，体强，骨节痛或项强，面目满肿，发则饮酒服䴵自愈，若不愈，与白石英同解。人参对紫石英，人参发则烦热，头项强，解与紫石英同。桔梗对赤石脂，又对茯苓，又对牡蛎。桔梗发则头痛目赤，身体壮热，解与赤石脂同；茯苓发则壮热烦闷，宜服

大黄黄芩汤方

大黄　黄芩　栀子仁各三两　豉一升　葱白切，一升

上五味㕮咀，以水六升煮取二升半，分三服。

牡蛎发则四肢壮热。心腹烦闷，极渴，解与赤石脂同。干姜无所偏对。海蛤对栝楼，海蛤先发，则手足烦热；栝楼先发，则噤寒，清涕出，宜服

栝楼根汤方

栝楼根　甘草各二两　大黄一两　栀子仁十四枚

上四味合服如解钟乳法。

石流黄发，通身热，兼腰膝痛；白石英发，先腹胀，后发热；紫石英发，乍寒乍热；赤石脂发，心噤身热，头目赤①；礜石发，遍身发热，兼口噤；牡蛎发，头痛而烦懑，热；海蛤发，心中发热；茯苓发，直头痛；桔梗发，头面热。石流黄礜石桔梗牡蛎茯苓此五物发宜浴，白石英亦可小浴，其余皆不宜浴。礜石发，宜用生熟汤。茯苓发，热多攻头，即以冷水洗身渍之。浴法：初热先用暖水，后用冷水，浴时慎不可洗头垂沐，可以二三升灌之。凡药宜浴便得解即佳，不瘥

① 头目赤　道藏本、四库本并同，孙本“头”下有“痛”字。

可余治之。赤石脂紫石英发,宜饮酒,得酒即解。凡药发或有宜冷,或有宜饮酒,不可一概也。又一法云:寒食散发动者云:草药气力易尽,石性沉滞,独主胃中,故令数发。欲服之时以绢袋盛散一匕,著四合酒中,塞其口一宿之后,饮尽之。其酒用多少,将御节度,自如旧法。此则药石之势俱用,石不住胃中,何由而发,事甚验也。

治食宿饭陈臭肉及羹宿菜发者,宜服**栀子豉汤**方

栀子三七枚　香豉三升　甘草三两

上三味㕮咀,以水八升煎取三升,分三服,亦可加人参葱白。

失食发,宜服葱白豉汤;饮酒过醉发,亦宜服**葱白豉汤**方

葱白一升　豉二升　干姜五两　甘草二两

上四味㕮咀,以水七升煮取三升,分三服。服汤不解,宜服**理中汤**方

人参　甘草　白术各三两　干姜二两

上四味㕮咀,以水六升煮取二升半,分三服。

瞋怒太过发,宜服**人参汤**方

人参　枳实　甘草各九分　栝楼根　干姜　白术各六分

上六味㕮咀,以水九升煮取三升,分三服,若短气者,稍稍数饮。《千金翼》云:主散发气逆,心腹绞痛,不得气息,命在转烛者。

情色过多发　宜服黄芪汤。方本缺。

将冷太过发,则多壮热　以冷水洗浴,然后用生熟汤五六石灌之,已,食少暖食,饮少热酒,行步自劳。

将热太过发,则多心闷时时食少冷食。若夏月大热之时散发动,多起于渴饮多所致　水和少䴵服之,不瘥复作,以瘥为度。

若大小便秘塞不通,或淋沥溺血,阴中疼痛,此是热气所致熨之即愈,熨法　前以冷物熨少腹,已,又以热物熨之,又以冷物熨之。若小便数,此亦是取冷所为,暖将理自愈。

若药发下利者　干服豉即断,能多益佳。

凡服散之后,忽身体浮肿,多是取冷过所致,宜服**槟榔汤**方

槟榔三十枚捣碎,以水八升煮取二升,分再服。《千金翼》云:子捣作末,

下筛，㕮咀其皮，以汤七升煮取三升，去滓，纳子末为再服。

凡散发疮肿方

蔓菁子①熬　杏仁　黄连　胡粉各一两　水银二两

上五味，别捣蔓菁子杏仁如膏，以猪脂合研令水银灭，以涂上，日三夜一。

散发赤肿者，当以膏摩之方

生地黄五两　大黄一两　杏仁四十枚　生商陆三两

上四味切，醋渍一宿，猪膏一升煎商陆令黑，去滓摩之，日三夜一。

散发生细疮方

黄连　芒消各五两

上二味㕮咀，以水八升煮黄连，取四升，去滓，纳芒消令烊，渍布取帖疮上，数数易之，多少皆著之。

散发疮痛不可忍方　冷石三两下筛，粉疮上，日五六度，即燥，痛须臾定。

治服散忽发动方　干姜五两㕮咀，以水五升煮取三升，去滓，纳蜜一合和绞，顿服之，不瘥重作。

解散除热，**鸭通汤**方

白鸭通五升，沸汤二斗半淋之，澄清，取二斗汁　麻黄八两　豉三升　冷石二两　甘草五两　石膏三两　栀子仁二十枚

上六味㕮咀，以鸭通汁煮六升，去滓，纳豉三沸，分服五合。若觉体冷，小便快阔，其间若热犹盛，小便赤促，服之不限五合。宜小劳之，渐进食，不可令食少，但勿便多耳。

解散，治盛热实大，小便赤方

升麻　大黄　黄连　甘草　黄檗各三两　芍药六两　白鸭通五合　黄芩四两　栀子仁十四枚　竹叶切　豉各一升

上十一味㕮咀，以水三斗先煮鸭通竹叶，取一斗二升，去滓澄

---

① 蔓菁子　药名，即芜菁子。为十字花科植物芜菁的种子。性味辛平，能明目，清热，利湿，主治青盲，目暗，黄疸，痢疾等。外用治虫毒，瘰疽等。

清，取一斗纳药，煮取三升，分三服。若上气者，加杏仁五合；腹满，加石膏三两。

下散法　主药发热困方。《千金翼》云：凡散数发热无赖，下去之，又云：诸丹及金石等同用之。黍米二升作糜，以成煎猪脂一斤和之令调，宿不食，旦空腹食之令饱，晚当下药，神良，不尽热发，更合服之。

又方　肥猪肉五斤　葱白　薤各半斤

上三味治如食法，合煮之，宿不食，顿服之令尽，不尽，明日更服。

压药发动，数数患热困，下之方　猪肾脂一具不令中水，以火炙之，承取汁，适寒温，一服三合，一日夜五六服，多至五六升，二日药稍稍随大便下出。

又方　作肥猪肉臛一升，调如常法，平旦空肚顿服令尽，少时腹中雷鸣，鸣定药下，随下以器盛取，用水淘之得石，不尽更作，如前服之。

蛊毒第四论一首　方二十首

论曰：蛊毒千品，种种不同，或下鲜血①，或好卧暗室，不欲光明，或心性反常，乍嗔乍喜，或四肢沉重，百节酸疼，如此种种状貌，说不可尽。亦有得之三年乃死，急者一月或百日即死，其死时皆于九孔中或于胁下肉中出去。所以出门常须带雄黄麝香神丹诸大避恶药，则百蛊猫鬼狐狸老物精魅永不敢著人，养生之家大须虑此。俗亦有灸法，初中蛊，于心下捺便大炷灸一百壮，并主猫鬼，亦灸得愈。又当足小指尖上灸三壮，当有物出，酒上得者有酒出，饭上得者有饭出，肉菜上得者有肉菜出，即愈，神验，皆于灸疮上出。凡中蛊毒，令人心腹绞切痛，如有物啮，或吐下血皆如烂肉，若不即治，蚀人五脏，尽乃死矣。欲验之法，当令病人唾水，沉者是蛊，不沉者非蛊也。凡人患积年，时复大便黑如漆，或坚或薄，或微赤者，皆是

---

① 下鲜血　此上孙本有“吐”字。

蛊也。凡人忽患下血,以断下方治更增剧者,此是中蛊也。凡卒患血痢,或赤或黑,无有多少,此皆是蛊毒,粗医以断痢药处之,此大非也。世有拙医,见患蛊胀者遍身肿满,四肢如故,小便不甚涩,以水病治之,延日服水药,经五十余日望得痊愈,日复增加,奄至殒殁①,如此者不一。学者当细寻方意,消息用之,万不失一。医方千卷,不尽其理,所以不可一一备述云耳。

凡人中蛊,有人行蛊毒以病人者,若服药知蛊主姓名,当使呼唤将去。若欲知蛊主姓名者,以败鼓皮烧作末,以饮服方寸匕,须臾自呼蛊主姓名,可语令去,则愈。又有以蛇涎②合作蛊药,著饮食中,使人得瘕病。此二种③积年乃死。疗之各自有药,江南山间人有此,不可不信之。

太上五蛊丸 治百蛊,吐血伤中,心腹结气,坚塞咽喉,语声不出,短气欲死,饮食不下,吐逆上气,去来无常,状如鬼祟④,身体浮肿,心闷烦疼,寒战,梦与鬼交,狐狸作魅,卒得心痛,上又胸胁痛如刀刺,经年累岁著床不起,悉主之方。

雄黄 椒目 巴豆 莽草 芫花 真朱⑤《外台》用木香 鬼臼 矾石 藜芦各四分 斑猫三十枚 蜈蚣二枚 獭肝一分 附子五分

上十三味末之,蜜和,更捣二千杵,丸如小豆。先食饮服一丸,余密封勿泄药气,十丸为一剂,如不中病,后日增一丸,以下利⑥为度,当下蛊,种种状貌不可具述,下后七日将息,服一剂,三十年百病尽除。忌五辛。

---

① 殒殁 “殒”原作“陨”,今改。按“陨”,通“殒”。死亡。《说文通训定声·屯部》:“陨,亦作殒。”“殁”,终,死。《广韵·没韵》:“殁,死也。《说文》:终也。”

② 蛇涎 《千金翼方》卷二十·蛊毒“蛇”作“蛊”。

③ 此二种 孙本、《千金翼方》卷二十·蛊毒并作“惟此一种”四字。

④ 鬼祟 谓鬼神作怪为祸。按“祟”,旧称鬼神为祸。《说文解字·示部》:“祟,神祸也。”王筠句读:“谓鬼神作灾祸也。”

⑤ 真朱 孙本、道藏本、四库本并作“真珠”,此下“犀角丸”同。

⑥ 下利 “利”原作“痢”,据元本、明本,道藏本、四库本改。

太一追命丸 治百病若中恶气，心腹胀满，不得喘息，心痛积聚，胪胀疝瘕，宿食不消，吐逆呕啘，寒热瘰疬，蛊毒，妇人产后余疾方。

蜈蚣一枚 丹砂 附子 矾石一作礜石 雄黄 藜芦 鬼臼各一分 巴豆二分

上八味末之，蜜丸如麻子。一服二丸，日一服。伤寒一二日，服一丸，当汗出，绵裹两丸塞两耳中；下利，服一丸，一丸塞下部；蛊毒，服二丸，在外膏和摩病上，在膈上吐膈下痢；有疮，一丸涂之，毒自出；产后余疾，服一丸；耳聋，绵裹塞耳。

治人得药杂蛊方

斑猫六枚 桂心如指大 釜月下土①如弹丸大 藜芦如指大

上四味治下筛，水服一钱匕，下虫蛇虾蟆蜣螂，毒俱出。

治蛊注，四肢浮肿，肌肤消索，咳逆，腹大如水状，死后转易家人，一名蛊胀方《小品》名雄黄丸，一名万病丸。

雄黄 巴豆 莽草 鬼臼各四两 蜈蚣三枚

上五味末之，蜜和，捣三千杵，密封勿泄气，勿宿食，旦服如小豆一丸，一炊不知，更加一丸，当先下清水，次下虫长数寸，及下蛇，又下鰕鸡子或白如膏，下后作葱豉粥补之，百种暖将息。

治中蛊毒，腹内坚如石，面目青黄，小便淋沥，病变无常处方《肘后》、《古今录验方》俱云：用铁精乌鸡肝和丸如梧子，以酒服三丸，日再，甚者不过十日。《千金》用后方，疑《千金》误。

羖羊皮方五寸 犀角 芍药 黄连 牡丹各一两 栀子仁七枚 蘘荷四两半

上七味㕮咀，以水九升煮取三升，分三服。葛氏、崔氏同无芍药牡丹栀子，用苦参升麻当归。

犀角丸 治蛊毒百病，腹暴痛，飞尸恶气肿方。

犀角屑 羚羊角屑 鬼臼屑 桂心末各四钱匕 天雄 莽草

---

① 釜月下土 药名，即伏龙肝，又名灶心土，为久经柴草熏烧的灶底中心的土块。性味辛温，能温中燥湿，止呕止血，主治呕吐反胃，腹痛泄泻，吐血衄血，便血尿血等，又能避时疫。

真朱　雄黄各一两　贝子五枚，烧　蜈蚣五节　射罔如鸡子黄大一枚　巴豆五十枚　麝香二分

上十三味末之，合捣，蜜丸如小豆。服一丸，日二，含咽，不知少增之。卒得腹满飞尸①，服如大豆许二丸；若恶气肿，以苦酒和涂之；缝袋子盛药系左臂，避不祥鬼疰蛊毒，可以备急。

治蛊毒方

茜根　蘘荷根各三两

上二味㕮咀，以水四升煮取二升，顿服。《肘后方》云：治中蛊吐血或下血皆如烂肝者，自知蛊主姓名。

又方　槲树北阴白皮　桃根皮各五两　猬皮灰　乱发灰各一方寸匕　生麻子汁五升

上五味，先煮槲皮桃根，取浓汁一升，和麻子汁发灰等令匀，患人少食，旦服大升一升，须臾著盆水，以鸡翎擿吐水中，如牛涎犊胎及诸虫并出②。

治蛊毒方　槲树北阴白皮一大握，长五寸，水三升煮取一升，空腹服，即吐虫出。亦治中蛊下血。

又方　猬皮灰水服方寸匕，亦出虫。

又方　五月五日桃白皮《必效方》云：以东引者火烘之　大戟各四分　斑猫一分

上三味治下筛，旦空腹以水一鸡子许服八捻，用二指相著如开，顿服之。若指头相离，取药太多，恐损人矣。《肘后方》云：服枣核大，不瘥，十日更一服《必效方》云：服半方寸匕，其毒即出，不出更一服。李饶州云：若以酒中得则以酒服，以食中得以饮服之。

蛇毒入菜果中，食之令人得病，名曰蛇蛊方　大豆末以酒渍，绞取汁，服半升。

---

① 飞尸　“飞”原作“蜚”，今改。按“蜚”，通“飞”。《说文解字注·虫部》：“蜚，古书多假为飞字。”飞尸，指一种发病急骤，忽然出现心腹刺痛，气息喘急胀满，上冲心胸，且旁攻两胁，或积块垒起，或牵引腰背痛疼等的病证。详参《诸病源候论》卷二十三·飞尸候及《肘后备急方》卷一·治卒中五尸方。

② 诸虫并出　孙本、《千金翼方》卷二十·蛊毒“虫”并作“蛊”。

治诸热毒或蛊毒，鼻中及口中吐血，医所不治方　取人屎尖七枚，烧作火色，置水中研之，顿服，即愈。亦解百毒时气，热病之毒，服已温覆取汗。勿轻此方，极神验。

治蛊吐下血方

榉皮广五寸，长一尺　芦荻根五寸，如足大指。《小品方》用蔷薇根

上二味㕮咀，以水二升煮取一升，顿服，极下蛊。

治中蛊下血，日数十行方

巴豆二七枚　藜芦　元青　附子　矾石各二分

上五味末之，别治巴豆，合筛和相得，以绵裹药如大豆，纳下部中，日三，瘥。

又方　苦瓠①一枚以水二升煮取一升，稍稍服之，当下蛊及吐虾蟆蝌蚪②之状，一月后乃尽。《范汪方》云：苦瓠毒，当临时量用之。《肘后方》云：用苦酒一升煮。

治下血状如鸡肝，腹中搅痛难忍者方

茜根　升麻　犀角各三两　桔梗　黄檗　黄芩各一两　地榆　白蘘荷各四两

上八味㕮咀，以水九升煮取二升半，分三服，此蛊利血用之。

又方　桔梗　犀角

上二味各等分为末，酒服方寸匕，日三。不能自服，绞口与之，药下心中当烦，须臾自静，有顷下，服至七日止，可食猪脾脏自补养。治蛊下血如鸡肝，日夜不解欲死者皆可用之。

治肠蛊，先下赤后下黄白沫，连年不瘥方　牛膝一两捶碎切之，以淳清酒一升渍一宿，旦空腹服之，再服便愈。

北地太守酒　主万病蛊毒，风气寒热方。

乌头　甘草　芎䓖　黄芩　桂心　藜芦　附子各四两　白敛　桔梗　半夏　柏子仁　前胡　麦门冬各六两

---

① 苦瓠　药名，即苦壶卢，为葫芦科植物苦葫芦的果实。性味苦寒，能利水消肿，主治水肿，黄疸，消渴，癃闭，痈肿，恶疮，疥癣等。

② 蝌蚪　原作“蝌斗”，据文义改。

上十三味，七月曲十斤、秫米一斛如酝酒法，㕮咀药，以绢袋盛之，沉于瓮底，酒熟去糟，还取药滓，青布袋盛之，沉著酒底，泥头，秋七日，夏五日，冬十日。空肚服一合，日三，以知为度。药有毒，故以青布盛之。服勿中止，二十日大有病出，其状如漆，五十日病悉愈。有妇人年五十，被病①连年，腹中积聚，冷热不调，时时切痛，绕脐绞急，上气胸满二十余年，服药二七日，所下三四升，即愈。又有女人病偏枯绝产，服二十日，吐黑物大如刀带，长三尺许，即愈，其年生子。又有女人小得癫病，服十八日，出血二升半，愈。有人被杖，崩血内瘀，卧著九年，服药十三日，出黑血二三升，愈。有人耳聋十七年，服药三十五日，鼻中出血一升，耳中出黄水五升，便愈。上方云：熹平②二年北地太守臣光上。然此偏主蛊毒，有人中蛊毒者，服无不愈，极难瘥，不过二七日，所有效莫不备出。曾有一女人年四十余，偏枯羸瘦，不能起，长卧床枕，耳聋一无所闻，两手不收，已经三年，余为合之，遂得平复如旧。有人中蛊毒而先患风，服茵芋酒伤多，吐出蛊数十枚遂愈，何况此酒而下蛊也③。嘉其功效有异常方，故具述焉。

胡臭漏腋第五论一首　方十五首

论曰：有天生胡臭，有为人所染臭者。天生臭者难治，为人所染者易治，然须三年醋敷矾石散勿止，并服五香丸，乃可得瘥，勿言一度敷药即瘥，止可敷药时暂得一瘥耳。

五香丸在第六卷中。凡胡臭人通忌食芸台④五辛，治之终身不瘥。

---

① 被病　遭患疾病。按“被”，遭，受。《史记·屈原列传》：“信而见疑，忠而被谤，能无怨乎。”

② 熹平　东汉灵帝刘宏年号，公元172—177年。

③ 何况此酒而下蛊也　“下”上原衍“不”字，据孙本删。

④ 芸台　即芸薹，亦即油菜，又名胡菜、寒菜、台菜等。属十字花科植物，全国各地均有栽培，其鲜嫩茎叶及子均入药用。

治胡臭方

辛夷　芎䓖　细辛　杜蘅　藁本各二分

上五味㕮咀，以淳苦酒渍之一宿，煎取汁敷之，欲敷取临卧时，以瘥为度。

石灰散　主胡臭方。

石灰一升　青木香　枫香一作沉香　薰陆香　丁香各二两　橘皮　阳起石各三两　矾石四两

上八味治下筛，以绵作篆子粗如指，长四寸，展取药使著篆上，以绢袋盛，著腋下，先以布揩令痛，然后夹之。

又方　青木香　附子　白灰各一两　矾石半两

上四味为散，著粉中，常粉之。《肘后》无矾石。

又方　赤铜屑以醋和，银器中炒极热，以布裹熨腋下，冷复易。

又方　槲叶切三升，以水五升煮取一升，用洗腋下，即以白苦瓠烧令烟出熏之，数数作。

又方　辛夷　细辛　芎䓖　青木香各四分

上四味治下筛，熏竟粉之。

又方　马齿菜一束捣碎，以蜜和作团，以绢袋盛之，以泥纸裹厚半寸，曝干，以火烧熟，破取，更以少许蜜和，使热勿令冷，先以生布揩之，夹药腋下，药痛久忍之，不能，然后以手中勒两臂。

又方　牛脂　胡粉各等分

上二味煎令可丸，涂腋下一宿，即愈，不过三剂。《肘后方》云：合椒以涂。

又方　伏龙肝作泥敷之。

又方　三年苦醋和石灰敷之。

治漏腋①，腋下及足心手掌阴下股里常如汗湿臭者，**六物敷方**

干枸杞根　干蔷薇根②《肘后》作畜根　甘草各半两　商陆根

---

① 漏腋　病证名。因气血不和，复为风邪所伤，津液瘀滞而致，症见腋下常湿而臭，甚则生疮等。详参《诸病源候论》卷三十一·漏腋候。

② 干蔷薇根　孙本作“干蓄根”。

胡粉　滑石各一两

上件药治下筛，以苦酒少少和涂，当微汁出，易衣复更涂之，不过三著便愈。或一岁复发，发复涂之。

又方　水银　胡粉《外台》作粉霜

上二味以面脂研和，涂之，大良验。

又方　银屑一升，一作铜屑　石灰三升

上二味合和，绢囊盛，汗出粉之，妙。

又方　正旦以尿洗腋下，神妙。

又方　黄矾石烧令汁尽，治末，绢袋盛，粉之即瘥。

脱肛第六方十三首　灸法三首

肛门主肺，肺热应肛门，热则闭塞，大行不通，肿缩生疮，兑通方　白蜜三升煎令燥，冷水中调可得为丸，长六七寸许，纳肛门中，倒[①]身向上，头面下，少时取烊，斯须即通洞泄。

肛门主大肠，大肠寒应肛门，寒则洞泻，肛门滞出，**猪肝散**方

猪肝一斤，熬令燥　黄连　阿胶　芎䓖各二两　乌梅肉五两　艾叶一两

上六味治下筛，温清酒一升服方寸匕半，日再。若不能酒，与清白米饮亦得。

治肛门滞出，**壁土散**方

故屋东壁土一升，碎　皂荚三挺，各长一尺二寸

上二味，捣土为散，挹粉[②]肛头出处，取皂荚炙暖，更递熨，取入则止。

又方　灸故麻履底，按令入，频按令入，永瘥。

---

① 倒　原作"到"，今改。按"到"，同"倒"。颠倒。《墨子·经下》："临鉴而立，景到。"孙诒让闲诂："毕云：即今影倒字。"

② 挹粉　舀取涂敷。按"挹"，舀。《说文解字·手部》："挹，抒也。"王筠句读："《华严经音义》引《珠丛》曰：凡以器斟酌于水谓之挹。"

又方　故败麻履底　鳖头各一枚

上二味，烧鳖头，捣为散，敷肛门滞出头，将履底按入，即不出矣。

治肛出方

磁石四两　桂心一尺　猬皮一枚

上三味治下筛，饮服方寸匕，日一服，即缩。慎举重及急带衣，断房室周年，乃佳。《肘后方》云：治女人阴脱出外，用鳖头一枚，为四味。

又方　女萎一升以器中烧，坐上熏之，即入。

治脱肛方　蒲黄二两以猪脂和，敷肛上，纳之，二三愈。

治肠随肛出，转广不可入方　生栝楼根取粉，以猪脂为膏，温涂，随手抑按，自得缩入。

治积冷利，脱肛方　枳实一枚石上磨令滑泽，钻安柄，蜜涂，炙令暖熨之，冷更易之，取缩入止。

又方　铁精粉纳上，按令入，即愈。

治脱肛历年不愈方　生铁三斤以水一斗煮取五升，出铁，以汁洗，日再。

又方　用死鳖头一枚烧令烟绝①，治作屑，以敷肛门上，进以手按之。

病寒冷，脱肛出　灸脐中，随年壮。

脱肛历年不愈　灸横骨百壮。

又　灸龟尾七壮，龟尾即后穷骨是也。

瘿瘤第七方十三首　证一条　灸法十一首

治石瘿②气瘿③劳瘿土瘿忧瘿等方

---

① 烧令烟绝　“绝”原作“缩”，据孙本、元本改。《外台秘要》卷二十六·脱肛历年不愈方作“烧令烟尽”。

② 石瘿　病证名，为五瘿之一。因气郁痰凝，瘀血凝滞而致，症见颈部肿块，坚硬不移，凹凸不平等。

③ 气瘿　病证名，为五瘿之一。因情志郁抑，气滞不畅而致，症见颈部肿块，质软渐大，皮色如常，按之柔软等。详参《诸病源候论》卷五十·气瘿候。

海藻　龙胆　海蛤　通草　昆布　礜石一作矾石　松萝各三分　麦曲四分　半夏二分

上九味治下筛，酒服方寸匕，日三。禁食鱼猪肉五辛生菜诸难消之物，十日　知，二十日愈。

五瘿[1]**丸**方　取鹿靥[2]，以佳酒浸令没，炙干，纳酒中，更炙令香，含咽汁，味尽更易，尽十具愈。

又方　小麦面一升　特生礜石十两　海藻一两

上三味，以三年米醋渍小麦面，曝干，各捣为散，合和。服一方寸匕，日四五服，药含极乃咽之。禁姜五辛猪鱼生菜大吹大读诵大叫语等。

又方　昆布　松萝　海藻各三两　桂心　海蛤　通草　白敛各二两

上七味治下筛，酒服方寸匕，日三。

又方　海藻　海蛤各三两　昆布　半夏　细辛　土瓜根　松萝各一两　通草　白敛　龙胆各二两

右十味治下筛，酒服方寸匕，日再。不得作重用力。

又方　昆布二两洗，切如指大，醋渍，含咽汁尽，愈。

又方　海藻一斤，《小品》三两　小麦面一升

上二味，以三年醋一升溲面末，曝干，往反醋尽，合捣为散。酒服方寸匕，日三。忌努力[3]。崔氏云：疗三十年瘿瘤。

又方　昌蒲二两　海蛤　白敛　续断　海藻　松萝　桂心　蜀椒　半夏　倒挂　草各一两　神曲三两　羊靥百枚

上十二味治下筛，以羊牛髓脂为丸如梧子，日服三丸。

瘿上气短气　灸肺俞百壮。

---

① 五瘿　谓石瘿、气瘿、劳瘿、土瘿、忧瘿。按《圣济总录》亦有五瘿，除土瘿作泥瘿外，余与此略同；《三因极一病证方论》作石瘿、肉瘿、筋瘿、血瘿、气瘿五种，今多从之。

② 鹿靥　药名。为鹿科动物梅花鹿的甲状腺，主治瘿病。

③ 忌努力　孙本、《千金翼方》卷二十・瘿病并作“忌怒”二字。

瘿上气胸满　灸云门五十壮。

瘿恶气　灸天府五十壮。《千金翼》云：又灸胸堂百壮。

瘿劳气　灸冲阳，随年壮。

瘿　灸天瞿三百壮，横三间寸灸之。

瘿气面肿　灸通天五十壮。

瘿　灸中封，随年壮，在两足趺上曲尺[1]宛宛中。

诸瘿　灸肩髃左右相对宛宛处，男左十八壮右十七壮，女右十八壮左十七壮，或再三，取瘥止。

又　灸风池百壮，夹项两边。

又　灸两耳后发际一百壮。

又　灸头冲一作颈冲，头冲在伸两手直向前，令臂著头，对鼻所注处灸之，各随年壮。《千金翼》云：一名臂臑。

凡肉瘤勿治，治则杀人，慎之。《肘后方》云：不得针灸。

陷肿散[2]　治二三十年瘿瘤及骨瘤脂瘤石瘤肉瘤脓瘤血瘤，或息肉大如杯杅[3]升斗，十年不瘥，致有漏溃，令人骨消肉尽，或坚或软或溃，令人惊悸，寤寐不安，身体瘛缩，愈而复发方。

乌贼骨　石流黄各一分　白石英　紫石英　钟乳各二分　丹参三分　琥珀　附子　胡燕屎　大黄　干姜各四分

上十一味治下筛，以韦囊盛，勿泄气，若疮湿即敷，若疮干猪脂和敷，日三四，以干为度。若汁不尽者，至五剂十剂止药，令人不痛；若不消，加芒消二两，佳。

治瘿瘤方

海藻　干姜各二两　昆布　桂心　逆流水柳须各一两　羊靥七枚，阴干

上六味末之，蜜丸如小弹子大，含一丸咽津。

又方　矾石　芎䓖　当归　大黄　黄连　芍药　白敛　黄

---

① 曲尺　孙本作“四分”。

② 陷肿散　《千金翼方》卷二十·瘿病作“陷脉散”，并无胡燕屎，为十味。

③ 杅　盛汤浆或食物的器皿，亦即盂。《后汉书·崔骃传》李贤注：“杅，盂也。”

芩各二分　吴茱萸一分

上九味治下筛，鸡子黄和之，涂细故布上，随瘤大小厚薄帖之，干则易，著药熟常作脓脂，细细从孔中出也，探却脓血尽，著生肉膏，若脓不尽，复起如故。

生肉膏　主痈瘤溃漏及金疮百疮方。

当归　附子　甘草　白芷　芎䓖各一两　薤白二两　生地黄三两

上七味㕮咀，以猪脂三升半煎，白芷黄去滓，稍以敷之，日三。

又方　以狗屎𪉽鸡子敷之，去脓水如前方说，敷生肉膏取瘥。方在第二十二卷。

㿗病[①]第八阴疮　妬精疮附[②]论二首　方二十七首　灸法十八首

论曰：㿗有四种，有肠㿗卵胀气㿗水㿗，肠㿗卵胀难瘥，气㿗水㿗针灸易治。

治㿗丸方

桃仁五十枚　桂心　泽泻　蒺藜子　地肤子　防风　防葵　橘皮　茯苓　五味子　芍药各二两　细辛　牡丹皮　海藻各一两　狐阴一具　蜘蛛五十枚

上十六味末之，蜜和。服十丸如梧子，稍稍加至三十丸。

又方　取杨柳枝脚指大长三尺二十枚，水煮令极热，以故布及毡掩肿处，取热柳枝更互柱之，如此取瘥。

治㿗疝，卵偏大，气上上一作胀，不能动方

牡丹皮　防风各二两

上二味治下筛，酒服方寸匕，日三。《肘后方》云：《小品方》用桂心豉铁精等分，为五味，小儿一刀圭，二十日愈，婴儿以乳汁和大豆许与之。

治卒㿗　以蒲横度口，如广折之，一倍增之，布著少腹大横纹，

---

① 㿗病　原作"阴癞"，据本书目录改。

② 阴疮　妬精疮附　原无，据本书目录补。

令度中央上当脐,勿使偏僻,灸度头及中央合二处,随年壮。好自养,勿举重大语怒言大笑。

又　牵阴头正上,灸茎头所极;又牵下向谷道,又灸所极;又牵向左右髀直行,灸茎所极,各随年壮。

又　灸足厥阴,在左灸右,在右灸左,三壮,在足大指本节间。

卵偏大,上入腹　灸三阴交,在内踝上三寸①,随年壮。

卵偏大,㿗病　灸肩井,在肩解臂接处,随年壮。

男㿗　灸手季指端七壮,病在右可灸左,左者灸右。

男阴卵偏大,㿗病　灸关元百壮。

男阴卵大,㿗病　灸玉泉百壮,报之,穴在屈骨下阴,以其处卑,多不灸之,及泉阴穴亦在其外。

男阴卵偏大,㿗病　灸泉阴百壮,三报,在横骨边。

㿗病,阴卒肿者　令并足,合两拇指,令爪相并,以一艾灸两爪端方角处,一丸令顿上,两爪角各令半丸上,爪指佳,七壮愈。

男阴卵大,㿗病　灸足太阳五十壮,三报之。

又　灸足太阴五十壮,在内踝上一夫。

男阴卵大,㿗病　灸大敦,在足大指三毛中,随年壮。

又　灸足大拇指内侧去端一寸赤白肉际,随年壮,双灸之。

又　灸横骨两边二七壮,夹茎是。

阴㿗　灸足大指下理中十壮,随肿边灸之。《肘后方》云:灸足大指第二节下横纹正中央五壮。姚氏云:灸大指本三壮。

男儿㿗　先将儿至碓头,祝②之曰:坐汝令儿某甲③阴囊㿗,故

---

① 三寸　原作“八寸”,据《甲乙经》卷三·足太阴及股凡二十二穴、《千金翼方》卷二十六·足太阴脾经十二穴改。

② 祝　用言语向鬼神祈祷求福。《尚书·洛诰》:“王命作册,逸祝册。”孔颖达疏:“读策告神谓之祝。”

③ 某甲　犹言某人。按“甲”,指失名或虚称之人。《史记·万石张叔列传》:“奋长子建,次子甲,次子乙,次子庆。”张守节正义引颜师古:“史失其名,故云甲、乙耳,非其名也。”

灸汝三七二十一枚。灸讫，便牵小儿令雀头下向著囊缝，当阴头灸缝上七壮，即消，已验，艾炷帽簪头许①。

大凡男㿗　当骑碓轴，以茎伸置轴上，齐阴茎头前，灸轴木上，随年壮。

论曰：有人自少至长阴下常有干癣者，宜依癣方主之。有五劳七伤而得，阴下痒湿，搔之黄汁出者，宜用补丸散主之，仍须敷药治之。亦有患妬精疮者，以妬精方治之。夫妬精疮者，男子在阴头节下，妇人在玉门内，并似甘疮，作臼齐食之大痛，甘即不痛也。

凡虚热石热，当路门冷湿伤肌，热聚在里，变成热及水病肿满，腹大气急，大小便不利，肿如皮纸盛水，晃晃如老蚕色，阴茎坚肿，为疮水出，此皆肾热虚损，强取风阴，湿伤脾胃故也。治之法，内宜依方服诸利小便药，外以此蒺藜子汤洗四肢，竟，以葱白膏敷之，别以猪蹄汤洗茎上。

蒺藜子汤方

蒺藜子　赤小豆各一升　菘菜子二升　巴豆一枚，合皮壳　葱心青皮一升　蒴藋五升

上六味㕮咀，以水二斗煮取八升，以淋洗肿处。

猪蹄汤　治服石发热，因劳损热盛，当风露卧，茎肿方。

猪蹄一双　葶苈子五合　蒺藜子一升，碎　黄檗五两　蒴藋三升

上五味㕮咀，以水一斗煮取三升，冷浴阴茎，日三。

葱白膏方

葱白　菘菜子　葶苈子　蒴藋根　丹参　蒺藜子各半升　猪膏五斤

上七味㕮咀，煎如煎膏法，去滓用之。

治男子阴肿大如升斗，核痛，人所不能疗者方

雄黄一两，研　矾石二两，研　甘草一尺，切

上三味以水五升煮减半，洗之。《集验方》无矾石，只二味。

治阴肿皮痒方　熬桃仁令香，为末，酒服方寸匕，日三。

---

① 帽簪头许　“帽”原作“猬”，据《外台秘要》卷二十六·灸诸㿗法改。

有人阴冷，渐渐冷气入阴囊，肿满恐死，日夜疼闷《外台》作夜即痛闷，不得眠方　取生椒择之令净，以布帛裹著丸囊，令厚半寸，须臾热气通，日再易之，取消瘥止。

又方　捣苋菜根敷之。

又方　煮大蓟根汁，服一升，日三，不过三剂愈。

又方　醋和热灰熨之。

又方　釜月下土鸡子白和敷之。

又方　醋和面熨之。

又方　末车前子，饮服之。

阴肿痛　灸大敦三壮。

治卒阴痛如刺，汗出如雨方

小蒜　韭根　杨柳根各一斤

上三味合烧，以酒灌之，及热以气蒸之，即愈。

治阴痛方

甘草　石蜜

右二味等分为末，和乳涂之。

治妬精疮方　用银钗绵裹，以腊月猪脂熏黄，火上暖，以钗烙疮上令熟，取干槐枝烧涾涂之。

又方　麝香　黄矾　青矾

上三味等分为末，小便后敷上，不过三度。

治阴蚀疮方

蒲黄一升　水银二两

上二味研之令成粉，敷之，即愈瘥止，小便后即敷之。

又方　以肥猪肉五斤水三斗煮肉令极烂，去肉，以汤令极热，便以渍疮中，冷即愈。

又方　狼牙两把切，以水五升煮取一升，温洗之，日五度。

治阴蚀生疮或痒方

雄黄　矾石各二分　麝香半分

上三味治下筛为粉，粉疮上，即瘥。

治阴恶疮方　蜜煎甘草末，涂之。葛氏云：比见有人患茎头肿坎下疮，欲断者以猪肉汤渍洗之，并用黄檗黄连末涂之。

治男女阴疮方　石流黄末，以敷疮上。

治男女阴痒生疮方　嚼胡麻敷之，佳。

治阴下生疮，洗汤方

地榆　黄檗各八两

上二味㕮咀，以水一斗五升煮取六升，去滓，适冷暖用洗疮，日再。只煮黄檗汁洗之，亦佳。

（焦振廉）

备急千金要方校释卷第二十五备急

朝奉郎守太常少卿充秘阁校理判登闻检院上护军赐绯鱼袋臣林亿等校正

卒死第一　魇　中恶　自缢　暍　溺　冻　醉酒附①　方九十四首灸法十首

卒死无脉，无他形候，阴阳俱竭故也，治之方　牵牛临鼻上二百息，牛舐必瘥。牛不肯舐，著盐汁涂面上，即牛肯舐。

又方　牛马屎绞取汁，饮之。无新者，水和干者亦得。《肘后方》云：干者以人溺解之，此扁鹊法。

又方　灸熨斗，熨两胁下。《备急方》云：又治尸厥。

卒死　针间使各百余息。

又　灸鼻下人中，一名鬼客厅。《肘后方》云：又治尸厥。

治魇②死不自觉者方　慎灯火，勿令人手动，牵牛临其上，即觉。若卒不能语，取东门上鸡头末之，以酒服。

治卒魇死方　捣韭汁灌鼻孔中，剧者灌两耳。张仲景云：灌口中。

---

① 魇……醉酒附　原无，据本书目录补。

② 魇（yǎn　演）　梦魇。梦中遇可怕之事而呻吟、惊叫。《集韵·琰韵》："魇，惊梦。"《篇海类编·人物类·鬼部》："魇，睡中魇也，气窒心惧而神乱则魇。"

治鬼魇不寤[①]方　末伏龙肝,吹鼻中。

又方　末皂荚如大豆许,吹鼻中,嚏则气通,起死人。《集验方》云:治中恶。

避魇方　雄黄如枣大系左腋下,令人终身不魇。张文仲云:男左女右。

魇　灸两足大指丛毛中各二七壮。《肘后方》云:华佗法,又救卒死中恶。

治中恶方　葱心黄刺鼻孔中,血出愈。《肘后方》云:入七八寸,无苦,使目中血出,佳。崔氏云:男左女右。

又方　大豆二七粒末,鸡子黄并酒相和,顿服。

又方　使人尿其面上,愈。《肘后方》云:此扁鹊法。

治中恶并蛊毒方　冷水和伏龙肝如鸡子大,服之必吐。

又方　温二升猪肪,顿服之。

又方　车缸脂如鸡子大酒服之。

中恶　灸胃脘五十壮,愈。

治卒忤[②]方此病即今人所谓中恶者,与卒死鬼击亦相类,为治皆参取而用之。盐八合以水三升煮取一升半,分二服,得吐即愈。《备急方》云:治鬼击。若小便不通,笔头七枚烧作灰末,水和服之,即通。

又方　犊子屎半盏、酒三升煮服之。亦治霍乱。《肘后方》云:治鬼击,大牛亦可用。

又方　腊月野狐肠烧末,以水服方寸匕。死鼠灰亦佳。

又方　书墨末之,水服一钱匕。

卒忤死　灸手十指爪下各三壮,余治同上方。《备急方》云:治卒死而张目反折者。又灸人中三壮。又灸肩井百壮。又灸间使七壮。又灸巨阙百壮。

还魂汤　主卒感忤,鬼击,飞尸,诸奄忽气绝无复觉,或已死绞口噤不开,去齿下汤,汤入口不下者,分病人发,左右捉,踏肩引

---

① 寤　“寤”原作“悟”,今改。按“悟”,通“寤”。《说文通训定声·豫部》:“悟,假借为寤。”

② 卒忤　病名,又称客忤。因卒中于邪恶毒气而致,症见心腹绞痛胀满,气冲心胸,或神昏口噤等。详参《诸病源候论》卷二十三·卒忤候。

之，药下复增，取尽一升，须臾立苏方。

麻黄三两　桂心二两　甘草一两　杏仁七十粒

上四味㕮咀，以水八升煮取三升，分三服。《肘后方》云：张仲景方无桂心，用三味。

卒中鬼击，及刀兵所伤，血漏腹中不出，烦懑欲绝方　雄黄粉酒服一刀圭，日三，血化为水。

鬼击之病，得之无渐，卒著人如刀刺状，胸胁腹内绞急切痛，不可抑按，或即吐血，或鼻口①血出，或下血，一名鬼排，治之方

鸡屎白如枣大　青花麻一把

上二味以酒七升煮取三升，热服，须臾发汗。若不汗，熨斗盛火炙两胁下，使热汗出，愈。

又方　艾如鸡子大三枚。以水五升煮取一升，顿服之。

又方　吹醋少许鼻中。

鬼击　灸人中一壮，立愈，不瘥更灸。又灸脐上一寸七壮及两踵白肉际，取瘥。又灸脐下一寸三壮。

夫五绝者，一曰自缢，二曰墙壁压迮②，三曰溺水，四曰魇寐，五曰产乳绝，悉治之方取半夏一两细下筛，吹一大豆许纳鼻中，即活。心下温者，一日亦可治。

治自缢死方　凡救自缢死者，极须按定其心，勿截绳，徐徐抱解之。心下尚温者，以氍毹③覆口鼻，两人吹其两耳。

又方　强卧，以物塞两耳，竹筒纳口中，使两人痛吹之，塞口旁无令气得出，半日死人即噫噫④，即勿吹也。

又方　捣皂荚细辛屑，如胡豆大吹两鼻中。

又方　蓝青汁灌之。

又方　刺鸡冠血出，滴著口中即活，男雌女雄。

---

① 鼻口　《肘后备急方》卷一·治卒得鬼击方作“鼻中”。

② 压迮（zé　责）　压迫，挤压。按“迮”，迫。《玉篇·辵部》：“迮，迫也。”

③ 氍（qú　渠）毹（yú　鱼）　毛或毛麻混织的毛布、地毯之类。《说文新附·毛部》：“氍，氍毹，𣰽㲪，皆毡緂之属，盖方言也”。

④ 噫噫　象声词，谓喉中噫噫然有声而发不清楚。

又方　鸡屎白如枣大酒半盏和，灌口及鼻中，佳。

又方　葱叶吹皂荚末两鼻中，逆出更吹。

又方　梁上尘如大豆各纳一小竹筒中，四人各捉一个，同时吹两耳两鼻，即活。

又方　鸡血涂喉下。

又方　尿鼻口眼耳中，并捉头发一撮如笔管大掣之，立活。

自缢死　灸四肢大节陷大指本纹，名曰地神，各七壮。

治热暍①方　取道上热尘土以壅心上，少冷即易，气通止。

又方　仰卧暍人，以热土壅脐上，令人尿之，脐中温即愈。

又方　可饮热汤，亦可纳少干姜橘皮甘草煮饮之，稍稍咽，勿顿使饱，但以热土及熬灰土壅脐上，佳。

又方　浓煮蓼，取汁三升，饮之即愈，不瘥更灌。

又方　地黄汁一盏服之。

又方　水半升和面一大抄，服之。

又方　张死人口令通，以暖汤徐徐灌口中，小举死人头令汤入腹，须臾即苏。

又方　灌地浆一盏，即愈。

又方　使人嘘其心令暖，易人为之。

又方　抱狗子若鸡著心上熨之。

又方　屋上南畔瓦热熨心，冷易之。

治落水死方　以灶中灰布地，令厚五寸，以甑②侧著灰上，令死人伏于甑上，使头小垂下，抄盐③二寸匕纳竹管中，吹下孔中，即当吐水，水下因去甑，下死人著灰中壅身，使出鼻口，即活。

又方　掘地作坑，熬数斛灰纳坑中，下死人覆灰，湿彻即易之，勿令大热煿人，灰冷更易，半日即活。

又方　取大甑倾之，死人伏其上，令死人口临甑口，燃苇火二

① 暍（yē　噎）　中暑。《说文解字·日部》："暍，伤暑也。"

② 甑　盛物瓦器。《新方言·释器》："浙西鄙人谓小瓮曰甑。"

③ 抄盐　道藏本、四库本、《外台秘要》卷二十八·溺死方"抄"并作"炒"。

七把烧甑中，当死人心下，令烟出，小入死人鼻口中，鼻口中水出尽则活，火尽复益之。常以手候死人身及甑，勿令甚热，当令火气能使死人心下足得暖。卒无甑者，于岸侧削地如甑，空下如灶，烧令暖，以死人著上，亦可用车毂①为之。勿令隐其腹，令死人低头水得出。并炒灰数斛令暖以粉身，湿更易温者。

又方　但埋死人暖灰中，头足俱没，惟开七孔。

又方　倒悬死人，以好酒灌鼻中，又灌下部。又醋灌鼻亦得。

又方　绵裹皂荚，纳下部中，须臾水出。

又方　裹石灰纳下部中，水出尽则活。

又方　倒悬，解去衣，去脐中垢，极吹两耳，起乃止。

又方　熬沙覆死人，面上下有沙，但出鼻口耳，沙冷湿即易。

又方　灶中灰二石埋死人，从头至足，出七孔即可。

又方　屈两脚著生人两肩上，死人背向生人背，即负持走行，吐出水便活。

落水死　解死人衣，灸脐中，凡落水经一宿犹可活。

治冬月落水，冻四肢直，口噤，尚有微气者方　以大器中熬灰使暖，盛以囊，薄其心上，冷即易，心暖气通，目得转，口乃开。可温尿粥②稍稍吞之，即活。若不先温其心，便持火炙身，冷气与火争即死。

治冻烂疮方　猪后悬蹄以夜半时烧之，研细筛，以猪脂和敷。亦治小儿。

治入水手足肿痛方　生胡麻捣薄之。

治酒醉中酒恐烂五脏方　以汤著槽中渍之，冷复易。夏亦用汤。

又法　凡醉不得安卧不动，必须使人摇转不住，特忌当风席

---

① 车毂(gǔ　谷)　车轮中心穿轴承辐的部分，今称为轴承。《老子》第十一章："三十辐共一毂。"此谓车轮。

② 尿粥　"尿"字疑衍。

地,及水洗饮水交接。

又方　捣茆根汁,饮一二升。

治饮酒头痛方　竹茹五两以水八升煮取五升,去滓令冷,纳破鸡子五枚,搅匀,更煮二沸,饮二升使尽,瘥。

治饮酒腹满不消方　煮盐汤,以竹筒灌大孔中。

治饮酒中毒方　煮大豆三沸,饮汁三升。

又方　酒渍干椹汁,服之。

治病酒方

豉　葱白各一升

上二味以水四升煮取二升,顿服之。

治饮酒房劳虚受热,积日不食,四月中热①饮酒不已,酒入百脉,心气虚,令人错谬失常方

芍药　栝楼根　人参　白薇　枳实　知母各二两　甘草一两　生地黄八两　酸枣仁半升　茯神三两,《外台》作茯苓

上十味㕮咀,以水一斗煮取三升,分为三服。

治连月饮酒,咽喉烂,舌上生疮方

大麻仁一升　黄芩二两,《肘后》用黄檗。

上二味末之,蜜和丸,含之。《千金翼》用黄檗二两。

治酒醉不醒方　葛根汁一斗二升②饮之,取醒止。《肘后方》云:治大醉连日,烦毒不堪。

饮酒令人不醉方

柏子仁　麻子仁各二两

上二味治下筛,为一服,进酒三倍。

又方　葛花　小豆花各等分

上二味合为末,服三方寸匕,饮时仍进葛根汁芹汁及枇杷叶饮,并能倍酒。

---

① 四月中热　孙本无此四字。《外台秘要》卷三十一·饮酒积热方作"四体中虚热"五字。

② 一斗二升　《肘后备急方》卷七·治卒饮酒大醉诸病方、《外台秘要》卷三十一·解一切食中毒方并作"一二升"三字。

又方　九月九日菊花末，临饮服方寸匕。

又方　小豆花叶阴干百日，末，服之。

又方　五月五日取井中倒生草枝，阴干，末，酒服之。

饮酒令无酒气方　干蔓菁根二七枚，三遍蒸，末两钱，酒后水服之。

治恶酒健嗔方　空井中倒生草烧灰，服之，勿令知。

又方　取其人床上尘，和酒饮之。

断酒方　酒七升著瓶中，熟朱砂半两著酒中，急塞瓶口，安著猪圈中，任猪摇动，经十日取酒服饮尽。

又方　腊月鼠头灰　柳花

上二味等分为末，黄昏时酒服一杯。

又方　正月一日酒五升淋碓头①，捣一下，取饮之。

又方　故毡中莫耳子七枚烧作灰，黄昏时暖一杯酒，咒言：与病狂人饮也。勿令知之，后不喜饮酒也。

又方　白猪乳汁一升饮之，永不饮酒。

又方　刮马汗和酒与饮，终身不饮。

又方　虎屎中骨烧末，和酒与饮。

又方　鸬鹚屎灰水服方寸匕，永断。

又方　取毛鹰一过吐毛，水煮，去毛顿服。

又方　故纺车弦烧灰，和酒与服。

又方　驴驹衣②烧灰，酒饮方寸匕。

又方　自死蛴螬干，捣末，和酒与饮，永世闻酒名即呕，神验。

又方　酒客吐中肉七枚阴干，烧末服之。

又方　酒渍汗靴替一宿，旦空腹与，即吐，不喜见酒。

又方　白狗乳汁酒服之。

---

① 碓(duì　对)头　舂米用具，用柱子架起一根木杠，杠的一端装一块圆形的石头，用脚连续踏另一端，石头就连续起落，去掉下面臼中的糙米的皮。碓头，指装着圆形石头的那一杠端。

② 驴驹衣　《外台秘要》程衍道按："驴驹衣，疑是驴胞衣"。

又方　腊月马脑和酒服之。

蛇毒第二虎　蝎　蜂　蠼螋　射工　沙虱　蛭　水毒　猫鬼　马咬　猘狗毒附①论六首　方一百三十三首　灸法二首

治因热逐凉睡熟，有蛇入口中挽不出方　以刀破蛇尾，纳生椒三两枚，裹著，须臾即出。《肘后方》云：艾灸蛇尾即出。若无火，以刀周匝割蛇尾，截令皮断，乃捋皮倒脱即出。

治蛇入人口并七孔中者方　割母猪尾头，沥血著口中，即出。

又方　以患人手中指等截三岁大猪尾，以器盛血，傍蛇泻血口中，拔出之。

治卒为蛇绕不解方　以热汤淋之。无汤，令人尿之。

治蛇蝎螫方　服小蒜汁，滓薄上。《肘后方》云：治蝮蛇螫。

又方　熟捣葵取汁服之。

治蛇啮方　人屎厚涂，帛裹，即消。

治蛇毒方　消蜡注疮上，不瘥，更消注之。

又方　以母猪耳中垢敷之。《肘后方》云：牛耳中垢亦宜用。

治蝮蛇毒方　令妇人尿疮上。

又方　令妇人骑度三过，又令坐上。

又方　末姜薄之，干复易。

又方　以射罔涂肿上，血出即愈。

又方　生麻楮叶合捣，以水绞去滓，渍之。

治众蛇毒方

雄黄　干姜各等分

上二味为末，和射罔著竹筒中带行，有急用之。

又方　雄黄末敷疮上，日一。

又方　用铜青敷疮上。

---

① 虎……猘狗毒附　原无，据本书目录补。

又方　捣大蒜和胡粉敷之。

又方　鸡屎二七枚烧作灰，投酒服之。

又方　以面围上，令童男尿著中，烧铁令赤投中，冷复烧，著二三度瘥。

又方　口嚼大豆叶涂之，良。

又方　猪脂和鹿角灰涂之。

又方　盐四两、水一斗煮十沸，沸定以汤浸，冷易之。

又方　捣紫苋取汁，饮一升，以滓封疮，以少水灌之。

又方　梳中垢如指大，长一寸，尿和敷之。

又方　炙梳汗出，熨之。

又方　取合口椒葫荽苗等分，捣，敷之，无不瘥。

又方　男子阴间毛二七枚含之，有汁即咽却，秘方。

众蛇螫　灸上三七壮。无艾，以火头称疮孔大小爇[①]之。

入山草辟众蛇方

干姜　麝香[②]　雄黄

上三味等分粗捣，以小绛袋盛带之，男左女右。蛇毒涂疮。《集验方》云：如无麝香，以射罔和带之。《救急方》云：以蜜和为膏，敷螫处良。

又方　常烧羖羊角使烟出，蛇则去矣。

治蛇螫人，疮已愈，余毒在肉中淫淫痛痒方

大蒜　小蒜各一升

上二味合捣之，热汤淋，以汁灌疮，大良。

治蛇骨刺人毒痛方　铁精如大豆纳管中，吹纳疮中，良。

又方　烧死鼠，末敷之。

治虎啮疮方　煮葛根令浓，以洗之十遍，饮汁，及捣为散，以葛根汁服方寸匕，日五，甚者夜二。

治虎啮疮方　青布急卷为绳，止一物，烧一头燃，纳竹筒中，注

---

① 爇（ruò　弱）　烧灼。《说文解字·火部》：“爇，烧也。”

② 麝香　《肘后备急方》卷七·治卒入山草禁辟众蛇药术方引《广利方》无此药，为二味。

疮口熏疮,妙。

又方　煮铁令浓,洗疮。

又方　嚼栗子①涂之,良。

避虎法　凡入山烧水牛羖羊角,虎狼蛇皆走。

论曰:凡见一切毒螫之物,必不得起恶心向之,亦不得杀之。若辄杀之,于后必遭螫,治亦难瘥,慎之慎之。

治蝎毒方　凡蝎有雌雄,雄者痛止在一处,雌者痛牵诸处。若是雄者,用井底泥涂之,温则易。雌者,用当瓦屋沟下泥敷之。若值无雨,可用新汲水从屋上淋下取泥。

又方　取齿中残饭,敷之。又猪脂封之。又射罔封之。又硇砂和水涂上,立愈。

治蝎螫方　若著手足,以冷水渍之,水微暖则易之。著余处者,冷水浸故布搶之,小暖则易。

又方　生乌头末唾和,敷之。

治蜂螫毒方　取瓦子摩其上,唾二七遍,置瓦子故处。

治蜂螫方

蜜五合　蜡二两　猪脂五合

上三味和煎如膏,候冷以涂之。

又方　烧牛屎灰,苦酒和,涂之。

又方　烧蜂房末,膏和,涂之。《肘后方》云:先煮蜂房洗之,又烧涂之。

又方　酥脂涂之,立愈。

又方　淳酢沃地,取起泥,涂之。

又方　齿垢涂之。

又方　嚼盐涂之。

又方　尿泥涂之。

又方　以人尿新者洗之。

又方　反手捻地上土,敷之。

---

① 栗子　《肘后备急方》卷七·治为熊虎爪牙所伤毒痛方作"粟子"。

论曰：凡蠼螋①虫尿人影，著处便令人病疮。其状身中忽有处瘮痛如芒刺，亦如刺虫所螫后，起细痦瘰②作聚如茱萸子状也，四边赤，中央有白脓如黍粟，亦令人皮肉急，举身恶寒壮热，剧者连起竟腰胁胸也，治之法，初得之，摩犀角涂之，止其毒，治如火丹法。余以武德③中六月得此疾，经五六日觉心闷不佳，以他法治不愈。又有人教画地作蠼螋形，以刀子细细尽取蠼螋腹中土，就中以唾和成泥涂之，再涂即愈。将知天下万物相感，莫晓其由矣。

治蠼螋尿方　羖羊髭烧灰，腊月猪脂和，封之。

又方　捣豉封之。

又方　醋和胡粉涂之。

治蠼螋尿疮方　烧鹿角为末，以苦酒和敷疮上。已有汁者，烧道旁弊蒲席敷之。

又方　槐白皮半斤切，以苦酒二升渍半日，刮去疮处以洗，日五六遍，末赤小豆，以苦酒和，敷之，燥复易。小儿以水和。

又方　嚼大麦以敷之，日三。

又方　以猪脂燕窠中土④和，敷之。

又方　熟嚼梨叶以水和涂，燥复易之。

又方　马鞭草熟捣以敷之，燥则易之。

又方　取吴茱萸东行根下土，醋和涂之。

治三种射工⑤虫毒方

论曰：江南有射工毒虫，一名短狐，一名蜮。其虫形如甲虫，

---

① 蠼(qú　渠)螋(sōu　搜)　昆虫名。《本草纲目·虫部·山蛩虫》附录蠼螋条下引陈藏器曰："状如小蜈蚣，色青黑，长足，能溺人影，令人发疮，如热痱而大。若绕腰匝，不可疗。"李时珍曰："蠼螋喜伏氍毹之下，故得此名。"

② 痦瘰　病证名，肌肤发出丘疹如粟粒状。《诸病源候论》卷二·风痦瘰候："风气搏于肌肉，与热气并，则生痦瘰。状如麻豆，甚者渐大，搔之成疮。"

③ 武德　唐高祖李渊年号，公元618—626年。

④ 燕窠中土　此下孙本有"苦酒"二字。

⑤ 射工　古代传说中一种能含沙射人影而使人发病的毒虫，亦称溪鬼虫。详参《诸病源候论》卷二十五·射工候及《本草纲目·虫部·溪鬼虫》。

《外台》云：正黑，状如大飞生。有一长角在口前如弩，檐临其角端曲如上弩，以气为矢，因水势以射人。人或闻其在水中铋铋作声，要须得水没其口便射人。此虫畏鹅，鹅能食之。其初始证候，先恶寒噤瘮①，寒热筋急，仍似伤寒，亦如中尸，便不能语，朝旦小苏，晡夕辄剧，寒热闷乱，是其证。始得三四日，当急治之，治之稍迟者七日皆死。初未有疮，但恶寒噤瘮。其成疮似蠼螋尿，亦似瘭疽疮。射工中疮有三种：其一种，疮正黑如黡子，皮周边悉赤，或衣犯之，如有芒刺痛；其一种，作疮久久穿，或晡间寒热；其一种，如火灼熛起，此者最急，数日杀人。《备急方》云：有四种，其一种突起如痈。

治射工中人寒热，或发疮偏在一处，有异于常方　取鬼臼叶一把，纳苦酒渍之，熟捣，绞取汁，服一升，日三。

又方　犀角二两　升麻三两　乌扇根②二两

上三味㕮咀，以水四升煮取一升半，去滓，分再服，相去一炊顷，尽更作。

又方　取生吴茱萸茎叶一握，断去前后，取握中熟捣，以水二升煮取七合，顿服之。

又方　取葫③切，帖疮，灸七壮。

又方　取蜈蚣大者一枚火炙之，治末，和苦酒，以敷疮上。

又方　赤苋菜捣绞取汁，一服一升，日四五服。

又方　白鸡屎取白头者三枚，汤和，涂中毒处。

治射工中人已有疮者方　取芥子捣令熟，苦酒和，厚涂疮上，半日痛便止。

又方　取狼牙叶，冬取根捣之令熟，薄所中处，又饮四五合汁。

---

① 噤瘮（shèn　渗）　谓闭口寒慄。按"噤"，因寒而口闭。《广韵·寝韵》："噤，寒而口闭。""瘮"，寒病，寒慄。《玉篇·疒部》："瘮，寒病。"柳宗元《与萧翰林俛书》："忽遇北风，晨起薄寒中体，则肌革瘮懔。"

② 乌扇根　药名，为鸢尾科植物射干的根茎。性味苦寒，有毒，能清热解毒，散结，化痰，主治喉痹咽痛，咳逆上气，痰涎壅盛，瘰疬结核，疟母，妇女经闭，痈肿疮毒等。

③ 葫　药名，即大蒜。《玉篇·艸部》："葫，大蒜也。"

治射工中三种疮方

乌扇根三两　升麻二两

上二味㕮咀，以水三升煮得一升，适寒温尽服之，滓薄疮上。

治江南毒气恶核，射工暴肿生疮，**五香散**①方

甲香　犀角　鳖甲　薰陆香　升麻　乌翣　丁香　青木香　沉香　黄连　甘草　牡蛎　羚羊角　黄芩各四分　吴茱萸三分　黄檗六分

上十六味治下筛，中射工毒及诸毒，皆水服方寸匕，日三。以鸡子白和，涂肿上，干易之，并以水和少许洗之。

野葛膏　主射工恶核，卒中恶毒方。

野葛一升　茵芋　踯躅　附子　丹砂各一两　巴豆　乌头　蜀椒各五合　雄黄　大黄各一两

上十味治下筛，不中水猪膏三斤煎，三上三下，去滓，纳丹砂雄黄末，搅至凝，以枣核大摩痛上，勿近眼。凡合名膏，皆不用六畜产妇女人小儿鸡犬见之，惟须清净矣。

治沙虱②毒方　斑猫二枚，熬一枚，末服之，又烧一枚令烟绝，末著疮中。

又方　大蒜十枚，止一物合皮安热灰中炮令热，去皮刀断头，热拄所著毒处。

又方　麝香　大蒜

上二味和捣，以羊脂和，著小筒中带，欲用取敷疮上。

又方　雄黄　朱砂　恒山

上三味等分，五月五日日中时童子合之，用敷疮上。

山水中阴湿草木上石蛭著人，则穿啮人肌肤，行人肉中，浸淫

---

① 五香散　《千金翼方》卷二十四·恶核无沉香牡蛎，为十四味。

② 沙虱　生于水边草地间的毒虫。《本草纲目·虫部·沙虱》集解引《广志》："沙虱在水中，色赤，大不过虮，人人皮中杀人。"近似于现代所说的沙螨，沙虱候近似于现代所说的感染沙螨引起的恙虫病。详参《诸病源候论》卷二十五·沙虱候。

坟起①,如虫行道,治之方凡行山路草木中,常以腊月猪膏和盐涂脚胫及足指间趺上,及著鞋袜,蛭不得著人也。已著者,灸断其道,即愈。

治水毒方

论曰:凡山水有毒虫,人涉水,中人似射工而无物。其诊法,初得之恶寒,微似头痛,目眶疼,心中烦懊,四肢振焮②,腰背百节皆强,两膝痛,或翕翕而热,但欲睡,旦醒暮剧,手足逆冷至肘膝,二三日腹中生虫,食人下部,肛中有疮,不痛不痒,令人不觉。不急治,过六七日下部出脓溃。虫上食人五脏,热盛毒烦,下利不禁,八九日良医不能治矣。觉得之,急早视其下部,若有疮正赤如截肉者,阳毒最急,若疮如鲤鱼齿者为阴毒,犹小缓,要皆杀人,不过二十日也。欲知是中水与非者,当作五六升汤,以小蒜五升㕮咀,投汤中,消息勿令大热,去滓以浴之。是水毒,身体当发赤斑,无异者非也,当以他病治也。

治中水毒方　取梅若桃叶捣绞取汁三升许,或干以少水绞取汁饮之。小儿不能饮,以汁敷乳头与吃。

又方　捣苍耳汁,服一升,又以绵裹杖沾汁导下部,日二过,即瘥。

又方　蓼③一把捣,以酒和,绞取汁一升服之,不过三服。《外台》、《肘后》作梨叶。

又方　蓝④一把捣,水解以涂浴面目身体令遍。

---

① 坟(fèn　汾)起　隆起。《左传·僖公四年》:“公至,毒而献之。公祭之地,地坟。”

② 振焮(xīn　新)　“焮”,原作“惞”,据《诸病源候论》卷二十五·水毒候改。“惞”,《医心方》卷十八·治水毒方引葛氏方作“炘”。按“炘”,同“焮”。《玉篇·火部》:“焮,炙也。炘同焮。”“振焮”,谓红肿热痛。

③ 蓼(liǎo　了)　药名,为蓼科植物水蓼的全草。性味辛平,能化湿,行滞,祛风消肿,主治痧秽腹痛,吐泻转筋,泄泻痢疾,风湿脚气,痈肿,疥癣,跌打损伤等。

④ 蓝　药名,为蓼科植物蓼蓝的叶或全草(大青)。性味甘寒,能清热解毒,主治温热发斑,咽痛,疳蚀,肿毒疮疖等。

又方　捣蛇莓[①]根末，水饮之并导下部，生者用汁。凡夏月行，常多赍此药屑。入水，以方寸匕投水上流，无所畏。又避射工。凡洗浴，以少许投水盆中，即无毒[②]。

治人忽中水毒，手足指冷或至肘膝者方　浮萍草烧干[③]，末之，酒服方寸匕。

又方　吴茱萸一升　生姜切，一升半　犀角　升麻　橘皮各二两　乌梅十四枚

上六味㕮咀，以水七升煮取二升，分二服。

治猫鬼[④]野道病，歌哭不自由[⑤]方　五月五日自死赤蛇烧作灰，以井花水服方寸匕，日一。针灸方在第十四卷中。

又方　腊月死猫儿头灰，水服一钱匕，日二。

治猫鬼，眼见猫狸及耳杂有所闻方

相思子　蓖麻子　巴豆各一枚　朱砂末　蜡各四铢

上五味合捣作丸，先取麻子许大含之，即以灰围患人，前头著一斗灰火，吐药火中沸，即画火上作十字，其猫鬼并皆死矣。

治蜘蛛咬人方　人尿敷。又油敷。又炮姜贴之。又猢狲屎[⑥]敷之。

又方　乌麻油和胡粉如泥涂上，干则易之。

治马啮人及踏人作疮毒肿热痛方

---

① 蛇莓　药名，为蔷薇科植物蛇莓的全草。性味甘苦寒，有毒，能清热凉血，消肿解毒，主治热病惊痫，咳嗽吐血，咽喉肿痛，痢疾，痈肿疔疮，蛇虫咬伤，汤火伤等。

② 即无毒　“无”下原衍“复”字，据孙本、元本删。

③ 浮萍草烧干　元本、道藏本、四库本“烧”并作“曝”。

④ 猫鬼　传说古代有人专事猫鬼，能杀人夺财，其事如事蛊者以毒害人之类。《诸病源候论》卷二十五·猫鬼候所述症候，与蛊毒相类。但猫鬼作为病症名称，早已不用了。

⑤ 歌哭不自由　“由”原作“白”，据孙本、元本、道藏本、四库本改。

⑥ 猢狲屎　“狲”原作“孙”，据孙本改。按“猢狲”，即猴子。古人用猢狲屎外涂以治疗蜘蛛咬伤。用猢狲屎烧末，和生蜜少许，灌服，以治疗小儿脐风或急惊风。

马鞭梢长二寸　鼠屎二七枚

上二味合烧末，以猪膏和涂之，立愈。《外台方》云：治遂成疮烂，经久不愈者。《肘后方》云：用马鞭皮烧末，猪膏和涂。

治马啮人阴卵脱出方　推纳之，以桑皮细作线缝之，破乌鸡取肝，细剉以封之，且忍勿小便，即愈。

治犬马啮，及马骨刺伤人，及马血入旧疮中方　取灰汁，热渍疮，常令汁器有火。数易汁，勿令烂人肉，三数日渍之。有肿者，炙石熨之，日二，消止。

治马血入疮中方　服人粪如鸡子，复以粪敷疮上。

又方　取妇人月水敷之，神良。

治剥死马马骨伤人，毒攻欲死方　便取马肠中屎以涂之，大良。《外台方》云：取其屎烧灰，服方寸匕。

治马汗马毛入人疮中，肿痛欲死方　以水渍疮，数易水便愈。又以石灰敷之。

又方　饮法酒法醋时愈①。

又方　烧鸡毛翎末，以酒服方寸匕。

又方　以沸汤令得所浸洗之，取瘥。

论曰：凡春末夏初，犬多发狂，必诫小弱持杖以预防之。防而不免者，莫出于灸，百日之中一日不缺者，方得免难。若初见疮瘥痛定，即言平复者，此最可畏，大祸即至，死在旦夕。凡狂犬咬人著讫，即令人狂，精神已别。何以得知，但看灸时，一度火下，即觉心中醒然，惺惺了了，方知咬已即狂，是以深须知此。此病至重，世皆轻之，不以为意，坐之死者，每年常有。吾初学医，未以为业，有人遭此，将以问吾，吾了不知报答，以是经吾手而死者不一。自此锐意学之，一解以来，治者皆愈，方知世无良医，枉死者半，此言非虚。故将来学者非止此法，余一一方皆须沉思，留心作意，殷勤学之，乃得通晓。莫以粗解一两种法，即谓知讫，极自误也。聊因方末申此

---

① 饮法酒法醋时愈　孙本、元本、道藏本、四库本并作“饮醇酒取醉即愈。”《外台秘要》卷四十·马汗及毛入人疮中方作“大饮醇酒取醉即愈”八字。

一二,言不尽意耳。

又曰:凡猘犬咬人,七日辄应一发,三七日不发则脱也,要过百日乃得免耳。每到七日辄当捣韭汁①,饮之一二升。又当终身禁食犬肉蚕蛹,食此则发,死不可救矣。疮未愈之间,禁食生鱼及诸肥腻冷食,但于饭下蒸鱼,及于肥器中食便发矣。不宜饮酒,能过一年乃佳。《集验方》云:若重发者,生食蟾蜍脍,绝良。亦可烧多食之,不必令其人知。初得啮便为之,则后不发也。

猘犬啮人方 捣地榆,绞取汁涂疮。无生者,可取干者,以水煮汁饮之。亦可末之,服方寸匕,日三,兼敷之,过百日止。

又方 头发 猬皮

上二味各等分烧灰,水和饮一杯。口噤者,折齿纳药。

又方 捣韭②绞取汁,饮一升,日三,疮愈止。亦治愈后复发者。

又方 以豆酱清涂之,日三四。

又方 刮虎牙若骨,服方寸匕。《小品方》云:刮狼牙或虎骨末服,已发狂如猘犬者,服之即愈。

治猘犬毒方 烧虎骨敷疮,及熨。又微熬杏仁,捣研,取汁服之良。又取灯盏残油灌疮口。此皆禁酒猪肉鱼生菜。

又方 用韭根故梳二枚,以水二升煮取一升,顿服。

又方 虾蟆灰,粥饮服之。

又方 桃东南枝白皮一握,水二升煮取一升,分二服,吐出犬子。

又方 服莨菪子七枚,日一。

又方 取猘犬脑敷上,后不复发。

又方 梅子末,酒服之。

治狂犬啮人方 蛇脯③一枚炙,去头,捣末,服五分匕,日三。

又方 青布浸汁,服三升。

---

① 韭汁 《肘后备急方》卷七·治卒有猘犬凡所咬毒方、《外台秘要》卷四十·狂犬咬人方引《小品方》并作“薤汁”。

② 韭 《肘后备急方》卷七·治卒有猘犬凡所咬毒方作“薤”。

③ 蛇脯(fǔ 腑) 干蛇肉。按“脯”,干肉。《说文解字·内部》:“脯,干肉也。”

又方　饮驴尿一二升。

又　捣莨菪根和盐敷，日三。

凡猘犬所啮，未尽其恶血毒者　灸上一百壮，以后当日灸一壮，若不血出，刺出其血，百日灸乃止，禁饮酒猪犬肉。

治凡犬啮人方　熬杏仁五合令黑，碎研成膏敷之。

又方　取灶中热灰以粉疮中，帛裹系之。

又方　以沸汤和灰壅疮上。

又方　烧犬尾末敷疮，日三。

又方　烧自死蛇一枚令焦，末纳疮孔中。

又方　以头垢少少纳疮中。

又方　鼠屎腊月猪膏和，敷之。《外台方》云：用鼠一枚猪膏煎，敷之。

又方　火炙蜡，以灌疮中。

又方　饮生姜汁一升。《小品方》云：治狂犬咬。韭汁亦佳。《外台方》云：亦治已瘥后复发者。

又方　以热牛屎涂之佳。

又方　以苦酒和灰涂疮中。

又方　水洗疮任血出，勿止之。水洗不住，取血自止，以绵裹之，瘥。

治小儿狗啮方　月一日以水一升灌之，勿令狗主打狗。若月尽，日三升水灌之。

治猪啮方　松脂炼作饼子贴上。

又方　屋溜①中泥涂上。

被打第三从高堕下　竹木刺　恶刺　著漆附②　论一首　方九十三首

论曰：凡被打损，血闷抢心，气绝不能言，可擘开口，尿口中③

---

① 屋溜（liù　遛）　檐下滴水处。《说文系传·雨部》："溜，屋檐滴处。"

② 从高堕下……著漆附　原无，据本书目录补。

③ 尿口中　"口"字原脱，据孙本补。

令下咽，即醒。又堕落车马及车辗木打已死者，以死人安著，以手袖掩其口鼻眼上，一食顷活，眼开，与热小便二升。

治被打击头眼青肿方　炙肥猪肉令热，擒上。《肘后方》云：治血聚皮肤间不消散者。

又方　炙猪肝贴之。

又方　新热羊肉封之①。

又方　大豆黄末水和，涂之。

又方　墙上朽骨唾于石上，研摩涂之，干即易。

治从高堕下伤折，疾痛烦躁，啼叫不得卧方　取鼠屎烧末，以猪膏和，涂痛上，即急裹之。《肘后方》云：又裹骨破碎。

治从高堕下及为木石所迮，或因落马，凡伤损血瘀凝积，气绝欲死，无不治之方取净土五升，蒸令溜②，分半，以故布数重裹之，以熨病上，勿令大热，恐破肉，冷则易之，取痛止即已。凡有损伤，皆以此法治之，神效，已死不能言者亦活，三十年者亦瘥。

治堕车马间，马鞍及诸物隐体肉断方　以醋和面涂之。

当归散　治落马堕车诸伤，腕折，臂脚痛不止方。

当归　桂心　蜀椒　附子各二分　泽兰一分　芎䓖六分　甘草五分

上七味并熬令香，治下筛，酒服方寸匕，日三，凡是伤损皆服之，十日愈，小儿亦同。《救急方》云：治坠马落车，被打，伤腕折臂，叫唤痛声不绝，服此散，呼吸之间不复大痛，十三日筋骨相连。

黄芪散　治腕折方。

黄芪　芍药各三两　当归　干地黄　附子　续断　桂心　干姜　通草各二两　大黄一两　蜀椒一合　乌头半两

上十二味治下筛，先食酒服五分匕，日三。《千金翼》无大黄。

治折骨断筋方

---

① 新热羊肉封之　元本、道藏本、四库本“新”下并有“杀”字，明本作“新杀羊肉乘热封之”八字，义胜。

② 蒸令溜　谓将土蒸到出现有水下流的程度。按“溜”，水液下流。《苍颉解诂》：“溜，谓水垂下也。”又，《外台秘要》卷二十九·从高堕下方“溜”作“极热”二字。

干地黄　当归　羌活　苦参各二分

上四味治下筛，酒服方寸匕，日三。

治腕折骨损，痛不可忍者方　以大麻根及叶捣取汁，饮一升。无生麻，煮干麻汁服。亦主坠堕挝打①瘀血，心腹满，短气。

治被伤筋绝方　取蟹头中脑及足中髓熬之，纳疮中，筋即续生。

治腕折，四肢骨碎及筋伤蹉跌方　生地黄不限多少熟捣，用薄所损伤处。《肘后方》云：《小品方》烂捣熬之，以裹伤处，以竹编夹裹令遍，缚令急，勿令转动，一日可十易，三日瘥。若血聚在折处，以刀子破去血。

治四肢骨碎，筋伤蹉跌方　以水二升渍豉三升，取汁服之。

又方　酒服鹿角散方寸匕，日三。《肘后方》治从高堕下，若为重物所顿迮得瘀血者。

又方　羊脑一两　胡桃脂　发灰　胡粉各半两

上四味捣，和调如膏敷，生布裹之。

又方　筋骨伤初破时，以热马屎敷之，无瘢。

又方　大豆二升、水五升煮取二升，以淳酒六七升合和豆汁服之，一日尽，如汤沃雪。《肘后方》云：治堕迮瘀血。无大豆，用小豆佳。

治头破脑出，中风口噤方　大豆一斗熬去腥，勿使太熟，捣末，熟蒸之气遍合甑，下盆中，以酒一斗淋之，温服一升，覆取汗，敷杏仁膏疮上。

治被伤，风入四体，角弓反张，口噤不能言，或产妇堕胎　凡得此者用紫汤，大重者不过五剂。方在第八卷中。

治被打伤破，腹中有瘀血方

蒲黄一升　当归　桂心各二两

上三味治下筛，以酒服方寸匕，日三夜一。

又方　刘寄奴　延胡索　骨碎补各一两

上三味㕮咀，以水二升煎取七合，复纳酒及小便各一合，热温顿服。

又方　生地黄汁三升、酒一升半煮取二升七合，分三服。《肘后方》治从高堕下，瘀血胀心，面青，短气欲死者。

---

① 挝(zhuā　抓)打　击打。按"挝"，击。《集韵·麻韵》："挝，击也。"

又方　末莨菪子，敷疮上。

又方　䗪虫　虻虫　水蛭各三十枚　桃仁五十枚　桂心二两　大黄五两

上六味㕮咀，以酒水合五升①煮取三升，分五服。

治被打腹中瘀血，并治妇人瘀血，消之为水，白马蹄散方　白马蹄烧令烟尽，捣筛，酒服方寸匕，日三夜一。

治有瘀血者，其人喜忘，不欲闻人声，胸中气塞短气方

甘草一两　茯苓二两　杏仁五十枚

上三味㕮咀，以水二升煮取九合，分二服。

治被殴击，损伤聚血，腹满烦闷方　豉一升以水三升煮三沸，分再服，不瘥重作。更取麻子煮如豉法，不瘥更作，豉如上法。

治丈夫从高堕下伤五脏，微者唾血，甚者吐血，及金疮伤经崩中皆主之方

阿胶　艾叶　干姜各二两　芍药三两

上四味㕮咀，以水八升煮取三升，去滓，纳胶令消，分二服，羸人三服。兼治女人产后崩伤下血过多，虚喘，腹中绞痛，下血不止者，服之悉愈。

治男子伤绝，或从高堕下伤五脏，微者唾血，甚者吐血，及金疮伤经者，**大胶艾汤**方

阿胶二两　干地黄　芍药各三两　艾叶　甘草　当归　芎䓖各二两　干姜一两

上八味㕮咀，以水八升煮取三升，去滓，纳胶令烊，分再服，羸人三服。此汤治妇人产后崩伤下血过多，虚喘欲死，腹中激痛，下血不止者，神良。

治堕马落车及树，崩血，腹满短气方　大豆五升以水一斗煮取二升，去豆，一服令尽，剧者不过三作。

治腹中瘀血，痛在腹中不出，满痛短气，大小便不通方

荆芥半分　䗪虫三十枚　大黄　芎䓖各三两　蒲黄五两　当归

---

① 酒水合五升　孙本、元本、道藏本“合”并作“各”。

桂心　甘草各二两　桃仁三十枚

上九味㕮咀，以水一斗煮取三升，分三服。

桃仁汤　治从高堕下，落大木①车马，胸腹中有血，不得气息方。

桃仁十四枚　大黄　消石　甘草各一两　蒲黄一两半　大枣二十枚

上六味㕮咀，以水三升煮取一升，绞去滓，适寒温尽服之，当下，下不止，渍麻汁一杯，饮之即止。

治堕落瘀血，**桃仁汤**方

桃仁五十枚　大黄四两　芒消三两　桂心　当归　甘草各二两　虻虫　水蛭各二十枚

上八味㕮咀，以水八升煮取三升，绞去滓，适寒温服一升，日三服。深师方无芒消。

治瘀血汤方

大黄五两　桃仁五十枚　虻虫　䗪虫　水蛭各三十枚　桂心二两

上六味㕮咀，以酒水各五升合煎得三升，适寒温饮一升，日三服。

竹皮汤　治为兵杖所加，木石所迮，血在胸背及胁中，痛不得气息方。

青竹刮取茹鸡子大二枚　乱发鸡子大二枚

上二味于炭火炙令焦燥，合捣之下筛，以酒一升煮之三沸止，一服尽之，三服愈。

治腕折瘀血方

大黄如指节大一枚　桃仁四十枚　乱发一握

上三味，以布方广四寸，以绕乱发烧之，㕮咀大黄桃仁，以酒三升煮取一升，尽服之，血尽出。《肘后》云：仲景方用大黄三两，绯帛子如手大灰，乱发如鸡子大灰，久用炊单布方一尺灰，桃仁四十九枚，败蒲席一握长三寸切，甘草一枚如指大，以童子小便量多少煎汤成，纳酒一大盏，次下大黄，分温为三服。别剉败蒲席半领，煎汤以浴，衣被密覆。服药须通利数行，痛楚立瘥。利及浴水赤，勿怪，即瘀血也。

---

① 大木　大树。按"木"，树木。《庄子·山木》："庄子行于山中，见大木枝叶盛茂。"陆德明释文引《字林》云："木，众树之总名。"

又方　大黄六两　桂心二两　桃仁六十枚

上三味㕮咀，以酒六升煮取三升，分三服，当下血瘥。

治从高堕下有瘀血方

蒲黄八两　附子一两

上二味为末，酒服方寸匕，日三，不知增之，以意消息。

从高堕下崩中方

当归　大黄各二分

上二味治下筛，酒服方寸匕，日三。

治堕落车马，心腹积血，唾吐无数方　干藕根末，以酒服方寸匕，日三。如无，取新者捣汁服。

治腕折瘀血，**蒲黄散**方

蒲黄一升　当归二两

上二味治下筛，先食酒服方寸匕，日三。

治腕折瘀血方

虻虫二十枚　牡丹一两

上二味治下筛，酒服方寸匕，血化为水。《备急方》云：治久宿血在诸骨节及外不去者，二味等分。

又方　菴蕳草①汁饮之，亦可服子。

又方　凡被打及产后恶血及一切血，皆煮续骨木汁三升饮之。

治杖疮方

石灰六斤　新猪血一斗

右二味和为丸，熟烧之，破更丸，烧三遍止，末敷之。

又方　服小便良。

又方　釜月下土细末，油和，涂羊皮上卧之。

治竹木刺在皮中不出方　羊屎燥者烧作灰，和猪脂涂刺上，若不出重涂，乃言不觉刺出时。一云用干羊屎末。

治久刺不出方　服王不留行，即出，兼取根末贴之。

---

① 菴蕳草　药名，为菊科植物菴蕳的全草。性味苦温，能行瘀，祛湿，主治妇女血瘀经闭，跌打损伤，风湿痹痛等。

治刺在人肉中不出方　煮山瞿麦汁饮之,日三,瘥止。

又方　用牛膝根茎生者并捣以薄之,即出,疮虽已合,犹出也。

又方　温小便渍之。

又方　嚼豉涂之。

又方　嚼白梅以涂之。《肘后方》用乌梅。

又方　白茅根烧末,以膏和涂之。亦治疮因风致肿。

又方　烧鹿角末以水和涂之,立出,久者不过一夕。

治竹木刺不出方　蔷薇灰水服方寸匕,日三,十日刺出。

又方　烧凿柄灰,酒服二寸匕。

又方　酸枣核烧末,服之。

又方　头垢涂之,即出。

治恶刺方　苦瓠开口,纳小儿尿,煮两三沸,浸病上。

又方　莨菪根水煮,浸之,冷复易。神方。

又方　浓煮大豆汁渍,取瘥。

又方　李叶枣叶捣绞取汁,点之即效。

治恶刺并狐尿刺方　以乌父驴尿渍之。

又方　白马尿温渍之。

凡因疮而肿痛,剧者数日死,或中风寒,或中水,或中狐尿刺,治之方　烧黍穰,若牛马屎,若生桑条,取得多烟之物烧熏,汁出愈。

又方　热蜡纳疮中,新疮亦善。

又方　以凫公英①草摘取根茎白汁涂之,惟多涂为佳,瘥止。余以贞观五年七月十五日夜,左手中指背触着庭树,至晓遂患痛不可忍,经十日痛日深,疮日高大,色如熟小豆色,尝闻长者之论有此治方,试复为之,手下则愈,痛亦即除,疮亦即瘥,不过十日寻得平复,此大神效,故疏之。蜀人名耳瘢菜,关中名苟乳。

治疮中水肿方　炭白灰胡粉等分,脂和涂疮孔上,水出痛即止。

治卒刺手足中水毒方　捣韭及蓝青置上,以火炙,热彻即愈。

治疮因风致肿方　栎木根皮一斤浓煮,纳盐一把渍之。

---

① 凫(fǔ　府)公英　孙本作“蒲公英”。按“凫公英”,药名,即蒲公英。

治破伤风肿方　厚涂杏仁膏，燃麻烛遥炙之。

凡因疮而肿痛者，皆中水及中风寒所作，其肿入腹则杀人，治之方　温桑灰汁渍，冷复温之，常令热。神秘。

治刺伤中风水方　刮箭羽下漆涂之。

又方　烧鱼目灰敷之。

又方　服黑牛热尿，一服二升，三服即止。

又方　煮韭熟搨之。

又方　蜡一两热炙，熨薄裹上，令水出愈。

凡八月九月中刺，手足犯恶露肿，杀人不可轻也，治之方　生桑枝三枚纳煻灰①中，推引之令极热，斫断，正以头柱疮口上，热尽即易之，尽三枚则疮自烂，仍取薤白捣，绵裹著热灰中使极热，去绵，取薤白薄疮上，以布帛急裹之。若有肿者便取之②，用薤白第一佳。

治漆疮方　生柳叶三斤细切，以水一斗五升煮得七升③，适寒温洗之，日三。《肘后方》云：煮柳皮尤妙。

又方　以磨石下滓泥涂之，取瘥止，大验。

又方　莲叶燥者一斤以水一斗煮取五升，洗疮上，日再。

又方　贯众治末，以涂上，干以油和之，即愈。

又方　羊乳汁涂之。

又方　芒消五两汤浸，以洗之。

又方　矾石著汤中令消，洗之。

又方　七姑草捣封之。《救急方》云：七姑草和芒消涂之。

又方　取猪膏涂之。

又方　宜啖猪肉嚼穄谷④涂之。

---

① 煻（táng　堂）灰　灰火。《龙龛手鉴·火部》：“煻，灰火也。”

② 便取之　孙本作“更作”二字。

③ 生柳叶三斤细切，以水一斗五升煮得七升　“细切”二字原在“煮”字上，据道藏本、四库本乙正。

④ 穄（jì　祭）谷　一种粮食作物，也叫糜子，跟黍子相似，但不黏。玄应《一切经音义》卷十五引《说文解字》：“穄，糜也。似黍而不黏者，关西谓之糜。”

又方　浓煮鼠查①叶，以洗漆上，亦可捣叶取汁，以涂之。

火疮第四灸　金疮　毒矢附②　论二首　方七十三首　咒法二首

论曰：凡火烧损，慎以冷水洗之，火疮得冷，热气更深转入骨，坏人筋骨，难瘥。初被火烧，急更向火炙，虽大痛强忍之，一食久即不痛，神验。

治火烧闷绝不识人，以新尿冷饮之，及冷水和蜜饮之，口噤绞开与之，然后治之方

栀子四十枚　白敛　黄芩各五两

上三味㕮咀，以水五升、油一升合煎，令水气歇，去滓冷之，以淋疮，令溜去火热毒，则肌得宽也。作二日，任意用膏敷，汤散治之。

治火疮败坏方

柏白皮　生地黄　蛇衔　黄芩　栀子仁　苦竹叶各一分

上六味㕮咀，以羊髓半升煎之，三上三下，去滓，涂疮上，瘥止。

治火烂疮膏方

柏白皮四两　竹叶　甘草各二两

上三味㕮咀，以猪脂一斤半煎，三上三下，去滓，冷以敷之。《集验方》用生地黄四两。

又方　榆白皮嚼熟涂之。

治火烧疮方　死鼠头一枚腊月猪膏煎，令消尽以敷，干即敷，瘥不作瘢，神效。亦治小儿火疮。

又方　丹参无多少，以羊脂猪髓脑煎。

治火疮败坏方　柏白皮切，以腊月猪膏合淹相得，煮四五沸，色变去滓，敷疮上。《肘后方》云：桃白皮。

治火疮方　未熬油麻和栀子仁涂之，惟厚为佳。已成疮者，烧

---

① 鼠查　即山楂。

② 灸……毒矢附　原无，据本书目录补。

白糖灰①,粉之即燥,立瘥。

治一切汤火所伤方　初著即以女人精汁涂之,瘥。

治汤沃人肉烂坏方

杏仁　附子各二两　甘草一两　羊脂五两　松脂鸡子大

上五味㕮咀,以不中水猪膏五两煎,涂之。

灸及汤火所损,昼夜啼呼,止痛灭瘢方

羊脂　松脂各二分　猪膏　蜡各一分

上四味,取松脂破铫中,切脂嚼蜡著松明上,少倾微火烧,诸物皆消,以杯承汁敷。松明是肥松木节也。

治灸疮方

甘草　当归各一两　胡麻《外台》用胡粉　羊脂各六分

上四味㕮咀,以猪膏五合煎,去滓,敷之。

又方　凡灸疮不瘥,日别灸上六七壮,自瘥。

又方　松脂五两　蜡三两

上二味合煎,涂纸贴之,日三。

又方　涂车缸脂。

又方　石灰一两细末绢筛,猪脂和相得,微火上煎数沸,以暖汤先洗疮讫,以布裹灰熨疮上三过,便以药贴疮上,灸之。又捣薤敷之。

治灸疮痛肿急方　捣灶下黄土,以水和,煮令热,渍之。

治灸疮,**薤白膏**生肉止痛方

薤白二两　羊髓一斤　当归二两　白芷一两

上四味㕮咀,合煎,以白芷色黄药成,去滓,取敷之,日三。

灸疮脓坏不瘥方

腊月猪脂一升　薤白一握　胡粉一两

上三味,先煎薤白令黄去之,绵裹石灰一两煎数沸去之,入胡粉纳膏中令调,涂故布贴之,日三。

又方　白蜜一两　乌贼骨二枚,一方一两

---

① 白糖灰　元本、道藏本并作"白煻灰"。

上二味相和涂之。

治灸疮中风冷肿痛方　但向火炙之，疮得热则疮快至痛止，日六七炙，愈。

治针灸疮血出不止方　烧人屎灰，以敷之。

又方　死蜣螂末，猪脂和①涂之。

论曰：治金疮者，无大小冬夏，及始初伤血出，便以石灰厚敷裹之，既止痛，又速愈。无石灰，灰亦可用。若疮甚深，未宜速合者，纳少滑石令疮不时合也。凡金疮出血，其人必渴，当忍之。啖燥食并肥脂之物以止渴。慎勿咸食。若多饮粥及浆，犯即血动溢出杀人。又忌嗔怒，大言笑，思想阴阳，行动作劳，多食酸咸，饮酒热羹臛辈。疮瘥后犹尔，出百日半年，乃可复常也。

治金疮大散方　五月五日平旦使四人出四方，各于五里内采一方草木茎叶，每种各半把，勿令漏脱一事。日正午时细切，碓捣，并石灰极令烂熟，一石草断一斗石灰。先凿大实中桑树令可受药，取药纳孔中，实筑令坚，仍以桑树皮蔽之，以麻捣石灰极密泥之，令不泄气，又以桑皮缠之使牢。至九月九日午时取出，阴干百日药成，捣之，日曝令干，更捣，绢筛贮之。凡一切金疮伤折出血，登时以药封裹治使牢，勿令动转，不过十日即瘥，不肿不脓不畏风。若伤后数日始得药，须暖水洗之令血出，即敷之。此药大验，平生无事，宜多合之，以备仓卒。金疮之要无出于此，虽突厥质汗黄末②未能及之。《肘后方》云：用百草心，五月五日作，七月七日出。

治金疮方　烧干梅作炭，捣末之，敷一宿即瘥。亦治被打伤。

又方　磁石末敷之，止痛断血。

又方　桑白汁涂，桑白皮裹，或石灰封之，妙。

又方　麻叶三斤以水三升熟煮，取二升半，为一服。

---

① 猪脂和　“和”字原脱，据元本、道藏本、四库本补。

② 突厥质汗黄末　按本书考异：“厥下疑脱白字。本草云：突厥白味苦，主金疮生肉止血，出突厥国，色白如灰，乃云石灰，共诸药合成之。《圣惠方》黄末作黄丹。

又方　饮麻子汁数升。《小品方》治毒箭所伤。

又方　蚯蚓屎以水服方寸匕，日三。

又方　杏仁石灰细末，猪脂和封。亦主犬马金疮，止痛大良。

地黄膏　治金疮火疮灸疮不能瘥方。

生地黄切，一升，捣绞取汁三合　薰陆香　松脂各二两　羊肾脂五合，煎　乌麻油二升　杏仁　蜡各二两　石盐一两，研如粉

上八味，先下蜡微火令消，次纳羊脂令消，次下油，次下松脂令消，次下杏仁①，次下薰陆，次下地黄汁，次下石盐。以微火煎之，令地黄汁水气尽，以绵滤停凝。一切诸疮，初伤皆敷之，日三夜二，慎生冷猪肉鸡鱼。此膏治疮法，先蚀恶肉，不著痂，先从内瘥，乃至平复，无痂，不畏风，不脓，大大要妙。

治金疮血出不止方　煮桑根十沸，服一升，即止。

又方　柳絮封之。

又方　捣车前汁敷之，血即绝，连根收用亦效。

又方　以人精涂之。

又方　饮人尿三升，愈。

又方　以蜘蛛幕贴之，血即止。

治惊疮②血出不止方　取葱叶炙取汁，涂疮上，即止。若为妇人所惊者，取妇人中衣火炙令热，以熨疮上。

又方　取豉三升渍热汤，食顷绞去滓，纳蒲黄三合，顿服之。及作紫汤，方在产妇中③。

又方　蒲黄一斤　当归二两

上二味治下筛，酒服方寸匕，日二服。

治金疮腹中瘀血，**二物汤**方

大麻子三升　大葱白二十枚

---

① 次下杏仁　“次”原作“冷”，据孙本、四库本改。

② 惊疮　元本、道藏本、四库本并作“金疮”。

③ 作紫汤，方在产妇中　孙本作“紫汤如产妇人法，方在产后卷中”一十三字，道藏本、四库本“汤”下并有“服之”二字。

上使数人各捣令熟，著九升水煮取一升半，顿服之。若血出不尽，腹中有脓血，更合服，当吐脓血耳。

治金疮出血多，虚竭，**内补散**方

茯蓉　甘草　芍药各四两　蜀椒三两　干姜二两　当归　芎䓖　桂心　黄芩　人参　厚朴　吴茱萸　白及《古今录验》作桑白皮　黄芪各一两

上十四味治下筛，以酒服方寸匕，日三。

又方　当归三两　芍药五分　干姜三分　辛夷[①]五分　甘草二分

上五味治下筛，酒服方寸匕，日三夜一。

治金疮内漏方　还自取疮中血，著杯中，水和服愈。

又方　七月七日麻勃[②]一两　蒲黄二两

上二味酒服一钱匕，日五夜二。

治金疮内漏血不出方　牡丹皮为散，水服三指撮，立尿出血。

治**金疮内塞散**方

黄芪　当归　芎䓖　白芷　干姜　黄芩　芍药　续断各二两　附子半两　细辛一两　鹿茸三两

上十一味治下筛，先食酒服五分匕，日三，稍增至方寸匕。

治金疮烦懑方　赤小豆一升以苦酒渍之，熬令燥，复渍，满三日令色黑，服方寸匕，日三。

治金疮苦痛方　杨木白皮熬令燥，末之，服方寸匕，日三，又末敷疮中愈。

凡金疮若刺疮，疮痛不可忍，百治不瘥者方　葱一把以水三升煮数沸，渍洗疮，止痛良。

治金疮烦痛，大便不利方

大黄　黄芩

上二味等分末之，蜜和，先食服如梧桐子十丸，日三。

治金疮破腹，肠突出欲令入方　取人屎干之，以粉肠即入矣。

---

① 辛夷　《外台秘要》卷二十九·金疮去血多虚竭内补方作“细辛”。

② 麻勃　药名，为桑科植物大麻的细嫩果穗。性味辛平，有毒，能祛风止痛，镇痉，主治痛风痹证，癫狂失眠，咳喘等。

治金疮中筋骨，**续断散**方

续断五两　干地黄　细辛　蛇衔　地榆[①]各四两　当归　芎䓖　芍药　苁蓉各三两　人参　甘草二两　附子各一两　干姜　蜀椒　桂心各一两半

上十五味治下筛，酒服一方寸匕，日三。

治被伤肠出不断者方《肘后方》云：治肠出欲燥而草土著肠者。　作大麦粥取汁洗肠，推纳之，常研米粥饮之，二十日稍稍作强糜[②]，百日后乃可瘥耳。

治金疮肠出方

磁石　滑石　铁精[③]各三两

上三味末，粉肠上，后用磁石，米饮服方寸匕，日五夜二，肠即入。

治金疮血不止，令唾之法　咒曰：某甲今日不良，为某所伤，上告天皇，下告地王，清血莫出，浊血莫扬。良药百裹，不如熟唾。日二七痛，唾之即止。

又法　我按先师本法，男师在左，女师在右，上白东王公，下白西王母，北斗七星，黄姑织女，请制水之法。清旦明咒，不痕不脓，不疼不痛，罗肺得肺，罗肝得肝，罗肉得肉，不任躯姥侬夫，自来小儿。为日不吉不良，某甲为刀斧槊箭熊虎汤火所伤，三唾三呵，平复如故，急急如律令。此法不复须度受，但存念稽急歆诵之，非止治百毒所伤，亦治痈疽，随所患转后语呼之，良验，一切疮毒并皆用之。

治金疮矢在肉中不出方

白敛　半夏

上二味等分治下筛，酒服方寸匕，日三。浅疮十日出，深疮二十日出，终不住肉中。

---

① 地榆　《千金翼方》卷二十·金疮无此药，为十四味。

② 强糜　谓稀饭之较稠者。按“糜”，米粥。《释名·释饮食》：“糜，煮米使糜烂也。”

③ 铁精　《千金翼方》卷二十·金疮无此药，为二味。

治箭镞①及诸刀刃在咽喉胸膈诸隐处不出者方

牡丹皮一分　白盐二分,《肘后》作白敛

上二味治下筛,以酒服方寸匕,日三,出。

又方　取栝楼汁涂箭疮上,即出。

又方　酒服瞿麦方寸匕,日三,瘥。

治卒为弓弩矢所中不出,或肉中有聚血方　取女人月经布烧作灰屑,酒服之。

治卒被毒矢方　捣蓝汁一升饮之,并薄疮上。若无蓝,取青布渍,绞汁饮之,并淋疮中。镞不出,捣死鼠肝涂之,鼠脑亦得。

又方　纳盐脐中,灸之。

又方　煎地黄汁,作丸服之,百日矢当出。

又方　煮芦根汁,饮三升。

又方　多饮葛根汁,并治一切金疮。

治中射罔箭方

蓝子五合　升麻八两　甘草　王不留行各四两

上四味治下筛,冷水服二方寸匕,日三夜二。又以水和涂疮,干易之。

治毒箭所中方　末雄黄敷之,当沸汁出愈。

又方　末贝齿②,服一钱匕,大良。

又方　捣葛根汁饮之。葛白屑熬黄,敷疮止血。

治针折入肉中方　刮象牙末水和,聚著折针上,即出。

又方　以鼠脑涂之。

又方　磁石吸铁者著上,即出。

（李景荣）

---

① 箭镞(cù　促)　箭头。《广雅·释器》:"镞,镝也。"

② 贝齿　为宝贝科动物货贝或环纹货贝等的贝壳。性味咸凉,能清热利尿,主治伤寒热狂,水气浮肿,尿淋溺血,小便不通,鼻渊,目翳,痢疾等。

备急千金要方校释卷第二十六食治

朝奉郎守太常少卿充秘阁校理判登闻检院上
护军赐绯鱼袋臣林亿等校正

序论第一

仲景曰：人体平和，惟须好将养，勿妄服药，药势偏有所助，令人脏气不平，易受外患。夫含气①之类，未有不资食以存生，而不知食之有成败，百姓日用而不知，水火至近而难识。余慨其如此，聊因笔墨之暇，撰五味损益食治篇，以启童稚，庶勤而行之，有如影响②耳。

河东③卫汎④记曰：扁鹊云：人之所依者，形也；乱于和气者，病也；理于烦毒⑤者，药也；济命扶危者，医也。安身之本，必资于食；

---

① 含气　有生命的东西。《后汉书·贾捐之传》："含气之物，各得其宜。"

② 影响　如影之随形，响之应声，喻应验迅捷。《尚书·大禹谟》："惠迪吉，从逆凶，惟影响。"孔传："吉凶之报，若影之随形，响之应声，言不虚。"

③ 河东　地区名。黄河流经山西境内，自北而南，因称山西境内黄河以东地区为河东。秦汉时置河东郡，治所在安邑。

④ 卫汎　东汉医家。河东（今山西夏县北）人。少有才识，从张仲景学医，名著当时。撰有《四逆三部厥经》、《妇人胎藏经》、《小儿颅囟方》等，均佚。今传《小儿颅囟方》系后世自《永乐大典》辑出。

⑤ 烦毒　病害，病痛。按"烦"，热头痛。《说文解字·页部》："烦，热头痛也。""毒"，痛。《广雅·释诂二》："毒，痛也。"

救疾之速，必凭于药。不知食宜者，不足以存生也；不明药忌者，不能以除病也。斯之二事，有灵①之所要也，若忽而不学，诚可悲夫。是故食能排邪而安脏腑，悦神爽志，以资血气，若能用食平疴释情遣疾者，可谓良工，长年饵老②之奇法，极养生之术也。夫为医者，当须先洞晓病源，知其所犯，以食治之，食疗不愈，然后命药③。药性刚烈，犹若御兵，兵之猛暴，岂容妄发，发用乖宜④，损伤处众，药之投疾，殃滥⑤亦然。高平王熙⑥称食不欲杂，杂则或有所犯，有所犯者，或有所伤，或当时虽无灾苦，积久为人作患。又食啖鲑肴⑦，务令简少，鱼肉果实，取益人者而食之。凡常饮食，每令节俭，若贪味多餐，临盘大饱，食讫，觉腹中彭亨短气，或致暴疾，仍为霍乱。又夏至以后迄至秋分，必须慎肥腻饼臛⑧酥油之属，此物与酒浆瓜果理极相妨。夫在身所以多疾者，皆由春夏取冷太过，饮食不节故也。又鱼鲙诸腥冷之物，多损于人，断之益善。乳酪酥等常食之，令人有筋力，胆干⑨，肌体润泽，卒多食之，亦令胪胀泄利，渐渐

---

① 有灵　有生之灵。谓有生命者之灵，即人。《列子·杨朱》："有生之灵者，人也。"

② 长年饵老　谓延年养老。按"长"，延长，引长。《尚书·立政》："式敬尔用狱，以长我王国。"孙星衍疏："用敬汝用狱，以长我王国之祚。""饵"，服食。《文选·嵇康·与山巨源绝交书》："饵术黄精，令人久寿。"李善注引《仓颉篇》："饵，食也。"此谓颐养。

③ 命药　用药。按"命"，用，任用。《韩非子·亡徵》："出军命将太重，边地任守太尊。"

④ 乖宜　谓违背用兵之常法。按"乖"，违背。《玉篇·北部》："乖，戾也，背也。"

⑤ 殃滥　谓用药漫无准则而致凶祸。按"殃"，凶，灾祸。《说文解字·歺部》："殃，咎也。"段玉裁注："殃，凶也。""滥"，漫无准则，肆意而为。《左传·僖公二十三年》："刑之不滥，君之明也。"

⑥ 王熙　即王叔和。参见本书·新校备急千金要方序"叔和"条注释。

⑦ 鲑肴　鱼类菜肴。按"鲑"，古时鱼类菜肴的总称。《集韵·佳韵》："鲑，吴人谓鱼菜总称。"

⑧ 臛（huò　霍）　肉羹。《广韵·沃韵》："臛，羹臛。"

⑨ 胆干　胆气强盛。按"干"，强。《玉篇·干部》："干，强也。"

自已①。

黄帝曰：五味入于口也，各有所走，各有所病。酸走筋，多食酸，令人癃，不知何以然。少俞②曰：酸入胃也，其气濇以收也，上走两焦，两焦之气涩，不能出入，不出即流于胃中③，胃中和温，即下注膀胱，膀胱走胞，胞薄以耎④，得酸则缩卷，约而不通⑤，水道不利，故癃也。阴者，积一作精筋之所终聚也，故酸入胃，走于筋也。咸走血，多食咸，令人渴，何也。答曰：咸入胃也，其气走中焦，注于诸脉，脉者，血之所走也，与咸相得即血凝，凝则胃中汁涩⑥，汁涩则胃中干竭，《甲乙》云：凝则胃中汁注之，注之则胃中竭。竭则咽路焦⑦，焦故舌干喜渴。血脉者，中焦之道也，故咸入胃，走于血。皇甫士安云：肾合三焦，血脉虽属肝心而为中焦之道，故咸入而走血也。辛走气，多食辛，令人愠心⑧，何也。答曰：辛入胃也，其气走于上焦，上焦者，受使诸气而营诸阳者也，姜韭之气熏至荣卫，荣卫不时受之，却溜于心下，故愠愠痛也。辛者与气俱行，故辛入胃而走气，与气俱出⑨，故气盛也。苦走骨，多食苦，令人变呕，何也。答曰：苦入胃也，其气燥而

---

① 渐渐自已　孙本"自已"作"害己"。

② 少俞　传说中上古医家。相传为俞跗之弟，黄帝之臣，精于医药，尤擅针灸。

③ 流于胃中　孙本、《灵枢经·五味论》"流"并作"留"。

④ 膀胱走胞，胞薄以耎(ruǎn　软)　《太素》卷二·调食作"膀胱之胞薄以濡"七字，《灵枢经·五味论》与《太素》略同。按"薄以耎"，谓非薄而柔软。"耎"，软。《汉书·王吉传》："数以耎脆之玉体犯勤劳之烦毒，非所以全寿命之宗也。"颜师古注："耎，柔也。"

⑤ 约而不通　谓膀胱气机郁滞而不能通畅。按"约"，缠束。《说文解字·糸部》："约，缠束也。"此谓受束而郁滞。

⑥ 涩　原作"泣"，今改。按"泣"，通"涩"。《六书故·地理三》："泣，萓曰：又与涩通。"

⑦ 汁涩则胃中干竭……竭则咽路焦　"竭"原并作"渴"，据孙本、《灵枢经·五味论》改。

⑧ 愠(yǔn　允)心　心闷不舒。按"愠"，郁结不舒。《集韵·迄韵》："愠，心所郁积也。"又，孙本、《灵枢经·五味论》"愠"并作"洞"。

⑨ 与气俱出　《灵枢经·五味论》、《太素》卷二·调食"气"并作"汗"。

涌泄，五谷之气皆不胜苦，苦入下脘，下脘者，三焦之道，皆闭则不通，不通故气变呕也。齿者，骨之所终也，故苦入胃而走骨，入而复出，齿必黧疏①。皇甫士安云：水火相济，故骨气通于心。甘走肉，多食甘，令人恶心②，何也。答曰：甘入胃也，其气弱劣，不能上进于上焦，而与谷俱留于胃中，甘入则柔缓，柔缓则蛔动，蛔动则令人恶心，其气外通于肉，故甘走肉，则肉多粟起而胝③。皇甫士安云：其气外通于皮，故曰甘入走皮矣。皮者肉之盖，皮虽属肺，与肉连体，故甘润肌肉并于皮也。

黄帝问曰：谷之五味所主，可得闻乎。伯高对曰：夫食风者则有灵而轻举，食气者则和静而延寿，食谷者则有智而劳神，食草者则愚痴而多力，食肉者则勇猛而多嗔④。是以肝木青色宜酸，心火赤色宜苦，脾土黄色宜甘，肺金白色宜辛，肾水黑色宜咸。内为五脏，外主五行，色配五方。

五脏所合法　肝合筋，其荣爪；心合脉，其荣色；脾合肉，其荣唇；肺合皮，其荣毛；肾合骨，其荣发。

五脏不可食忌法　多食酸则皮槁而毛夭⑤，多食苦则筋急而爪枯⑥，多食甘则骨痛而发落，多食辛则肉胝而唇褰⑦，多食咸则脉凝涩而色变。

五脏所宜食法⑧　肝病宜食麻犬肉李韭，心病宜食麦羊肉杏

---

① 齿必黧疏　谓牙齿必黄黑而稀疏。按“黧”，黑中带黄之色。《广韵·齐韵》：“黧，黑而黄也。”

② 恶心　《灵枢经·五味论》“恶”作“悗”。

③ 胝(zhī　支)　手脚掌上的厚皮，俗称茧巴。《广韵·脂韵》：“胝，皮厚也。”《集韵·脂韵》：“胝，茧也。”

④ 嗔　怒，生气。《集韵·真韵》：“谌，《说文》：恚也。或从口。”

⑤ 多食酸则皮槁而毛夭　《素问·五脏生成》“酸”作“苦”。

⑥ 多食苦则筋急而爪枯　《素问·五脏生成》“苦”作“辛”。

⑦ 多食辛则肉胝而唇褰(qiān　千)　《素问·五脏生成》“辛”作“酸”。按“褰”，叠，紧缩。《史记·司马相如列传》：“襞积褰绉，纡徐委曲。”司马贞索隐引苏林曰：“褰绉，缩蹙之。”“唇褰”，口唇皱缩。又，《素问·五脏生成》“褰”作“揭”。

⑧ 五脏所宜食法　孙本作“五脏所合法”五字。

薤，脾病宜食粺米①牛肉枣葵，肺病宜食黄黍鸡肉桃葱，肾病宜食大豆黄卷豕肉栗藿。《素问》云：肝色青，宜食甘，粳米牛肉枣葵皆甘；心色赤，宜食酸，小豆犬肉李韭皆酸；肺色白，宜食苦，麦羊肉杏薤皆苦；脾色黄，宜食咸，大豆豕肉栗藿皆咸；肾色黑，宜食辛，黄黍鸡肉桃葱皆辛。

五味动病法　酸走筋，筋病勿食酸；苦走骨，骨病勿食苦；甘走肉，肉病勿食甘；辛走气，气病勿食辛；咸走血，血病勿食咸。

五味所配法　米饭甘，《素问》云：粳米甘。麻酸，《素问》云：小豆酸。大豆咸，麦苦，黄黍辛；枣甘，李酸，栗咸，杏苦，桃辛；牛甘，犬酸，豕咸，羊苦，鸡辛；葵甘，韭酸，藿咸，薤苦，葱辛。

五脏病五味对治法　肝苦急，急食甘以缓之，肝欲散，急食辛以散之，用酸泻之，禁当风。心苦缓，急食酸以收之，心欲耎，急食咸以耎之，用甘泻之，禁温食厚衣。脾苦湿，急食苦以燥之，脾欲缓，急食甘以缓之，用苦泻之，禁温食饱食，湿地濡衣。肺苦气上逆息者，急食苦以泄之，肺欲收，急食酸以收之，用辛泻之，禁寒饮食寒衣②。肾苦燥，急食辛以润之，开腠理，润致津液，通气也，肾欲坚，急食苦以结之③，用咸泻之，无犯焠㶼④，无热衣温食。

是以毒药攻邪，五谷为养，五肉为益，五果为助，五菜为充。精以食气⑤，气养精以荣色；形以食味⑥，味养形以生力。此之谓也。

---

① 粺（bài　拜）米　“粺”原作“稗”，今改。按“稗”，通“粺”。《文选·曹植·七启》：“芳菰精稗，霜蓄露葵。”李善注：“《说文》曰：稗，禾别也。稗与粺古字通。”“粺米”，精米。

② 禁寒饮食寒衣　“禁”下原衍“无”字，据《素问·脏气法时论》删。

③ 急食苦以结之　《素问·脏气法时论》“结”作“坚”。

④ 焠（cuì　脆）㶼（āi　哀）　火热。按“焠”，烧，灼。《荀子·解蔽）：“有子恶卧而焠掌，可谓能自忍矣。”杨倞注：“焠，灼也。”“㶼”，热甚。《玉篇·火部》：“㶼，热也。”《广韵·咍韵》：“㶼，热甚。”

⑤ 精以食气　谓人之真精凭依饮食之气而资生。按“以”，凭借，仗恃。《韩非子·五蠹》：“富国以农，距敌恃卒。”

⑥ 形以食味　谓人之身形凭依饮食之味而充养。

神脏有五①,五五二十五种,形脏有四②,四方四时四季四肢,共为五九四十五,以此辅神,可长生久视也。精顺五气以为灵也,若食气相恶则伤精也;形受味以成也,若食味不调则损形也。是以圣人先用食禁以存性,后制药以防命也。故形不足者温之以气,精不足者补之以味,气味温补,以存形精。岐伯云:阳为气,阴为味。味归形,形归气。气归精,精归化,精食气,形食味,化生精,气生形,味伤形,气伤精,精化为气,气伤于味。阴味出下窍,阳气出上窍。味厚者为阴,味薄者为阴之阳;气厚者为阳,气薄者为阳之阴。味厚则泄,薄则通流;气薄则发泄,厚则秘塞。《素问》作发热。壮火之气衰③,少火之气壮④。壮火蚀气⑤,气食少火⑥。壮火散气,少火生

---

① 神脏有五　谓五脏。因心、肝、脾、肺、肾五脏皆能藏神,故谓之神脏。《素向·六节藏象论》:"形脏四,神脏五。"王冰注:"神脏五者,一肝,二心,三脾,四肺,五肾也。神藏于内,故以名焉。"

② 形脏有四　"四"字原脱,据孙本补。按"形脏",传导有形之物的脏器。指胃、大肠、小肠、膀胱四腑。《素问·六节藏象论》:"故形脏四,神脏五,合为九脏以应之也。"张隐菴注:"形脏者,藏有形之物也……胃与大肠小肠膀胱也。"又,王冰注:"形脏四者,一头角,二耳目,三口齿,四胸中也。形分为脏,故以名焉。"

③ 壮火之气衰　谓药食之气味厚重者常致正气衰少。按"壮火",药食之气味厚重者。《素问·阴阳应象大论》:"壮火之气衰……壮火食气。"马莳注:"气味太厚者,火之壮也。用壮火之品,则吾人之气不能当之而反衰矣,如用乌附之类。"又,李中梓注:"亢烈之火则害物,故火太过则气反衰。"

④ 少火之气壮　谓药食之气味温和者可致正气盛盈。按"少火",药食之气味温和者。《素问·阴阳应象大论》:"少火之气壮……少火生气"。李中梓注:"火者,阳气也。天非此火,不能发育万物,人非此火,不能生养命根。是以物生必本于阳,但阳和之火则生物,亢烈之火则害物。故火太过则气反衰,火和平则气乃壮。"

⑤ 壮火蚀气　谓气味厚重之药食耗损正气。"蚀"原作"食",今改。按"食",与"蚀"同。亏损。《说文通训定声·颐部》:"飠虫,字亦作蚀,经传皆以食为之。"此谓耗损。

⑥ 气食少火　谓正气资养于气味温和之药食。按"食",与"饲"同。养,供养。《左传·文公十八年》:"功以食民。"杜预注:"食,养也。"

气。味辛甘发散为阳,酸苦涌泄为阴。阴胜则阳病,阳胜则阴病,阴阳调和,人则平安。春七十二日省酸增甘,以养脾气;夏七十二日省苦增辛,以养肺气;秋七十二日省辛增酸,以养肝气;冬七十二日省咸增苦,以养心气;季月各十八日省甘增咸,以养肾气。

果实第二二十九条

槟榔　味辛温涩,无毒。消谷逐水,除痰澼,杀三虫,去伏尸①,治寸白。

豆蔻　味辛温涩,无毒。温中,主心腹痛,止吐呕,去口气臭。

蒲桃②　味甘辛平,无毒。主筋骨湿痹,益气倍力③强志,令人肥健,耐饥,忍风寒。久食轻身不老,延年,治肠间水,调中。可作酒,常饮益人,逐水,利小便。

覆盆子　味甘辛平④,无毒。益气轻身,令发不白。

大枣　味甘辛热滑,无毒。主心腹邪气,安中,养脾气,助十二经,平胃气,通九窍,补少气津液,身中不足,大惊,四肢重,可和百药,补中益气,强志,除烦闷心下悬⑤,治肠澼。久服轻身长年,不饥神仙。

生枣　味甘辛。多食令人热渴气胀。若寒热羸瘦者,弥不可食,伤人。

藕实　味苦甘寒⑥,无毒。食之令人心欢,止渴去热,补中养神,益气力,除百病。久服轻身耐老,不饥延年。一名水芝。生根

---

① 伏尸　病证名。指尸病病根停遁隐伏,反复发作,发时心腹刺痛,胀满喘急等。详参《诸病源侯论》卷二十三·伏尸候。

② 蒲桃　即葡萄。

③ 倍力　谓增益气力。按“倍”,增益。《左传·僖公三十年》:“焉用亡郑以倍邻。”杜预注:“倍,益也。”

④ 味甘辛平　孙本作“味甘平”三字。

⑤ 心下悬　谓心下有悬空而无所依傍感。

⑥ 味苦甘寒　孙本作“味苦寒”三字。

寒,止热渴,破留血。

鸡头实[①] 味甘平,无毒。主湿痹,腰脊膝痛,补中,除暴疾,益精气,强志意,耳目聪明。久服轻身不饥,耐老神仙。

芰实[②] 味甘辛平,无毒。安中,补五脏,不饥轻身。一名菱。黄帝云:七月勿食生菱芰,作蛲虫。

栗子 味咸温,无毒。益气,厚肠胃,补肾气,令人耐饥。生食之,甚治腰脚不遂。

樱桃 味甘平涩。调中益气,可多食,令人好颜色,美志性。

橘柚 味辛温,无毒。主胸中瘕满逆气[③],利水谷,下气,止呕咳,除膀胱留热停水,破五淋,利小便,治脾不能消谷,却胸中吐逆霍乱[④],止泻利,去寸白。久服去口臭,下气通神,轻身长年。一名橘皮,陈久者良。

津符子[⑤] 味苦平滑。多食令人口爽[⑥],不知五味。

梅实 味酸平涩,无毒。下气,除热烦懑,安心,止肢体痛,偏枯不仁,死肌,去青黑痣,恶疾,止下利,好唾口干,利筋脉。多食坏人齿。

柿 味甘寒涩,无毒。通鼻耳气[⑦],主肠澼不足及火疮金疮,止痛。

木瓜实 味酸咸温涩,无毒。主湿痹气,霍乱大吐下后脚转筋不止。其生树皮无毒,亦可煮用。

---

① 鸡头实 药名,即芡实。为睡莲科植物芡的成熟种仁。

② 芰实 药名,即菱,又称菱角。为菱科植物菱的果肉。

③ 胸中瘕满逆气 孙本、元本、明本、《新修本草·木部上品》"满'并作"热"。

④ 却胸中吐逆霍乱 《千金翼方》卷三·木部上品、《证类本草》卷二十三·果部上品"却"并作"气冲"二字。

⑤ 津符子 孙本作"津荷子"。

⑥ 口爽 谓口味伤坏。按"爽",损伤,坏。《老子》第十二章:"五味令人口爽。"《广雅·释诂四》:"爽,伤也。"

⑦ 通鼻耳气 孙本同,元本、道藏本、四库本并作"通和五气"。

榧实[①]　味甘平涩，无毒。主五痔，去三虫，杀蛊毒鬼疰恶毒。

甘蔗　味甘平涩，无毒。下气和中，补脾气，利大肠，止渴去烦，解酒毒。

耎枣[②]　味苦冷涩，无毒。多食动宿病，益冷气，发咳嗽。

芋[③]　味辛平滑，有毒[④]。宽肠胃，充肌肤，滑中。一名土芝。不可多食，动宿冷。

乌芋　味苦甘微寒滑，无毒。主消渴瘅热[⑤]，益气。一名藉姑，一名水萍，三月采。

杏核仁　味甘苦温，冷而利，有毒。主咳逆上气，肠中雷鸣，喉痹下气，产乳金疮，寒心奔豚，惊痫，心下烦热，风气去来，时行头痛，解肌，消心下急，杀狗毒。五月采之，其一核两仁者害人，宜去之。杏实尚生，味极酸，其中核犹未硬者采之，曝干食之，甚止渴，去冷热毒。扁鹊云：杏仁不可久服，令人目盲[⑥]，眉发落，动一切宿病。

桃核仁　味苦甘辛平，无毒。破瘀血，血闭瘕邪气，杀小虫，治咳逆上气，消心下硬，除卒暴击血[⑦]，破癥瘕，通月水，止心痛。七月采，凡一切果核中有两仁者并害人，不在用。其实味酸，无毒，多食令人有热。黄帝云：饱食桃，入水浴，成淋病。

李核仁　味苦平，无毒。主僵仆跻[⑧]，瘀血骨痛。实味苦酸微温涩，无毒，除痼热，调中宜心。不可多食，令人虚。黄帝云：李子

---

① 榧实　药名，即榧子。为红豆杉科植物榧的种子。

② 耎枣　药名，即君迁子，又称软枣。为柿科植物君迁子的果实。

③ 芋　药名，即芋头。为天南星科植物芋的块茎。

④ 有毒　孙本“有”作“无”。

⑤ 瘅热　孙本、元本、明本、《新修本草·果部》“瘅”并作“痹”。

⑥ 令人目盲　道藏本、四库本“盲”并作“面”。

⑦ 除卒暴击血　“击”原作“声”，据孙本、元本、明本、《新修本草·果部》改。

⑧ 跻(jī　机)　下坠，坠落。《集韵·霁韵》：“跻，坠也。”

不可和白蜜食，蚀人五内[①]。

梨　味甘微酸寒涩，有毒。除客热气，止心烦。不可多食，令人寒中，金疮产妇勿食，令人萎困寒中。

林檎[②]　味酸苦平涩，无毒。止渴，好唾[③]。不可多食，令人百脉弱[④]。

柰子[⑤]　味酸苦寒涩，无毒。耐饥，益心气。不可多食，令人胪胀，久病人食之，病尤甚。

安石榴[⑥]　味甘酸涩，无毒。止咽燥渴。不可多食，损人肺。

枇杷叶　味苦平，无毒。主啘不止，下气。不尔[⑦]，削取生树皮，嚼之，少少咽汁，亦可煮汁，冷服之，大佳。

胡桃　味甘冷滑，无毒。不可多食，动痰饮，令人恶心，吐水吐食。

菜蔬第三五十八条

枸杞叶　味苦平涩，无毒。补虚羸，益精髓。谚云：去家千里，勿食萝摩枸杞。此则言强阳道资阴气速疾也。

萝摩[⑧]　味甘平，一名苦丸，无毒。其叶厚大作藤，生摘之有白汁出，人家多种。亦可生啖，亦可蒸煮，食之补益，与枸杞叶同。

瓜子　味甘平寒，无毒。令人光泽，好颜色，益气，不饥，久服

---

① 五内　即五脏，又称五中。《素问·阴阳类论》："阴阳之类，经脉之道，五中所主，何脏最贵？"蔡琰《悲愤诗》："见此崩五内，恍惚生狂痴。"

② 林檎　药名，为蔷薇科植物林檎的果实。

③ 好唾　孙本、《证类本草》卷二十三·果部下品"唾"并作"睡"。

④ 百脉弱　孙本、《证类本草》卷二十三·果部下品"弱"并作"闭"。

⑤ 柰子　即苹果。

⑥ 安石榴　即石榴。

⑦ 不尔　"不"原作"正"，据孙本、《新修本草·果部》改。

⑧ 萝摩　道藏本、四库本并作"萝藦"。参见本书卷二十三·疥癣第四"罗摩草"条注释。

轻身耐老，又除胸满，心不乐，久食寒中，可作面脂。一名水芝，一名白瓜子，即冬瓜仁也，八月采。

白冬瓜　味甘微寒，无毒。除少腹水胀，利小便，止消渴。

凡瓜味甘寒滑，无毒。去渴，多食令阴下痒湿生疮，发黄疸。黄帝云：九月勿食被霜瓜，向冬[①]发寒热及温病。初食时即令人欲吐也，食竟心内作停水，不能自消，或为反胃。凡瓜入水沉者，食之得冷病，终身不瘥。

越瓜　味甘平，无毒。不可多食，益肠胃[②]。

胡瓜[③]　味甘寒，有毒。不可多食，动寒热，多疟病，积瘀血热。

早青瓜　味甘寒，无毒。食之去热烦，不可久食，令人多忘。

冬葵子　味甘寒，无毒。主五脏六腑寒热羸瘦，破五淋，利小便，妇人乳难[④]血闭。久服坚骨，长肌肉，轻身延年。十二月采。叶甘寒滑，无毒。宜脾，久食利胃气。其心伤人，百药忌食心，心有毒。黄帝云：霜葵陈者[⑤]生食之，动五种流饮[⑥]，饮盛则吐水。凡葵菜和鲤鱼鲊，食之害人。四季之月土王时，勿食生葵菜，令人饮食不化，发宿病。

苋菜实　味甘寒涩，无毒。主青盲白翳，明目，除邪气，利大小便，去寒热，杀蛔虫。久服益气力，不饥，轻身。一名马苋，一名莫

---

① 向冬　临近冬季。按“向”，临近。《后汉书·段颎传》：“而余寇残烬，将向殄灭。”张相《诗词曲语辞汇释》：“向，犹临也。”

② 益肠胃　四库本“益”作“损”。

③ 胡瓜　即黄瓜。为葫芦科植物黄瓜的果实。

④ 乳难　即难产。按“乳”，生子。《史记·扁鹊仓公列传》：“菑川美人怀子而不乳。”司马贞索隐：“乳，生也。”

⑤ 霜葵陈者　孙本“陈”作“冻”。

⑥ 流饮　病证名。因饮水过多，水流走于肠胃，或停聚而溢于膀胱之间，气郁不畅，水液不能宣通而致，症见肠间漉漉有声，或短气等。详参《诸病源候论》卷二十·流饮候。又，孙本、《证类本草》卷二十七·菜部上品并作“留饮”。

实①，即马齿苋菜也。治反花疮②。

小苋菜　味甘大寒滑，无毒。可久食，益气力，除热。不可共鳖肉食，成鳖瘕。蕨菜亦成鳖瘕。

邪蒿　味辛温涩，无毒。主胸膈中臭恶气，利肠胃。

苦菜　味苦大寒滑，无毒。主五脏邪气，厌谷，胃痹肠澼，大渴热中，暴疾恶疮。久食安心益气，聪察，少卧，轻身耐老，耐饥寒。一名荼草，一名选，一名游冬。冬不死，四月上旬采。

荠菜　味甘温涩，无毒。利肝气，和中，杀诸毒。其子主明目，目痛泪出。其根主目濇痛。

芜菁及芦菔菜　味苦冷濇，无毒。利五脏，轻身益气，宜久食。芜菁子明目，九蒸曝，疗黄疸，利小便，久服神仙。根主消风热毒肿，不可多食，令人气胀。

菘菜　味甘温涩，无毒。久食通利肠胃，除胸中烦，解消渴③。本是蔓菁也，种之江南即化为菘，亦如枳橘所生土地随变。

芥菜　味辛温，无毒，归鼻。除肾邪，大破咳逆，下气，利九窍，明耳目，安中，久食温中，又云寒中。其子味辛，辛亦归鼻，有毒，主喉痹，去一切风毒肿。黄帝云：芥菜不可共兔肉食，成恶邪病。

苜蓿　味苦平涩，无毒。安中，利人四体，可久食。

荏子　味辛温，无毒。主咳逆，下气，温中补髓④。其叶主调中，去臭气。九月采，阴干用之，油亦可作油衣。

蓼实⑤　味辛温，无毒。明目，温中，解肌，耐风寒，下水气，面

① 莫实　孙本作“英实”。

② 反花疮　病证名。因风热毒邪搏结而致，症见初起状如饭粒，渐大有根，溃破有脓血出，恶肉反出如花状，故名。详参《诸病源候论》卷三十八·反花疮候。

③ 解消渴　《千金翼方》卷四·菜部、《证类本草》卷二十七·菜部上品“消”并作“酒”。

④ 补髓　《千金翼方》卷四·菜部、《证类本草》卷二十七·菜部上品“髓”并作“体”。

⑤ 蓼实　药名，为蓼科植物水蓼的果实。性味辛温，能温中利水，破瘀散结，主治吐泻腹痛，癥积痞胀，水气浮肿，痈肿疮疡，瘰疬等。

目浮肿，却痈疽。其叶辛，归舌，治大小肠邪气，利中，益志。黄帝云：蓼食过多，有毒，发心痛。和生鱼食之，令人脱气，阴核疼痛求死。妇人月事来，不用食蓼及蒜，喜为血淋，带下。二月勿食蓼，伤人肾。扁鹊云：蓼久食令人寒热，损骨髓，杀丈夫阴气，少精。

葱实　味辛温，无毒，宜肺，辛归头。明目，补中不足。其茎白平滑，可作汤，主伤寒，寒热，骨肉碎痛，能出汗，治中风，面目浮肿，喉痹不通，安胎，杀桂毒①。其青叶温辛，归目，除肝中邪气②，安中，利五脏，益目精，发黄疸，杀百药毒。其根顺平，主伤寒头痛。葱中涕及生葱汁平滑，止尿血，解藜芦及桂毒。黄帝云：食生葱即啖蜜，变作下利；食烧葱并啖蜜，拥气而死。正月不得食生葱，令人面上起游风。

格葱　味辛微温，无毒。除瘴气恶毒，久食益胆气，强志。其子主泄精。

薤　味苦辛温滑，无毒，宜心，辛归骨。主金疮疮败，能生肌肉，轻身，不饥，耐老，菜芝也，除寒热，去水气，温中，散结气，利产妇病人，诸疮，中风寒，水肿，生捣敷之，哽骨在咽不下者，食之则去。黄帝云：薤不可共牛肉作羹，食之成瘕疾，韭亦然。十月十一月十二月勿食生薤，令人多涕唾。

韭　味辛酸温涩，无毒，辛归心，宜肝。可久食，安五脏，除胃中热③，不利病人，其心腹有痼冷者，食之必加剧。其子主梦泄精，尿色白。根煮汁，以养发。黄帝云：霜韭冻不可生食，动宿饮，饮盛必吐水。五月勿食韭，损人滋味，令人乏气力。二月三月宜食韭，大益人心。

白蘘荷④　味辛微温涩，无毒。主中蛊及疟病，捣汁服二合，日二。生根主诸疮。

---

① 杀桂毒　“毒”字原脱，据本条下文及文义补。

② 除肝中邪气　孙本“肝”作“腑”。

③ 除胃中热　孙本“胃”作“骨”。

④ 白蘘荷　即荼荷。为姜科植物蘘荷的根茎。

菾菜[1]　味甘苦大寒，无毒。主时行壮热，解风热恶毒。

紫苏　味辛微温，无毒。下气，除寒中，其子尤善。

鸡苏　味辛微温涩，无毒。主吐血，下气。一名水苏。

罗勒　味苦辛温平涩，无毒。消停水，散毒气。不可久食，涩荣卫诸气。

芜荑　味辛平热滑，无毒。主五内邪气，散皮肤骨节中淫淫温行毒，去三虫，能化宿食不消，逐寸白，散腹中温温喘息[2]。一名无姑，一名蕨蘠[3]。盛器物中，甚避水蛭，其气甚臭，此即山榆子作之。

凡榆叶　味甘平滑，无毒。主小儿痫，小便不利，伤暑热困闷，煮汁冷服。

生榆白皮　味甘冷，无毒。利小便，破五淋[4]。花主小儿头疮。

胡荽子　味酸平，无毒。消谷，能复食味。叶不可久食，令人多忘。华佗云：胡荽菜，患胡臭人患口气臭䘌齿人食之加剧，腹内患邪气者弥不得食，食之发宿病，金疮尤忌。

海藻　咸寒滑，无毒。主瘿瘤结气，散颈下硬核痛者，肠内上下雷鸣，下十二水肿，利小便，起男子阴气。

昆布　味咸寒滑，无毒。下十二水肿，瘿瘤结气，瘘疮，破积聚。

茼蒿　味辛平，无毒。安心气，养脾胃，消痰饮。

白蒿　味苦辛平，无毒。养五脏，补中益气，长毛发。久食不死，白兔食之仙。

吴葵　一名蜀葵，味甘微寒滑，无毒。花定心气，叶除客热，利肠胃。不可久食，钝人志性，若食之，被狗啮者，疮永不瘥。

藿　味咸寒涩，无毒，宜肾。主大小便数，去烦热。

---

① 菾(tián)菜　药名。即莙荙菜，又称甜菜。为藜科植物莙荙菜的茎叶。

② 喘息　孙本作"急痛"。

③ 蕨蘠　原作"蕨蘠"，据《证类本草》卷十三·木部中品作改。

④ 破五淋　孙本、元本、道藏本"五"并作"石"。

香菜[①] 味辛微温。主霍乱腹痛吐下，散水肿烦心，去热。

甜瓠 味甘平滑，无毒。主消渴，恶疮，鼻口中肉烂痛。其叶味甘平，主耐饥。扁鹊云：患脚气虚胀者，不得食之，其患永不除。

莼 味甘寒滑，无毒。主消渴，热痹，多食动痔病。

落葵 味酸寒，无毒。滑中，散热实，悦泽人面。一名天葵，一名蘩露。

蘩蒌[②] 味酸平，无毒。主积年恶疮，痔不愈者。五月五日日中采之，即名滋草。一名鸡肠草，干之，烧作焦灰用。扁鹊云：丈夫患恶疮，阴头及茎作疮脓烂，疼痛不可堪忍，久不瘥者，以灰一分、蚯蚓新出屎泥二分，以少水和研缓如煎饼面，以泥疮上，干则易之，禁酒面五辛并热食等。黄帝云：蘩蒌合鳝鲊食之，发消渴病，令人多忘。别有一种近水渠中温湿处，冬生，其状类胡荽，亦名鸡肠菜，可以疗痔病，一名天胡荽。

蕺[③] 味辛微温，有小毒。主蠼螋尿疮。多食令人气喘，不利人脚，多食脚痛。

葫 味辛温，有毒，辛归五脏。散痈疽，治䘌疮，除风邪，杀蛊毒气，独子者最良。黄帝云：生葫合青鱼鲊食之，令人腹内生疮，肠中肿，又成疝瘕。多食生葫，行房伤肝气，令人面无色。四月八月勿食葫，伤人神，损胆气，令人喘悸，胁肋气急，口味多爽。

小蒜 味辛温，无毒，辛归脾肾。主霍乱腹中不安，消谷，理胃气，温中，除邪痹毒气。五月五日采，曝干。叶主心烦痛，解诸毒，小儿丹疹[④]。不可久食，损人心力。黄帝云：食小蒜，啖生鱼，令人夺气，阴核疼求死。三月勿食小蒜，伤人志性。

---

① 香菜 即香薷。

② 蘩蒌 即繁缕，为石竹科植物繁缕的茎叶。性味甘微咸平，能活血去瘀，下乳催生，主治产后瘀滞腹痛，乳汁不多，暑热呕吐，肠痈，淋病，恶疮肿毒，跌打损伤等。

③ 蕺 即鱼腥草。

④ 丹疹 病证名。症见皮起隐疹，相连而微痒，肉色不变，无痛无热等。与后世丹疹不同。详参《诸病源候论》卷三十一·丹疹候。

茗叶① 味苦咸酸冷，无毒。可久食，令人有力，悦志，微动气。黄帝云：不可共韭食，令人身重。

蕃荷菜② 味苦辛温，无毒。可久食，却肾气，令人口气香洁，主避邪毒，除劳弊③。形瘦疲倦者不可久食，动消渴病。

苍耳子 味苦甘温，叶味苦辛微寒涩，有小毒。主风头寒痛，风湿痹，四肢拘急挛痛，去恶肉死肌，膝痛，溪毒④。久服益气，耳目聪明，强志轻身。一名胡菓，一名地葵，一名葹，一名常思，蜀人名羊负来，秦名苍耳，魏人名只刺。黄帝云：戴甲苍耳不可共猪肉食，害人。食甜粥，复以苍耳甲下之，成走注⑤，又患两胁，立秋后忌食之。

食茱萸 味辛苦大温，无毒。九月采，停陈久者良，其子闭口者有毒，不任用。止痛下气，除咳逆，去五脏中寒冷，温中，诸冷实不消。其生白皮主中恶腹痛，止齿疼。其根细者去三虫寸白。黄帝云：六月七月勿食茱萸，伤神气，令人起伏气⑥。咽喉不通彻，贼风中人，口僻不能语者，取茱萸一升，去黑子及合口者，好豉三升，二物以清酒和煮四五沸，取汁冷服半升，日三，得小汗瘥。蚕螫人，嚼茱萸封上止。

蜀椒 味辛大热，有毒。主邪气，温中下气，留饮，宿食。能使痛者痒，痒者痛。久食令人乏气，失明。主咳逆，逐皮肤中寒冷，去

---

① 茗叶 即茶叶。

② 蕃荷菜 药名，即薄荷。为唇形科植物薄荷或家薄荷的全草或叶。

③ 劳弊 因劳损而致困疲。按“弊”，困疲。《孙子·作战》：“夫钝兵挫锐，屈力殚货，则诸侯乘其弊而起。”

④ 溪毒 病名，即水毒，又称中水、中溪、溪温。流行于三吴以东及南（今江苏、浙江诸省）地区，因中于山谷溪源之水毒而致，初起症见恶寒，头微痛，目眶痛等，继则可见下部生疮，热盛烦毒等。详参《诸病源候论》卷二十五·水毒候。

⑤ 走注 病证名，即风痹。

⑥ 起伏气 谓引动内伏之邪。按“起”，引动，兴起。《广韵·止韵》：“起，兴也，作也。”“伏气”，久伏体内，历久始发之病邪。

死肌,湿痹痛,心下冷气,除五脏六腑寒,百骨节中积冷,温疟,大风,汗自出者,止下利,散风邪。合口者害人,其中黑子有小毒,下水。仲景云:熬用之。黄帝云:十月勿食椒,损人心,伤血脉。

干姜　味辛热,无毒。主胸中满,咳逆上气,温中,止漏血出汗,逐风湿痹,肠澼下利,寒冷腹痛,中恶,霍乱,胀满,风邪诸毒,皮肤间结气,止唾血,生者尤良。

生姜　味辛微温,无毒,辛归五脏。主伤寒头痛,去痰,下气,通汗,除鼻中塞,咳逆上气,止呕吐,去胸膈上臭气,通神明。黄帝云:八月九月勿食姜,伤人神,损寿。胡居士云:姜杀腹内长虫,久服令人少志少智,伤心性。

堇葵　味苦平,无毒。久服除人心烦急,动痰冷,身重多懈堕。

芸薹　味辛寒,无毒。主腰脚痹,若旧患腰脚痛者不可食,必加剧。又治油肿丹毒①,益胡臭,解禁咒之辈,出《五明经》。其子主梦中泄精,与鬼交者。胡居士云:世人呼为寒菜,甚辣,胡臭人食之,病加剧。陇西氐②羌③中多种食之。

竹笋　味甘微寒,无毒。主消渴,利水道,益气力,可久食。患冷人食之心痛。

野苣④　味苦平,无毒。久服轻身少睡。黄帝云:不可共蜜食之,作痔。

白苣　味苦平,无毒。益筋力。黄帝云:不可共酪食,必作虫。

茴香菜　味苦辛微寒涩,无毒。主霍乱,避热,除口气。臭肉和水煮,下少许,即无臭气,故曰茴香,酱臭,末中亦香。其子主蛇

---

① 油肿丹毒　《新修本草·菜部》、《证类本草》卷二十九·菜部下品并作"风游丹肿"。按"油",恐当是"游"字之误。

② 氐(dī　低)　古族名。殷周至南北朝时期分布在今陕西、甘肃、四川等省。《诗经·商颂·殷武》孔颖达疏:"氐,羌之种,汉世仍存,其居在秦陇之西。"

③ 羌　古族名。最早见于甲骨卜辞,殷周以后分布在今甘肃、青海、四川等省。《诗经·商颂·殷武》郑玄笺:"氐、羌,夷狄国,在西方者也。"

④ 野苣　药名,即苦苣。为菊科植物兔仔菜的全草。

咬疮久不瘥,捣敷敷之,又治九种瘘。

蕈菜　味苦寒,无毒。主小儿火丹,诸毒肿,去暴热。

蓝菜①　味甘平,无毒。久食大益肾,填髓脑,利五脏,调六腑。胡居士云:河东陇西羌胡多种食之,汉地鲜有。其叶长大厚,煮食甘美,经冬不死,春亦有英,其花黄,生角结子,子甚治人多睡。

萹竹叶　味苦平涩,无毒。主浸淫疥瘙疽痔,杀三虫,女人阴蚀。扁鹊云:煮汁与小儿冷服,治蛔虫。

芹菜　味苦酸冷涩,无毒。益筋力,去伏热,治五种黄病,生捣绞汁,冷服一升,日二。

黄帝云:五月五日勿食一切菜,发百病。凡一切菜熟煮热食。时病瘥后,食一切肉并蒜,食竟行房,病发必死。时病瘥后未健,食生青菜者,手足必青肿。时病瘥未健,食青菜竟行房,病更发,必死。十月勿食被霜菜,令人面上无光泽,目涩痛,又疟发心痛腰疼,或致心疟,发时手足十指爪皆青,困痿。

谷米第四二十七条

薏苡仁　味甘温,无毒。主筋拘挛不可屈伸,久风湿痹,下气,久服轻身益力。其生根下三虫。名医云:薏苡仁除筋骨中邪气不仁,利肠胃,消水肿,令人能食。一名赣②,一名感米,蜀人多种食之。

胡麻　味甘平,无毒。主伤中虚羸,补五内,益气力,长肌肉,填髓脑,坚筋骨,疗金疮,止痛,及伤寒温疟大吐下后虚热困乏。久服轻身不老,明耳目,耐寒暑,延年。作油微寒,主利大肠,产妇胞衣不落。生者摩疮肿,生秃发,去头面游风。一名巨胜,一名狗虱,一名方茎,一名鸿藏。叶名青蘘,主伤暑热。花主生秃发,七月采最上标头者,阴干用之。

白麻子　味甘平,无毒,宜肝。补中益气,肥健不老。治中风

---

① 蓝菜　即甘蓝,又名莲花白、卷心菜。为十字花科植物甘蓝的茎叶。

② 赣(gàn　干)　原作“赣”　据《证类本草》卷六·草部上品改。

汗出，逐水，利小便，破积血风毒肿，复血脉，产后乳余疾。能长发，可为沐药，久服神仙。

饴　味甘微温，无毒。补虚冷，益气力，止肠鸣咽痛，除唾血，却卒嗽。

大豆黄卷　味甘平，无毒。主久风湿痹，筋挛膝痛，除五脏胃气结积，益气，止毒，去黑痣面䵟，润泽皮毛，宜肾。

生大豆　味甘平冷，无毒。生捣，淳酢和涂之，治一切毒肿，并止痛。煮汁冷服之，杀鬼毒，逐水胀，除胃中热，却风痹，伤中，淋露，下瘀血，散五脏结积，内寒，杀乌头三建，解百药毒。不可久服，令人身重。其熬屑，味甘温平，无毒，主胃中热，去身肿，除痹，消谷，止腹胀。九月采。黄帝云：服大豆屑忌食猪肉，炒豆不得与一岁以上十岁以下小儿食，食竟啖猪肉，必拥气死。

赤小豆　味甘咸平冷，无毒。下水肿，排脓血。一名赤豆，不可久服，令人枯燥。

青小豆　味甘咸温平涩，无毒。主寒热，热中，消渴，止泄利，利小便，除吐逆，卒澼下，腹胀满。一名麻累，一名胡豆。黄帝云：青小豆合鲤鱼鲊食之，令人肝黄①，五年成干痟病。

大豆豉　味苦甘寒涩，无毒。主伤寒头痛，寒热，避瘴气恶毒，烦躁满闷，虚劳喘吸，两脚疼冷，杀六畜胎子诸毒。

大麦　味咸微寒滑，无毒，宜心。主消渴，除热，久食令人多力健行。作糵②温，消食和中。熬末令赤黑，捣作麨，止泄利，和清醋浆服之，日三夜一服。

小麦　味甘微寒，无毒。养肝气，去客热，止烦渴咽燥，利小便，止漏血唾血，令女人孕必得男③。作曲，六月作者温，无毒，主小儿痫，食不消，下五痔虫，平胃气，消谷，止利。作面温，无毒，不

---

① 肝黄　“黄”原作“至”，据孙本、元本、明本、道藏本改。

② 糵(niè　涅)　麦芽。《说文解字·米部》：“糵，牙米也。”徐锴系传：“麦糵，麦牙也。”

③ 孕必得男　“男”原作“易”，据孙本改。

能消热止烦①。不可多食，长宿癖，加客气，难治。

青粱米　味甘微寒，无毒。主胃痹，热中，除消渴，止泄利，利小便，益气力，补中，轻身长年。

黄粱米　味甘平，无毒。益气和中，止泄利，人呼为竹根米，又却当风卧湿寒中者。

白粱米　味甘微寒，无毒。除热，益气。

粟米　味咸微寒，无毒。养肾气，去骨痹，热中，益气。

陈粟米　味苦寒，无毒。主胃中热，消渴，利小便。

丹黍米　味苦微温，无毒。主咳逆上气，霍乱，止泄利，除热，去烦渴。

白黍米　味甘辛温，无毒，宜肺。补中益气。不可久食，多热，令人烦。黄帝云：五种黍米合葵食之，令人成痼疾。又以脯腊著五种黍米中藏储食之，云令人闭气。

陈廪米②　味咸酸微寒，无毒。除烦热，下气，调胃，止泄利。黄帝云：久藏脯腊③安米中满三月，人不知食之，害人。

蘖米④　味苦微温，无毒。主寒中，下气，除热。

秫米　味甘微寒，无毒。主寒热，利大肠，治漆疮。

酒　味苦甘辛大热，有毒。行药势，杀百邪恶气。黄帝云：暴下后饮酒者，膈上变为伏热。食生菜饮酒，莫灸腹，令人肠结。扁鹊云：久饮酒者，腐肠烂胃，溃髓蒸筋，伤神损寿。醉当风卧，以扇自扇，成恶风。醉以冷水洗浴，成疼痹。大醉汗出，当以粉粉身，令其自干，发成风痹。常日未设⑤，食讫，即莫饮酒，终身不干呕。饱

---

① 消热止烦　“止”原作“上”，据元本、明本、道藏本、《证类本草》卷二十五·米谷部中品改。

② 陈廪米　为储存年久的粳米。

③ 脯腊（xī　夕）　干肉。《说文解字·肉部》：“脯，干肉也。”《广雅·释器》：“腊，脯也。”

④ 蘖米　药名，即谷芽。为禾本科植物稻的成熟果实，经加工而发芽者。

⑤ 常日未设　“设”原作“没”，据孙本改。

食讫，多饮水及酒，成痞癖①。

扁豆　味甘微温，无毒。和中下气②。其叶平，主霍乱吐下不止。

稷米③　味甘平，无毒。益气安中，补虚，和胃宜脾。

粳米　味辛苦平，无毒。主心烦，断下利，平胃气，长肌肉，温中④。又云生者冷，燔者热。

糯米　味苦温，无毒。温中，令人能食，多热，大便硬。

醋　味酸温涩，无毒。消痈肿，散水气，杀邪毒血晕。扁鹊云：多食醋，损人骨。能理诸药，消毒。

乔麦　味酸微寒，无毒。食之难消，动大热风。其叶生食动刺风，令人身痒。黄帝云：作面和猪羊肉热食之，不过八九顿，作热风，令人眉顺落，又还生仍稀少，泾⑤邠⑥以北多患此疾。

盐　味咸温，无毒。杀鬼蛊邪注毒气，下部𧏾疮，伤寒，寒热，能吐胸中痰澼，止心腹卒痛，坚肌骨。不可多食，伤肺喜咳，令人色肤黑，损筋力。扁鹊云：盐能除一切大风，疾痛者炒熨之。黄帝云：食甜粥竟，食盐即吐，或成霍乱。

鸟兽第五　虫鱼附⑦　四十条

人乳汁　味甘平，无毒。补五脏，令人肥白悦泽。

马乳汁　味辛温，无毒。止渴。

牛乳汁　味甘微寒，无毒。补虚羸，止渴。入生姜葱白，止小

---

① 痞癖　“癖”原作“僻”，据孙本改。

② 和中下气　孙本作“益气安中”。

③ 稷米　又名粢米、穄米、糜子米。为禾本科植物黍的种子之不黏者。

④ 温中　“中”字原脱，据孙本、元本、道藏本补。

⑤ 泾　古州名。南北朝时后魏改安定郡置泾州，故地在今甘肃泾川。

⑥ 邠　古州名。唐开元十三年（公元 725 年）改豳州为邠州，治所在新平（今陕西彬县）。

⑦ 虫鱼附　原无，据本书目录补。

儿吐乳，补劳。

羊乳汁　味甘微温，无毒。补寒冷虚乏，少血色，令人热中。

驴乳　味酸寒，一云大寒，无毒。主大热，黄疸，止渴。

母猪乳汁　平，无毒。主小儿惊痫，以饮之，神妙。

马牛羊酪　味甘酸微寒，无毒。补肺脏，利大肠。黄帝云：食甜酪竟，即食大醋者，变作血瘕及尿血。华佗云：马牛羊酪，蚰蜒入耳者，灌之即出。

沙牛及白羊酥　味甘微寒，无毒。除胸中客气，利大小肠，治口疮。

牦牛酥①　味甘平，无毒。去诸风湿痹，除热，利大便，去宿食。

醍醐②　味甘平，无毒。补虚，去诸风痹，百炼乃佳，甚去月蚀疮，添髓补中填骨，久服增年。

熊肉　味甘微寒微温，无毒。主风痹不仁，筋急五缓。若腹中有积聚，寒热，羸瘦者食熊肉，病永不除。其脂味甘微寒，治法与肉同，又去头疡白秃，面皯䵟③，食饮呕吐。久服强志不饥，轻身长年。

黄帝云：一切诸肉，煮不熟生不敛者，食之成瘕。熊及猪二种脂不可作灯，其烟气入人目，失明，不能远视。

羖羊角　味酸苦温微寒，无毒。主青盲，明目，杀疥虫，止寒泄，心畏惊悸，除百节中结气，及风伤蛊毒吐血，妇人产后余痛。烧之杀鬼魅，避虎狼。久服安心，益气轻身。勿令中湿，有毒。髓味甘温，无毒，主男子女人伤中，阴阳气不足，却风热，止毒，利血脉，益经气，以酒和服之，亦可久服，不损人。

青羊胆汁　冷，无毒。主诸疮，能生人身脉，治青盲，明目。肺

---

① 牦牛酥　道藏本、四库本并作"牝牛酥"。

② 醍醐　为牛乳制成的食用脂肪。

③ **皯䵟**　面上黑斑。《玉篇·黑部》："皯，黑色。"《集韵·登韵》："䵟，皯䵟，面黑气。"

平，补肺治嗽，止渴①，多小便，伤中，止虚，补不足，去风邪。肝补肝明目。心主忧恚，膈中逆气。肾补肾气虚弱，益精髓。头骨主小儿惊痫，煮以浴之。蹄肉平，主丈夫五劳七伤。肉味苦甘大热，无毒，主暖中止痛②，字乳余疾③，及头脑中大风，汗自出，虚劳寒冷，能补中，益气力，安心止惊，利产妇，不利时患④人。头肉平，主风眩瘦疾，小儿惊痫，丈夫五劳七伤。其骨热，主虚劳寒中羸瘦，其宿有热者不可食。生脂止下利脱肛，去风毒，妇人产后腹中绞痛。肚主胃反，治虚羸，小便数，止虚汗。黄帝云：羊肉共醋食之，伤人心，亦不可共生鱼酪⑤和食之，害人。凡一切羊蹄甲中有珠子白者，名羊悬筋，食之令人癫。白羊黑头，食其脑作肠痈。羊肚共饭饮常食，久久成反胃，作噎病。甜粥共肚食之，令人多唾，喜吐清水。羊脑猪脑，男子食之损精气，少子，若欲食者，研之如粉，和醋食之，初不如不食佳。青羊肝和小豆食之，令人目少明。一切羊肝生共椒食之，破人五脏，伤心，最损小儿。弥忌水中柳木及白杨木。不得铜器中煮羖羊肉食之，丈夫损阳，女子绝阴。暴下后不可食羊肉髓及骨汁，成烦热难解，还动利。凡六畜五脏，著草自动摇，及得咸醋不变色，又堕地不汙，又与犬犬不食者，皆有毒，杀人。六月勿食羊肉，伤人神气。

沙牛髓　味甘温，无毒。安五脏，平胃气，通十二经脉，理三焦，温骨髓⑥，补中，续绝伤，益气力，止泄利，去消渴，皆以清酒和，暖服之。肝明目。胆可丸百药，味苦大寒，无毒，除心腹热渴，止下

---

① 止渴　孙本“渴”作“汗”。

② 暖中止痛　孙本、《新修本草·兽禽部》“暖”并作“缓”。

③ 字乳余疾　又称产后余疾、乳余疾。谓产后杂病。按“字”，生育。《广雅·释诂一》：“字，生也。”“乳”，生子。《广雅·释诂一》：“乳，生也。”

④ 时患　即时疾。谓伤于四时之气不正而致的病患。

⑤ 酪　用牛、羊、马等乳炼成的食品。《释名·释饮食》：“酪，泽也，乳汁所作。”

⑥ 温骨髓　“温”上原衍“约”字，据孙本、《证类本草》卷十七·兽部中品删。

利，去口焦燥，益目精。心主虚妄[①]。肾去湿痹，补肾气，益精。齿主小儿牛痫。肉味甘平，无毒，主消渴，止唾涎出，安中，益气力，养脾胃气。不可常食，发宿病，自死者不任食。喉咙主小儿啤。

黄犍沙牛黑牯牛尿　味苦辛微温平，无毒。主水肿腹脚俱满者，利小便。

黄帝云：乌牛自死北首者，食其肉害人。一切牛盛热时卒死者，总不堪食，食之作肠痈。患甲蹄牛，食其蹄中拒筋，令人作肉刺。独肝牛肉食之杀人，牛食蛇者独肝。患疥牛马肉食，令人身体痒。牛肉共猪肉食之，必作寸白虫，直尔黍米白酒生牛肉共食，亦作寸白虫[②]，大忌。人下利者，食自死牛肉必剧。一切牛马乳汁及酪共生鱼食之，成鱼瘕[③]。

六畜脾，人一生莫食。十二月勿食牛肉，伤人神气。

马心　主喜忘。肺主寒热，茎萎。肉味辛苦平冷，无毒，主伤中，除热，下气，长筋，强腰脊，壮健，强志利意，轻身不饥。黄帝云：白马自死，食其肉害人。白马玄头，食其脑令人癫。白马鞍下乌色彻肉里者，食之伤人五脏。下利者，食马肉必加剧。白马青蹄，肉不可食。一切马汗气及毛不可入食中，害人。诸食马肉心烦闷者，饮以美酒则解，白酒则剧。五月勿食马肉，伤人神气。

野马阴茎　味酸咸温，无毒。主男子阴痿缩，少精。肉辛平，无毒，主人马痫，筋脉不能自收，周痹[④]，肌不仁。病死者不任用。

---

① 心主虚妄　“妄”原作“忘”，据孙本改。按“忘”，通“妄”。《老子》第十六章：“不知常，忘作，凶。”朱谦之校释：“忘、妄古通。”

② 寸白虫　“虫”字原脱，据元本补。

③ 鱼瘕　病证名，指腹中瘕块状如鱼形之病证。详参《诸病源候论》卷十九·鱼瘕候。

④ 周痹　病证名，因风寒湿邪侵入血脉而致，症见周身疼痛呈游走性，沉重麻木等。《灵枢经·周痹》马莳注：“痹病之痛，随脉上下，则周身而为痹，故名。”详参《灵枢经·周痹》。

驴肉　味酸平，无毒。主风狂①，愁忧不乐，能安心气。病死者不任用。其头烧却毛，煮取汁，以浸曲酿酒，甚治大风动摇不休者。皮胶亦治大风。

狗阴茎　味酸平，无毒。主伤中，丈夫阴痿不起。

狗脑　主头风痹，下部䘌疮，疮中瘜肉。肉味酸咸温，无毒，宜肾，安五脏，补绝伤劳损，久病大虚者服之，轻身，益气力。

黄帝云：白犬合海鲉食之，必得恶病。白犬自死不出舌者，食之害人。犬春月多狂，若鼻赤起而燥者，此欲狂，其肉不任食。九月勿食犬肉，伤人神气。

豚卵　味甘温，无毒。除阴茎中痛，惊痫，鬼气蛊毒，除寒热奔豚②，五癃，邪气，挛缩。一名豚颠，阴干勿令败。

豚肉　味辛平，有小毒。不可久食，令人遍体筋肉碎痛，乏气。

大猪后脚悬蹄甲　无毒，主五痔，伏热在腹中，肠痈内蚀，取酒浸半日，炙焦用之。大猪四蹄小寒，无毒，主伤挞③诸败疮。母猪蹄寒，无毒，煮汁服之，下乳汁，甚解石药毒。大猪头肉平，无毒，补虚乏气力，去惊痫，鬼毒，寒热，五癃④。脑主风眩。心平，无毒，主惊邪忧恚，虚悸气逆，妇人产后中风，聚血气，惊恐。肾平，无毒，除冷利，理肾气，通膀胱。肝味苦平，无毒，主明目。猪喙⑤微寒，无毒，主冻疮痛痒。肚微寒，无毒，补中益气，止渴，断暴利虚弱。肠微寒，无毒，主消渴小便数，补下焦虚竭。其肉间脂肪平，无毒，主

---

① 风狂　病证名，指因风气所致的神志狂乱，精神失常之狂证。详参《诸病源候论》卷二·风狂病候。

② 奔豚　“奔”原作“贲”，今改。按“贲”，通“奔”。奔走。《说文通训定声·屯部》：“贲，假借为奔。”“奔豚”，病名，五积之一，为肾之积。《难经·五十六难》：“肾之积，名曰奔豚，发于少腹，上至心下，若豚奔。”其病发自少腹，上至心下，状若豚奔，或上或下，疼痛难忍，故称奔豚。

③ 伤挞（tà　踏）　谓鞭棍致伤。按“挞”，用鞭、棍打人。《列子·黄帝》：“斫挞无伤痛。”张湛注：“挞，打也。”

④ 五癃　孙本“癃”作“痔”。

⑤ 猪喙（huì　会）　即猪嘴。《说文解字·口部》：“喙，口也。”

煎诸膏药，破冷结，散宿血，解斑猫元青毒。猪洞肠平，无毒，主洞肠挺出血多者。

豭猪肉　味苦酸冷，无毒，主狂病多日不愈。

凡猪肉　味苦微寒，宜肾，有小毒，补肾气虚竭。不可久食，令人少子精，发宿病，弱筋骨，闭血脉，虚人肌，有金疮者食之，疮尤甚。猪血平涩，无毒，主卒下血不止，美清酒和炒服之，又主中风，绝伤，头中风眩，及诸淋露，奔豚暴气。

黄帝云：凡猪肝肺共鱼鲙[①]食之，作痈疽。猪肝共鲤鱼肠鱼子食之，伤人神。豚脑损男子阳道，临房不能行事。八月勿食猪肺，及饴和食之，至冬发疽。十月勿食猪肉，损人神气。

鹿头肉　平，主消渴，多梦妄见者。生血治痈肿。茎筋主劳损。蹄肉平，主脚膝骨中疼痛不能践地。骨主内虚，续绝伤，补骨，可作酒。髓味甘温，主丈夫妇人伤中，脉绝，筋急痛，咳逆，以酒和服。肾平，主补肾气。肉味苦温，无毒，补中，强五脏，益气力。肉生者主中风，口僻不正，细细剉之，以薄僻上。华佗云：和生椒捣薄之，使人专看之，正则急去之，不尔复牵向不僻处。角错[②]取屑一升，白蜜五升溲之，微火熬令小变色，曝干，更捣筛，服方寸匕，日三，令人轻身，益气力，强骨髓，补绝伤。黄帝云：鹿胆白者，食其肉害人。白鹿肉不可和蒲白作羹食，发恶疮，五月勿食鹿肉，伤人神气。胡居士云：鹿性惊烈，多别良草，恒食九物，余者不尝，群处必依山冈，产归下泽，飨神用其肉者，以其性烈清净故也。凡饵药之人，不可食鹿肉，服药必不得力，所以然者，以鹿常食解毒之草，是故能制毒散诸药故也。九草者，葛叶花，鹿葱，鹿药，白蒿，水芹，甘草，齐头，蒿山苍耳，荠苨。

獐骨　微温，无毒。主虚损，泄精。肉味甘温，无毒，补益五脏。髓益气力，悦泽人面。獐无胆，所以怯弱多惊恐。黄帝云：五

---

① 鱼鲙（kuài　快）　鱼细切作的肴馔。《龙龛手鉴·鱼部》："鲙，鱼细切作鲙也。"

② 错　磨，琢磨。《广雅·释诂三》："错，磨也。"

月勿食獐肉，伤人神气。

麋脂　味辛温，无毒。主痈肿，恶疮死肌，寒热，风寒湿痹，四肢拘缓不收，风头肿气，通腠理，柔皮肤。不可近男子阴，令痿。一名宫脂，十月取。黄帝云：生麋肉共虾汁合食之，令人心痛。生麋肉共雉肉食之，作痼疾。

虎肉　味酸，无毒。主恶心欲呕，益气力，止多唾。不可热食，坏人齿。虎头骨治风邪。虎眼睛主惊痫。

豹肉　味酸温，无毒，宜肾。安五脏，补绝伤，轻身益气，久食利人。

狸肉　温，无毒。补中，轻身益气，亦治诸注。

黄帝云：正月勿食虎豹狸肉，伤人神，损寿。

兔肝　主目暗。肉味辛平涩，无毒，补中益气，止渴。兔无脾，所以能走，盖以属二月建卯①，木位也，木克土，故无脾焉。马无脾亦能走也。黄帝云：兔肉和獭肝食之，三日必成遁尸；共白鸡肝心食之，令人面失色，一年成瘅黄；共姜食，变成霍乱；共白鸡肉食之，令人血气不行。二月勿食兔肉，伤人神气。

生鼠　微温，无毒。主踒折，续筋补骨，捣薄之，三日一易。

獭肝　味甘，有小毒。主鬼疰蛊毒，却鱼鲠，止久嗽，皆烧作灰，酒和服之。獭肉味甘温，无毒，主时病疫气，牛马时行病，皆煮取汁，停冷服之，六畜灌之。

狐阴茎　味甘平，有小毒。主女子绝产，阴中痒，小儿阴㿗卵肿。肉并五脏及肠肚，味苦微寒，有毒，主蛊毒，寒热，五脏痼冷，小儿惊痫，大人狂病见鬼。

黄帝云：麝肉共鹄肉食之，作癥瘕。野猪青蹄，不可食。及兽赤足者不可食。野兽自死北首伏地，不可食。兽有歧尾，不可食。家兽自死，共鲙汁食之，作疽疮。十一月勿食经夏臭脯，成水病，作

---

① 二月建卯　古人称北斗星斗柄所指为建。斗柄每月移指一个方位，周而复始，因以冬至所在十一月为建子，二月即为建卯。沈括《梦溪笔谈·象数一》："正月寅，二月卯，谓之建，其说谓斗杓所建。"此下"八月建酉"同。

头眩，丈夫阴痿。甲子日勿食一切兽肉，大吉。鸟飞投人不肯去者，口中必有物，开看无者，拔一毛放之，大吉。一切禽兽自死无伤处，不可食。三月三日勿食鸟兽五脏及一切果菜五辛等物，大吉。

丹雄鸡肉　味甘微温，无毒。主女人崩中漏下，赤白沃，补虚温中，能愈久伤乏疮不肯瘥者，通神，杀恶毒。

黄雌鸡肉　味酸咸平，无毒。主伤中，消渴，小便数而不禁，肠澼泄利，补益五脏，绝伤五劳，益气力。鸡子黄微寒，主除热火灼烂疮痓，可作虎魄①，神物。卵白汁微寒，主目热赤痛，除心下伏热，止烦懑，咳逆，小儿泄利，妇人产难，胞衣不出，生吞之。

白雄鸡肉　味酸微温，无毒。下气，去狂邪，安五脏，伤中，消渴。

乌雄鸡肉　味甘温，无毒。补中，止心痛。

黑雌鸡肉　味甘平，无毒。除风寒湿痹，五缓六急，安胎。

黄帝云：一切鸡肉合鱼肉汁食之，成心瘕。鸡具五色者，食其肉必狂。若有六指四距②玄鸡白头家鸡及野鸡，鸟生子有纹八字，鸡及野鸟死不伸足爪，此种食之害人。鸡子白共蒜食之，令人短气。鸡子共鳖肉蒸食之，害人。鸡肉獭肉共食，作遁尸注，药所不能治。食鸡子啖生葱，变成短气。鸡肉犬肝肾共食，害人。生葱共鸡犬肉食，令人谷道终身流血。乌鸡肉合鲤鱼肉食，生痈疽。鸡兔犬肉和食，必泄利。野鸡肉共家鸡子食之，成遁尸，尸鬼缠身，四肢百节疼痛。小儿五岁以下饮乳未断者，勿食鸡肉。二月勿食鸡子，令人常恶心。丙午日食鸡雉肉，丈夫烧死目盲，女人血死妄见。四月勿食暴鸡肉，作内疽，在胸腋下出漏孔，丈夫少阳，妇人绝孕，虚劳乏气。八月勿食鸡肉，伤人神气。

雉肉　酸微寒，无毒。补中益气，止泄利。久食之令人瘦。嘴主蚁瘘。黄帝云：八月建酉日食雉肉，令人短气。八月勿食雉肉，

---

① 虎魄　孙本作“琥珀”。

② 距（jù　句）　鸡雉等腿后面突出像脚趾的部分。《说文解字·足部》：“距，鸡距也。”

损人神气。

白鹅脂　主耳卒聋，消以灌耳。毛主射工水毒。肉味辛平，利五脏。

鹜肪　味甘平，无毒。主风虚寒热。肉补虚乏，除客热，利脏腑，利水道。黄帝云：六月勿食鹜肉，伤人神气。

鸳鸯肉　味苦微温，无毒。主瘘疮，清酒浸之，炙令热，以薄之，亦炙服之，又治梦思慕者。

雁肪　味甘平，无毒。主风挛拘急，偏枯，血气不通利。肉味甘平，无毒，久服长发鬓须眉，益气不饥，轻身耐暑[①]。黄帝云：六月勿食雁肉，伤人神气。

越燕屎　味辛平，有毒。主杀蛊毒鬼注，逐不祥邪气，破五癃，利小便，熬香用之治口疮。肉不可食之，入水为蛟龙所杀。黄帝云：十一月勿食鼠肉燕肉，损人神气。

石蜜　味甘平，微寒，无毒。主心腹邪气，惊痫痉，安五脏，治诸不足，益气补中，止腹痛，解诸药毒，除众病，和百药，养脾气，消心烦，食饮不下，止肠澼，去肌中疼痛，治口疮，明耳目。久服强志轻身，不饥耐老，延年神仙。一名石饴，白如膏者良，是今诸山崖处蜜也。青赤蜜，味酸哈[②]，食之令人心烦，其蜂黑色似虻。黄帝云：七月勿食生蜜，令人暴下，发霍乱。

蜜蜡　味甘微温，无毒。主下利脓血，补中，续绝伤，除金疮，益气力，不饥耐老。白蜡主久泄澼瘥后重见血者，补绝伤，利小儿，久服轻身不饥。生于蜜房，或木石上，恶芫花百合，此即今所用蜡也。

蝮蛇肉　平，有毒。酿酒去癞疾，诸九瘘，心腹痛，下结气，除蛊毒。其腹中吞鼠平，有小毒，主鼠瘘。

---

① 耐暑　《千金翼方》卷三·人兽部、《证类本草》卷十九·禽部上品“暑”并作“老”。

② 味酸哈　按《证类本草》卷二十·石蜜条引陶隐居云：“石蜜即崖蜜也……色青赤，味小哈，食之烦心。”又引陈藏器云：“崖蜜……味哈，色绿。”则“哈”字当作“**醶**”。言其味。《集韵·豏韵》：“**醶**，**醶**䤈，醋味。”又，《集韵·咸韵》：“**醶**，卤味。”

原蚕雄蛾　味咸温,有小毒。主益精气,强男子阳道,交接不倦,甚治泄精。不用相连者。

鮧鱼　味甘,无毒。主百病。

鳗鲡鱼　味甘大温,有毒。主五痔瘘,杀诸虫。

鳝鱼肉　味甘大温,黑者无毒。主补中养血,治沈唇,五月五日取。头骨平,无毒,烧服止久利。

鼍鱼徒河反　平,无毒。主少气吸吸,足不能立地。黄帝云:四月勿食蛇肉鼍肉,损神害气。

乌贼鱼骨　味咸微温,无毒。主女子漏下赤白经汁,血闭,阴蚀肿痛,寒热,癥瘕,无子,惊气入腹,腹痛环脐,丈夫阴中痛而肿[①],令人有子。肉味酸平,无毒,益气强志。

鲤鱼肉　味甘平,无毒。主咳逆上气,瘅黄,止渴。黄帝云:食桂竟食鲤鱼肉,害人。腹中宿癥病者食鲤鱼肉,害人。

鲫鱼　味甘平,无毒。主一切疮,烧作灰,和酱汁敷之,日二,又去肠痈。

黄帝云:鱼白目不可食之。鱼有角,食之发心惊,害人。鱼无肠胆食之,三年丈夫阴痿不起,妇人绝孕。鱼身有黑点,不可食。鱼目赤,作鲙食成瘕病,作鲊食之害人。一切鱼共菜食之,作蛔虫蛲虫。一切鱼尾食之,不益人,多有勾骨著人咽,害人。鱼有角白背不可食,凡鱼赤鳞不可食,鱼无腮不可食。鱼无全腮食之,发痈疽。鯆魮鱼不益人,其尾有毒,治齿痛。鯸鮧鱼有毒,不可食之。二月庚寅日勿食鱼,大恶。五月五日勿以鲤鱼子共猪肝食,必不消化,成恶病。下利者食一切鱼,必加剧,致困难治。秽饭鲧肉[②]臭鱼不可合食之,害人。三月勿食鲛[③]龙肉及一切鱼肉,令人饮食不

---

① 阴中痛而肿　孙本作"阴中寒"三字,《证类本草》卷二十一·虫鱼部中品作"阴中寒肿"四字。

② 鲧(něi　内上)肉　鱼肉腐败。《玉篇·鱼部》:"鲧,鱼败也。"

③ 鲛　即海中沙鱼。《说文解字·鱼部》:"鲛,海鱼,皮可饰刀。"段玉裁注:"今所谓沙鱼,所谓沙鱼皮也。"又,道藏本、四库本并作"蛟"。

化，发宿病，伤人神气，失气恍惚。

鳖肉　味甘平，无毒。主伤中益气，补不足，疗脚气。黄帝云：五月五日以鳖子共鲍鱼子食之，作瘅黄。鳖腹下成五字，不可食。鳖肉兔肉和芥子酱食之，损人。鳖三足食之，害人。鳖肉共苋蕨菜食之，作鳖瘕，害人。

蟹壳　味酸寒，有毒。主胸中邪热宿结痛，㖞僻面肿。散漆烧之致鼠①。其黄解结散血，愈漆疮，养筋益气。

黄帝云：蟹目相向足斑者，食之害人。十二月勿食蟹鳖，损人神气。又云：龟鳖肉共猪肉食之，害人。秋果菜共龟肉食之，令人短气。饮酒食龟肉并菰白菜②，令人生寒热。六甲日勿食龟鳖之肉，害人心神。螺蚌共菜食之，令人心痛，三日一发。虾鲙共猪肉食之，令人常恶心，多唾，损精色。虾无须，腹下通乌色者，食之害人，大忌，勿轻。十一月十二月勿食虾蚌著甲之物。

（任娟莉）

---

① 散漆烧之致鼠　《千金翼方》卷四·虫鱼部、《证类本草》卷二十一·虫鱼部中品"散"并作"败"。

② 菰白菜　即茭白，又称菰菜。为禾本科植物菰的花茎经茭白黑粉的刺激而形成的纺锤形肥大的菌瘿。

备急千金要方校释卷第二十七养性

朝奉郎守太常少卿充秘阁校理判登闻检院上护军赐绯鱼袋臣林亿等校正

养性序第一十条

扁鹊云:黄帝说:昼夜漏下水百刻。凡一刻人百三十五息,十刻一千三百五十息,百刻一万三千五百息。人之居世,数息之间,信哉。呜呼!昔人叹逝,何可不为善以自补邪。吾常思,一日一夜有十二时,十日十夜百二十时,百日百夜一千二百时,千日千夜一万二千时,万日万夜一十二万时①,此为三十年,若长寿者九十年,只得三十六万时。百年之内,斯须之间;数时之活,朝菌蟪蛄②,不足为喻焉。可不自摄养而驰骋六情,孜孜汲汲,追名逐利;千诈万巧,以求虚誉,没齿而无厌。故养性者知其如此,于名于利,若存若亡;于非名非利,亦若存若亡,所以没身不殆也。余慨时俗之多僻,

① 一十二万时 "十"原作"千",据四库本改。
② 朝菌蟪(huì 会)蛄(gū 姑) 喻生命极短。按"朝菌",菌类植物;"蟪蛄",蝉的一种。

皆放逸以殒亡，聊因暇日，粗述养性篇，用奖人伦之道，好事君子与我同志焉。夫养性者，欲所习以成性，性自为善，不习无不利也。性既自善，内外百病皆悉不生，祸乱灾害亦无由作，此养性之大经也。善养性者，则治未病之病，是其义也。故养性者，不但饵药餐霞，其在兼於百行①，百行周备，虽绝药饵，足以遐年②。德行不克③，纵服玉液金丹，未能延寿。故夫子④曰：善摄生者，陆行不遇虎兕⑤，此则道德之祜⑥也，岂假服饵而祈遐年哉。圣人所以药饵者，以救过行之人⑦也。故愚者抱病历年而不修一行，缠疴没齿，终无悔心。此其所以岐和⑧长逝，彭跗⑨永归，良有以也。嵇康⑩曰：养生有五难：名利不去为一难，喜怒不除为二难，声色不去为三难，滋味不绝为四难，神虑精散为五难。五者必存，虽心希难老，口诵至言，咀嚼英华，呼吸太阳，不能不回其操⑪，不夭其年也。五者无于胸中，则信顺日跻，道德日全，不祈善而有福，不求寿而自延，此养生之大旨也。然或有服膺仁义，无甚泰之累者，抑亦其亚欤。

---

① 百行　多方面的品行。《三国志·魏书·王昶传》戒子书："夫孝敬仁义，百行之首，行之而立，身之本也。"

② 遐年　高龄，长寿。按"遐"，长久，久远。《诗经·小雅·鸳鸯》："君子万年，宜其遐福。"朱熹注："遐，远也，久也。"

③ 德行不克　孙本、元本、道藏本、四库本"克"并作"充"。

④ 夫子　孙本、元本、道藏本、四库本并作"老子"。

⑤ 虎兕（shī　师）　猛兽。按"兕"，古代指犀牛一类兽名，《尔雅·释兽》："兕，似牛。"郭璞注："一角，青色，重千斤。"

⑥ 祜　福。《说文解字》徐铉校录："此汉安帝之名也。福也。"

⑦ 过行之人　行为有过失的人。按"过行"，行为有过失。《史记·孝文纪》后七年遗诏："朕既不敏，常畏过行，以羞先帝之遗德。"

⑧ 岐和　岐伯，医和。均为古代医家。

⑨ 彭跗　巫彭俞跗。均为上古时医家。

⑩ 嵇康　魏晋时气功养生学家（公元224—263年），字叔夜，谯郡铚（今安徽宿县）人。著有《养生论》三卷（已佚），《晋书》有传。

⑪ 操　志节，品德。《正字通·手部》："操，节操。"

黄帝问于岐伯曰：余闻上古之人，春秋皆度百岁，而动作不衰。今时之人，年至半百而动作皆衰者，时代异邪，将人失之①也？岐伯曰：上古之人，其知道者，法则阴阳，和于术数，饮食有常节，起居有常度，不妄作劳，故能形与神俱，而尽终其天年②，度百岁乃去。今时之人则不然，以酒为浆，以妄为常，醉以入房，以欲竭其精，以耗散其真，不知持满，不时御神，务快其心，逆于生乐，起居无节，故半百而衰也。

夫上古圣人之教也，下皆为之，虚邪贼风，避之有时，恬惔虚无，真气从之，精神守内，病安从来。是以其志闲而少欲，其心安而不惧，其形劳而不倦。气从以顺，各从其欲，皆得所愿，故甘其食，美其服，《素问》作美其食，任其服。乐其俗，高下不相慕，故其民曰朴③。是以嗜欲不能劳其目，淫邪不能惑其心，愚智贤不肖，不惧于物，合于道数，故皆能度百岁而动作不衰者，其德全不危也。是以人之寿夭在于撙节，若消息得所，则长生不死。恣其情欲，则命同朝露也。岐伯曰：人年四十而阴气自半也，起居衰矣。年五十体重，耳目不聪明也。年六十阴痿，气力大衰，九窍不利，下虚上实，涕泣俱出。故曰：知之则强，不知则老，同出名异。智者察同，愚者察异。愚者不足，智者有余。有余则耳目聪明，身体轻强，年老复壮，壮者益理。是以圣人为无为之事，乐恬淡之味，能纵欲快志，得虚无之守，故寿命无穷，与天地终。此圣人之治身也。

春三月，此谓发陈。天地俱生，万物以荣，夜卧早起，广步于庭，披发缓形，以使志生，生而勿杀，与而勿夺，赏而勿罚。此春气之应，养生之道也。逆之则伤肝，夏为寒为变，奉长者少。

夏三月，此谓蕃秀。天地气交，万物华实，夜早起，毋厌于

---

① 将人失之　《素问·上古天真论》作"人将失之"。

② 天年　自然寿限。《素问·上古天真论》吴昆注："天年者，正命考终，非人坏之谓。"

③ 朴　质朴，厚重。

日，使志无怒，使华英成秀，使气得泄，若所爱在外。此夏气之应，养长之道也。逆之则伤心，秋为痎疟，则奉收者少，冬至重病。

秋三月，此谓容平。天气以急，地气以明，早卧早起，与鸡俱兴，使志安宁，以缓秋刑①。收敛神气，使秋气平。毋外其志，使肺气清。此秋气之应，养收之道也。逆之则伤肺，冬为飧泄，则奉藏者少。

冬三月，此谓闭藏。水冰地坼②，无扰乎阳，早卧晚起，必待日光，使志若伏若匿，若有私意，若已有得，去寒就温，毋泄皮肤，使气亟夺，此冬气之应，养藏之道也。逆之则伤肾，春为痿厥，则奉生者少。

天有四时五行，以生长收藏，以寒暑燥湿风。人有五脏，化为五气，以生喜怒悲忧恐。故喜怒伤气，寒暑伤形，暴怒伤阴，暴喜伤阳。故喜怒不节，寒暑失度，生乃不固。人能依时摄养，故得免其夭枉也。

仲长统③曰：王侯之宫，美女兼千；卿士之家，侍妾数百。昼则以醇酒淋其骨髓，夜则房室输其血气。耳听淫声，目乐邪色，宴内不出，游外不返，王公得之于上，豪杰驰之于下。及至生产不时，字育太早，或童孺而擅气，或疾病而构精，精气薄恶，血脉不充，既出胞脏，养护无法。又蒸之以绵纩④，烁之以五味，胎伤孩病而脆，未及坚刚，复纵情欲，重重相生，病病相孕，国无良医，医无审术⑤，干佐⑥其间，过谬常有，会有一疾，莫能自免。当今少百岁之人者，岂

---

① 秋刑　秋季收敛肃杀之气。《素问·四气调神大论》："使志安宁，以缓秋刑。"张景岳注："阳和日退，阴寒日生，故欲神志安宁，以避肃杀之气。"

② 地坼（chè　䞣）　土地裂开。按"坼"，裂开。《说文解字·土部》："坼，裂也。"

③ 仲长统　东汉山阳高平人（公元179—219年），字公理。曾为曹操谋士，著有《昌言》十二卷。《后汉书》有传。

④ 绵纩（kuàng　矿）　绵絮。按"纩"，丝绵絮。《说文解字·糸部》："纩，絮也。"

⑤ 审术　信实之术。按"审"，真实，果真。《玉篇·采部》："审，信也。"

⑥ 干佐　"干"原作"奸"，今改。按"奸"，通"干"。干犯。《说文通训定声·乾部》："奸，假借为干。""干佐"，谓干扰。

非所习不纯正也。

抱朴子①曰：或问所谓伤之者，岂色欲之间乎？答曰：亦何独斯哉。然长生之要，其在房中，上士知之，可以延年除病，其次不以自伐。若年当少壮，而知还阴丹以补脑，采七益于长俗一作谷者，不服药物，不失一二百岁也，但不得仙耳。不得其术者，古人方之于凌杯以盛汤，羽苞之蓄火，又且才所不逮而强思之伤也，力所不胜而强举之伤也，深忧重恚伤也，悲哀憔悴伤也，喜乐过度伤也，汲汲所欲伤也，戚戚所患伤也，久谈言笑伤也，寝息失时伤也，挽弓引弩伤也，沉醉呕吐伤也，饱食即卧伤也，跳足喘乏伤也，欢呼哭泣伤也，阴阳不交伤也，积伤至尽，尽则早亡，尽则非道也。是以养性之士，唾不至远，行不疾步，耳不极听，目不极视，坐不久处，立不至疲，卧不至懻②。先寒而衣，先热而解。不欲极饥而食，食不可过饱；不欲极渴而饮，饮不欲过多。饱食过多则结积聚，渴饮过多则成痰澼。不欲甚劳，不欲甚逸③，不欲流汗，不欲多唾，不欲奔走车马，不欲极目远望，不欲多啖生冷，不欲饮酒当风，不欲数数沐浴，不欲广志远愿，不得规造异巧。冬不欲极温，夏不欲穷凉。不欲露卧星月，不欲眠中用扇。大寒大热，大风大雾，皆不欲冒之。五味不欲偏多，故酸多则伤脾，苦多则伤肺，辛多则伤肝，咸多则伤心，甘多则伤肾。此五味克五脏④，五行自然之理也。

凡言伤者，亦不即觉也，谓久即损寿耳。是以善摄生者，卧起有四时之早晚，兴居有至和之常制，调利筋骨有偃仰之方⑤，祛疾

---

① 抱朴子　晋代医家葛洪的号。葛洪，字稚川，号抱朴子。晋丹阳句容（今江苏句容县）人。善神仙导引及炼丹之术，著有《肘后备急方》、《抱朴子·内篇》等，《晋书》有传。

② 懻（jì　己）　强狠，强直。《广韵·至韵》："懻，强力貌。"

③ 不欲甚逸　"逸"原作"佚"，今改。按"佚"，通"逸"。《汉书·外戚传下·孝元冯昭仪》颜师古注："佚字与逸同。"

④ 五味克五脏　"克"原作"刻"，据元本、道藏本、四库本改。

⑤ 偃仰之方　气功功法之一。出《抱朴子·内篇·极言》。指导引，即动功。

闲邪有吐纳之术①,流行荣卫有补泻之法,节宣劳逸有与夺之要。忍怒以全阴,抑喜以养阳。然后先服草木以救亏缺,后服金丹以定无穷。养性之理,尽于此矣。夫欲快意任怀,自谓达识知命,不泥异端,极情肆力,不劳持久者,闻此言也,虽风之过耳,电之经目,不足喻也。虽身枯于留连之中,气绝于绮纨之际,而甘心焉,亦安可告之以养性之事哉。匪惟不纳,乃谓妖讹也,而望彼信之,所谓以明鉴②给矇瞽,以丝竹③娱聋夫者也。

魏武④与皇甫隆令曰:闻卿年出百岁,而体力不衰,耳目聪明,颜色和悦,此盛事也。所服食施行道引,可得闻乎。若有可传,想可密示封内。隆上疏对曰:臣闻天地之性,惟人为贵,人之所贵,莫贵于生。唐荒无始,劫运无穷,人生其间,忽如电过,每一思此,罔然心热。生不再来,逝不可追,何不抑情养性以自保惜。今四海垂定,太平之际,又当须展才布德,当由万年。万年无穷,当由修道。道甚易知,但莫能行。臣常闻道人蒯京,已年一百七十八而甚丁壮,言人当朝朝服食玉泉,啄齿⑤,使人丁壮有颜色,去三虫而坚齿。玉泉者,口中唾也。朝旦未起,早漱津令满口,乃吞之,啄齿二七遍。如此者,乃名曰练精。

嵇康云:穰岁⑥多病,饥年少疾,信哉不虚。是以关中土地,俗

---

① 吐纳之术　气功功法之一。即习练呼吸,吐故纳新以养生的方法。《庄子·刻意》:"吹呴呼吸,吐故纳新,熊经鸟申,为寿而已矣。"

② 明鉴　明镜。按"鉴",镜。《广雅·释器》:"鉴谓之镜。"

③ 丝竹　泛指音乐。按"丝",弦乐;"竹",管乐。《周礼·春官·大师》郑玄注:"丝,琴瑟也。竹,管箫也。"

④ 魏武　即曹操。东汉政治家、军事家。因其生前封魏王,死后曾追尊为"太祖武帝",故名。

⑤ 啄齿　"啄"原作"琢",今改。按"琢",通"啄"。《说文通训定声·云部》:"琢,假借为啄。""啄齿",即叩齿。

⑥ 穰(ráng　瓤)岁　丰收之年。按"穰",禾谷丰收。《正字通·丰部》:"穰,禾实丰也。凡物丰盛者,亦曰穰。"

好俭啬，厨膳肴羞①，不过菹酱②而已，其人少病而寿。江南岭表，其处饶足，海陆鲑肴，无所不备，土俗多疾，而人早夭。北方仕子游宦至彼，遇其丰赡，以为福佑所臻，是以尊卑长幼，恣口食啖，夜长醉饱，四体热闷，赤露眠卧，宿食不消，未逾期月，大小皆病。或患霍乱脚气胀满，或寒热疟痢，恶核疔肿，或痈疽痔漏，或偏风猥退，不知医疗，以至于死。凡如此者，比肩皆是，惟云不习水土，都不知病之所由。静言思之，可谓太息者也。学者先须识此，以自诫慎。

抱朴子曰：一人之身，一国之象也。胸腹之位，犹宫室也。四肢③之列，犹郊境也。骨节之分，犹百官也。神犹君也，血犹臣也，气犹民也，知治身则能治国也。夫爱其民所以安其国，惜其气所以全其身。民散则国亡，气竭则身死。死者不可生也，亡者不可存也。是以至人消未起之患，治未病之疾。医之于无事之前，不追于既逝之后。夫人难养而易危也，气难清而易浊也。故能审威德所以保社稷，割嗜欲所以固血气，然后真一④存焉，三一⑤守焉，百病却焉，年寿延焉。

道林养性第二

真人曰：虽常服饵，而不知养性之术，亦难以长生也。养性之道，常欲小劳，但莫大疲，及强所不能堪耳。且流水不腐，户枢不

---

① 肴（yáo 爻）羞　食物。按“肴”，熟的肉食。《玉篇·食部》：“肴，馔也”“羞”，食物。《周礼·天官·大宰》郑玄注：“羞，饮食之物也。”

② 菹（zū 租）酱　腌菜和肉酱。按“菹”，腌菜。《说文解字·艸部》：“菹，酢菜也。”“酱”，肉酱。《说文解字·酉部》段玉裁注：“酱，醢也……从肉者，醢无不用肉也。”

③ 四肢　“肢”原作“支”，今改。按“支”，通“肢。”《正字通·支部》：“支，与肢通。人四体也。”

④ 真一　本性。《鬼谷子下·本经阴符》：“信心术，守真一而不化。”

⑤ 三一　明本作“精神”。按“三一”，即精气神。《玄门大论三一诀》：“今三一者，神、气、精。”

蠹,以其运动故也。

养性之道,莫久行久立,久坐久卧,久视久听,盖以久视伤血,久卧伤气,久立伤骨,久坐伤肉,久行伤筋也。仍莫强食,莫强酒,莫强举重,莫忧思,莫大怒,莫悲愁,莫大惧,莫跳踉①,莫多言,莫大笑,勿汲汲于所欲,勿悁悁怀忿恨,皆损寿命。若能不犯者,则得长生也。故善摄生者,常少思少念,少欲少事,少语少笑,少愁少乐,少喜少怒,少好少恶。行此十二少者,养性之都契②也。多思则神殆,多念则志散,多欲则志昏,多事则形劳,多语则气乏,多笑则脏伤,多愁则心慑,多乐则意溢,多喜则忘错昏乱,多怒则百脉不定,多好则专迷不理,多恶则憔悴无欢。此十二多不除,则荣卫失度,血气妄行,丧生之本也。惟无多无少者,几于道矣。是知勿外缘者,真人初学道之法也。若能如此者,可居温疫之中,无忧疑矣。

既屏外缘,会须守五神肝心脾肺肾,从四正言行坐立。言最不得浮思妄念,心想欲事,恶邪大起。故孔子曰:思无邪也。常当习黄帝内视法③,存想思念,令见五脏如悬磬,五色了了分明,勿辍也。仍可每旦初起,面向午,展两手于膝上,心眼观气上入顶,下达涌泉,旦旦如此,名曰迎气。常以鼻引气,口吐气,小微吐之,不得开口,复欲得出气少,入气多。每欲食,送气入腹,每欲食,气为主人也。凡心有所爱,不用深爱;心有所憎,不用深憎,并皆损性伤神。亦不用深赞,亦不用深毁。常须运心,于物平等,如觉偏颇,寻改正之。居贫勿谓常贫,居富莫谓常富。居贫富之中,常须守道,勿以贫富易志改性。识达道理,似不能言,有大功德,勿自矜伐④。美药勿离手,善言勿离口,乱想勿经心。常以深心至诚,恭敬于物,慎勿诈善,

---

① 跳踉(liáng 良) 跳跃。按“踉”,跳跃。《字汇·足部》:“踉,跳踉,勇跃貌。”

② 都契 要义,要领。

③ 内视法 气功功法之一。即意视身体某个部位的功法。《云笈七签·内丹》:“故圣人三日内视专注一心。”

④ 矜(jīn 今)伐 急遽的损伤。按“矜”,急遽。《广雅·释诂一》:“矜,急也。”“伐”,损伤败坏。《说文解字·人部》:“伐,败也。”

以悦于人,终身为善。为人所嫌,勿得起恨。事君尽礼,人以为谄,当以道自平其心。道之所在,其德不孤。勿言行善不得善报,以自怨仇。居处勿令心有不足,若有不足,则自抑之,勿令得起。人知止足,天遗其禄。所至之处,勿得多求,多求则心自疲而志苦。若夫人之所以多病,当由不能养性。平康之日,谓言常然。纵情恣欲,心所欲得,则便为之,不拘禁忌,欺罔幽明,无所不作,自言适性,不知过后一一皆为病本。及两手摸空,白汗流出,口唱皇天,无所逮及。皆以生平粗心,不能自察,一至于此。但能少时内省身心,则自知见行之中,皆长诸疴。将知四百四病,身手自造,本非由天。及一朝病发,和缓①不救,方更诽谤医药无效,神仙无灵。故有智之人,爱惜性命者,当自思念,深生耻愧,诫勒②身心,常修善事也。至于居处,不得绮靡华丽,令人贪婪无厌,乃患害之源。但令雅素净洁,无风雨暑湿为佳。衣服器械,勿用珍玉金宝,增长过失,使人烦恼根深。厨膳勿使脯肉丰盈,常令俭约为佳。然后行作鹅王步③,语作含钟声,眠作狮子卧④右胠胁着地坐脚也。每日自咏歌云:美食须熟嚼,生食不粗吞,问我居止处,大宅总林村。胎息⑤守五脏,气至骨成仙。又歌曰:日食三个毒,不嚼而自消。锦绣为五脏,身着粪扫袍。

修心既平,又须慎言语。凡言语读诵,常想声在气海中脐下也。每日初入后,勿言语读诵,宁待平旦也。旦起欲专言善事,不欲先计校钱财。又食上不得语,语而食者,常患胸背痛。亦不用寝卧多

① 和缓　即春秋时代秦国名医医和、医缓。

② 诫勒　劝诫、约束。按“勒”,约束。《玉篇·力部》:“勒,仰勒也。”

③ 鹅王步　持正稳健的步态。亦即佛的步志。按“鹅王”,佛三十二相之一。佛手指足指中间,有漫网似鹅之足,故名。《涅槃经》二八:“以是业缘得网缦指,如白鹅王。”

④ 狮子卧　“狮”原作“师”,据元本、道藏本、四库本改。

⑤ 胎息　气功术语。《后汉书·王真传》李贤注:“《汉武内传》曰:王真,字叔经,上党人,习闭气而吞之,名曰胎息。”《抱朴子·释滞》:“得胎者,能不以鼻口嘘吸,如在胞胎之中。”意谓气功达到如此程度,好像胎儿在胎胞中的呼吸一样,故名。

言笑。寝不得语言者，言五脏如钟磬，不悬则不可发声。行不得语，若欲语，须住乃语①，行语则令人失气。冬至日，止可语，不可言。自言曰言，答人曰语。言有人来问，不可不答，自不可发言也。仍勿触冷开口大语为佳。

言语既慎，仍节饮食。是以善养性者，先饥而食，先渴而饮。食欲数而少，不欲顿而多，则难消也。常欲令如饱中饥，饥中饱耳。盖饱则伤肺，饥则伤气，咸则伤筋，醋则伤骨。故每学淡食，食当熟嚼，使米脂入腹，勿使酒脂入肠。人之当食，须去烦恼暴数为烦，侵触为恼。如食五味，必不得暴嗔，多令人神惊，夜梦飞扬。每食不用重肉，喜生百病。常须少食肉，多食饭，及少菹菜②，并勿食生菜生米小豆陈臭物。勿饮浊酒食面，使塞气孔。勿食生肉，伤胃。一切肉惟须煮烂，停冷食之。食毕当漱口数过，令人牙齿不败，口香。热食讫，以冷醋浆漱口者，令人口气常臭，作齿病。又诸热食咸物后，不得饮冷醋浆水，喜失声，成尸咽③。凡热食汗出勿当风，发痉头痛，令人目涩多睡。每食讫，以手摩面及腹，令津液通流。食毕，当行步踌躇，计使中数里来。行毕，使人以粉摩腹上数百遍，则食易消，大益人，令人能饮食，无百病。然后有所修为为快也。饱食即卧，乃生百病。不消成积聚。饱食仰卧成气痞，作头风。触寒来者，寒未解食热食，成刺风。人不得夜食。又云夜勿过醉饱食，勿精思为劳苦事，有损。余虚损人常须日在巳时食讫，则不须饮酒，终身无干呕④。勿食父母本命所属肉，令人命不长。勿食自己本命所属肉，令人魂魄飞扬。勿食一切脑，大损人。茅屋漏水堕诸脯肉上，食之成瘕结。凡曝肉作脯不肯干者，害人。祭神肉无故自动，食之害人。饮食上蜂行住，食之必有毒，害人。腹内有宿病，勿

---

① 须住乃语　元本、道藏本、四库本“住”下并有“脚”字。

② 菹菜　腌菜。

③ 尸咽　病名。即狐惑。指因感染风热毒气，上蚀咽喉所致的咽喉生疮，或痒或痛，如疳䘌之证。详参《诸病源候论》卷三十・尸咽喉。

④ 干呕　“干”原作“于”，据元本、道藏本、四库本改。

食陵鲤鱼肉，害人。湿食及酒浆，临上看之，不见人物影者，勿食之，成卒注①。若已食腹胀者，急以药下之。每十日一食葵，葵滑，所以通五脏拥气，又是菜之主，不用合心食之。又饮酒不欲使多，多则速吐之为佳。勿令至醉，即终身百病不除。久饮酒者，腐烂肠胃，渍髓蒸筋，伤神损寿。醉不可以当风向阳，令人发强②。又不可当风卧，不可令人扇之，皆即得病也。醉不可露卧及卧黍穰中，发癞疮。醉不可强食，或发痈疽，或发喑，或生疮。醉饱不可以走车马及跳踯。醉不可以接房。醉饱交接，小者面皯，咳嗽，大者伤绝脏脉损命。

凡人饥欲坐小便，若饱则立小便，慎之无病。又忍尿不便，膝冷成痹；忍大便不出，成气痔。小便勿努，令两足及膝冷。大便不用呼气及强努，令人腰疼目涩，宜任之佳。凡遇山水坞中出泉者，不可久居，常食作瘿病。又深阴地冷水不可饮，必作痎疟。饮食以调，时慎脱着。凡人旦起着衣，反者便着之，吉。衣光者，当户三振之曰：殃去。吉。湿衣及汗衣皆不可久着，令人发疮及风瘙。大汗能易衣佳，不易者急洗之，不尔令人小便不利。凡大汗，勿偏脱衣，喜得偏风，半身不遂。春天不可薄衣，令人伤寒霍乱，食不消，头痛。脱着既时，须调寝处。

凡人卧，春夏向东，秋冬向西，头勿北卧，及墙北亦勿安床。凡欲眠，勿歌咏，不祥起。上床坐，先脱左足。卧勿当舍脊下，卧讫，勿留灯烛，令魂魄及六神不安，多愁怨。人头边勿安火炉，日久引火气，头重目赤，睛及鼻干。夜卧当耳勿有孔，吹人即耳聋。夏不用露面卧，令人面皮厚，喜成癣，或作面风。冬夜勿覆其头，得长寿。凡人眠，勿以脚悬踏高处，久成肾水及损房，足冷。人每见十步直墙勿顺墙卧，风利吹人发癫及体重。人汗勿跂床悬脚③，久成

---

① 卒注　突然发生的注病。注病是邪气侵注体内，病情久延，反复发作的一类病证。详参《诸病源候论》卷二十四·注病诸候。

② 令人发强　元本、道藏本、四库本“强”并作“狂”。

③ 跂(qì　弃)床悬脚　垂足坐于床。按“跂”，垂足坐。《广韵·寘韵》：“跂，垂足坐。”

血痹，两足重，腰疼。又不得昼眠，令人失气。卧勿大语，损人气力。暮卧常习闭口，口开即失气，且邪恶从口入，久而成消渴及失血色。屈膝侧卧益人气力，胜正偃卧。按孔子不尸卧。故曰：睡不厌踧[①]，觉不厌舒。凡人舒睡，则有鬼痛魔邪。凡眠，先卧心，后卧眼。人卧一夜当作五度反覆，常逐更转。凡人夜魇，勿燃灯唤之，定死无疑。暗唤之吉。亦不得近而急唤。夜梦恶不须说，且以水面东方潠之，咒曰：恶梦著草木，好梦成宝玉。即无咎矣。又梦之善恶，并勿说为吉。衣食寝处皆适，能顺时气者，始尽养生之道。故善摄生者，无犯日月之忌，无失岁时之和。须知一日之忌，暮无饱食。一月之忌，晦无大醉。一岁之忌，暮无远行。终身之忌，暮无燃烛行房。暮常护气也。

凡气，冬至起于涌泉，十一月至膝，十二月至股，正月至腰，名三阳成。二月至膊，三月至项，四月至顶，纯阳用事，阴亦放此[②]。故四月十月不得入房，避阴阳纯用事之月也。每冬至日，于北壁下厚铺草而卧，云受元气。每八月一日以后，即微火暖足，勿令下冷无生意。常欲使气在下，勿欲泄于上。春冻未判[③]，衣欲下厚上薄。养阳收阴，继世长生。养阴收阳，祸则灭门。故云：冬时天地气闭，血气伏藏，人不可作劳出汗，发泄阳气，有损于人也。又云：冬日冻脑，春秋脑足俱冻，此圣人之常法也。春欲晏卧早起，夏及秋欲侵夜[④]乃卧早起，冬欲早卧而晏起，皆益人。虽云早起，莫在鸡鸣前。虽言晏起，莫在日出后。凡冬月忽有大热之时，夏月忽有大凉之时，皆勿受之。人有患天行时气者，皆由犯此也。即须调气

---

① 睡不厌踧(dí　狄)　睡觉的姿势要平坦。按“踧”，平坦貌。《说文解字·足部》：“踧，行平易也。”

② 放(fǎng　仿)此　仿此。按“放”，模拟。《广韵·释诂三》：“放，效也。”

③ 春冻未判　“判”原作“泮”，今改。按“泮”，通“判”。分裂开。《说文通训定声·乾部》：“泮，假借为判”。《玉篇·水部》：“泮，散也，破也”。“春冻未判”，谓春冻尚未解散。

④ 侵夜　临到夜间。按“侵”，到，临近。《列子·周穆王》：“……其下趣役者，侵晨昏而弗息。”

息,使寒热平和,即免患也。每当腊日①勿歌舞,犯者必凶。常于正月寅日烧白发,吉。凡寅日剪手甲,午日剪足甲,又烧白发,吉。

居处法第三

凡人居止之室,必须周密,勿令有细隙,致有风气得入。小觉有风,勿强忍之久坐,必须急急避之。久居不觉,使人中风。古来忽得偏风,四肢不随,或如角弓反张,或失音不语者,皆由忽此耳。身既中风,诸病总集,邪气得便,遭此致卒者,十中有九。是以大须周密,无得轻之,慎焉慎焉。所居之室,勿塞井及水渎,令人聋盲。

凡在家及外行,卒逢大飘风②、暴雨震电,昏暗大雾,此皆是诸龙鬼神行动经过所致,宜入室闭户,烧香静坐,安心以避之,待过后乃出,不尔损人。或当时虽未苦,于后不佳矣。又阴雾中亦不可远行。

凡家中有经像,行来先拜之,然后拜尊长。每行至则峻坐焉。

凡居家不欲数沐浴。若沐浴,必须密室,不得大热,亦不得大冷,皆生百病。冬浴不必汗出霡霂③,沐浴后,不得触风冷。新沐发讫,勿当风,勿湿萦髻,勿湿头卧,使人头风眩闷,发秃面黑,齿痛耳聋,头生白屑。饥忌浴,饱忌沐。沐讫,须进少许食饮乃出。夜沐发,不食即卧,令人心虚,饶汗多梦。又夫妻不用同日沐浴,常以晦日浴,朔日沐,吉。凡炊汤经宿,洗人体成癣,洗面无光,洗脚即疼痛作甑畦疮。热泔洗头,冷水濯之,作头风。饮水沐头,亦作头风。时行病新汗解,勿冷水洗浴,损心包不能复。

凡居家,常戒约内外长幼,有不快,即须早道,勿使隐忍以为无

① 腊日　古时岁终祭百神之日。《说文解字·肉部》:“冬至后三戌腊祭百神。”段玉裁注:“腊本祭名,因呼腊月腊日耳。”

② 飘风　旋风,暴风。也单用作飘。《尔雅·释天》:“回风为飘”。郭璞注:“旋风也。”《诗经·小雅·何人斯》毛传:“飘风,暴起之风。”

③ 霡(mài　脉)霂(lín　林)　小雨貌。《诗·小雅·信南山》:“小雨曰霡霂。”此喻汗多。

苦,过时不知,便为重病,遂成不救。小有不好,即按摩挼捺①,令百节通利,泄其邪气。凡人无问有事无事,常须日别蹋②脊背四肢一度。头项苦,令熟蹋,即风气时行不能著人。此大要妙,不可具论。

凡人居家及远行,随身常有熟艾一升,备急丸,避鬼丸,生肌药,甘湿药,疔肿药,水银大黄芒硝甘草干姜桂心蜀椒。不能更蓄余药,此等常不可缺少。及一两卷百一备急药方,并带避毒蛇蜂蝎毒药随身也。

凡人自觉十日以上康健,即须灸三数穴以泄风气。每日必须调气补泻,按摩导引③为佳。勿以康健便为常然,常须安不忘危,预防诸病也。灸法当须避人神人神禁忌法在第二十九卷中。凡畜手力细累,春秋皆须与转泻药一度,则不中天行时气也。

按摩法第四法二首

天竺国④按摩,此是婆罗门⑤法。

两手相捉纽捩⑥,如洗手法。

两手浅相叉,翻覆向胸。

两手相捉共按胫⑦,左右同。

两手相重按髀,徐徐捩身,左右同。

---

① 挼(rúo　若上声)捺(nà　拿)　推拿。按“挼”,同“捼”,推。《集韵·戈韵》:“捼,《说文》:推也,一曰两手相切摩也,或作挼。”“捺”,用手重按。《广韵·曷韵》:“捺,手按。”

② 蹋(tà　沓)　同“踏”。踩。《说文解字·足部》:“蹋,践也。”

③ 按摩导引　“导”原作“道”,据道藏本改。

④ 天竺国　印度的古称。

⑤ 婆罗门　梵语。意译“净行”,“净裔”。是古印度政教合一的统治者。

⑥ 纽捩　揉搓。按“纽”,《云笈七签》卷十四作“细”。“捩”,扭转。《玉篇·手部》:“捩,拗捩也。”

⑦ 胫　元本、道藏本、四库本并作“髀”。

以手如挽五石力弓,左右同。

作拳向前筑,左右同。

如拓石法,左右同。

作拳却顿,此是开胸,左右同。

大坐斜身,偏攲①如排山,左右同。

两手抱头,宛转髀上,此是抽胁。

两手据地,缩身曲脊,向上三举。

以手反捶背上,左右同。

大坐伸两脚,即以一脚向前虚掣,左右同。

两手拒地回顾,此是虎视法,左右同。

立地反拗身,三举。

两手急相叉,以脚踏手中,左右同。

起立,以脚前后虚踏,左右同。

大坐伸两脚,用当相手勾所伸脚著膝中,以手按之,左右同。

上十八势,但是老人日别能依此三遍者,一月后百病除,行及奔马,补益延年,能食,眼明轻健,不复疲乏。

老子按摩法

两手捺髀,左右捩身二七遍。

两手捻髀,左右纽肩二七遍。

两手抱头,左右纽腰二七遍。

左右挑头二七遍。

一手抱头,一手托膝三折,左右同。

两手托头,三举之。

一手托头,一手托膝,从下向上三遍,左右同。

两手攀头下向,三顿足。

两手相捉头上过,左右三遍。

两手相叉,托心前,推却挽三遍。

---

① 偏攲(jī　机)　倾斜不正。《说文解字·校录》引《玉篇》注:"倾低不正,(攲)亦作攲。"

两手相叉著心，三遍。

曲腕筑肋①，挽肘左右，亦三遍。

左右挽，前后拔，各三遍。

舒手挽项，左右三遍。

反手著膝，手挽肘，覆手著膝上，左右亦三遍。

手摸肩，从上至下使遍，左右同。

两手空拳筑三遍。

外振手三遍，内振三遍，覆手振亦三遍。

两手相叉，反覆搅各七遍。

摩纽指三遍。

两手反摇三遍。

两手反叉，上下纽肘无数，单用十呼。

两手上耸三遍。

两手下顿三遍。

两手相叉头上过，左右伸肋十遍。

两手拳反背上，掘脊上下亦三遍。掘，揩之也。

两手反捉，上下直脊三遍。

覆掌搦腕内外振三遍。

覆掌，前耸三遍。

覆掌，两手相叉，交横三遍。

覆手，横直，即耸三遍。

若有手患冷，从上打至下，得热便休。

舒左脚，右手承之，左手捺脚，耸上至下，直脚三遍。右手捺脚亦尔。

前后捩足三遍。

左捩足，右捩足，各三遍。

前后却捩足三遍。

---

① 曲腕筑肋　弯曲腕部，（用手）叩击肋部。按“筑”，捣，叩击。《说文解字·木部》：“筑，捣也。”

直脚三遍。

纽髀三遍。

内外振脚三遍。

若有脚患冷者，打热便休。

纽髀，以意多少，顿脚三遍。

却直脚三遍。

虎据①，左右纽肩三遍。

推天托地，左右三遍。

左右排山，负山，拔木，各三遍。

舒手直前顿，伸手三遍。

舒两手两膝，亦各三遍。

舒脚直反顿，伸手三遍。

捩内脊外脊各三遍。

调气法第五

彭祖曰：道不在烦，但能不思衣食，不思声色，不思胜负，不思曲直，不思得失，不思荣辱，心无烦，形勿极，而兼之以导引，行气不已，亦可得长年，千岁不死。凡人不可无思，当以渐遣除之。

彭祖曰：和神导气之道，当得密室闭户，安床暖席，枕高二寸半，正身偃卧，瞑目闭气于胸膈中，以鸿毛著鼻上而不动。经三百息，耳无所闻，目无所见，心无所思，如此则寒暑不能侵，蜂虿②不能毒，寿三百六十岁，比邻于真人也。

每旦夕旦夕者，是阴阳转换之时。凡旦，五更初暖，气至频申，眼开，是上生气至，名曰阳息而阴消。暮日入后，冷气至凛凛然，时乃至床坐睡倒，是下生气至，名曰阳消而阴息。旦五更初暖气至，暮日入后，冷气至，常出入天地日月山川河海，人畜草木，一切万物体中，代谢往来，无一时休息，一进一退，如昼夜之更迭，如

---

① 虎据　像虎一样蹲踞。按“据”，当作“踞”。

② 蜂虿（chài　瘥）　蜂与蝎，毒虫的泛称。《国语·晋语》：“蚋蚁蜂虿。皆能害人。”

海水之朝夕，是天地消息之道也。面向午，展两手于脚膝上，徐徐按捺肢节，口吐浊气，鼻引清气。凡吐者，去故气，亦名死气。纳者，取新气，亦名生气。故《老子经》云：玄牝之门，天地之根，绵绵若存，用之不勤，言口鼻天地之门，可以出纳阴阳死生之气也。良久，徐徐乃以手左托右托，上托下托，前托后托，瞋目张口，叩齿摩眼，押头拔耳，挽发放腰，咳嗽发阳振动也。双作只作，反手为之。然后掣足仰振，数八十九十而止。仰下徐徐定心，作禅观①之法，闭目存思，想见空中太和元气，如紫云成盖，五色分明，下入毛际，渐渐入顶，如雨初晴，云入山，透皮入肉，至骨至脑，渐渐下入腹中，四肢五脏，皆受其润，如水渗入地。若彻，则觉腹中有声汩汩然。意专思存，不得外缘，斯须，即觉元气达于气海，须臾则自达于涌泉，则觉身体振动，两脚蜷曲，亦令床坐有声拉拉然，则名一通，一通二通，乃至日别得三通、五通，则身体悦怿，面色光辉，鬓毛润泽，耳目精明，令人食美，气力强健，百病皆去。五年十岁，长存不忘。得满千万通，则去仙不远矣。人身虚无，但有游气，气息得理，即百病不生。若消息失宜，即诸疴竞起。善摄养者，须知调气方焉。调气方，疗万病大患，百日生眉须，自余者不足言也。

凡调气之法：夜半后，日中前，气生得调；日中后，夜半前，气死不得调。调气之时，则仰卧床，铺厚软，枕高下共身平，舒手展脚，两手握大拇指②节，去身四五寸，两脚相去四五寸，数数叩齿，饮玉浆，引气从鼻入腹足则停止，有力更取。久住气闷，从口细细吐出尽，还从鼻细细引入，出气一准前法。闭口以心中数数，令耳不闻，恐有误乱，兼以手下筹③，能至千则去仙不远矣。若天阴雾恶风猛寒，勿取气也，但闭之。

若患寒热及卒患痈疽，不问日中，疾患未发前一食间即调，如其不得好瘥，明日依式更调之。若患心冷病，气即呼出；若热病，气

---

① 禅观　佛家修持方法之一。谓默坐敛心，专注一境，以达身心轻安，观照明净的状态。孟棨《本事诗·事感》："……禅观有年，未尝念经。"

② 大拇指　"拇"原作"母"，今改。按"母"，通"拇"。《说文通训定声·颐部》："母，假借为拇。"

③ 筹（chóu　仇）　筹码。《说文系传·竹部》："筹，人以之算数也。"

即吹出;若肺病即嘘出;若肝病即呵出;若脾病即唏出;若肾病即呬出。夜半后八十一,鸡鸣七十二,平旦六十三,日出五十四,辰时四十五,巳时三十六。欲作此法,先左右导引三百六十遍。

病有四种:一冷痹,二气疾,三邪风,四热毒。若有患者,安心调气,此法无有不瘥也。

凡百病不离五脏,五脏各有八十一种疾,冷热风气,计成四百四病,事须识其相类,善以知之。

心脏病者,体冷热。相法:心色赤,患者梦中见人著赤衣,持赤刀杖,火来怖人。疗法:用呼吹二气,呼疗冷,吹治热。

肺脏病者,胸背满胀,四肢烦闷。相法:肺色白,患者喜梦见美女美男,诈亲附人,共相抱持,或作父母兄弟妻子。疗法:用嘘气出。

肝脏病者,忧愁不乐,悲思,喜头眼疼痛。相法:肝色青,梦见人著青衣,捉青刀杖,或狮子①虎狼来恐怖人。疗法:用呵气出。

脾脏病者,体上游风习习,遍身痛,烦闷。相法:脾色黄,通土色,梦或作小儿击历②人。邪犹人,或如旋风团栾转。治法:用唏气出。

肾脏病者,体冷阴衰,面目恶痿。相法;肾色黑,梦见黑衣,及兽物捉刀杖相怖。用呬气出。

冷病者,用大呼三十遍,细呼十遍。呼法:鼻中引气入口中,吐气出,当令声相逐,呼字而吐之。

热病者,用大吹五十遍,细吹十遍。吹如吹物之吹,当使字气声似字。

肺病者,用大嘘三十遍,细嘘十遍。

肝病者,用大呵三十遍,细呵十遍。

脾病者,用大唏三十遍,细唏十遍。

---

① 狮子 "狮"原作"师",据元本、道藏本、四库本改。

② 击历 抵触,忤逆。《荀子·修身》:"行而俯项,非击戾也。"按"历",当作"戾"。

肾病者,用大呬五十遍,细呬三十遍。

此十二种调气法,若有病,依此法恭敬用心,无有不瘥。皆须左右导引三百六十遍,然后乃为之。

服食法第六论一首　方二十四首

论曰:凡人春服小续命汤五剂,及诸补散各一剂。夏大热,则服肾沥汤三剂。秋服黄芪等丸一两剂。冬服药酒两三剂,立春日则止。此法终身常尔,则百病不生矣。俗人见浅,但知钩吻之杀人,不信黄精之益寿;但识五谷之疗饥,不知百药之济命。但解施泻以生育,不能秘固以颐养,故有服饵方焉。

郄愔曰:夫欲服食,当寻性理所宜,审冷暖之适。不可见彼得力,我便服之。初御药皆先草木,次石。是为将药之大较①也。所谓精粗相代,阶粗以至精者②也。夫人从少至长,体习五谷,卒不可一朝顿遗之。凡服药物为益迟微,则无充饥之验。然积年不已,方能骨髓填实,五谷俱然而自断③。今人多望朝夕之效,求目下之应。腑脏未充,便已绝粒;谷气始除,药未有用。又将御女,形神与俗无别,以此致弊,胡不怪哉。服饵大体,皆有次第,不知其术者,非止交有所损,卒亦不得其力。故服饵大法,必先去三虫,三虫既去,次服草药,好得药力,次服木药,好得力讫,次服石药。依此次第,乃得遂其药性,庶事安稳,可以延龄矣。

去三虫方　生地黄汁三斗,东向灶苇火煎三沸,纳清漆二升,以荆匕搅之,日移一尺,纳真丹三两,复移一尺,纳瓜子末三升,复移一尺,纳大黄末三两,微火勿令焦,候之可丸,先食服如梧子大一丸,日三。浊血下鼻中,三十日诸虫皆下,五十日百病愈,面色有光泽。

---

① 大较　大法。《史记·律书》司马贞索隐:"大较,大法也。"

② 阶粗以至精者　凭借粗药发挥精药的作用。按"阶",凭借。《北史·周室诸王传论》:"由斯言之……兵权爵位,盖安危之所阶乎。"

③ 五谷俱然而自断　孙本、元本、道藏本、四库本"俱然"并作"居然"。

又方　漆二升　芜菁子[①]三升，末　大黄六两，末　酒一升半

上四味以微火合煎可丸，先食服如梧子三丸，十日浊血下出鼻中，三十日虫皆烂下，五十日身光泽[②]，一年行及奔马。消息四体安稳，乃可服草药。其余法在三虫篇中备述。三虫篇在第十八卷中。

服天门冬方　天门冬曝干捣下筛，食后服方寸匕，日三，可至十服，小儿服尤良。与松脂若蜜丸服之益善，惟多弥佳。

又方　捣取汁，微火煎取五斗，下白蜜一斗，胡麻炒末二升，合煎，搅之勿息。可丸，即止火[③]，下大豆黄末和为饼，径三寸，厚半寸。一服一枚，日三。百日以上得益。此方最上，妙包众方。一法酿酒服。始伤多无苦，多即吐去病也，方在第十四卷中。蒯道人年近二百而少，常告皇甫隆云：但取天门冬去心皮，切干之，酒服方寸匕，日三，令人不老，补中益气，愈百病也。天门冬生奉高山谷，在东岳名淫羊食，在中岳名天门冬，在西岳名管松，在南岳名百部，在北岳名无不愈，在原陆山阜名颠棘。虽然处处有之异名，其实一也。在北阴地者佳。取细切，烈日干之。久服令人长生，气力百倍。治虚劳绝伤，年老衰损，羸瘦，偏枯不随，风湿不仁，冷痹，心腹积聚，恶疮痈疽肿，癞疾。重者周身脓坏，鼻柱败烂。服之皮脱虫出，颜色肥白。此无所不治，亦治阴痿耳聋目暗，久服白发黑，齿落生，延年益命，入水不濡。服二百日后恬泰，疾损，拘急者缓，羸劣者强。三百日身轻，三年走及奔马，三年[④]心腹痼疾皆去。

服地黄方　生地黄五十斤捣之，绞取汁，澄去滓，微火上煎，减过半，纳白蜜五升，枣脂一升，搅之令相得，可丸乃止。服如鸡子一枚，日三。令人肥白。

---

① 芜菁子　药名，又名蔓菁子。为十字花科植物芜菁的种子。性味辛平，能明目，清热，利湿，主治青盲目暗，黄疸痢疾，小便不利等。

② 光泽　“光”原作“老”，据元本、道藏本、四库本改。

③ 止火　“止”原作“上”，据元本、道藏本、四库本改。

④ 三年　元本、道藏本、四库本作“又三年”三字。

又方　地黄十斤细切，以淳酒二斗渍三宿，出曝干，反复纳之[①]，取酒尽止。与甘草巴戟天厚朴干漆覆盆子各一斤，捣下筛，食后酒服方寸匕，日三，加至二匕。使人老者还少，强力，无病延年。

作熟干地黄法　采地黄去其须叶及细根，捣绞取汁以渍肥者，著甑中，土若米无在以盖上，蒸之一时出，曝燥，更纳汁中又蒸，汁尽止，便干之。亦可直切蒸之半日，数以酒洒之，使周匝，至夕出曝干可捣，蜜丸服之。

种地黄法　先择好地黄赤色虚软者，深耕之，腊月逆耕冻地弥好。择肥大好地黄根切，长四五分至一二寸许。一斛可种一亩，二三月种之，作畦畔相去一尺，生后随锄壅，数耘[②]之，至九月十月视其叶小衰乃掘取，一亩得二十许斛。择取大根水净洗，其细根乃剪头尾辈，亦洗取之，日曝令极燥。小胊[③]，乃以竹刀切，长寸余许，白茅露甑下蒸之，密盖上，亦可囊盛土填之。从旦至暮当黑，不尽黑者，明日又择取蒸之。先时已捣其细碎者取汁，铜器煎之如薄饴，于是以地黄纳汁中，周匝出，曝干又纳，尽汁止。率百斤生者令得一二十斤。取初八月九月中掘者，其根勿令大老，强蒸则不消尽，有筋脉。初以地黄纳甑中时，先用铜器承其下，以好酒淋地黄上，令匝汁后下入器中，取以并和煎汁佳。

黄精膏方　黄精一石去须毛，洗令净洁，打碎，蒸令好熟，压得汁，复煎去上游水，得一斗。纳干姜末三两、桂心末一两，微火煎之，看色郁郁然欲黄，便去火，待冷，盛不津器中。酒五合和服二合，常未食前，日二服。旧皮脱，颜色变光，花色有异，鬓发更改。欲长服者，不须和酒，纳生大豆黄，绝谷食之，不饥渴，长生不老。

---

① 纳之　元本、道藏本、四库本“之”并作“渍”。

② 数耘　多次耕耘。“耘”原作“芸”，今改。按“芸”，通“耘”。《论语·微子》阮元校勘记：“汉石经芸作耘，按耘为本字，芸乃假借字。”

③ 小胊　有少许皱纹。按“胊”，皱缩。《广韵·遇韵》：“胊，皱也。”

服乌麻法　取黑皮真檀色者乌麻,随多少水拌令润,勿过湿,蒸令气遍即出,下曝之使干。如此九蒸九捣,去上皮,未食前和水若酒服二方寸匕,日三。渐渐不饥绝谷,久服百病不生,常服延年不老。

饮松子方　七月七日采松子,过时即落,不可得。治服方寸匕,日三四。一云一服三合。百日身轻,三百日行五百里,绝谷服升仙。渴饮水,亦可和脂服之。若丸,如梧桐子大,服十丸。

饵柏实方　柏子仁二升捣令细,淳酒四升渍,搅之如泥,下白蜜二升、枣膏三升,捣令可丸;入干地黄末白术末各一升,搅和,丸如梧子。日二服,每服三十丸,二十日万病皆愈。

服松脂方　百炼松脂下筛,以蜜和纳筒中,勿令中风,日服如博棋一枚。博棋长二寸,方一寸,日三,渐渐月别服一斤,不饥延年。亦可淳酒和白蜜如饧,日服一二两至半斤。凡取松脂,老松皮自有聚脂者最第一,其根下有伤折处不见日月者得之,名曰阴脂,弥良。惟衡山①东行五百里有大松,皆三四十围,乃多脂。又法:五月刻大松阳面使向下二十四株,株可得半升,亦煮其老节根处者,有脂得用。《仙经》云:常以三月入衡山之阴,取不见日月松脂,炼而饵之,即不召而自来。服之百日耐寒暑,二百日五脏补益,服之五年,即见西王母。《仙经》又云:诸石所生三百六十五山,其可食者,满谷阴怀中松脂耳。其谷正从衡山岭直东四百八十里,当横揵,正在横岭东北,行过其南入谷五十里,穷穴有石城白鹤,其东方有大石四十余丈,状如白松,松下二丈有小穴,东入山有丹砂,可食。其南方阴中有大松,大三十余围,有三十余株,不见日月,皆可取服之。

采松脂法　以日入时,破其阴以取其膏,破其阳以取其脂。脂膏等分食之,可以通神灵。凿其阴阳为孔,令方五寸,深五寸,还以皮掩其孔,无令风入,风入则不可服。以春夏时取之。取讫,封塞

---

① 衡山　即五岳之一的南岳,在湖南省。

勿泄。以泥涂之。东北行丹砂穴有阴泉水可饮。此弘农车君以元封①元年入此山②食松脂，十六年复下，居长安东市，在上谷牛头谷，时往来至秦岭上，年常如三十者。

炼松脂法　松脂七斤，以桑灰汁一石煮脂三沸，接置冷水中，凝复煮之，凡十遍，脂白矣可服。今谷在衡州③东南攸县④界，此松脂与天下松脂不同。

饵茯苓方　茯苓十斤去皮，酒渍密封之，十五日出之，取服如博棋，日三，亦可屑服方寸。凡饵茯苓，皆汤煮四五沸，或以水渍六七日。

茯苓酥方⑤

茯苓五斤，灰汁煮十遍，浆水煮十遍，清水煮十遍　松脂五斤，煮如茯苓法，每次煮四十遍　生天门冬五斤，去心皮，曝乾作末　牛酥三斤，三十遍　白蜜三斤，煎令沫尽　蜡三斤，炼三十遍

上六味各捣筛，以铜器重汤上，先纳酥，次蜡，次蜜，消讫纳药，急搅之勿住，务令大均，纳瓷器中，密封之，勿泄气。先一日不食。欲不食，先须吃好美食，令极饱，然后绝食。即服二两，二十日后服四两，又二十日后八两，细丸之，以咽中下为度。第二度以四两为初，二十日后八两，又二十日二两。第三度服以八两为初，二十日二两，二十日四两，合一百八十日药成。自后服三丸将补，不服亦得。恒以酥蜜消息之，美酒服一升为佳。合药须取四时王相日，特忌刑杀厌及四激休废等日，大凶。此彭祖法。

茯苓膏方《千金翼》名凝灵膏

茯苓净去皮　松脂二十四斤　松子仁　柏子仁各十二斤

---

① 元封　汉武帝刘彻年号，公元前110—前105年。

② 此山　“此”原作“比”，据元本、道藏本、四库本改。

③ 衡州　地名。秦属长沙郡，汉为酃县地，隋开皇九年改为衡州，以衡山而名，治所在衡阳。

④ 攸县　地名。汉置，以地临攸水而名。今属湖南。

⑤ 茯苓酥方　“酥”原作“苏”，据道藏本、四库本改。按“苏”，同“酥”。《物类相感志·饮食》：“煮芋，以灰煮之则苏 。”

上四味皆依法炼之。松柏仁不炼，捣筛。白蜜二斗四升纳铜器中，汤上微火煎一日一夕，次第下药，搅令相得，微火煎七日七夜止，丸如小枣。每服七丸，日三。欲绝谷，顿服取饱，即得轻身明目不老。此方后一本有茯苓酥、杏仁酥、地黄酥三方，然诸本并无。又《千金翼》中已有，今更不添录。

服枸杞根方主养性遐龄　枸杞根切一石，水一石二斗煮取六斗，澄清，煎取三升，以小麦一斗干净择，纳汁中渍一宿，曝二，往反令汁尽，曝干，捣末，酒服方寸匕，日二。一年之中，以二月八月各合一剂，终身不老。

枸杞酒方　枸杞根一百二十斤切，以东流水四石煮一日一夜，取清汁一石渍曲，一如家酝法。熟取清，贮不津器①中，纳干地黄末二斤半，桂心干姜泽泻蜀椒末各一升、商陆末二升，以绢袋贮，纳酒底，紧塞口，埋入地三尺，坚覆上。三七日沐浴，整衣冠，再拜，平晓向甲寅地日出处开之，其酒赤如金色。旦空腹服半升，十日万病皆愈，三十日瘢痕灭。恶疾人以水一升和酒半升，分五服，愈。《千金翼》又云：若欲服石者，取河中青白石如枣杏大者二升，以水三升煮一沸，以此酒半合置中，须臾即熟，可食。

饵云母水方疗万病　上白云母二十斤薄擘，以露水八斗作汤，分半淘洗云母。如此再过。又取二斗作汤，纳芒消十斤，以云母木器中渍之，二十日出，绢袋盛，悬屋上，勿使见风日，令燥。以水渍鹿皮为囊，揉挻②之，从旦至日中③，乃以细绢下筛滓，复揉挻，令得好粉五斗，余者弃之。取粉一斗，纳崖蜜二斤，搅令如粥，纳生竹筒中薄削之，漆固口，埋北垣南岸下，入地六尺覆土。春夏四十日，秋冬三十日出之，当如泽为成。若洞洞不消者，更埋三十日出之。先取水一合，纳药一合搅和，尽服之，日三，水寒温尽自在。服十日

---

① 不津器　不渗水的容器。按“津”，浸润，渗出。《释名·释形体》：“津，进也，汁进出也。”

② 揉挻(shān　删)　揉和，拍击。按“挻”，揉。《广韵·仙韵》：“挻，柔也，和也。”

③ 从旦至日中　“日”字原脱，据元本、道藏本、四库本补。

小便当变黄。此先疗劳气风疹也，二十日腹中寒癖①消，三十日龋齿除，更新生，四十日不畏风寒，五十日诸病皆愈，颜色日少，长生神仙。吾目验之，所以述录。

炼钟乳粉法　钟乳一斤，不问厚薄，但取白净光色好者即任用，非此者不堪用。先泥铁铛可受四五斗者为灶，贮水令满，去口三寸，纳乳著金银瓷盎②中，任有用之，乃下铛中，令水没盎上一寸余即得，常令如此，勿使出水也。微火烧之，日夜不绝。水欲竭，即添成暖水，每一周时辄易水洗铛，并淘乳，七日七夜出之，净淘干，纳瓷钵中，玉椎缚格③，少著水研之。一日一夜，急著水搅令大浊，澄取浊汁。其乳粗者，自然著底，作末者即自作浊水出，即经宿澄取其粗著底者，准前法研之，凡五日五夜，皆细逐水作粉好用。澄炼取曝干，即更于银钵中研之一日，候入肉水洗不落者佳。

钟乳散　治虚羸不足，六十以上人瘦弱不能食者，百病方。

成炼钟乳粉三两　上党人参　石斛　干姜各三分

上四味捣下筛，三味与乳合和相得，均分作九贴，平旦空腹温淳酒服一贴，日午后服一贴，黄昏后服一贴，三日后准此服之。凡服此药，法皆三日一剂，三日内止食一升半饭、一升肉，肉及饭惟烂，不得服葱豉。问曰：何故三日少食，勿得饱也？答曰：三夜乳在腹中，熏补脏腑，若此饱食，即推药出腹，所以不得饱食也。何故不得生食？由食生故即损伤药力，药力既损，脂肪亦伤，所以不得食生食也。何故不得食葱豉？葱豉杀药，故不得食也。三日服药既尽，三日内须作羹食补之，任意所便，仍不用葱豉及硬食也。三日补讫，还须准式④服药如前，尽此一斤乳讫，其气力当自知耳。不

---

① 寒癖　病名。因寒邪水饮相挟停阻而致，症见胁肋间有弦索状拱起，遇冷即觉疼痛，脉弦而大等。详参《诸病源候论》卷二十·癖病诸候。

② 瓷盎（ánɡ　昂）　瓷瓦器。

③ 缚格　用白绢做的罗筛。按“缚”，白色的细绢。《仪礼·聘礼》郑玄注：“纺，纺丝为之，今之缚也。”“格”，方形的框子，此谓罗筛之格。

④ 准式　依法。按“准”，按照，依照。按“式”，法度，规矩。《诗经·大雅·烝民》郑玄注：“式，法也。”

能具述。一得此法，其后服十斤、二十斤，任意方便可知也。

西岳真人灵飞散方

云母粉一斤　茯苓八两　钟乳粉　柏子仁　人参《千金翼》作白术　续断　桂心各七两　菊花十五两　干地黄十二两

上九味为末，生天门冬十九斤取汁溲药，纳铜器中蒸一石二斗黍米下，米熟，曝干为末，先食饮服方寸匕，日一。三日力倍，五日血脉充盛，七日身轻，十日面色悦泽，十五日行及奔马，三十日夜视有光，七十日白发尽落，故齿皆去。更取二十一匕，白蜜和捣二百杵，丸如梧子大，作八十一枚，曝干，丸皆映彻如水精珠①。欲令发齿时生者，吞七枚，日三，即生②。发未白，齿不落者但服散，五百年乃白。如前法服，已白者，饵药，至七百年乃落。入山日吞七丸，绝谷不饥。余得此方以来，将逾三纪，顷者但美而悦之，疑而未敢措手。积年询访，屡有好名人曾饵得力，遂服之一如方说，但能业之不已，功不徒弃耳。

黄帝杂忌法第七

旦起勿开目洗面，令人目涩失明，饶泪。清旦常言善事，勿恶言。闻恶事即向所来方三唾之，吉。又勿嗔怒，勿叱咤③咄呼，勿嗟叹，勿唱奈何，名曰请祸。勿立膝坐而交臂膝上，勿令发覆面，皆不祥。勿举足向火，勿对灶骂詈。凡行立坐勿背日，吉。勿面北坐久思，不祥起。凡欲行来，常存魁纲④在头上，所向皆吉。若欲征

---

① 水精珠　即水晶珠。按“精”，当作“晶”。

② 即生　“生”原作“出”，据《千金翼方》卷十三·酒膏散改。

③ 叱(chì　斥)咤(zhā　喳)　怒斥声。按“叱”，大声呵斥，责骂。《玉篇·口部》：“叱，呵也。”“咤”，怒声。也作“吒”。《广韵·祃韵》：“吒，《说文》曰：喷也，叱怒也。咤，同吒。”

④ 魁纲　星名。指河魁与天纲。按“魁”，北斗七星之中的第一星。《史记·天官书》张守节正义：“魁，斗第一星也。”“纲”，疑“罡”的讹字。“罡”，即天罡星，北斗七星的斗柄。《正字通·网部》：“罡，天罡，星名。”

战,存斗柄在前以指敌,吉。勿面北冠带,凶。勿向西北唾,犯魁纲神,凶。勿咳唾,唾不用远,成肺病,令人手足重及背痛咳嗽。亦勿向西北大小便,勿杀龟蛇,勿怒目视日月,喜令人失明。行及乘马不用回顾,则神去。人不用鬼行**踖**粟①。凡过神庙,慎勿辄入,入必恭敬,不得举目恣意顾瞻,当如对严君焉,乃亨其福耳,不尔速获其祸。亦不得返首顾视神庙。忽见龙蛇,勿兴心惊怪,亦勿注意瞻视,忽见鬼怪变异之物,即强抑之勿怪。咒曰:见怪不怪,其怪自坏。又路行及众中见殊妙美女,慎勿熟视而爱之,此当魑魅之物,使人深爱。无问空山旷野,稠人广众之中,皆亦如之。凡山水有沙虱处,勿在中浴,害人。欲渡者,随驴马后急渡,不伤人。有水弩②处,射人影即死,欲渡水者,以物打水,其弩即散,急渡不伤人。诸山有孔云入采宝者,惟三月九月,余月山闭气交,死也。凡人空腹不用见尸,臭气入鼻,舌上白起,口常臭。欲见尸者,皆须饮酒,见之能避毒。远行触热,途中逢河勿洗面,生乌䵟。

房中补益第八

论曰:人年四十以下多有放恣,四十以上即顿觉气力一时衰退。衰退既至,众病蜂起,久而不治,遂至不救。所以彭祖曰:以人疗人,真得其真。故年至四十,须识房中之术。夫房中术者,其道甚近而人莫能行。其法一夜御十女,闭固而已。此房中之术毕矣。兼之药饵,四时勿绝,则气力百倍,而智慧日新。然此方之作也,非欲务于淫逸,苟求快意,务存节欲以广养生也。非苟欲强身力,幸女色以纵情,意在补益以遣疾也。此房中之微旨也。是以人年四十以下,即服房中之药者,皆所以速祸,慎之慎之。故年未满四十者,不足与论房中之事。贪心未止,兼饵补药,倍力行房,不过半

---

① **踖**(jí　及)粟　踩踏庄稼。按“**踖**”,践踏。《广韵·昔韵》:“**踖**,践也。”

② 水弩　即蜮,传说中的毒虫名。《诗经·小雅·何人斯》郑玄笺:“(蜮)状如鳖,三足,一名射工,俗呼之水弩,在水中含沙射人。”

年，精髓枯竭，惟向死近，少年极须慎之。人年四十以上，常服钟乳散不绝，可以不老。又饵云母，足以愈疾延年。人年四十以上，勿服泻药，常饵补药，大佳。昔黄帝御女一千二百而登仙，而俗人以一女伐命，知与不知，岂不远矣。其知道者，御女苦不多耳。凡妇人不必须有颜色妍丽，但得少年未经生乳，多肌肉，益也。若足财力，选取细发，目睛黑白分明，体柔骨软，肌肤细滑，言语声音和调，四肢骨节皆欲足肉而骨不大，其阴及腋皆不欲有毛，有毛当软细，不可极于相者。但蓬头蝇面，槌项结喉，雄声大口，高鼻麦齿，目睛浑浊，口颔有毛，骨节高大，发黄少肉，隐毛多而且强，又生逆毛，与之交会，皆贼命损寿也。凡御女之道，不欲令气未感动，阳气微弱，即以交合。必须先徐徐嬉戏，使神和意感良久，乃可令得阴气，阴气推之，须臾自强。所谓弱而内迎，坚急出之，进退欲令疏迟，情动而止，不可高自投掷，颠倒五脏，伤绝精脉，生致百病。但数交而慎密者，诸病皆愈，年寿日益，去仙不远矣，不必九一三五之数也。能百接而不施泻者，长生矣。若御女多者，可采气。采气之道，但深接勿动，使良久气上面热，以口相当，引取女气而吞之，可疏疏进退，意动便止，缓息眠目，偃卧①道引，身体更强，可复御他女也。数数易女则得益多，人常御一女，阴气转弱，为益亦少。阳道法火，阴家法水，水能制火，阴亦消阳，久用不止，阴气逾阳，阳则转损，所得不补所失。但能御十二女而不复施泻者，令人不老，有美色。若御九十三女而自固者，年万岁矣。凡精少则病，精尽则死，不可不思，不可不慎。数交而一泻，精气随长，不能使人虚也。若不数交，交而即泻，则不得益。泻之，精气自然生长，但迟微，不如数交接不泻之速也。凡人习交合之时，常以鼻多纳气，口微吐气，自然益矣。交会毕蒸热，是得气也，以昌蒲末三分，白粱粉敷摩令燥，既使强盛，又湿疮不生也。凡欲施泻者，当闭口张目闭气，握固两手，左右上下缩鼻取气，又缩下部及吸腹，小偃脊膂，急以左手中两指抑屏

---

① 偃卧　仰卧。按“偃”，仰卧。《说文解字·人部》段玉裁注：“凡仰卧曰偃，引申为凡仰之称。”

翳穴①，长吐气并啄齿千遍，则精上补脑，使人长生。若精妄出，则损神也。《仙经》曰：令人长生不老，先与女戏，饮玉浆。玉浆，口中津也。使男女感动，以左手握持，思存丹田中有赤气，内黄外白，变为日月，徘徊②丹田中，俱入泥丸③，两半合成一因。闭气深纳勿出入，但上下徐徐咽气。情动欲出，急退之。此非上士有智者，不能行也。其丹田在脐下三寸。泥丸者，在头中对两目直入内。思作日月想，合径三寸许，两半放形而一，谓日月相揜者也。虽出入仍思念所作者勿废，佳也。又曰：男女俱仙之道，深纳勿动精，思脐中赤色，大如鸡子形，乃徐徐出入，情动乃退。一日一夕可数十为定，令人益寿。男女各息意共存思之，可猛念之。御女之法，能一月再泄，一岁二十四泄，皆得二百岁，有颜色，无疾病。若加以药，则可长生也。人年二十者四日一泄，三十者八日一泄，四十者十六日一泄，五十者二十日一泄，六十者闭精勿泄。若体力犹壮者，一月一泄。凡人气力自有强盛过人者，亦不可抑忍。久而不泄，致生痈疽。若年过六十而有数旬不得交合，意中平平者，自可闭固也。昔贞观初，有一野老年七十余，诣余云：数日来阳气益盛，思与家妪昼寝，春事皆成，未知垂老有此为善恶耶？余答之曰：是大不祥。子独不闻膏火乎。夫膏火之将竭也，必先暗而后明，明止则灭。今足下年迈桑榆，久当闭精息欲。兹忽春情猛发，岂非反常耶。窃谓足下忧之，子其勉欤。后四旬发病而死，此其不慎之效也。如斯之辈非一，且疏一人，以勖④将来耳。所以善摄生者，凡觉阳事辄盛，必谨而抑之，不可纵心竭意以自贼也。若一度制得，则一度火灭，一度增油。若不能制，纵情施泻，即是膏火将灭，更去其油，可不深自防。所患人少年时不知道，

---

① 屏翳穴　经穴别名，即会阴穴。

② 徘徊　往返回旋貌。《集韵·灰韵》："俳，俳佪，便旋也，或从彳。"

③ 泥丸　"丸"原作"垣"，今改。按"垣"为避讳字，避宋钦宗赵桓之讳。又泥丸即脑神。道家以人体为小天地，各部分皆赋以神名，脑神称精根，字泥丸。《黄庭内景经》："脑神精根字泥丸。"

④ 勖（xū　需）　勉励。《说文·力部》："勖，勉也。"

知道亦不能信行之，至老乃知道，便已晚矣，病难养也。晚而自保，犹得延年益寿。若年少壮而能行道者，得仙速矣。或曰：年未六十，当闭精守一，为可尔否？曰：不然。男不可无女，女不可无男。无女则意动，意动则神劳，神劳则损寿。若念真正无可思者，则大佳长生也，然而万无一有。强抑郁闭之，难持易失，使人漏精尿浊，以致鬼交之病，损一而当百也。其服食药物，见第二十卷中。

御女之法，交会者当避丙丁日及弦望晦朔①，大风大雨，大雾大寒大暑，雷电霹雳，天地晦冥，日月薄蚀，虹霓②地动。若御女者，则损人神，不吉。损男百倍，令女得病，有子必癫痴③顽愚，喑哑聋聩，挛跛盲眇，多病短寿，不孝不仁。又避日月星辰火光之下，神庙佛寺之中，井灶圊厕之侧，冢墓尸柩之旁，皆悉不可。夫交合如法，则有福德，大智善人降托胎中，仍令性行调顺，所作和合，家道日隆，祥瑞竞集。若不如法，则有薄福愚痴恶人来托胎中，仍令父母性行凶险，所作不成，家道日否④，殃咎屡至，虽生成长，家国灭亡。夫祸福之应，有如影响，此乃必然之理，可不再思之。若欲求子者，但待妇人月经绝后一日、三日、五日，择其旺相日及月宿在贵宿日，以生气时夜半后乃施泻，有子皆男，必寿而贤明高爵也。以月经绝后二日、四日、六日施泻，有子必女。过六日后勿得施泻，

---

① 弦望晦朔　古代计日法。弦，每月的初七、初八日（上弦），二十二、二十三日（下弦）；望，每月十五日；晦，每月最后一天；朔，每月第一天。

② 虹霓　按“霓”，虹的一种，也叫副虹。《尔雅·释天》郭璞注：“霓，雌虹也。”

③ 癫痴　癫痫、痴呆。“癫”原作“颠”，今改。按“颠”，通“癫”。《说文通训定声·坤部》：“颠，假借为癫。”“癫”，癫痫。《难经·二十难》：“重阳者狂，重阴者癫。”虞庶注：“尺中曰阴，而尺脉重见阴，故曰重阴，其为病也，名曰癫疾，谓僵仆于地，闭目不醒，阴极阳复，良久却醒，故曰癫也。”“痴”，痴呆。《说文解字·疒部》：“痴，不慧也。”段玉裁注：“痴者，迟钝之意，故与慧正相反。”

④ 家道日否（pǐ　匹）　家计一天一天地困穷。按“否”，困穷，不顺。《左传·宣公十二年》：“执事顺成为臧，逆为否。”

既不得子，亦不成人。

旺相日

春甲乙，夏丙丁，秋庚辛，冬壬癸。

月宿日

正月：一日、六日、九日、十日、十一日、十二日、十四日、二十一日、二十四日、二十九日。

二月：四日、七日、八日、九日、十日、十二日、十四日、十九日、二十二日、二十七日。

三月：一日、二日、五日、六日、七日、八日、十日、十七日、二十日、二十五日。

四月：三日、四日、五日、六日、八日、十日、十五日、十八日、二十二日、二十八日。

五月：一日、二日、三日、四日、五日、六日、十二日、十五日、二十日、二十五日、二十八日、二十九日、三十日。

六月：一日、三日、十日、十三日、十八日、二十三日、二十六日、二十七日、二十八日、二十九日。

七月：一日、八日、十一日、十六日、二十一日、二十四日、二十五日、二十六日、二十七日、二十九日。

八月：五日、八日、十日、十三日、十八日、二十一日、二十二日、二十三日、二十四日、二十五日、二十六日。

九月：三日、六日、十一日、十六日、十九日、二十日、二十一日、二十二日、二十四日。

十月：一日、四日、九日、十日、十四日、十七日、十八日、十九日、二十日、二十二日、二十三日、二十九日。

十一月：一日、六日、十一日、十四日、十五日、十六日、十七日、十九日、二十六日、二十九日。

十二月：四日、九日、十二日、十三日、十四日、十五日、十七日、二十四日。

若合，春甲寅乙卯，夏丙午丁巳，秋庚申辛酉，冬壬子癸亥，与此上件月宿日合者尤益。

黄帝杂禁忌法曰：人有所怒，血气未定，因以交合，令人发痈疽。又不可忍小便交合，使人淋，茎中痛，面失血色。及远行疲乏来入房，为五劳虚损，少子。且妇人月事未绝而与交合，令人成病，得白驳也。水银不可近阴，令人消缩。鹿猪二脂不可近阴，令阴痿不起。

（苏 礼）

备急千金要方校释卷第二十八平脉

朝奉郎守太常少卿充秘阁校理判登闻检院上
护军赐绯鱼袋臣林亿等校正

平脉大法第一

论曰:夫脉者,医之大业也,既不深究其道,何以为医者哉。是以古之哲医①,寤寐俯仰,不与常人同域②,造次必于医,颠沛必于

① 哲医　识见超群的医生。按"哲",睿智。《尔雅·释言》:"哲,智也。"
② 寤寐俯仰,不与常人同域　谓无论何时何事皆不与凡俗之人混同一类。按"域",境界。方孝孺《张彦辉文集序》:"明其道而不求其异者,道之域也。"

医①，故能感于鬼神，通于天地，可以济众，可以依凭。若与常人混其波澜②，则庶事堕坏③，使夫物类④将何仰焉。由是言之，学者必当屏弃俗情，凝心于此，则和鹊⑤之功，因兹可得而致也。

经曰：诊脉之法，常以平旦，阴气未动，阳气未散，饮食未进，经脉未盛⑥，络脉调均⑦，气血未乱，故乃可诊有过之脉。《脉经》云：过此非也。切脉动静，而视精明⑧，察五色，观五脏有余不足，六腑强弱⑨，形之盛衰，可以此参伍，决生死之分也⑩。又曰：平脉⑪者，皆于平旦，勿食勿语，消息⑫体气，设有所作，亦如食顷，师亦如之。既定，先诊寸口，初重指切骨，定毕便渐举指，令指不厚不薄，与皮

---

① 造次必于医，颠沛必于医　语本《论语·里仁》："君子无终食之间违仁，造次必于是，颠沛必于是。"谓古之哲医无论仓猝或困顿之时皆依据于医。按"造次"，仓猝。《后汉书·吴汉传》："汉为人质厚少文，造次不能以辞自述。""颠沛"，倾倒。此谓困顿。

② 与常人混其波澜　谓与常俗之人相混于世间俗事。按"波澜"，波涛。因喻世事之变迁。陆机《陆士衡集·君子行》："休咎相乘蹑，翻覆若波澜。"

③ 庶事堕坏　谓众事破败不成。按"庶"，众多。《尔雅·释诂下》："庶，众也。"

④ 物类　万物之品类。此谓百姓。

⑤ 和鹊　医和与扁鹊。按"和"，即医和，春秋时秦国良医。曾为晋平公诊病，并述六气致病说，为最早唯物论病因说。"鹊"，即扁鹊。

⑥ 经脉未盛　谓经脉气血尚未充盈。按"盛"，充盛。《素问·皮部论》："其入于络也，则络脉盛，色变。"王冰注："盛谓盛满。"

⑦ 络脉调均　孙本、《素问·脉要精微论》"均"并作"匀"。

⑧ 视精明　谓察辨目睛之光泽神彩。按"精明"，光明。《淮南子·冥览》："于是日月精明，星辰不失其行。"此谓目睛之光泽神彩。

⑨ 强弱　"强"原作"疆"，据道藏本、四库本改。按"疆"，通"强"。《吕氏春秋·长攻》："凡治乱存亡，安危疆弱，必有其遇，然后可成。"

⑩ 决生死之分也　"决"原作"诀"，据孙本、《素问·脉要精微论》改。按"诀"，通"决"。《前汉纪·孝平纪》："以王邑为腹心，甄邯、甄丰主诀断。"

⑪ 平脉　辨脉。按"平"，通"辨"。《尚书·尧典》："寅宾出日，平秩东作。"孙星衍疏引郑康成曰："平，一作辨。"

⑫ 消息　此谓斟酌。

毛相得，如三菽之重①。于轻重之间，随人强弱肥瘦，以意消息进退举按之宜，称其浮沉，诸类应于四时五行，与人五脏相应。不尔者，以其轻重相薄，寻状②论寒暑得失。

凡人禀形，气有中适③，有躁静，各各不同，气脉潮动，亦各随其性韵④，故一呼而脉再至，一吸而脉再至，呼吸定息之间复一至，合为五至，此为平和中适者也。春秋日夜正等，无余分时也，其余日则其呼而脉至多，吸而脉至少，或吸而脉至多，呼而脉至少，此则不同，如冬夏日夜长短之异也。凡气脉呼吸法昼夜，变通效四时，然于呼吸定息应五至之限，无有亏僻⑤，犹晷刻⑥与四时有长短，而岁功⑦日数无遗也。若人有羸有壮，其呼吸虽相压遏⑧，而昼夜息度随其漏刻⑨，是谓呼吸象昼夜，变通效四时。

夫诊脉，当以意先自消息，压取病人呼吸以自同，而后察其脉

① 三菽之重　三粒豆的重量。形容诊脉的指力。按“菽”，豆类的总称。《说文通训定声·孚部》：“菽者，众豆之总名。”

② 寻状　谓探求其情状。按“寻”，探求。《说文解字·寸部》：“寻，绎理也。”朱骏声通训定声：“寻所以度物，故揣度以求物谓之寻。”

③ 中适　谓中正平和，躁静无偏。按“适”，和谐，顺适。《正字通·辵部》：“适，和也。”

④ 性韵　体质及气韵。按“韵”，气韵。《抱朴子·刺骄》：“若夫伟人巨器，量逸韵远，高蹈独往，萧然自得。”

⑤ 无有亏僻　谓不相违背。按“亏”，违背。《商君书·赏刑》：“有善于前，有过于后，不为亏法。”“僻”，不正。《后汉书·张衡传》李贤注：“僻，邪也。”

⑥ 晷(guǐ　鬼)刻　日晷上的刻度。按“晷”，日晷，一种测日影以定时刻的仪器。《玉篇·日部》：“晷，以表度日也。”

⑦ 岁功　一年的时序。《汉书·律历志上》：“四万六千八十铢者，万一千五百二十物，历四时之象也，而岁功成就，五权谨矣。”

⑧ 相压遏　谓人之呼吸随其强弱而互有差等。按“压”，超过，胜过。柳宗元《柳先生集·与萧翰林俛书》：“才不能喻同列，声不能压当世，世之怨仆宜也。”

⑨ 漏刻　古计时器，即漏壶，古人利用滴水多寡来计量时间的一种仪器。因漏壶的箭上刻符号表时间，故又称漏刻。《六韬·分兵》：“明告战日，漏刻有时。”

数，计于定息之限，五至者为平人，若有盈缩，寻状论病源之所宜也。

问曰：何谓三部脉。答曰：寸关尺也。凡人修短不同①，其形各异。有尺寸分三关之法，从肘腕中横纹至掌鱼际后纹，却而十分之，而入取九分，是为尺；从鱼际后文却还度取十分之一，则是寸；寸十分之而入取九分之中，则寸口也，此处其骨自高。故云：阴得尺内一寸，阳得寸内九分。从寸口入却行六分为关分，从关分又入行六分为尺分。又曰：从鱼际至高骨②却行一寸，其中名曰寸口。从寸口至尺名曰尺泽，故曰尺寸。寸后尺前名曰关。阳出阴入，以关为界，如天地人为三界。寸主射上焦③头及皮毛，竟④手上部；关主射中焦腹及腰中部；尺主射下焦小腹至足下部。此为三部法，象三才天地人，头腹足为三元也。

夫十二经皆有动脉，独取寸口，以决五脏六腑死生吉凶之候者，何谓也。然。寸口者，脉之大会，手太阴之动脉也。人一呼脉行三寸，一吸脉行三寸，呼吸定息，脉行六寸，人一日一夜，凡一万三千五百息，脉行五十度，周于其身，漏水下百刻，荣卫行阳二十五度，行阴亦二十五度，为一周晬时也，故五十度而复会于手太阴。太阴者，寸口也，即五脏六腑之所终始，故法取于寸口。人有三百六十脉，法三百六十日也。

诊五脏脉轻重法第二

初持脉，如三菽之重，与皮毛相得者，肺部；金秋三月，庚辛之气。如六菽之重，与血脉相得者，心部；火夏三月，丙丁之气。如九菽之重，与肌肉相得者，脾部；土旺四季，季夏六月，戊己之气。如十二菽之重，与

---

① 修短不同　谓身形长短不等。

② 高骨　腕后高骨。腕骨中位于外侧之骨，即桡骨茎突。《医宗金鉴·正骨心法要旨》：“腕骨……其上并接臂辅两骨之端，其外侧之骨名高骨。”

③ 射上焦　与上焦相应合。按“射”，相合。《魏书·阉官传·刘腾》：“奸谋有余，善射人意。”

④ 竟　终了，完毕。《玉篇·音部》：“竟，终也。”

筋平者,肝部;木春三月,甲乙之气。按之至骨,举之来疾者,肾部。水冬三月,壬癸之气。

心肺俱浮,何以别之。然。浮而大散者①,心也;象火浮散。浮而短涩者②,肺也。法金吝啬。肾肝俱沉,何以别之。然。牢而长者,肝也;如卉生苗吐颖。按之耎,举指来实者,肾也。濡弱如水,举重胜船。脾者中州,故其脉在中,是阴阳之脉也。《千金翼》云:迟缓而长者,脾也。

指下形状第三

浮脉,举之有余,按之不足。浮于指下。

沉脉,举之不足,按之有余。重按之乃得。

涩脉,细而迟,往来难且散③,或一止复来。一曰浮而短;一曰短而止,或如散。

滑脉,往来前却④,流利展转,替替然与数相似。一曰浮中如有力;一曰漉漉如欲脱。

洪脉,极大在指下。一曰浮而大。

细脉,小大于微⑤,常有但细耳。

微脉,极细而软,或欲绝,若有若无。一曰小也;一曰手下快;一曰薄;一曰按之如欲尽也。

弦脉,举之无有,按之如张弓弦状。一曰如张弓弦,按之不移;又曰浮紧乃为弦也。

紧脉,数如切绳状。一曰如转索之无常。

迟脉,呼吸三至,去来极迟。一曰举之不足,按之尽牢;一曰按之尽牢,举之无有。

---

① 浮而大散者　《千金翼方》卷二十五・诊脉大意作"浮而大者"四字。

② 浮而短涩者　《千金翼方》卷二十五・诊脉大意作"浮而短者"四字。

③ 往来难且散　谓脉势往来艰难且有不相连属之感。

④ 往来前却　谓脉之往来进退。按"却",退。《广韵・药韵》:"却,退也。"

⑤ 小大于微　谓稍大于微脉。按"小",稍微。《孟子・尽心下》:"其为人也小有才。"

数脉，去来促急。一曰一息六七至；一曰数者进之名。

缓脉，去来亦迟，小快于迟①。一曰浮大而软，阴与阳同等。

弱脉，极软而沉细，按之欲绝指下。一曰按之乃得，举之即无。

动脉，见于关上，无头尾，大如豆，厥厥动摇。

伏脉，极重指著骨乃得。一曰关上沉不出名曰伏；一曰手下裁动；一曰按之不足，举之无有。

芤脉，浮大而软，按之中央空，两边实。一曰指下无，两旁有。

软脉，极软而浮细。一曰按之无有，举之有余；一曰细小如软。《千金翼》软作濡。

虚脉，迟大而软，按之不足殷指②，豁豁然空。

实脉，大而长，微强，按之隐指，愊愊然。一曰沉浮皆得。

促脉，来去数，时一止。

结脉，往来缓，时一止复来，脉结者生。

代脉，来数中止，不能自还，因而复动，脉代者死。

散脉，大而散，散者气实血虚，有表无里。

革脉，有似沉伏，实大而长，微弦。《千金翼》以革为牢。

弦与紧相类，浮与芤相类一曰浮与洪相类，耎与弱相类，微与涩相类，沉与伏相类，缓与迟相类又曰软与迟相类，革与实相类《翼》作牢与实相类，滑与数相类。

五脏脉所属第四

心部在左手关前寸口亦名人迎，肝部在左手关上，肾部在左手关后尺中，肺部在右手关前寸口亦名气口，脾部在右手关上，肾部在右手关后尺中。

---

① 小快于迟　谓稍快于迟脉。

② 按之不足殷指　谓重按之则脉势软弱，无力搏于指下。“殷”原作“隐”，今改。按“隐”，通“殷”。震动。《说文通训定声·屯部》：“隐，假借为殷。”《史记·司马相如列传》：“车骑靁起，隐天动地。”《文选·司马相如·上林赋》“隐”作“殷”。李善注引郭璞曰：“殷，犹震也。”“殷指”，谓搏动于指下。

脉法赞[①]云：肝心出左，脾肺出右，肾与命门，俱出尺部，魂魄谷神，皆见寸口。左主司官，右主司府，左大顺男，右大顺女，关前一分，人命之主。左为人迎，右为气口，神门决断，两在关后。人无二脉，病死不愈，诸经损减，各随其部。三阴三阳一云按察阴阳，谁先谁后，阴病治官官藏内也，阳病治府府外也，奇邪所舍，如何捕取，审而知者，针入病愈。脉有三部，阴阳相乘，荣卫气血，而行人躬，呼吸出入，上下于中，因息游布[②]，津液流通，随时动作，效象形容[③]。春弦秋浮，冬沉夏洪，察色观脉，大小不同，一时之间，变无经常，尺寸参差，或短或长，上下乖错，或存或亡，病辄改易，进退低昂，心迷意惑，动[④]失纪纲，愿为缕陈[⑤]，令得分明。师曰：子之所问，道之根源，脉有三部，尺寸及关，荣卫流行，不失衡铨。肾沉心洪，肺浮肝弦，此自常经，不失铢分，出入升降，漏刻周旋，水下二刻，脉一周身，旋复寸口，虚实见焉。变化相乘，阴阳相干，风则浮虚，寒则紧弦[⑥]，沉潜水蓄[⑦]，支饮急弦，动弦为痛[⑧]，数洪热烦[⑨]，设有不应，知

---

① 赞　文体名。一般用以颂扬人物。《释名·释典艺》："称人之美曰赞。赞，纂也，纂集其美而叙之也。"

② 因息游布　谓荣卫气血依随呼吸变化而流行于经脉，散布于周身。

③ 效象形容　谓荣卫气血之流布效法自然之徵象而比照四时之规律。按"形"，比照。《淮南子·齐俗》："故高下之相倾也，短修之相形也，亦明矣。""容"，法则，规律。《韩非子·喻老》："夫物有常容，因乘以导之，因随物之容。"

④ 动　往往。刘淇《助字辨略》卷三："凡云动者，即兼动辄之义，乃省文也。"

⑤ 缕陈　详尽陈述。按"缕"，详尽，细致。《文心雕龙·声律》："虽纤意曲变，非可缕言。"

⑥ 寒则紧弦　《伤寒论》卷一·平脉法、《千金翼方》卷二十五·诊脉大意"紧弦"并作"牢坚。"

⑦ 沉潜水蓄　谓脉形沉伏为水邪蓄积之象。"蓄"原作"畜"，今改。按"畜"，同"蓄"。蓄积。《周易·序卦》陆德明释文："畜，本亦作蓄。"

⑧ 动弦为痛　《伤寒论》卷一·平脉法、《千金翼方》卷二十五·诊脉大意"弦"并作"则"。

⑨ 数洪热烦　《伤寒论》卷一·平脉法、《千金翼方》卷二十五·诊脉大意"洪"并作"则"。

变所缘。三部不同，病各异端，太过可怪，不及亦然，邪不空见，终必有奸，审察表里，三焦别分，知邪所舍，消息诊看，料度腑脏，独见若神。

分别病形状第五

脉数则在腑，迟则在脏。

脉长而弦，病在肝；《脉经》作出于肝。

脉小血少，病在心；扁鹊云：脉大而洪，出于心。

脉下坚上虚，病在脾胃；

脉滑一作涩而微浮，病在肺；

脉大而坚，病在肾。扁鹊云：小而紧。

脉滑者，多血少气；

脉涩者，少血多气。

脉大者，血气俱多，又云脉来大而坚者，血气俱实；

脉小者，血气俱少，又云脉来细而微者，血气俱虚。

沉细滑疾者热，迟紧为寒。《脉经》云：洪数滑疾为热，涩迟沉细为寒。

脉盛滑紧者，病在外热。

脉小实而紧者，病在内冷。

脉小弱而涩，谓之久病；

脉滑浮而疾者，谓之新病。

脉浮滑，其人外热，风走刺有饮，难治。

脉沉而紧，上焦有热，下寒，得冷即便下。

脉沉而细，下焦有寒，小便数，时苦绞痛，下利重。

脉浮紧且滑直者，外热内冷，不得大小便。

脉洪大紧急，病速进在外，苦头发热，痈肿；

脉细小紧急，病速进在中，寒为疝瘕积聚，腹中刺痛。

脉沉重而直前绝者，病血在肠间。

脉沉重而中散者，因寒食成癥。

脉直前而中散绝者，病消渴。一云病浸淫疮。

脉沉重前不至寸口，徘徊绝者，病在肌肉遁尸。

脉左转而沉重者，气微①，阳在胸中。

脉右转出不至寸口者，内有肉癥②。

脉累累如贯珠不前至，有风寒在大肠，伏留不去。

脉累累如止不至，寸口软者，结热在小肠膜中，伏留不去。

脉直前左右弹者，病在血脉中，衃血③也；

脉后而左右弹者，病在筋骨中也。

脉前大后小，即头痛目眩；

脉前小后大，即胸满短气。

上部有脉，下部无脉，其人当吐，不吐者死；

上部无脉，下部有脉，虽困无所苦。

夫脉者，血之府也。长则气治，短则气病，数则烦心，大则病进。上盛④则气高，下盛则气胀。代则气衰，细《太素》作滑则气少，涩则心痛。浑浑革革至如涌泉⑤，病进而危，弊弊绰绰⑥其去如弦绝者死。短而急者病在上，长而缓者病在下。沉而弦急者病在内，浮而洪大者病在外。脉实者病在内，脉虚者病在外。在上为表，在

---

① 气微　《脉经》卷一·迟疾短长杂病法作"气癥"。

② 肉癥　病证名。因肉食积滞，挟痰挟瘀而致，症见脘腹部结块，质硬不移。又，指妇人脐下结块，按之坚硬，月经不通，身体羸瘦。详参《肘后备急方》卷四。

③ 衃（pēi　胚）血　瘀血。按"衃"，赤黑色的瘀血。《说文解字·血部》："衃，凝血也。"《素问·五脏生成》："赤如衃血者死。"王冰注："衃血，谓败恶凝聚之血，色赤黑也。"

④ 上盛　谓寸部脉盛实。按"上"，寸口脉的寸部。《素问·通评虚实论》："脉气上虚尺虚，是谓重虚。"

⑤ 浑浑革（jí　吉）革至如涌泉　谓脉来急促，连续不断。按"浑浑"，水流不绝貌。《荀子·富国》："财货浑浑如泉源。"杨倞注："浑浑，水流貌。""革革"，急疾貌。"革"，通"亟"。急。《礼记·檀弓上》："夫子之病革矣。"郑玄注："革，急也。"《说文通训定声·颐部》："革，假借为亟。"

⑥ 弊弊绰绰　谓脉势力竭而有松懈脱散之象。按"弊弊"，竭尽貌。《管子·侈靡》："泽不弊而养足。"尹知章注："弊，竭也。""绰绰"，宽缓貌。《玉篇·糸部》："绰，宽也，缓也。"此谓脉有松懈脱散之象。

下为里。浮为在表,沉为在里。滑为实为下又为阳气衰,数为虚为热,浮为风为虚,动为痛为惊,沉为水为实又为鬼疰,弱为虚为悸。迟则为寒,涩则少血,缓则为虚,洪则为气一作热,紧则为寒。弦数为疟,疟脉自弦,弦数多热,弦迟多寒。微则为虚,代散则死,弦为痛痹一作浮为风疰,偏弦为饮,双弦则胁下拘急而痛,其人濇濇恶寒,脉大寒热在中,伏者霍乱,安卧脉盛谓之脱血。凡亡汗,肺中寒,饮冷水咳嗽,下利,胃中虚冷,此等其脉并紧。

浮而大者,风。

浮大者,中风头重鼻塞。

浮而缓,皮肤不仁,风寒入肌肉。

滑而浮散者,瘫缓风①,滑为鬼疰②。

涩而紧,痹病。

浮洪大长者,风眩癫疾。

大坚疾者,癫病。

弦而钩,胁下如刀刺,状如飞尸,至困不死。

紧而急者,遁尸。

洪大者,伤寒热病。

浮洪大者,伤寒,秋吉春成病。

浮而滑者,宿食。

浮滑而疾者,食不消,脾不磨。

短疾而滑,酒病。

浮而细滑,伤饮。

迟而涩,中寒有癥结。

快而紧,积聚有击痛。

弦急,疝瘕小腹痛,又为癖病。一作痹病。

① 瘫缓风　病证名,症见四肢不举或虽能举而无力。详参《肘后备急方》卷三。

② 鬼疰　病证名,即鬼注。因身体虚弱而忽被病邪所伤而致,症见心腹刺痛,或闷绝倒地如中恶状,愈后余气不歇,时有发动,死后注易他人。《太平圣惠方》卷五十六:“死后注易旁人,故谓之鬼疰也。”

迟而滑者，胀。

盛而紧曰胀。

弦小者，寒澼。

沉而弦者，悬饮内痛。

弦数，有寒饮，冬夏难治。

紧而滑者，吐逆。

小弱而涩，胃反。

迟而缓者，有寒。

微而紧者，有寒。

沉而迟，腹脏有冷病。

微弱者，有寒少气。

实紧，胃中有寒，苦不能食，时时利者，难治。一作时时呕，稽难治。

滑数，心下结，热盛。

滑疾，胃中有热。

缓而滑曰热中。

沉而急，病伤暑，暴发虚热。

浮而绝者，气。

辟大而滑①，中有短气。

浮短者，其人肺伤，诸气微少，不过一年死，法当嗽也。

沉而数，中水，冬不治自愈。

短而数，心痛心烦。

弦而紧，胁痛，脏伤有瘀血。一作有寒血。

沉而滑，为下重，亦为背膂痛。

脉来细而滑，按之能虚，因急持直者，僵仆从高堕下，病在内。

微浮，秋吉冬成病。

微数，虽甚不成病，不可劳。

浮滑疾紧者，以合百病久，易愈。

---

① 辟大而滑　谓脉形大而滑。按“辟”，大。《尸子·广泽》：“天、帝、后、皇、辟……皆大也。”

阳邪来见,浮洪。

阴邪来见,沉细。

水谷来见,坚实。

脉来乍大乍小,乍长乍短者,为祟。

脉来洪大袅袅①者,祟。

脉来沉沉泽泽②,四肢不仁而重,土祟。

脉与肌肉相得,久持之至者,可下之。

弦小紧者,可下之。

紧而数,寒热俱发,必下乃愈。

弦迟者,宜温药。

紧数者,可发其汗。

三关主对法第六

诸浮诸弦诸沉诸紧诸涩诸滑,若在寸口,膈以上病头部;若在关上,胃以下病腹部;若在尺中,肾以下病腰脚部。

平寸口脉主对法

寸口脉滑而迟,不沉不浮,不长不短,为无病,左右同法。

寸口太过与不及,寸口之脉中手短者,曰头痛,中手长者,曰足胫痛,中手促上击者,曰肩背痛。

寸口脉沉而坚者,曰病在中;

寸口脉浮而盛者,曰病在外。

寸口脉沉而弱者,曰寒热及疝瘕,少腹痛。热一作气,又作中。

---

① 袅袅　摇动貌。陆云《为顾彦先赠妇往返》之一:“雅步袅纤腰,巧笑发皓齿。”

② 沉沉泽泽　谓脉来深在不显而有解散之势。按“沉沉”,深邃貌。《集韵·覃韵》:“沉,沉沉,深邃。”“泽泽”,解散貌。亦即“释释”。《诗经·周颂·载芟》:“载芟载柞,其耕泽泽。”郑玄笺:“将耕,先始芟柞其草木,土气烝达而和,耕之则泽泽然解散。”《说文解字注·水部》:“泽,又借为释字。”

寸口脉沉而弱，发必堕落。

寸口脉沉而紧，苦心下有寒，时时痛，有积邪。

寸口脉沉而滑者，胸中有水气，面目肿，有微热，为风水。

寸口脉沉大而滑，沉即为血实①，滑即为气实②，血气相搏③，入脏即死④，入腑即愈。

寸口脉沉，胸中短气。

寸口脉沉而喘者，寒热。

寸口脉浮而滑，头中痛。

寸口脉浮大，按之反涩，尺中亦微而涩，故知有滞气宿食。

寸口脉弦而紧，弦即卫气不行，卫气不行即恶寒，水流走肠间。

寸口脉紧或浮，膈上有寒，肺下有水气。

脉紧上寸口者，中风，风头痛亦如之。《翼》云：亦为伤寒头痛。

脉弦上寸口者，宿食，降者头痛。

寸口脉弦大，妇人半生漏下，男子亡血失精。

寸口脉微而弱，微即恶寒，弱则发热，当发不发，骨节疼烦，当烦不烦，与极汗出。

寸口脉微而弱，气血俱虚，男子吐血，妇人下血，呕汁出。

寸口脉动而弱，动即为惊，弱即为悸。

寸口脉缓而迟，缓即为虚，迟即为寒，虚寒相搏，则欲温食，食冷即咽痛。

寸口脉迟而缓，迟则为寒，缓即为气，寒气相搏，则绞而痛。

寸口脉迟而涩，迟即为寒，涩为少血。

脉来过寸入鱼际者，遗尿，脉出鱼际，逆气喘息。

寸口脉但实者，心劳。

---

① 沉即为血实　《金匮要略》卷上·脏腑经络先后病脉证“实”上无“血”字。

② 滑即为气实　《金匮要略》卷上·脏腑经络先后病脉证作“滑则为气”四字。

③ 血气相搏　《金匮要略》卷上·脏腑经络先后病脉证“血”作“实”。

④ 入脏即死　《金匮要略》卷上·脏腑经络先后病脉证“入”上有“血气”二字。

寸口脉瀫瀫如羹上肥①,阳气微;连连如蜘蛛丝②,阴气衰。

两手前部阳绝者,苦心下寒毒,喙中热③。

寸口脉偏绝,则臂偏不遂,其人两手俱绝者,不可治。

寸口脉来暂大暂小④者,阴络也,苦阴风痹,应时自发,身洗洗⑤也;

寸口脉来暂小暂大者,阳络也,苦皮肤病,汗出恶寒,下部不仁。

寸口脉浮,中风发热头痛,宜服桂枝汤、葛根汤,针风池风府,向火炙身,摩治风膏,覆令汗出。

寸口脉紧,苦头痛,是伤寒,宜服麻黄汤发汗,针眉冲⑥颞颥,摩伤寒膏。

寸口脉微,苦寒为衄,宜服五味子汤、麻黄茱萸膏⑦,令汗出。

寸口脉数,即为吐,以有热在胃脘熏胸中,宜服药吐之,及针胃脘,服除热汤,若伤寒七八日至十日,热在中,烦懑渴者,宜服知母汤。

寸口脉洪大,胸胁满,宜服生姜汤、白薇丸,亦可紫菀汤下之,针上脘期门章门。

寸口脉缓,皮肤不仁,风寒在肌肉,宜服防风汤,以药薄熨之

---

① 瀫瀫如羹上肥　谓脉势游移不定犹如肉羹上漂浮之油脂。按“瀫瀫”,游动貌。《文选·潘岳·秋兴赋》:“澡秋水之涓涓兮,玩游鯈之瀫瀫。”李善注:“瀫瀫,游貌也。”“肥”,油脂。蔡邕《为陈太守上孝子状》:“臣为设食,但用麦饭寒水,不食肥腻。”

② 连连如蜘蛛丝　谓脉来细软无力而连续不断。

③ 喙中热　口中热。按“喙”,人口。《庄子·秋水》:“今吾无所开吾喙,敢问其方。”成玄英疏:“喙,口也。”

④ 暂大暂小　忽大忽小。按“暂”,忽而。王灼《七娘子》:“暂作行云,暂为行雨,阳台望极人何处。”

⑤ 洗洗　寒貌。《本草纲目·木部·秦皮》:“秦皮,主治风寒湿痹,洗洗寒气,除热。”

⑥ 眉冲　孙本作“肩冲。”

⑦ 麻黄茱萸膏　孙本、《脉经》卷二·平三关病候并治宜“麻黄”并作“摩”一字。

佳，灸诸治风穴。

寸口脉滑，阳实，胸中壅满，吐逆，宜服前胡汤，针太阳巨阙泻之。

寸口脉弦，心下愊愊，微头痛①，心下有水气，宜服甘遂丸，针期门泻之。

寸口脉弱，阳气虚弱，自汗出，宜服茯苓汤、内补散，将适饮食消息，勿极劳，针胃脘补之。

寸口脉涩，是胃气不足，宜服干地黄汤，自养，调和饮食，针胃脘一作三里补之。

寸口脉芤，吐血，微芤者，衄血，空虚去血故也，宜服竹皮汤、黄土汤，灸膻中。

寸口脉伏，胸中逆气，噎塞不通，是诸气上冲胸中，宜服前胡汤、大三建丸，针巨阙泻之。

寸口脉沉，胸中引胁痛，胸中有水气，宜服泽漆汤，针巨阙泻之。

寸口脉软弱，自汗出，是虚损病，宜服干地黄汤、署预丸、内补散、牡蛎散并粉，针太冲补之。

寸口脉迟，上焦有寒，心痛咽酸，吐酸水，宜服附子汤、生姜汤、茱萸丸，调和饮食以暖之。

寸口脉实，即生热在脾肺，呕逆气塞，虚则生寒在脾胃，食不消化，热即宜服竹叶汤、葛根汤，寒即茱萸丸、生姜汤。

寸口脉细，发热呕吐，宜服黄芩龙胆汤，吐不止，宜服橘皮桔梗汤，灸中府。

平关脉主对法

关上脉浮而大，风在胃中，张口肩息，心下澹澹，食欲呕。

关上脉微浮，积热在胃中，呕吐蛔虫，心健忘。

关上脉滑而大小不均，必吐逆，是为病方欲来，不出一二日复

---

① 微头痛　孙本作“胸头胃脘痛在右边”八字。

欲发动，其人欲多饮，饮即注利①，如利止者生，不止者死。

关上脉紧而滑者，蛔动。

关上脉弦而长《翼》作大，有痛如刀刺之状，在脐左右上下。《脉经》云：有积在脐左右上下。

关上脉涩而坚，大而实，按之不减有力，为中焦实，有伏结在脾肺，气塞，实热在胃中。

关上脉襜襜大②而尺寸细者，其人必心腹冷积，癥瘕结聚，欲热饮食。

关上脉时来时去，乍大乍小，乍疏乍数者，胃中寒热，羸劣，不欲饮食，如疟状。

关上脉浮，腹满不欲食，浮为虚满，宜服平胃丸、茯苓汤、生姜前胡汤，针胃脘，先泻后补之。

关上脉紧，心下苦满痛，脉紧为实，宜服茱萸当归汤，又加大黄二两佳，《脉经》云：又大黄汤两治之佳。针巨阙下脘泻之。

关上脉微，胃中冷，心下拘急，宜服附子汤、生姜汤、附子丸，针巨阙补之。

关上脉数，胃中有客热，宜服知母汤一作丸、除热汤，针巨阙上脘泻之。

关上脉缓，不欲食，此脾胃气不足，宜服平胃丸、补脾汤，又针章门补之。

关上脉滑，胃中有热，滑为热实气满，故不欲食，食即吐逆，宜服朴消麻黄汤、平胃丸③，一作宜服紫菀汤、人参大平胃丸。针胃脘泻之。

关上脉弦，胃中有冷，心下厥逆，脉弦胃气虚，宜服茱萸汤，温

---

① 饮即注利　孙本"饮"下有"冷"字。

② 襜襜大　谓脉形宽大。按"襜"，衣袖。"襜襜"，宏裕貌。《释名·释衣服》："衽，襜也。在旁襜襜然也。"

③ 朴消麻黄汤、平胃丸　《脉经》卷二·平三关病候并治宜作"紫菀汤下之大平胃丸"九字。

调饮食,针胃脘补之。

关上脉弱,胃气虚,胃中有客热①,脉弱为虚热作病,且说云:有热不可大攻之,热去即寒起,正宜服竹叶汤,针胃脘补之。

关上脉细虚,腹满,宜服生姜汤、茱萸蜀椒汤、白薇丸,针灸三脘。

关上脉涩,血气逆冷,脉涩为血虚,宜服干地黄汤、内补散②,针足太冲上补之。

关上脉芤,大便去血,宜服生地黄并生竹皮汤,灸膈俞,若重下去血,针关元,甚者服龙骨丸。关元一作巨阙。

关上脉伏,有水气,溏泄,宜服水银丸,针关元,利小便,止溏泄便止。

关上脉洪,胃中热,必烦懑,宜服平胃丸,针胃脘,先泻后补之。

关上脉沉,心下有冷气,苦满吞酸,宜服白薇丸③、茯苓丸、附子汤,针胃脘补之。

关上脉软,苦虚冷,脾气弱,重下病,宜服赤石脂汤、女萎丸,针关元补之。

关上脉迟,胃中寒,宜服桂枝丸、茱萸汤,针胃脘补之。

关上脉实,胃中痛,宜服栀子汤、茱萸乌头丸,针胃脘补之。

关上脉牢,脾胃气塞,盛热,即腹满响响④,宜服紫菀丸、泻脾丸,针灸胃脘泻之。

平尺脉主对法

尺脉浮者,客阳在下焦。

尺脉弱,下焦冷,无阳气,上热冲头面。

尺脉弱寸强,胃络脉伤。

---

① 胃中有客热　孙本“客”作“虚。”

② 内补散　“内”原作“四”,据《脉经》卷二·平三关病候并治宜改。

③ 白薇丸　《脉经》卷二·平三关病候并治宜“薇”下无“丸”字。

④ 响响　原作“向向”,今改。按“向”,通“响”,回声。《易经·系辞上》:“其受命也如向。”陆德明释文:“向,又作响”。

尺脉偏滑疾，面赤如醉，外热则病。

尺脉细微，溏泄，下冷利。《素问》云：尺寒脉细，谓之后泄。

尺脉虚小者，足胫寒，痿痹脚疼。

尺脉涩，下血不利，多汗。《素问》云：尺涩脉滑，谓之多汗。

尺脉沉而滑者，寸白虫。

尺脉细而急者，筋挛痹，不能行。

尺脉大者，热在脬①中，小便赤痛。

尺脉粗，常热者，谓之热中，腰胯疼，小便赤热。

尺脉按之不绝，妇人血闭，与关相应和滑者，男子气血实，妇人即为妊娠。

尺脉来而断绝者，男子小腹有滞气，妇人月水不利。

尺寸俱软弱，内愠热②，手足逆冷，汗出。

尺寸俱沉，关上无有者，苦心下喘。

尺寸俱沉，关上若有，苦寒心下痛，阴中冷，脚痹。

尺寸俱微，少心力不欲言，血气不足，其人脚弱短气。

尺寸俱数，手足头面有热；俱迟有寒，手足头面有冷风。

尺脉浮，下热风，小便难，宜服瞿麦汤、滑石散，针横骨、关元泻之。

尺脉紧，脐下痛，宜服当归汤，灸天枢，针关元补之。

尺脉微，厥逆，小腹中拘急，有寒气，宜服小建中汤，针气海。

尺脉数，恶寒，脐下热痛，小便赤黄，宜服鸡子汤、白鱼散，针横骨泻之。

尺脉缓，脚弱下肿，一无此四字。小便难，有余沥，宜服滑石汤、瞿麦散，针横骨泻之。

尺脉滑，血气实，经脉不利，宜服朴消煎、大黄汤，下去经血③，

---

① 脬(pāo　剖)　膀胱。《玉篇·肉部》："脬，膀胱也。"

② 愠(yǔn　允)热　郁热。按"愠"，郁结。《素问·玉机真脏论》："太过则令人逆气而背病，愠愠然。"张隐菴注："愠愠，忧郁不舒之貌。"

③ 经血　谓经脉中瘀滞之血。

针关元泻之。

尺脉弦，小腹疼，小腹及脚中拘急，宜服建中汤、当归汤，针气海[①]泻之。

尺脉弱，气少发热，骨烦，宜服前胡汤、干地黄茯苓汤，针关元补之。

尺脉涩，足胫逆冷，小便赤，宜服附子四逆汤，针足太冲补之。

尺脉芤，下焦虚，小便去血，宜服竹皮生地黄汤，灸丹田关元。

尺脉伏，小腹痛癥疝，水谷不化，宜服大平胃丸、桔梗丸，针关元补之。

尺脉沉，腰背痛，宜服肾气丸，针京门补之。

尺脉软，脚不收，风痹一无此五字，小便难，宜服瞿麦汤、白鱼散，针关元泻之。

尺脉牢，腹满阴中急，宜服葶苈子茱萸丸，针丹田关元中极。

尺脉迟，下焦有寒，宜服桂枝丸，针气海关元泻之[②]。

尺脉实，小腹痛，小便不禁，宜服当归汤加大黄一两，利大便，针关元补之。

五脏积聚第七

人病有积有聚有谷气谷一作系，夫积者，脏病，终不移也；聚者，腑病，发作有时，展转[③]痛移，为可治也；谷气者，胁下牵痛，按之则愈，愈复发为谷气。夫病以愈不得复发，今病复发，即为谷气也。

诸积大法：脉来而细软附骨者，为积也。寸口结，积在胸中，微出寸口，积在喉中；关上结，积在脐旁，微下关者，积在少腹；尺中结，积在气冲；上关上，积在心下。脉出在左积在左，脉出在右积在

① 气海　《脉经》卷二·平三关病候并治宜作“血海”。

② 针气海关元泻之　《脉经》卷二·平三关病候并治宜“泻”作“补”。

③ 展转　亦作“辗转”，转移不定貌。《文选·曹丕·杂诗》：“展转不能寐，披衣起彷徨。”

右，脉两出积在中央，各以其部处之。寸口沉而横者，胁下及腹中有横积痛。其脉弦①，腹中急痛，腰背痛相引，腹中有寒疝瘕。脉弦紧而细微者，癥也。夫寒痹癥瘕积聚之脉状皆弦紧，若在心下即寸弦紧，在胃脘即关弦紧，在脐下即尺弦紧。一曰关脉长弦，有积在脐左右上下。又脉癥法：左手脉横癥在左，右手脉横癥在右，脉头大在上，头小在下。又一法：横脉见左积在右，见右积在左。偏得洪实而滑亦为积，弦紧亦为积，为寒痹，为疝痛。内有积，不见脉，难治；见一脉相应，为易治；诸不相应，为不合治也。左手脉大右手脉小，上病在左胁，下病在左足；右手脉大左手脉小，上病在右胁，下病在右足。脉弦而伏者，腹中有癥不可转也，必死不治。脉来细而沉时直者，身有痈肿。若腹中有伏梁，脉来沉而虚者②，泄注也。脉来小沉实者，胃中有积聚，不可下，食即吐。

阴阳表里虚实第八

弦为少阳，缓为阳明，洪为太阳，三阳也；微为少阴，迟为厥阴，沉为太阴，三阴也。

脉有一阴一阳，一阴二阳，一阴三阳；有一阳一阴，一阳二阴，一阳三阴。如此言之，寸口有六脉俱动耶。然经言如此者，非有六脉俱动也，谓浮沉长短滑涩也。凡脉浮滑长者，阳也；沉涩短者，阴也。所以言一阴一阳者，谓脉来沉而滑也；一阴二阳者③，谓脉来沉滑而长也；一阴三阳者，谓脉来浮滑而长，时一沉也。所以言一阳一阴者，谓脉来浮而涩也；一阳二阴者，谓脉来长而沉涩也；一阳三阴者，谓脉来沉涩而短，时一浮也。各以其经所在，言病之逆顺也。

---

① 其脉弦　孙本“脉”上有“关”字。

② 脉来沉而虚者　孙本“沉”作“浮”。

③ 一阴二阳者　“一”原作“二”，据孙本、元本、明本、道藏本、四库本、《千金翼方》卷二十五・诊脉大意、《难经》卷一・经脉诊候改。

脉有阳盛阴盛，阴盛阳虚，何谓也。然。浮之损小，沉之实大，故曰阴盛阳虚；沉之损小，浮之实大，故曰阳盛阴虚，是谓阴阳虚实之意也。凡脉浮大数动长滑，阳也；沉涩弱弦短微，阴也。阳病见阴脉者，逆也，主死；阴病见阳脉者，顺也，主生。关前为阳，关后为阴，阳数即吐，阴微即下，阳弦则头痛，阴弦即腹痛，以依阴阳察病也。又尺脉为阴，阴脉常沉而迟；寸关为阳，阳脉但浮而速。有表无里，邪之所止得鬼病。何谓表里，寸尺为表，关为里，两头有脉，关中绝不至也。尺脉上不至关，为阴绝；寸脉下不至关，为阳绝。阴绝而阳微，死不治。呼为表属腑，吸为里属脏，阳微不能呼，阴微不能吸，呼吸不足，胸中短气。弱反在关，濡反在巅①，微在其上，涩反在下，微即阳气不足，沾热汗出②，涩即无血，厥而且寒。诸腑脉为阳，主热；诸脏脉为阴，主寒。阳微则汗，阴浮自下。《脉经》作阴微。阳数口生疮，阴数加微，必恶寒而烦扰不得眠。阳芤吐血，《脉经》作阳数则吐血。阴芤下血。《脉经》作阴涩即下血。无阳即厥，无阴即呕。

寸口脉浮大而疾者，名曰阳中之阳，病苦烦懑身热，头痛，腹中热。

寸口脉沉细者，名曰阳中之阴，病苦悲伤不乐，恶闻人声，少气，时汗出，阴气不通，不通一作并。臂不能举。《巢源》作臂偏不举。

尺脉沉细者，名曰阴中之阴，病苦两胫酸疼，不能久立，阴气衰，小便余沥，阴下湿痒。

尺脉滑而浮大者，名曰阴中之阳，病苦小腹痛满，不能溺，溺即阴中痛，大便亦然。

尺脉牢而长，关上无有，此为阴干阳，其人苦两胫重，少腹引腰痛。

寸口壮大，尺中无有，此为阳干阴，其人苦腰背痛，阴中伤，足胫寒。

人有三虚三实者，何谓也。然。有脉之虚实，有病之虚实，有诊之虚实。脉之虚实者，脉来濡者为虚，牢者为实也。病之虚实

---

① 巅　山顶。《玉篇·山部》："巅，顶也。"此谓寸脉。因寸脉在关脉之上，故称。
② 沾热汗出　谓身热而汗出浸润。按"沾"，浸湿，浸润。《史记·陈丞相世家》："勃又谢不知，汗出沾背，愧不能对。"

者，出者为虚，入者为实；言者为虚，不言者为实；缓者为虚，急者为实也。诊之虚实者，痒者为虚，痛者为实；外痛内快为外实内虚，内痛外快为内实外虚。故曰虚实也。

问曰：何谓虚实。答曰：邪气盛则实，精气夺则虚。何谓重实。所谓重实者，大热病气热脉满，是谓重实也。脉盛，皮热，腹胀，前后不通，悗瞀①，为五实；脉细，皮寒，气少，泄痢注前后，饮食不入，为五虚。

何时得病第九

何以知人露卧得病，阳中有阴也；何以知人夏月得病，诸阳入阴也。何以知人春得病，无肝脉也；无心脉，夏得病；无肺脉，秋得病；无肾脉，冬得病；无脾脉，四季之月得病。

扁鹊华佗察声色要诀第十

病人五脏已夺②，神明不守，声嘶者死。

病人循衣缝，谵言者，不可治。

病人阴阳俱绝，掣衣掇空，妄言者死。

病人妄语错乱及不能语者，不治，热病者可治。

病人阴阳俱绝，失音不能言者，三日半死。

病人两目眦有黄色起者，其病方愈。

病人面黄目青者不死，青如草滋死。

病人面黄目赤者不死，赤如衃血死。

病人面黄目白者不死，白如枯骨死。

---

① 悗(mán　蛮)瞀　心中烦乱。按“悗”，烦闷。《灵枢经・五乱》：“清浊相干，乱于胸中，是谓大悗。”“瞀”，心中闷乱。《素问・至真要大论》：“食已而瞀。”又，《素问・玉机真脏论》“悗”作“闷”。

② 五脏已夺　谓五脏精气已经衰竭。按“夺”，丧失。《说文解字・隹部》：“奪，手推隹失之也。”段玉裁注：“引申为凡失去物之偁。凡手中遗落物当作此字。”

病人面黄目黑者不死，黑如炱①死。

病人面目俱等者不死。

病人面黑目青者不死。

病人面青目白者死。

病人面赤目青者，六日死。

病人面黄目青者，九日必死，是谓乱经。饮酒当风，邪入胃经，胆气妄泄，目则为青，虽有天救，不可复生。

病人面赤目白者，十日死。忧恚思虑，心气内索，面色反好，急求棺椁。

病人面白目黑者死，此谓荣华已去，血脉空索。

病人面黑目白者，八日死。肾气内伤，病因留积。

病人面青目黄者，五日死。病人著床，心痛短气，脾竭内伤，百日复愈，能起彷徨，因坐于地，其立倚床，能治此者，可谓神良。

病人面无精光，若土色，不受饮食者，四日死。

病人目无精光及牙齿黑色者，不治。

病人耳目鼻口有黑色起，入于口者，必死。

病人耳目及颧颊赤者，死在五日中。

病人黑色出于额上发际，下直鼻脊两颧上者，亦死在五日中。

病人及健人黑色若白色起，入目及鼻口者，死在三日中。

病人及健人面忽如马肝色，望之如青，近之如黑者死。

病人面黑，目直视，恶风者死。

病人面黑唇青者死。

病人面青唇黑者死。

病人面黑，两胁下满，不能自转反者死。

病人目回回②直视，肩息者，一日死。

---

① 黑如炱　黑似煤灰。按“炱”，烟气凝积而成的黑灰，即烟尘。《
字·火部》：“炱，灰，炱煤也。”

② 回回　惊骇貌。《汉书·扬雄传》：“徒回回以徨徨兮，魂固眇
颜师古注：“言骇其深博。”

病人阴结阳绝，目精脱，恍惚者死。

病人阴阳绝竭，目眶陷者死。

病人眉系倾者，七日死。

病人口如鱼口，不能复闭，而气出多不返者死。

病人口张者，三日死。

病人唇青，人中反者，三日死。

病人唇反，人中满者死。

病人唇口忽干者，不治。

病人唇肿齿焦者死。

病人齿忽变黑者，十三日死。

病人舌卷卵缩者，必死。

病人汗出不流，舌卷黑者死。

病人发直者，十五日死。

病人发如干麻，善怒者死。

病人发与眉冲起者死。

病人爪甲青者死。

病人爪甲白者，不治。

病人手足爪甲下肉黑者，八日死。

病人荣卫竭绝，面浮肿者死。

病人卒肿，其面苍黑者死。

病人手掌肿，无纹者死。

病人脐肿反出者死。

病人阴囊茎俱肿者死。

病人脉绝口张，足肿者，五日死。

病人足趺①肿，呕吐头重者死。

病人足趺上肿，两膝大如斗者，十日死。

病人卧，遗屎不觉者死。

跗。脚背。《玉篇·足部》："跗，《仪礼》：綦结于跗。跗，足上也。
上。"

病人尸臭者，不可治。

肝病皮白，肺之日庚辛死。

心病目黑，肾之日壬癸死。

脾病唇青，肝之日甲乙死。

肺病颊赤目肿，心之日丙丁死。

肾病面肿唇黄，脾之日戊己死。

青欲如苍璧之泽，不欲如蓝。

赤欲如帛裹朱，不欲如赭。

白欲如鹅羽，不欲如盐。

黑欲如重漆，不欲如炭。

黄欲如罗裹雄黄，不欲如黄土。

诊五脏六腑气绝证候第十一

病人肝绝，八日死，何以知之。面青，但欲伏眠，目视而不见人，汗一作泣出如水不止。一曰二日死。

病人胆绝，七日死，何以知之。眉为之倾。

病人筋绝，九日死，何以知之。手足爪甲青，呼骂不休。一曰八日死。

病人心绝，一日死，何以知之。肩息回视①，立死。一曰目亭亭，二日死。

病人肠一云小肠绝，六日死，何以知之。发直如干麻，不得屈伸，白汗不止。

病人脾绝，十二日死，何以知之。口冷足肿，腹热胪胀，泄利不觉，出无时度。一曰五日死。

病人胃绝，五日死，何以知之。脊痛腰中重，不可反覆。一曰腓肠平，九日死。

---

① 肩息回视　谓呼吸困难，张口抬肩，目神恐惧而直视。按“肩息”，呼吸困难，张口抬肩的样子。《素问·通评虚实论》张隐菴注：“肩息者，呼吸摇肩者。”“回视”，即“回回直视”。惊惧直视貌。

病人肉绝，六日死，何以知之。耳干，舌皆肿，溺血，大便赤泄。一曰足肿，九日死。

病人肺绝，三日死，何以知之。口张，但气出而不还。一曰鼻口虚张，短气。

病人大肠绝，不治，何以知之。泄利无度，利绝则死。

病人肾绝，四日死，何以知之。齿为暴枯，面为正黑，目中黄色，腰中欲折，白汗出如流水。一曰人中平，七日死。

病人骨绝，齿黄落，十日死。

诸浮脉无根者，皆死，以上五脏六腑为根也。

诊四时相反脉第十二

春三月，木旺，肝脉治，当先至，心脉次之，肺脉次之，肾脉次之，此为旺相顺脉也。到六月土旺，脾脉当先至而反不至，反得肾脉，此为肾反脾也，七十日死。何谓肾反脾，夏火旺，心脉当先至，肺脉次之，而反得肾脉，是谓肾反脾，期五月六月，忌丙丁。脾反肝，三十日死。何谓脾反肝，春肝脉当先至而反不至，脾脉先至，是谓脾反肝，期正月二月，忌甲乙。肾反肝，三岁死。何谓肾反肝，春肝脉当先至而反不至，肾脉先至，是谓肾反肝，期七月八月，忌庚辛。肾反心，二岁死。何谓肾反心，夏心脉当先至而反不至，肾脉先至，是谓肾反心，期六月，忌戊己。此中不论肺金之气，疏略未谕，指南，又推五行，亦颇颠倒，待求别录上。

凡疗病，察其形貌神气色泽，脉之盛衰，病之新故，乃可治之。形气相得，色泽以浮，脉从四时，此为易治；形气相失，色夭不泽，脉实坚甚，脉逆四时，此为难治。逆四时者，春得肺脉，夏得肾脉，秋得心脉，冬得脾脉，其至皆悬绝涩者，曰逆。春夏沉涩，秋冬浮大，病热。脉静泄痢，脉大脱血，脉实病在中，脉坚实病在外，脉不实，名逆四时，皆难疗也。凡四时脉皆以胃气为本，虽有四时旺相之脉，无胃气者难瘥也。何谓胃脉，来弱以滑者是也，命曰易治。

诊脉动止投数疏数死期年月第十三

脉一动一止，二日死。一经云一日死。

脉二动一止，三日死。

脉三动一止，四日死，或五日死。

脉四动一止，六日死。

脉五动一止，七日死，或五日死。

脉六动一止，八日死。

脉七动一止，九日死。

脉八动一止，十日死。

脉九动一止，九日死，又云十一日死。一经云十三日死，若立春死。

脉十动一止，立春死。一经云立夏死。

脉十一动一止，立夏死。一经云夏至死，又云立秋死。

脉十二动十三动一止，立秋死。一经云立冬死。

脉十四动十五动一止，立冬死。一经云立夏死。

脉二十动一止，一岁死，若立秋死。

脉二十一动一止，二岁死。

脉二十五动一止，二岁死。一经云一岁死。又云立冬死。

脉三十动一止，二岁死，若三岁死。

脉三十五动一止，三岁死。

脉四十动一止，四岁死。

脉五十动一止，五岁死。

不满五十动一止，五岁死。

五行气毕，阴阳数同，荣卫出入，经脉通流，昼夜百刻，五德相生。

脉来五十投而不止者，五脏皆受气，即无病也。

脉来四十投而一止者，一脏无气，却后四岁，春草生而死。

脉来三十投而一止者，二脏无气，却后三岁，麦熟而死。

脉来二十投而一止者，三脏无气，却后二岁，桑椹赤而死。

脉来十投而一止者，四脏无气，岁中死，得节不动，出清明死，远不出谷雨死矣。

脉来五动而一止者，五脏无气，却后五日而死。

脉一来而久住者，宿病在心，主中治。

脉二来而久住者，病在肝，枝中治。

脉三来而久住者，病在脾，下中治。

脉四来而久住者，病在肾，间中治。

脉五来而久住者，病在肺，枝中治。

五脉病，虚羸人得此者死，所以然者，药不得而治，针不得而及。盛人可治，气全故也。

扁鹊诊诸反逆死脉要诀第十四

扁鹊曰：夫相死脉之气，如群鸟之聚，一马之驭，系水交驰之状，如悬石之落，出筋之上，藏筋之下，坚关之里，不在荣卫，伺候交射，不可知也。

脉病人不病，脉来如屋漏雀啄者死。屋漏者，其来既绝而止，时时复起，而不相连属也。雀啄者，脉来甚数而疾，绝止复顿来也。又经言：得病七八日，脉如屋漏雀啄者死，脉弹人手如黍米也。脉来如弹石，去如解索者死。弹石者，辟辟急也。解索者，动数而随散乱，无复次绪也。脉困，病人脉如虾之游，如鱼之翔者死。虾游者，苒苒而起，寻复退没，不知所在，久乃复起，起辄迟而没去速者是也。鱼翔者，似鱼不行而但掉尾，动头身摇而久住者是也。脉如悬薄卷索者死，脉如转豆者死，脉如偃刀者死，脉涌涌不去者死，脉忽去忽来，暂止复来者死，脉中侈者死，脉分绝者死，上下分散也。脉有表无里者死。经名曰结，去即死。何谓结，脉在指下如麻子动摇，属肾，名曰结，去死近也。脉五来不复增减者死，经名曰代。何谓代脉，五来一止也。脉七来是人一息，半时不复增减，亦名曰代，正死不疑。经言病或有死，或有不治自愈，或有连年月而不已，其死生存亡，可切脉而知之耶，然可具知也。

设病者若闭目不欲见人者，脉当得肝脉弦急而长，而反得肺脉,浮短而涩者死。

病若开目而渴,心下牢者,脉当得紧实而数,反得沉滑而微[①]者死。

病若吐血复鼽衄者,脉当得沉细,而反得浮大牢者死。

病若谵言妄语,身当有热,脉当洪大,而反得手足四逆,脉反沉细微者死。

病若大腹而泄,脉当微细而涩,反得紧大而滑者死,此之谓也。

经言形脉与病相反者死,奈何?然:病若头痛目痛,脉反短涩者死。

病若腹痛,脉反浮大而长者死。

病若腹满而喘,脉反滑利而沉者死。

病若四肢厥逆,脉反浮大而短者死。

病若耳聋,脉反浮大而涩者死。《千金翼》云:脉大者生,沉迟细者难治。

病若目䀮䀮,脉反大而缓者死。

左有病而右痛,右有病而左痛,下有病而上痛,上有病而下痛,此为逆,逆者死不可治。

脉来沉之绝濡,浮之不止推手者,半月死。一作半日。

脉来微细而绝者。人病当死。

人病脉不病者生,脉病人不病者死。

人病尸厥,呼之不应,脉绝者死,脉当大反小者死。

肥人脉细小如丝,欲绝者死。

羸人得躁脉者死。

人身涩而脉来往滑者死。

人身滑而脉来往涩者死。

人身小而脉来往大者死。

人身大而脉来往小者死。

人身短而脉来往长者死。

人身长而脉来往短者死。

---

① 沉滑而微 《难经·十七难》"滑"作"濡"。

尺脉上应寸口太迟者，半日死。《脉经》云：尺脉不应寸，时如驰，半日死。

诊五脏六腑十二经脉，皆有相反，有一反逆，即为死候也。

诊百病死生要诀第十五

凡诊脉，当视其人大小长短及性气缓急，脉之迟速大小长短，皆如其人形性者吉，反之者凶。

诊伤寒热盛，脉浮大者生，沉小者死。伤寒已得汗，脉沉小者生，浮大者死。

温病三四日以下不得汗，脉大疾者生，脉细小难得者死不治。

温病时行大热，其脉细小者死。《脉经》时行作攘攘。

温病下利，腹中痛甚者死，不治。

温病汗不出，出不至足者死。厥逆汗出，脉坚强急者生，虚缓者死。

热病二三日，身体热，腹满头痛，食饮如故，脉直而疾者，八日死。四五日头痛，腹痛而吐，脉来细强，十二日死。八九日头不疼，身不痛，目不赤，色不变，而反利，脉来叠叠①，按之不弹手，时大，心下坚，十七日死。

热病七八日，脉不软一作喘不散一作数者，当喑，喑后三日，温汗不出者死。

热病七八日，其脉微细，小便不利②，加暴口燥，脉代，舌焦干黑者死。

热病未得汗，脉盛躁疾，得汗者生，不得汗者难瘥。

热病已得汗，脉静安者生，脉躁者难治。

热病脉躁盛而不得汗者，此阳之极也，十死不治。

---

① 叠叠　累累不断貌。“叠叠”原作“牒牒”，今改。按“牒”，通“叠”。累。《说文通训定声·谦部》：“牒，假借为叠。”《淮南子·本经》：“积牒旋（琁）石，以纯脩碕。”高诱注：“牒，累。”

② 小便不利　孙本“不利”作“赤黄”。

热病已得汗，脉常躁盛，阴气之极也，亦死。《太素》作阳极。

热病已得汗，常大热不去者，亦死。大一作专。

热病已得汗，热未去，脉微躁者，慎不得刺治也。

热病发热甚者，其脉阴阳皆竭，慎勿刺，不汗出，必下利。

诊人被风不仁痿蹶，其脉虚者生，《巢源》云：虚数者生。坚急疾者死。

诊癫病，虚则可治，实则死。

癫疾脉实坚者生，脉沉细小者死。

癫疾脉搏大滑者，久久自已。其脉沉小急实，不可治，小坚急亦不可疗。

诊头痛目痛，久视无所见者死。久视一作卒视。

诊人心腹积聚，其脉坚强急者生，虚弱者死。又实强者生，沉者死。其脉大，腹大胀，四肢逆冷，其人脉形长者死，腹胀满，便血，脉大时绝极下血，脉小疾者死。

心腹痛，痛不得息，脉细小迟者生，坚大疾者死。

肠澼便血，身热则死，寒则生。

肠澼下白沫，脉沉则生，浮则死。

肠澼下脓血，脉悬绝则死，滑大则生。

肠澼之属，身热①，脉不悬绝滑大者生，悬绝者死，以脏期之。

肠澼下脓血，脉沉小流连者生，数疾且大有热者死。

肠澼筋挛，其脉小细安静者生，浮大紧者死。

洞泄，食不化，下脓血，脉微小者生，紧急者死。

泄注，脉缓，时小结者生，浮大数者死。

䘌蚀，阴疰，其脉虚小者生，紧急者死。

咳嗽，脉沉紧者死，浮直者生，浮软者生，小沉伏匿者死。

咳嗽，羸瘦，脉形坚大者死。

咳，脱形发热，脉小坚急者死，肌瘦下脱形，热不去者死。

咳而呕，腹胀且泄，其脉弦急欲绝者死。

---

① 身热　孙本、《素问·通评虚实论》“身”下并有“不”字。

吐血衄血，脉滑小弱者生，实大者死。

汗出若衄，其脉小滑者生，大躁者死。

唾血，脉紧强者死，滑者生。

吐血而咳上气，其脉数有热，不得卧者死。

伤寒家咳而上气，其脉数散者死，为其人形损故也。

上气，脉数者死，为其形损故也。

上气，喘息低昂，其脉滑，手足温者生。脉涩，四肢寒者死。

上气，面浮肿肩息，其脉大，不可治，加利必死。一作又甚。

上气注液[①]，其脉虚宁宁伏匿[②]者生，坚强者死。

寒气上攻，脉实而顺滑者生，实而逆涩则死。《太素》云：寒气暴上脉满实何如。曰：实而滑则生，实而逆则死。其形尽满何如。曰：举形尽满者，脉急大坚，尺满而不应，如是者顺则生，逆则死。何谓顺则生，逆则死，曰：所谓顺者，手足温也；所谓逆者，手足寒也。

消渴，其脉数大者生，细小浮短者死。

痟瘅[③]，脉实大，病久可治；脉悬小坚急，病久不可治。

消渴，脉沉小者生，实坚大者死。

水病，脉洪大者可治，微细者不可治。

水病胀闭，其脉浮大软者生，沉细虚小者死。

水病，腹大如鼓，脉实者生，虚者死。

卒中恶，吐血数升，脉沉数细者死，浮大疾快者生。

卒中恶，腹大四肢满，脉大而缓者生，紧而浮者死，紧细而微者亦生。

病疮，腰脊强急瘛疭者，皆不可治。

寒热瘛疭，其脉代绝者死。

金疮血出太多，其脉虚细者生，数实大者死。

---

① 注液　谓大汗渗泄。按“注”，流注，倾泻。《三国志·吴志·朱然传》：“立楼橹临城，弓矢雨注。”“液”，津液。《玉篇·水部》：“液，津也。”《灵枢经·五癃津液别》：“水谷入于口，输于肠胃，其液别为五。”此谓汗液。

② 脉虚宁宁伏匿　谓脉象虚静不躁，隐伏难触。按“宁宁”，安静貌。《尔雅·释诂上》：“宁，静也。”

③ 痟瘅　孙本作“痟渴”。

金疮出血,脉沉小者生,浮大者死。

斫疮出血一二石,脉来大,二十日死。

斫刺俱有病,多少血出,不自止断者,脉止脉来大者,七日死。

从高顿仆①,内有血,腹胀满,其脉坚强者生,小弱者死。

人为百药所中伤,脉微细者死,洪大而速者生。《脉经》速作迟。

人病甚而脉不调者,难瘥。

人病甚而脉洪,易瘥。

人阴阳俱结者,见其上齿如熟小豆,其脉躁者死。结一作竭。

人内外俱虚,身体冷而汗出,微呕而烦扰,手足厥逆,体不得安静者死。

脉实满,手足寒,头热,春秋生,冬夏死。

老人脉微,阳羸阴强者生,脉焱大②加息③者死。

阴弱阳强,脉至而代,奇月而死。

尺脉涩而坚,为血实气虚也。其发病腹痛逆满,气上行,此为妇人胞中绝伤,有恶血,久成结瘕,得病以冬时,黍穄赤而死④。

尺脉细而微者,血气俱不足,细而来有力者,是谷气不充,病得节辄动⑤,枣叶生而死,此病秋时得之。

左手寸口脉偏动,乍大乍小不齐,从寸口至关,关至尺三部之位,处处动摇,各异不同,其人病仲夏得之此脉,桃花落而死。花一作叶。

右手寸口脉偏沉伏,乍小乍大,朝来浮大,暮夜沉伏,浮大即太

---

① 顿仆　跌落坠仆。按“顿”,僵仆。《广雅·释诂四》:“顿,僵也。”

② 焱(yàn　焰)大　盛大。按“焱”,旺盛。《说文解字·火部》:“焱,火华也。从三火。”段玉裁注:“凡物盛则三之。”

③ 加息　谓气息急数。按“加”,增益。《尔雅·释诂上》:“加,重也。”郝懿行义疏:“加者,增也,益也,故为重。”

④ 黍(shǔ　暑)穄(jì　寄)赤而死　谓病者至秋日黍穄成熟时即死。按“黍”,俗称黄米。“穄”与“黍”相类而不黏,俗称糜子。“赤”,黍穄成熟时呈赤色,故称。

⑤ 病得节辄动　谓病气逢其盛时则鼓动,以致脉细而反有力。按“节”,时。《荀子·正名》:“性伤谓之病,节遇谓之命。”杨倞注:“节,时也。”

过，上出鱼际，沉伏即下，不至关中，往来无常，时时复来者，榆叶枯落而死。叶一作荚。

右手尺部①脉三十动一止，有顷更还，二十动一止，乍动乍疏，不与息数相应，其人虽食谷犹不愈，蘩草生而死②。

左手尺部③脉四十动而一止，止而复来，来逆如循直木，如循张弓弦，縆縆然④如两人共引一索，至立春而死。《脉经》作至立冬死。

诊三部脉虚实决死生第十六

凡三部脉大都欲等，只如小人细人妇人脉小软。小儿四五岁者，脉呼吸八至，细数吉。《千金翼》云：人大而脉细，人细而脉大，人乐而脉实，人苦而脉虚；性急而脉缓，性缓而脉躁；人壮而脉细，人羸而脉大，此皆为逆，逆则难治，反此为顺，顺则易治。凡妇人脉常欲濡弱于丈夫。小儿四五岁者，脉自快疾，呼吸八至也。

三部脉或至或不至，冷气在胃中，故令脉不通。

三部脉虚，其人长病得之死。虚而涩，长病亦死，虚而滑亦死，虚而缓亦死。虚而弦急，癫病亦死。

三部脉实而大⑤，长病得之死。实而滑，长病得之生，卒病得之死。实而缓亦生，实而紧亦生，实而紧急，癫病可治之。

三部脉强，非称其人⑥，病便死。

---

① 右手尺部　孙本"右"作"左"。

② 蘩草生而死　谓病者至春日蘩草初生时即死。按"蘩草"，即蘩，亦即白蒿，春始生，嫩苗可食。《尔雅·释草》："蘩，皤蒿。"郭璞注："白蒿"。《左传·隐公三年》孔颖达疏引陆玑曰："凡艾白色为皤蒿。今白蒿春始生，及秋香美，可生食，又可蒸。"

③ 左手尺部　孙本"左"作"右"。

④ 縆縆然　引急，绷急貌。按"縆"，引急，绷急。《集韵·登韵》："縆，《说文》：大索也。一曰急也。或省。"

⑤ 实而大　元本、明本、道藏本、四库本"大"并作"长"。

⑥ 非称其人　谓脉形不与病情相合。按"称"，适宜，相当。《荀子·礼论》："贵贱有等，长幼有差，贫富轻重皆有称者也。"杨倞注："称谓各当其宜。"

三部脉羸①,非其人,得之死。

三部脉粗,长病得之死,卒病得之生。

三部脉细而软,长病得之生,细而数亦生,微而紧亦生。

三部脉微而伏,长病得之死。

三部脉软,长病得之,不治自愈,治之死,卒病得之生。

三部脉浮而结,长病得之死。浮而滑,长病亦死。

三部脉浮而数,长病风得之生,卒病得之死。

三部脉芤,长病得之生。

三部脉弦而数,长病得之生,卒病得之死。

三部脉革,长病得之死,卒病得之生。

三部脉坚而数,如银钗股,蛊毒病必死。数而软,蛊毒病得之生。

三部脉潎潎如羹上肥,长病得之死,卒病得之生。

三部脉连连如蜘蛛丝,长病得之死,卒病得之生。

三部脉如霹雳,长病得之死。

三部脉如角弓,长病得之死。

三部脉累累如贯珠,长病得之死。

三部脉如水淹然流,长病不治自愈,治之反死。

三部脉如屋漏,长病十四日死。《脉经》云:十日死。

三部脉如雀啄,长病七日死。

三部脉如釜中汤沸,朝得暮死,夜半得日中死,日中得夜半死。

三部脉急切,腹间病,又婉转腹痛②,针上下瘥。

(任娟莉)

---

① 脉羸　谓脉形弱而小。按“羸”,微弱。《玉篇·羊部》:“羸,弱也”。

② 婉转腹痛　谓因腹痛而屈曲腰体。按“婉转”,又作“宛转”,曲屈貌。《淮南子·精神》:“屈伸俯仰,抱天命而婉转。”

备急千金要方校释卷第二十九针灸上

朝奉郎守太常少卿充秘阁校理判登闻检院上
护军赐绯鱼袋臣林亿等校正

明堂三人图第一
手足三阴三阳穴流注法第二上下
针灸禁忌法第三
五脏六腑变化旁通诀第四
用针略例第五
灸例第六
大医针灸宜忌第七

明堂三人图第一仰人十四门　伏人十门　侧人六门

夫病源所起,本于脏腑,脏腑之脉,并出手足,循还腹背,无所不至,往来出没,难以测量。将欲指取其穴,非图莫可。备预之要,非灸不精。故《经》曰:汤药攻其内,针灸攻其外,则病无所逃矣。方知针灸之功,过半于汤药矣。然去圣久远,学徒蒙昧,孔穴出入,莫测经源,济弱扶危,临事多惑。余慨其不逮,聊因暇隙,鸠集今古名医明堂①,以述《针灸经》一篇,用补私阙。庶依图知穴,按经识分,则孔穴亲疏,居然可见矣。旧明堂图年代久远,传写错误,不足指南,今一依甄权等新撰为定云耳。若依明堂正经,人是②七尺六寸四分之身,今半之为图,人身长三尺八寸二分,其孔穴相去亦皆半之。以五分为寸,其尺用夏家古尺。司马六尺为步,即江淮吴越

① 明堂　即人体经脉孔穴图。亦称明堂图或明堂孔穴图。《医说》:"今医家计针灸之穴,为偶人点老其处,名明堂。"
② 人是　《外台秘要》卷三十九"是"作"长"。

所用八寸小尺是也。其十二经脉，五色作之。奇经八脉，以绿色为之。三人孔穴共六百五十穴，图之于后，亦睹之便令了[①]耳。仰人二百八十二穴，背人一百九十四穴，侧人一百七十四穴，穴名共三百四十九，单穴四十八名，双穴三百一名。

仰人明堂图十四门　一百五十七穴。内三十二穴单，一百二十五穴双

仰人头面三十六穴远近法第一

头部中行

上星　在颅上直鼻中央，入发际一寸，陷容豆。

囟会　在上星后一寸陷者中。

前顶　在囟会后一寸半骨陷中。

百会　在前顶后一寸半顶中心。

头第二行

五处　在头上，去上星旁[②]一寸半。

承光　在五处后一寸，不灸。一本言一寸半。

通天　在承光后一寸半

头第三行

临泣　在目上眦直上，入发际五分陷者中。

目窗　在临泣后一寸。

正营　在目窗后一寸。

正面部中行

神庭　在发际直鼻，不刺。

素窌　在鼻柱端。

水沟　在鼻柱下人中。

兑端　在唇上端。

---

① 了　明白，懂得。《尔雅·序》："其所易了，阙而不论。"邢昺疏："谓通见诗书不难晓了者，则不须援引，故阙而不论也。"

② 旁　原作"傍"，今改。按"傍"，同"旁"。《广韵·唐韵》："傍，亦作旁。"

龈交　在唇内齿上龈缝。

承浆　在颐前下唇之下。

廉泉　在颔下结喉，上舌本。

面部第二行

曲差　夹神庭旁一寸半，在发际。

攒竹　在眉头陷中。

精明①　在目内眦外。

巨窌　夹鼻旁八分，直瞳子。

迎香　在和窌上一寸，鼻孔旁。

禾窌　直鼻孔下，夹水沟旁五分。

面部第三行

阳白　在眉上一寸，直瞳子。

承泣　在目下七分，直瞳子，不灸。

四白　在目下一寸。

地仓　夹口旁四分。

大迎　在曲颔前一寸二分，骨陷中动脉。

面部第四行

本神　夹曲差旁一寸半，在发际。一云直耳上入发际四分。

丝竹空　在眉后陷中，不灸。

瞳子窌，在目外去眦五分。一名太阳，一名前关。

面部第五行

头维　在额角发际，本神旁一寸半，不灸。

颧窌　在面鼽骨②下，下廉陷中。

上关　在耳前上廉起骨，开口取之。一名客主人。

下关　在客主人下，耳前动脉下空下廉，合口有空，张口则闭。

---

① 精明　经穴名，即"睛明"，属足太阳膀胱经，位于目内眦之内上方一分处。主治目赤肿痛等。

② 鼽（qiú　求）骨　颧骨。参见本书卷十一·肝脏脉论第一"鼽"条注释。

颊车　在耳下曲颊端陷者中。

胸部中央直下七穴远近法第二

天突　在颈结喉下五寸宛宛中。

旋机[①]　在天突下一寸陷中,仰头取之。

华盖　在旋机下一寸陷中,仰而取之。

紫宫　在华盖下一寸六分陷中,仰而取之。

玉堂　在紫宫下一寸六分陷中。

亶中　在玉堂下一寸六分,横直两乳间。

中庭　在亶中下一寸六分陷中。

胸部第二行六穴远近法第三

俞府　在巨骨下去旋机旁各二寸陷者中,仰而取之。

或中　在俞府下一寸六分陷中,仰卧取之。

神藏　在或中下一寸六分陷中,仰而取之。

灵墟　在神藏下一寸六分陷中,仰卧取之。墟或作墙。

神封　在灵墟下一寸六分。

步郎　在神封下一寸六分陷中,仰而取之。

胸部第三行六穴远近法第四

气户　在巨骨下夹俞府两旁各二寸陷中,仰而取之。

库房　在气户下一寸六分陷中,仰而取之。

屋翳　在库房下一寸六分陷中,仰而取之。

膺窗　在屋翳下一寸六分。

乳中　禁不灸刺。

乳根　在乳下一寸六分陷中,仰而取之。

---

① 旋机　经穴名,即"璇玑",属任脉,位于胸正中线,当天突穴下一寸处。主治咳嗽气喘,胸痛等。

胸部第四行六穴远近法第五

云门　在巨骨下夹气户两旁各二寸,陷中动脉应手,举臂取之。

中府　在云门下一寸,一云一寸六分,乳上三肋间动脉应手陷中。

周荣　在中府下一寸六分陷中,仰而取之。

胸卿　在周荣下一寸六分陷中,仰而取之。

天溪　在胸卿下一寸六分陷中,仰而取之。

食窦　在天溪下一寸六分,举臂取之。

腹中第一行十四穴远近法第六

鸠尾　在臆前①蔽骨下五分,不灸刺。

巨阙　在鸠尾下一寸。

上脘　在巨阙下一寸,去蔽骨三寸。

中脘　在上脘下一寸。

建里　在中脘下一寸。

下脘　在建里下一寸。

水分　在下脘下一寸,脐上一寸。

脐中　禁不刺。

阴交　在脐下一寸。

气海　在脐下一寸半。

石门　在脐下二寸,女子不灸。

关元　在脐下三寸。

中极　在脐下四寸。

曲骨　在横骨之上,中极下一寸毛际陷中。

腹第二行十一穴远近法第七

幽门　在巨阙旁半寸陷中。心脏卷云:夹巨阙两边相去各一寸。

---

① 臆前　胸骨之前。按“臆”,胸骨。《说文解字·肉部》:“肊,胸骨也……或从意。”

通谷　在幽门下一寸。

阴都　在通谷下一寸。

石关　在阴都下一寸。一名石阙。

商曲　在石阙下一寸。一名高曲。

肓俞　在商曲下一寸，直脐旁各五分。

中注　在肓俞下五分。

四满　在中注下一寸。肺脏卷云：夹丹田

气穴　在四满下一寸。《妇人方》上卷云：在关元左边二寸是。右二寸名子户。

大赫　在气穴下一寸。肾脏卷云：在屈骨端三寸。

横骨　在大赫下一寸。肾脏卷云：名屈骨，在阴上横骨中央宛曲如却月中央是。

腹第三行十二穴远近法第八

不容　在幽门旁各一寸五分，去任脉二寸，直四肋端①，相去四寸。

承满　在不容下一寸。

梁门　在承满下一寸。

关门　在梁门下一寸，太一上。

太一②　在关门下一寸。

滑肉门　在太一下一寸。

天枢　一名长溪，去肓俞一寸半，直脐旁二寸。脾脏卷云：名长谷，夹脐相去五寸，一名循际。

外陵　在天枢下半寸，大巨上。

大巨　在脐下一寸两旁各二寸，长溪下二寸。

水道　在大巨下三寸。

---

① 去任脉二寸，直四肋端　《针灸甲乙经》卷三。第二十一作“去任脉三寸，至两肋端。”

② 太一　经穴名，即“太乙”，属足阳明胃经。位于腹正中线脐上二寸处。主治胃痛，腹胀等。

归来　在水道下二寸。《外台》作三寸。

气冲　在归来下一寸，鼠鼷①上一寸。《素问·刺热论》注云：在腹脐下横骨两端，鼠鼷上一寸动脉应手。

腹第四行七穴远近法第九

期门　在第二肋端，不容旁各一寸半，上直两乳。

日月　在期门下五分。

腹哀　在日月下一寸半。

大横　在腹哀下二寸，直脐旁《甲乙》云：三寸。

腹结　在大横下一寸三分。

府舍　在腹结下三寸。

冲门　上去大横五寸，在府舍下横骨两端约中。

手太阴肺经十穴第十

少商　在手大指端内侧，去爪甲角如韭叶。

鱼际　在手大指本节后内侧散脉中。

大泉　在手掌后陷者中。此即太渊也，避唐祖名，当时改之，今存此名不改正，恐后人将为别是一穴也。

经渠　在寸口陷者中，不灸。

列缺　在腕上一寸半，手太阴络，别走阳明。

孔最　在腕上七寸，手太阴郄也。

尺泽　在肘中约上动脉。

侠白　在天府下，去肘五寸动脉。

天府　在腋下三寸，不灸。

臑会　在臂前廉，去肩头三寸。《甲乙》：此穴在肩部，《外台》属大肠，《铜人经》属三焦。

手厥阴心主经八穴第十一

中冲　在手中指端，去爪甲如韭叶陷者中。

---

① 鼠鼷（xī　溪）　也作“鼠蹊”。指大腿和腹部相连的部分，即腹股沟。

劳宫　在掌中央动脉。

大陵　在掌后两骨间①

内关　在掌后去腕二寸《外台》作五寸，手心主络②，别走少阳。

间使　在掌后三寸两筋间。

郄门　在掌后去腕五寸，《外台》云：去内关五寸。手厥阴郄也。

曲泽　在肘内廉下陷者中，屈肘得之。

天泉　在腋下二寸，举腋取之。

手少阴心经八穴第十二

少冲　在手小指内廉之端，去爪甲如韭叶。

少府　在手小指大节后陷者中，直劳宫。大节又作本节。

神门　在掌后兑骨③端陷者中。

阴郄　在掌后动脉中，去腕半寸，手少阴郄也。

通理④　在腕后一寸，手少阴络，别走太阳。

灵道　在掌后一寸半。

少海　在肘内廉节后陷中。

极泉　在腋下筋间动脉，入骨⑤。

足太阴脾经十一穴第十三

隐白　在足大趾端内侧，去爪甲如韭叶。

---

① 两骨间　《针灸甲乙经》卷三·第二十五、《千金翼方》卷二十六·取孔穴法“骨”并作“筋”。

② 手心主络　“络”原作“胳”，据元本、道藏本、四库本改。凡本书内经络之“胳”悉据此改为“络”。

③ 兑骨　骨骼部位名，亦称锐骨。指手腕背部小指一侧的骨性隆起，今称尺骨茎突。

④ 通理　经穴名，即“通里”，属手少阳心经，位于前臂掌侧，当尺侧腕屈肌腱桡侧沿，腕横纹上一寸处。主治心痛，心悸怔忡，咽喉肿痛等。

⑤ 入骨　《针灸甲乙经》卷三·第二十六、《千金翼方》卷二十六·取孔穴法“骨”并作“胸”。

大都　在足大趾内本节后陷中。肝脏卷云:在足大趾本节内侧白肉际。

太白　在足大趾内侧核骨下陷中。

公孙　在足大趾本节后一寸,足太阴络,别走阳明。

商丘　在足内踝下微前陷中。

三阴交　在内踝上三寸①骨下陷中。

漏谷　在内踝上六寸,骨下陷中,太阴络。《铜人经》云:亦名太阴络。

地机　一名脾舍,在膝下五寸,足太阴郄也。

阴陵泉　在膝下内侧辅骨下陷者中,伸足得之。

血海　在膝膑上内廉白肉际二寸半。一作三寸。

箕门　在鱼腹上筋间动应手阴市内。

足阳明胃经十五穴第十四

厉兑　在足大趾次趾之端,去爪甲角如韭叶。

内庭　在足大趾次趾外间。

陷谷　在足大指次指外间本节后,去内庭二寸。

冲阳　在足跗上五寸骨间,去陷谷三寸,一云二寸。

解溪　在冲阳后一寸半。

丰隆　在外踝上八寸,足阳明络,别走太阴。

下廉　一名下巨虚,在上廉下三寸。

条口　在下廉上一寸。

巨虚上廉②　在三里下三寸。

三里　在膝下三寸,胻骨③外。

犊鼻　在膝膑下骭④上,夹解大筋中。

阴市　一名阴鼎,在膝上三寸,伏兔下。第二十卷云:在膝上当伏

---

① 三寸　“三”原作“八”,据《针灸甲乙经》卷三·第三十、《千金翼方》卷二十六·取孔穴法改。

② 巨虚上廉　经穴名,即“上巨虚”,属足阳明胃经,在足三里下三寸,主治腹痛胀满,肠痈痢疾等。

③ 胻(héng　横)骨　胫骨上部。《说文解字·肉部》段玉裁注:“胫近膝者胻。”

④ 骭(gàn　干)　胫骨。《广韵·谏韵》:“骭,胫骨。”

兔下行二寸,临膝取之。

伏兔　在膝上六寸,不灸。

髀关　在膝上伏兔后交分中。

梁丘　在膝上二寸两筋间,或云三寸,足阳明郄也。

伏人明堂图十门一百五穴。内十六穴单,八十九穴双。

伏人头上第一行五穴远近法第一

后顶　在百会后一寸半。

强间　在后顶后一寸半。

脑户　在枕骨上强间后一寸半,不灸。

风府　在项后入发际一寸,大筋内宛宛中,不灸。

喑门　在项后发际宛宛中,不灸。

头上第二行三穴远近法第二

络却　在通天后一寸半。

玉枕　在络却后七分半,夹脑户旁一寸三分,起肉枕骨上入发际三寸。

天柱　夹项后发际大筋外廉陷者中。

头上第三行三穴远近法第三

承灵　在正营后一寸半。

脑空　在承灵后一寸半,夹玉枕,旁枕骨下陷中,一名颞颥。

风池　在颞颥后发际陷中。

伏人耳后六穴远近法第四

颅息　在耳后青脉间。

瘛脉　在耳本鸡足青脉,不灸。

完骨　在耳后入发际四分。

窍阴　在完骨上枕骨下。

浮白　在耳后入发际一寸。

翳风　在耳后陷中,按之引耳中。

脊中第一行十一穴远近法第五

大椎　在第一椎上陷中。

陶道　在大椎下节间。

身柱　在第三椎下节间。

神道　在第五椎下节间。

至阳　在第七椎下节间。

筋缩　在第九椎下节间。

脊中　在第十一椎下节间,不灸。

悬枢　在第十三椎下节间。

命门　在第十四椎下节间。

腰俞　在第二十一椎下节间。

长强　在脊骶端。

脊中第二行二十一穴远近法第六

大杼　在项后第一椎下两旁各一寸半陷中。

风门　一名热府,在第二椎下两旁各一寸半。

肺俞　在第三椎下两旁各一寸半。肺脏卷云:对乳引绳度之。

心俞　在第五椎下两旁各一寸半。

膈俞　在第七椎下两旁各一寸半。

肝俞　在第九椎下两旁各一寸半。第八卷云:第九椎节脊中。

胆俞　在第十椎下两旁各一寸半。

脾俞　在第十一椎下两旁各一寸半。第八卷云:脾俞无定所,随四季月应病即灸脏俞是脾穴。

胃俞　在第十二椎下两旁各一寸半。

三焦俞　在第十三椎下两旁各一寸半。

肾俞　在第十四椎下两旁各一寸半。

大肠俞　在第十六椎下两旁各一寸半。

小肠俞　在第十八椎下两旁各一寸半。

膀胱俞　在第十九椎下两旁各一寸半。

中膂俞　在第二十椎下两旁各一寸半。

白环俞　在第二十一椎下两旁各一寸半。

上窌　在第一空①腰髁下一寸，夹脊两旁②。

次窌　在第二空夹脊陷中。

中窌　在第三空夹脊陷中。

下窌　在第四空夹脊陷中。

会阳　在阴尾骨两傍。

脊中第三行十三穴远近法第七

附分　在第二椎下附项内廉两旁各三寸。

魄户　在第三椎下两旁各三寸。

神堂　在第五椎下两旁各三寸。

谚諱　在肩膊内廉夹第六椎下两旁各三寸。

膈关　在第七椎下两旁各三寸。

魂门　在第九椎下两旁各三寸。《外台》云：十椎下。

阳纲　在第十椎下两旁各三寸。《外台》云：十一椎下。

意舍　在第十一椎下两旁各三寸。《外台》云：九椎下。

胃仓　在第十二椎下两旁各三寸。

肓门　在第十三椎下两旁各三寸。

志室　在第十四椎下两旁各三寸。

胞肓　在第十九椎下两旁各三寸。

秩边　在第二十一椎下两旁各三寸。

---

① 空（kǒng　孔）　也作“孔”。谓腧穴。《说文解字·穴部》：“空，窍也。”段玉裁注：“今俗语所谓孔也。”

② 夹脊两旁　《针灸甲乙经》卷三·第八、《千金翼方》卷二十六·取孔穴法“两旁”并作“陷中”。

手少阳三焦经十七穴第八

关冲　在手小指次指之端，去爪甲角如韭叶。

掖门①　在小指次指间陷者中。

中渚　在小指次指本节后间陷中。

阳池　在手表腕上陷者中。

外关　在腕后二寸陷中，手少阳络，别走心主。

支沟　在腕后三寸两骨间陷中。

会宗　在腕后三寸空中，手少阳郄也。

三阳络　在臂上大交脉支沟上一寸，不刺。

四渎　在肘前五寸外廉陷中。

天井　在肘后外大骨后一寸，两筋间陷者中，屈肘得之。

清冷泉②　在肘上三寸，伸肘举臂取之。泉亦是渊字。

消泺　在肩下臂外开腋斜肘分下行。

天宗　在秉风后大骨下陷中。《外台》属小肠经。

臑俞　夹肩窌后大骨下胛上廉陷下。

肩外俞　在肩胛上廉，去脊三寸陷者中。

肩中俞　在肩胛内廉，去脊二寸陷者中。

曲垣　在肩中央曲胛陷者中，按之应手痛。

手太阳小肠经九穴第九

少泽　在手小指端外侧，去爪甲一分陷中。

前谷　在手小指外侧本节前陷中。

后溪　在小指外侧本节后陷中。

腕骨　在手外侧腕前起骨下陷中。

---

① 掖门　经穴名，即“液门”，属手少阳三焦经，位于手背侧第四、五指缝间。主治头痛，耳鸣等。

② 清冷泉　经穴名，即“清冷渊”。按“泉”为“渊”之避讳字。唐人为避唐高祖李渊名讳而改。属手少阳三焦经，位于肘尖上方二寸处。主治头痛项强，目黄，肩臂痛等。

阳谷　在手外侧腕中锐骨之下陷中。

养老　在手踝骨上，一空在腕后一寸①陷者中，手太阳郄也。

支正　在腕后五寸，手太阳络，别走少阴。

小海　在肘内大骨外，去肘端五分。

肩贞　在肩曲胛下两骨解间②，肩髃后陷者中。《外台》在三焦经。

足太阳膀胱经十七穴第十

至阴　在足小指外侧，去爪甲角如韭叶。

通谷　在足小指外侧本节前陷中。

束骨　在足小指外侧本节后陷中。

京骨　在足外侧大骨下，赤白肉际陷中。

申脉　阳跷所生，在外踝下陷中，容爪甲。

金门　在足外踝下陷中，一名关梁，足太阴郄也。

仆参　一名安耶，在足跟骨下陷中。

昆仑　在足外踝后跟骨上陷中。

承山　一名鱼腹，一名伤山，一名肉柱，在兑踹肠下分肉间陷者中。

飞扬　一名厥阳，在外踝上七寸，足太阳络，别走少阴③。

承筋　一名踹肠，一名直肠，在胫后从脚跟上七寸，腨中央陷中，不刺。

合阳　在膝约中央下三寸。

委中　在腘中央约纹中动脉。

委阳　在足太阳之前，少阳之后，出于腘中外廉两筋间，承扶下六寸。

浮郄　在委阳上一寸，展足得之。

---

① 腕后一寸　“腕”字原脱，据《针灸甲乙经》卷三·第二十九补。

② 两骨解(xiè　谢)间　两骨相连接的地方。按“解”，关节骨骼相连接的地方。《素问·气穴论》王冰注：“解，谓骨解之中经络也。”

③ 别走少阴　“阴”原作“阳”，今改。

殷门　在肉郄下六寸。

承扶　一名肉郄，一名阴关，一名皮部，在尻臀下股阴下纹中。一云尻臀下横纹中。

侧人明堂图六门　八十七穴双

侧人耳颈二十穴远近法第一

颔厌　在曲周颞颥上廉。

悬颅　在曲周颞颥中。

悬厘　在曲周颞颥下廉。

天衢①　在耳上如前三分②。

率谷　在耳上入发际一寸半。

曲鬓　在耳上发际曲隅陷中。

角孙　在耳郭中间，开口有空。

和窌　在耳前兑发下动脉。

耳门　在耳前起肉当耳缺。

听会　在耳前陷中，张口得之。

听宫　在耳中珠子，大如赤小豆。

天容　在耳下曲颊后。

天牖　在颈筋缺盆上，天容后，天柱前，完骨下发际上一寸。

缺盆　在肩上横骨陷中。

扶突　在气舍后一寸半。

天窗　在曲颊下扶突后，动应手陷中。

天鼎　在颈缺盆直扶突曲颊下一寸，人迎后。

人迎　在颈大脉应手夹结喉旁，以候五脏气，不灸。

---

① 天衢　经穴名，即"天冲"，属足少阳胆经，位于头颞部，耳廓后上方，入发际二寸处。主治头痛，癫痫等。

② 三分　"分"原作"寸"，据《针灸甲乙经》卷二·第五改。

水突　在颈大筋前直人迎下气舍上。一本云：水突在曲颊下一寸近后。

气舍　在颈直人迎夹天突陷中。

侧胁十穴远近法第二

章门　一名长平，在大横纹外直脐季肋端。

京门　在监骨腰中季肋本夹脊。

带脉　在季肋下一寸八分。

五枢　在带脉下三寸，一云在水道下一寸半。

维道　在章门下五寸三分。

居髎　在长平下八寸三分，监骨上。

泉腋　在腋下三寸宛宛中，举臂得之。中风卷云：腋门在腋下攒毛中，一名泉腋，即渊腋是也。

大包　在泉腋下三寸。

辄筋　在腋下三寸，复前行一寸著胁。

天池　在乳后一寸腋下，著胁①直腋撅肋间。

侧人手阳明大肠经二十穴远近法第三

商阳　在手大指次指内侧，去爪甲角如韭叶。

二间　在手大指次指本节前内侧陷者中。

三间　在手大指次指本节后内侧陷者中。

合谷　在手大指次指歧骨间。

阳溪　在腕中上侧两筋间陷中。

偏历　在腕后三寸，手阳明络，别走太阴。

温留　在腕后小士五寸，大士六寸，一作小上大上。手阳明郄也。

下廉　在辅骨下去上廉一寸。

上廉　在三里下一寸。

---

① 著胁　“胁”原作“肋”，据《针灸甲乙经》卷三·第十八改。

三里　在曲池下二寸，按之肉起兑肉[1]之端。

曲池　在肘后转屈肘曲骨之中。

肘窌　在肘大骨外廉陷中。

五里　在肘上行向里大脉中，不刺。

臂臑　在肘上七寸䐃肉端[2]。

肩窌　在肩端臑上，斜举臂取之。

秉风　挟天窌外肩上髃后，举臂有空。

肩井　在肩上陷解中，缺盆上，大骨前。

天窌　在肩缺盆中，上毖骨之际陷者中。

肩髃　在肩端两骨间。《脉极篇》云：在肩外头近后，以手按之有解宛宛中，《外台》名扁骨。

巨骨　在肩端上行两叉骨间陷中。

足少阳胆经十五穴远近法第四

窍阴　在足小指次指之端，去爪甲如韭叶。

侠溪　在足小指次指歧间本节前。

地五会　在足小指次指本节后，不灸。

临泣　在足小指本节后间陷者中，去侠溪一寸半。

丘墟　在足外踝如前陷者中，去临泣三寸。

付阳　在外踝上三寸，太阳前少阳后筋骨间。

悬锺　一名绝骨，在外踝上三寸动者中，足三阳络。

阳辅　在外踝上辅骨前绝骨端，如前三分许，去丘墟七寸。

光明　在足外踝上五寸，足少阳络，别走厥阴。

外丘　在外踝上七寸，足少阳郄也，少阳所生。

阳交　一名别阳，一名足窌，阳维郄，在外踝上七寸邪，属三阳分肉间。一本云踝上三寸。

---

① 兑肉　突出的肌肉。按“兑”，突出。《广韵·泰韵》：“兑，突也。”

② 䐃（jūn　菌）肉端　肘膝后肌肉的突起部分。《素问·玉机真脏论》王冰注：“䐃，谓肘膝后肉如块者。”

阳陵泉　在膝下一寸外廉陷中。

关阳　在阳陵泉上三寸，犊鼻外。一本云关陵。

中渎　在髀骨外膝上五寸分肉间。

镮铫①　在髀枢中。

足厥阴肝经十一穴第五

大敦　在足大指端去爪甲如韭叶及三毛中。

行间　在足大指间动应手陷中。

太冲　在足大指本节后二寸或一寸半陷中。

中封　在足内踝前一寸，仰足取之，伸足乃得。

蠡沟　在足内踝上五寸，足厥阴络，别走少阳。

中郄　在内踝上七寸胻骨中，与少阴相值，一名中都。

膝关　在犊鼻下三寸陷者中，足厥阴郄也。《甲乙》、《铜人经》云：二寸。《甲乙》又以中郄为厥阴郄。

曲泉　在膝辅骨下大筋上小筋下陷中，屈膝乃得。

阴包　在膝上四寸，股内廉两筋间。

五里　在阴廉下二寸。

阴廉　在羊矢②下，去气冲二寸动脉。

足少阴肾经十一穴第六

涌泉　一名地冲，在足心陷中，屈足卷指宛宛中。肝脏卷云：在脚心大指下大筋。

然谷　一名龙泉，在足内踝前起大骨下陷者中。《妇人方》上卷云：在内踝前直下一寸。

---

① 镮铫　经穴名，即“环跳”。

② 羊矢　经外奇穴名，主治瘿瘤等。本书定位缺如。《类经图翼》谓在：“会阴旁三寸，股内横纹中，按皮肉间有核如羊矢（屎）。可刺三分，灸七壮。”

太溪① 在足内踝后跟骨上动脉陷者中。

大钟 在足跟后冲中，足少阴络，别走太阳。

水泉 在太溪下一寸，内踝下，足少阴郄也。

照海 阴跷脉所生，在足内踝下。

伏留 一名昌阳，一名伏白，在足内踝上二寸陷中。

交信 在内踝上二寸，少阴前太阴后廉筋骨间。

筑宾 在内踝上踹分②中。

阴谷 在膝内辅骨之后，大筋之下，小筋之上，按之应手，屈膝而得之。

会阴 一名屏翳，在大便前小便后两阴间。

以上三人图共三百四十九穴。

手三阴三阳穴流注法第二上

凡孔穴所出为井，所流为荥，所注为输，所过为源，所行为经，所入为合。

灸刺大法：春取荥，夏取输，季夏取经，秋取合，冬取井。

肺出少商为井，手太阴脉也。流于鱼际为荥，注于大泉为输，过于列缺为源，行于经渠为经，入于尺泽为合。

心出于中冲为井，心胞络脉也。流于劳宫为荥，注于大陵为输，过于内关为源，行于间使为经，入于曲泽为合。

心出于少瘊为井，手少阴脉也。流于少府为荥，注于神门为输，过于通里为源，行于灵道为经，入于少海为合。

大肠出于商阳为井，手阳明脉也。流于二间为荥，注于三间为输，过于合谷为源，行于阳溪为经，入于曲池为合。

---

① 太溪 原作“大溪”，据本书卷三十·热病第五·疟病改。凡本书中之“大溪”，均据此改为“太溪”。

② 踹分 腓肠肌部。按“踹”，小腿肚，即腓肠肌。《灵枢经·经脉》张隐庵集注：“踹，足肚也，亦名腓肠。”

三焦出于关冲为井，手少阳脉也。流于腋门为荥，注于中渚为输，过于阳池为源，行于支沟为经，入于天井为合。

小肠出于少泽为井，手太阳脉也。流于前谷为荥，注于后溪为输，过于腕骨为源，行于阳谷为经，入于小海为合。

足三阴三阳穴流注法第二下

胃出于厉兑为井，足阳明脉也。流于内庭为荥，注于陷谷为输，过于冲阳为源，行于解溪为经，入于三里为合。

胆出于窍阴为井，足少阳脉也。流于侠溪为荥，注于临泣为输，过于丘墟为源，行于阳辅为经，入于阳陵泉为合。

膀胱出于至阴为井，足太阳脉也。流于通谷为荥，注于束骨为输，过于京骨为源，行于昆仑为经，入于委中为合。

脾出于隐白为井，足太阴脉也。流于大都为荥，注于太白为输，过于公孙为源，行于商丘为经，入于阴陵泉为合。

肝出于大敦为井，足厥阴脉也。流于行间为荥，注于太冲为输，过于中封为源，行于中郄为经，入于曲泉为合。

肾出于涌泉为井，足少阴脉也。流于然谷为荥，注于太溪为输，过于水泉为源，行于伏留为经，入于阴谷为合。

针灸禁忌法第三

针禁忌法

大寒无刺。《素问》云：天寒无刺，天温无疑。月生无泻，月满无补，月郭空无治。新内无刺，已刺无内。大怒无刺，已刺无怒。大劳无刺，已刺无劳。大醉无刺，已刺无醉。大饱无刺，已刺无饱。大饥无刺，已刺无饥。大渴无刺，已刺无渴。

乘车来者，卧而休之如食顷，乃刺之。

步行来者，坐而休之如行十里顷，乃刺之。

大惊大恐，必定其气，乃刺之。

刺中心一日死，其动为噫。

刺中肺三日死，其动为咳。

刺中肝五日死，其动为语。

刺中脾十五日死，其动为吞。

刺中肾三日死，其动为嚏。刺中五脏死日变动出《素问·刺禁篇》。又《诊要经终篇》云：中心者环死，中脾者五日死，中肾者七日死，中肺者五日死。又《四时刺逆从篇》云：中心一日死，其动为噫。中肝五日死，其动为语。中肺三日死，其动为咳。中肾六日死，其动为嚏欠。中脾十日死，其动为吞。王冰注云：此三论皆岐伯之言，而不同者，传之误也。

刺中胆一日半死，其动为呕。

刺中膈为伤中，不过一岁必死。

刺趺上中大脉，血出不止死。

刺阴股中大脉，出血不止死。

刺面中流脉①，不幸为盲。

刺客主人内陷中脉，为内漏，为聋。

刺头中脑户，入脑立死。

刺膝膑出液，为跛。

刺舌下中脉大过，血出不止，为暗。

刺臂太阴脉出血多，立死。

刺足下布络中脉，血不出，为肿。

刺足少阴脉，重虚出血，为舌难以言。

刺郄中大脉，令人仆，脱色。

刺膺中陷中肺，为喘逆仰息。

刺气冲中脉血不出，为肿鼠鼷。

刺肘中内陷气归之，为不屈伸。

刺脊间中髓为伛②。

刺阴股下三寸内陷，令人遗溺。

刺乳上中乳房，为肿根蚀。

---

① 流脉　动脉。按“流”，移动，运行。《广雅·释诂一》：“流，行也。”

② 伛（yǔ　雨）　驼背。《说文解字·人部》：“伛，偻也。”

刺腋下胁间内陷，令人咳。
刺缺盆中内陷，气泄，令人喘咳逆。
刺小腹中膀胱，溺出，令人小腹满。
刺手鱼腹内陷，为肿。
刺腨肠内陷，为肿。
刺目匡上陷骨中脉，为漏为盲。
刺关节中液出，不得屈伸。
神庭　禁不可刺。
上关　刺不可深。
缺盆　刺不可深。
颅息　刺不可多出血。
脐中　禁不可刺。
左角　刺不可久留。
云门　刺不可深。《经》云：云门刺不可深，今则都忌不刺，学者宜详悉之。
五里　禁不可刺。
伏兔　禁不可刺。按《甲乙》：足阳明经伏兔刺入五分，则不当禁。
三阳络　禁不可刺。
伏留　刺无多见血。
承筋　禁不可刺。
然谷　刺无多见血。
乳中　禁不可刺。
鸠尾　禁不可刺。

灸禁忌法

头维　禁不可灸。
承光　禁不可灸。
脑户　禁不可灸。
风府　禁不可灸。
喑门　禁不可灸。
阴市　禁不可灸。
下关　耳中有干适低，无灸。

耳门　耳中有脓及适低，无灸。

人迎　禁不可灸。

阳关　禁不可灸。

丝竹空　灸之不幸，使人目小及盲。

承泣　禁不可灸。

脊中　禁不可灸。

乳中　禁不可灸。

瘛脉　禁不可灸。

石门　女子禁不可灸。

白环俞　禁不可灸。

气冲　灸之不幸，不得息。

泉腋　灸之不平，生脓蚀。

天府　禁不可灸。

经渠　禁不可灸。

伏兔　禁不可灸。

地五会　禁不可灸。

鸠尾　禁不可灸。

五脏六腑变化旁通诀第四

凡五脏六腑，变化无穷，散在诸经，其事隐没，难得具知。今纂集相附，以为旁通，令学者少留意推寻，造次可见矣。

五脏：肾水一，心火二，肝木三，肺金四，脾土五。

六腑：膀胱，小肠，胆，大肠，胃，三焦。

五脏经：足少阴，手少阴，足厥阴，手太阴，足太阴。

六腑经：足太阳，手太阳，足少阳，手阳明，足阳明，手少阳。

五脏脉：沉濡，洪盛，弦长，浮短，缓大。

五脏斤两：一斤二两又云一斤一两，十二两三毛七孔，四斤四两左三叶右四叶，三斤三两六叶两耳　二斤三两。

六腑斤两：九两二铢，二斤十四两，三两三铢，二斤十二两，二斤十四两。

六腑丈尺：纵广七寸又云九寸，长二丈四尺广二寸四分，三寸三分，一丈二尺广六寸，大一尺五寸。

六腑所受：九升二合又云九升九合，二斗四升，一合《难经》作三合，一斗二升，三斗五升。

五脏官：后宫列女，帝王，上将军又为郎官，大尚书又为上将军，谏议大夫。

六腑官：水曹掾，监仓吏，将军，决曹吏，监仓掾，内啬吏。

五脏俞：十四椎，五椎，九椎，三椎，十一椎。

六腑俞：十九椎，十八椎，十椎，十六椎，十二椎，十三椎。

五脏募：京门，巨阙，期门，中府，章门。

六腑募：中极，关元，日月，天枢，中管，石门。

五脏脉出：涌泉，中冲此心胞络经，心经出少冲，大敦，少商，隐白。

流《甲乙》作留：然谷，劳宫心经流少府，行间，鱼际，大都。

注：太溪，大陵心经注神门，太冲①，大泉，太白。

过：水泉，内关心经过通里，中封，列缺，公孙。

行：伏留，间使心经行灵道，中郄，经渠，商丘。

入：阴谷，曲泽心经入少海，曲泉，尺泽，阴陵泉。

六腑脉出：至阴，少泽，窍阴，商阳，厉兑，关冲此三焦经出入。

流：通谷，前谷，侠溪，二间，内庭，腋门。

注：束骨，后溪，临泣，三间，陷谷，中渚。

过：京骨，腕骨，丘墟，合谷，冲阳，阳池。

行：昆仑，阳谷，阳辅，阳溪，解溪②，支沟。

入：委中，小海，阳陵泉，曲池，三里，天井。

---

① 太冲　经穴名，属足厥阴肝经，位于足背第1、2跖骨结合部前方凹陷处。主治头痛，眩晕，癫痫等。

② 解溪　经穴名，属足阳明胃经，位于足背踝关节前横纹的中点凹陷处。主治头痛，眩晕等。

五窍：耳二阴，舌口，目，鼻，唇。

五养：骨精，血脉，筋，皮毛气，肉。

五液：唾，汗，泪，涕，涎。

五声：呻噫，言，呼，哭，歌。

六气：呬，吹，呼，呵，嘘，唏。

五神：志精，神性，又作脉神，血魂，气魄，意智，又作营意。

五有余病：胀满，笑不止，怒，喘喝仰息，泾溲不利。

五不足病：厥逆，忧一作悲，恐，息利少气，四肢不用。

六情：恶哀，怵虑一作惠好，好喜一作直喜，威怒，乐愚，贪狠，廉贞，阴贼，宽大，公正，奸邪。

八性：欲忌，友爱，慈惠悲，气正，公私怨。

五常：智谋，礼哲，仁肃，义乂，信圣。

五事：听聪，视明，貌恭，言从，思睿。

五咎：急，豫，狂，僭，蒙。

五音：吟咏，肆呼，讽，唱，歌。

五声：羽四十八丝，徵五十四丝，角六十四丝，商七十二丝，宫八十一丝。

五色：黑，赤，青，白，黄。

五味：咸，苦，酸，辛，甘。

五臭：腐，焦，膻臊，腥，香。

五宜子来扶母：酸，甘，苦，咸，辛。

五恶味之恶：甘，咸，辛，苦，酸。

五恶气之恶：燥，热，风，寒，湿。

五数：一六，二七，三八，四九，五十。

五行：水，火，木，金，土。

五时：冬，夏，春，秋，季夏。

五形《外台》云：外应五行之形，内法五脏之象：曲，兑，直，方，圆。

五畜：豕《外台》云豕鼠，羊《外台》云蛇马，鸡《外台》云虎兔，犬《外台》云猴鸡，牛《外台》云龙羊犬牛。

五谷：大豆，麦，麻，稻黄黍，稷。

五果:栗,杏,李,桃,枣。

五菜:藿,薤,韭,葱,葵。

论曰:假令人肾、心、肝、肺、脾为脏,则膀胱、小肠、胆、大肠、胃为腑。

足少阴为肾经,足太阳为膀胱经,下至五脏、五果、五菜皆尔,触类长之,他皆仿此。《外台》续添二十三条,本非《千金》之旧,今更不附入。

用针略例第五

夫用针刺者,先明其孔穴。补虚泻实,送坚敷濡①,以急随缓,荣卫常行,勿失其理。

夫为针者,不离乎心,口如衔索,目欲内视,消息气血,不得妄行。针入一分,知天地之气;针入二分,知呼吸出入,上下水火之气;针入三分,知四时五行,五脏六腑,逆顺之气。针皮毛腠理者,勿伤肌肉;针肌肉者,勿伤筋脉;针筋脉者,勿伤骨髓;针骨髓者,勿伤诸络。

东方甲乙木,主人肝胆筋膜魂。

南方丙丁火,主人心小肠血脉神。

西方庚辛金,主人肺大肠皮毛魄。

北方壬癸水,主人肾膀胱骨髓精志。

中央戊己土,主人脾胃肌肉意智。

针伤筋膜者,令人愕视失魂。伤血脉者,令人烦乱失神。伤皮毛者,令人上气失魄。伤骨髓者,令人呻吟失志。伤肌肉者,令人四肢不收,失智。此为五乱,因针所生。若更失度者,有死之忧也。所谓针能杀生人,不能起死人,谓愚人妄针必死,不能起生人也。

---

① 敷濡 “敷”原作“付”,今改。按“付”,同“敷”。《类说·纪异记》:“瓶中有药如膏,曰:以此付之即瘥。”“敷濡”,谓敷布濡润。

又须审候，与死人同状者，不可为医；与亡国同政者，不可为谋。虽圣智神人，不能活死人，存亡国也。故曰：危邦不入，乱邦不居。凡愚人贪利，不晓于治乱存亡，危身灭族，彼此俱丧，亡国破家，亦医之道也。

凡用针之法，以补泻为先。呼吸应江汉，补泻校升斗。经纬有法，则阴阳不相干①。震为阳气始火生于寅，兑为阴气终戌为土墓，坎为太玄华冬至之日，夜半一阳爻生，离为太阳精为中女之象。欲补从卯南补不足，地户至巽为地虚，欲写从酉北天门在干。针入因日明，向寅至午，针出随月光从申向午，午为日月光之位。如此思五行气以调荣卫，用以将息之，是曰随身宝。

凡用锋针针者，除疾速也。先补五呼，刺入五分，留十呼。刺入一寸，留二十呼。随师而将息之。刺急者，深纳而久留之；刺缓者，浅纳而疾发针，刺大者，微出其血。刺滑者，疾发针，浅纳而久留之。刺涩者，必得其脉，随其逆顺，久留之，疾出之，压其穴，勿出其血。诸小弱者，勿用大针。然气不足，宜调以百药。余三针者，正中破痈坚瘤结瘜肉也。亦治人疾也。火针亦用锋针，以油火烧之，务在猛热，不热即于人有损也。隔日一报，三报之后，当脓水大出为佳。

巨阙、太仓、上下脘，此之一行有六穴，忌火针也。大癥块当停针，转动须臾为佳。

每针常须看脉，脉好乃下针，脉恶勿乱下针也。下针一宿，发热恶寒，此为中病，勿怪之。

灸例第六

凡孔穴在身，皆是脏腑荣卫血脉流通，表里往来，各有所主。临时救难，必在审详。人有老少，体有长短，肤有肥瘦，皆须精思商量，准而折之，无得一概，致有差失。其尺寸之法，依

---

① 不相干　不相干扰。按“干”，干扰，冒犯。《说文解字·干部》：“干，犯也。”

古者八寸为尺，仍取病者男左女右，手中指上第一节为一寸。亦有长短不定者，即取手大拇指第一节横度为一寸。以意消息，巧拙在人。其言一夫者，以四指为一夫。又以肌肉纹理节解缝会宛陷之中，及以手按之，病者快然。如此仔细①安详用心者，乃能得之耳。

凡经云横三间寸者，则是三炙两间。一寸有三炙，炙有三分，三壮之处，即为一寸。黄帝曰：炙不三分，是谓徒冤。炷务大也，小弱炷乃小作之，以意商量。

凡点炙法，皆须平直四体，无使倾侧。炙时孔穴不正，无益于事，徒破好肉耳。若坐点则坐炙之，卧点则卧炙之，立点则立炙之。反此亦不得其穴矣。

凡言壮数者，若丁壮遇病，病根深笃者，可倍多于方数。其人老小羸弱者，可复减半。依扁鹊炙法，有至五百壮千壮，皆临时消息之。《明堂本经》多云针入六分，炙三壮，更无余论。曹氏炙法有百壮者，有五十壮者。《小品》诸方，亦皆有此，仍须准病轻重以行之，不可胶柱守株②。

凡新生儿七日以上，周年以还，不过七壮，炷如雀屎大。

凡炙当先阳后阴，言从头向左而渐下。次后从头向右而渐下。先上后下，皆以日正午以后，乃可下火炙之。时谓阴气未至，炙无不著。午前平旦谷气虚，令人癫眩，不可针炙也，慎之。其大法如此，卒急者不可用此例。

炙之生熟法：腰以上为上部，腰以下为下部。外为阳部荣，内为阴部卫。故脏腑周流，名曰经络。是故丈夫四十以上气在腰，老妪四十以上气在乳。是以丈夫先衰于下，妇人先衰于上。炙之生熟，亦宜撙而节之③。法当随病迁变。大法外气务生，内气务熟，

---

① 仔细 “仔”原作“子”，据元本、道藏本、四库本改。

② 胶柱守株 即胶柱鼓瑟，守株待兔。形容拘泥成法，不知变通。

③ 撙而节之 即“撙节”。谓约束，克制。《礼记·曲礼上》：“是以君子恭敬撙节，退让以明礼。”

其余随宜耳。

头者，身之元首，人神之所注①。气血精明②，三百六十五络，皆上归于头。头者，诸阳之会也。故头病必宜审之，灸其穴不得乱，灸过多伤神，或使阳精玄熟，令阴魄再卒。是以灸头正得满百。

脊背者，是体之横梁，五脏之所系著，太阳之会合，阴阳动发，冷热成疾。灸太过熟，大害人也。

臂脚手足者，人之枝干，其神系于五脏六腑，随血脉出能远近采物，临深履薄，养于诸经。其地狭浅，故灸宜少。灸过多即内神不得入。精神闭塞，否滞不仁，即臂不举。故四肢之灸，不宜太熟也。然腹脏之内为性，贪于五味无厌成疾，风寒结痼，水谷不消，宜当熟之。然大杼脊中肾俞膀胱八窌可至二百壮。心主手足太阴，可至六七十壮；三里太溪太冲阴阳二陵泉上下二廉可至百壮；腹上下脘中脘太仓关元可至百壮。若病重者皆当三报之，乃愈病耳。若治诸沉结寒冷病，莫若灸之宜熟，若治诸阴阳风者，身热脉大者，以锋针刺之，间日一报之。若治诸邪风鬼注，痛处少气，以毫针去之，随病轻重用之。表针内药，随时用之，消息将之，与天同心，百年永安，终无横病。此要略说之，非贤勿传，秘之。

凡微数之脉，慎不可灸，伤血脉，焦筋骨。凡汗已后勿灸，此为大逆。脉浮热甚勿灸。

头面目咽，灸之最欲生少；手臂四肢，灸之欲须小熟，亦不宜多。胸背腹灸之，尤宜大熟。其腰脊欲须少生，大体皆须以意商量，临时迁改。应机千变万化，难以一准耳。其温病随所著而灸之，可百壮余，少至九十壮。大杼胃脘可五十壮，手心主手足太阳可五十壮，三里曲池太冲可百壮，皆三报之，乃可愈耳。风劳沉重，九部尽病，及毒气为疾者，不过五十壮，亦宜三报之，若攻脏腑成心

① 人神之所注　“注”原作“法”，据《金匮玉函经》卷一改。

② 气血精明　“血”原作“口”，据《金匮玉函经》卷一改。

腹疹者①。亦宜百壮。若卒暴百病,鬼魅所著者,灸头面四肢宜多,灸腹背宜少。其多不过五十,其少不减三五七九壮,凡阴阳濡风口喎僻者不过三十壮,三日一报,报如前。微者三报,重者九报。此风气濡微细入,故宜缓火温气,推排渐抽以除耳。若卒暴催迫,则流行细入成痼疾,不可愈也。故宜缓火。凡诸虚疾,水谷沉结流离者,当灸腹背,宜多而不可过百壮。大凡人有卒暴得风,或中时气,凡百所苦,皆须急灸疗,慎勿忍之停滞也。若王相者可得无他②,不尔,渐久后皆难愈,深宜知此一条。凡人吴蜀地游宦③,体上常须三两处灸之,勿令疮暂瘥,则瘴疠温疟毒气不能著人也,故吴蜀多行灸法。有阿是之法,言人有病痛即令捏其上,若里当其处,不问孔穴,即得便快,成痛处即云阿是。灸刺皆验,故曰阿是穴④也。

大医针灸宜忌第七

论曰:欲行针灸,先知行年宜忌,及人神所在,不与禁忌相应即可,今具如下。

木命人行年在木,则不宜针及服青药;火命人行年在火,则不宜汗及服赤药;土命人行年在土,则不宜吐及服黄药;金命人行年在金,则不宜灸及服白药;水命人行年在水,则不宜下及服黑药。凡医者不知此法,下手即困,若遇年命厄会深者,下手即死。推天医血忌等月忌及日忌旁通法:

---

① 心腹疹者　元本、明本、道藏本、四库本“疹”并作“疼”。按“疹”,病。《集韵·屑韵》:“疹,疾也。”

② 无他　“他”原作“佗”,据元本、明本、道藏本、四库改。按“佗”,通“他”。《正字通》:“佗,与他、它通。”

③ 游宦　“宦”原作“官”,据明本、道藏本改。“游宦”,指异乡为官,迁转不定。

④ 阿是穴　出本书。“阿”,原是对痛感的惊叫声。阿是穴系指以压痛点,或其他病理反应点,作为穴位治病。此法与《灵枢经·经筋》“以痛为腧”及后人所称的“天应穴”同义。

月旁通	正	二	三	四	五	六	七	八	九	十	十一	十二
天医	卯	寅	丑	子	亥	戌	酉	申	未	巳	午	辰呼师治病,吉
血忌	丑	未	寅	申	卯	酉	辰	戌	巳	亥	午	子忌针灸
月厌	戌	酉	申	未	午	巳	辰	卯	寅	丑	子	亥忌针灸
四激	戌	戌	戌	丑	丑	丑	辰	辰	辰	未	未	未忌针灸
月杀	戌	巳	午	未	寅	卯	辰	亥	子	丑	申	酉不可举,百事凶。《千金翼》、《外台》云:丑戌未辰丑戌未辰丑戌未辰
月刑	巳	子	辰	申	午	丑	寅	酉	未	亥	卯	戌不疗病
六害	巳	辰	卯	寅	丑	子	亥	戌	酉	申	未	午不疗病

上天医上呼师避病吉,若刑害上凶。

推行年医法:

年至　子、丑、寅、卯、辰、巳、午、未、申、酉、戌、亥。

天医　卯、戌、子、未、酉、亥、辰、寅、巳、午、丑、申。

求岁天医法:

常以传送加太岁太一①下为天医。

求月天医法:

阳月以大吉,阴月以小吉,加月建功曹下为鬼道,传送下为天医。

推避病法:

以小吉加月建登明下为天医,可于此避病。

推治病法:

以月将加时天医加病人年,治之瘥。

唤师法:

未卯巳亥酉,鬼所在,唤师凶。

推行年人神法:

① 太一　元本、明本、道藏本、四库本并作“太乙”。按“太乙”即“太一”,此处为星名。在紫微宫门外天一星南。

脐	心	肘	咽	口	头	脊	膝	足
一	二	三	四	五	六	七	八	九
十	十一	十二	十三	十四	十五	十六	十七	十八
十九	二十	二十一	二十二	二十三	二十四	二十五	二十六	二十七
二十八	二十九	三十	三十一	三十二	三十三	三十四	三十五	三十六
三十七	三十八	三十九	四十	四十一	四十二	四十三	四十四	四十五
四十六	四十七	四十八	四十九	五十	五十一	五十二	五十三	五十四
五十五	五十六	五十七	五十八	五十九	六十	六十一	六十二	六十三
六十四	六十五	六十六	六十七	六十八	六十九	七十	七十一	七十二
七十三	七十四	七十五	七十六	七十七	七十八	七十九	八十	八十一
八十二	八十三	八十四	八十五	八十六	八十七	八十八	八十九	九十

上九部行神岁移一部，周而复始，不可针灸。

推十二部人神所在法：

心辰	喉卯	头寅	眉丑《千金翼》作肩	背子	腰亥	腹戌	项酉	足申	膝未	阴午	股巳
一	二	三	四	五	六	七	八	九	十	十一	十二
十三	十四	十五	十六	十七	十八	十九	二十	二十一	二十二	二十三	二十四
二十五	二十六	二十七	二十八	二十九	三十	三十一	三十二	三十三	三十四	三十五	三十六
三十七	三十八	三十九	四十	四十一	四十二	四十三	四十四	四十五	四十六	四十七	四十八
四十九	五十	五十一	五十二	五十三	五十四	五十五	五十六	五十七	五十八	五十九	六十
六十一	六十二	六十三	六十四	六十五	六十六	六十七	六十八	六十九	七十	七十一	七十二
七十三	七十四	七十五	七十六	七十七	七十八	七十九	八十	八十一	八十二	八十三	八十四
八十五	八十六	八十七	八十八	八十九	九十	九十一	九十二	九十三	九十四	九十五	九十六

上十二部人神所在，并不可针灸及损伤，慎之。

日辰忌：

一日足大指，二日外踝，三日股内，四日腰，五日口舌咽悬痈，六日足小指《外台》云手小指，七日内踝，八日足腕，九日尻，十日背腰，十一日鼻柱《千金翼》云及眉，十二日发际，十三日牙齿，十四日胃脘，十五日遍身，十六日胸乳，十七日气冲《千金翼》云及胁，十八日腹内，十九日足趺，二十日膝下，二十一日手小指，二十二日伏兔，二十三日肝俞，二十四日手阳明两胁，二十五日足阳明，二十六日手足，二十七日膝，二十八日阴，二十九日膝胫颞颥，三十日关元下至足心《外台》云足趺上。

十干十二支人神忌日：

甲日头，乙日项，丙日肩臂，丁日胸胁，戊日腹，己日背，庚日肺，辛日脚，壬日肾，癸日足

又云甲乙日忌寅时头，丙丁日忌辰时耳，戊己日忌午时发，庚辛日忌申时缺文，壬癸日忌酉时足。

子日目，丑日耳，寅日口《外台》云胸面，卯日鼻《外台》云在脾，辰日腰，巳日手《外台》云头口，午日心，未日足《外台》云两足心，申日头《外台》云在肩，酉日背《外台》云胫，戌日项《外台》云咽喉，亥日顶《外台》云臂胫。

建日申时头《外台》云足，除日酉时膝《外台》云眼，满日戌时腹，平日亥时腰背，定日子时心，执日丑时手，破日寅时口，危日卯时鼻，成日辰时唇，收日巳时足《外台》云头，开日午时耳，闭日未时目。

上件时不得犯其处，杀人。

十二时忌：

子时踝，丑时头，寅时目，卯时面耳《外台》云在项，辰时项口《外台》云在面，巳时肩《外台》云在乳，午时胸胁未时腹，申时心，酉时背胛《外台》云在膝，戌时腰阴，亥时股。

又立春春分脾，立夏夏至肺，立秋秋分肝，立冬冬至心，四季十八日肾。以上并不得医治，凶。

凡五脏主时①不得治及忌针灸其经络，凶。

---

① 五脏主时　元本、道藏本、四库本“主”并作“旺”。

又正月丑，二月戌，三月未，四月辰，五月丑，六月戌，七月未，八月辰，九月丑，十月戌，十一月未，十二月辰。

又春左胁，秋右胁，夏在脐，冬在腰，皆凶。

又每月六日、十五日、十八日、二十二日、二十四日小尽日疗病，令人长病。

戊午、甲午，此二日大忌刺出血，服药针灸皆凶。《千金翼》云：不出月凶。

甲辰、庚寅、乙卯、丙辰、辛巳，此日针灸凶。

壬辰、甲辰、己巳、丙午、丁未，此日男忌针灸。

甲寅、乙卯、乙酉、乙巳、丁巳，此日女人特忌针灸。

甲子、壬子、甲午、丙辰、丁巳、辛卯、癸卯、乙亥，此日忌针灸。《外台》云：甲子日天子会，壬子日百王会，甲午日太子会，丁巳日三公会，丙辰日诸侯会，辛卯日大夫会，癸卯日大人会，乙亥日以上都会。

又男避除①，女避破②，男忌戌，女忌巳。

凡五辰、五酉、五未及八节先后各一日，皆凶。

论曰：此等法并在诸部③，不可寻究，故集之一处，造次易知，所以省披讨也。

（苏　礼）

---

① 男避除　男子避卯时。按"除"，十二辰中"卯"的代号。《淮南子·天文》："寅为建，卯为除，辰为满，巳为平，主生。"

② 女避破　女子避申时。按"破"，十二辰中"申"的代号。《淮南子·天文》："申为破，主衡；酉为危，主杓。"

③ 并在诸部　元本、道藏本、四库本"并"并作"散"。

备急千金要方校释卷第三十针灸下

朝奉郎守太常少卿充秘阁校理判登闻检院上
护军赐绯鱼袋臣林亿等校正

孔穴主对法

论曰：凡云孔穴主对者，穴名在上，病状在下。或一病有数十穴，或数病共一穴，皆临时斟酌作法用之。其有须针者，即针刺以补泻之；不宜针者，直尔灸之。然灸之大法，但其孔穴与针无忌，即下白针①若温针②讫，乃灸之，此为良医。其脚气一病，最宜针之。若针而不灸，灸而不针，皆非良医也。针灸不药③，药不针灸，尤非良医也。但恨下里间知针者鲜耳，所以学者深须解用针，燔针④白针，皆须妙解，知针知药，固是良医。

头面第一项　目　鼻　耳　口　舌　齿　咽喉附

心腹第二胸胁　胀满　大小便　泄利　消渴　水肿　不能食　呕吐　吐血　咳逆上气　奔豚附

四肢第三手　臂肘　肩背　腰脊　脚　膝附

风痹第四癫痫　尸厥　中恶　尸注附

热病第五黄疸　霍乱　疟附

瘿瘤第六痔漏　㿗疝　阴病附

杂病第七

妇人病第八小儿附

---

① 白针　指单纯针刺，不用温针等其他辅助方法。按“白”，空白。《新唐书·苗晋卿传》：“爽持纸终日，笔不下，人谓之曳白。”

② 温针　即温针灸，亦称针柄灸。指针刺后以艾绒裹于针尾，点燃加温。

③ 针灸不药　“不”原作“而”，据宋本《考异》改。

④ 燔(fán　凡)针　即火针。《灵枢经·官针》：“九曰焠刺……刺燔针则取痹也。”

头面第一项　目　鼻　耳　口　舌　齿　咽喉附①

头病

神庭　水沟　主寒热头痛喘渴，目不可视。

头维　大陵　主头痛如破，目痛如脱。《甲乙》云：喘逆烦懑，呕吐流汗，难言。

昆仑　解溪②　曲泉　飞扬　前谷　少泽　通里　主头眩痛。

窍阴　强间　主头痛如锥刺，不可以动。

脑户　通天　脑空　主头重痛。

消泺　主寒热痹，头痛。

攒竹　承光　肾俞　丝竹空　瘛脉③　和窌　主风头痛。

神庭　主风头眩，善呕，烦懑。

上星　主风头眩，颜清。

囟会　主风头眩，头痛颜清。

上星　主风头引颔痛。

天牖　风门　昆仑　关元　关冲　主风眩头痛。

瘛脉　主风头耳后痛。

合谷　五处　主风头热。

前顶　后顶　颔厌　主风眩偏头痛。

玉枕④　主头半寒痛。《甲乙》云：头眩目痛头半寒。

天柱　陶道　大杼一作本神　孔最　后溪　主头痛。

目窗　中渚　完骨　命门　丰隆　太白　外丘　通谷　京骨　临泣　小海⑤　承筋　阳陵泉　主头痛寒热，汗出，不恶寒。

---

① 项目……咽喉附　原无，据本书目录补。

② 解溪　原缺，据孙本、元本、道藏本、四库本补。

③ 瘛脉　原缺，据元本、道藏本、四库本补。

④ 玉枕　原作“王枕”，据道藏本、四库本、《针灸甲乙经》卷三及本节后文改。

⑤ 小海　经穴名，属手太阳小肠经，位于尺骨鹰嘴与肱骨内上髁之间凹陷中。主治头痛，耳鸣，癫痫，肘臂痛等。

项病

少泽　前谷　后溪　阳谷　完骨　昆仑　小海　攒竹　主项强急痛，不可以顾。

消泺　本神　通天　强间　风府　瘖门　天柱　风池　龈交　天冲　陶道　外丘　通谷　玉枕　主项如拔，不可左右顾。

天容　前谷　角孙　腕骨　支正　主颈肿项痛不可顾。

天容　主颈项痛，不能言。

飞阳　涌泉　颔厌　后顶　主颈项疼，历节汗出。

角孙　主颈颔柱满①。

面病

攒竹　龈交　玉枕　主面赤，颊中痛。

巨窌　主面恶风寒，颊肿痛。

上星　囟会　前顶　脑户　风池　主面赤肿。

天突　天窗　主面皮热。

肾俞　内关　主面赤热。

行间　主面苍黑。

太冲②　主面尘黑。

天窗　主颊肿痛。

中渚　主颞颥痛，颔颅热痛，面赤。

悬厘③　主面皮赤痛。

---

① 柱满　阻塞，肿胀（或胀满）。按"柱"，阻塞。《玉篇·木部》："柱，塞也。"

② 太冲　"太"原作"大"，据《针灸甲乙经》卷三改。凡本书中"大冲"均据此改为"太冲"。

③ 悬厘　"悬"原作"县"，据道藏本、四库本、《针灸甲乙经》卷二改。按"悬厘"，经穴名，属足少阳胆经。位于鬓角之下际，当头维穴与曲鬓穴间，沿鬓发弧形连线的下二分之一中点处。主治偏头痛，耳鸣等。

目病

大敦　主目不欲视，太息。

大都　主目眩。

承浆　前顶　天柱　脑空　目窗　主目眩瞑。

天柱　陶道　昆仑　主目眩，又目不明，目如脱。

肾俞　内关　心俞　复留　大泉①　腕骨　中渚　攒竹　精明　百会　委中　昆仑　天柱　本神　大杼　颔厌　通谷　曲泉　后顶　丝竹空　胃俞　主目䀮䀮不明，恶风寒。

阳白　主目瞳子痛痒，远视䀮䀮，昏夜无所见。

掖门　前谷　后溪　腕骨　神庭　百会　天柱　风池　天牖　心俞　主目泣出。

至阴　主目翳。

丘墟　主视不精了，目翳，瞳子不见。

后溪　主眦烂有翳。

前谷　京骨　主目中白翳。

京骨　主目反白，白翳从内眦始。

精明　龈交　承泣　四白　风池　巨窌　瞳子窌　上星　肝俞　主目泪出，多眵䁾，内眦赤，痛痒，生白肤翳。

天牖　主目不明，耳不聪。

照海　主目痛，视如见星。

肝俞　主热病瘥后食五辛多，患眼暗如雀目。

阳白　上星　本神　大都　曲泉　侠溪　三间　前谷　攒竹　玉枕　主目系急，目上插。

丝竹空　前顶　主目上插，憎风寒②。

承泣　主目瞤动，与项口相引。《甲乙》云：目不明泪出，目眩瞢，瞳子

---

① 大泉　经穴名，即“太渊”。

② 憎风寒　“憎”原作“增”，今改。按“增”，通“憎”。《墨子·非命下》：“我闻有夏人矫天命，于下帝式是增，用爽厥师。”孙诒让闲诂引江声云：“增，当读为憎。”

痒，远视，昏夜无见。目瞤动，与项口参相引，喎僻，口不能言。

申脉　主目反上视，若赤痛从内眦始。

三间　前谷　主目急痛。

太冲　主下眦痛。

阳谷　太冲　昆仑　主目急痛赤肿。

曲泉　主目赤肿痛。

束骨　主眦烂赤。

阳溪　阳谷　主目痛赤。

商阳　巨窌　上关　承光　童子窌　络却　主青盲无所见。

颧窌　内关　主目赤黄。

掖门　主目涩暴变。

期门　主目青而呕。

二间　主目眦伤。

风池　脑户　玉枕　风府　上星　主目痛不能视。先取谚语，后取天牖、风池。

大泉　主目中白睛青。

侠溪　主外眦赤痛，逆寒泣出，目痒。

鼻病

神庭　攒竹　迎香　风门　合谷　至阴　通谷　主鼻鼽清涕出。

曲差　上星　迎春　素窌　水沟　龈交　通天　禾窌　风府　主鼻室，喘息不利，鼻喎僻多涕，鼽衄有疮。

水沟　天牖　主鼻不收涕，不知香臭。《甲乙》云：鼻鼽不得息及衄不止。

龈交　主鼻中瘜肉不利，鼻头额頞中痛，鼻中有蚀疮。

承灵　风池　风门　谚语　后溪　主鼻衄室，喘息不通。

脑空　窍阴　主鼻管疽①，发为疠鼻②。

① 鼻管疽　病名，发于鼻腔内的疽。

② 疠鼻　鼻柱败坏。按“疠”，亦称疠风。因邪气侵入经脉而致，症见寒热，肌肉溃烂，鼻柱败坏等。类似后世所谓麻风者。

风门　五处　主时时嚏不已。

肝俞　主鼻中酸。

中脘　三间　偏历　厉兑　承筋　京骨　昆仑　承山　飞阳　隐白　主头热，鼻鼽衄。

中脘　主鼻间焦臭。

复留　主涎出，鼻孔中痛。

京骨　申脉　主鼻中衄血不止，淋泺。

厉兑　京骨　前谷　主鼻不利，涕黄。

天柱　主不知香臭。

耳病

上关　下关　四白　百会　颅息　翳风　耳门　颔厌　天窗　阳溪　关冲　掖门　中渚　主耳痛鸣聋。

天容　听会　听宫　中渚　主聋嘈嘈若蝉鸣。

天牖　四渎　主暴聋。

少商　主耳前痛。

曲池　主耳痛。

外关　会宗　主耳浑浑淳淳，聋无所闻。

前谷　后溪　主耳鸣，仍取偏历、大陵。

腕骨　阳谷　肩贞　窍阴　侠溪　主颔痛引耳嘈嘈，耳鸣无所闻。

商阳　主耳中风聋鸣，刺入一分，留一呼，灸三壮，左取右，右取左，如食顷。

口病

承泣　四白　巨窌　禾窌　上关　大迎　颧骨　强间　风池　迎香　水沟　主口喎僻①，不能言。

---

① 口喎僻　口歪斜。按“喎”，嘴歪。《玉篇·口部》：“喎，同咼，口戾。”“僻”，歪斜。《灵枢经·经筋》张景岳注：“僻，歪斜也。”

颊车　颧窌　主口僻痛，恶风寒，不可以嚼。

外关　内庭　三里　大泉《甲乙》云：口僻刺太渊，引而下之。商丘主僻噤①。

水沟　龈交　主口不能禁水浆，㖞僻。

龈交　上关　大迎　翳风　主口噤不开，引鼻中。

合谷　水沟　主唇吻不收，喑不能言，口噤不开。

商丘　主口噤不开。

曲鬓　主口噤。

地仓　大迎　主口缓不收，不能言。

下关　大迎　翳风　主口失欠②，下牙齿痛。

胆俞　商阳　小肠俞　主口舌干，食饮不下。

劳宫　少泽　三间　太冲　主口热，口干，口中烂。

兑端　目窗　正营　耳门　主唇吻强，上齿龋痛。

太溪　少泽　主咽中干，口中热，唾如胶。

曲泽　章门　主口干。

阳陵泉　主口苦，嗌中介介然。

光明　临泣　主喜啮颊③。

京骨　阳谷　主自啮唇一作颊。

解溪　主口痛啮舌。

劳宫　主大人小儿口中肿，腥臭。

舌病

廉泉　然谷《甲乙》作通谷　阴谷　主舌下肿，难言，舌疭涎出。

风府　主舌缓，喑不能言，舌急语难。

扶突　大钟　窍阴　主舌本出血。

---

① 僻噤　证名。症见口眼歪斜，牙关紧急。《灵枢经·经筋》张景岳注：“僻，歪斜也。此申言口眼歪斜之证……”“噤”，牙关紧急。《灵枢经·热病》张景岳注：“牙关不开曰噤。”

② 口失欠　即下颌关节脱臼。参见本书卷六·口病·治失欠颊车蹉，开张不合方。

③ 啮（niè　臬）颊　咬颊。按“啮”，咬。《说文解字·齿部》：“啮，噬也。”

鱼际　主舌上黄，身热。
尺泽　主舌干胁痛。
关冲　主舌卷口干，心烦闷。
支沟　天窗　扶突　曲鬓　灵道　主暴喑不能言。
中冲　主舌本痛。
天突　主夹舌缝脉青。
复留　主舌卷不能言。

齿病

厉兑　三间　冲阳　偏历　小海　合谷　内庭　复留　主龋齿。
大迎　颧窌　听会　曲池　主齿痛恶寒。
浮白　主牙齿痛不能言。
阳谷　正营　主上牙齿痛。
阳谷　掖门　商阳　二间　四渎　主下牙齿痛。
角孙　颊车　主牙齿不能嚼。
下关　大迎　翳风　完骨　主牙齿龋痛。
曲鬓　冲阳　主齿龋。

喉咽病

风府　天窗　劳宫　主喉嗌痛。
扶突　天突　天溪　主喉鸣，暴忤气哽。
少商　太冲　经渠　主喉中鸣。
鱼际　主喉中焦干。
水突　主喉咽肿。
掖门　四渎　主呼吸短气，咽中如瘜肉状。
间使　主嗌中如扼。《甲乙》作行间。
少冲　主酸咽。
少府　蠡沟　主嗌中有气如瘜肉状。
中渚　支沟　内庭　主嗌痛。
复留　照海　太冲　中封　主嗌干。

前谷　照海　中封　主咽偏肿，不可以咽。

涌泉　大钟　主咽中痛，不可纳食。

然谷　太溪　主嗌内肿，气走咽喉而不能言。

风池　主喉咽偻引，项挛不收。

喉痹

完骨　天牖　前谷　主喉痹，颈项肿，不可俯仰，颊肿引耳后。

中府　阳交　主喉痹，胸满塞，寒热。

天容　缺盆　大杼　膈俞　云门　尺泽　二间　厉兑　涌泉　然谷　主喉痹哽咽，寒热。

天鼎　气舍　膈俞　主喉痹哽噎，咽肿不得消，食饮不下。

天突　主喉痹，咽干急。

璇玑　鸠尾　主喉痹咽肿，水浆不下。

三间　阳溪　主喉痹，咽如哽。

大陵①　偏历　主喉痹嗌干。

神门　合谷　风池　主喉痹。

三里　温留　曲池　中渚　丰隆　主喉痹不能言。

关冲　窍阴　少泽　主喉痹，舌卷口干。

凡喉痹，胁中暴逆，先取冲脉，后取三里、云门，各泻之。又刺手小指端出血，立已。

心腹第二胸胁　胀满　大小便　泄利　消渴　水肿　不能食　呕吐　吐血　咳逆上气　奔豚附②

胸胁

通谷　章门　曲泉　膈俞　期门　食窦　陷谷　石门　主胸胁支满。

---

① 大陵　经穴名，又名鬼心，属手厥阴心包经。

② 胸胁……奔豚附　原无，据本书目录补。

本神　颅息　主胸胁相引，不得倾侧。

大杼　心俞　主胸中郁郁。

肝俞　脾俞　志室　主两胁急痛。

肾俞　主两胁引痛。

神堂　主胸腹满。

三间　主胸满肠鸣。

期门　缺盆　主胸中热，息贲，胁下气上。

阳溪　天容　主胸满不得息。

曲池　人迎　神道　章门　中府　临泣　天池　旋机　府俞　主胸中满。

支沟　主胁腋急痛。

腕骨　阳谷　主胁痛不得息。

丰隆　丘墟　主胸痛如刺。

窍阴　主胁痛咳逆。

临泣　主季胁下支痛，胸痹不得息。

阳辅　主胸胁痛。

阳交　主胸满肿。

环铫①　至阴　主胸胁痛无常处，腰胁相引急痛。

太白②　主胸胁胀切痛。《甲乙》云：肠鸣切痛。

然谷　主胸中寒，咳唾有血。

大钟　主胸喘息胀。

胆俞　章门　主胁痛不得卧，胸满，呕无所出。

大包　主胸胁中痛。

华盖　紫宫　中庭　神藏　灵墟　胃俞　侠溪　步郎　商阳　上廉　三里　气户　周荣　上管　劳宫　涌泉　阳陵泉　主胸胁

---

① 环铫　经穴名，即“环跳”。

② 太白　原作“大白”，据本卷心腹第二·胀满病改。凡本书之“大白”均据此改为“太白”。按“太白”，经穴名，属足太阴脾经，位于足内侧第一骨小头后缘，赤白肉际处。主治胃痛，呕吐，痔漏等。

柱满。

膻中　天井　主胸心痛。

膺窗　主胸胁痈肿。

乳根　主胸下满痛。

云门　主胸中暴逆。

云门　中府　隐白　期门　肺俞　魂门　大陵　主胸中痛。

鸠尾　主胸满咳逆。

巨阙　间使　主胸中澹澹。

大泉　主胸满叫呼，胸膺痛。

中脘　承满　主胁下坚痛。

梁门　主胸下积气。

关元　期门　少商　主胁下胀。

经渠　丘墟　主胸背急，胸中彭彭①。

尺泽　少泽　主短气胁痛，心烦。

间使　主胸痹，背相引。

鱼际　主痹走胸背，不得息。

少冲　主胸痛口热。

凡胸满短气不得汗，皆针补手太阴以出汗。

心病

支沟　太溪　然谷　主心痛如锥刺，甚者手足寒至节。不息者死。

大都　太白　主暴泄心痛，腹胀，心痛尤甚。

临泣　主胸痹心痛，不得反侧。《甲乙》云：不得息，痛无常处。

行间　主心痛，色苍苍然如死灰状，终日不得太息。

通谷　巨阙　太仓②　心俞　膻中　神府　主心痛。

---

① 胸中彭彭　胸中胀满不舒貌。按“彭彭”，盛多貌。《广雅·释训》：“彭彭，盛也。”

② 太仓　原作“大仓”，据《灵枢经·根结》改。按“太仓”，为中脘穴之别名。《针灸甲乙经》卷三：“中脘一名太仓，胃募也。”

通里　主卒痛烦心，心中懊憹，数欠频伸，心下悸，悲恐。
期门　长强　天突　侠白　中冲　主心痛短气。
尺泽　主心痛彭彭然，心烦闷乱，少气不足以息。
肾俞　复留　大陵　云门　主心痛如悬。
章门　主心痛而呕。
大泉　主心痛肺胀，胃气上逆。
建里　主心痛上抢心，不欲食。
鸠尾　主心寒，胀满不得食，息贲，唾血，厥心痛，善哕，心疝太息。
上脘　主心痛有三虫，多涎，不得反侧。
中脘　主心痛难以俯仰。《甲乙》云：身寒，心疝冲冒，死不知人。
不容　期门　主心切痛，喜噫酸①。
灵道　主心痛悲恐，相引瘛疭。
肓门　主心下大坚。
间使　主心悬如饥。
然谷　主心如悬，少气不足以息。
郄门　曲泽　大陵　主心痛。
少冲　主心痛而寒。
商丘　主心下有寒痛。又主脾虚，令人病不乐，好太息。
凡卒心痛汗出，刺大敦出血，立已。
凡心实者则心中暴痛，虚则心烦，惕然不能动，失智，内关主之。

腹病

复留　中封　肾俞　承筋　阴包　承山　大敦　主小腹痛。
气海　主少腹疝气游行五脏，腹中切痛。
石门　商丘　主少腹坚痛，下引阴中。
关元　委中　照海　太溪　主少腹热而偏痛。
膈俞　阴谷　主腹胀，胃脘暴痛，及腹积聚，肌肉痛。
高曲　主腹中积聚，时切痛。一名商曲。

---

① 噫（ǎi　嗳）酸　嗳酸。按“噫”，嗳气。《灵枢经·口问》张景岳注：“噫，嗳气也。”

四满　主腹僻切痛。

天枢　主腹中尽痛。

外陵　主腹中尽疼。

昆仑　主腹痛喘暴满。

气冲　主身热腹痛。

腹结　主绕脐痛抢心。

冲门　主寒气满，腹中积，痛疼淫泺。

间使　主寒中少气。

隐白　主腹中寒，冷气胀喘。

复留　主腹厥痛①。

鸠尾　主腹皮痛，搔痒。

水分　石门　主少腹中拘急痛。

巨阙　上脘　石门　阴跷　主腹中满，暴痛汗出。

中极　主腹中热痛。

行间　主腹痛而热上柱心，心下满。

太溪　主腹中相引痛。

涌泉　主风入腹中，少腹痛。

丰隆　主胸痛如刺，腹若刀切痛。

胀满病

中极　主少腹积聚，坚如石，小腹满。

通谷　主结积留饮癖囊②，胸满，饮食不消。

膀胱俞　主坚结积聚。

胃脘　三焦俞　主少腹积聚，坚大如盘，胃胀，食饮不消。

上脘　主心下坚，积聚冷胀。

---

① 厥痛　冷痛。按“厥”，四肢逆冷。《伤寒论·辨厥阴病脉证并治》：“厥者，手足逆冷者是也。”

② 癖囊　病证名，即久癖。症见癖病经久不瘥，在两胁之中，结聚成形，癖块凸起，按之有水声。详参《诸病源候论》卷二十·久癖候。

三里　章门　京门　厉兑　内庭　阴谷　络却　昆仑　商丘　阴陵泉　曲泉　阴谷　主腹胀满不得息。

隐白　主腹胀逆息。

尺泽　主腹胀喘振栗。

解溪　主腹大下重。

大钟　主腹满便难。

肝俞　包肓　主少腹满。

水道　主少腹胀满，痛引阴中。

日月　大横　主少腹热，欲走，太息。

委中　主少腹坚肿。

关元　主寒气入腹。

悬枢　主腹中积上下行。

悬钟　主腹满。

脾俞　大肠俞　主腹中气胀，引脊痛，食饮多而身羸瘦，名曰食晦①，先取脾俞，后取季肋。

阴市　主腹中满，痿厥少气。

丘墟　主大疝②腹坚。

京门　主寒热䐜胀③。

高曲　主腹中积聚。

肓俞　主大腹寒疝。《甲乙》云：大腹寒中。

天枢　主腹胀，肠鸣，气上冲胸。

气冲　主腹中大热不安，腹有大气，暴腹胀，满癃淫泺。

太冲　主羸瘦恐惧，气不足，腹中悒悒④。

期门　主腹大坚，不得息，胀痹满，少腹尤大。

---

① 食晦　疑指中消。本书卷十六·胀满："腹中气胀引脊痛，食欲多，身羸瘦，名曰食晦。"

② 大疝　严重的疝病。

③ 䐜(chēn　嗔)胀　胀满。《素问·阴阳应象大论》张景岳注："䐜胀，胸膈满也。"

④ 悒悒　不安貌。《说文解字·心部》："悒，不安也。"

太阴郄　主腹满积聚。

冲门①　主寒气腹满,腹中积聚疼痛。

巨阙　上脘　主腹胀,五脏胀,心腹满。

中脘　主腹胀不通,疰,大便坚,忧思损伤,气积聚,腹中甚痛,作脓肿,往来上下。

阴交　主五脏游气。

中极　主寒中腹胀。

太溪　主腹中胀肿。

三里　行间　曲泉　主腹䐜满。

陷谷　主腹大满,喜噫。

冲阳　主腹大,不嗜食。

解溪　主厥气上柱,腹大。

隐白　主腹满喜呕。

五里　主心下胀满而痛,上气。

太白　公孙　主腹胀,食不化,鼓胀,腹中气大满。

商丘　主腹中满,向向然不便,心下有寒痛。

漏谷　主肠鸣,强欠,心悲气逆,腹䐜满急。

阴陵泉　主腹中胀,不嗜食,胁下满,腹中盛水,胀逆不得卧。

蠡沟　主数噫,恐悸,气不足,腹中悒悒。

凡腹中热,喜渴涎出,是蛔也。以手聚而按之,坚持勿令得移,以大针刺中脘,久持之,中不动,乃出针。

凡腹满痛不得息,正仰卧,屈一膝,伸一脚,并气冲针入三寸,气至泻之。

阴都　主心满,气逆肠鸣。

陷谷　温留　漏谷　复留　阳纲　主肠鸣而痛。

上廉　主肠鸣相追逐。

胃俞　主腹满而鸣。

---

① 冲门　原作“衝门”,据元本改。按“冲门”,经穴名,属足太阴脾经,位于耻骨联合上缘旁开三寸半处,股动脉外侧。主治腹痛,疝气等。

章门　主肠鸣盈盈然。

膺窗　主肠鸣泄注。

太白　公孙　主肠鸣。

脐中　主肠中常鸣，上冲于心。

阴交　主肠鸣濯濯，如有水声。

大小便病

丰隆　主大小便涩难。

长强　小肠俞　主大小便难，淋癃。

水道　主三焦约，大小便不通。

营冲四穴[①]　主大小便不利。

秩边　包肓　主癃闭下重，大小便难。

会阴　主阴中诸病，前后相引痛，不得大小便。

大肠俞　八窌[②]　主大小便利。

阳纲　主大便不节，小便赤黄，肠鸣泄注。

承扶　主尻中肿，大便直出，阴胞有寒，小便不利。

屈骨端[③]　主小便不利，大便泄数，并灸天枢。

劳宫　主大便血不止，尿赤。

太溪　主尿黄，大便难。

大钟　主大便难。

中窌　石门　承山　太冲　中脘　大钟　太溪　承筋　主大便难。

昆仑　主不得大便。

肓俞　主大便干，腹中切痛。

石关　主大便闭　寒气结，心坚满。

---

① 营冲四穴　本卷秘涩门作“营卫四穴”。

② 八窌　经穴名。指位与骶后孔的上窌、次窌、中窌、下窌，左右共八穴，故名。《素问·骨空论》：“八窌在腰尻分间。”

③ 屈骨端　孙本作“曲骨”。按“曲骨”，经穴名，属任脉。又为人体部位名，指耻骨联合部。

中注　浮郄　主少腹热，大便坚。

上廉　下廉　主小便难，黄。

肾俞　主小便难，赤浊，骨寒热。

会阴　主小便难，窍中热。

横骨　大巨　期门　主小腹满，小便难，阴下纵。

大敦　箕门　委中　委阳　主阴跳遗溺①，小便难。

少府　三里　主小便不利，癃。

中极　蠡沟　漏谷　承扶　至阴　主小便不利，失精。

阴陵泉　主心下满，寒中，小便不利。

关元　主胞闭塞，小便不通，劳热石淋。

京门　照海　主尿黄，水道不通。

京门　主溢饮，水道不通，溺黄。

包肓　秩边　主癃闭，下重，不得小便。

阴交　石门　委阳　主小腹坚痛引阴中，不得小便。

关元　主石淋，脐下三十六疾，不得小便，并灸足太阳。

列缺　主小便热痛。

大陵　主目赤，小便如血。

承浆　主小便赤黄，或时不禁。

完骨　小肠俞　白环俞　膀胱俞　主小便赤黄。

中脘　主小肠有热，尿黄。

前谷　委中　主尿赤难。

阴谷　主尿难，阴痿不用。

中封　行间　主振寒，溲白，尿难痛。

关元　主伤中尿血。

凡尿青黄赤白黑青取井，黄取输，赤取荥，白取经，黑取合。

复留　主淋。

关元　涌泉　主胞转气淋，又主小便数。

阴陵泉　关元　主寒热不节，肾病不可以俯仰，气癃尿黄。

---

① 阴跳遗溺　“溺”字原脱，据《针灸甲乙经》卷九·第十一补。

气冲　主腹中满热，淋闭不得尿。
曲泉　主癃闭阴痿。
交信　主气淋。
然谷　主癃疝。
行间　主癃闭，茎中痛。
复留　主血淋。
悬钟　主五淋。
太冲　主淋不得尿，阴上痛。
大敦　气门　主五淋不得尿。
曲骨　主小腹胀，血癃，小便难。
通里　主遗溺。
关门　中府　神门　主遗尿。《甲乙》中府作委中。
阴陵泉　阳陵泉　主失禁遗尿不自知。

泄痢病

京门　然谷　阴陵泉　主洞泄不化。
交信　主泄痢赤白，漏血。
复留　主肠澼①便脓血，泄痢后重，腹痛如痓②状。
脾俞　主泄痢不食，食不生肌肤。
小肠输　主泄痢脓血五色，重下肿痛。
丹田　主泄痢不禁，小腹绞痛。
关元　太溪　主泄痢不止。
京门　昆仑　主洞泄体痛。
天枢　主冬月重感于寒则泄，当脐痛，肠胃间游气切痛。
腹哀　主便脓血，寒中食不化，腹中痛。
尺泽　主呕泄上下出，两胁下痛。
束骨　主肠澼泄。

---

① 肠澼　“澼”原作“僻”，据本节下文“束骨主肠澼泄”改。
② 痓（zhì　志）　痉病。《集韵·至韵》：“痓，风病。”

太白　主腹胀食不化，喜呕，泄有脓血。

地机　主溏瘕①，腹中痛，脏痹②。

阴陵泉　隐白　主胸中热，暴泄。

太冲　曲泉　主溏泄，痢泄下血③。

长强　主头重洞泄。

肾俞　章门　主寒中，洞泄不化。

会阳　主腹中有寒，泄注，肠澼便血。

三焦俞　小肠俞　下窌　意舍　章门　主肠鸣胪胀，欲泄注。

中窌　主腹胀飧泄。

大肠俞　主肠鸣，腹䐜肿，暴泄。

消渴

承浆　意舍　关冲　然谷　主消渴嗜饮。

劳宫　主苦渴，食不下。

意舍　主消渴身热，面目黄。

曲池　主寒热渴。

隐白　主饮渴。

行间　太冲　主嗌干善渴。

商丘　主烦中渴。

水肿

公孙　主头面肿。

水沟　主水肿，人中满④。

胃仓　主水肿胪胀，食饮不下，恶寒。

---

① 溏瘕　腹泻和痢疾。按"溏"，大便稀薄。"瘕"，痢疾。《难经·五十七难》李念莪注："溏者小泻也；瘕者痢疾也。"

② 脏痹　即五脏之痹。如心痹、肝痹、脾痹、肺痹、肾痹等。详参《素问·痹论》。

③ 痢泄下血　元本、道藏本、四库本"泄"并作"注"。

④ 人中满　谓因水肿严重而致鼻唇沟变浅。按"人中"，即鼻唇沟。

章门　主身润，石水身肿。

屋翳　主身肿，皮痛不可近衣。

中府　间使　合谷　主面腹肿。

阴交　石门　主水胀，水气行皮中，小腹皮敦敦然，小便黄，气满。

关元　主小腹满，石水。

四满　然谷　主大腹石水。

关门　主身肿身重。

天枢　丰隆　厉兑　陷谷　冲阳　主面浮肿。

气冲　主大气石水。

天府　主身胀，逆息不得卧，风汗身肿，喘息多唾。

解溪　主风水，面胕肿，颜黑。

丰隆　主四肢肿，身湿。

上廉　主风水膝肿。

三里　主水腹胀，皮肿。

陷谷　列缺　主面目痈肿。

大敦　主大腹肿胀，脐腹悒悒。

临泣　主腋下肿，胸中满。

天牖　主乳肿，缺盆中肿。

丘墟　阳跷　主腋下肿，寒热，颈肿。

昆仑　主腰尻肿，腨跟肿。

复留　丰隆　主风逆四肢肿。

曲泉　主腹肿。

阴谷　主寒热，腹偏肿。

列缺　主汗出，四肢肿。

完骨　巨窌　主头面气胕肿。

阳陵泉　主头面肿。

凡头目痈肿，留饮，胸胁支满，刺陷谷出血，立已。

不能食病

丰隆　主不能食。

石门　主不欲食，谷入不化。

天枢　厉兑　内庭　主食不化，不嗜食，挟脐急。

维道　主三焦有水气，不能食。

中封　主身黄有微热，不嗜食。

然谷　内庭　脾俞　主不嗜食。

胃俞　肾俞　主胃中寒胀，食多，身羸瘦。

胃俞　主呕吐筋挛，食不下，不能食。

大肠俞　周荣　主食不下，喜饮。

阳纲　期门　少商　劳宫　主饮食不下。

章门　主食饮不化，入腹还出，热中不嗜食，苦吞而闻食臭伤饱，身黄酸疼，羸瘦。

中庭　中府　主膈寒食不下。呕吐还出。

食窦　主膈中雷鸣，察察隐隐，常有水声。

巨阙　主膈中不利。

上脘　中脘　主寒中伤饱，食饮不化。

中极　主饥不能食。

凡食饮不化，入腹还出，先取下管，后取三里，泻之。

凡不嗜食，刺然谷多见血，使人立后。

呕吐病

商丘　主脾虚，令人病寒不乐，好太息，多寒热，喜呕。

俞府　灵墟　神藏　巨阙　主呕吐胸满。

率谷　主烦懑呕吐。

天容　主咳逆呕沫。

胃俞　肾俞　主呕吐。

中庭　中府　主呕逆吐，食下还出。

曲泽　主逆气呕涎。

石门　主呕吐。

维道　主呕逆不止。

阳陵泉　主呕宿汁，心下澹澹。

少商　劳宫　主呕吐。

绝骨　主病热欲呕。

商丘　幽门　通谷　主喜呕。

大钟　太溪　主烦心满呕。

魂门　阳关　主呕吐不住，多涎。

隐白　主膈中呕吐，不欲食。

巨阙　胸堂　主吐食。

膈俞　主吐食，又灸章门，胃管。

大敦　主哕噫，又灸石关。

内廷　主喜频伸数欠，恶闻人音。

吐血病

上脘　不容　大陵　主呕血。

胸堂　脾俞　手心主　间使　胃脘　天枢　肝俞　鱼际　劳宫　肩俞　太溪　主唾血，吐血。

郄门　主衄血呕血。

大泉　神门　主唾血振寒，呕血上气。

手少阴郄　主吐血。

委中　隐白　主衄血剧不止。

行间　主短气呕血，胸背痛。

太冲　主面唇色白，时时呕血①，女子漏血。

涌泉　主衄不止。

然谷　主咳唾有血。

凡内损唾血不足，外无膏泽，地五会主之，刺入三分，特忌灸。

凡唾血，泻鱼际，补尺泽。

咳逆上气

天容　廉泉　魄户　气舍　**譩譆**　扶突　主咳逆上气，喘息

① 呕血　“呕”原作“欧”，今改。按“欧”，同“呕”。呕吐。《说文解字·贝部》：“欧，吐也。”

呕沫，齿噤[1]。《甲乙》云：阳气大逆，上满于胸中。愤䐜肩息大气逆上，喘喝，坐伏不得息，取之天容。上气胸痛，取之廉泉。咳逆上气，魄户及气舍谚譆主之。咽喉鸣喝喘息，扶突主之。唾沫，天容主之。

头维　主喘逆烦懑，呕沫流汗。

缺盆　心俞　肝俞　巨阙　鸠尾　主咳唾血。

期门　右手屈臂中横纹外骨上　主咳逆上气。

缺盆　膻中　巨阙　主咳嗽。

然谷　天泉　陷谷　胸堂　章门　曲泉　天突　云门　肺俞　临泣　肩井　风门　行间主咳逆。

维道　主咳逆不止。

天府　主上气，喘不得息。

扶突　主咳逆上气，咽中鸣喘。

魄户　中府　主肺寒热，呼吸不得卧，咳逆上气，呕沫，喘气相追逐。

肺俞　肾俞　主喘咳少气，百病。

或中　石门　主咳逆上气，涎出多唾。

大包　主大气不得息。

天池　主上气喉鸣。

天突　华盖　主咳逆上气，喘暴。

紫宫　玉堂　太溪　主咳逆上气，心烦。

膻中　华盖　主短气不得息，不能言。

俞府　神藏　主咳逆上气，喘不得息。

或中　云门　主咳逆上气，涎出多唾，呼吸喘悸，坐不安席。

步郎　安都　主膈上不通，呼吸少气，喘息。

气户　云门　天府　神门　主喘逆上气，呼吸肩息，不知食味。

---

① 齿噤　症名，即牙关紧闭。按“噤”，牙关不开。《灵枢经·经筋》张景岳：“牙关不开曰噤。”

库房　中府　周荣　尺泽　主咳逆上气，呼吸多唾浊沫脓血①。

中府　主肺系急，咳辄胸痛。

经渠　行间　主喜咳。

鸠尾　主噫喘胸满，咳呕。

期门　主喘逆，卧不安席，咳，胁下积聚。

经渠　主咳逆上气，喘，掌中热。

侠白　主咳，干呕烦满。

大陵　主咳逆，寒热发。

少海　主气逆，呼吸噫哕呕。

少商　大陵　主咳逆喘。

大泉　主咳逆胸满，喘不得息。

劳宫　主气逆，噫不止。

三里　主咳嗽多唾。

支沟　主咳，面赤而热。

肩俞　主上气。

前谷　主咳而胸满。

咳喘，曲泽出血立已。又主卒咳逆，逆气。

咳唾噫，善咳，气无所出，先取三里，后取太白、章门。

奔豚

章门　石门　阴交　主奔豚②上气。《甲乙》云：奔豚腹肿，章门主之。奔豚气上，腹䐜痛，茎肿，先引腰，后引少腹，腰髋少腹坚痛，下引阴中，不得小便，两丸骞，石门主之。奔豚气上，腹䐜坚痛引阴中，不得小便，两丸骞，阴交主之。

---

① 多唾浊沫脓血　"唾浊"二字原作"士泽"，据元本、四库本及《外台秘要》卷三十九·十二身流注五脏六腑明堂改。

② 奔豚　病名。因肾脏阴寒之气上逆或肝经气火冲逆而致，症见气从少腹上冲胸脘、咽喉，发作欲死，复还止。"奔"原作"贲"，今改。按"贲"，通"奔"。《周易·涣》俞樾平议："贲与奔，古通用。"

关元　主奔豚，寒气入小腹。

中极　主奔豚上抢心，甚则不得息。

天枢　主奔豚胀疝。《甲乙》云：气疝，烦呕，面肿，奔豚。

归来　主奔豚，卵上入引茎痛。

期门　主奔豚上下。

然谷　主胸中寒，脉代，时不至寸口，少腹胀，上抢心。

四肢第三手　臂肘　肩背　腰脊　脚　膝附①

手病

掖门　主手臂痛。

巨阙　主手清。

肩贞　主手㾪②小不举。

阴交　主手脚拘挛。

少商　主手不仁。

列缺　主手臂身热。

大陵　主手挛不伸。

内关　主手中风热。

大陵　主手掣。

间使　主手痛。

曲泽　主手青逆气。

中冲　劳宫　少冲　大泉　经渠　列缺　主手掌热，肘中痛。

神门　少海　主手臂挛。

曲池　主手不举。

---

① 手……膝附　原无，据本书目录补。

② 㾪（mó　莫）　原作"䯢"，今改。按"䯢"，同"㾪"。偏枯病。《集韵·戈韵》："䯢，《说文》：瘺病也。谓身肢半枯。或书作㾪"。

养老　主手不得上下。

内庭　主四厥，手足闷①。

腕骨　中渚　主五指掣，不可屈伸。

尺泽　主掣痛，手不可伸。

前腋　主臂里挛急，手不上举。

曲池　主手不可举重，腕急肘中痛，难屈伸。

阳溪　主臂腕外侧痛，不举。

心俞　肝俞　主筋急手相引。

臂肘病

尺泽　关冲　外关　窍阴　主臂不及头。

前谷　后溪　阳溪　主臂重痛，肘挛。

臑会　支沟　曲池　腕骨　肘窌　主肘节痹，臂酸重，腋急痛，肘难屈伸。

腕骨　前谷　曲池　阳谷，主臂腕急，腕外侧痛脱如拔。

天井　外关　曲池　主臂痿不仁。

大泉　经渠　主臂内廉痛。

巨骨　前谷　主臂不举。

肩窌　天宗　阳谷　主臂痛。

关冲　主肘疼不能自带衣。

鱼际　灵道　主肘挛柱满。

大陵　主肘挛腋肿。

间使　主肘内廉痛。

曲池　关冲　三里　中渚　阳谷　尺泽　主肘痛时寒。

地五会　阳辅　申脉　委阳　天池　临泣　主腋下肿。

---

① 手足闷（mèn　扪）　手足不觉。按“闷”，不觉貌。《集韵·魂韵》：“闷，闷然，不觉貌。”

中胎俞[1]谚语　主腋挛。

肩背病

气舍　主肩肿不得顾。

天井　主肩痛，痿痹不仁，肩不可屈伸，肩肉麝木。

曲池　天窌　主肩重痛不举。

肩贞　关冲　肩髃　主肩中热，头不可以顾。

巨骨　主肩中痛，不能动摇。

支沟　关冲　主肩臂酸重。

清冷泉　阳谷　主肩不举，不得带衣。

天宗　主肩重臂痛。

肩外俞　主肩胛痛而寒至肘。

曲垣　主肩胛周痹。

后溪　主肩臑痛。

腕骨　主肩臂疼。

养老　天柱　主肩痛欲折。

涌泉　主肩背颈项痛。

天牖　缺盆　神道　大杼　天突　水道　巨骨　主肩背痛。

膈输　谚语　京门　尺泽　主肩背寒痓，肩甲内廉痛。

前腋　主肩腋前痛，与胸相引。

列缺　主肩背寒栗，少气不足以息，寒厥，交两手而瞀。

凡实则肩背热，背汗出，四肢暴肿；虚则肩寒栗，气不足以息。

腰脊病

神道　委中[2]　腰俞　长强　大杼　膈关　水分　脾俞　小

---

① 中胎俞　经穴名，亦称“中膂内俞”。属足太阳膀胱经，位于骶部，平第2骶后孔，距骶正中线一寸半处。主治腹泻，痢疾，腰骶痛等。

② 委中　原作“谷中”，据孙本改。又，明本作“脊中”。

肠俞　膀胱俞　主腰脊急强。

腰俞　长强　膀胱俞　气冲　上窌　下窌　居窌　主腰痛。

小肠俞　中胆俞　白环俞　主腰脊疝痛。

次窌　主腰下至足不仁。

次窌　胞肓　承筋　主腰脊痛，恶寒。

志室　京门　主腰痛脊急。

三里　阴市　阳辅　蠡沟　主腰痛不可以顾。

束骨　飞阳　承筋　主腰痛如折。

申脉　太冲　阳跷　主腰痛不能举。

昆仑　主脊强，背尻骨重。

合阳　主腰脊痛引腹。

委中　主腰痛夹脊至头几几然①。凡腰脚重痛，于此刺出血，久痼宿疹②亦皆立已。

委阳　殷门《甲乙》云：腰痛得俯不得仰。　太白　阴陵泉　行间　主腰痛不可俯仰。

扶承③　主腰脊尻臀股阴寒痛。

涌泉　主腰脊相引如解。《甲乙》云：腰痛，大便难。

大钟　主腰脊痛。

阴谷　主脊内廉痛。

阳辅　主腰痛如锤，居中肿痛，不可以咳，咳则筋缩急，诸节痛，上下无常，寒热。

附分　主背痛引头。

膈关　秩边　京骨　主背恶寒痛，脊强，难以俯仰。

京门《甲乙》云：腰痛不可以久立。石关　主脊痓反折。

---

① 几(shū　殊)几(shū　殊)然　拘急而不自如貌。按“几几”，病貌。《素问·刺腰痛篇》：“腰痛侠脊而痛，至颈几几然……”

② 宿疹　旧疾。按“疹”，病。《集韵·屑韵》：“疹，疾也。”

③ 扶承　经穴名，即承扶。

脚病

昆仑　主脚如结，踝如别①。

京骨　承山　承筋　商丘　主脚挛。

行间　主厥，足下热。

然谷　主足不能安，胫酸不能久立。

中都　主足下热，胫寒不能久立，湿痹不能行。

阴陵泉　主足痹痛。

承山　承筋　主脚胫酸，脚急跟痛，脚筋急痛兢兢。

复留　主脚后廉急，不可前却，足跗上痛。

京骨　然谷　肾俞　主足寒。

仆参　主足跟中踝后痛。

太溪　主手足寒至节。

太溪　次窌　膀胱俞　主足清不仁。

地仓　大泉　主足躒躄②不能行。

光明　主痿躄，坐不能起。

浮白　主足缓不收。

天柱　行间　主足不住身。

冲阳　三里　仆参　飞阳　复留　完骨　主足痿，失履不收。

条口　三里　承山　承筋　主足下热，不能久立。

风府　腰俞　主足不仁。

丘墟　主腕不收，坐不得起，髀枢脚痛。

阳辅　阳交　阳陵泉　主髀枢膝骨痹不仁。

环铫　束骨　交信　阴交　阴舍　主髀枢中痛不可举。

临泣　三阴交　主髀中痛，不得行，足外皮痛。

---

① 脚如结，踝如别　脚好像被束缚着，踝骨像要分离一样。按"结"，束缚，缠扎。《释名·释姿容》："结，束也。""别"，分离。《玉篇·另部》："别，离也。"

② 躒（wō　窝）躄（pī　匹）　足骨折而足跛不能行。按"躒"，足骨折。《说文解字·足部》："躒，足跌也。""躄"，足跛。《篇海类编·身体类·足部》："躃，跛甚，亦作躄。"

申脉　隐白　行间　主胫中寒热。

太冲　涌泉　主胫酸。

付阳　主腨外廉骨痛。

飞扬　主腨中痛。

复留　主胫寒不能自温。

至阴　主风寒从足小趾起,脉痹上下。

至阳　主胫疼,四肢重,少气难言。

厉兑　条口　三阴交　主胫寒不得卧。

内庭　环铫　主胫痛不可屈伸。

阳间　环铫　承筋　主胫痹不仁。

涌泉　然谷　主五指尽痛,足不践地。

凡髀枢中痛不可举,以毫针寒而留之,以月生死为息数,立已。

膝病

风市　主两膝挛痛,引胁拘急,軃躄①,或青或焦或枯,或黧如腐木。

曲泉　主膝不可屈伸。

中封　主少气身重湿,膝肿,内踝前痛。

太冲　主膝内踝前痛。

解溪　条口　丘墟　太白　主膝股肿,胻酸转筋。

合阳　主膝股重。

上廉　主风水膝肿。

犊鼻　主膝中痛不仁。

梁丘　曲泉　阳关　主筋挛,膝不得屈伸,不可以行。

阴市　主膝上伏兔中寒。

髀关　主膝寒不仁,痿痹不得屈伸。

---

① 軃(duǒ　躲)躄　足下垂不能行。按“軃”,下垂。《字汇补·身部》:“軃,垂也。”

侠溪　阳关　主膝外廉痛。

光明　主膝痛胫热不能行，手足偏小。

犊鼻　主膝不仁，难跪。

膝关　主膝内廉痛引膑，不可屈伸，连腹引喉咽痛。

凡犊鼻肿，可灸不可刺。若其上坚，勿攻，攻之即死。

四肢病

章门　主四肢懈惰①，喜怒。

曲泉　付阳　天池　大巨　支沟　小海　绝骨　前谷　主四肢不举。

五里　三阳络　天井　厉兑　三间　主嗜卧，四肢不欲动摇。

列缺　主四肢厥，喜笑。

复留　丰隆　大都　主风逆四肢肿。

照海　主四肢淫泺。

风痹第四 癫痫　尸厥　中恶　尸注附②

风病

率谷　主醉酒风热发，两目眩痛。《甲乙》云：不能饮食，烦满呕吐。

完骨　主风头，耳后痛，烦心。《甲乙》云：及足不收失履，口㖞僻，头项摇瘛痛，牙车急。

天柱　主风眩。

天府　曲池　列缺　百会　主恶风邪气，泣出，喜忘。

阳谷　主风眩惊，手卷，泄风，汗出，腰项急。《甲乙》：手卷作手腕痛。

阴跷　主风暴不知人，偏枯不能行。

---

① 懈惰　原作"解堕"，今改。懈按"解"，通"懈"。《说文通训定声·解部》："解，假借为懈。"；"堕"，通"惰"。《荀子·宥坐》："今之世则不然，乱其教，繁其刑，其民迷惑而堕焉。"

② 癫痫……尸注附　原无，据本书目录补。

绝骨　主风劳①身重。
解溪　主风从头至足，面目赤。
临泣　主大风目痛。《甲乙》云：目外眦痛。
侠胭　主胸中寒如风状，头眩，两颊痛。
昆仑　主狂易大风。
付阳　主痿厥，风头重痛。
涌泉　主风入腹中。
照海　主大风，默默不知所痛，视如见星。
内关　主手中风热。
间使　主头身风热。
商阳　主耳中风生。
关冲　主面黑渴风。
天井　主大风，默默不知所痛，悲伤不乐。
后溪　主风身寒。
掖门　主风寒热。
上关　主瘛疭沫出，寒热，痓引骨痛。
巨阙　照海　主瘛疭引脐腹，短气。
中膂俞　长强　肾俞　主寒热，痓，反折。
脾俞　膀胱俞　主热痓引骨痛。
肝俞　主筋寒热痓，筋急，手相引。
天井　神道　心俞　主悲愁恍惚，悲伤不乐。
命门　主瘈疭里急，腰腹相引。
鱼际　主痓上气，失喑不能言。
通理　主不能言。

湿痹

曲池　列缺　主身湿摇，时时寒。

---

① 风劳　即风虚劳。泛指劳伤之人被风邪侵袭，游走皮肤，或深入脏腑所发生的疾病。详参《诸病源候论》卷四・风虚劳候。又，《太平圣惠方》卷二十七风虚劳作“风劳”。

风市　主缓纵痿痹，腨肠[①]疼冷不仁。

中渎　主寒气在分肉间，痛苦痹不仁。

阳关　主膝外廉痛，不可屈伸，胫痹不仁。

悬钟　主湿痹流肿，髀筋急瘛，胫痛。

丰隆　主身湿。

阳陵泉　主髀痹引膝股外廉痛不仁，筋急。

绝骨　主髀枢痛，膝胫骨摇，酸痹不仁，筋缩，诸节酸折。

曲泉　主卒痹病，引膑下节。

漏谷　主久湿痹不能行。

商丘　主骨痹烦懑。

中封　主瘛厥，身体不仁，少气，身湿重。

临泣　主身痹，洗淅[②]振寒。

凡身体不仁，先取京骨，后取中封、绝骨，皆泻之。

癫疾

偏历　神庭　攒竹　本神　听宫　上星　百会　听会　筑宾　阳溪　后顶　强间　脑户　络却　玉枕　主癫疾呕。

攒竹　小海　后顶　强间　主痫发瘈疭，狂走不得卧，心中烦。

兑端　龈交　承浆　大迎　丝竹空　囟会　天柱　商丘　主癫疾，呕沫，寒热痉互引。

承浆　大迎　主寒热悽厥，鼓颔，癫痓口噤。

上关　主瘈疭沫出，寒热痓。

丝竹空　通谷　主风痫癫疾，涎沫，狂烦懑。

脑户　听会　风府　听宫　翳风　主骨酸，眩狂瘈疭口噤，喉

① 腨（shuàn　涮）肠　腿肚，即小腿腓肠肌部。《素问·刺禁论》张景岳注："腨肠，足肚也。"

② 洗淅　即"洒淅"，寒慄貌。《素问·调经论》："邪客于形，洒淅起于毫毛。"

鸣沫出，喑不能言。

金门　仆参　主癫疾，马痫。

解溪　阳跷　主癫疾。

昆仑　主痫瘛，口闭不得开。

商丘　主痫瘛。

臑会　申脉　主癫疾媵气。

尺泽　然谷　主癫疾，手臂不得上头。

列缺　主热痫，惊而有所见。

飞阳　太乙　滑肉门　主癫疾狂吐舌。

长强　主癫疾发如狂，面皮敦敦①者，不治。

偏历　主癫疾多言，耳鸣口僻。

温留　仆参　主癫疾，吐舌鼓颔，狂言见鬼。

曲池　少泽　主瘛疭癫疾。

筋缩　曲骨　阴谷　行间　主惊痫狂走，癫疾。

间使　主善悲惊狂，面赤目黄，瘖不能言。

阳溪　天井　主惊瘈。

天井　小海　主癫疾羊痫，吐舌，羊鸣戾颈②。

悬厘　束骨　主癫疾互引，善惊羊鸣。

天冲　主头痛，癫疾互引，数惊悸。

身柱　主癫疾瘛疭，怒欲杀人，身热狂走，谵言③见鬼。

风池　听会　复留　主寒热癫仆。

完骨　主癫疾僵仆，狂疟。

通谷　主心中愦愦数欠，癫，心下悸，咽中澹澹恐。

天柱　主卒暴痫眩。

五处　身柱　委中　委阳　昆仑　主脊强反折，瘛疭癫疾，

---

① 敦敦　厚实而感觉迟钝貌。《说文解字・文部》："敦，厚也。"《灵枢经・阴阳二十五人》张景岳注："敦敦，坚实貌。"

② 戾（lì　力）颈　曲颈。按"戾"，弯曲。《说文解字・犬部》："戾，曲也。"

③ 谵（chǎn　谄）言　说梦话。按"谵"，梦话。《类篇・言部》："谵，寐言也。"

头痛。

脑空　束骨　主癫疾大瘦，头痛。

风府　昆仑　束骨　主狂易多言不休。

风府　肺俞　主狂走欲自杀。

络却　听会　身柱　主狂走瘛疭，恍惚不乐。

天柱　临泣　主狂易多言不休，目上反。

支正　鱼际　合谷　少海　曲池　腕骨　主狂言。

惊恐

温留　掖门　京骨　主狂仆。

神门　阳谷　主笑若狂。

阳溪　阳谷　主吐舌，戾颈，妄言。

巨阙　筑宾　主狂易，妄言怒骂。

冲阳　丰隆　主狂妄行，登高而歌，弃衣而走。

下廉　丘墟　主狂言非常。

劳宫　大陵①　主风热善怒，心中悲喜，思慕歔欷②，喜笑不止。

曲泽　大陵　主心下澹澹，喜惊。《甲乙》作内关。

阴交　气海　大巨　主惊不得卧。

大巨　主善惊。

阴跷　主卧惊，视如见鬼。

大钟　郄门　主惊恐畏人，神气不足。

然谷　阳陵泉　主心中怵惕③恐，如人将捕之。

解溪　主瘛疭而惊。

少冲　主大息烦懑，少气悲惊。

---

① 大陵　原作“太陵”，据本卷头面第一·喉痹改。凡本书中“太陵”均据此改为“大陵”。

② 歔（xū　嘘）欷（xī　唏）　哀叹抽泣声。也作“欷歔”。

③ 怵（chù　初）惕　惊惧不安。《灵枢经·本神》：“心怵惕思虑则伤神……。”

少府　主数噫恐悸，气不足。

行间　主心痛数惊，心悲不乐。

厉兑　主多卧好惊。

掖门　主喜惊，妄言面赤。

神门　主数噫，恐悸不足。

巨阙　主惊悸少气。

三间　合谷　厉兑　主吐舌，戾颈，喜惊。

通里　主心下悸。

手少阴　阴郄　主气惊心痛。

后溪　主泣出而惊。

腕骨　主烦满，惊。

卒尸厥

隐白　大敦　主卒尸厥不知人，脉动如故。

中极　仆参　主恍惚，尸厥烦痛。

金门　主尸厥暴死。

内庭　主四厥手足闷者，久持之，厥热脑痛，腹胀皮痛者，使人久持之。

邪客于手足少阴、太阴、足阳明之络，此五络者，皆会于耳中，上络左角，五络俱竭，令人身脉动如故，其形无所知，其状若尸。刺足大指内侧爪甲上去端如韭叶，后刺足心，后取足中指爪甲上各一痏[1]，后取手大指之内去爪甲如韭叶，后刺手心主少阴锐骨之端各一痏，立已。不已，以筒吹其两耳中，立已。不已，拔其左角发方寸燔治[2]，饮以淳酒一杯。不能饮者灌之，立已。

---

① 痏(wěi　尾)　针刺的次数单位。《素问·缪刺论》："刺手中指、次指爪甲上，去端如韭叶，各一痏。"

② 燔(fán　凡)治　将药物烧炭为末的炮炙方法。《素问·缪刺论》："剃其左角之发，方一寸，燔治，饮以美酒一杯。"按"燔"，焚烧。《玉篇·火部》："燔，烧也。"

卒中恶

百会　玉枕　主卒起僵仆，恶见风寒。

通天　络却　主暂起僵仆。

大杼　主僵仆不能久立，烦懑里急，身不安席。

飞尸遁注

天府　主卒中恶风邪气，飞尸恶注，鬼语遁尸。

丰隆　主厥逆足卒青，痛如刺，腹若刀切之状，大便难，烦心，狂见鬼，好笑，卒面四肢肿。

旁廷　在腋下四肋间，高下正与乳相当，乳后二寸陷中，俗名注市，举腋取之，刺入五分，灸五十壮。主卒中恶，飞尸遁注，胸胁满。

九曲　中府　在旁廷（注市）下三寸，刺入五分，灸三十壮，主恶风，邪气遁尸，内有瘀血。

热病第五黄疸　霍乱　疟附①

热病

鱼际　阳谷　主热病，振栗鼓颔，腹满阴痿，色不变。

经渠　阳池　合谷　支沟　前谷　内庭　后溪　腕骨　阳谷　厉兑　冲阳　解溪　主热病汗不出。

孔最　主臂厥热痛，汗不出，皆灸刺之。此穴可以出汗。

列缺　曲池　主热病烦心心闷，先手臂身热，瘛疭，唇口聚，鼻张，目下汗出如珠。《甲乙》云：两项下三寸坚，胁下疼痛。

中冲　劳宫　大陵　间使　关冲　少冲　阳溪　天窌　主热病烦心，心闷而汗不出，掌中热，心痛，身热如火，侵淫烦懑，舌本痛。

---

① 黄疸……疟附　原无，据本书目录补。

劳宫　主热病三日已往不得汗，怵惕。《甲乙》云：主热病烦懑而欲呕哕，三日以往不得汗，怵惕，胸胁不可反侧，咳满溺赤，小便血，衄，不止，呕吐血，气逆噫不止，嗌中痛，食不下，善渴，口中烂，掌中热，欲呕。

间使　主热病烦心喜哕，胸中澹澹喜动而热。

曲泽　主伤寒温病，身热，烦心，口干。《甲乙》云：心澹然善惊，身热烦心，口干手清，逆气呕唾，肘瘈善摇，头颜清，汗出不过眉，伤寒温病，曲泽主之。

通理　主热病先不乐数日。

掖门　中渚　通理　主热病先不乐，头痛，面热无汗。

三间　主气热身热喘。《甲乙》云：寒热口干，身热喘息，眼目急痛，善惊。

温留　主伤寒寒热，头痛哕衄，肩不举。

曲池　主伤寒余热不尽。

上脘　曲差　上星　陶道　天柱　上窌　悬厘　风池　命门　膀胱俞　主烦懑，汗不出。

飞扬　主下部寒热，汗不出，体重。

五处　攒竹　正营　上脘　缺盆　中府　主汗出寒热。

承浆　主汗出，衄血不止。

巨阙　主烦心喜呕。《甲乙》云：心腹胀噫，烦热善呕，膈中不通。

百会　主汗出而呕痓。

商丘　主寒热好呕。

悬颅　主热病，头痛身热。

玉枕　大杼　肝俞　心俞　膈俞　陶道　主汗不出，悽厥恶寒。

悬厘　鸠尾　主热病，偏头痛，引目外眦。

少泽　主振寒，小指不用，头痛。

大椎　主伤寒热盛，烦呕。

膈俞　中府　主寒热，皮肉骨痛，少气不得卧，支满。

列缺　主寒热，掌中热。

神道　关元　主身热头痛，进退往来。

曲泉　主身热头痛，汗不出。

膈俞　主嗜卧怠惰，不欲动摇，身当湿，不能食。

三焦俞　主头痛，食不下。

鱼际　主头痛不甚，汗出。

肾俞　主头身热赤，振栗，腰中四肢淫泺，欲呕。

天井　主振寒，颈项痛。

肩井　关冲　主寒热悽索①，气上不得卧。

尺泽　主气隔喜呕，鼓颔不得汗，烦心，身痛。

肩贞　主寒热项历适。《甲乙》云：耳鸣无闻，引缺盆肩中热痛，麻小不举。

委中　主热病夹脊痛。

大都　主热病汗出且厥，足清。《外台》云：汗不出，厥，手足清。

太白　主热病，先头重颜痛，烦闷心身热，热争②则腰痛不可以俯仰，又热病满闷不得卧，身重骨痛不相知。

支正　少海　主热病，先腰胫酸，喜渴，数饮食，身热，项痛而强，振寒，寒热。《甲乙》云：主振寒寒热，颈项肿，实则肘挛头眩痛，虚则生疣，小者痂疥。

冲阳　主振寒而欠。

后溪　主身热恶寒。

复留　主寒热无所安，汗出不止，风逆，四肢肿。

光明　主腹足清，寒热，汗不出。

凡热病烦心，足寒清多汗，先取然谷，后取太溪、大指间动脉，皆先补之。

热病先腰胫酸，喜渴数饮，身清，清则项痛而寒且酸，足热不欲言，头痛颠颠然，先取涌泉及太阳井荥。热中少气厥寒，灸之热去，灸涌泉三壮。烦心不嗜食，灸涌泉。热去四逆，喘气偏风，身汗出而清，皆取侠溪。

---

① 悽索　悲痛而涕泪交流状。按"悽"，悲痛，悲伤。《玉篇·心部》："悽，悽怆也，伤也。""索"，涕泪流出貌。《庄子·徐无鬼》成玄英疏："索然，涕出貌。"

② 热争　热退。按"争"，犹差，方言犹欠。杜荀鹤《自遣》："百年身后一丘土，贫富高低争几多。"

凡热病刺陷谷，足先寒，寒上至膝乃出针。身痹洗淅振寒，季胁支满痛。

凡温病身热五日以上，汗不出，刺大泉，留针一时取针，若未满五日者，禁不可刺。

凡好太息，不嗜食，多寒热，汗出，病至则喜呕，呕已乃衰，即取公孙及井输。实则肠中切痛，厥，头面肿起，烦心，狂，多饮不嗜卧；虚则鼓胀，腹中气大满，热痛不嗜食，霍乱，公孙主之。

黄疸

然谷　主黄疸，一足寒，一足热，喜渴。《甲乙》云：舌纵烦懑。

章门　主伤饱身黄。

中封　五里　主身黄，时有微热。《甲乙》云：不嗜食，膝内廉内踝前痛，少气，身体重。

太冲　主黄疸，热中喜渴。

脊中　主黄疸，腹满不能食。

脾俞　主黄疸，喜欠不下食，胁下满，欲吐，身重不欲动。

中脘　大陵　主目黄振寒。

劳宫　主黄疸目黄。

太溪　主黄疸。《甲乙》云：消瘅善喘气，走喉咽而不能言，手足清，大便难，嗌中肿痛唾血，口中热，唾如胶。

脾俞　胃脘　主黄疸。

霍乱

巨阙　关冲　支沟　公孙　阴陵泉　主霍乱。

期门　主霍乱泄注。

太阴　大都　金门　仆参　主厥逆霍乱。

鱼际　主胃逆霍乱。

太白　主霍乱逆气。

三里　主霍乱，遗矢失气。

解溪　主膝重脚转筋，湿痹。

大泉　主眼青转筋，乍寒乍热，缺盆[①]中相引痛。

金门　仆参　承山　承筋　主转筋霍乱。

承筋　主瘛疭，脚酸。《甲乙》云：霍乱胫不仁。

丘墟　主脚急肿痛，战掉不能久立，附筋足挛。

窍阴　主四肢转筋。

委中　委阳　主筋急身热。

凡霍乱头痛胸满，呼吸喘鸣，穷窘不得息，人迎主之。

凡霍乱泄出不自知，先取太溪，后取太仓之原。

疟病

列缺　后溪　少泽　前谷　主疟寒热。

阳谷　主疟，胁痛不得息。

飞扬　主狂疟，头眩痛，痓反折。

大钟[②]　主多寒少热。

太溪　主热多寒少。《甲乙》云：疟闷呕甚，热多寒少，欲闭户而处，寒厥足热。

商丘　主寒疟腹中痛。

中封　主色苍苍然，太息振寒。

丘墟　主疟振寒。《甲乙》云：腋下肿。

昆仑　主疟多汗。《甲乙》云：腰痛不能俯仰，目如脱，项如拔。

冲阳　主疟先寒洗淅，甚久而热，热去汗出。

临泣　主疟日西发。

侠溪　主疟，足痛。

然谷　主温疟汗出。

天府　主疟病。

少海　主疟，背振寒。《甲乙》云：项痛引肘腋，腰痛引少腹中，四肢不举。

---

① 缺盆　即锁骨上窝。《灵枢经·经脉》："大肠手阳明之脉……从缺盆上颈贯颊。"

② 大钟　原作"太钟"，据本卷风疾第四·惊恐改。凡本书中"太钟"，均据此改为"大钟"。

天枢　主疟，振寒，热盛狂言。

少商　主振栗鼓颔①。

商丘　神庭　上星　百会　完骨　风池　神道　掖门　前谷　光明　至阴　大杼　主痎　疟热。

阴都　少海　商阳　三间　中渚　主身热疟病。

大泉②　太溪　经渠　主疟，咳逆心闷不得卧，寒热。

列缺　主咳甚热。

阳溪　主咳甚苦寒，咳呕沫。

大陵　腕骨　阳谷　少冲　主乍寒乍热疟。

合谷　阳池　侠溪　京骨　主疟寒热。

譩譆　支正　小海　主风疟。

偏历　主风疟汗不出。

温留　主疟面赤肿。

三里　陷谷　侠溪　飞阳　主痎疟少气。

天井　主疟食时发，心痛，悲伤不乐。

少泽　复留　昆仑　主疟寒，汗不出。

厉兑　内庭　主疟不嗜食，恶寒。

冲阳　束骨　主疟从脚胻③起。

瘿瘤第六痔漏　𤸎疝　阴病附④

瘿瘤

天府　臑会　气舍　主瘤瘿气，咽肿。《甲乙》天府作天窗。

---

① 鼓颔　上下牙不自主碰击，颐颊颤动。《素问·疟论》："疟之始发也……寒栗鼓颔，腰脊俱痛。"

② 大泉　原作"太泉"，据本卷热病第五·霍乱改。按"大泉"，经穴别名，即"太渊"。

③ 脚胻　胫骨上端接近膝的部位。按"胻"，胫端。《说文解字·肉部》段玉裁注："胫近膝者曰胻。故股之外曰髀也。言胫则统胻，言胻不统胫。"

④ 痔漏……阴病附　原无，据本书目录补。

脑户　通天　消泺　天突　主颈有大气。

通天　主瘿　灸五十壮，胸堂、羊矢灸一百壮。

痔瘘

飞阳　主痔，篡①伤痛。

支沟　章门　主马刀肿瘘。

绝骨　主瘘，马刀腋肿。

商丘　复留　主痔，血泄后重。

大迎　五里　臂臑　主寒热，颈瘰疬。

天突　章门　天池　支沟　主漏。

天突　天窗　主漏，颈痛。

劳宫　主热痔。

会阴　主痔。凡痔与阴相通者死②。

侠溪　阳辅　太冲　主腋下肿，马刀瘘。

承筋　承扶　委中　阳谷　主痔痛，腋下肿。

商丘　主痔，骨蚀，喜魇梦。

窍阴　主痈疽头痛如锥刺，不可以动，动则烦心。

大陵　支沟　阳谷　后溪　主痂疥③。

㿗疝

曲泉　主㿗疝，阴跳痛引脐中，不尿，阴痿。

中都　主㿗疝崩中。

合阳　中郄　主㿗疝崩中，腹上下痛，肠澼，阴暴败痛。

照海　主四肢淫泺，身闷，阴暴起疝。

太溪　主胞中有大疝瘕积聚，与阴相引。

---

① 篡（cuàn　串）　前后阴之间，即会阴部。《素问·骨空论》张景岳注："篡……即前后二阴之间也。"

② 凡痔与阴相通者死　"凡痔"二字原脱，据《针灸甲乙经》卷九·第十二补。

③ 痂疥　疥疮。按"痂"，疮痂。《说文解字·疒部》："痂，疥也。"徐锴系传："今谓疮生肉所蜕干为痂。""疥"，疥疮。《说文解字·疒部》："疥，搔也。"

商丘　主阴股内痛，气痛，狐疝走上下引小腹痛，不可以俯仰。

关元　主㿗疝。

肩井　傍肩解与臂相接处，主偏㿗。

巨阙　主狐疝。

太冲　主狐疝呕厥。

中脘　主冲疝①冒死不知人。

脐中　石门　天枢　气海　主少腹疝气，游行五脏，疝绕脐，冲胸不得息。《甲乙》云：脐疝绕脐痛，冲胸不得息，灸脐中。脐疝绕脐痛，石门主之。脐疝绕脐痛时止，天枢主之。

石门　主腹满疝积。

关元　主暴疝痛。

大敦　主卒疝暴痛，阴跳上入腹，寒疝，阴挺出偏大肿脐腹中，邑邑不乐，小便难而痛，灸刺之，立已。左取右，右取左。《甲乙》云：照海主之。

四满　主脐下疝积。《甲乙》云：胞中有血。

天枢　主气疝②呕。

大巨　主㿗疝偏枯。

交信　主气癃㿗疝，阴急，股枢③腨内廉痛④。

中封　主㿗疝癃暴痛，痿厥，身体不仁。

气冲　主㿗阴肿痛，阴痿，茎中痛，两丸骞⑤痛，不可仰卧。

---

① 冲疝　病名。症见腹痛，从少腹向上攻冲而痛。《素问·骨空论》："督脉者……此生病，从少腹上冲心而痛，不得前后，为冲疝。"

② 气疝　病名。症见腹中忽然胀满，忽而减轻，并有疼痛。详参《诸病源候论》卷二十·疝病诸候。

③ 股枢　骨关节名。即髋关节。按"枢"，户枢。《说文解字·木部》："枢，户枢也。"段玉裁注："户所以转动开闭之枢机也。"

④ 腨（zhuàn　转）内廉痛　膝内侧痛。按"腨"，膝头。《释名·释形体》："膝头曰腨。因形团而名之。"

⑤ 两丸骞（qiān　千）　两睾丸损坏。按"骞"，亏损，损坏。《玉篇·马部》："骞，亏也。"

曲泉　主癀疝，阴跳痛引茎中不得尿。

太阴郄　冲门　主疝瘕阴疝①。

少府　主阴痛，实时挺长，寒热，阴暴痛，遗尿；偏虚则暴痒，气逆，卒疝，小便不利。

阴市　主寒疝下至腹腠，膝腰痛如清水，小一作大腹诸疝，按之下至膝上伏兔中寒，疝痛，腹胀满，痿，少气。

太冲　中封　地机　主癀疝，精不足。

中极　主失精。

鱼际　主阴湿，腹中余疾。

五枢　主阴疝两丸上下，少腹痛。

阴交　石门　主两丸骞。

太冲　主两丸骞缩，腹坚不得卧。《甲乙》云：环脐痛，阴骞，两丸缩，腹坚痛，不得卧。

大赫　然谷　主精溢，阴上缩。

会阴　主阴头寒。

曲泉　主阴痿。

阴谷　主阴痿不用，小腹急，引阴内廉痛。

行间　主茎中痛。

杂病第七论一首

膏肓俞无所不治，主羸瘦虚损，梦中失精，上气咳逆，狂惑忘误。取穴法：令人正坐曲脊伸两手，以臂著膝前令正直，手大指与膝头齐，以物支肘，勿令臂得动摇，从胛骨上角摸索至胛骨下头，其间当有四肋三间，灸中间，依胛骨之里肋间空，去胛骨容侧指许，摩胎肉②之表肋间空处，按之自觉牵引胸户中。灸两胛中各一处，至

---

① 阴疝　病名。因寒邪侵袭肝经而致，症见睾丸、阴器急痛，肿胀等。

② 胎(lǚ　吕)肉　脊柱周围的肌肉。按“胎”，脊柱。《改并四声篇海·肉部》引《俗字背篇》：“胎，脊也。”

六百壮，多至千壮，当觉气下砻砻然如流水状，亦当有所下出，若无停痰宿疾则无所下也。若病人已困不能正坐，当令侧卧，挽上臂，令前求取穴灸之也。求穴大较以右手从右肩上住指头表所不及者是也，左手亦然，乃以前法灸之。若不能久正坐当伸两臂者，亦可伏衣襆①上伸两臂，令人挽两胛骨使相离，不尔胛骨覆，穴不可得也。所伏衣襆当令大小常定，不尔则失其穴也。此灸讫后，令人阳气康盛，当消息以自补养，取身体平复。其穴近第五椎相准望取之。

论曰：昔秦缓不救晋侯之疾，以其在膏之上肓之下，针药所不及，即此穴是也。时人拙，不能求得此穴，所以宿疴难遣。若能用心方便求得灸之，无疾不愈矣。

三里主腹中寒，胀满肠鸣腹痛，胸腹中瘀血，小腹胀，皮肿，阴气不足，小腹坚，热病汗不出，喜呕，口苦壮热，身反折，口噤鼓颔，腰痛不可以顾，顾而有所见，喜悲，上下求之，口僻乳肿，喉痹不能言，胃气不足，久泄利，食不化，胁下柱满，不能久立，膝痿，寒热中，消谷苦饥，腹热身烦，狂言，乳痈，喜噫，恶闻食臭，狂歌妄笑，恐怒大骂，霍乱，遗尿失气，阳厥，悽悽恶寒，头眩，小便不利，喜哕。凡此等疾，皆灸刺之，多至五百壮，少至二三百壮。

涌泉主喜喘，喉痹，身热痛，脊胁相引，忽忽喜忘，阴痹腹胀，腰痛，大便难，肩背颈项痛，时眩，男子如蛊②，女子如阻③，身体腰脊如解，不欲食，喘逆，足下清至膝，咽中痛，不可纳食，瘖不能言，小便不利，小腹痛，风入肠中，癫疾，夹脐痛急，胸胁柱满痛，衄不止，五疝，指端尽痛，足不践地。凡此诸疾，皆主之。

---

① 衣襆(fú　服)　包袱。按“襆”，包袱。《广韵·烛韵》：“襆，帕也。”《资治通鉴·隋文帝二年》胡三省注：襆，帕也，以裹衣物。”

② 蛊　病名，即鼓胀。《证治要诀》：“蛊与鼓同，以言其急应如鼓，非蛊毒之蛊也。”

③ 阻　病名，即妊娠呕吐。

妇人病第八小儿附①

少腹坚痛，月水不通　刺带脉入六分，灸五壮。在季肋端一寸八分。端一作下。

漏下，若血闭不通，逆气胀　刺血海入五分，灸五壮。在膝膑上内廉白肉际二寸半。

漏血，少腹胀满如阻，体寒热，腹遍肿　刺阴谷入四分，灸三壮。在膝内辅骨后，大筋之下，小筋之上，屈膝乃得之。《甲乙》云：漏血小便黄，阴谷主之。

女子疝瘕，按之如以汤沃两股中，少腹肿，阴挺②出痛，经水来下阴中肿或痒，漉青汁如葵羹，血闭无子，不嗜食　刺曲泉。在膝内辅骨下，大筋上小筋下陷中，屈膝乃得之。刺入六分，灸三壮。

疝瘕，按之如以汤沃股内至膝，飧泄，阴中痛，少腹痛坚，急重下湿，不嗜食　刺阴陵泉入二分，灸三壮。在膝下内侧辅骨下陷中，伸足乃得之。

经逆，四肢淫泺，阴暴跳疝，小腹偏痛　刺阴跷入三分，灸三壮。在内踝下容爪甲。即照海穴也。

少腹大，字难③，嗌干，嗜饮，夹脐疝　刺中封入四分，灸三壮。在内踝前一寸半。伸足取之。

女子不字，阴暴出，经漏　刺然谷入三分，灸三壮。在足内踝前起大骨下陷中。

字难，若胞衣不出，泄风从头至足　刺昆仑入五分，灸三壮。在足外踝后跟骨上。

---

① 小儿附　原无，据本书目录补。

② 阴挺　病名。相当于今之子宫脱垂、阴道壁膨出等病。多因经络损伤，子脏虚冷或中气下陷而致。详参《诸病源候论》卷四十·阴挺出下脱候。

③ 字难　产难或孕难。按“字”，产。《广韵·释诂一》：“字，生也。”“字”又指怀孕。《周易·屯》李鼎集解引虞翻曰：“字，妊娠也。”

月事不利，见赤白而有身反败，阴寒　刺行间入六分，灸三壮。在足大趾间，动应手。

月闭溺赤，脊强，互引反折，汗不出　刺腰俞入二寸，留七呼，灸三壮。在第二十一椎节下间。

绝子，疟寒热，阴挺出不禁，白沥①，痓，脊反折　刺上窌入二寸，留七呼，灸三壮。在第一空腰髁下一寸夹脊。

赤白沥②，心下积胀，腰痛不可俯仰　刺次窌入三寸，留七呼，灸三壮。在第二空挟脊陷中。

赤淫③时白，气癃，月事少　刺中窌入二寸，留七呼，灸三壮。在第三空夹脊陷中。

下苍汁不禁，赤沥，阴中痒，痛引少腹，控眇不可以俯仰　刺腰尻交者两胂上，以月生死为痏数，发针立已。一云下窌。

肠鸣泄注　刺下窌入二寸，留七呼，灸三壮。在第四空夹脊陷中。

赤白里急，瘈疭　刺五枢入一寸，灸五壮。在带脉下三寸。

手脚拘挛④，腹满，疝，月水不下，乳余疾，绝子，阴痒，奔豚上，䐜腹坚痛，下引阴中，不得小便　刺阴交入八分，灸五壮。在脐下一寸。

腹满疝积，乳余疾，绝子，阴痒，奔豚上䐜，少腹坚痛，下引阴中，不得小便　刺石门入五分。在脐下二寸，忌灸，绝孕。

绝子，衃血⑤在内不下，胞转不得尿，小腹满，石水痛　刺关元入二寸，灸七壮。在脐下三寸。又主引胁下胀，头痛，身背热，奔豚

---

① 白沥　病证名。即白带。按“沥”，泛指液体点滴落下。《素问·骨空论》张景岳注：“淫泺，遗精遗沥也。”

② 赤白沥　病证名。即赤白带下。

③ 赤淫　病证名。此谓赤带。按“淫”，淫佚流失。《灵枢经·动输》周学海注：“淫，谓肠澼沃沫，遗精淋沥，盗汗之类皆是。”

④ 手脚拘挛　“手脚”二字原脱，据《甲乙经》卷十二·第十补。

⑤ 衃(pēi　胚)血　凝结的死血。《素问·五脏生成》：“五脏之气……赤如衃血者死。”王冰注：“衃血，谓败恶凝聚之血，色赤黑也。”

寒,小便数,泄不止。

子门不端,小腹苦寒,阴痒及痛,奔豚抢心,饥不能食,腹胀,经闭不通,小便不利,乳余疾,绝子,内不足　刺中极入二寸,留十呼,灸三壮。在脐下四寸。

赤白沃①,阴中干痛,恶合阴阳,小腹䐜坚,小便闭　刺屈骨入一寸半,灸三壮。在中极下一寸。

月水不通,奔豚②,泄气上下,引腰脊痛　刺气穴入一寸,灸五壮。在四满下一寸。

胞中痛,恶血月水不以时休止,腹胀肠鸣,气上冲胸　刺天枢入五分,灸三壮。去肓俞一寸半。

少腹胀满,痛引阴中,月水至则腰背痛,胞中瘕,子门寒,大小便不通　刺水道入二寸半,灸五壮。在大巨下三寸。

月水不利,或暴闭塞,腹胀满癃,淫泺身热,乳难,子上抢心;若胞不出,众气尽乱,腹中绞痛,不得反息　正仰卧屈一膝,伸一膝,并气冲针上入三寸,气至泻之。在归来下一寸,动脉应手。

产余疾,食饮不下,奔豚上下,伤食腹满　刺期门入四分,灸五壮。在第二肋端。

乳痈惊痹,胫重,足跗不收,跟痛　刺下廉入三分,灸三壮。在上廉下三寸。

月水不利,见血而有身则败,乳肿　刺临泣入二分,灸三壮。在足小指次指间,去侠溪一寸半。

女子疝及小腹肿,溏泄,癃,遗尿阴痛,面尘黑,目下眦痛,漏血　刺太冲入三分,灸三壮。在足大趾本节后二寸中动脉。

女子疝,赤白淫下,时多时少,暴腹痛　刺蠡沟入三分,灸三壮。在内踝上五寸。

女子无子,咳而短气　刺涌泉入三分,灸三壮。在足心陷

---

① 赤白沃　病证名,即赤白带。按"沃",浊沫。《素问·五常政大论》王冰注:"沃,沫也。"

② 奔豚　"豚"字原脱,据《甲乙经》卷十二·第十补。

者中。

乳难，子上冲心，阴疝　刺冲门入七分，灸五壮。在府舍下，上去大横五寸。

女子不下月水，痹惊，善悲不乐，如堕坠，汗不出　刺照海入四分，灸二壮。在内踝下四分。又主女子淋，阴挺出，四肢淫泺。

血不通　刺会阴入二寸，留七呼，灸三壮。在大便前小便后。

子脏中有恶血，内逆满痛　刺石关入一寸，灸五壮。在阴都下一寸。

肓门　主乳余疾。

侠溪　主少腹坚痛，月水不通。

神封　膺窗　主乳痈，寒热短气，卧不安。

三里　主乳痈有热。

乳根　主膺①肿乳痛，凄索寒热，痛不可按。

天溪　侠溪　主乳肿痈溃。

大泉　主妬乳膺胸痛。

四满　主子脏中有恶血，内逆满痛，疝。

中极　主拘挛腹疝，月水下不，乳余疾，绝子阴痒。

四满　主胞中有血。

大赫　主女子赤沃②。

气冲　主无子，小腹痛。

支沟　主女人脊急，目赤。

阴廉　主绝产，若未曾产。

筑宾　主大疝绝子。

涌泉　阴谷　主男子如蛊，女子如阻，身体腰脊如解，不欲食。

水泉　照海　主不字，阴暴出，淋漏，月水不来而多闷，心下痛。

照海　主阴挺下血，阴中肿或痒，漉清汁若葵汁。

---

① 膺(yīng　应)　胸。《灵枢经・痈疽》张景岳注："膺者，胸旁之高肉处也。"

② 赤沃　便血、尿血。《素问・五常政大论》张景岳注："赤沃者，利血、尿赤也。"

小儿病

本神　前顶　囟会　天柱　主小儿惊痫。

临泣　主小儿惊痫反视。

颅息　主小儿痫，喘不得息。

悬钟　主小儿腹满，不能食饮。

瘈脉　长强　主小儿惊痫瘈疭，多吐泄注，惊恐失精，视瞻不明，眵矒①。

然谷　主小儿脐风，口不开，善惊。

谚谆　主小儿食晦头痛。

（苏　礼）

① 眵（chī　痴）矒（miè　蔑）　眼眶红肿而分泌物多。按"眵"，眼屎。《广韵·支韵》："眵，目汁凝也。"　"矒"眼眶红肿。《释名·释疾病》："矒，目眦伤赤曰矒。"

校释后记

唐代名医孙思邈所著的《备急千金要方》一书，载述广博，条理清晰，是我国第一部百科全书式的医学典籍，至今仍具有相当重要的学术意义和实用价值，深受国内外医家的重视和推崇。通过对宋本《备急千金要方》的全面校释，我们对本书的作者、版本沿革、内容价值等问题取得了进一步的了解和认识，兹予以简要探讨，俾便参考研究。

据《旧唐书》记载，本书的作者孙思邈，是唐代京兆华原（今陕西耀县）人，因自幼羸弱多病而发奋学医，他以“一事长于己者，不远千里，伏膺取决”，“白首之年，未常释卷”的精神，孜孜致力于岐黄之学，勤求博采，济世活人，终于成为一代“大医”，名重朝野。隋文帝时，曾征召其为国子博士而不就；唐太宗欲授其高爵，亦固辞不受，而不辞劳苦，奔走民间，执著地实现着做一位医德高尚，医术高明的人民医生的愿望。孙思邈认为，“人命至重，有贵千金。”而运用医术医方治病活人，才是人间最大的功德。因而便以“千金”二字给他的著作命名。

史载孙思邈卒于唐永淳元年，即公元682年，已为学术界公认。而其生年，由于有关史料前后矛盾、语焉不详，至今众说纷纭，莫衷一是。刘毓松、黄竹斋等认为孙氏当生于公元515年左右；王鸣盛认为孙氏生于公元601年左右；马伯英、刘广洲等认为孙氏生于公元541年。我们对有关史料和各种观点进行了综合分析，认为关于孙思邈生年问题，应当主要依据孙氏自述及其著作来确定。卢照邻《病梨树赋序》记载，孙氏尝自云“开皇辛酉岁生，至今年九十三（《文苑英华》本为九十二）矣”。隋文帝开皇年间并无“辛酉”，而《病梨树赋序》撰年“癸酉”上推九十三年正得开皇元年“辛丑”。因而《四库全书总目》称：“盖照邻集传写讹异，以辛丑为辛酉，以九十三为九十二也。史又称思邈卒于永淳元年，年百余岁。

自是年上推至开皇辛丑，正一百二年，数以相合。"此论基本符合孙思邈在 70 岁撰成《备急千金要方》前的活动情况。因而我们认为，孙思邈的确切生卒年，应为生于公元 581 年，卒于公元 682 年。

从《备急千金要方》及《千金翼方》有关记载可以看出，孙思邈的学术贡献是多方面的。他继承了我国唐代以前的医德思想，把"精诚"二字作为一个高明医生（大医）的首要条件。提出了一系列切实可行的医德规范，为我国传统医学伦理学的发展奠定了基础。孙氏在药学方面有许多独到的见解，他强调辨证用药，主张临证用药要从地理环境、气候条件、病人体质等实际出发，重视药物的贮藏和保管，重视有效药物的发掘和整理。《本草经集注》、《新修本草》所记载的乔麦、糯米、动物肝脏、山韭、葱等均是孙氏最早著录或首先选用的药物。孙思邈在药剂学方面，尤其有重大的贡献。据统计，《备急千金要方》中的剂型有汤（饮）、散、膏、糊、汁、酒、煎、熨、坐导、烟熏、浴、乳、沐、煮散、澡豆、泥、粥、枕、蒸等，其中有相当数量的酒剂、美容剂、强壮剂，颇具开发价值。孙氏对妇女儿童的医疗保健，给予了极大的关注。他全面总结了我国唐代以前在妇女和儿科疾病方面的治疗经验，并加以系统阐述，为中医妇科、儿科学的确立创造了良好的条件。孙氏对急症危症的研究也有独到之处。他运用察颜观目，望形闻声，切脉参证等方法诊断危候；选用药物、针灸、按摩、导引等多种疗法治疗急症。在针灸学方面，孙氏绘制了彩色的《明堂三人图》，十二经脉分别用五色标记，奇经八脉用绿色为主。仰人、背人、侧人共有孔穴三百六十五，使学者"依图知穴，按经识分"。孙氏还首创"阿是"穴法，至今仍在临床广泛应用。在内科急症方面，孙氏把"风邪"作为内科急症的主要病因，认为"诸急卒病多是风"，在治法上重在祛邪，用药多有独特之处。孙思邈在老年医学方面有较大的贡献，他重视养生之道，主张通过调摄精神、体育锻炼、饮食调理、药物保健等方法延年益寿。在老年病的治疗方面，也有诸多发明。孙氏对仲景学说相当推崇，《千金》两方中有关伤寒内容被称之为"唐本伤寒论"。他首创"以法类方"、"以方类证"的方法研究《伤寒论》，在实践中发展了经方,对后世伤寒学派的发展产生了深远的影响。孙氏在吸收国内外有关医学成果和学术交流等方面有着卓越的成就。日本嘉永二年影刻宋本《备急千金要方》多纪元坚序云:“晋唐以降,医籍浩繁,其存而传于今者,亦复何限。求其可以扶翊长沙,绳尺百世者,盖莫若孙思邈《千金方》者焉。”我国近代著名医家黄竹斋先生说:“隋唐之际,孙思邈氏崛起关中,衍农黄之坠绪,承南阳之宗风,勤加搜讨,网罗古今,撰成《千金要方》及《千金翼方》各三十卷,自医经经方,以及采药之候,针灸之术,旁及养性之道,避谷之方,靡不详记;伤寒杂病而外,妇婴、疮疡始有专科,博大精微,道全德备,蔚然为一代宗师,盖仲景后一人也。”

见载于历代史籍文献,题名为孙思邈的著作总计有70余种,除《要方》《翼方》公认为孙氏所撰外,其他众多书目,究竟哪些为孙氏所撰,哪些不是,尚无定论。近据马继兴老师研究,在20世纪初,出土于黑城(今内蒙古额济纳旗附近)的两种《孙真人千金方》残书(英藏本和俄藏本)系继18世纪末清代学者黄丕烈首先发现《孙真人千金方》宋刻残书(日藏本)之后的再发现。英、俄两种藏本均系辽版的同一重刊本。日、英、俄3种藏本在医学内容及版本学方面均具有重要参考价值。

《备急千金要方》(简称《千金要方》、《千金方》)约成书于公元7世纪初,全书30卷,分为232门,合方论5300余首。其卷一为序例,大约相当于今之总论,主要论述医德及诊法、治病、处方、用药等;卷二至卷四为妇人方,主要论述产科和妇科疾病的诊断和治疗;卷五为少小婴孺方,主要论述新生儿疾病、婴幼儿保健,以及儿科常见疾病的诊治;卷六为七窍病,论述眼、鼻、口、舌、唇、齿、咽喉以及面部疾患,其中用动物肝脏治疗夜盲症,尚属首次见载;卷七至卷二十一为内科,分别论述了风毒脚气、诸风、伤寒、脏腑病证及消渴诸病,其中所载张仲景《伤寒杂病论》的有关内容,被认为是《伤寒杂病论》的早期传本之一;卷二十二至卷二十三为外科、皮肤科,其中专列“恶疾大风”一节,系统论述了孙氏本人在麻风病防治方面的经验和理论;卷二十四为解毒并杂治,介绍了各种中毒的解救方法，其中包括孙氏采用海藻、昆布以及鹿靥、羊靥等富含碘质的药物和动物甲状腺制剂治疗瘿瘤的经验；卷二十五为备急，记载了各种急救方法；卷二十六为食治，论述了日常生活里所食用的果、菜、谷、肉的性味、药理作用、服食禁忌，以及治疗效果；卷二十七至卷二十八为养性及脉法；卷二十九至卷三十为针灸孔穴，其中载有涉及治疗100余种病证的400余针灸处方，孙氏所倡用的"阿是穴"也在这一部分叙述。在卷二十九中，还记述了孙思邈在《黄帝明堂经》及甄权考订之明堂基础上所绘制的《明堂三人图》的文字说明。《明堂三人图》是我国最早的经络腧穴图，其图虽佚，其文犹存，这就为后人复绘其图提供了依据。

《千金要方》收载了我国唐代以前的大量珍贵医学资料，充分体现了隋唐以前我国医学的辉煌成就和发展水平，其搜罗之富，载述之详，实为隋唐及其以前医书所仅见，对后世中医学术的发展，产生了极其深远的影响。因此，无论从文献医史、基础理论、临床实用等各个角度来看，《千金要方》都具有极其重要的价值，亟待全面系统的发掘、整理、研究。

对《千金要方》进行系统研究，唯有建立在可靠的版本基础上，因此，搞清楚《千金方》版本的来龙去脉和传本系统是该项研究必须解决的首要问题。

据统计，现存《备急千金要方》的版本，达30余种之多，大致可以分为曾经林亿校改的宋代官刻本、道藏本以及未经林亿校改的早期传本三大版本系统。

1. 曾经林亿校改的宋代官刻本，系北宋治平间校正医书局参考唐以前多种医籍，对《千金要方》进行了整理校定之后而刊行的版本。此本初刊于北宋治平三年（公元1066年），原本早已亡佚，后世传本中属于此系统的版本主要有以下几种：

（1）宋校本：19世纪初，日本江户医学馆在米泽大守上杉氏家发现宋版《千金要方》一部，多纪元坚曾依其避讳字考为北宋刊本，国内马继兴研究员重考为南宋初依北宋治平官刻本重行刊印者。此本约在南宋、元之际传入日本，后即秘藏而寂无人闻，至19

世纪初始被发现。日本嘉永二年(公元 1849 年)江户医学馆根据此本影摹刊行,卷四原存二页予以保留,并以元刻卷四补足,此即影刻宋本。该本的书版在公元 1878 年(清光绪四年)由中国独山莫(一说黄学熙)购回,在国内多次重印。公元 1955 年与公元 1982 年人民卫生出版社将江户医学馆影刻宋本用四合一版面加句读影印两次。公元 1965 年与公元 1974 年台北国立医药研究所也据此本两次影印。公元 1974 年日本每日新闻开发公司又据此本原大精工影印 500 部,并附曼殊景嘉的《多纪氏本〈千金要方〉据北宋本重校》一册。公元 1989 年日本大阪才リエこト出版社又再次影印。此本题名《备急千金要方》,30 卷,目录 1 卷。每半页 13 行,每行 23 字。

(2)元刊本:国内与日本存有元刻《重刊孙真人备急千金要方》,据《皕宋楼藏书志》称,该本文中有"近得前宋西蜀经进官本,不敢私秘,重加校正,□□绣梓,与世共之"之语,所谓"西蜀经进官本"当是根据治平本重刻者,而元本又出自西蜀本。此本在明正德十六年(公元 1521 年)有慎独斋刘洪影元刊本,日本有天明五年(公元 1785 年)和宽政十一年(公元 1799 年)复刊本及尚文馆翻元刻本。

2. 道藏本是指收入道教丛书《道藏》的《千金要方》版本。既知《千金要方》早在林亿校改之前已收入《道藏》(见新校《备急千金要方·序》),至明正统间编辑《正统道藏》时,乃收入"太平部"中,并将 30 卷改析为 93 卷。明嘉靖二十三年(公元 1544 年)乔世定得"建宁本"(三十卷本),又"依道经定次,为九十三卷云"(乔世宁《孙真人备急千金要方·序》语),为明代道藏本的复刊本。明代尚有万历十六年(公元 1588 年)祝氏刊本,万历三十二年(公元 1604 年)方中声刊本等多种,清代至民国间仍多次复刊,四库全书本亦属此系。

3. 未经林亿校改的早期传本系统,包括北宋官刻之前的手抄本,为他书所引录的《千金要方》佚文,以及宋代民间刊行的一种古本。这一系统的主要版本有以下几种:

(1)《新雕孙真人千金方》:此本在清嘉庆四年(公元1799年)由藏书家黄丕烈发现于书肆西山堂,仅存20卷(卷一至卷五,卷十一至卷十五,卷二十一至卷三十),其余配以明版。黄丕烈得后,将卷六至卷十,卷十六至卷十九凡9卷改配以元版,仍缺卷二十,续配明版,得为完帙。此后由陆心源藏于皕宋楼。清光绪三十三年(公元1907年)为日人购去,藏于东京静嘉堂文库。公元1989年日本大阪オりエこト出版社曾据此本影印。

《新雕孙真人千金方》原宋刊本凡20卷,每叶28行,每行24字,首行题为"新雕孙真人千金方"配元刊本凡9卷,每叶26行,每行22字,每卷首行题为"重刊孙真人备急千金要方";配明刊本凡1卷,系明正德十六年(公元1521年)慎独斋刘洪影元刊本,题名行款与元刊相同。

把《新雕孙真人千金方》原宋刊本与日本江户医学馆影刻宋本比较,"不但编次先后迥然不同,即字句方药,几于篇鲜同章,章鲜同句,惟与治平本校勘记所称唐本多合"(《仪顾堂题跋》语),可见此本是未经林亿校改的,保存了相当的唐代原貌。

(2)《真本千金方》:此本最早系日人和气嗣成在正和四年(公元1315年)根据唐宋之际的一种《千金要方》写本,并参照建治三年(公元1277年)日人仲景写本抄录而成的卷子本。此后其家累世相传,多次重抄,并有题记,但均未流传。至19世纪,该本的卷一始被丹波元坚发现,天保三年(公元1832年)由松本幸彦影摹刊行,书名题为《真本千金方》。公元1982年日本东京医圣社,公元1989年日本大阪オりエこト出版社又曾两次影印。

《真本千金方》只一卷,首题"千金方第一并序",下题"处士孙思邈撰"。子目与本文接书。"其体式文字,与宋人校本不同,而一与《医心方》所引合,即古时遣唐之使所赍归者"(《经籍访古志》语)。因其内容未经林亿校改,故保存了更早的旧貌。

国内有张骥在公元1940年根据上述抄本予以集注刊行的《唐本千金方第一序例注》,但其内容只有第六篇用药、第七篇合和、第八篇服饵,凡3篇。《真本千金方》卷一:"较之今本,或有文似讹脱者。然如用药篇中药品次序，今本一依苏敬新修之体（指苏敬《新修本草》），而此本参错不一，却系其本色。”（多纪元坚《真本千金方·序》语）宋代官刻本依照《新修本草》对原书卷一部分进行了大幅度的修改，反而使人不知孙氏原著的本来面目。

（3）早期引文：《千金要方》成书后，即被他书所引用。其在林亿校改以前的较早期引用书主要有公元752年（唐天宝十一年）的《外台秘要》和公元984年（宋雍熙元年）的《医心方》。《外台秘要》引文凡446处，共1578条；《医心方》引文凡480处，共1141条。

这些早期佚文，更多地保存了《千金要方》的本来面目，因而也是整理研究《千金要方》的重要依据。

此外，宋代以后，尚有不少《千金要方》的评注本和节选本行世，如宋代郭思选辑的《千金宝要》、清代张璐《千金方衍义》、清代黄恩荣《唐千金类方》等。

公元1990年，我们承担了国家中医药管理局下达的“《千金要方》古本的发掘整理研究”课题。这一科研课题的目的，就是运用传统文献学的方法，对《千金要方》的版本进行整理研究，在首先完成经过整理校勘的《真本千金方》、《新雕孙真人千金方》版本的基础上，进而对宋本《备急千金要方》进行全面系统的整理研究，推出一部既能反映唐代《千金要方》原貌，又萃集古今研究成果，具有当代水准的《备急千金要方》的新版本。

根据现存《千金要方》的版本情况以及课题设计的要求，在《备急千金要方》的整理研究工作中，我们主要做了以下几项工作：

（1）选择工作版本：在广搜版本的基础上，根据各种版本的不同特点，确定底本、主校本、旁校本及参校本。

底本：日本嘉永二年（公元1849年）江户医学馆影刻宋本。所用工作本为1974年日本东京每日新闻开发公司影印本之复印本。

主校本：日本天保三年（公元1832年）松本幸彦影刻之《真本千金方》，日本东京静嘉堂文库所藏《新雕孙真人千金方》。

旁校本:北京图书馆所藏元刻《重刊孙真人备急千金要方》;上海涵芬楼影印《正统道藏》之《备急千金要方》;明正德十六年(公元1521年)慎独斋刘洪影元刊本;中医古籍出版社公元1986年据台湾商务印书馆影印文渊阁本。

参校本:北京图书馆藏日本尚文馆翻元刻本、明嘉靖二十三年(公元1544年)乔世定刊本以及《黄帝内经素问》、《灵枢经》、《伤寒论》、《金匮要略》、《肘后备急方》、《千金翼方》等隋唐以前重要医籍凡30余种。

(2)简体字运用及文字规范:本书系据《备急千金要方校释》繁体竖排本改写为简体横排本的。在繁简体字转换及文字规范方面处理如下:

1)繁简体字转换一律以中国文字改革委员会编发的《简化字总表》所列字目为准。但有些中医专用字,如癥瘕的"癥"、妬乳的"妬"等仍沿用。并注意繁简字词义的区别,如本书卷二十二·痈疽:"故帛四重纳汁中,以搨肿上,干即易之。"此处之"搨"字据文义当作"贴"解,但相对应的简化字"拓"则无此义,故仍以采用"搨"字为妥。

2)底本文字在《简化字总表》中无相应简化字者,一律采用繁体正字。

3)底本中异体字(含俗字、古今字),悉据其相应繁体正字转换为简化字。古今字如藏、府等,则据文义采用相应的简化字,如五脏、药藏;六腑、少府。

4)底本中通借字,悉改为该字所通借之正字。

5)底本中之易字避讳字,如以"人"避"民",以"景"避"丙",以"正"避"贞",以"圆"避"丸"等,悉予改正。易字避讳字之于文义可通者,如以"理"避"治",悉仍其旧貌。缺笔避讳字,如以"镜"避"镜",以"匡"避"匡"等,悉予改正。

6)底本中药名文字之有相应简化字者,径改为简化字(如乾薑改为干姜,當歸改为当归);无相应简化字,且近现代中医书籍中已不采用的文字,酌情改为相应近正的简化字(如茵蔯之"蔯"改为“陈”)；无相应简化字的药名仍沿用，不作改动(如署预、栝楼根等)。

7)底本中因刊刻所致笔画漏误，悉径予改正。

(3)标点分段：标点分段均在全面准确分析理解原文文义、医理及语气的基础上进行。标点采用现代标点符号。

(4)校勘方法的运用：在正确选择底本、主校本、旁校本、参校本的基础上，综合使用对校、本校、他校、理校等方法。一般多用对校、本校，少用他校，慎用理校。校语力求简明精当，并酌情出证。

为了便于更多的读者阅读和使用本书，对底本中所涉及的年号、国名、人名、地名、病证名、书名、药名、穴名以及其他一些疑难生僻字词，均酌情予以训释。释文一般出具训诂或其他文献书证，注释词条除在不同语言环境中有不同词意者外，一般不重见。书后附有全书注释词条索引以及方名索引，以便检索。

此番整理工作，我们主要参考了目前中医古籍整理的一般原则，在一些细节上做了适当的变通。比如题注词，我们一般以词组或短句为单位，而较少使用单字提注，这样既可避免割裂原文，又可增加校注的独立性和可读性。

在整理研究《备急千金要方》的过程中，我们注意吸取了国内外研究孙思邈《千金方》的有关成果，如张璐《千金方衍义》、张骥《唐本千金方第一序例注》、马继兴关于《千金方》版本的研究等。特别需要提出的是，在我们完成这一课题的整个过程中，马继兴，史常永、张灿玾、白永波等著名中医文献学家给予了很大的支持、指导和帮助。马继兴关于《千金方》版本的研究成果，给予我们极大的启发，马老还欣然应允担任本课题的学术顾问，慷慨拿出珍藏的《真本千金方》和《新雕孙真人千金方》两种版本，以及《千金方》辑佚资料多种，为整理研究工作奠定了基础；国家中医药管理局有关负责同志，人民卫生出版社中医编辑部、呼素华副编审、李丽编辑对本书的整理研究工作给予了很大的帮助和具体指导；陕西省中医药研究院有关领导也给予了很大的支持；我所卢棣、胡玲等同志在资料管理、录入、打印等方面付出了辛勤的劳动。在此一并致以诚挚的谢意。

中医古籍文献的发掘整理研究,是继承和发展中医药学术的重要方面,整理研究诸如孙思邈《备急千金要方》这样重要的中医典籍,是“有益当代,惠及子孙”的大事,具有相当重要的现实意义和极其深远的历史意义。但整理古籍,本非易事;整理如《千金要方》这样在国内外有相当影响的中医古籍,更有许多意想不到的困难,虽经课题组同仁焚膏继晷,勤求博采,得以草成,但其中不当之处,仍恐难免,敬请海内外贤达不吝指正是幸。

校释者

一九九七年六月

方 名 索 引

四 画

五 画

六 画

七　画

八画

九　画

十 画

十一画

十二画

十三画以上

主要征引及参考书目

东汉·许慎《说文解字》 中华书局据清陈昌治刻本影印本
清·段玉裁《说文解字注》 上海古籍出版社一九八八年影印本
清·朱骏声《说文通训定声》 中华书局一九八四年影印本
清·桂馥《说文解字义证》 齐鲁书社一九八七年影印本
汉·史游《急就篇》 中华书局一九八五年印《丛书集成初编》本
唐·玄应《一切经音义》 商务印书馆影印《海山仙馆丛书》本
唐·慧琳《一切经音义》 丁福保一九二四年排印本
辽·行均《龙龛手鉴》 清道光《正谊斋丛书》本
元·戴侗《六书故》 上海古籍出版社一九八七年影印文渊阁本
明·梅膺祚《字汇》 清光绪刻本
明·张自烈《正字通》 清康熙清畏堂刻本
清·吴仕臣《字汇补》 清康熙刻本
近代·刘复等《宋元以来俗字谱》 文字改革出版社一九五七年印本
汉·《尔雅》 上海古籍出版社影印清疏四种合刊本
汉·孔鲋《小尔雅》 中华书局一九八五年印《丛书集成初编》本
汉·扬雄《方言》 上海古籍出版社影印清疏四种合刊本
东汉·刘熙《释名》 上海古籍出版社影印清疏四种合刊本
三国魏·张揖《广雅》 上海古籍出版社影印清疏四种合刊本
南朝梁·顾野王《玉篇》 中华书局一九八七年影印泽存堂本
唐·陆德明《经典释文》 中华书局一九八三年影印本
清·王先谦《释名疏证补》 上海古籍出版社一九八四年影印本
清·刘淇《助字辨略》 中华书局一九五四年印本
清·王引之《经传释词》 中华书局一九五六年印本
近代·杨树达《词诠》 中华书局一九六五年印本
宋·陈彭年等《广韵》 中国书店一九八二年影印泽存堂本
宋·丁度等《集韵》 中国书店一九八三年影印扬州使院本
金·韩道昭《五音集韵》 明崇祯圆觉庵刊本
金·韩孝彦《改并四声篇海》 明刊《韵书四种》本

元·熊忠《古今韵会举要》 清光绪淮南书局重刊本
明·乐韶凤《洪武正韵》 上海古籍出版社一九八七年影印文渊阁本
《周易》 中华书局一九八〇年影印阮元《十三经注疏》本
《诗经》 中华书局一九八〇年影印阮元《十三经注疏》本
《尚书》 中华书局一九八〇年影印阮元《十三经注疏》本
《仪礼》 中华书局一九八〇年影印阮元《十三经注疏》本
《礼记》 中华书局一九八〇年影印阮元《十三经注疏》本
《周礼》 中华书局一九八〇年影印阮元《十三经注疏》本
《左传》 中华书局一九八〇年影印阮元《十三经注疏》本
《谷梁传》 中华书局一九八〇年影印阮元《十三经注疏》本
《论语》 中华书局一九八〇年影印阮元《十三经注疏》本
《孟子》 中华书局一九八〇年影印阮元《十三经注疏》本
《孝经》 中华书局一九八〇年影印阮元《十三经注疏》本
汉·司马迁《史记》 中华书局一九八五年排印本
东汉·班固《汉书》 中华书局一九八三年排印本
南朝宋·范晔《后汉书》 中华书局一九八二年排印本
晋·陈寿《三国志》 中华书局一九八五年排印本
唐·房玄龄等《晋书》 中华书局一九八二年排印本
唐·李延寿《北史》 中华书局一九八三年排印本
唐·李延寿《南史》 中华书局一九八三年排印本
北朝齐·魏收《魏书》 中华书局一九八三年排印本
南朝梁·沈约《宋书》 中华书局一九八三年排印本
唐·姚思廉《梁书》 中华书局一九八二年排印本
唐·魏徵《隋书》 中华书局一九八二年排印本
五代晋·刘昫等《旧唐书》 中华书局一九八二年排印本
宋·欧阳修等《新唐书》 中华书局一九八六年排印本
元·脱脱等《宋史》 中华书局一九八五年排印本
宋·司马光《资治通鉴》 中华书局一九八六年排印本
南宋·郑樵《通志》 中华书局一九八四年影印万有文库本
春秋·李耳《老子》 上海商务印书馆一九三六年印《四部丛刊》本
春秋·商鞅《商君书》 中华书局一九八〇年重印世界书局《诸子集成》本
春秋·管仲《管子》 上海商务印书馆一九三六年印《四部丛刊》本
战国·庄周《庄子》 中华书局一九八〇年重印世界书局《诸子集成》本

主要征引及参考书目

战国·墨翟《墨子》 上海古籍出版社一九八七年影印文渊阁本
战国·荀况《荀子》 中华书局一九八〇年重印世界书局《诸子集成》本
战国·韩非《韩非子》 中华书局一九八〇年重印世界书局《诸子集成》本
战国·吕不韦《吕氏春秋》 上海商务印书馆一九三六年印《四部丛刊》本
战国·列御寇《列子》 中华书局一九八五年排印本
战国·鬼谷子《鬼谷子》 上海商务印书馆一九三六年印《四部丛刊》本
战国·左丘明《国语》 商务印书馆一九五八年印本
汉·刘安《淮南子》 上海古籍出版社一九八七年影印文渊阁本
汉·刘向《列女传》 中华书局一九三六年印《四部备要》本
汉·刘向辑《楚辞》 中华书局一九八六年印本
汉·高诱补注《战国策》 商务印书馆一九五八年印本
汉·戴德《大戴礼记》 上海商务印书馆一九三六年印《四部丛刊》本
东汉·王充《论衡》 上海商务印书馆一九三六年印《四部丛刊》本
东汉·袁康《越绝书》 中华书局一九八五年印《丛书集成初编》本
晋·郭璞注《山海经》 上海商务印书馆一九三六年印《四部丛刊》本
东晋·葛洪《抱朴子》 中华书局一九八〇年重印世界书局《诸子集成》本
东晋·葛洪《西京杂记》 上海商务印书馆一九三六年印《四部丛刊》本
北朝魏·郦道元《水经注》 商务印书馆一九五八年印本
北朝魏·贾思勰《齐民要术》 上海商务印书馆一九三六年印《四部丛刊》本
北朝齐·颜之推《颜氏家训》 上海古籍出版社一九八〇年印本
南朝宋·刘义庆《世说新语》 上海商务印书馆一九三六年印《四部丛刊》本
南朝梁·刘勰《文心雕龙》 上海商务印书馆一九三六年印《四部丛刊》本
南朝梁·宗懔《荆楚岁时记》 中华书局一九三六年印《四库备要》本
南朝梁·萧统《文选》 中华书局一九八七年影印涵芬楼六臣注本
唐·欧阳询《艺文类聚》 中华书局一九六五年印本
唐·段成式《酉阳杂俎》 中华书局一九八一年印本
唐·韩愈《昌黎集》 中华书局一九三六年印《四部备要》本
宋·李昉《太平御览》 中华书局一九八五年影印宋本
宋·李昉《太平广记》 中华书局一九八六年印本
宋·沈括《梦溪笔谈》 上海商务印书馆一九三六年印《四部丛刊》本
宋·张君房《云笈七签》 文物出版社一九八七年影印《道藏》本
明·赵台鼎《脉望》 中华书局一九八五年印《丛书集成初编》本
清·蒋国祚《黄庭外景经》 巴蜀书社一九八五年印《道藏辑要》本

汉·《神农本草经》　人民卫生出版社一九八二年印孙星衍本
南朝梁·陶弘景《名医别录》　人民卫生出版社一九八六年印本
唐·孙思邈《银海精微》　人民卫生出版社一九五七年影印本
宋·王怀隐《太平圣惠方》　人民卫生出版社一九五八年影印本
宋·赵佶《圣济总录》　清光绪三年刊本
宋·陈自明《妇人大全良方》　上海科技出版社一九五八年印本
宋·张杲《医说》　上海古籍出版社影印文渊阁本
宋·陈言《三因极一病证方论》　人民卫生出版社一九五七年印本
宋·王惟一《铜人腧穴针灸图经》　人民卫生出版社一九五五年影印本
金·成无己《注解伤寒论》　人民卫生出版社一九五八年影印本
金·张子和《儒门事亲》　上海古籍出版社影印文渊阁本
金·成无己《伤寒明理论》　商务印书馆一九五五年印本
元·危亦林《世医得效方》　上海科技出版社一九六四年印本
元·朱震亨《丹溪心法》　上海科技出版社一九五九年印本
元·王好古《医垒元戎》　上海古籍出版社影印文渊阁本
明·张景岳《类经》　上海古籍出版社影印文渊阁本
明·张景岳《景岳全书》　上海卫生出版社一九五八年印本
明·李时珍《本草纲目》　人民卫生出版社一九五七年印本
明·王肯堂《六科证治准绳》　上海科技出版社一九八四年印本
明·吴崑《医方考》　大东书局一九三七年印《中国医学大成》本
明·楼英《医学纲目》　人民卫生出版社一九八七年印本
明·戴思恭《证治要诀》　商务印书馆一九五九年印本
明·方有执《伤寒论条辨》　人民卫生出版社一九五七年影印本
明·朱橚《普济方》　人民卫生出版社一九五九年印本
明·方隅《医林绳墨》　商务印书馆一九五九年印本
明·赵献可《医贯》　上海古籍书店一九七九年印本
明·虞抟《医学正传》　人民卫生出版社一九六五年印本
清·张骥《唐本千金方第一序例注》　双流张氏刻本
清·张璐《千金方衍义》　上海中原书局一九三〇年石印本
清·张璐《张氏医通》　上海锦章书局一九五五年印本
清·金德鉴《焦氏喉科秘枕》　上海科技出版社一九五九年印本
清·张锡驹《伤寒论直解》　清光绪醉经阁刻本
清·尤怡《金匮翼》　上海科技出版社一九五九年印本

清·吴谦《医宗金鉴》 人民卫生出版社一九五七年影印本
清·汪琥《伤寒论辨证广注》 上海科技出版社一九五九年印本
清·喻昌《医门法律》 上海卫生出版社一九五七年印本
清·程国彭《医学心悟》 人民卫生出版社一九五六年影印本
清·尤怡《伤寒贯珠集》 上海科技出版社一九五九年印本
日·丹波元简《灵枢识》 上海科技卫生出版社一九五九年印本
朝·金礼蒙《医方类聚》 人民卫生出版社一九八一年印本
《汉语大字典》 湖北辞书出版社、四川辞书出版社一九八六年版
《中药大辞典》 上海科学技术出版社一九八六年版
《中医大辞典》医史文献分册 人民卫生出版社一九八一年版